NEUROIMUNOMODULAÇÃO

INTERAÇÕES IMUNONEUROENDÓCRINAS NA SAÚDE E NA DOENÇA

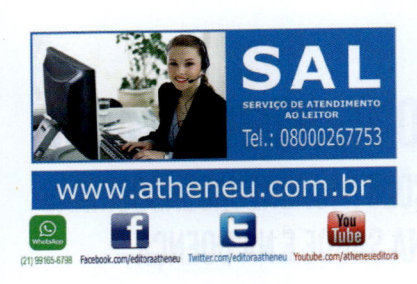

NEUROIMUNOMODULAÇÃO

INTERAÇÕES IMUNONEUROENDÓCRINAS NA SAÚDE E NA DOENÇA

COORDENADOR

WILSON SAVINO

EDITORES

CARMEM GOTTFRIED

DANIELLA ARÊAS MENDES DA CRUZ

MOISÉS EVANDRO BAUER

INCT-NIM
INSTITUTO NACIONAL DE CIÊNCIA E TECNOLOGIA EM NEUROIMUNOMODULAÇÃO

Atheneu
Rio de Janeiro • São Paulo
2022

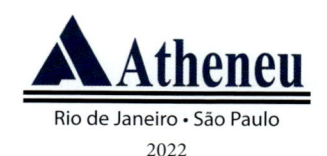

EDITORA ATHENEU

São Paulo	—	*Rua Maria Paula, 123 – 18º andar*
		Tel.: (11) 2858-8750
		E-mail: atheneu@atheneu.com.br
Rio de Janeiro	—	*Rua Bambina, 74*
		Tel.: (21) 3094-1295
		E-mail: atheneu@atheneu.com.br

CAPA: Equipe Atheneu
PRODUÇÃO EDITORIAL: Arte & Ideia

CIP-BRASIL. CATALOGAÇÃO NA PUBLICAÇÃO
SINDICATO NACIONAL DOS EDITORES DE LIVROS, RJ

N414

Neuroimunomodulação : interações imunoneuroendócrinas na saúde e na doença / coordenador Wilson Savino ; Carmem Gottfried, Daniella Arêas Mendes da Cruz, Moisés Evandro Bauer. – 1. ed. – Rio de Janeiro : Atheneu, 2022.
: il. ; 24 cm.

Inclui bibliografia e índice
ISBN 978-65-5586-290-4

1. Imunologia. I. Savino, Wilson. II. Cruz, Daniella Arêas Mendes da. III. Bauer, Moisés Evandro. IV. Título.

22-76738 CDD: 616.079
CDU: 612.017

Meri Gleice Rodrigues de Souza – Bibliotecária – CRB-7/6439

21/03/2022 23/03/2022

Coordenador

Wilson Savino

Graduação em Ciências Biológicas pela Universidade do Estado do Rio de Janeiro (UERJ).

Doutor em Ciências pela Universidade de São Paulo (USP).

Doutor *honoris causa* (Medicina) pela Sorbonne Université, Paris, França.

Pesquisador Titular da Fundação Oswaldo Cruz (Fiocruz), Rio de Janeiro.

Membro da Academia Brasileira de Ciências e da Academia Mundial de Ciências (TWAS), Trieste, Itália.

Cavaleiro das Palmas Acadêmicas (Ministério da Educação Nacional, França).

Editores

Carmem Gottfried

Farmacêutica pela Universidade Federal de Santa Maria (UFSM).

Mestre e Doutora em Bioquímica pela Universidade Federal do Rio Grande do Sul (UFRGS).

Professora Titular no Departamento de Bioquímica da UFRGS.

Pós-doutorado pelo Institut du Fer à Moulin (IFM), Inserm, Sorbonne Université, Paris, França.

Membro Fundadora do Grupo de Estudos Translacionais em Transtorno do Espectro Autista (GETTEA) na UFRGS.

Daniella Arêas Mendes da Cruz

Graduação em Biomedicina pela Universidade Federal do Estado do Rio de Janeiro (Unirio).

Mestrado e Doutor em Biologia Parasitária pela Fundação Oswaldo Cruz (Fiocruz).

Pós-doutorado pela Université Paris Descartes, França.

Pesquisadora Titular em Saúde Pública do Instituto Oswaldo Cruz/Fiocruz.

Moisés Evandro Bauer

Graduado em Ciências Biológicas pela Universidade Federal do Rio Grande do Sul (UFRGS).

Doutor em Neuroimunologia pela University of Bristol, Reino Unido.

Pós-doutorado em Imunologia Celular pela Université Paris V, França.

Professor Titular de Imunologia na Escola de Ciências da Saúde e da Vida da Pontifícia Universidade Católica do Rio Grande do Sul (PUCRS).

Coordenador do Laboratório de Imunobiologia, Escola de Ciências da Saúde e da Vida (PUCRS).

Agradecimentos

Este livro não teria sido possível se não houvesse o Instituto Nacional de Ciência e Tecnologia em Neuroimunomodulação, com financiamento conjunto do CNPq, Capes e Faperj.

Agradecemos a todos aqueles que contribuíram como autores dos diversos capítulos, que, certamente, tornaram este livro uma realidade. Ainda nesse sentido, é importante frisar a importância das instituições nas quais os autores realizam os seus trabalhos de investigação e ganham a *expertise* fundamental para transformar uma ideia em livro.

Obrigado!

Os autores

Prefácio

Conheço o Dr. Wilson Savino de longa data. Na verdade, desde os anos 1970. Ele, já como Professor de Histologia da Universidade Federal do Rio de Janeiro (UFRJ), fazia o seu doutoramento no Departamento de Histologia do Instituto de Ciências Biomédicas da Universidade de São Paulo (USP).

Coincidentemente, algum tempo antes da ida para a USP, Savino foi aluno em um curso de Imunologia Celular ministrado pelo Dr. Alan S. Rosenthal, pesquisador do National Institutes of Health (NIH), Bethesda. Alan S. Rosenthal veio ao Brasil a convite do saudoso Dr. Gilberto M. de Oliveira Castro do Instituto de Biofísica da UFRJ, enquanto eu estava em pós-doutoramento em seu laboratório no NIH. Gilberto M. de Oliveira Castro, Wilson Savino e eu mesmo, portanto, fomos apresentados simultaneamente às bases celulares da resposta imune.

Desde então acompanhei muito de perto a sua exitosa carreira como pesquisador e gestor em ciência e cheguei a coordenar a Câmara Técnica de Pesquisa, a seu convite, durante a sua gestão como Diretor do Instituto Oswaldo Cruz.

Conviver lado a lado com Wilson Savino é uma rara experiência de vida. Ele reúne competência e eficiência "sem jamais perder a ternura". É capaz de migrar com desenvoltura e intimidade entre os "*Caminhantes do Deserto*", belíssima coletânea de diferentes poetas que procuram "encontrar outros caminhantes ao longo dos vários desertos", e o atual em Neuroimunomodulação, no qual pesquisadores com as mais variadas competências descrevem "... neurotransmissores, neuropeptídeos, hormônios e citocinas/quimiocinas, que desempenham papel importante na manutenção da saúde, mas também no desenvolvimento ou agravamento de algumas doenças". Qual metamorfose ambulante, Savino é ainda um estudioso da cultura africana, tendo exercido a curadoria de duas exposições de arte africana. Certamente não é a pessoa "que tem aquela velha opinião formada sobre tudo".

Quando fui por ele convidado a prefaciar o livro *Neuroimunomodulação – Interações Imunoneuroendócrinas na Saúde e na Doença*, coordenado por ele mesmo com a colaboração dos doutores Moisés Evandro Bauer, Carmem Gottfried e Daniella Arêas Mendes da Cruz, aceitei sem pestanejar, com a certeza de que teria acesso privilegiado a um marco na história da Neuroimunologia. Não me enganei. O livro é um excelente exemplo de como as identidades e diferenças em fenômenos biológicos ocorrendo em complexos sistemas da fisiologia humana variam nas formas de se definir a saúde e a doença.

Moisés Evandro Bauer é Professor Titular de Imunologia da Escola de Ciências da Saúde e da Vida da Pontifícia Universidade Católica do Rio Grande do Sul (PUCRS). Trabalha com os mecanismos e as consequências psiconeuroendócrinas do envelhecimento precoce do sistema imune em populações humanas.

Carmem Gottfried é Professora Titular do Departamento de Bioquímica do Instituto de Ciências Básicas da Saúde da Universidade Federal do Rio Grande do Sul (UFRGS). Trabalha em pesquisa clínica e com modelos animais de autismo. Coordena o grupo Arte e Neurociência que produz material para divulgação científica e é autora do livro infantil *"O que temos dentro da cabeça"*.

A Dra. Daniella Arêas Mendes da Cruz é a prata da casa. É pesquisadora em saúde pública do Instituto Oswaldo Cruz (IOC-RJ) e tem experiência em imunologia celular. Trata-se de um livro com múltiplos autores cuja estrutura reflete a diversidade de formação, a amplitude de interesses dos coordenadores – e dos autores – e a uma lógica organizacional que facilita a sua leitura sequencial, o que certamente não é necessário e acredito até que não será a regra.

O livro contém 47 capítulos distribuídos em 4 Seções, cujos temas são autoexplicativos:

Seção 1: Fisiologia das Interações Imunoneuroendócrinas.

Seção 2: Neuroimunomodulação em Doenças Infecciosas.

Seção 3: Neuroimunomodulação em Doenças Metabólicas e Doenças Autoimunes.

Seção 4: Neuroimunomodulação em Transtornos do Sistema Nervoso.

Os diferentes capítulos são descrições e revisões científicas baseadas na experiência pessoal e nas referências da literatura, feitas por pesquisadores especialistas e inquestionáveis lideranças nas respectivas áreas. O livro se destina a pesquisadores, profissionais e estudantes de graduação e pós-graduação das diferentes áreas biomédicas e da saúde.

Marcello André Barcinski

Graduado em Medicina pela Universidade do Estado do Rio de Janeiro (UFRJ)
e Doutorado em Ciências Biológicas (Biofísica) pela UFRJ.

Professor Titular Aposentado e Emérito da UFRJ e da Universidade de São Paulo (USP).
Instaurou no Instituto Nacional de Câncer (INCA) a Divisão
de Medicina Experimental e a Pós-graduação em Oncologia.
Tem experiência na área de Biofísica e Imunologia, especialmente em Imunologia Celular.
Criou o conceito do *"mimetismo apoptótico"*.

Comendador da Ordem Nacional do Mérito Científico e Membro Titular da
Academia Brasileira de Ciências (ABC) e Academia Nacional de Medicina (ANM).

Professor Emérito da UFRJ. Pesquisador Visitante do Centro de Desenvolvimento
Tecnológico em Saúde da Fundação Oswaldo Cruz (CDTS/Fiocruz).

Pesquisador Sênior do CNPq.

Apresentação

O livro *Neuroimunomodulação – Interações Imunoneuroendócrinas na Saúde e na Doença* considera a noção de que, na fisiologia de sistemas complexos, é cada vez mais evidente a necessidade de uma abordagem transdisciplinar, tanto em termos conceituais quanto metodológicos. Visamos, com a presente obra, uma abordagem integrada sobre mecanismos celulares e moleculares, tanto em condições fisiológicas quanto em ampla variedade de doenças. Assim, o livro, escrito por autores envolvidos em projetos multicêntricos e translacionais, visa trazer ao leitor uma melhor compreensão de mecanismos biológicos e, consequentemente, aprimoramento de abordagens em saúde pública, seja em termos de prevenção, diagnóstico, prognóstico e/ou terapêutica.

Nessa perspectiva, os capítulos foram distribuídos em quatro grandes eixos temáticos: Fisiologia das Interações Imunoneuroendócrinas; Neuroimunomodulação em Doenças Infecciosas, Doenças Metabólicas e Autoimunes e, por fim, Neuroimunomodulação em Transtornos do Sistema Nervoso. A abrangência temática faz do livro uma obra ímpar, trazendo ao leitor a oportunidade de ampliar os seus conhecimentos acerca de circuitos biológicos tão complexos como aqueles que envolvem os sistemas nervoso, imune e endócrino.

Wilson Savino

Pesquisador Titular, Instituto Oswaldo Cruz (IOC)
— Fundação Oswaldo Cruz (Fiocruz).

Sumário

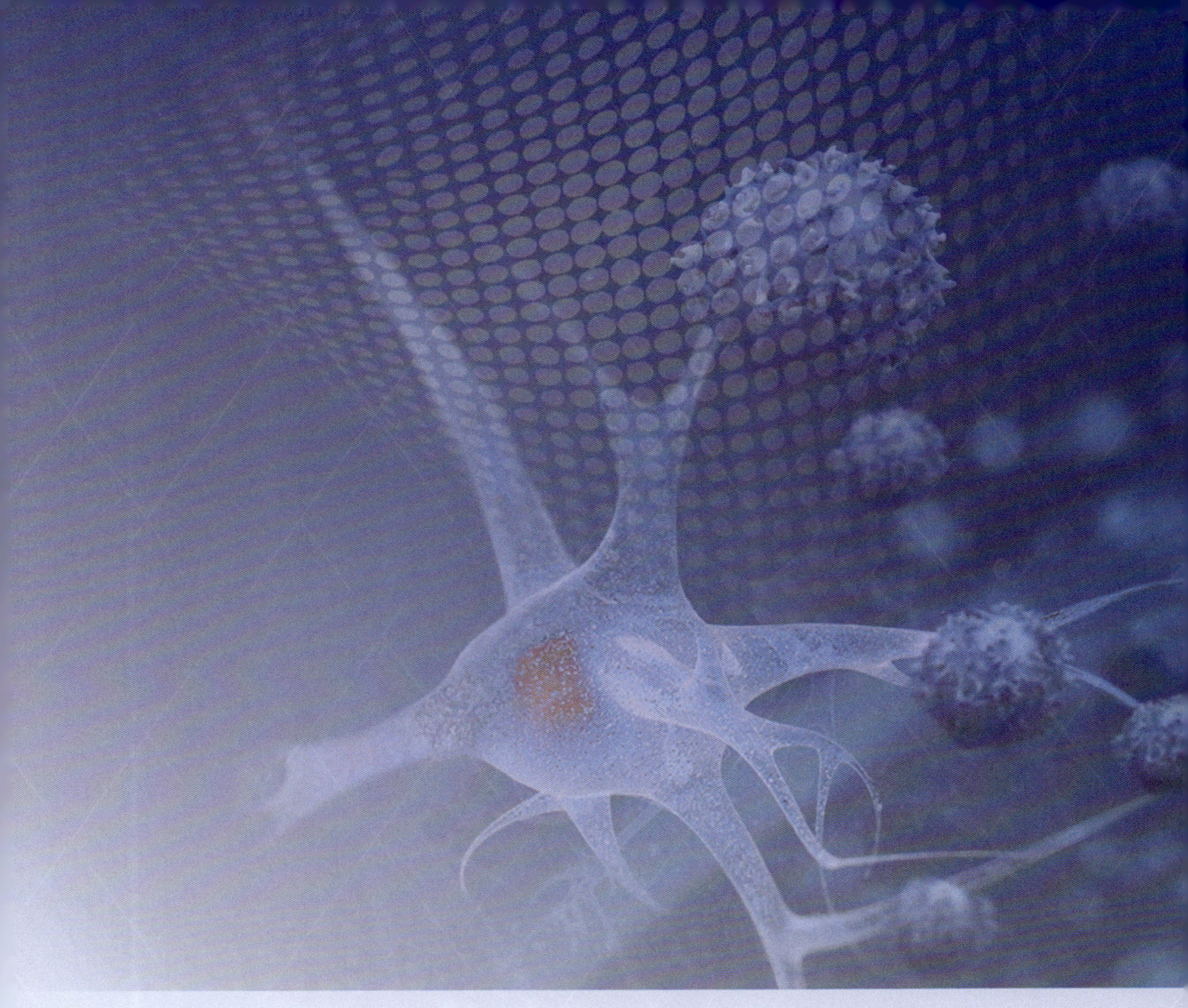

SEÇÃO 1

Fisiologia das Interações Imunoneuroendócrinas

1

Neuroimunomodulação – Interações Imunoneuroendócrinas na Saúde e na Doença

Wilson Savino • Moisés Evandro Bauer • Carmem Gottfried • Daniella Arêas Mendes da Cruz

Resumo

Nas últimas décadas, nossa compreensão sobre a complexa relação entre os eixos imune, nervoso e endócrino cresceu significativamente, revelando uma complexa rede incluindo neurotransmissores, neuropeptídeos, hormônios e citocinas/quimiocinas, que desempenham papel importante na manutenção da saúde, mas também no desenvolvimento ou agravamento de algumas doenças. Nesse sentido, a chamada *Neuroimunomodulação* abrange as interações entre estes três sistemas biológicos complexos, que têm por função central a manutenção da homeostasia do organismo. Neste contexto, conceitos e reuniões científicas pioneiras começaram a ocorrer a partir da década de 1980, embora já houvesse dados claros mostrando interações entre os sistemas. Tais interações ocorrem predominantemente por meio de uma linguagem bioquímica e molecular similar, portanto uma "sintaxe" comum envolvendo a expressão de ligantes e respectivos receptores em cada sistema. Assim, é fácil imaginar que um desequilíbrio em um dos sistemas, seja em razão de fatores endógenos ou exógenos, poderá acarretar mudanças no funcionamento do(s) outro(s) sistema(s). Há exemplos de tal desequilíbrio em doenças infecciosas, doenças autoimunes, doenças metabólicas e, ainda, doenças do neurodesenvolvimento, neurodegenerativas, ou mesmo doenças psiquiátricas.

As interações fisiológicas, assim como uma extensa gama de desvios patológicos, serão objeto de análise no presente livro, sob a perspectiva de neuroimunomodulação na saúde e na doença.

Breve introdução histórica

O século XX marcou o aparecimento de uma "nova" área do conhecimento, que podemos chamar de Neuroimunologia, embora diferentes nomes tenham sido cunhados, dependendo da ênfase em algum aspecto, por exemplo, Psicoimunologia, enfatizando as relações entre a "psique" e o sistema imune. A partir da década de 1980, surgia outra visão dentro da própria Neuroimunologia, e que enfatizava a funcionalidade de atividade reguladora do sistema nervoso sobre o sistema imune e vice-versa: **Neuroimunomodulação**. Em 1984, foi realizado nos Institutos Nacionais de Saúde NIH, Bethesda, Estados Unidos) o primeiro simpósio internacional de Neuroimunomodulação, organizado por um dos precursores nesta nova área do conhecimento, Norvera Spector (Spector *et al.*, 1985), que reuniu vários pioneiros no campo de interações entre os sistemas imune, nervoso e endócrino: Branislav Jankovic, Hugo Besedovsky & Adriana del Rey, Mireille Dardenne, Karen Bulloch, Walter Pierpaoli, entre outros.

Criou-se então a Sociedade Internacional de Neuroimunomodulação (International Society for NeuroImmunoModulation, ISNIM), que realizou seu primeiro congresso em Florença (Itália, 23-26 de maio de 1990). No Brasil, tivemos o primeiro congresso sobre o tema (*International Symposium: Immune neuroendocrine interactions in autoimmune and infectious diseases*), no Estado do Rio de Janeiro, 24-28 de abril de 1994, e posteriormente, também no Rio de Janeiro, realizou-se o *7º Congresso Internacional da ISNIM* em 24 a 27 de abril de 2008. Mais recentemente, no Brasil foi fundado o Instituto Nacional de Ciência e Tecnologia em Neuroimunomodulação (INCT-NIM; <https://www.inctnim.fiocruz.br>), com financiamento e chancela do CNPq, Capes e da Faperj.

Surgiriam ainda revistas científicas específicas da área de Neuroimunologia, tais como *The Journal of Neuroimmunology* (Editora Elsevier, a partir de 1981), *Brain, Behavior & Immunity* (Editora Elsevier, a partir de 1987), *Neuroimmunomodulation* (Editora Karger, a partir de 1994) e *Journal of Neuroinflammation* (Editora BMC, Springer-Nature, a partir de 2004).

Livros também já foram publicados. Em 1981, Robert Ader (1932-2011), juntamente com David Felton e Nicholas Cohen, lançaram a primeira edição de *Psychoneuroimmunology* (Editora Academic Press). Quatro edições foram produzidas; a última em 2007. Ader foi pioneiro no mundo ocidental com a demonstração de modulação de respostas imunes após indução de estímulos conjugados, utilizando imunossupressores associados à sacarina, e que induzem uma resposta do tipo pavloviano. Pouco mais de dez anos (1993), Allan J. Husband edita o livro *Psychoimmunology*: *CNS – immune interactions* (Editora CRC Press). Alguns anos mais tarde surge outro livro, *Psychoneuroimmunology: an interdisciplinary introduction*, editado por Manfred Schedlowsky e Uwe Tewes em 1999 (Editora Kluwer Academic). Mais recentemente foi desenvolvido o *website*: Brainimmune (<http://www.brainimmune.com>), dedicado a manter informações atualizadas sobre as conexões imunoneuroendócrinas em condições fisiológicas e patológicas.

Cumpre assinalar que a comunicação entre os sistemas nervoso, endócrino e imune já era conhecida há bem mais tempo, e que várias das interações entre esses dois sistemas envolviam glândulas endócrinas. Por exemplo, conforme detalhado no Capítulo 2, Hans Selye demonstrou, antes mesmo da Segunda Guerra Mundial (Selye, 1936a, 1936b), que um estímulo de estresse gerava ativação do eixo neuroendócrino hipotálamo-hipófise-adrenal (HPA; do inglês, *hypothalamus-pituitary*-adrenal) e induzia uma atrofia tímica. Desde então as chamadas interações imunoneuroendócrinas foram definidas, tanto em condições fisiológicas como em diferentes tipos de doença. De fato, é cada vez mais evidente que, em condições normais, as ações coordenadas dos três sistemas desempenham papel importante em vários circuitos biológicos, conforme ilustrado na Figura 1.1.

Nesse sentido, outra contribuição seminal foi dada por Edwin J. Blalock, mostrando que células dos sistemas imune, nervoso e endócrino eram capazes de produzir moléculas semelhantes, e que expressam os respectivos receptores específicos. Blalock mostrou então que havia uma sintaxe comum entre os três sistemas (Blalock, 1984; 1986). Esse conceito é mais aprofundado no Capítulo 2, e pode ser ilustrado pelo exemplo mostrado na Figura 1.2, com semelhança de produtos de secreção entre o timo e a hipófise

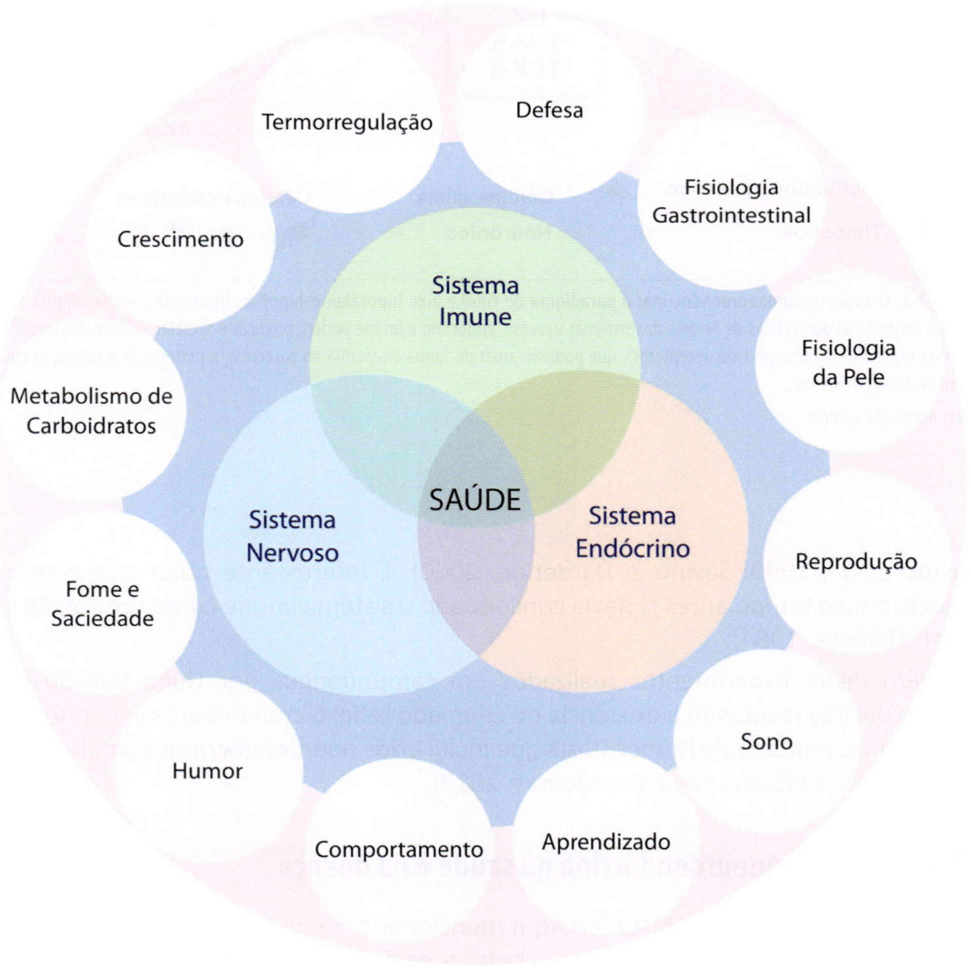

Figura 1.1. Relevâncias das interações imunoneuroendócrinas. O diagrama ilustra a importância das interações entre os sistemas imune, nervoso e endócrino, gerando homeostasia, própria da condição de saúde. Tais circuitos influenciam uma extensa lista de processos biológicos, mostrados nos círculos periféricos da figura.

Fonte: Acervo da autoria.

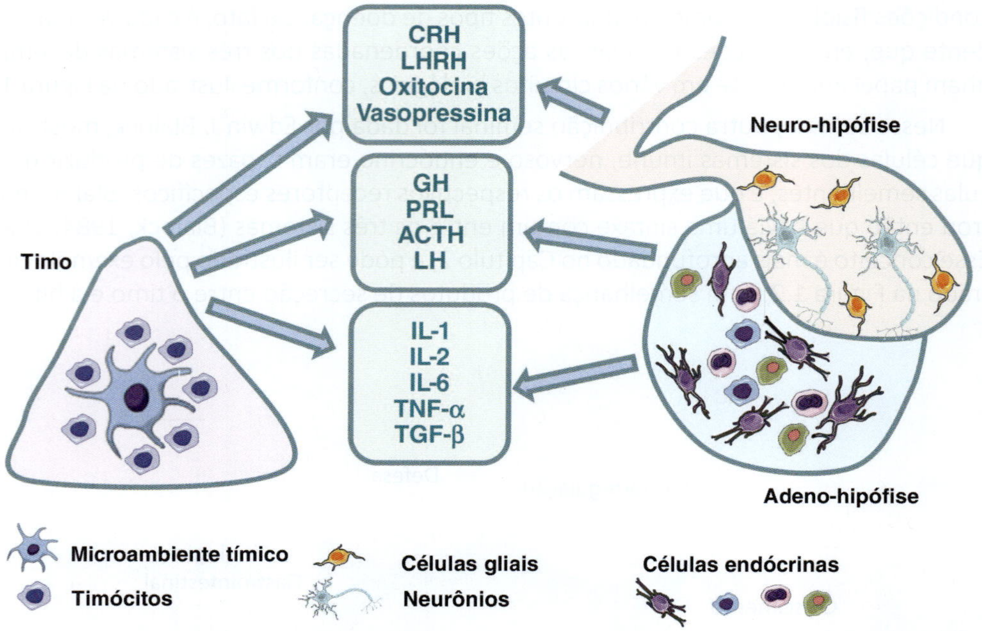

Figura 1.2. Conexão imunoneuroendócrina: o paradigma do timo e eixo hipotálamo-hipófise. Utilizando este paradigma, a figura ilustra o conceito de que células de setores dos sistemas nervoso, endócrino e imune podem produzir e secretar substâncias semelhantes (além de expressarem os respectivos receptores), que poderão atuar de forma endócrina ou parácrina, e permitindo a interação em cada sistema e entre os sistemas.

Fonte: Acervo da autoria.

(Savino *et al.*, 1999; Savino & Dardenne, 2000). É interessante notar que o mesmo Blalock, pouco tempo antes já havia conceituado o sistema imune como um "órgão sensorial" (Blalock, 1984).

Além disso, experimentos realizados em camundongos por Hugo Besedovsky e Adriana del Rey revelaram a existência do chamado reflexo imunoneuroendócrino envolvendo uma circuitaria de homeostasia que inclui eixos neuroendócrinos e imunes (Besedovsky *et al.*, 1986; del Rey e Besedovsky, 2017).

Conexão imunoneuroendócrina na saúde e na doença

Como vimos no breve histórico aqui mencionado, os sistemas nervoso, endócrino e imune funcionam de maneira conectada, e estão intimamente ligados ao controle homeostático do organismo. Nesse sentido, ilustramos na Figura 1.3 mecanismo de controle por *feedback* negativo entre os eixos imune e neuroendócrino, envolvendo, respectivamente, a produção de citocinas por células do sistema imune e a produção de hormônios pelo eixo HPA.

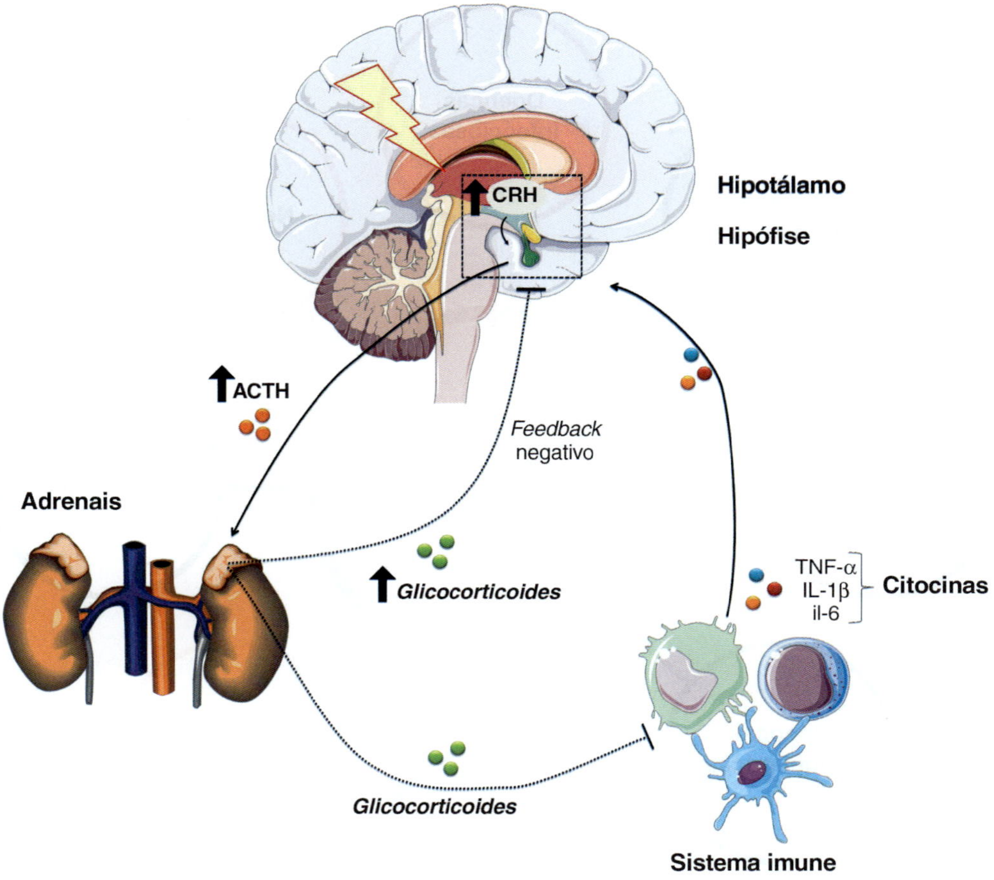

Figura 1.3. Reflexo imunoneuroendócrino. A figura ilustra um exemplo de circuitaria de regulação imunoneuroendócrina. Por exemplo, um estímulo de estresse (mostrado pelas setas em forma de raio) pode estimular o eixo hipotálamo-hipófise adrenal em seus três níveis, gerando produção de glicocorticoides que, por sua vez, podem exercer uma ação de inibição do próprio eixo hipotálamo-hipófise. Por outro lado, estresse pode também estimular diretamente o sistema imune, levando à produção de citocinas pró-inflamatórias que também atuarão no eixo HPA.

Fonte: Acervo da autoria.

Tendo em vista o exposto, é fácil imaginarmos que alterações patológicas, sejam elas de origem endógena ou exógena, podem desfazer o equilíbrio imunoneuroendócrino e gerar consequências patológicas em um ou mais entre os sistemas. Reciprocamente, condições de doença em algum destes sistemas podem (e devem) levar a distúrbios nos outros sistemas, induzindo ou exacerbando vários tipos de doenças (Figura 1.4).

Se tomarmos como exemplo as doenças infecciosas, podemos ver que, de maneira geral, elas são percebidas como estímulos de estresse e deflagram uma resposta neuroendócrina, envolvendo o eixo HPA, que, por sua vez, modula a resposta imune induzida pelo agente infeccioso (Perez *et al.*, 2009).

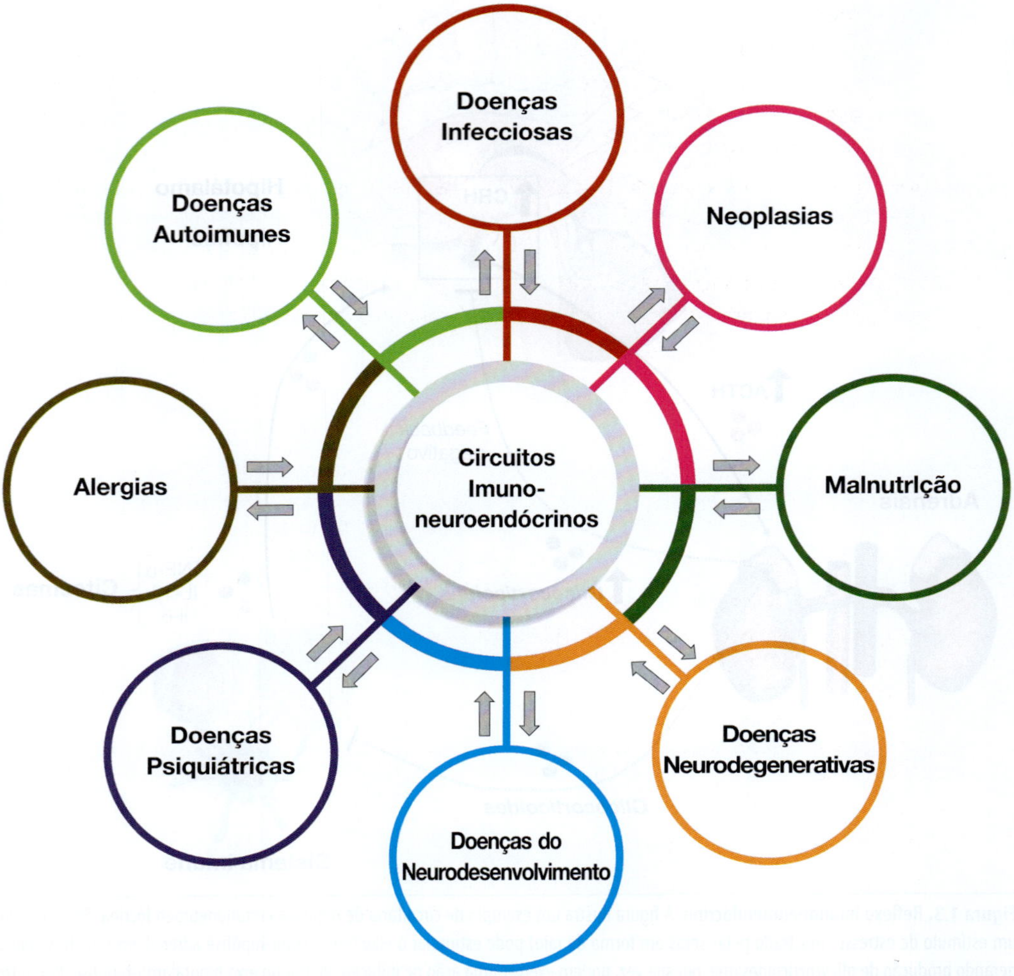

Figura 1.4. Relação bidirecional entre circuitos imunoneuroendócrinos e doença. A figura ilustra que circuitos imunoneuroendócrinos podem ser afetados em uma série diversa de enfermidades, e que, reciprocamente, modulações nesses circuitos podem modular processos patológicos, mostrando a bidirecionalidade das interações.

Fonte: Acervo da autoria.

Explicações para os distúrbios imunoneuroendócrinos associados a infecções incluem muitas possibilidades. Alterações nos níveis de citocinas podem melhorar ou suprimir o eixo HPA, agindo na unidade hipotálamo-hipófise e/ou nas glândulas adrenais. As reações inflamatórias *in situ* ou alterações estruturais, como alterações vasculares ou uma maior deposição da matriz extracelular no microambiente endócrino, também podem levar a uma disfunção transitória ou sustentada do eixo HPA.

Por fim, é importante a noção de que uma abordagem transdisciplinar abrangendo o funcionamento interconectado e homeostático dos sistemas imune, nervoso e endócrino nos permitirá obter informações importantes sobre os mecanismos subjacentes a diversas patologias.

É precisamente neste contexto que o presente livro trata de examinar tais interações, tanto em condições fisiológicas quanto em diversas doenças, incluindo não somente uma gama de doenças infecciosas, mas também doenças metabólicas, doenças autoimunes, assim como doenças do neurodesenvolvimento, doenças neurodegenerativas e ainda doenças psiquiátricas. Para tal foram escritos 47 capítulos que permitirão aos leitores uma compreensão sobre os mecanismos fisiológicos básicos relacionados com as interações entre os três sistemas, bem como desvios patológicos em uma série de doenças infecciosas, doenças autoimunes, doenças metabólicas e doenças do neurodesenvolvimento, neurodegenerativas, ou mesmo doenças psiquiátricas. Em grande parte, os capítulos foram escritos por autores brasileiros e estrangeiros, a maioria dos quais membros ou associados do INCT-NIM.

Referências bibliográficas

Besedovsky H, del Rey A, Sorkin E, Dinarello CA. Immunoregulatory feedback between interleukin-1 and glucocorticoid hormones. Science. 1986; 233(4764):652-654.

Blalock JE. The immune system as a sensory organ. The Journal of Immunology. 1984; 132(3):1067-1070.

Blalock JE. The syntax of immune-neuroendocrine communication. Immunology Today. 1994; 15(11):504-11.

del Rey A, Besedovsky HO. Immune-neuro-endocrine reflexes, circuits, and networks: physiologic and evolutionary implications. Frontiers in Hormone Research. 2017; 48:1-18.

Pérez AR, Bottasso O, Savino W. The impact of infectious diseases upon neuroendocrine circuits. Neuroimmunomodulation. 2009; 16(2):96-105.

Savino W, Arzt E, Dardenne M. Immune Neuroendocrine connectivity: the paradigm of the thymus-hypothalamus/pituitary axis. Neuroimmunomodulation. 1999; 6(1-2):126-136.

Savino W, Dardenne M. Neuroendocrine control of thymus physiology. Endocrine Reviews. 2000; 21(4):412-443.

Selye H. A syndrome produced by diverse nocuous agents. Journal of Neuropsychiatry and Clinical Neurosciences. 1936a; 10:230-231.

Selye, H. Thymus and adrenals in the response of the organism to injuries and intoxication. British Journal of Experimental Pathology. 1936b; 17:234.

Smith EM, Blalock JE. Human lymphocyte production of corticotropin and endorphin-like substances: association with leukocyte interferon. Proceedings of the National Academy of Sciences USA. 1981; 78(12):7530-7534.

Spector NE. (ed.) Neuroimmunomodulation: Proceedings of the First International Workshop. Gordon and Breach Science, 1985. p. 1-307.

2

Fisiologia das Interações entre os Sistemas Nervoso, Endócrino e Imune – Aspectos Conceituais

Adriana del Rey • Hugo O. Besedovsky

Introdução

A resposta imune é um processo fisiológico, mas frequentemente vinculada com processos patológicos. Além disso, as interações entre os sistemas imune, endócrino e nervoso abordam aspectos muito amplos, e definições multidisciplinares. Em razão dessa complexidade, considera-se conveniente iniciar este primeiro capítulo com alguns aspectos conceituais, a maioria deles com base em opiniões pessoais dos autores.

Há várias décadas, tentou-se chamar a atenção dos imunologistas, usando argumentos muito simples, sobre o fato de que o sistema imune não pode operar isolado do resto do organismo. Por exemplo, as células deste sistema consomem muita energia, e este é o único sistema fisiológico em que a proliferação celular é essencial para cumprir suas funções específicas. Ademais, as células imunes devem ser mobilizadas para atingir os órgãos e tecidos onde são geradas as respostas inflamatórias e imunes, e podem ser transportadas unicamente pelo sistema circulatório (sangue e linfa). Todos esses processos estão sujeitos ao controle do sistema nervoso central (SNC).

Esses argumentos foram geralmente aceitos, mas o interesse dos imunologistas à época era, principalmente, focado na investigação detalhada dos componentes moleculares e celulares do sistema imune. Por outro lado, os neurocientistas acreditavam que o cérebro trabalhasse processando e associando a informação que vem de fora e de dentro do corpo. Naquela época, não se sabia se o sistema imune se comunicava com o sistema nervoso. Esta era uma questão essencial e havia poucos argumentos para responder. Havia apenas algumas evidências disponíveis sobre o efeito da destruição ou estimulação de certas áreas do cérebro e a ablação das glândulas endócrinas, sobretudo das glândulas suprarrenais, sobre alguns tipos de respostas imunes.

Os efeitos anti-inflamatórios de glicocorticoides estavam sendo utilizados terapeuticamente desde meados do século XX. Na primeira metade do século passado, Hans Selye desenvolveu o conceito da resposta não específica ao estresse, que ele chamou de síndrome de adaptação geral. Havia também alguma evidência de que a resposta imune poderia ser condicionada (condicionamento pavloviano), um aspecto que mais tarde foi aprofundado. Desde então, um grande número de estudos foi realizado com todo rigor científico no campo de Neuroimunomodulação ou Psiconeuroimunologia, servindo para atrair a atenção da comunidade científica.

No início desta disciplina, a falta de informação estruturada criou a necessidade de definir critérios mínimos e essenciais para poder postular a existência de circuitos regulatórios que envolvem os sistemas imune, endócrino e nervoso (Boxe 2.1). Mesmo sabendo que alguns pontos possam ser considerados óbvios para um leitor especializado no assunto, incluímos um resumo sucinto mostrando que há evidências experimentais suficientes, na atualidade, que mostram que tais interações realmente existem. Em seguida, serão discutidos outros aspectos que, em nossa opinião e dada a evolução deste campo de pesquisa, devem ser considerados atualmente.

A natureza deste capítulo não inclui uma extensa lista de referências necessárias, porque apenas comentamos a interpretação dos dados tidos como representativos para ilustrar determinados aspectos. Indicamos poucas publicações originais e, para ajudar o leitor a encontrar referências sobre determinados aspectos, incluímos uma seleção de

Boxe 2.1. Critérios essenciais para postular a existência de circuitos imunoneuroendócrinos

A. Os mediadores neuroendócrinos devem ser capazes de afetar as funções imunológicas

Este critério implica que:

- *As células imunes devem expressar receptores para hormônios, neurotransmissores e neuropeptídeos*
- *Hormônios, neutrotransmissores e neuropeptídeos devem ser capazes de modificar processos relacionados com funcionamento do sistema imunológico*
- *A manipulação experimental ou alterações patológicas de mecanismos neuroendócrinos devem afetar os processos imunológicos*

B. Os processos imunológicos devem ser capazes de afetar as funções neuroendócrinas

Este critério implica que:

- *As estruturas neuroendócrinas devem ter receptores para mensageiros derivados do sistema imunológico*
- *A resposta imune deve evocar respostas neuroendócrinas*
- *A resposta imune deve induzir mudanças na atividade cerebral*
- *As células imunes ativadas devem produzir mensageiros capazes de evocar respostas neuroendócrinas*

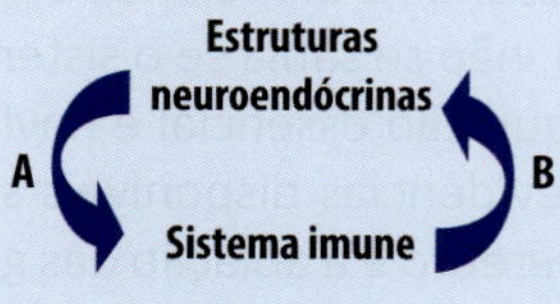

revisões (Besedovsky & del Rey, 2007; Dantzer, 2018; King e Besedovsky, 2017; Elenkov *et al.*, 2000; Wrona, 2006; Ziemssen & Kern, 2007). A maioria dos exemplos específicos que serão mencionados para esse propósito deriva do nosso próprio trabalho, porque, obviamente, eles são o que sabemos em detalhes. Em virtude de limitações de espaço, incluímos apenas algumas referências dos nossos estudos anteriores a 2006. No entanto, as referências adicionais de trabalhos originais podem ser encontradas em revisões publicadas (Besedovsky & del Rey, 2007; del Rey e Besedovsky, 2017).

Requisitos essenciais

Mecanismos neuroendócrinos capazes de afetar funções imunes

- **Hormônios, neurotransmissores e neuropeptídeos modificam processos relacionados com o funcionamento do sistema imune**

Provavelmente, este é o critério para o qual há mais evidências experimentais demonstrando que praticamente todos os aspectos da imunidade podem ser afetados por um ou mais desses agentes. Uma seleção de referências a alguns dos estudos iniciais pode ser encontrada em Besedovsky e del Rey (1996). No entanto, é importante discriminar entre os efeitos causados por concentrações de agentes neuroendócrinos que podem ser alcançadas por condições fisiológicas, patológicas e efeitos farmacológicos. Também é importante considerar que, na maioria dos casos, os efeitos desses mediadores são exercidos por meio dos receptores, cujo número varia em diferentes tipos e subtipos de células e cuja expressão muda durante as diferentes fases da resposta imune. Este aspecto é particularmente relevante no contexto do presente capítulo, uma vez que a sensibilidade das células imunes para os mediadores neuroendócrinos difere durante o curso da resposta imune. Por sua vez, também introduz o conceito de dinamismo e plasticidade temporal das interações entre os sistemas imune, endócrino e nervoso.

Outro aspecto a examinar é que, *in vivo*, as respostas neuroendócrinas envolvem, na maioria dos casos, mais de um hormônio, um neurotransmissor ou um neuropeptídeo, e que os efeitos finais sobre a resposta imune dependem dessa multiplicidade de combinações. Importante assinalar que existem vias intracelulares de uso comum por mediadores neuroendócrinos e imunes. Além disso, há evidências de que um hormônio pode exercer efeitos opostos, dependendo de sua concentração e do momento da sua liberação durante determinada estimulação imune. Por exemplo, há várias décadas, observou-se que glicocorticoides, hormônios esteroides que têm efeitos anti-inflamatórios claramente reconhecidos, podem afetar a imunidade adaptativa de forma diferencial. Esses hormônios, em concentrações compatíveis às encontradas no sangue sob condições fisiológicas, são necessários para a indução *in vitro* da resposta imune primária (Besedovsky *et al.*, 1979). Outro exemplo instrutivo sobre a dualidade dos efeitos neuroendócrinos é que, durante o estresse agudo, a liberação de glicocorticoides e o aumento da atividade simpática podem exercer efeitos imunoestimulantes – enquanto durante o estresse crônico predominam os efeitos imunossupressores (Sapolsky *et al.*, 2000).

Manipulações experimentais ou alterações patológicas de mecanismos neuroendócrinos afetam processos imunológicos

O fato de as células imunes expressarem receptores para os ligantes endócrinos e neurais, e de esses mediadores poderem afetar o seu funcionamento indica a possibilidade de determinada manipulação experimental ou alterações patológicas nos mecanismos neuroendócrinos afetarem as respostas inflamatórias e imunes. Historicamente, os primeiros exemplos desses efeitos derivam de estudos dessa natureza. Em alguns casos, esses efeitos foram observados antes mesmo de se conhecerem os agentes neuroendócrinos envolvidos. Um exemplo paradigmático é a adrenalectomia. A ablação das glândulas suprarrenais resulta em uma expansão das células linfoides e inflamatórias e, geralmente, em aumento da atividade imune. Observações semelhantes foram feitas durante a doença de Addison. No decorrer de certas condições, a deficiência provocada por imunorregulação por glicocorticoides pode ser prejudicial, demonstrando que esses hormônios contribuem significativamente para prevenir respostas imunes exacerbadas e controlar a liberação excessiva de mediadores do sistema imune (Besedovsky *et al.*, 1979; Besedovsky & del Rei, 2007; Sapolsky *et al.*, 2000). Por exemplo, a administração de endotoxinas em doses subletais em cobaias normais é fatal naquelas adrenalectomizadas. Como resultado da sepse bacteriana em crianças, observa-se frequentemente insuficiência adrenal (síndrome de Waterhouse-Friderichsen) que, por não ser compensada, é fatal em muitos casos.

Embora existam diversos outros exemplos demonstrativos de que, em certos distúrbios endócrinos, os níveis de glicocorticoides endógenos aceleram o curso letal de doenças infecciosas, este ponto também merece alguma reflexão. Por exemplo, a ablação de um órgão endócrino ou nervo, ou destruição de áreas do cérebro ou de um tipo particular de neurônios, tem permitido a identificação dos mecanismos imunorreguladores. No entanto, essas manipulações tendem a causar efeitos permanentes e alterar outras atividades fisiológicas que, por sua vez, podem afetar os mecanismos que indiretamente influenciam o sistema imune. A mesma observação é válida para animais geneticamente modificados que expressam alterações neuroendócrinas permanentes ou para manipulações agudas, e que podem levar a conclusões de difícil interpretação. Um exemplo é a estimulação do nervo vago, durante a qual as fibras nervosas aferentes possuem efeitos em diferentes populações de neurônios cerebrais e evocam respostas não necessariamente colinérgicas, que podem afetar outros sistemas, tais como os tecidos cardiovasculares e respiratório, com efeitos diretos sobre os órgãos linfoides inervados pelas fibras nervosas eferentes.

Processos imunes podem afetar as funções neuroendócrinas controladas pelo cérebro

Os requisitos aqui discutidos referem-se apenas aos efeitos unidirecionais dos sistemas endócrino e nervoso sobre o sistema imune.

A seguir, discutimos, brevemente, outro tipo de exigência que implica efeitos na direção oposta: o fato de o sistema imune ter canais de comunicação com o sistema nervoso e/ou com mecanismos neuroendócrinos sob seu controle.

- **Respostas imunes podem evocar respostas neuroendócrinas**

O conceito de regulação implica que o sistema que o exerce deve receber informações sobre o estado do sistema a ser regulado. Consequentemente, a postulação de um nível neuroendócrino de imunorregulação requer a demonstração de que esse fluxo de informação exista. O problema na abordagem deste ponto é que, normalmente, o sistema imune aumenta sua atividade durante situações patológicas. Nessas condições, é difícil discriminar se uma mudança neuroendócrina observada durante uma resposta imune é consequência de efeito direto do agente causal e/ou do dano que inflige ao organismo, ou se é a própria resposta imune que induz a ativação de mecanismos sob controle do sistema nervoso. A única solução para esse problema é desafiar o sistema imune com um antígeno inócuo que desencadeia uma resposta imune intensa, sem gerar doenças. Os primeiros estudos que foram realizados com o uso desse critério concentraram-se em explorar se a resposta imune é acompanhada por alterações na atividade do eixo hipotálamo-hipófise-adrenal (HPA). Conforme mencionado, eram conhecidos alguns efeitos dos glicocorticoides sobre o sistema imune. Esses estudos incluíram, ainda, hormônios da tireoide, porque seu efeito sobre o metabolismo das células linfoides também era conhecido. Essas investigações mostraram que os níveis sanguíneos de corticosterona, o principal glicocorticoide em roedores, aumentam acentuadamente, e os dos hormônios tireoidianos diminuem, em paralelo ao aumento de células, produzindo anticorpos específicos (Besedovsky & del Rey, 2007). Esta foi a primeira evidência experimental de que a resposta imune *per se* ativa mecanismos neuroendócrinos. Posteriormente, resultados semelhantes foram obtidos usando outros antígenos inócuos que geram uma resposta humoral adaptativa. No entanto, outros tipos de respostas imunes adaptativas, como durante a rejeição de tecidos incompatíveis, resultam em uma resposta endócrina oposta, com diminuição dos níveis de glicocorticoides circulantes. Atualmente, são conhecidos vários outros mecanismos neuroendócrinos que são afetados pela resposta imune *per se* (Besedovsky & del Rey, 2007).

- **Respostas imunes podem induzir alterações na atividade dos neurônios cerebrais**

Praticamente todos os mecanismos neuroendócrinos estão direta ou indiretamente sujeitos ao controle pelo SNC. Isso implica que alterações na atividade neuronal devem ser detectadas em áreas do cérebro, como o hipotálamo, que controlam os mecanismos neuroendócrinos durante uma resposta imune. Diferentes abordagens permitiram confirmar esta hipótese. Em estudos eletrofisiológicos, verificou-se que a frequência de descarga predominantemente nos neurônios individuais do núcleo ventromedial do hipotálamo aumenta de forma significativa e segue a mesma cinética da resposta imune ao antígeno inócuo usado (Besedovsky & del Rey, 2007). Subsequentemente, outros autores, utilizando animais não anestesiados e com registros multineuronais, relataram aumento na atividade elétrica no núcleo ventromedial e em outras regiões do hipotálamo (Besedovsky & del Rey, 2007). Utilizando uma abordagem neuroquímica, demonstrou-se que, durante a resposta imune adaptativa para o mesmo antígeno inofensivo, há diminuição na taxa de recaptação de noradrenalina no hipotálamo (Besedovsky & del Rey, 2007). Este efeito é oposto ao observado perante uma resposta aguda às endotoxinas ou quando se administram citocinas pró-inflamatórias.

Com a utilização de um modelo de enxerto *versus* hospedeiro, resultando em uma resposta imune moderada e transiente que não induz sintomas de doença no hospedeiro, foi encontrado um grande número de neurônios positivos para c-Fos (um marcador que reflete a atividade neuronal) em várias áreas do cérebro, particularmente no córtex frontal e piriforme, e em áreas corticais envolvidas com funções olfativa e visual, e uma tendência para diminuir os níveis plasmáticos de glicocorticoides, como observado durante a rejeição do enxerto. As áreas do cérebro com neurônios expressando c-Fos são diferentes durante o estresse agudo, ou como sequência de uma estimulação policlonal periférica, por exemplo, com lipopolissacarídeo (LPS), ou durante uma resposta imune específica para antígenos inofensivos (Besedovsky & del Rey, 2007). Os resultados ilustram duas conclusões importantes a partir desses estudos: 1) o cérebro recebe informação sobre a atividade do sistema imune, e 2) a integração e o processamento desta informação envolvem diferentes áreas do cérebro durante diferentes tipos de resposta imune.

- **Células imunes ativadas produzem mensageiros capazes de evocar respostas neuroendócrinas**

Sabemos que nem as glândulas endócrinas nem o cérebro são invadidos maciçamente por células do sistema imunológico sob condições em que sua estimulação não resulta em uma patologia endócrina ou neural. Portanto, foi proposto que alterações hormonais e de neurotransmissores observadas durante uma resposta imune deveriam ser induzidas por mensageiros solúveis liberados por células imunes ativadas. Esses mensageiros podem afetar o cérebro ou as glândulas endócrinas, por meio do sistema circulatório ou estimulando as fibras nervosas aferentes. O primeiro requisito foi provar a existência de produtos com essas propriedades, mesmo quando, na época em que esses estudos foram realizados, não havia substâncias puras disponíveis. A estratégia utilizada foi determinar se os sobrenadantes obtidos a partir de células imunes estimuladas *in vitro* poderiam induzir uma resposta endócrina quando administrados em animais normais. Esses estudos forneceram a primeira evidência de que o tipo de sobrenadante é capaz de induzir um aumento nos níveis plasmáticos de glicocorticoides, paralelamente a um aumento na concentração de ACTH. Posteriormente, foi demonstrado que tal efeito era principalmente mediado pela IL-1 (Besedovsky & del Rey, 2007). Foi também comprovada a redundância desse efeito, e agora sabe-se que mais de 11 citocinas são capazes, com maior ou menor capacidade, de induzir a resposta suprarrenal (Turnbull e Rivier, 1999). Outros efeitos neuroendócrinos e no cérebro foram adicionados ao supramencionado.

Alterações neuroendócrinas integram os circuitos imunorregulatórios

Uma questão essencial neste contexto é se os efeitos bidirecionais descritos estão integrados em uma rede de circuitos imunorreguladores. Para ilustrar esse aspecto, usaremos como exemplos circuitos nos quais participam o eixo HPA e o sistema nervoso simpático (SNS).

Como mencionado anteriormente, em geral, os glicocorticoides exercem efeitos anti-inflamatórios, mas podem afetar de maneira diferencial diversos mecanismos imunes. O eixo HPA é ativado durante a resposta imune a diferentes antígenos, e a referida estimulação é mediada por citocinas liberadas durante essa resposta. A apresentação de antígenos é sensível à supressão por glicocorticoides, e o efeito imunossupressor é maior quando glicocorticoides são administrados antes ou em conjunto com um antígeno – isso porque os linfócitos T e B ativados tornam-se menos sensíveis a esse efeito hormonal. Além disso, os glicocorticoides podem exacerbar a produção de anticorpos pelos linfócitos B ativados.

O aumento nos níveis endógenos de glicocorticoides durante as respostas imunes adaptativas é relativamente tardio e mais acentuado durante o pico da resposta imune. Por conseguinte, espera-se que este aumento não afete a apresentação de antígeno, a produção inicial de citocinas ou de clones específicos. Enquanto a resposta imune se desenvolve, a estimulação do eixo HPA resulta na inibição da produção de citocinas, particularmente as pró-inflamatórias. Dessa forma, células ativadas que têm alta afinidade pelo antígeno são menos afetadas que células acessórias e linfócitos com baixa afinidade. Com base nestas considerações, postulamos que a função reguladora exercida pelo circuito integrado do sistema imune e eixo HPA impeça o crescimento excessivo de células e a produção excessiva de citocinas pró-inflamatórias (Besedovsky & King, 2006). Esta função reguladora é evidente em um padrão de competição antigênica em que se comprovou que a estimulação do eixo HPA induzida por um antígeno primário pode interferir na resposta imune para um segundo antígeno administrado durante o pico da resposta endócrina. Uma situação semelhante é observada durante processos inflamatórios que são regulados pela resposta do eixo HPA. Essa resposta endócrina também altera o curso de doenças autoimunes, como observado em um modelo de encefalite autoimune experimental, em que os níveis de corticosterona endógenos aumentam pouco antes da manifestação dos sintomas clínicos. Neste modelo, todos os animais sobrevivem. No entanto, se o eixo de estimulação do eixo HPA (que neste modelo é mediada pela IL-1) é bloqueado, a doença é letal (Besedovsky & del Rey, 2007).

Este efeito protetor também foi observado em modelos de infecções virais (Silverman *et al.*, 2005) e parasitárias (Roggero *et al.*, 2006). Em certos modelos experimentais de artrite e em pacientes com artrite reumatoide, têm sido observadas perturbações no funcionamento desse circuito imunorregulador, associadas com glicocorticoides (King *et al.*, 2010).

Um segundo exemplo é o circuito estabelecido entre o sistema imune e o SNS (Elenkov *et al.*, 2000). Em geral, a estimulação β-adrenérgica tem efeitos anti-inflamatórios. Contudo, a ativação do SNS que ocorre como resultado da estimulação aguda de células do sistema imune, por exemplo, por meio das endotoxinas bacterianas, resulta em imunossupressão. No entanto, a dinâmica das interações entre células imunes e nervos simpáticos durante as respostas imunes adaptativas é mais complexa e depende da cinética de liberação de noradrenalina (NA) pelos nervos simpáticos e da expressão de diferentes tipos de receptores. O funcionamento de um circuito imune simpático durante a resposta imune é evidenciado por dois fatos. Primeiro, a estimulação imune aguda com endotoxinas resulta em um aumento na atividade simpática. No entanto, no baço, a IL-1 inibe a libertação de NO pelas terminações nervosas simpáticas, resultando em aumento do fluxo sanguíneo local, que, por sua vez, favorece a retenção de antígenos e a recirculação de células linfoides (Besedovsky & del Rey, 2007). Por outro lado, durante a resposta adaptativa a antígenos inofensivos, observa-se uma diminuição na concentração e *turnover* de NA no baço, o que implicaria redução de seus efeitos supressores. No entanto, esse tipo de generalização pode ser enganoso. Existem outros modelos experimentais, por exemplo, na resposta a superantígenos, que, como no caso dos glicocorticoides, mostram que certos níveis de NA são necessários para uma resposta imune eficiente (Besedovsky & del Rey, 2007). É conveniente lembrar novamente que o efeito dessas interações depende do tipo de resposta imune e do estado de ativação celular e, acima de tudo, que o efeito final resulta do equilíbrio dos efeitos exercidos simultaneamente por outros mediadores neuroendócrinos.

Em modelos experimentais de doenças autoimunes linfoproliferativas ou infecciosas, a desnervação simpática agrava o curso dessas patologias. É interessante notar que, nesses modelos, a ativação prolongada do sistema imune induz *per se* uma desnervação simpática que tem consequências desfavoráveis para o hospedeiro (del Rey *et al.*, 2006a).

Respostas imunoneuroendócrinas durante patologias – um exemplo clínico

Atualmente, um terço da população mundial está infectada pelo *Mycobacterium tuberculosis* e 5-10% dos indivíduos infectados desenvolvem a doença. Um exemplo clínico que indica o funcionamento dos circuitos imunoneuroendócrinos é observado durante a tuberculose pulmonar. Em paralelo às alterações nas citocinas associadas com a resposta imune ao bacilo, foi observado um moderado aumento nos níveis sanguíneos de cortisol, prolactina, hormônios da tiroide nos pacientes com tuberculose. Detectou-se, ainda, aumento muito pronunciado na concentração do hormônio do crescimento, que, por não ser acompanhado de alterações na concentração da somatomedina (IGF-1), sugere que os pacientes sejam resistentes a esse hormônio imunoestimulante. Os níveis sanguíneos de testosterona e desidroepiandrosterona (DHEA) eram muito baixos nos pacientes, resultando em aumento acentuado no índice de cortisol/DHEA (del Rey *et al.*, 2007). Para esses estudos, avaliamos também mediadores que afetam o índice de massa corporal (IMC), como leptina, adiponectina e grelina. O perfil hormonal encontrado nos pacientes é totalmente compatível com uma condição hipercatabólica que explicaria o consumo tuberculoso. Correlações foram detectadas entre o IMC e os níveis hormonais, particularmente DHEA e leptina, que indicam claramente que o *status* endócrino dos pacientes deve-se à deterioração do IMC (Santucci *et al.*, 2011). Uma possibilidade é que as alterações endócrinas sejam induzidas por citocinas que ocorrem durante a resposta imune ao *Mycobacterium tuberculosis*. Esta possibilidade é reforçada por estudos *ex vivo* nos quais foi demonstrado que linfócitos de pacientes estimulados com antígenos do bacilo produzem fatores que diminuem a produção de DHEA por células suprarrenais humanas (King *et al.*, 2007). Este efeito é eliminado quando a citocina TGF-1 é neutralizada. Os níveis sanguíneos de DHEA também estão diminuídos em indivíduos que convivem com pacientes tuberculosos, provavelmente com uma infecção subclínica, como evidenciado pelo aumento dos níveis de IL-6. Juntos, esses resultados indicam que, pelo menos no que diz respeito aos hormônios adrenais, a resposta endócrina dos pacientes resulta do funcionamento dos circuitos imunoneuroendócrinos durante uma doença infecciosa. Também é relevante ressaltar que esses circuitos tendem a se normalizar com o tratamento específico da doença (Díaz *et al.*, 2017). Existem outros exemplos interessantes, como a artrite reumatoide, em que esses circuitos parecem não funcionar adequadamente, o que contribuiria para a exacerbação da doença (del Rey *et al.*, 2010).

Efeitos metabólicos de mediadores do sistema imune

O metabolismo intermediário é regulado por diversos hormônios, cuja liberação pode ser afetada por citocinas produzidas por células do sistema imune, que, portanto, pode afetar vários processos metabólicos, particularmente aqueles de células linfoides e inflamatórias em geral. Isto é importante, uma vez que se estima que as células imunes em repouso consomem cerca de 17% de energia disponível, e essa proporção aumenta significativamente quando estas células são estimuladas – sendo a principal fonte de energia aquela derivada do metabolismo da glicose (Fox *et al.*, 2005). Várias citocinas podem influenciar o metabolismo energético e induzir resistência à insulina. Neste capítulo, apenas mencionamos o efeito de IL-1 na homeostase da glicose, porque seus efeitos metabólicos são integrados no SNC. A injeção de IL-1β em camundongos, em uma dose subpirogênica, induz uma profunda hipoglicemia, que não é mediada por insulina, sendo muito mais prolongada do que aquela induzida por este hormônio (Besedovsky & del Rey, 2007). O efeito é notável, considerando que a insulina é praticamente o único agente capaz de induzir hipoglicemia em condições normais, enquanto a maioria dos outros hormônios induz hiperglicemia.

Quando administrada perifericamente, a IL-1 tem a capacidade de induzir a sua própria produção, não apenas na periferia, mas também no SNC. Existem evidências precisas de que esta citocina muda a regulação da homeostase da glicose por ação central (King *et al.*, 2006b), que aumenta a sua capacidade para estimular o transporte de glicose na periferia (Metzger *et al.*, 2004) e células gliais (Gavillet *et al.*, 2008), usando transportadores independentes de insulina. A depuração de glucose em camundongos normais que receberam IL-1β e foram submetidos a um teste de tolerância à glicose não só é rápida, mas a glicemia retorna para 50% do valor normal, e mantida a estes níveis de hipoglicemia por várias horas. Esses resultados indicam claramente que a IL-1 pode alterar o ponto de ajuste da glicorregulação. Resultados comparáveis foram observados em camundongos resistentes à insulina, injetados com IL-1 e submetidos a um teste de tolerância à glicose. Esses efeitos são em grande parte eliminados quando os receptores de IL-1 são bloqueados no cérebro (King *et al.*, 2006b). Uma hipoglicemia importante causada pela administração de insulina induz sintomas neurológicos e leva o animal a procurar comida, mas quando a hipoglicemia é induzida por IL-1, sintomas semelhantes não são observados. Uma interpretação possível é que as células do cérebro não percebem a hipoglicemia pelo fato de que a IL-1 induzida centralmente aumenta a captação de glicose nas células cerebrais. Esta interpretação é reforçada por estudos recentes que demonstram que os neurônios e astrócitos estimulados *in vitro* com AMPA produzem IL-1 suficiente para aumentar a incorporação de um análogo de glicose em ambos os tipos celulares (King *et al.*, 2016). Além disso, a atividade metabólica cerebral, avaliada por espectroscopia de ressonância magnética, é aumentada em camundongos que receberam IL-1, apesar da pronunciada hipoglicemia que se observa em paralelo.

Não foram observados efeitos comparáveis em camundongos nos quais o mesmo grau de hipoglicemia foi induzido pela insulina. Além disso, verificou-se que o LPS induz a absorção de glicose em células imunes (Maitra *et al.*, 2000), um efeito provavelmente mediado por IL-1. Este efeito tem, em nossa opinião, uma relevância importante, uma vez que permitiria o fluxo de glicose para as células imunes, em detrimento de tecidos insulino-dependentes, como o muscular e o adiposo, mas sem consequências metabólicas negativas para o cérebro.

Deve ser salientado que neste capítulo só estão resumidos efeitos fisiológicos de IL-1. No entanto, quando esta citocina é superexpressa em tecido adiposo ou pancreático, podemos observar efeitos diabetogênicos (Besedovsky & King, 2014).

Integração cerebral de sinais derivados do sistema imune com sinais neurossensoriais

As evidências discutidas anteriormente nos levam a concluir que o SNC recebe e processa informações sobre a atividade do sistema imune. Uma questão-chave é como essa informação é processada no nível do cérebro, que, constantemente, recebe informações sensoriais externas, e aquelas geradas dentro do organismo. Por exemplo, como são as respostas neuroendócrinas causadas por situações estressantes com aquelas desencadeadas pela ativação do sistema imune? Atualmente, existem apenas algumas pistas para começar a resolver esse problema. Por exemplo, certas citocinas que foram inicialmente consideradas exclusivamente como mediadores de interações entre células imunes também podem ser produzidas no cérebro sem necessidade de estimulação imune. Essas citocinas produzidas no cérebro exercem um papel análogo, agindo como mensageiros entre diferentes células nervosas e mediando funções fisiológicas relevantes do SNC. Citocinas, como IL-1β e IL-6, são produzidas durante o aumento da atividade neuronal associada com processos, como potenciação prolongada (LTP), ligada a mecanismos de memória e aprendizagem (Besedovsky & del Rey, 2007). Além disso, a produção endógena de IL-1 favorece a manutenção do aumento da atividade neuronal, enquanto a IL-6 a inibe. De acordo com esses resultados, também foi demonstrado que essas citocinas afetam a capacidade de aprendizagem e consolidação da memória (McAfoose & Baune 2009; Yirmiya & Goshen 2011), e que a expressão de diversas citocinas, incluindo IL-1β e IL-6, aumenta no hipocampo durante certos processos de aprendizagem (del Rey *et al.*, 2013). Esta evidência indica que a integração de sinais imunes gerados no SNC por uma estimulação sensorial convencional poderia ser mediada por citocinas produzidas no cérebro, como IL-1, servindo como mediadores entre neurônios e astroglia (Besedovsky & del Rey, 2011).

Conclusões e proposta – a sinapse tripartite como integradora de circuitos imunoneuroendócrinos

É evidente que a fisiologia das interações entre os sistemas nervoso, endócrino e imunológico envolve mecanismos extremamente complexos. Um aspecto essencial é enfatizar que a resposta imune *per se* induz alterações neuroendócrinas e metabólicas, com consequências imunorreguladoras que podem ser benéficas ou prejudiciais ao hospedeiro. Também é importante lembrar que as respostas imunológicas são dinâmicas, seguem certa cinética e se desenvolvem em estágios durante os quais seus componentes mudam não apenas em proporção, mas também em sensibilidade aos sinais que recebem. Além disso, os circuitos imunoneuroendócrinos estabelecidos durante uma doença específica também mudam sua relevância, à medida que a patologia se desenvolve. A tudo isso, acrescenta-se a contribuição de importantes fatores genéticos e ambientais que afetam a suscetibilidade individual de contrair uma doença. Dado o imenso número de patologias que envolvem o sistema imunológico, a análise das interações imunoneuroendócrinas durante diferentes doenças é uma tarefa formidável. No entanto, espera-se que existam denominadores comuns que permitam uma aplicação terapêutica.

Do ponto de vista fisiológico, espera-se encontrar mecanismos que integrem, ao nível do SNC, sinais imunes com sinais neurossensoriais que gerem respostas neuroendócrinas e comportamentais. Em termos gerais, a função do SNC é receber, processar, associar, armazenar e integrar informações do organismo e seu ambiente, e gerar respostas àquelas informações que permitam manter a constância do ambiente interno. Nesse aspecto, o sistema imune atua como um sistema sensorial que pode enviar informações para o SNC (del Rey & Besedovsky, 2017). Como a resposta imune em si não é cognitiva (embora tenha muitas de suas consequências), provavelmente será difícil encontrar um centro no cérebro que a detecte, como ocorre, por exemplo, com a área visual. Um conceito atualmente aceito em Neurociência é a existência de sinapses tripartites, que são encontradas em todas as áreas do cérebro, e são compostas de neurônios e astrócitos (Allen & Barres, 2009) pré-sinápticos e pós-sinápticos. Astrócitos contribuem para conferir plasticidade das sinapses neuronais. São essenciais para reafirmar os efeitos que levam à potenciação e depressão sináptica e contribuem para o fornecimento de energia para os neurônios ativados. Como mencionado anteriormente, certas citocinas são induzidas no cérebro durante o aumento da atividade neuronal, e pelo menos uma delas, a IL-1, não só favorece a manutenção da LTP e a consolidação da memória, mas também favorece a incorporação de glicose pelos astrócitos. Por outro lado, os astrócitos têm funções imunes bem estabelecidas e interagem com a micróglia, consideradas células imunes residentes (Farina *et al.*, 2007). Essas considerações nos levaram a definir os astrócitos como células neuroimunes que recebem e respondem a informações duplas: os neurônios com os quais eles entram em contato e as citocinas que atuam como moduladores. Em condições normais, há evidências de que existem certas citocinas que podem modular a plasticidade sináptica e sua associação com funções cerebrais fisiológicas. Quando a sinapse tripartite é estimulada por processos neurossensoriais, as citocinas que são produzidas localmente, por aumento da atividade neuronal, poderiam mediar os sinais que resultam em alterações neuroendócrinas com efeitos imunorregulatórios. Por outro lado, se os astrócitos, diretamente ou interagindo com a micróglia, são inicialmente ativados por eventos ligados a uma resposta imune periférica, eles podem, por sua vez, gerar respostas que afetam os processos fisiológicos do cérebro (Figura 2.1).

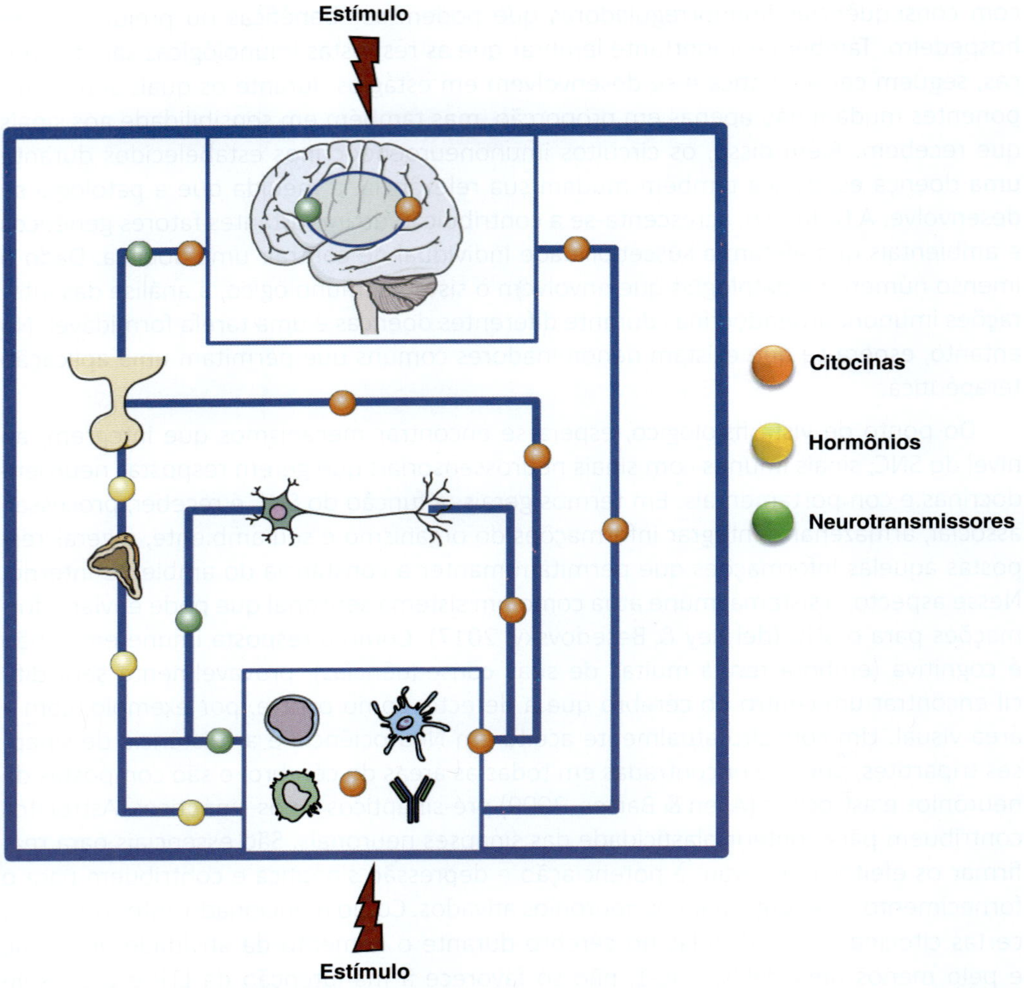

Figura 2.1. Rede de interações imunoneuroendócrinas. Os sistemas imune, endócrino e nervoso recebem estímulos externos e internos que alteram sua atividade basal. Cada um dos sistemas produz mediadores capazes de informar os outros sobre mudanças em seu *status* funcional. O intercâmbio dessa informação cria circuitos interconectados que estabelecem uma rede de interações imunoneuroendócrinas. Essas interações têm consequências regulatórias para todos os sistemas envolvidos. O oval desenhado em azul, no interior do cérebro, representa sinapses tripartites, capazes de integrar sinais que refletem mudanças no estado funcional dos sistemas imune, endócrino e nervoso.
Fonte: Acervo da autoria.

Em resumo, propõe-se aqui que a sinapse tripartite integra e gera respostas capazes de afetar processos imunes e neurais. Nesta proposta, certas citocinas são consideradas mediadoras entre os componentes da sinapse tripartite e, nesse contexto, estariam envolvidas em funções fisiológicas. Uma vez que muitas destas citocinas podem também ser induzidas no cérebro assim como na periferia, as sinapses tripartites são propostas como um mecanismo de integração de sinais imunoneuroendócrinos. Com base nisso, pode-se prever que a deterioração desse mecanismo de integração poderia contribuir para patologias neuropsiquiátricas e alterações na imunorregulação neuroendócrina que podem afetar o curso de patologias periféricas.

Referências bibliográficas

Allen NJ, Barres BA. Neuroscience: Glia – more than just brain glue. Nature. 2009; 457:675-677.

Besedovsky HO, del Rey A. Central and peripheral cytokines mediate immune-brain connectivity. Neurochemical Research. 2011; 36:1-6.

Besedovsky HO, del Rey A. Immune-neuro-endocrine interactions: facts and hypotheses. Endocrine Reviews. 1996; 17:64-102.

Besedovsky HO, del Rey A. Physiologic versus diabetogenic effects of interleukin-1: a question of weight. Current Pharmaceutical Design. 2014; 20:4733-4740.

Besedovsky HO, del Rey A. Physiology of psychoneuroimmunology: a personal view. Brain, Behavior, & Immunity. 2007; 21:34-44.

Besedovsky HO, del Rey A. Regulating inflammation by glucocorticoids. Nature Immunology. 2006; 7:537.

Besedovsky HO, del Rey A, Sorkin E. Antigenic competition between horse and sheep red blood cells as a hormone-dependent phenomenon. Clinical & Experimental Immunology. 1979; 37:106-113.

Dantzer R. Neuroimmune interactions: from the brain to the immune system and vice versa. Physiological Reviews. 2018; 98:477-504.

del Rey A, Besedovsky H. Immune-neuro-endocrine reflexes, circuits, and networks: physiologic and evolutionary implications. Frontiers in Hormone Research. 2017; 48:1-18.

del Rey A, Balschun D, Wetzel W, Randolf A, Besedovsky HO. A cytokine network involving brain-borne IL -1β, IL-1ra, IL-18, IL-6, and TNF-α operates during long-term potentiation and learning. Brain, Behavior, & Immunity. 2013; 33:15-23.

del Rey A, Verdenhalven M, Lörwald AC, Meyer C, Hernangómez M, Randolf A et al. Brain-borne IL-1 adjusts glucoregulation and provides fuel support to astrocytes and neurons in an autocrine/paracrine manner. Molecular Psychiatry. 2016; 21:1309-1320.

del Rey A, Mahuad CV, Bozza VV, Bogue C, Farroni MA, Bay ML et al. Endocrine and cytokine responses in humans with pulmonary tuberculosis. Brain BehavImmun. 2007; 21:171-179.

del Rey A, Roggero E, Randolf A, Mahuad C, McCann S, Rettori V et al. IL-1 resets glucose homeostasis at central levels. Proceedings of the National Academy of Sciences of the United States of America. 2006b; 103:16039-44.

del Rey ARoggero E, Kabiersch A, Schäfer M, Besedovsky HO. The role of noradrenergic nerves in the development of the lymphoproliferative disease in Fas-deficient, lpr/lpr mice. Journal of Immunology. 2006a; 176:7079-86.

del Rey A, Wolff C, Wildmann J, Randolf A, Straub RH, Besedovsky HO. When immune-neuro-endocrine interactions are disrupted: experimentally induced arthritis as an example. Neuroimmunomodulation. 2010; 17:165-8.

Díaz A, Bongiovanni B, D'Attilio L, Santucci N, Dídoli G, Fernández RDV, et al. The clinical recovery of tuberculosis patients undergoing specific treatment is associated with changes in the immune and neuroendocrine responses. Pathogens & Disease. 2017; 75(7).

Elenkov IJ, Wilder RL, Chrousos GP, Vizi ES. The sympathetic nerve–an integrative interface between two supersystems: the brain and the immune system. Pharmacological Reviews. 2000; 52:595-638.

Farina C, Aloisi F, Meinl E. Astrocytes are active players in cerebral innate immunity. Trends in Immunology. 2007; 28:138-145.

Fox CJ, Hammerman PS, Thompson CB. Fuel feeds function: energy metabolism and the T-cell response. Nature Reviews in Immunology. 2005; 5:844-52.

Gavillet M, Allaman I, Magistretti PJ. Modulation of astrocytic metabolic phenotype by proinflammatory cytokines. Glia. 2008; 56:975-989.

Maitra SR, Wojnar MM, Lang CH. Alterations in tissue glucose uptake during the hyperglycemic and hypoglycemic phases of sepsis. Shock. 2000; 13:379-85.

Mcafoose J, Baune BT. Evidence for a cytokine model of cognitive function. Neuroscience & Biobehavioral Reviews. 2009; 33:355-366.

Metzger S, Nusair S, Planer D, Barash V, Pappo O, Shilyansky J et al. Inhibition of hepatic gluconeogenesis and enhanced glucose uptake contribute to the development of hypoglycemia in mice bearing interleukin-1beta-secreting tumor. Endocrinology. 2004; 145:5150-5156.

Roggero E, Pérez AR, Tamae-Kakazu M, Piazzon I, Nepomnaschy I, Besedovsky HO et al. Endogenous glucocorticoids cause thymus atrophy but are protective during acute Trypanosoma cruzi infection. Journal of Endocrinology. 2006; 190:495-503.

Santucci N, D'Attilio L, Kovalevski L, Bozza V, Besedovsky H, del Rey A, et al. A multifaceted analysis of immune-endocrine-metabolic alterations in patients with pulmonary tuberculosis. PLoS One. 2011; 6: e26363.

Sapolsky RM, Romero LM, Munck AU. How do glucocorticoids influence stress responses? Integrating permissive, suppressive, stimulatory, and preparative actions. Endocrine Reviews. 2000; 21:55-89.

Silverman MN, Pearce BD, Biron CA, Miller AH. Immune modulation of the hypothalamic-pituitary-adrenal (HPA) axis during viral infection. Viral Immunology. 2005; 18:41-78.

Turnbull AV, Rivier CL. Regulation of the hypothalamic-pituitary-adrenal axis by cytokines: actions and mechanisms of action. Physiological Reviews. 1999; 79:1-71.

Wrona D. Neural-immune interactions: an integrative view of the bidirectional relationship between the brain and immune systems. Journal of Neuroimmunology. 2006; 172:38-58.

Yirmiya R, Goshen I. Immune modulation of learning, memory, neural plasticity and neurogenesis. Brain, Behavior, & Immunity. 2011; 25:181-213.

Ziemssen T, Kern S. Psychoneuroimmunology–cross-talk between the immune and nervous systems. Journal of neurology. 2007; 254(Suppl 2):II8-11.

3

Sintaxe Comum entre os Sistemas Imune, Nervoso e Endócrino

Ana Rosa Pérez • Wilson Savino

Resumo

Nas últimas décadas, nossa compreensão sobre a complexa relação entre os eixos imune, nervoso e endócrino cresceu significativamente, revelando uma complexa rede, incluindo neurotransmissores, neuropeptídeos, hormônios e citocinas/quimiocinas, que desempenham papel importante na manutenção da saúde, mas também no desenvolvimento de algumas doenças. O fator-chave para estabelecer a intercomunicação entre estes sistemas é o fato de eles lidarem com uma linguagem bioquímica e molecular similar; portanto, uma "sintaxe" comum. Este conceito tem algumas implicações importantes, resumidas a seguir.

a. Neurotransmissores, neuropeptídeos ou hormônios clássicos podem ser produzidos por células imunocompetentes, e citocinas podem ser secretadas por células de tecidos nervoso e endócrino.
b. Produtos derivados dos sistemas imune, endócrino ou nervoso coexistem nos diferentes órgãos do sistema imune, nas glândulas endócrinas e no tecido nervoso.
c. Células dos três sistemas expressam receptores semelhantes para citocinas, neurotransmissores e hormônios, embora a transdução de sinais possa ser específica para determinado tipo celular.
d. Citocinas influenciam o funcionamento dos sistemas nervoso e endócrino; por sua vez, hormônios, neuropeptídeos e neurotransmissores podem alterar funções do sistema imune.

Um exemplo no sistema imune onde podemos encontrar os vários aspectos ora descritos é o timo, responsável pela diferenciação de linfócitos T. No timo, a coexistência de hormônios e neurotransmissores extratímicos, agindo sobre a diferenciação de células T, assim como a produção de uma série de interleucinas, quimiocinas, fatores de crescimento e seus respectivos receptores, bem como a liberação de hormônios, neuropeptídeos e neurotransmissores por neurônios simpáticos e células do timo geram um microambiente imunoneuroendócrino com características próprias, que pode servir de paradigma para estudos do controle neuroendócrino sobre o sistema imune em condições normais e patológicas.

Introdução

Nos últimos dois séculos, a intensa e complexa comunicação estabelecida entre os sistemas imune, nervoso e endócrino começou a ser desvendada. Um dos primeiros marcos no desenvolvimento do que, hoje, conhecemos como interações imunoneuroendócrinas foi a descrição (em meados do século XIX) de um paciente que apresentava insuficiência adrenal e exibia aumento do número de linfócitos circulantes, fato que sugeria uma relação recíproca entre os hormônios da glândula adrenal e certos parâmetros linfocitários (Addison, 1885).

Outra observação que marcou o avanço nessa área foi feita por Henry Jaffe na segunda década do século XX: ratos adrenalectomizados desenvolveram hipertrofia tímica (Jaffe, 1924). Alguns anos depois, Hans Selye relatou mais uma observação importante: vários estímulos – físicos, biológicos ou emocionais – causavam involução do timo e aumento da glândula adrenal em animais de experimentação (Selye, 1936a). É a partir dessas experiências que Selye cunhou o termo "estresse" para indicar os estímulos capazes de induzir as mudanças observadas (Selye, 1936b).

Atualmente, nossa compreensão sobre a complexa relação entre os eixos imune, nervoso e endócrino cresceu significativamente, revelando uma complexa rede incluindo neurotransmissores, neuropeptídeos, hormônios e citocinas/quimiocinas, que desempenham papel importante na manutenção da saúde, mas também no desenvolvimento de algumas doenças.

É cada vez mais evidente que, em condições normais, as ações coordenadas dos três sistemas desempenham papel importante em vários circuitos biológicos, tais como aqueles que controlam defesa a agentes estressantes, fisiologia intestinal, memória, cognição, termorregulação, analgesia, regulação da ingestão de alimentos, transferência materna de imunidade à prole, sono, reprodução, entre outras funções fisiológicas, muitas das quais discutidas mais adiante.

Reciprocidade entre os sistemas imune, nervoso e endócrino

O fator-chave para estabelecer a intercomunicação entre os sistemas nervoso, endócrino e imune é o fato de esses sistemas lidarem com uma linguagem bioquímica e molecular similar, portanto uma "sintaxe" comum (Blalock, 1994). Este conceito, resumido na Figura 3.1, tem algumas implicações, como:

a. Neurotransmissores, neuropeptídeos ou hormônios clássicos podem ser produzidos por células imunocompetentes, e citocinas podem ser secretadas por células de tecidos nervoso e endócrino.

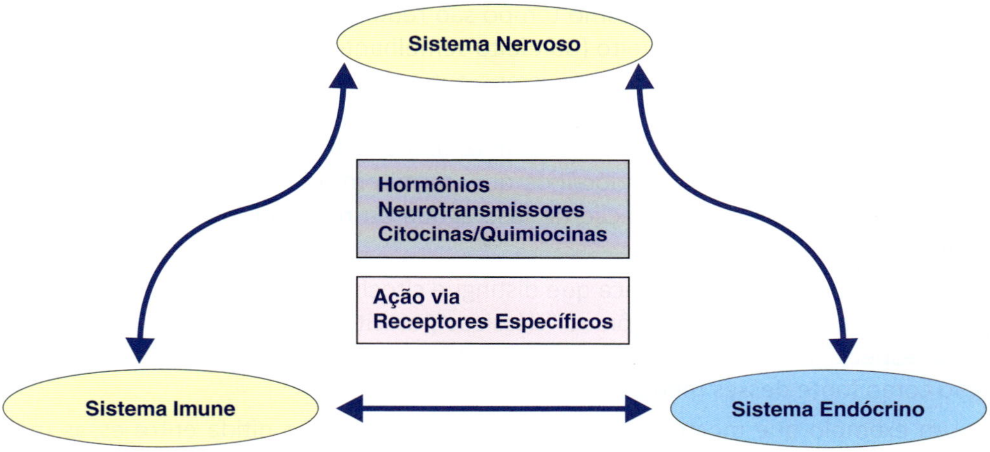

Figura 3.1. Sintaxe comum entre os sistemas imune, nervoso e endócrino. O esquema mostra a comunicação multidirecional entre os três sistemas caracterizando as chamadas interações imunoneuroendócrinas. No conceito de sintaxe comum, os três sistemas se comunicam por ligantes comuns e respectivos receptores específicos, expressos nas células que compõem cada sistema.

Fonte: Acervo da autoria.

b. Produtos derivados dos sistemas imune, endócrino ou nervoso coexistem nos diferentes órgãos do sistema imune, nas glândulas endócrinas e no tecido nervoso.
c. Células dos três sistemas expressam receptores semelhantes para citocinas, neurotransmissores e hormônios, embora a transdução de sinais possa ser específica para determinado tipo celular.
d. Citocinas influenciam o funcionamento dos sistemas nervoso e endócrino, e por sua vez, hormônios, neuropeptídeos e neurotransmissores podem alterar funções do sistema imune.

De certa forma, esses pontos se opõem ao conceito clássico ou tradicional de citocinas, neurotransmissores, hormônios e neuropeptídeos e deixam claro que as diferenças entre eles – embora existam – são cada vez menores. As definições tradicionais dessas moléculas, baseadas nas características da célula produtora ou no tipo de sinalização que medeia a substância em questão (autócrina, parácrina ou endócrina), tornaram-se um tanto confusas. Isso trouxe novos pontos de vista e abriu novas questões: o que devemos considerar estritamente, hoje, como um mediador imune – e como um mediador neuroendócrino?

Diferenças "clássicas e não clássicas" entre citocinas, hormônios, neurotransmissores e neuropeptídeos

O termo "citocinas" é tradicionalmente usado para se referir a pequenas moléculas de proteína produzidas por células do sistema imune. Quando atuam como mediadores entre as células deste sistema, podem agir em concentrações muito baixas e ter vida útil relativamente curta. As citocinas são pleiotrópicas, ou seja, podem atuar em diferentes tipos celulares; ao mesmo tempo são redundantes, isto é, diferentes citocinas podem induzir o mesmo efeito (ou efeito semelhante) em sua célula-alvo. Elas, em geral, operam localmente por mecanismos autócrino ou parácrino. No entanto, em muitos aspectos, as atividades biológicas das citocinas se assemelham às atividades dos clássicos “hormônios”. Citocinas, como TNF-α, IL-6 e mesmo IL-1β, podem atuar sistemicamente por mecanismos endócrinos que permitem a elas influenciar fenômenos biológicos como inflamação, reação de fase aguda ou resposta inflamatória sistêmica (Feghali & Wright, 1997).

Talvez a principal característica que distingue citocinas de hormônios seja o fato de que, diferentemente dos hormônios “clássicos”, as citocinas não são produzidas por células especializadas organizadas nas glândulas endócrinas, ou seja, não existe único órgão como fonte desses mediadores.

Um exemplo que mostra a dificuldade de uma definição nítida entre essas moléculas é o peptídeo intestinal vasoativo (VIP). Esse pequeno peptídeo, que foi detectado tanto no sistema nervoso central quanto no periférico, bem como nas glândulas endócrinas, exibe funções neurotransmissoras e, ao mesmo tempo, atua como hormônio. Essa dualidade funcional permite a ele influenciar o desenvolvimento, o ritmo circadiano, a aprendizagem, a memória e o comportamento sexuais, entre outras funções biológicas. Sabemos ainda que o VIP também é produzido por certas células do sistema imune e é capaz de exercer diferentes funções imunorreguladoras e anti-inflamatórias, tipicamente atribuídas às citocinas do tipo Th2. Por outro lado, parece influenciar a comunicação entre a resposta inata e os diferentes mecanismos de tolerância imunológica, por isso tem papel fundamental no controle da autoimunidade (Pozo & Delgado, 2004; Gonzalez-Rey *et al.*, 2007).

Outro exemplo que desafia os conceitos tradicionais é a leptina. Esta proteína, codificada pelo gene *ob*, intervém em circuitos imunoneuroendócrinos por meio de sinais que são integrados, principalmente, no nível do hipotálamo. A leptina não é produzida por uma glândula endócrina específica, mas sim pelo tecido adiposo. No entanto, também pode ser sintetizada e secretada por células do sistema imune.

Em seu papel endócrino, a leptina regula o apetite, o peso corporal e a disponibilidade de energia. Como citocina, controla a resposta imune inata e adaptativa. Desse modo, durante os processos infecciosos, a secreção de leptina parece otimizar a homeostase metabólica e favorecer a resposta imune mediada por células T. Portanto, contribui para a proteção contra patógenos intracelulares; por outro lado, favorece a perda de tolerância e o desenvolvimento de autoimunidade. A redução nos níveis circulantes de leptina resulta em deterioração da resposta celular e indução de células T reguladoras, diminuindo a imunocompetência e aumentando a suscetibilidade a infecções. Pelo contrário, os níveis elevados de leptina estão geralmente relacionados com a resistência à insulina, respostas exacerbadas mediadas por células, aumento da secreção de citocinas pró-inflamatórias e uma fraca resposta de células T reguladoras.

A manutenção da hiperleptinemia por período de tempo longo pode levar ao surgimento da resistência à leptina, um quadro ligado ao desenvolvimento da obesidade, suscetibilidade a infecções e aumento do risco de doenças autoimunes (Procaccini *et al.*, 2012).

Receptores comuns e transdução de sinal

Hoje, sabemos que as citocinas, hormônios, neuropeptídeos e neurotransmissores compartilham mecanismos semelhantes de transdução de sinal, que, por sua vez, podem interagir em diversos níveis. Isso permite que as células integrem diferentes sinais imunoneuroendócrinos e respondam apropriadamente. Alguns dos receptores celulares encontrados no sistema nervoso, no sistema endócrino e no sistema imune são membros da família de receptores acoplados à proteína G. Esse grupo é formado por receptores adrenérgicos, receptores de neuropeptídeos (GABA, NPY, serotonina, glutamato), receptores de hormônios proteicos (como glucagon, FSH, GnRH, grelina e oxitocina), receptores de opioides e receptores de quimiocinas, um grupo particular de citocinas. Quando esses receptores são ativados pelo ligante respectivo, é induzida uma cascata de sinais intracelulares que resulta na fosforilação ou desfosforilação de certo número de proteínas citoplasmáticas, alterações na permeabilidade de canais iônicos ou concentrações aumentadas de segundos mensageiros. Estes sinais ativam diferentes fatores de transcrição nucleares, que irão regular a expressão de vários genes (Vassilatis *et al.*, 2003).

Por outro lado, citocinas clássicas como TNF-α, diferentes interleucinas, fatores de crescimento, entre outros, atuam por meio de vias de transdução de sinal similares que são induzidas por uma grande família de receptores de citocinas associados à membrana (Wang *et al.*, 2009). Uma das vias talvez mais bem estudadas é a via de ativação do fator nuclear NF-κB, o qual está envolvido na regulação de vários fenômenos biológicos, como apoptose ou sobrevivência celular, crescimento celular, imunidade inata, resposta celular ao estresse etc. NF-κB regula a transcrição de genes envolvidos na síntese de citocinas e quimiocinas inflamatórias, moléculas de adesão celular, síntese de proteínas de fase aguda, entre outras. A regulação do NF-κB é muito complexa: este fator é ativado por várias vias de transdução de sinal. A via clássica ou canônica envolve a quinase IκB, o complexo IκB e quinases ativadas por mitógeno (MAPK), como p38 e ERK. Na via não canônica, diferentes receptores da família TNF-α parecem estar envolvidos, cujos ligantes são citocinas, como linfotoxina-α, BAFF e RANKL. A quinase central desta via é conhecida como NIK (quinase que induz o NF-κB). Interações complexas também ocorrem no nível do promotor NF-κB, seus coativadores e outros fatores de transcrição, vários dos quais ativados por citocinas via MAPK. Assim, além de ser um importante mediador dos efeitos das citocinas, o NF-κB é posicionado como um integrador de sinalização para uma ampla variedade de estímulos (Lucas *et al.*, 2004; Dev *et al.*, 2011; Sun *et al.*, 2011).

Os hormônios esteroides são substâncias lipofílicas que se difundem livremente por meio da membrana celular para se ligarem a seus respectivos receptores intracelulares, que podem estar localizados no citoplasma, ou diretamente no núcleo. Quando o hormônio se liga ao seu receptor no citoplasma, o complexo hormônio-receptor move-se para o núcleo, onde vai ligar-se a sequências de DNA específicas e, posteriormente, modulará a amplificação ou supressão dos genes-alvo. Por exemplo, os glicocorticoides (GC) se ligam ao seu receptor intracelular (GR) localizado no citoplasma. Este receptor é encontrado sob uma forma "inativa", ligada a proteínas de choque térmico e imunofilinas, formando um complexo. Quando os GC se ligam ao GR, dissocia-se do complexo e transloca-se para o núcleo, onde ativará ou reprimirá genes, seja diretamente unindo sequências de consenso de DNA conhecidas como "elementos de resposta aos GC", ou indiretamente por meio da interação com outros fatores de transcrição. Este último mecanismo, em geral, está envolvido na repressão da transcrição gênica e é chamado de "transrepressão". Esta via está envolvida nas ações anti-inflamatórias dos GC. Entre os fatores nucleares com os quais interage, estão AP-1, NF-κB, T-bet, GATA-3 e alguns membros da família STAT, que estão envolvidos na regulação da expressão e função de diferentes citocinas (Liberman *et al.*, 2007, 2009). Com relação à interação entre citocinas e hormônios esteroides, foi descrito que as respectivas vias de transdução de sinal podem interagir em diferentes níveis. No entanto, a convergência de sinais mediados por citocinas e hormônios ao nível de NF-κB é um importante ponto de interação e regulação imunoendócrina.

Em síntese, o uso comum das vias de transdução intracelular e a convergência desses sinais, sua regulação cruzada, entre outros mecanismos, fornecem as bases moleculares que sustentam o conceito de comunicação imunoneuroendócrina (Liberman *et al.*, 2007, 2009; Pace & Miller, 2009).

Células do sistema imune expressam receptores para hormônios

A sinalização intracelular no sistema endócrino e no sistema imune decorre de ativação dos receptores hormonais expressos pelas células do sistema imune. Isto é evidenciado pela presença de receptores para hormônios esteroides, como glicocorticoides, andrógenos e progesterona em esplenócitos, no fígado (órgão com um forte componente imune) e no timo (Savino *et al.*, 1988; Buts & Sternberg, 2009). Além disso, receptores para hormônios polipeptídicos, como hormônio do crescimento (GH), prolactina (PRL), insulina e até mesmo receptores de leptina, e receptores para neurotransmissores, também expressos por células imunes (Gorska *et al.*, 2010; McAlees *et al.*, 2011; Vigliano *et al.*, 2011; Savino *et al.*, 2016).

Dentro dessa complexa rede funcional mediada por um imenso conjunto de receptores, é importante notar que, em primeiro lugar, os receptores hormonais não são expressos igualmente em cada tipo de célula imune; em segundo lugar, o número e a sensibilidade desses receptores podem variar. Por exemplo, a densidade dos receptores de PRL é maior nos linfócitos B que nas células T. No entanto, quando estas são ativadas por antígenos, a densidade desse receptor parece aumentar significativamente. O receptor da leptina é expresso em células imunes em repouso. Após a ativação celular, sua expressão é geralmente aumentada, mas com uma cinética que dependerá da célula em estudo. Além disso, a ativação de células imunocompetentes está associada ao consumo de glicose, e esse processo não é apenas facilitado pelos transportadores de glicose, mas também pelos receptores de insulina. Curiosamente, células T "*naives*" (não primadas pelo respectivo antígeno cognato) expressam níveis quase indetectáveis do receptor de insulina, mas sua expressão aumenta significativamente após a estimulação antigênica, o que permite que a glicose seja usada rapidamente por células imunocompetentes para gerar energia e precursores para a insulina (Besedovsky & del Rey, 1996).

Assim, a sensibilidade dos receptores hormonais em células imunocompetentes é regulada pelo mesmo processo inflamatório (ou anti-inflamatório, se, por exemplo, estivermos diante de uma resposta ao estresse) e representa o principal fator na determinação da resposta final, independentemente da densidade do receptor expressa pela célula. Em síntese, os hormônios atuariam em alguns tipos de células influenciando preferencialmente a natureza de sua resposta. Por outro lado, o aumento na densidade dos receptores para os diferentes hormônios durante a ativação imune indica que o sinal endócrino é percebido preferencialmente pelas células que foram ativadas pelo antígeno, o que lhes dá uma vantagem óbvia sobre os linfócitos não primados (*naives*).

Células do sistema imune expressam receptores para neurotransmissores e neuropeptídeos

Órgãos linfoides, como timo, medula óssea, baço e linfonodos, são inervados no nível do parênquima por fibras noradrenérgicas e peptidérgicas, e estas terminações nervosas colocalizam-se com células imunes. Desta forma, o sistema nervoso é capaz de influenciar o sistema imune mediante a secreção de neurotransmissores e neuropeptídeos em ambientes especializados na diferenciação ou na montagem de uma resposta imune, expandindo, portanto, o papel tradicionalmente atribuído a estas moléculas – como mensageiros químicos neuronais – para uma função imunomoduladora.

A noradrenalina é o principal neurotransmissor liberado nos terminais nervosos simpáticos e exerce seus efeitos sobre as células-alvo, estimulando dois tipos de receptores: α e β–adrenérgicos, que são expressos de forma específica nos tecidos. Praticamente todas as células linfoides expressam receptores adrenérgicos, com aparente exceção para as células T $CD4^+$, de fenótipo Th2.

Por outro lado, a densidade de expressão membranar de receptores adrenérgicos varia entre os diferentes tipos de células imunes, indicando que essas células têm um padrão diferente de resposta às catecolaminas. Além disso, a regulação simpática sobre a expressão de citocinas parece ser dependente do tipo de receptor estimulado.

Há evidências consideráveis de que a estimulação dos receptores α-adrenérgicos tem efeitos imunodepressivos; já a estimulação dos receptores β-adrenérgicos pode resultar em efeito imunoestimulador. No entanto, deve-se notar que a presença de receptores β-adrenérgicos nas células mononucleares do sangue periférico é controversa, o que talvez se deva ao fato de que sua expressão basal é muito baixa, ou que sua densidade aumente apenas durante o estímulo inflamatório (Cosentino *et al.*, 2007; Muthu *et al.*, 2007; McAlees *et al.*, 2011).

Muitos receptores neuropeptídicos também foram descritos em células imunocompetentes. Por exemplo, os neuropeptídeos VIP e PACAP atuam como fatores anti-inflamatórios, favorecendo respostas do tipo supressor ou Th2 por receptores acoplados a proteínas G, o que afetaria preferencialmente células T e macrófagos (Delgado & Ganea 2013; Vaudry *et al.*, 2014). O receptor NPY também foi descrito em células do sistema imune. O sinal de transdução por meio deste receptor modula negativamente a migração celular, a liberação de citocinas e a produção de anticorpos (Dimitrijević & Stanojević, 2013).

Conceitualmente, as mesmas considerações observadas em relação aos hormônios podem ser aplicadas a neurotransmissores e neuropeptídeos.

Receptores de citocinas nos sistemas nervoso e endócrino

De modo análogo ao aqui descrito, glândulas endócrinas e tecidos do sistema nervoso expressam receptores para citocinas. A expressão constitutiva dos receptores de citocinas foi observada em todas as glândulas endócrinas e esta expressão pode ser regulada positiva ou negativamente após a ativação imune. Além disso, as citocinas produzidas no sistema nervoso poderiam direta ou indiretamente influenciar as funções neurais porque seus receptores são expressos em diferentes locais do cérebro, como o tálamo, o cerebelo, o córtex, o tronco cerebral, entre outros. Por exemplo, os receptores para IL-1β localizados no hipotálamo seriam responsáveis pelo aumento dos níveis de CRH em resposta ao LPS, enquanto os receptores para IL-1β e IL-6 foram detectados na hipófise e adrenais. Dessa forma, esses receptores estariam envolvidos na ativação do eixo HPA em diferentes níveis após estímulos inflamatórios.

É importante ressaltar que os níveis de expressão dos receptores de citocinas são diferentes em saúde e doença, porque a inflamação induz mudanças no nível de expressão de quase todos eles (Besedovsky & del Rey, 2011), o que gera diferenças quanto à sensibilidade aos diferentes mediadores.

Produção de hormônios, neurotransmissores e neuropeptídeos por células imunes e citocinas por tecidos nos sistemas nervoso e endócrino

Existem inúmeras evidências sobre a síntese de hormônios por leucócitos, como ACTH, melatonina, tri-iodotironina, LH, GH e leptina, entre outros (Smith & Blalock, 1981; Carrillo-Vico *et al.*, 2004; Savino *et al.*, 2016). Da mesma forma, as células do sistema imune podem não apenas responder a neurotransmissores e neuropeptídeos liberados em terminais nervosos em órgãos primários e secundários, mas também ser expostas a neurotransmissores e neuropeptídeos produzidos localmente. Por exemplo, os leucócitos podem secretar serotonina, VIP e opiáceos em tecidos inflamados. Fagócitos e linfócitos também podem produzir catecolaminas, uma vez que as vias metabólicas clássicas das catecolaminas observadas nos neurônios também estão presentes nessas células imunes. Reciprocamente, ocorre produção *in situ* de várias citocinas em tecidos dos sistemas nervoso e endócrino (Besedovsky & del Rey, 1996).

Produtos derivados dos sistemas imune, nervoso ou endócrino coexistem nos respectivos tecidos – o paradigma do timo

Como vimos anteriormente, a reciprocidade de sintaxe entre os sistemas imune, nervoso e endócrino é favorecida pela coexistência de citocinas, hormônios, neurotransmissores, neuropeptídeos e seus respectivos receptores tanto em órgãos imunes quanto em tecidos nervoso e endócrino.

O paradigma dessa reciprocidade está muito bem representado no timo, o órgão linfoide primário onde ocorrem a diferenciação e a seleção dos linfócitos T. O processo de desenvolvimento dos timócitos é altamente complexo e está sob controle imune e neuroendócrino. Parte dos sinais de controle são produzidos pelo microambiente tímico, que é uma rede tridimensional formada por diferentes tipos de células (epiteliais, macrófagos, dendríticas, fibroblastos) e matriz extracelular. Ao mesmo tempo, sinais recíprocos induzidos pelo desenvolvimento de timócitos também são essenciais para a manutenção do microambiente tímico e o desenvolvimento de timócitos. As células do microambiente tímico produzem muitas citocinas e quimiocinas, que atuam como fatores parácrinos e autocráticos favorecendo a proliferação e diferenciação dos timócitos. Entre eles, estão IL-7, IFN-γ, IL-1β, IL-6, TGF-β, TNF-α, IL-2, CXCL12, CCL4, CCL21 (Savino *et al.*, 2004).

Além disso, diversos hormônios foram detectados no timo, o que revela claramente que este órgão está sob controle neuroendócrino e que isso é tanto controle intrínseco quanto controle extrínseco. Influências extratímicas incluem hormônios hipofisários, adrenais ou gonadais, como PRL, cortisol, hormônios da tireoide e hormônios sexuais, que atuam nas células do microambiente ou nos timócitos, influenciando o desenvolvimento desses últimos. Por outro lado, hormônios como GH, IGF-1, ocitocina, glicocorticoides e alguns outros são produzidos *in situ* no timo, e sua função seria favorecer e suprimir o desenvolvimento de timócitos. GH estimula a secreção de timulina e timosina (dois hormônios produzidos pela glândula tímica), bem como citocinas e quimiocinas (Savino *et al.*, 2016). Por meio dos terminais nervosos simpáticos, a norepinefrina também influenciaria o desenvolvimento dos timócitos (Roggero *et al.*, 2011; Pilipović *et al.*, 2012; Radojević *et al.*, 2014).

Em conclusão, a coexistência de hormônios e neurotransmissores extratímicos, agindo sobre a diferenciação de células T, assim como a produção de uma série de interleucinas, quimiocinas, fatores de crescimento e seus respectivos receptores, bem como a liberação de hormônios, neuropeptídeos e neurotransmissores por neurônios simpáticos e células do timo, gerariam um microambiente imunoneuroendócrino com características próprias, que pode servir de paradigma para estudos sobre o controle neuroendócrino sobre o sistema imune, em condições normais e patológicas.

Referências bibliográficas

Addison T. On the Constitutional and Local Effects of Disease of the Supra-renal Capsules. London, UK: Samuel Highley, 1855.

Besedovsky HO, del Rey A. Immune-neuro-endocrine interactions: facts and hypotheses. Endocrine Reviews. 1996; 17(1):64-102.

Besedovsky HO, del Rey A. Central and peripheral cytokines mediate immune-brain connectivity. Neurochemistry Research. 2011; 36(1):1-6.

Blalock JE. The syntax of immune-neuroendocrine communication. Immunology Today. 1994; 15(11):504-11.

Butts CL, Sternberg EM. Flow cytometry as a tool for measurement of steroid hormone receptor protein expression in leukocytes. Methods in Molecular Biology. 2009; 505:35-50.

Carrillo-Vico A, Calvo JR, Abreu P, Lardone PJ, García-Mauriño S, Reiter RJ et al. Evidence of melatonin synthesis by human lymphocytes and its physiological significance: possible role as intracrine, autocrine, and/or paracrine substance. FASEB Journal. 2004;18(3):537-539.

Cosentino M, Fietta AM, Ferrari M, Rasini E, Bombelli R, Carcano E et al. Human CD4+CD25+ regulatory T cells selectively express tyrosine hydroxylase and contain endogenous catecholamines subserving an autocrine/paracrine inhibitory functional loop. Blood. 2007; 109(2):632-42.

Delgado M, Ganea D. Vasoactive intestinal peptide: a neuropeptide with pleiotropic immune functions. Amino Acids. 2013; 45(1):25-39.

Dev AS, Razani B, Cheng G. NF-κB and innate immunity. Current Topics in Microbiology and Immunology. 2011; 349:115-43.

Dimitrijević M, Stanojević S. The intriguing mission of neuropeptide Y in the immune system. Amino Acids. 2013; 45(1):41-53.

Feghali CA, Wright TM. Cytokines in acute and chronic inflammation. Frontiers in Biosciences. 1997; 2: d12-26.

Gonzalez-Rey E, Anderson P, Delgado M. Emerging roles of vasoactive intestinal peptide: a new approach for autoimmune therapy. Annual of Rheumatoid Diseases. 2007; 66(Suppl 3):iii70-iii76.

Gorska E, Popko K, Stelmaszczyk-Emmel A, Ciepiela O, Kucharska A, Wasik M. Leptin receptors. European Journal of Medical Research. 2010; 15(Suppl 2):50-4.

Jaffe HL. The influence of the suprarenal gland on the thymus. Stimulation of the growth of the thymus gland following double suprarenalectomy in Young rats. Journal of Experimental Medicine. 1924; 40:753-759.

Liberman AC, Druker J, Garcia FA, Holsboer F, Arzt E. Intracellular molecular signaling. Basis for specificity to glucocorticoid anti-inflammatory actions. Annals of the New York Academy of Sciences. 2009; 1153:6-13.

Liberman AC, Druker J, Perone MJ, Arzt E. Glucocorticoids in the regulation of transcription factors that control cytokine synthesis. Cytokine & Growth Factor Reviews. 2007; 18(1):45-56.

Lucas PC, Mcallister-Lucas LM, Nunez G. NF-kappaB signaling in lymphocytes: a new cast of characters. Journal of Cell Sciences. 2004; 117(Pt 1):31-39.

Mcalees JW, Smith LT, Erbe RS Jarjoura D, Ponzio NM, Sanders VM. Epigenetic regulation of beta2-adrenergic receptor expression in T(H)1 and T(H)2 cells. Brain Behavior & Immunity. 2011; 25(3):408-415.

Muthu K, Iyer S, He LK, Szilagyi A, Gamelli RL, Shankar R et al. Murine hematopoietic stem cells and progenitors express adrenergic receptors. Journal of Neuroimmunology. 2007; 186(1-2):27-36.

Pace TW, Miller AH. Cytokines and glucocorticoid receptor signaling. Relevance to major depression. Annual of the New York Academy of Sciences. 2009; 1179:86-105.

Pilipović I, Radojević K, Perišić M, Kosec D, Nacka-Aleksić M, Djikić J et al. Catecholaminergic signalling through thymic nerve fibres, thymocytes and stromal cells is dependent on both circulating and locally synthesized glucocorticoids. Experimental Physiology. 2012; 97(11):1211-23.

Pozo D, Delgado M. The many faces of VIP in neuroimmunology: a cytokine rather a neuropeptide? FASEB Journal. 2004; 18(12):1325-1334.

Procaccini C, Jirillo E, Matarese G. Leptin as an immunomodulator. Molecular Aspects in Medicine. 2012; 33(1):35-45.

Radojević K, Rakin A, Pilipović I, Kosec D, Djikić J, Bufan B et al. Effects of catecholamines on thymocyte apoptosis and proliferation depend on thymocyte microenvironment. Journal of Neuroimmunology. 2014; 272(1-2):16-28.

Roggero E, Besedovsky HO, del Rey A. The role of the sympathetic nervous system in the thymus in health and disease. Neuroimmunomodulation. 2011; 18(5):339-349.

Savino W, Dardenne M. Pleiotropic modulation of thymic functions by growth hormone: from physiology to therapy. Current Opinion in Pharmacology. 2010; 10(4):434-442.

Savino W. Intrathymic T cell migration is a multivectorial process under a complex neuroendocrine control. Neuroimmunomodulation. 2011; 17(3):142-145.

Savino W, Bartoccioni E, Homo-Delarche F, Gagnerault MC, Itoh T, Dardenne M. Thymic hormone containing cells–IX. Steroids in vitro modulate thymulin secretion by human and murine thymic epithelial cells. Journal of Steroid Biochemistry. 1988; 30(1-6):479-484.

Savino W, Mendes-da-Cruz DA, Lepletier A, Dardenne M. Hormonal control of T-cell development in health and disease. Nature Reviews Endocrinology. 2016; 12(2):77-89.

Savino W, Mendes-da-Cruz DA, Smaniotto S, Silva-Monteiro E, Villa-Verde DM. Molecular mechanisms governing thymocyte migration: combined role of chemokines and extracellular matrix. Journal of Leukocyte Biology. 2004; 75(6):951-961.

Selye H. A syndrome produced by diverse nocuous agents. Journal of Neuropsychiatry and Clinical Neurosciences. 1936; 10:230-231.

Selye H. Thymus and adrenals in the response of the organism to injuries and intoxication. British Journal of Experimental Pathology. 1936; 17:234.

Smith EM, Blalock JE. Human lymphocyte production of corticotropin and endorphin-like substances: association with leukocyte interferon. Proceedings of the National Academy of Sciences USA. 1981; 78(12):7530-7534.

Sun SC. Non-canonical NF-κB signaling pathway. Cell Research. 2011; 21(1):71-85.

Vassilatis DK, Hohmann JG, Zeng H, LI F, Ranchalis JE, Mortrud MT et al. The G protein-coupled receptor repertoires of human and mouse. Proceedings of the National Academy of Sciences USA. 2003; 100(8):4903-4908.

Vaudry D, Falluel-Morel A, Bourgault S, Basille M, Burel D, Wurtz O et al. Pituitary adenylate cyclase-activating polypeptide and its receptors: 20 years after the discovery. Pharmacological Reviews. 2009; 61(3):283-357.

Vigliano I, Fusco A, Palamaro L, Aloj G, Cirillo E, Salerno MC et al. γ Chain transducing element: a shared pathway between endocrine and immune system. Cellular Immunology. 2011; 269(1):10-15.

Wang X, Lupardus P, Laporte SL, Garcia KC. Structural biology of shared cytokine receptors. Annual Review oflmmunology. 2009; 27:29-60.

4

Bases Moleculares nas Interações Citocinas ↔ Hormônios

Eduardo Arzt • Ana C. Liberman • Wilson Savino

Introdução

Existe uma comunicação bidirecional entre os sistemas imunológico e neuroendócrino. Esses sistemas comunicam-se por meio de uma mesma linguagem química: compartilham ligantes e receptores, o que possibilita estabelecer uma regulação mútua, fazendo com que essa interação seja fundamental para a manutenção da homeostase corporal. As principais moléculas que medeiam a "comunicação" entre esses sistemas são os hormônios e as citocinas. Por meio desses mediadores, as células recebem informações, para, posteriormente, serem processadas e produzirem uma resposta biológica. Entre os diversos hormônios que atuam, vale destacar os glicocorticoides (GC), que são hormônios esteroides produzidos e secretados pela glândula suprarrenal sob o controle do eixo hipotálamo-hipófise-adrenal (HPA) e têm grande impacto nos processos imunológicos. Em condições de estresse, o hipotálamo libera o hormônio liberador de corticotrofina (CRH)[1,2] que estimula a síntese de adrenocorticotrofina (ACTH) na glândula hipófise levando à indução da síntese de GC pela glândula suprarrenal, causando aumento dos níveis sistêmicos de GC.[3-5] Por meio de *feedback* negativo, os GC regulam a ativação do eixo HPA, restabelecendo os níveis basais[6,7] (Figura 4.1). As ações e a inibição do eixo HPA por GC são mediadas pelo receptor de GC (GR) que atua tanto no hipocampo, hipotálamo como na hipófise.[8] A ação anti-inflamatória e imunomoduladora do GC é exercida, principalmente, por interferir na sinalização que dá origem à expressão de genes pró-inflamatórios. Em resposta a uma infecção ou inflamação, são liberadas citocinas pró-inflamatórias, como a interleucina (IL)-1, IL-6 e o fator de necrose tumoral alfa (TNF-α), capazes de induzir a atividade secretora do eixo HPA.[9,10] Uma das consequências dessa ativação é um aumento nos níveis circulantes de GC. Dessa maneira, um novo estado metabólico é gerado em nível hormonal, facilitando o equilíbrio homeostático, limitando uma resposta imune exacerbada. Como uma interação funcional coordenada

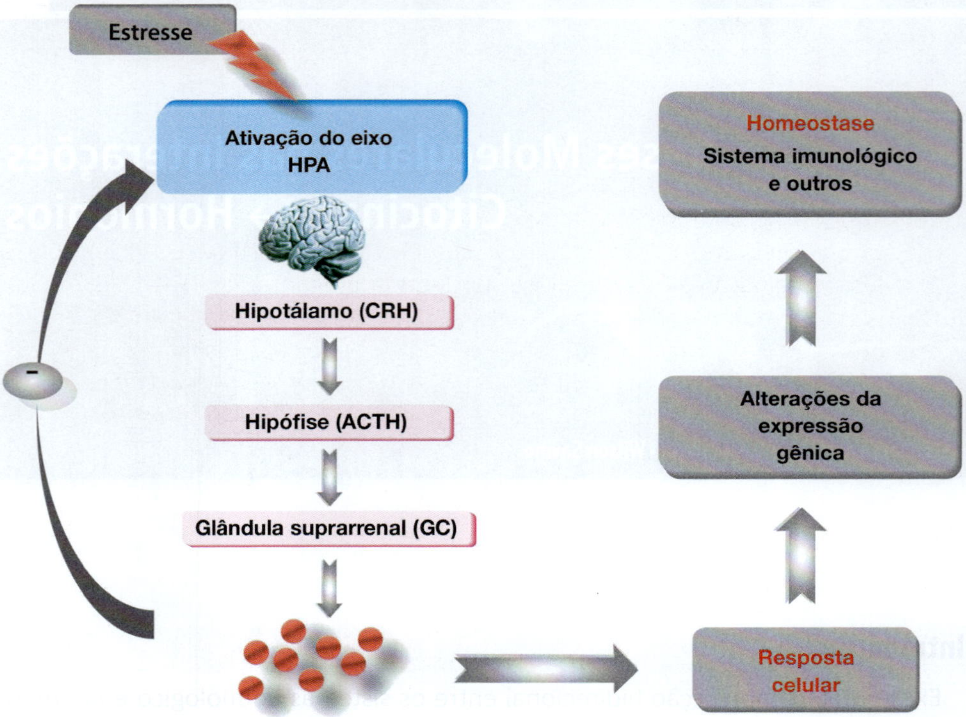

Figura 4.1. Integração da atividade dos principais mediadores da resposta ao estresse. Em condições de estresse, o eixo HPA é ativado, originando a liberação de CRH pelo hipotálamo que induz a liberação de ACTH pela hipófise estimulando a liberação de corticosteroides pela glândula suprarrenal. A ativação do eixo HPA dá origem a uma resposta celular que resulta em alterações no perfil de expressão gênica que, assim, contribuem para a integração da resposta homeostática.

Fonte: Acervo da autoria.

do sistema neuroendócrino e do sistema imunológico é essencial para conferir a capacidade de responder satisfatoriamente às mudanças no ambiente, neste capítulo as bases moleculares dessa interação serão discutidas em detalhes, com foco no modelo de ação dos GC no sistema imunológico e de citocinas na glândula hipófise.

Glicocorticoides

Mecanismo de ação do GR

Os GC são potentes agentes anti-inflamatórios e reguladores do eixo HPA que, por sua vez, modula a suscetibilidade ou resistência a doenças inflamatórias.[11,12] Os GC exercem seu efeito por meio do GR. Em condições basais, o GR reside inativamente no citoplasma, formando parte de um complexo com chaperonas (como Hsp90 e Hsp70) e imunofilinas (como FKBP51).[13,14] A ativação do receptor ocorre após a ligação ao ligante, induzindo sua translocação para o núcleo para regular a expressão gênica.[15,16] Uma vez no núcleo, o GR pode ativar ou reprimir a transcrição do gene por diferentes mecanismos

(Figura 4.2).[17,18] **Transativação:** O GR interage com os elementos de resposta a GC (GRE) presentes nas regiões promotoras dos genes-alvo para regular positivamente a transcrição.[19] Este mecanismo é conhecido como transativação. Como exemplo de genes regulados por este mecanismo podemos citar: IκB (inibidor do fator nuclear (NF)-κB),[20-22] FKBP51,[23] MKP-1[24] e GILZ (Zíper de Leucina Induzido por Glicocorticoide),[16] entre outros. **Repressão da expressão gênica:** O GR pode interagir tanto com GRE para regular positivamente a transcrição como com GRE negativos (nGRE) para reprimi-la. Entre os genes regulados por nGRE, encontramos o gene para promielanocortina (POMC), prolactina (PRL), α-fetoproteína, CRH, osteocalcina, proliferina e ligante Fas (Fas-L).[8,25,26] **Transrepressão:** Os GC são os anti-inflamatórios naturais por excelência e isso se deve, principalmente, ao fato de o GR inibir a síntese de genes envolvidos nas respostas inflamatórias por um mecanismo conhecido como "transrepressão". A transrepressão consiste na interação negativa entre o GR ativado e os fatores de transcrição (FT) que regulam a expressão de genes pró-inflamatórios, levando à sua repressão. Isso descreve a transrepressão do GR com NF-κB, proteína ativadora (AP)-1, fator nuclear de células T ativadas (NFAT),

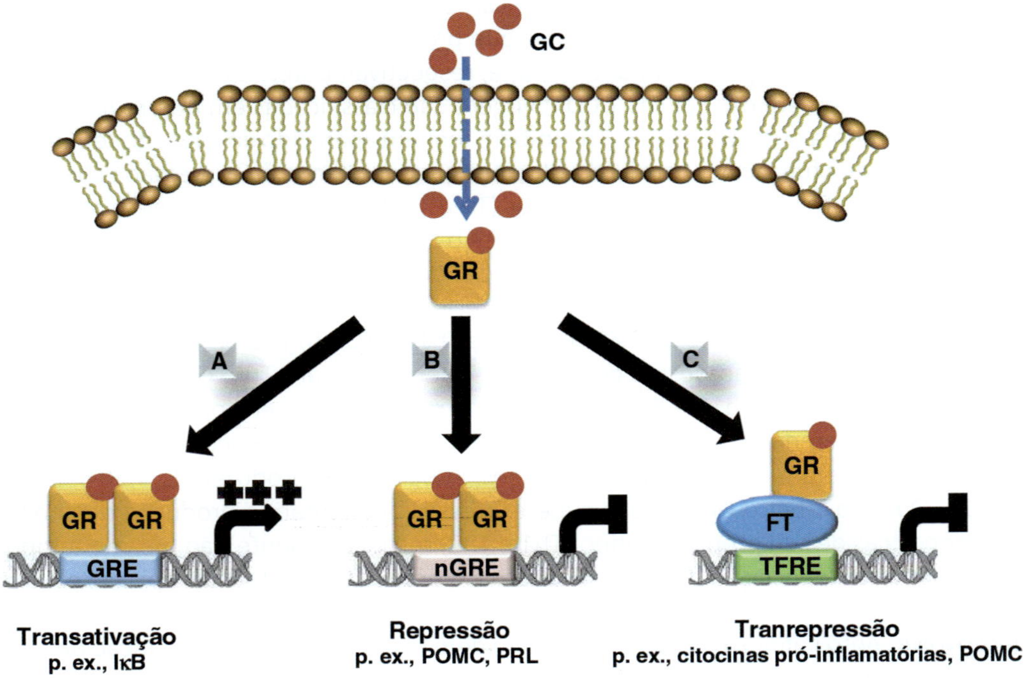

Figura 4.2. Mecanismos de ação do GR. Os GC atuam por meio do receptor GC (GR) que, em condições basais, é encontrado no citoplasma ligado a complexos de chaperonas. Após o ligante unir-se ao receptor, ele transloca para o núcleo. O GR regula a expressão gênica por diferentes mecanismos de ação, dependentes e independentes de sua ligação ao DNA. A transativação é o mecanismo pelo qual o GR se liga aos seus elementos de resposta (GRE) presentes nos promotores dos genes-alvo para regular positivamente a transcrição **(A)**. O GR pode regular negativamente a expressão gênica por meio do reconhecimento de GRE negativos (nGRE) presentes nas sequências promotoras de muitos genes **(B)** ou por transrepressão **(C)**. Este mecanismo não envolve a ligação do GR ao DNA, mas consiste em uma interação proteína-proteína entre o GR e os fatores de transcrição. Para simplificar, a figura mostra exemplos de genes regulados por cada mecanismo.

Fonte: Acervo da autoria.

transdutores de sinal e ativadores de transcrição (STAT) e T-box expresso em células T (T-bet),[27-30] entre outros. Deve-se notar que em alguns casos há um antagonismo mútuo, como é o caso de GR com NF-κB, em que é relatado que NF-κB é capaz de reprimir a atividade transcricional de GR.[31] A transrepressão também é o principal mecanismo pelo qual os GC exercem seu efeito negativo na função do eixo HPA. A regulação negativa do POMC pelo GR é fundamental para o correto funcionamento do eixo HPA. A repressão de POMC é parcialmente realizada por nGRE, mencionado anteriormente e, além disso, é atingida por transrepressão entre o GR e o receptor órfão NGFI-B (Nur77).[32]

Regulação molecular do fenótipo T auxiliar por GC

Em resposta a uma infecção, uma variedade de células do sistema imunológico e adaptativo são ativadas e colaboram entre si para controlar e eliminar os patógenos invasores. As células T CD4$^+$, também conhecidas como células T auxiliares (Th), desempenham um papel fundamental na resposta imune adaptativa. As várias funções das células Th são determinadas pelos padrões de expressão de citocinas produzidos por cada fenótipo e sua localização no tecido. Historicamente, foram identificados clones Th1 e Th2 que diferiam pelo padrão de citocinas que produziam[33] e seu papel em diferentes patologias, como doenças autoimunes e asma, respectivamente. Atualmente, as células Th que se diferenciam das células T CD4$^+$ virgens são classificadas em quatro linhagens principais (embora outras linhagens Th também tenham aparecido ao longo do tempo),[3,4] com base em sua função, no padrão de citocinas que secretam e na expressão específica de FT: Th1, Th2, Th17 e células T reguladoras (Tregs).[35] Existem fatores-chave que determinam o destino das células Th, principalmente o ambiente de citocinas e a ativação de FT específicos de linhagem. O padrão diferencial de citocinas que promove o processo de diferenciação de cada linhagem é: IL-12/interferon gama (IFN-γ) para Th1; IL-4/IL-2, IL-7, TSLP para Th2; TGF-β/ IL-6, IL 21, IL-23 para Th17 e TGF-β/ IL-2 para Treg. Os FT que governam a diferenciação dessas células são: T-bet/Stat4 para Th1; GATA3/Stat5 para Th2, RORγt/Stat3 para Th17 e FoxP3/Stat5 para Treg.[35] Como mencionado antes, T-bet e GATA-3 são diferencialmente expressos em células Th1 e Th2, respectivamente.[36,37] As células Th1 secretam IFN-γ e IL-2 enquanto os linfócitos Th2 produzem IL-4, IL-5, IL-10 e IL-13. Quando T-bet e GATA-3 são superexpressos, aumentam a produção de citocinas específicas de seu próprio subtipo (Th1 e Th2, respectivamente), ao mesmo tempo que inibem a diferenciação do subtipo oposto e a produção de citocinas típicas de cada subtipo.[38,39] Desse modo, camundongos deficientes na expressão de T-bet apresentam desenvolvimento linfoide normal, mas exibem defeitos importantes na produção de respostas do tipo Th1, e demonstram aumento no padrão de citocinas Th2.[40] Por outro lado, a expressão ectópica de GATA-3 em células Th1 induz a expressão de citocinas Th2.[36] O efeito anti-inflamatório e imunossupressor dos GC envolve a regulação de diferentes FT. O tratamento agudo com GC é conhecido por inibir a produção de citocinas Th1 e Th2. No entanto, muitos trabalhos relatam que o tratamento crônico com GC favorece a diferenciação de Th2 medida como a relação entre a expressão de citocinas Th1 e Th2. Com relação a esta aparente discrepância, foi recentemente demonstrado que os GC inibem a atividade transcricional de T-bet e em menor extensão a de GATA-3 (Figura 4.3).

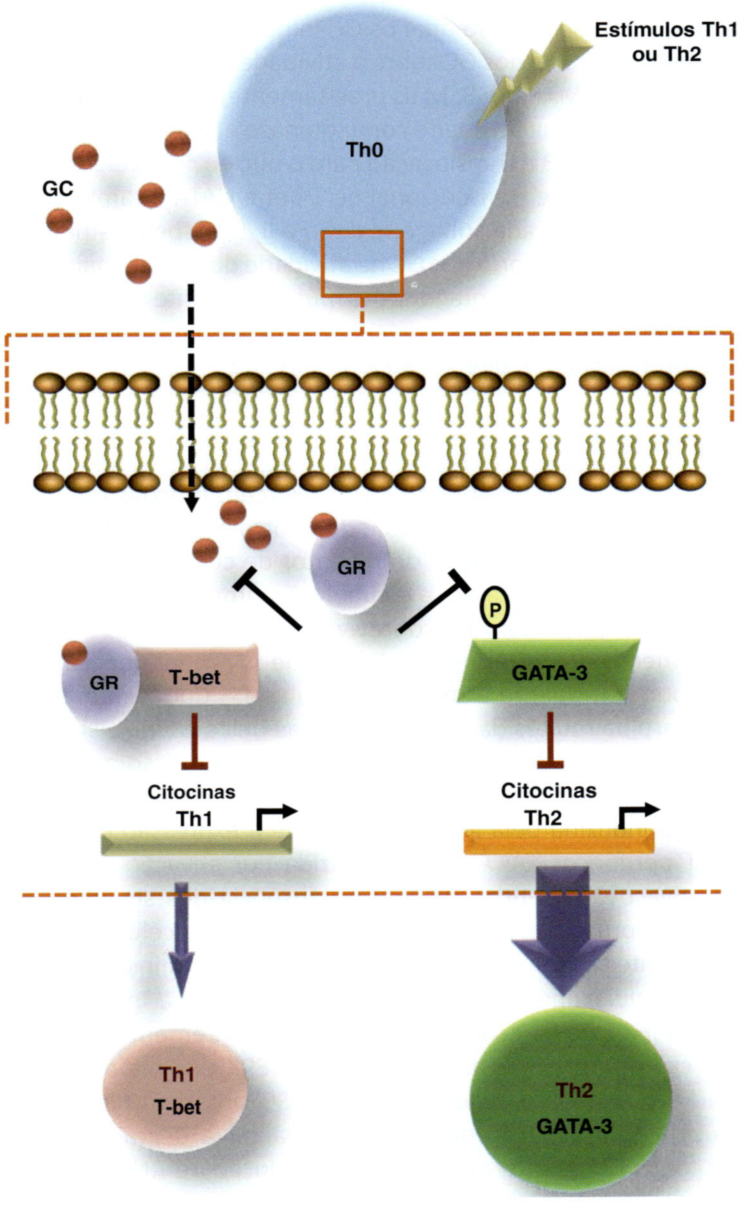

Figura 4.3. GC regulam o equilíbrio dos subtipos de linfócitos T auxiliares (Th) 1/Th2. Os estímulos Th1/Th2 induzem a expressão de T-bet ou GATA-3 em linfócitos Th0. Esses fatores de transcrição induzem a expressão de genes-alvo característicos de cada linhagem T-bet-Th1 e GATA-3-Th2. Os glicocorticoides (GC) inibem a atividade transcricional da T-bet por transrepressão, mecanismo que envolve a interação física entre o receptor GC (GR) ativado e T-bet, inibindo a ligação da T-bet ao DNA. Os GC também inibem a atividade transcricional do GATA-3, interferindo na ativação das cascatas de sinalização da quinase que levam à fosforilação do GATA-3. O maior efeito inibitório dos GC no T-bet em comparação ao GATA-3 favorece o desenvolvimento de uma resposta Th2.

Fonte: Acervo da autoria.

A análise molecular dos mecanismos envolvidos na inibição diferencial revelou que a transrepressão é o mecanismo pelo qual os GC inibem a atividade de T-bet,[30] mas não de GATA-3.[41] O efeito inibitório dos GC sobre a atividade do GATA-3 envolve a inibição da fosforilação deste FT pelo MAPK p38. Mais precisamente, os GC inibem a fosforilação de MAPK p38 necessária para sua atividade como quinase e, consequentemente, a fosforilação subsequente de GATA-3 e translocação para o núcleo.[41] Deve-se notar que o efeito inibitório dos GC na atividade transcricional de T-bet e GATA-3 também afeta a síntese de citocinas específicas para cada linhagem: IFN-γ e IL-5, respectivamente. Levando em consideração que o efeito inibitório dos GC na atividade de T-bet é maior do que o observado para GATA-3, adicionado ao antagonismo mútuo existente relatado entre ambos os TF,[37,42] a inibição diferencial explicaria o mecanismo pelo qual o tratamento crônico com GC favorece a diferenciação em direção ao fenótipo Th2.

GC e apoptose de células T

Os GC e a sinalização dependente de AMPc exercem funções regulatórias diversas e relevantes no sistema imunológico, incluindo controle fino da homeostase e morte de células T. Nessas células, a ativação do receptor de células T (TCR) e a estimulação de GC induzem apoptose. No entanto, a estimulação simultânea do complexo TCR/CD3 e o tratamento com GC resultam na sobrevivência das células.[43-45] A estimulação de TCR leva a um aumento nos níveis intracelulares de AMPc influenciando tanto a sinalização mediada por TCR quanto a morte de células T.[46] Curiosamente, esse segundo mensageiro compartilha muitas das ações exercidas pelos GC no sistema imunológico: o AMPc tem propriedades anti-inflamatórias e imunossupressoras,[46-48] diminui a resposta de Th1, favorecendo o fenótipo Th2, e induz apoptose em timócitos[49] enquanto antagoniza a morte induzida pela ativação de TCR e a expressão de Fas-L em hibridomas ou células T periféricas.[50-52] A morte induzida por ativação é um processo fisiológico em que ativações repetidas de TCR na ausência dos sinais de coestimulação corretos levam à apoptose. Esse processo regula o *pool* de células T reativas periféricas, ajudando a manter a homeostase dos linfócitos T.[53,54] A inibição exercida por GC e AMPc na morte celular induzida por TCR está associada à inibição da ativação de NF-κB e Erk1/2 e à inibição da expressão de Fas-L. Recentemente, demonstrou-se que o AMPc inibe a cascata de sinalização de NF-κB e ERK por meio de um mecanismo dependente de PKA, enquanto a dexametasona (GC sintético) bloqueia a sinalização de NF-κB (induzida pela ativação de TCR) bloqueando a degradação IκB.[55] Curiosamente, embora tanto GC quanto AMPc inibam a indução de RNA mensageiro (RNAm) de Fas-L resultante da ativação de TCR, eles potencializam a atividade do promotor Fas-L em ensaios que relatam transfecção transiente. No entanto, quando a mesma construção é transfectada de maneira estável, o efeito dos GC e de AMPc é inibitório, como ocorre com a expressão de RNAm de Fas-L. Esses resultados sugerem que o estado de cromatinização do promotor Fas-L funciona como um "regulador" molecular na resposta a GC e AMPc, explicando a razão pela qual esses agentes (GC e AMPc) inibem a expressão de Fas-L em células T, mas têm um efeito oposto em outros tipos de células.[55]

Modificações pós-traducionais

A atividade transcricional de receptores de esteroides, bem como de outros FT, é regulada por modificações pós-traducionais.[56,57] As proteínas podem ser modificadas covalentemente por grupos químicos (fosforilação, acetilação, metilação) ou pela adição covalente de pequenos peptídeos como ubiquitina e SUMO, por meio de processos conhecidos como ubiquitinação e sumoilação, respectivamente. As consequências biológicas dessas modificações são diversas e dependem da proteína-alvo que foi modificada. No entanto, em termos gerais, a ubiquitinação marca proteínas-alvo para degradação pelo proteassoma. Por outro lado, as consequências da sumoilação são variadas e dependentes do substrato.[58] Pode alterar a localização, atividade e/ou estabilidade da proteína-alvo, como é o caso de IκB, em que a lisina-alvo de ubiquitinação também é um substrato de sumoilação.[59] No nível molecular, a sumoilação modifica as superfícies das proteínas ou estruturas tridimensionais, podendo alterar as interações com outras macromoléculas. A sumoilação desempenha um papel importante no sistema imunológico. A sinalização de STAT-5 é um requisito fundamental para o desenvolvimento inicial de células B e células T. Foi recentemente demonstrado que a sumoilação de STAT-5 induz o acúmulo deste FT em precursores linfoides, resultando no bloqueio da cascata.[60] Proteínas inibitórias de STAT ativadas (PIAS) foram originalmente descobertas como reguladores da sinalização JAK-STAT.[61] Além disso, a família PIAS foi caracterizada como ligase SUMO E3[62] e regula a atividade de FT, incluindo receptores de esteroides.[63-68] Por exemplo, PIAS3 inibe a atividade transcricional de NF-κB.[66] Recentemente, foi relatado que NF-κB é regulado por sumoilação e que a subunidade RelA de NF-κB é sumoilada por PIAS3 dando origem à repressão da atividade deste FT.[69] Neste contexto, RSUME (RWD contendo intensificador de sumoilação) aumenta a sumoilação de proteínas por meio da modulação da atividade de componentes-chave da resposta inflamatória.[70] Relata-se que RSUME aumenta a sumoilação e estabilidade de IκB. De forma consistente, RSUME inibe a atividade de NF-κB induzida por TNF-α mostrando a consequência funcional do aumento da estabilidade de IκB. A análise da IL-8 e da ciclo-oxigenase (COX)-2, dois genes de caráter inflamatório, regulados pelo NF-κB, mostra que também são inibidos por RSUME.[70] Por outro lado, RSUME aumenta a sumoilação de GR, podendo desempenhar um papel importante na modulação da ação anti-inflamatória do GC. Importantes correguladores de GR também são modificados por sua conjugação com SUMO, como Hsp90, GRIP1 e FKBP51, adicionando um maior nível de complexidade na regulação da atividade de GR.[71-73] O exemplo de que os principais mediadores do circuito molecular entre os sistemas imunoneuroendócrinos são modificados pelo SUMO mostra que processos moleculares, como a sumoilação, são os alvos finais envolvidos na comunicação entre esses sistemas.

Ação parácrina da IL-6 intra-hipofisária induzida por LPS

Conforme mencionado na introdução, as citocinas produzidas pelas células do sistema imunológico afetam e modificam a secreção de hormônios pelas células endócrinas;[74-77] os hormônios modulam a função das células imunes e influenciam a produção de citocinas.[78] Este circuito regulador bidirecional entre o sistema imunoneuroendócrino é crucial para a manutenção da homeostase. Como exemplo das bases moleculares de como esse circuito atua na hipófise, tomaremos o modelo da ação parácrina da IL-6 intra-hipofisária induzida por lipopolissacarídeo bacteriano (LPS) sobre a função endócrina das células hipofisárias. LPS, que é um componente da parede celular de bactérias gram-negativas,[79] ativa o sistema imunológico, aumentando os níveis circulantes de citocinas pró-inflamatórias, como TNF-α, IL-1 e IL-6.[80] Por sua vez, essas citocinas afetam a produção de hormônios no nível do hipotálamo, hipófise e glândulas endócrinas periféricas, alterando a homeostase humoral. No caso da IL-6, os níveis intra-hipofisários dessa citocina aumentam durante um processo infeccioso/inflamatório. IL-1 e TNF-α,[81,82] assim como os LPS, estimulam a secreção de IL-6 por um tipo específico de células hipofisárias chamadas células foliculares estreladas (FS).[83] A produção de IL-6 pelas células FS também é estimulada por fatores neuroendócrinos, como o polipeptídeo ativador da adenilato ciclase hipofisária (PACAP) e o peptídeo intestinal vasoativo (VIP).[84-86] Na hipófise anterior normal, os efeitos da IL-6 intra-hipofisária estão, principalmente, relacionados à interação do sistema endócrino imunológico durante um processo inflamatório ou infeccioso.[87,88] Em contrapartida, a produção constitutiva de IL-6 em adenomas hipofisários está associada à produção excessiva de hormônios e tumorigênese. A IL-6 é conhecida como citocina "endócrina" por ter forte influência na regulação da secreção hormonal.[89] Embora a IL-6 seja capaz de estimular a síntese de todos os hormônios na hipófise anterior,[90] a secreção de ACTH é significativamente aumentada, enquanto o hormônio do crescimento (GH) e a prolactina (PRL) são modestamente estimulados pela IL-6 intra-hipofisária induzida por LPS.[91] Em tumores hipofisários, a IL-6 também é um potente ativador de ACTH, enquanto GH e PRL são menos afetados.[92,93] Isso destaca a importância da ativação do eixo HPA durante um processo inflamatório ou infeccioso, favorecendo o aumento dos níveis de GC. Curiosamente, e como ocorre nas células do sistema imunológico, os GC inibem a secreção intra-hipofisária de IL-6 pelas células FS,[4,95] enquanto o antagonista de GR, RU486, reverte essa inibição, indicando que o efeito de GC é mediado por GR.[95] Da mesma maneira, a IL-6 estimula a secreção do fator de crescimento endotelial vascular (VEGF) pelas células do FS, aumentando a permeabilidade vascular que favorece o transporte de hormônios das células endócrinas para o sangue. Além disso, a liberação de VEGF por células FS é regulada por GC.[96] Desse modo, durante um processo infeccioso/inflamatório, a ação parácrina da IL-6 intra-hipofisária e da IL-6 sistêmica circulante medeia o processo adaptativo entre o sistema imunológico ativado e o sistema endócrino. Como observado anteriormente, a endotoxina bacteriana LPS é um ativador potente do sistema imunológico e do eixo HPA.[97] Embora o LPS, sozinho, possa ativar as células do sistema imunológico, seu efeito estimulador é aumentado quando ele é acoplado à proteína de ligação ao LPS (LBP) presente no soro. Em macrófagos, o LPS ou o complexo LPS/LBP é reconhecido pela proteína CD14 da superfície celular,[98,99] enquanto as células negativas para CD14 precisam da forma solúvel encontrada no soro.[100] O complexo LPS/LBP/CD14 subsequentemente interage com o receptor *toll-like* 4 (TLR4), desencadeando a sinalização intracelular que resulta em uma resposta biológica. Em células imunes, o LPS induz a ativação de NF-κB, levando à expressão de genes que codificam citocinas pró-inflamatórias. Como mencionado anteriormente, a produção de citocinas não é exclusiva das células do sistema imunológico. O LPS é capaz de induzir diretamente a síntese de IL-6 pelas células FS. Curiosamente, as células FS expressam TLR4 e CD14.[95] A secreção de IL-6 por células FS induzida por meio do complexo LPS-LBP-CD14-TLR4 envolve a ativação da cascata MAPK p-38 e a ativação de NF-κB. Curiosamente, tanto o anticorpo que bloqueia a interação entre LPS/LBP com CD14, o inibidor da p38 MAP quinase (SB203580), quanto os GC, bloqueiam a secreção de IL-6 pelas células FS.[95] A relevância fisiológica desse mecanismo reside no fato de que a ação parácrina da IL-6 intra-hipofisária induzida por LPS modula a função da hipófise anterior, estimulando, em particular, a secreção de ACTH pelas células endócrinas durante um processo infectoinflamatório (Figura 4.4).[91] Estudos recentes *in vitro* e *in vivo* mostram que NF-κB medeia a sinalização de LPS na hipófise anterior, particularmente com relação à secreção de IL-6 e ACTH. Além disso, a inibição farmacológica do NF-κB *in vivo* atenua a liberação de ACTH induzida por LPS e compromete a resposta do eixo HPA ao estresse fisiológico (estresse restritivo).[101] Portanto, a resposta do eixo HPA

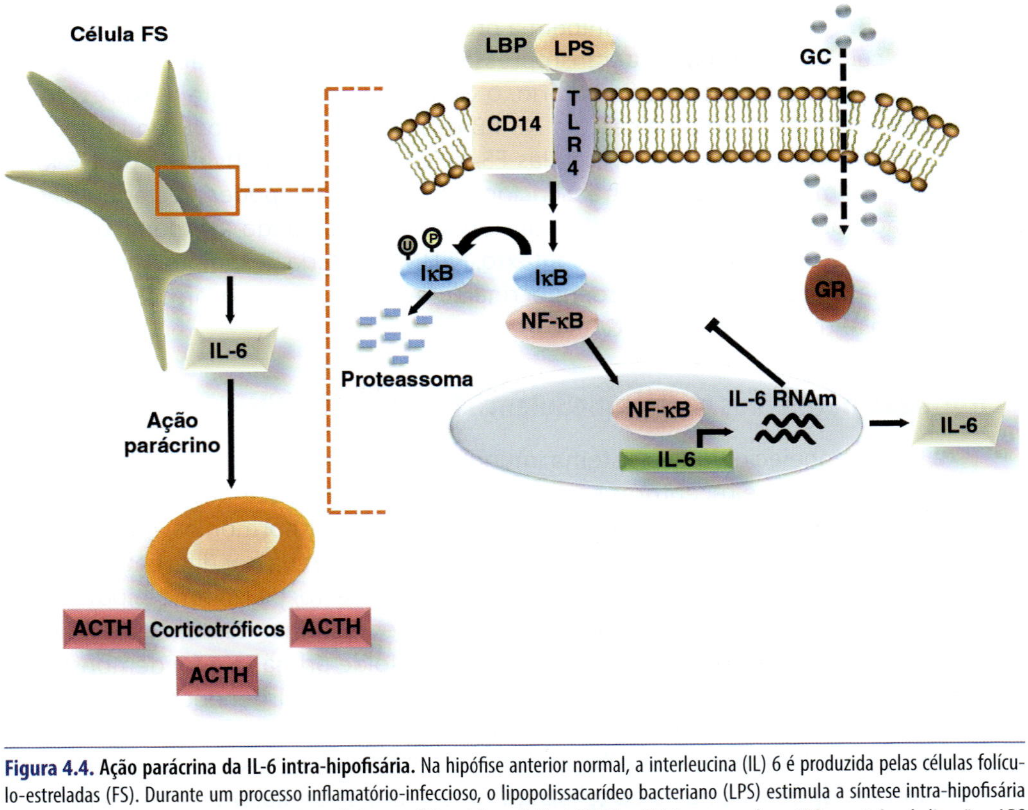

Figura 4.4. Ação parácrina da IL-6 intra-hipofisária. Na hipófise anterior normal, a interleucina (IL) 6 é produzida pelas células folículo-estreladas (FS). Durante um processo inflamatório-infeccioso, o lipopolissacarídeo bacteriano (LPS) estimula a síntese intra-hipofisária de IL-6. As células FS expressam o receptor *toll* de superfície celular *toll like* 4 (TLR4) e CD14 que reconhece LPS e proteína de ligação a LPS (LBP). O complexo LBP-LPS-CD14-TLR4 dispara a cascata de sinalização envolvendo NF-κB e MAPK p38 (não mostrado na figura) levando à expressão de IL-6. A ação parácrina da IL-6 nas células endócrinas vizinhas leva a um aumento dos níveis de ACTH que induzem a síntese de glicocorticoides (GC). Por sua vez, os GC por meio do receptor GC (GR) inibem a síntese intra-hipofisária de IL-6, favorecendo a homeostase.

Fonte: Acervo da autoria.

a uma infecção bacteriana é mediada, em parte, pelo efeito do LPS no FS das células hipofisárias induzindo a produção de IL-6, cuja ação local e específica facilita a liberação de ACTH pelos corticotróficos vizinhos. Por outro lado, os altos níveis sistêmicos de citocinas, produto da ativação do sistema imunológico, não só afetam o sistema endócrino, mas também induzem inúmeros efeitos sistêmicos indesejados. É por isso que o aumento dos níveis de ACTH induzido pelo LPS (mediado pela IL-6) poderia reforçar o efeito estimulador das citocinas circulantes na ativação do eixo HPA, aumentando os níveis circulantes de GC e favorecendo a resolução do processo inflamatório. IL-6 pertence à família de citocinas gp130. Os membros desta família usam receptores específicos, mas compartilham a proteína transdutora de sinal gp130. A expressão da maioria das citocinas gp130 e seus receptores correspondentes foi detectada em células hipofisárias ou adenomas hipofisários[102] e desempenham um papel fundamental na regulação da função hipofisária[77,103] e na tumorigênese.[104] Curiosamente, RSUME foi isolado de células GH3 com superexpressão de gp130. Por outro lado, vimos que a síntese original de IL-6 induzida por LPS em células FS envolve a cascata de sinalização de NF-κB.[95,101] Como mencionado anteriormente, RSUME aumenta a estabilidade de IκB inibindo a cascata NF-κB.[70] Além disso, os GC inibem a produção intra-hipofisária de IL-6 induzida por LPS em células FS.[95] Embora a transrepressão seja o principal mecanismo pelo qual os GC exercem seu efeito anti-inflamatório, o GR regula positivamente a expressão de IκB por transativação.[21] Como a cascata NF-κB está envolvida na produção intra-hipofisária de IL-6 induzida por LPS em células FS, e RSUME inibe a atividade de NF-κB e modula positivamente a atividade transcricional de GR, RSUME poderia estar envolvido na regulação dos níveis de ACTH na hipófise normal, modulando a produção de IL-6 induzida por LPS em células FS. Nesse contexto, RSUME poderia desempenhar um papel importante na interação imunoneuroendócrina durante um processo infeccioso, favorecendo a ação anti-inflamatória do GC.

Citocinas e hormônios tímicos modulam a função do eixo HPA

Está bem estabelecido que o sistema imunológico e o sistema neuroendócrino interagem usando ligantes e receptores semelhantes. A base molecular dessa comunicação é dada não apenas porque as células imunes podem sintetizar hormônios, mas também porque uma grande variedade de citocinas é sintetizada e liberada por diferentes glândulas endócrinas e tecidos do sistema nervoso.[105] Nesse contexto, o eixo timo-hipotálamo-hipofisário é exemplar quanto à conectividade desses sistemas tanto em condições fisiológicas quanto patológicas. O timo é um órgão linfoide primário e foi demonstrado que a secreção do hormônio tímico é regulada pelo sistema neuroendócrino e que, por sua vez, os peptídeos tímicos podem exercer efeitos positivos ou negativos na secreção hormonal das células hipofisárias e hipotalâmicas. Por exemplo, a secreção de timulina (hormônio tímico) pelas células epiteliais do timo (TEC) é regulada positivamente por PRL.[106] Nessa linha, os pacientes com prolactinomas exibem altos níveis circulantes de timulina. Além disso, a secreção de timulina é aumentada em resposta ao GH.[107] Curiosamente, existem semelhanças entre a produção de citocinas e hormônios entre o timo e a hipófise. Citocinas, como IL-1, IL-2 e IL-6, TNF-α, TGF-β, assim como os hormônios

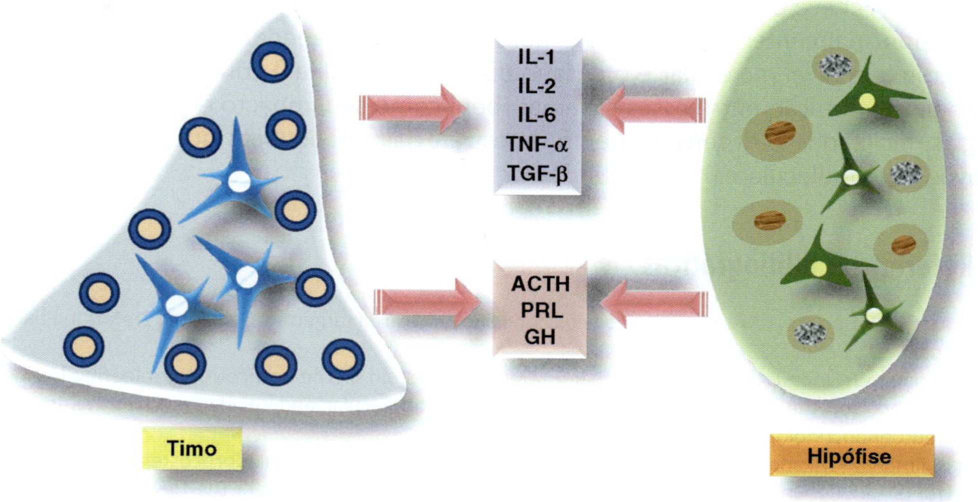

Figura 4.5. Semelhanças na produção de citocinas e hormônios entre a hipófise e o timo. Para ilustrar este conceito, citocinas (IL-1, IL-2, IL-6, TNF-α e TGF-β) e hormônios clássicos (ACTH, PRL, GH). Ambos os órgãos são capazes de produzir todas essas moléculas, que atuam por meio de mecanismos endócrinos ou parácrinos/autócrinos.

Fonte: Acervo da autoria.

hipofisários, como ACTH, PRL e GH, são produzidos tanto pelas células hipofisárias quanto pelas células do timo (Figura 4.5). Além disso, foi descrita a produção intratímica de ocitocina, vasopressina e somatostatina. A síntese de IL-6 por timócitos em resposta ao GH foi relatada.[108] Com relação à atrofia tímica, membros da família das citocinas IL-6 foram identificados como agentes timossupressores, uma vez que induzem uma involução tímica aguda quando injetados em camundongos jovens e saudáveis.[109] GH modula muitas funções tímicas, incluindo proliferação de timócitos e TEC, estimulação da secreção de citocinas, quimiocinas e proteínas da matriz extracelular. Esses efeitos favorecem a migração de timócitos e o tráfego intratímico de células T em desenvolvimento. Por isso, esse hormônio é proposto como um possível agente terapêutico para o tratamento de imunodeficiências associadas à atrofia do timo.[110] A influência existente do sistema neuroendócrino na fisiologia do timo favorece que situações estressantes que levam a alterações na função do eixo HPA correlacionem-se positivamente com atrofias tímicas, demonstrando mais uma vez a conexão entre esses sistemas.

Considerações finais

O sistema neuroendócrino e o sistema imunológico estão anatomica e funcionalmente conectados. Esses sistemas orgânicos expressam e respondem a inúmeras moléculas comuns, que fornecem a base para uma resposta coordenada e integrada induzida quando a homeostase é perturbada, seja em condições de estresse, inflamação ou infecção. A chave para essa interação é alcançada por uma rede de comunicação acionada principalmente por citocinas e hormônios. Compreender como esses sinais se integram em nível molecular é o desafio que nos possibilitará conhecer em detalhes a complexa interação entre esses sistemas, bem como seu impacto em diferentes patologias, facilitando o desenvolvimento de estratégias terapêuticas que visem a regular novos alvos moleculares.

Referências bibliográficas

1. Arzt E, Holsboer F. CRF signaling: molecular specificity for drug targeting in the CNS. Trends in Pharmacological Sciences. 2006; 27:531-538.
2. Bonfiglio JJ, Inda C, Refojo D, Holsboer F, Arzt E, Silberstein S. The corticotropin-releasing hormone network and the hypothalamic-pituitary-adrenal axis: molecular and cellular mechanisms involved. Neuroendocrinology. 2011; 94:12-20.
3. Dallman MF, Akana SF, Levin N, Walker CD, Bradbury MJ, Suemaru S et al. Corticosteroids and the control of function in the hypothalamo-pituitary-adrenal (HPA) axis. Annals of the New York Academy of Sciences. 1994; 746:22-31; discussion 31-22, 64-27.
4. Lightman SL, Windle RJ, Ma XM, Harbuz MS, Shanks NM, Julian MD et al. Hypothalamic-pituitary-adrenal function. Archives of Physiology and Biochemistry. 2002; 110:90-93.
5. Herman JP, Figueiredo H, Mueller NK, Ulrich-Lai Y, Ostrander MM, Choi DC et al. Central mechanisms of stress integration: hierarchical circuitry controlling hypothalamo-pituitary-adrenocortical responsiveness. Frontiers in Neuroendocrinology. 2003; 24:151-180.
6. de Kloet ER, Joels M, Holsboer F. Stress and the brain: from adaptation to disease. Nature Reviews. Neuroscience. 2005; 6:463-475.
7. Lightman SL, Conway-Campbell BL. The crucial role of pulsatile activity of the HPA axis for continuous dynamic equilibration. Nature Reviews Neuroscience. 2010; 11:710-718.
8. Reichardt HM, Kaestner KH, Tuckermann J, Kretz O, Wessely O, Bock R et al. DNA binding of the glucocorticoid receptor is not essential for survival. Cell. 1998; 93:531-41.
9. Besedovsky HO, del Rey A. The cytokine-HPA axis feed-back circuit. Zeitschrift fur Rheumatologie. 2000; 59(Suppl 2):26-30.
10. Chesnokova V, Melmed S. Minireview: Neuro-immuno-endocrine modulation of the hypothalamic-pituitary-adrenal (HPA) axis by gp130 signaling molecules. Endocrinology. 2002; 143:1571-1574.
11. Sternberg EM. Neuroendocrine regulation of autoimmune/inflammatory disease. The Journal of Endocrinology. 2001; 169:429-435.
12. Webster JC, Oakley RH, Jewell CM, Cidlowski JA. Proinflammatory cytokines regulate human glucocorticoid receptor gene expression and lead to the accumulation of the dominant negative beta isoform: a mechanism for the generation of glucocorticoid resistance. Proceedings of the National Academy of Sciences of the United States of America. 2001; 98:6865-6870.
13. Dittmar KD, Pratt WB. Folding of the glucocorticoid receptor by the reconstituted Hsp90-based chaperone machinery. The initial hsp90.p60.hsp70-dependent step is sufficient for creating the steroid binding conformation. The Journal of Biological Chemistry. 1997; 272:13047-13054.

1\. 14. Davies TH, Ning YM, Sanchez ER. A new first step in activation of steroid receptors: hormone-induced switching of FKBP51 and FKBP52 immunophilins. The Journal of biological chemistry. 2002; 277:4597-4600.

15. de Bosscher K, Vanden Berghe W, Haegeman G. The interplay between the glucocorticoid receptor and nuclear factor-kappaB or activator protein-1: molecular mechanisms for gene repression. Endocrine Reviews. 2003; 24:488-522.
16. Wang JC, Derynck MK, Nonaka DF, Khodabakhsh DB, Haqq C, Yamamoto KR. Chromatin immunoprecipitation (ChIP) scanning identifies primary glucocorticoid receptor target genes. Proceedings of the National Academy of Sciences of the United States of America. 2004; 101:15603-15608.

17. Petta I, Dejager L, Ballegeer M, Lievens S, Tavernier J, De Bosscher K et al. The Interactome of the Glucocorticoid Receptor and Its Influence on the Actions of Glucocorticoids in Combatting Inflammatory and Infectious Diseases. Microbiology and Molecular Biology Reviews. 2016; 80:495-522.
18. Liberman AC, Budzinski ML, Sokn C, Gobbini RP, Steininger A, Arzt E. Regulatory and Mechanistic Actions of Glucocorticoids on T and Inflammatory Cells. Frontiers in Endocrinology. 2018; 9:235.
19. Beato M, Chalepakis G, Schauer M, Slater EP. DNA regulatory elements for steroid hormones. Journal of Steroid Biochemistry. 1989; 32:737-747.
20. Auphan N, DiDonato JA, Rosette C, Helmberg A, Karin M. Immunosuppression by glucocorticoids: inhibition of NF-kappa B activity through induction of I kappa B synthesis. Science. 1995; 270:286-290.
21. Scheinman RI, Cogswell PC, Lofquist AK, Baldwin AS Jr. Role of transcriptional activation of I kappa B alpha in mediation of immunosuppression by glucocorticoids. Science. 1995; 270:283-286.
22. Deroo BJ, Archer TK. Glucocorticoid receptor activation of the I kappa B alpha promoter within chromatin. Molecular Biology of the Cell. 2001; 12:3365-3374.
23. Paakinaho V, Makkonen H, Jaaskelainen T, Palvimo JJ. Glucocorticoid receptor activates poised FKBP51 locus through long-distance interactions. Mol Endocrinol. 2010; 24:511-525.
24. Kassel O, Sancono A, Kratzschmar J, Kreft B, Stassen M, Cato AC. Glucocorticoids inhibit MAP kinase via increased expression and decreased degradation of MKP-1. The EMBO Journal. 2001; 20:7108-7116.
25. Drouin J, Maira M, Philips A. Novel mechanism of action for Nur77, antagonism by glucocorticoids: a convergent mechanism for CRH activation, glucocorticoid repression of POMC gene transcription. The Journal of Steroid Biochemistry and Molecular Biology. 1998; 65:59-63.
26. Novac N, Baus D, Dostert A, Heinzel T. Competition between glucocorticoid receptor and NFkappaB for control of the human FasL promoter. FASEB Journal. 2006; 20:1074-1081.
27. Nissen RM, Yamamoto KR. The glucocorticoid receptor inhibits NFkappaB by interfering with serine-2 phosphorylation of the RNA polymerase II carboxy-terminal domain. Genes & Development. 2000; 14:2314-2329.
28. Adcock IM, Caramori G. Cross-talk between pro-inflammatory transcription factors and glucocorticoids. Immunology and Cell Biology. 2001; 79:376-384.
29. Liberman AC, Druker J, Perone MJ, Arzt E. Glucocorticoids in the regulation of transcription factors that control cytokine synthesis. Cytokine & Growth Factor Reviews. 2007; 18:45-56.
30. Liberman AC, Refojo D, Druker J, Toscano M, Rein T, Holsboer F, Arzt E. The activated glucocorticoid receptor inhibits the transcription factor T-bet by direct protein-protein interaction. FASEB Journal. 2007; 21:1177-1188.
31. McKay LI, Cidlowski JA. Cross-talk between nuclear factor-kappa B and the steroid hormone receptors: mechanisms of mutual antagonism. Mol Endocrinol. 1998; 12:45-56.
32. Bilodeau S, Vallette-Kasic S, Gauthier Y, Figarella-Branger D, Brue T, Berthelet F et al. Role of Brg1 and HDAC2 in GR trans-repression of the pituitary POMC gene, misexpression in Cushing disease. Genes & Development. 2006; 20:2871-2886.
33. Mosmann TR, Cherwinski H, Bond MW, Giedlin MA, Coffman RL. Two types of murine helper T cell clone. I. Definition according to profiles of lymphokine activities and secreted proteins. J Immunol. 1986; 136:2348-2357.
34. Hirahara K, Nakayama T. CD4+ T-cell subsets in inflammatory diseases: beyond the Th1/Th2 paradigm. International Immunology. 2016; 28:163-171.
35. Zhu J, Paul WE. Heterogeneity, plasticity of T helper cells. Cell Research. 2010; 20:4-12.
36. Zheng W, Flavell RA. The transcription factor GATA-3 is necessary na sufficient for Th2 cytokine gene expression in CD4 T cells. Cell. 1997; 89:587-596.
37. Szabo SJ, Kim ST, Costa GL, Zhang X, Fathman CG, Glimcher LH. A novel transcription factor, T-bet, directs Th1 lineage commitment. Cell. 2000; 100:655-669.
38. Szabo SJ, Sullivan BM, Peng SL, Glimcher LH. Molecular mechanisms regulating Th1 immune responses. Annual Review of Immunology. 2003; 21:713-758.
39. Ansel KM, Djuretic I, Tanasa B, Rao A. Regulation of Th2 differentiation and Il4 locus accessibility. Annual Review of Immunology. 2006; 24:607-656.
40. Neurath MF, Weigmann B, Finotto S, Glickman J, Nieuwenhuis E, Iijima H et al. The transcription factor T-bet regulates mucosal T cell activation in experimental colitis and Crohn's disease. The Journal of Experimental Medicine. 2002; 195:1129-1143.

41. Liberman AC, Druker J, Refojo D, Holsboer F, Arzt E. Glucocorticoids inhibit GATA-3 phosphorylation and activity in T cells. FASEB Journal. 2009; 23:1558-1571.
42. Ferber IA, Lee HJ, Zonin F, Heath V, Mui A, Arai N et al. GATA-3 significantly downregulates IFN-gamma production from developing Th1 cells in addition to inducing IL-4 and IL-5 levels. Clin Immunol. 1999; 91:134-144.
43. Zacharchuk CM, Mercep M, Chakraborti PK, Simons SS Jr, Ashwell JD. Programmed T lymphocyte death. Cell activation- and steroid-induced pathways are mutually antagonistic. J Immunol. 1990; 145:4037-4045.
44. Iwata M Hanaoka S, Sato K. Rescue of thymocytes and T cell hybridomas from glucocorticoid-induced apoptosis by stimulation via the T cell receptor/CD3 complex: a possible in vitro model for positive selection of the T cell repertoire. European Journal of Immunology. 1991; 21:643-648.
45. Ashwell JD, Lu FW, Vacchio MS. Glucocorticoids in T cell development and function. Annual Review of Immunology. 2000; 18:309-345.
46. Mosenden R, Tasken K. Cyclic AMP-mediated immune regulation–overview of mechanisms of action in T cells. Cellular Signalling. 2011; 23:1009-1016.
47. Grader-Beck T, van Puijenbroek AA, Nadler LM, Boussiotis VA. cAMP inhibits both Ras and Rap1 activation in primary human T lymphocytes, but only Ras inhibition correlates with blockade of cell cycle progression. Blood. 2003; 101:998-1006.
48. Weinlich R, Bortoluci KR, Chehab CF, Serezani CH, Ulbrich AG, Peters-Golden M et al. TLR4/MYD88-dependent, LPS-induced synthesis of PGE2 by macrophages or dendritic cells prevents anti-CD3-mediated CD95L upregulation in T cells. Cell Death and Differentiation. 2008; 15:1901-1909.
49. Ivanov VN, Nikolic-Zugic J. Transcription factor activation during signal-induced apoptosis of immature CD4(+)CD8(+) thymocytes. A protective role of c-Fos. The Journal of Biological Chemistry. 1997; 272:8558-8566.
50. Lee MR, Liou ML, Yang YF, Lai MZ. cAMP analogs prevent activation-induced apoptosis of T cell hybridomas. J Immunol. 1993; 151:5208-5217.
51. Ivanov VN, Lee RK, Podack ER, Malek TR. Regulation of Fas-dependent activation-induced T cell apoptosis by cAMP signaling: a potential role for transcription factor NF-kappa B. Oncogene. 1997; 14:2455-2464.
52. Muller Igaz L, Refojo D, Costas MA, Holsboer F, Arzt E. CRE-mediated transcriptional activation is involved in cAMP protection of T-cell receptor-induced apoptosis but not in cAMP potentiation of glucocorticoid-mediated programmed cell death. Biochimica et Biophysica Acta. 2002; 1542:139-148.
53. Krammer PH, Arnold R, Lavrik IN. Life and death in peripheral T cells. Nature Reviews Immunology. 2007; 7:532-542.
54. Bouillet P, O'Reilly LA. CD95, BIM and T cell homeostasis. Nature Reviews Immunology. 2009; 9:514-519.
55. Liberman AC, Refojo D, Antunica-Noguerol M, Holsboer F, Arzt E. Underlying mechanisms of cAMP and glucocorticoid-mediated inhibition of FasL expression in activation-induced cell death. Molecular immunology. 2012; 50:220-235.
56. Gill G. Something about SUMO inhibits transcription. Current Opinion in Genetics & Development. 2005; 15:536-541.
57. Faus H, Haendler B. Post-translational modifications of steroid receptors. Biomedicine & Pharmacotherapy. 2006; 60:520-528.
58. Geiss-Friedlander R, Melchior F. Concepts in sumoylation: a decade on. Nature Reviews Molecular Cell Biology. 2007; 8:947-956.
59. Desterro JM, Rodriguez MS, Hay RT. SUMO-1 modification of IkappaBalpha inhibits NF-kappaB activation. Molecular Cell. 1998; 2:233-239.
60. van Nguyen T, Angkasekwinai P, Dou H, Lin FM, Lu LS, Cheng J et al. SUMO-specific protease 1 is critical for early lymphoid development through regulation of STAT5 activation. Molecular Cell. 2012; 45:210-221.
61. Carbia-Nagashima A, Arzt E. Intracellular proteins and mechanisms involved in the control of gp130/JAK/STAT cytokine signaling. IUBMB Life. 2004; 56:83-88.
62. Rytinki MM, Kaikkonen S, Pehkonen P, Jaaskelainen T, Palvimo JJ. PIAS proteins: pleiotropic interactors associated with SUMO. Cellular and Molecular Life Sciences. 2009; 66:3029-3041.
63. Kotaja N, Karvonen U, Janne OA, Palvimo JJ. PIAS proteins modulate transcription factors by functioning as SUMO-1 ligases. Molecular and Cellular Biology. 2002; 22:5222-5234.

64. Kotaja N, Vihinen M, Palvimo JJ, Janne OA. Androgen receptor-interacting protein 3 and other PIAS proteins cooperate with glucocorticoid receptor-interacting protein 1 in steroid receptor-dependent signaling. The Journal of Biological Chemistry. 2002; 277:17781-17788.
65. Ungureanu D, Vanhatupa S, Kotaja N, Yang J, Aittomaki S, Janne OA et al. PIAS proteins promote SUMO-1 conjugation to STAT1. Blood. 2003; 102:3311-3313.
66. Jang HD, Yoon K, Shin YJ, Kim J, Lee SY. PIAS3 suppresses NF-kappaB-mediated transcription by interacting with the p65/RelA subunit. The Journal of Biological Chemistry. 2004; 279:24873-24880.
67. Shua K. Regulation of cytokine signaling pathways by PIAS proteins. Cell Research. 2006; 16:196-202.
68. Palvimo JJ. PIAS proteins as regulators of small ubiquitin-related modifier (SUMO) modifications and transcription. Biochemical Society Transactions. 2007; 35:1405-1408.
69. Liu Y, Bridges R, Wortham A, Kulesz-Martin M. NF-kappaB repression by PIAS3 mediated RelA SUMOylation. PLoS One. 2012; 7:e37636.
70. Carbia-Nagashima A, Gerez J, Perez-Castro C, Paez-Pereda M, Silberstein S, Stalla GK et al. RSUME, a small RWD-containing protein, enhances SUMO conjugation and stabilizes HIF-1alpha during hypoxia. Cell. 2007; 131:309-323.
71. Antunica-Noguerol M, Budzinski ML, Druker J, Gassen NC, Sokn MC, Senin S et al. The activity of the glucocorticoid receptor is regulated by SUMO conjugation to FKBP51. Cell Death and Differentiation. 2016; 23:1579-1591.
72. Kotaja N, Karvonen U, Janne OA, Palvimo JJ. The nuclear receptor interaction domain of GRIP1 is modulated by covalent attachment of SUMO-1. The Journal of Biological Chemistry. 2002; 277:30283-30288.
73. Mollapour M, Bourboulia D, Beebe K, Woodford MR, Polier S, Hoang A et al. Asymmetric Hsp90 N-domain SUMOylation recruits Aha1 and ATP-competitive inhibitors. Molecular Cell. 2014; 53:317-329.
74. Arzt E, Stelzer G, Renner U, Lange M, Muller OA, Stalla GK. Interleukin-2 and interleukin-2 receptor expression in human corticotrophic adenoma and murine pituitary cell cultures. The Journal of Clinical Investigation. 1992; 90:1944-1951.
75. Spangelo BL, Gorospe WC. Role of the cytokines in the neuroendocrine-immune system axis. Frontiers in Neuroendocrinology. 1995; 16:1-22.
76. Renner U, Paez-Pereda M, Arzt E, Stalla GK. Growth factors and cytokines: function and molecular regulation in pituitary adenomas. Frontiers of Hormone Research. 2004; 32:96-109.
77. Perez-Castro C, Renner U, Haedo MR, Stalla GK, Arzt E. Cellular and molecular specificity of pituitary gland physiology. Physiological Reviews. 2012; 92:1-38.
78. Besedovsky HO, del Rey A. Immune-neuro-endocrine interactions: facts and hypotheses. Endocrine Reviews. 1996; 17:64-102.
79. Raetz CR. Biochemistry of endotoxins. Annual Review of Biochemistry. 1990; 59:129-170.
80. Chrousos GP. The hypothalamic-pituitary-adrenal axis and immune-mediated inflammation. The New England Journal of Medicine. 1995; 332:1351-1362.
81. Spangelo BL, Judd AM, Isakson PC, MacLeod RM. Interleukin-1 stimulates interleukin-6 release from rat anterior pituitary cells in vitro. Endocrinology. 1991; 128:2685-2692.
82. Kobayashi H, Fukata J, Murakami N, Usui T, Ebisui O, Muro S et al. Tumor necrosis factor receptors in the pituitary cells. Brain Research. 1997; 758:45-50.
83. Renner U, Gloddek J, Pereda MP, Arzt E, Stalla GK. Regulation and role of intrapituitary IL-6 production by folliculostellate cells. Domestic Animal Endocrinology. 1998; 15:353-362.
84. Spangelo BL, Isakson PC, MacLeod R. M. Production of interleukin-6 by anterior pituitary cells is stimulated by increased intracellular adenosine 3',5'-monophosphate and vasoactive intestinal peptide. Endocrinology. 1990; 127:403-409.
85. Tatsuno I, Somogyvari-Vigh A, Mizuno K, Gottschall PE, Hidaka H, Arimura A. Neuropeptide regulation of interleukin-6 production from the pituitary: stimulation by pituitary adenylate cyclase activating polypeptide and calcitonin gene-related peptide. Endocrinology. 1991; 129:1797-1804.
86. Matsumoto H, Koyama C, Sawada T, Koike K, Hirota K, Miyake A et al. Pituitary folliculo-stellate-like cell line (TtT/GF) responds to novel hypophysiotropic peptide (pituitary adenylate cyclase-activating peptide), showing increased adenosine 3',5'-monophosphate and interleukin-6 secretion and cell proliferation. Endocrinology. 1993; 133:2150-2155.

87. Sapochnik M, Fuertes M, Arzt E. Programmed cell senescence: role of IL-6 in the pituitary. Journal of Molecular Endocrinology. 2017; 58:R241-R253.
88. Renner U, Sapochnik M, Lucia K, Stalla GK, Arzt E. Intrahypophyseal Immune-Endocrine Interactions: Endocrine Integration of the Inflammatory Inputs. Frontiers of Hormone Research. 2017; 48:37-47.
89. Renner U, De Santana EC, Gerez J, Frohlich B, Haedo M, Pereda MP, Onofri C, Stalla GK, Arzt E. Intrapituitary expression and regulation of the gp130 cytokine interleukin-6 and its implication in pituitary physiology and pathophysiology. Annals of the New York Academy of Sciences. 2009; 1153:89-97.
90. Arzt E, Pereda MP, Castro CP, Pagotto U, Renner U, Stalla GK. Pathophysiological role of the cytokine network in the anterior pituitary gland. Frontiers in Neuroendocrinology. 1999; 20:71-95.
91. Gloddek J, Lohrer P, Stalla J, Arzt E, Stalla GK, Renner U. The intrapituitary stimulatory effect of lipopolysaccharide on ACTH secretion is mediated by paracrine-acting IL-6. Experimental and Clinical Endocrinology & Diabetes. 2001; 109:410-415.
92. Arzt E, Buric R, Stelzer G, Stalla J, Sauer J, Renner U et al. Interleukin involvement in anterior pituitary cell growth regulation: effects of IL-2 and IL-6. Endocrinology. 1993; 132:459-467.
93. Pereda MP, Lohrer P, Kovalovsky D, Perez Castro C, Goldberg V, Losa M et al. Interleukin-6 is inhibited by glucocorticoids and stimulates ACTH secretion and POMC expression in human corticotroph pituitary adenomas. Experimental, Clinical Endocrinology & Diabetes. 2000; 108:202-207.
94. Carmeliet P, Vankelecom H, Van Damme J, Billiau A, Denef C. Release of interleukin-6 from anterior pituitary cell aggregates: developmental pattern and modulation by glucocorticoids and forskolin. Neuroendocrinology. 1991; 53:29-34.
95. Lohrer P, Gloddek J, Nagashima AC, Korali Z, Hopfner U, Pereda MP et al. Lipopolysaccharide directly stimulates the intrapituitary interleukin-6 production by folliculostellate cells via specific receptors and the p38alpha mitogen-activated protein kinase/nuclear factor-kappaB pathway. Endocrinology. 2000; 141:4457-4465.
96. Gloddek J, Pagotto U, Paez Pereda M, Arzt E, Stalla GK, Renner U. Pituitary adenylate cyclase-activating polypeptide, interleukin-6 and glucocorticoids regulate the release of vascular endothelial growth factor in pituitary folliculostellate cells. The Journal of Endocrinology. 1999; 160:483-490.
97. Beishuizen A, Thijs LG. Endotoxin and the hypothalamo-pituitary-adrenal (HPA) axis. Journal of Endotoxin Research. 2003; 9:3-24.
98. Kitchens RL. Role of CD14 in cellular recognition of bacterial lipopolysaccharides. Chemical Immunology. 2000; 74:61-82.
99. Akira S, Takeda K, Kaisho T. Toll-like receptors: critical proteins linking innate and acquired immunity. Nature Immunology. 2001; 2:675-680.
100. Tapping RI, Tobias PS. Soluble CD14-mediated cellular responses to lipopolysaccharide. Chemical Immunology. 2000; 74:108-121.
101. Mehet DK, Philip J, Solito E, Buckingham JC, John CD. Evidence from in vitro and in vivo studies showing that nuclear factor-kappaB within the pituitary folliculostellate cells and corticotrophs regulates adrenocorticotrophic hormone secretion in experimental endotoxaemia. Journal of Neuroendocrinology. 2012; 24:862-873.
102. Hanisch A, Dieterich KD, Dietzmann K, Ludecke K, Buchfelder M, Fahlbusch R et al. Expression of members of the interleukin-6 family of cytokines and their receptors in human pituitary and pituitary adenomas. The Journal of Clinical Endocrinology and Metabolism. 2000; 85:4411-4414.
103. Arzt E. gp130 cytokine signaling in the pituitary gland: a paradigm for cytokine-neuro-endocrine pathways. The Journal of Clinical Investigation. 2001; 108:1729-1733.
104. Castro CP, Giacomini D, Nagashima AC, Onofri C, Graciarena M, Kobayashi K et al. Reduced expression of the cytokine transducer gp130 inhibits hormone secretion, cell growth, and tumor development of pituitary lactosomatotrophic GH3 cells. Endocrinology. 2003; 144:693-700.
105. Savino W, Arzt E, Dardenne M. Immunoneuroendocrine connectivity: the paradigm of the thymus-hypothalamus/pituitary axis. Neuroimmunomodulation. 1999; 6:126-136.
106. Dardenne M, Savino W, Gagnerault MC, Itoh T, Bach JF. Neuroendocrine control of thymic hormonal production. I. Prolactin stimulates in vivo, in vitro the production of thymulin by human and murine thymic epithelial cells. Endocrinology. 1989; 125:3-12.

107. de Mello-Coelho V, Savino W, Postel-Vinay MC, Dardenne M. Role of prolactin and growth hormone on thymus physiology. Developmental Immunology. 1998; 6:317-323.
108. Goya RG, Gagnerault MC, de Moraes MC, Savino W, Dardenne M. In vivo effects of growth hormone on thymus function in aging mice. Brain, Behavior, and Immunity. 1992; 6:341-354.
109. Gruver AL, Sempowski GD. Cytokines, leptin, and stress-induced thymic atrophy. Journal of Leukocyte Biology. 2008; 84:915-923.
110. Savino W, Dardenne M. Pleiotropic modulation of thymic functions by growth hormone: from physiology to therapy. Current Opinion in Pharmacology. 2010; 10:434-442.

5

Estímulos Comuns para Migração Celular nos Sistemas Imune e Nervoso

Cecilia Hedin-Pereira • Leo Morita Miyakoshi • Elizabeth Cunha Penna de Moraes • Wilson Savino

Resumo

A migração celular é fenômeno essencial no desenvolvimento de diversos órgãos e sistemas, sendo governada por diferentes interações moleculares. Várias destas interações estão presentes nos sistemas imune e nervoso, demonstrando uma vez mais o conceito de sintaxe comum entre esses dois sistemas. Podemos ilustrar esses conceitos pela análise de dois setores específicos do sistema imune – o timo –, e do sistema nervoso central – as zonas ventricular e subventricular do cérebro.

Por exemplo, neurônios GABAérgicos cerebrais são gerados na zona ventricular ventral e para atingirem o córtex cerebral migram longas distâncias de forma perpendicular à glia radial.

O processo de migração intratímica de linfócitos T também ocorre de forma ordenada e em paralelo aos eventos de diferenciação, fundamentais para a gênese de linfócitos T maduros, que, uma vez saindo do órgão, serão capazes de colonizar as áreas timo-dependentes dos órgãos linfoides secundários.

Apesar do número de diferentes interações moleculares envolvidas no controle da migração celular nos sistemas imune e nervoso, podemos ilustrar conceitualmente a sintaxe comum analisando exemplos específicos, representantes de verdadeiras famílias de proteínas, incluindo lamininas (aqui mostradas como paradigma de moléculas de matriz extracelular; entre as quimiocinas, a CXCL12, entre as semaforinas e efrinas, a semaforina-3A e efrina B1).

Nos dois sistemas, imune e nervoso, a migração celular decorre da interação simultânea de vários pares ligante-receptor, caracterizando, portanto, um processo multivetorial, no qual cada interação molecular é um vetor de migração. Neste sentido, alterações em um ou mais desses vetores de migração poderão acarretar patologias específicas, atingindo ambos os sistemas.

A migração celular é fenômeno essencial no desenvolvimento de vários órgãos e sistemas e é governada por diferentes interações moleculares. Várias dessas interações estão presentes nos sistemas imune e nervoso, ilustrando uma vez mais o conceito de sintaxe comum, enunciado no Capítulo 2. Discutiremos a seguir algumas interações moleculares relacionadas com a migração celular, em ambos os sistemas. Para tal, utilizaremos setores específicos do sistema nervoso central (particularmente a zona ventricular e a zona subventricular do cérebro) e do sistema imune (timo).

Tanto a migração neuronal quanto a migração de timócitos dependem de interações célula-célula, além de célula-matriz extracelular, promotoras da adesão e da desadesão em ciclos, e que são importantes para o deslocamento, que sinalizam para as mudanças no citoesqueleto celular. Esses movimentos ordenados são controlados por distintas moléculas.

A migração neuronal é um fenômeno complexo, finamente orquestrado, que resulta no posicionamento correto de neurônios possibilitando a formação de circuitos neurais adequados ao seu funcionamento adaptativo. No sistema nervoso central (SNC), a migração neuronal, embora não exclusivamente, se origina de regiões proliferativas adjacentes ao sistema ventricular, que veicula o líquido cefalorraquidiano por todo o encéfalo e medula espinhal.

No córtex cerebral as células-tronco propriamente ditas são as células da glia radial, que se estendem das paredes ventriculares até a superfície cortical e atravessam todo o parênquima cerebral. Essas células gliais se alinham e formam um arcabouço radial que orienta a migração de neurônios, os quais realizam sua última divisão celular na ZV. De modo geral, neurônios recém-natos migram sobre os prolongamentos celulares radiais (Rakic 1972, em Anton *et al.*, 1996) das células que os originaram e vão, conforme o córtex cerebral se desenvolve, se posicionando uns sobre os outros para formar uma coluna. Assim, o ponto de origem dos neurônios na matriz proliferativa reflete perfeitamente a posição final destas células na placa cortical em diferenciação. Acredita-se que essa organização sequencial no processo migratório seja o substrato anatômico para o surgimento das colunas do córtex cerebral maduro, suas unidades funcionais básicas (Costa & Hedin-Pereira, 2010). No entanto, se esse esquema é verdadeiro para neurônios glutamatérgicos de projeção da placa cortical, isso não se aplica aos interneurônios GABAérgicos. Estes dois neurotransmissores são predominantes na circuitaria cortical, e o balanço na atividade excitatória (mediada por glutamato) e inibitória (mediada predominantemente por GABA) que produzem conjuntamente, é essencial. Neurônios GABAérgicos cerebrais são gerados na zona ventricular ventral e para atingirem o córtex cerebral migram longas distâncias de forma perpendicular à glia radial e, portanto, à migração neuronal glutamatérgica. Conhecer as pistas moleculares que regulam diferencialmente a migração desses dois grandes conjuntos de neurônios e entender como defeitos neste processo podem influir conjunta e separadamente na emergência de patologias é um desafio da neurobiologia atual.

O processo de migração intratímica de linfócitos T também ocorre de forma ordenada e em paralelo aos eventos de diferenciação, fundamentais para a gênese de linfócitos T maduros, que, uma vez saindo do órgão, serão capazes de colonizar as chamadas áreas timo-dependentes dos órgãos linfoides secundários e montar uma resposta imune de base celular (Savino *et al.*, 2002, 2004, 2016).

A diferenciação intratímica de linfócitos T pode ser seguida pela expressão sequencial de moléculas fisiologicamente importantes e que também servem como biomarcadores de diferenciação, dentre eles as moléculas acessórias CD4 e CD8, além do receptor de células T (TCR), cuja expressão deriva de recombinação somática e permite a geração do repertório intratímico de células T (Savino *et al.*, 2004, 2016).

À semelhança do que comentamos anteriormente sobre os neurônios, a migração dos timócitos em diferenciação é ordenada e se dá sobre pistas formadas no contexto de uma rede tridimensional de células não linfoides, principalmente as células epiteliais tímicas, que, por sua vez, expressam receptores de adesão e secretam moléculas envolvidas em migração celular. Desvios destes processos normais de migração também estão relacionados com a patologia, incluindo imunodeficiência e autoimunidade.

Lamininas e respectivos receptores do tipo integrina

As lamininas (LM) correspondem a uma família de proteínas heterotriméricas da matriz extracelular, formadas pelas cadeias α, β e γ; cada uma sendo codificada por um gene específico. Várias isoformas de LM já foram descritas e são classificadas de acordo com as correspondentes cadeias α, β e γ. Uma vez sintetizadas, as cadeias formam uma estrutura em espiral. Atualmente, cinco cadeias α, três β e três γ foram caracterizadas quimicamente e 18 isoformas relatadas. As interações mediadas por laminina são desencadeadas por duas classes principais de receptores, receptores do tipo integrina e não integrina (Yamada & Sekiguchi, 2015; Cloutier *et al.*, 2019). Pelo menos doze integrinas, a saber $\alpha1\beta1$, $\alpha2\beta1$, $\alpha2\beta2$, $\alpha3\beta1$, $\alpha6\beta1$, $\alpha6\beta4$, $\alpha7\beta1$, $\alpha9\beta1$, $\alpha v\beta3$, $\alpha v\beta5$, $\alpha v\beta8$ e $\alpha M\beta2$, podem se ligar às LM (Castellani & Rougon, 2002; Yamada & Sekiguchi, 2015).

Os receptores de LM do tipo integrina agem por meio da sinalização de fora para dentro, promovendo a modulação nos estados de fosforilação e das atividades das tirosina-quinases citosólicas, como a quinase de adesão focal e a família Src de quinases, que, subsequentemente, regulam outras quinases (Yurchenco, 2015).

A interação com LM por meio de seus receptores integrina foi demonstrada tanto na migração neuronal gliofílica como na migração tangencial em cadeia (Dulabon *et al.*, 2000). Neurônios que migram radialmente expressam a integrina VLA-3, enquanto a glia radial, seu substrato celular de migração, expressa LM 211 (Schmid *et al.*, 2005).

Foi descrito que a relina (do inglês, *reelin*), uma glicoproteína da matriz extracelular expressa na superfície do córtex cerebral, seria um importante elemento regulatório da migração neuronal (Dulabon *et al.*, 2000). O mecanismo proposto é de que a interação da relina com o receptor de LM, VLA-3, produziria a internalização desta integrina induzindo o desligamento do neurônio da glia radial. Atualmente, no entanto, se sabe que a ativação dos receptores de relina (VLDL-R e ApoER2) resultam na fosforilação do alvo intracelular DAB1, este sim essencial para a translocação do núcleo da célula. Para que a célula se mova, o núcleo deve ser translocado também e os mecanismos envolvidos neste processo são fundamentais para o sucesso da migração neuronal (de Moraes, 2010; Franco *et al.*, 2011).

Laminina também desempenha papel importante na migração pós-natal de neuroblastos em cadeia. Animais nocaute para laminina alpha 2 e alpha 4 apresentam diminuição significativa dos bulbos olfatórios e demonstrou-se que a integrina VLA-6 é necessária para a formação de cadeias migratórias (Menezes *et al.*, 2002; Belvindrah *et al.*, 2007). A relina também exerce um papel neste tipo de migração neuronal – a sua interação com seus receptores expressos pelos neuroblastos migratórios leva à dissociação de neuroblastos de suas cadeias, o que permite o posicionamento no tecido e diferenciação em neurônios GABAérgicos.

Várias isoformas de LM são expressas no timo, sendo produzidas por células do microambiente tímico, particularmente as células epiteliais tímicas (TEC). Além disso, timócitos e TEC expressam receptores de LM do tipo integrina. Funcionalmente, relatou-se que o camundongo mutante dy/dy (sem a isoforma LM 211) exibe diferenciação defeituosa de timócitos (Savino *et al.*, 2015).

Ademais, mostrou-se que LM têm efeito haptotático sobre timócitos, bem como sua adesão às TEC; sendo ambos os efeitos bloqueados por anticorpos anti-LM ou anti-VLA-6 (Savino *et al.*, 2015).

Mais recentemente, por meio de experimentos realizados *in vitro* utilizando TEC humanos, viu-se que a inativação do gene *ITGA6* (que codifica a cadeia α6 integrina do receptor de LM, VLA-6) induz modulação em diversos genes relacionados com a migração celular e resulta em alterações no padrão de adesão dos timócitos ao epitélio tímico (Savino *et al.*, 2015; Golbert *et al.*, 2013, 2018).

Interações mediadas por quimiocinas

Quimiocinas são polipeptídeos mediadores da organização tecidual e migração celular em diferentes sistemas do nosso organismo. Elas constituem uma família de citocinas pequenas (100 aminoácidos em média) e estruturalmente relacionadas, que estão funcionalmente envolvidas na ativação e migração celular. Sua ação ocorre via receptores membranares específicos, do tipo de receptores acoplados à proteína G. Embora originamente descobertas no sistema imune, quimiocinas também regulam funções no sistema nervoso.

Tem sido descrito que quimiocinas são liberadas no encéfalo por células neurais locais assim, como por células não neurais como parte da sinalização inflamatória promovida pelo sistema imune. Por outro lado, durante o desenvolvimento do sistema nervoso, mostrou-se que a liberação da citocina CXCL12 pelas meninges é importante para a migração e posicionamento correto de células de Cajal-Retzius produtoras de relina na superfície cortical. Estas células respondem à sinalização por meio do receptor CXCR4 e são necessárias ao desenvolvimento normal do córtex cerebral como mencionado anteriormente (Borrell & Marin, 2006).

Também no timo há uma expressão regulada e regionalizada de quimiocinas, tanto nos timócitos em diferentes estágios de maturação quanto nas células do microambiente, o que implica um destacado papel no desenvolvimento dos linfócitos T, incluindo o recrutamento dos precursores, até a migração intratímica dos timócitos, além de agirem também na saída das células T do timo. Em humanos destacam-se estudos de expressão, localização e possível função das quimiocinas/receptores, em particular CXCL12/CXCR4 (Savino *et al.*, 2002, 2004). A interação intratímica de CXCL12 com CXCR4 tem sido atribuída, principalmente, à regulação de fases migratórias iniciais de timócitos imaturos, assim como à saída de precursores T, a partir da medula óssea (Savino *et al.*, 2004, 2016).

Semaforinas e respectivos receptores

As semaforinas representam uma família de proteínas originalmente por exercer função de guiar o crescimento axonal (Rozbesky & Jones, 2019). Algumas semaforinas são secretadas (classe 3: semaforina 3A e semaforina 3F), enquanto outras são ligadas a um âncora de fosfatidilinositol (classe 7), e outras têm posicionamento transmembranar (classes 4-6).

As semaforinas 3A e 3F se ligam aos receptores neuropilinas 1 e 2, respectivamente. As neuropilinas, por sua vez, possuem domínio citoplasmático curto, sem capacidade sinalizadora. Ligam-se, então, às plexinas como correceptores e permitem a transdução de sinais intracelulares (Figura 5.1).

A semaforina 3A parece ter um papel importante no direcionamento de neurônios GABAérgicos ao córtex cerebral, pois é expressa no manto do núcleo estriado impedindo que os inteneurônios destinados ao córtex cerebral que expressam neuropilina 1 penetrem nesta região, em vez de seguir para o córtex cerebral (Figura 5.2).

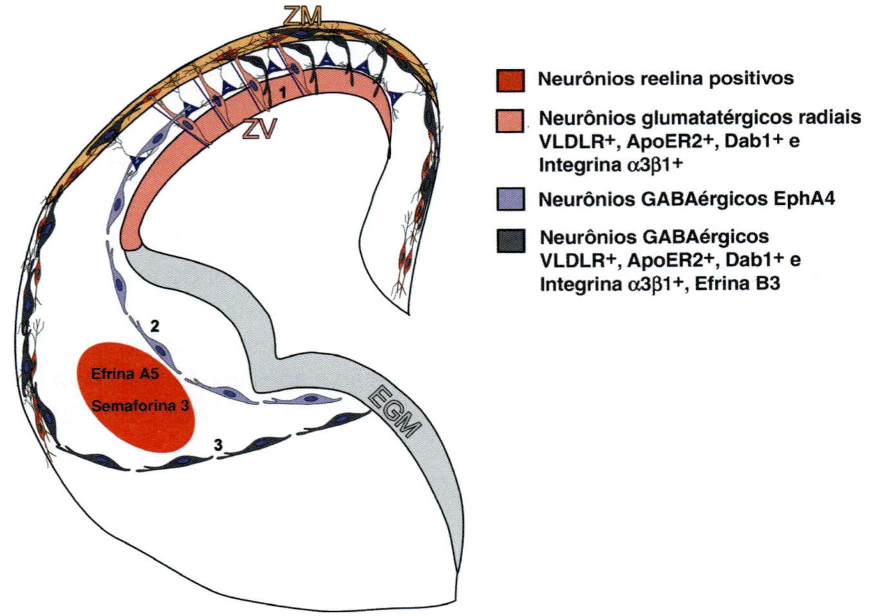

Figura 5.1. Desenho esquemático mostrando rotas migratórias para o córtex cerebral e algumas moléculas direcionadoras da migração neuronal. **1.** Migração radial gliofílica de neurônios; **2.** Migração tangencial profunda de neurônios GABAérgicos; **3.** Migração tangencial superficial de neurônios GABAérgicos como a zona marginal (**ZM**). **ZV**: zona ventral. A figura oval vermelha no meio entre as rotas migratórias 2 e 3 representa a região da eminência ganglionar que produz efrina A5 e semaforina 3, repulsivas aos neurônios das rotas 2 e 3.

Fonte: Acervo da autoria.

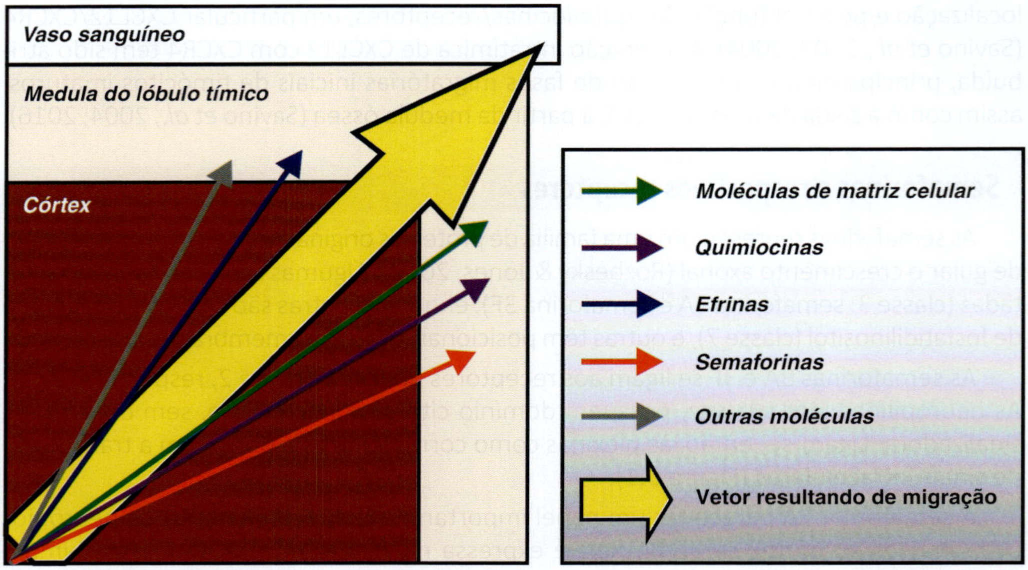

Figura 5.2. Migração multivetorial no timo. A migração de timócitos que ocorre da região cortical dos lóbulos tímico para a região medular e posterior está sob controle de vetores individuais, que representam invidualmente diversas interações moleculares (setas finas), dentre as quais, aquelas mediadas por moléculas de matriz extracelular, quimiocinas, semaforinas ou efrinas. O movimento efetivo e ordenado dos timócitos é o vetor resultante (representado pela seta grande amarela) da ação conjunta de cada interação individualmente.

Fonte: Acervo da autoria.

O papel repulsor de semaforina 3A é observado apenas sobre os neurônios destinados ao cortex cerebral. Os neurônios estriatais, que não apresentam receptores neuropilina, migram em direção ao manto onde diferenciam normalmente.

Semaforinas 3A e 3F foram também descritas no timo, sendo expressas por timócitos e TEC. Além disso, essas células expressam neuropilinas 1 e 2, e ainda plexinas. Funcionalmente, exercem um efeito quimiorrepulsor e desadesivo sobre os timócitos, podendo ter um efeito bloqueador sobre a migração e adesão de timócitos à laminina e CXCL12 (Pelletier *et al.*, 2007; Garcia *et al.*, 2012; Mendes-da-Cruz *et al.*, 2014).

Efrinas e seus receptores

Eph é a maior família de receptores tirosina quinase em células animais. Seus ligantes naturais são as efrinas, também amplamente representadas em vários tipos de células (Rozbesky & Jones, 2019). Tanto Eph quanto efrinas são subdivididas em duas famílias, A e B, com base nas semelhanças da sequência gênica e na ligação ao ligante cognato. Embora cada Eph quinase possa ligar várias efrinas e vice-versa, ela exibe grande especificidade; ambos os receptores e ligantes transmitem sinais citoplasmáticos (frente e verso, respectivamente) para as células que expressam.

No sistema nervoso, efrina A5 atua como pista repulsiva para neurônios de migração tangencial que se originam do telencéfalo basal em direção ao córtex cerebral (Zimmer *et al.*, 2010).

Efrina B3, atuando com o receptor EphA4, é importante na definição de rotas migratórias para diferentes subpopulações de neurônios GABAérgicos corticais. Interneurônios da rota ventral e dorsal expressam efrina B3 e EphA4, respectivamente, gerando a segregação dessas duas vias migratórias (Zimmer *et al.*, 2011) como mostrado na Figura 5.1.

Várias efrinas e receptores Eph são constitutivamente expressos no timo, tanto em timócitos quanto em células epiteliais (Mendes-da-Cruz *et al.*, 2012). Funcionalmente, os receptores EphB2 no timo de camundongos participam tanto nos processos iniciais da organogênese do timo, quanto na diferenciação intratímica de timócitos. Além disso, o desequilíbrio dos sinais transmitidos pelo complexo EphB2/efrina-B impede o correto posicionamento intratímico desses precursores, o que, possivelmente, causa um bloqueio na maturação dos timócitos. De fato, já foi relatado que os sinais desencadeados pelo complexo Eph/efrina e sua corregulação com outros receptores modulam o processo de migração dos precursores de células T, desde sua entrada no timo, até o seu correto desenvolvimento e migração dentro deste órgão (Stimamíglio *et al.*, 2010; Alfaro *et al.*, 2015).

Migração celular no sistema nervoso e no sistema imune – um evento de natureza multivetorial

Na percepção dos eventos de migração celular, tanto no sistema nervoso quando no sistema imune, é importante levarmos em conta que diversas interações moleculares ocorrem simultaneamente e em sequência, entre as células migrantes e o substrato (celular ou extracelular) sobre o qual tais células migram. Portanto, o movimento final da célula ocorre como resultado de diversas interações, atraentes e repulsivas. Podemos então representar a migração celular, em ambos os sistemas, como um evento multivetorial, no qual cada vetor é representado por uma interação molecular, e a resultante de todas as interações corresponde ao vetor resultante, que descreve o movimento celular propriamente dito. Além disso, é importante frisar que uma determinada interação molecular pode influenciar outra, e, por conseguinte, influenciar o vetor resultante.

No SNC, entender como os axônios crescem e se direcionam até suas regiões formando suas sinapses foi durante décadas um desafio para os cientistas. O deslocamento de neurônios na migração é considerado um fenômeno análogo, já que neurônios se orientam utilizando algumas das mesmas moléculas que transduzem sinais intracelulares, mudando o curso do deslocamento (Evsyukova *et al.*, 2013). Considerando a precisão de circuitos de axônios formados dando origem à percepção sensorial, à comunicação, ao pensamento, ao controle motor e ao comportamento em geral, a questão ganhou uma enorme atenção dos pesquisadores. No entanto, vários estudos mostraram em conexões bem específicas, importantes para a obtenção de informação visual em roedores, que o gradiente de duas moléculas apenas (uma molécula repulsiva ao crescimento axonal e uma promotora, complementarmente dispostas) era suficiente para gerar uma precisão incrível nas terminações axonais. Os gradientes complementares dos receptores das duas moléculas da região-alvo também ocorriam na região de origem, a retina. Desta forma, as coordenadas espaciais tão importantes para a informação visual se manteriam na região a ser inervada. Duas efrinas (as efrinas A e B) garantiriam essa matriz de coordenadas (Feldheim & O'Leary, 2010). Acredita-se que o direcionamento da migração neuronal tenha muitas semelhanças com o axonal. Ambas as formas de deslocamento obedecem a moléculas comuns, e muito embora o neurônio migratório não tenha um cone de crescimento tão especializado como o axonal, apresenta um prolongamento líder com características comuns como a presença de receptores de interação adesiva com o ambiente, de interação célula-célula ou mesmo de resposta a moléculas solúveis. Mas tanto no crescimento axonal como na migração neuronal o direcionamento celular/molecular precisa ocorrer muitas vezes por longos caminhos e diferentes obstáculos devem ser transpostos.

Também no timo, o conceito de migração multivetorial pode ser utilizado. De fato, já foi definido que várias interações podem ocorrer ao mesmo tempo, e que uma interação pode exercer efeito, que pode ser somatório, sinérgico ou mesmo de bloqueio sobre a outra interação. Por exemplo, laminina e CXCL12 agem de forma sinérgica estimulando a migração de timócitos (*Smaniotto et al.*, 2005), enquanto semaforina 3A inibe parcialmente a migração induzida por laminina e por CXCL12 (Pelletier *et al.*, 2007; Mendes-da-Cruz *et al.*, 2012, 2014; Garcia *et al.*, 2014). De fato, a migração multivetorial também pode ser estendida aos órgãos linfoides periféricos (Smaniotto *et al.*, 2010).

Este conceito também pode ser aplicado para o melhor entendimento de defeitos de migração, que podem estar, inclusive, associados à doença.

Defeitos de migração nos sistemas nervoso e imune – conexão com patologias psiquiátricas

Defeitos de migração neuronal no cérebro humano resultam no acúmulo de células próximo ao ventrículo, a origem das células migratórias, formando as heterotopias periventriculares, ou estas não ultrapassam a substância branca produzindo a heterotopia subcortical em banda. Alternativamente, podem formar uma placa cortical mais espessa que pode afetar a girificação, resultando na total ausência de giros como na lisencefalia associada a defeitos no gene *lis 1* ou a sua simplificação na paquigiria (Manzini & Walsh, 2011). Defeitos de migração não estão associados apenas às malformações corticais mais severas, mas também às doenças neurológicas e psiquiátricas, como epilepsia, esquizofrenia e autismo (Bozzi *et al.*, 2012). A presença de neurônios ectópicos associados a defeitos de migração é detectada em pelo menos 25% das cirurgias para tratamento de epilepsia (Sequerra *et al.*, 2013). Modelos animais têm revelado que defeitos na migração dos neurônios inibitórios GABAérgicos causados por uma molécula de adesão celular, a contactina, no córtex cerebral e hipocampo são epileptogênicos, e os animais desenvolvem comportamentos relacionados com o autismo, como o comportamento repetitivo, a hiperatividade e o isolamento social (Peñagarikano *et al.*, 2011). Tanto as anomalias na migração podem ser parte de um efeito complexo de genes defeituosos envolvidos em processos do desenvolvimento, como os fatores ambientais podem ser importantes elementos nos distúrbios de migração neuronal, se presentes em janelas temporais restritas (Sequerra *et al.*, 2013).

A detecção de citocinas na corrente sanguínea e no liquor é comum a várias doenças psiquiátricas, e já há evidências de que estas podem regular eventos de migração neuronal no SNC na corticogênese. Além disso, apresentamos anteriormente inúmeros mecanismos regulatórios da migração neuronal que são comuns ao sistema imune e indicamos que quando defeitos migratórios são encontrados em um dos sistemas, provavelmente ocorrerão no segundo e produzirão patologias complexas e multifacetadas, o que afetará o diálogo constante entre os sistemas imune e nervoso, um determinante importante do comportamento humano e animal.

No timo, por exemplo, alterações observadas na infecção experimental pelo *Trypanosoma cruzi* cursam com defeitos de migração de timócitos, incluindo aumento de exportação de células T para a periferia do sistema imune, liberação de linfócitos T potencialmente autorreativos (Savino, 2006). Nestes animais, além do aumento na produção de quimiocinas como CXCL12, e nas proteínas de ECM, como a fibronectina, os timócitos apresentam maior densidade de expressão dos receptores cognatos respectivos CXCR4 e VLA-4 e VLA-5. Ademais, a resposta migratória destes timócitos, e particularmente dos timócitos imaturos, é exacerbada, às quantidades fixadas tanto de CXCL12 quanto de fibronectina (Savino, 2006).

Em outro exemplo, foi observado em camundongos que desenvolvem diabetes tipo 1 (insulina-dependente) que existem alterações de migração com retenção de linfócitos no interior do órgão, incluindo células T reguladores e potencial influência sobre o desenvolvimento da lesão nas ilhotas pancreáticas. Os linfócitos são gradualmente represados nos chamados espaços perivasculares. Esses linfócitos exibem menor expressão do receptor de fibronectina, e apresentam menor resposta migratória à fibronectina (Mendes-da-Cruz *et al.*, 2008, 2018; Lemos *et al.*, 2018).

Considerações finais

A migração celular imune e neural apresenta vários elementos comuns:

- A migração é importante para a composição tecidual destes sistemas. Por exemplo, a organização laminar do córtex cerebral é essencial para o seu funcionamento e é gerada por mecanismos migratórios específicos, tal que defeitos na migração são comumente encontrados em patologias do SNC.
- No timo, o encontro das células migratórias com diferentes células não migrantes (células do microambiente) e fatores por elas secretados é fundamental para a aquisição definitiva de sua identidade celular, regulando intracelularmente vias de diferenciação celular.

A influência dos fatores encontrados no percurso da via migratória e a definição fenotípica decorrente é bem caracterizada e entendida, tanto no sistema imune quanto no nervoso. A direção de migração de timócitos e de neurônios parece ser a resultante da interação de diferentes fatores, atrativos, repulsivos, promotores ou inibidores dessa migração que atuam em cada momento, caracterizando um evento multivetorial (cf. Figura 5.2, que exemplifica a migração de timócitos). Neste sentido, patologias de migração celular nos sistemas imune e nervoso podem estar associadas a doenças de importância na população.

Referências bibliográficas

Alfaro D, García-Ceca J, Farias-de-Oliveira DA, Terra-Granado E, Montero-Herradón S, Cotta-De-Almeida V et al. Ephb2 and Ephb3 play an important role in the lymphoid seeding of murine adult thymus. Journal of Leukocyte Biology. 2015; 98(6):883-96.

Anton ES, Cameron RS, Rakic P. Role of neuron-glial junctional domain proteins in the maintenance and termination of neuronal migration across the embryonic cerebral wall. Journal of Neuroscience. 1996; 16(7):2283-2293.

Belvindrah R, Hankel S, Walker J, Patton BL, Müller U. Beta1 integrins control the formation of cell chains in the adult rostral migratory stream. Journal of Neuroscience. 2007; 27(10):2704-2717.

Borrell V, Marín O. Meninges control tangential migration of hem-derived cajal-retzius cells via Cxcl12/Cxcr4 Signaling. Nature Neuroscience. 2006; 9(10):1284-1293.

Bozzi Y, Casarosa S, Caleo M. Epilepsy as a neurodevelopmental disorder. Frontiers in Psychiatry. 2012; 3:19.

Castellani V, Rougon G. Control of semaphorin signaling. Current Opinion In Neurobiology. 2002; 12:532-541.

Cloutier G, Sallenbach-Morrissette A, Beaulieu JF. Non-Integrin laminin receptors in epithelia. Tissue Cell. 2019; 56:71-78.

Costa MR, Hedin-Pereira C. Does cell lineage in the developing cerebral cortex contribute to its columnar organization? Frontiers in Neuroanatomy. 2010; 4:26.

de Moraes ECP. A Reelina e seus receptores como reguladores da migração de neurônios gabaérgicos no telencéfalo, 2010 (Tese de Doutorado), Rio de Janeiro: Instituto de Ciências Biomédicas. Universidade Federal do Rio de Janeiro.

Dulabon L, Olson EC, Taglienti MG, Eisenhuth S, McGrath B, Walsh CA et al. Reelin binds alpha3beta1 integrin and inhibits neuronal migration. Neuron. 2000; 27(1):33-44.

Evsyukova I, Plestant C, Anton ES. Integrative mechanisms of oriented neuronal migration in the developing brain annual review of cell. Developmental Biology. 2013; 29: 299-353.

Feldheim DA, O'leary DD. Visual Map Development: bidirectional signaling bifunctional guidance molecules and competition. Cold Spring Harbor Perspectives in Biology. 2010; 2(11): a001768.

Franco S J, Martinez-Garay I, Gil-Sanz C, Harkins-Perry SR, Müller U. Reelin regulates cadherin function via dab1/rap1 to control neuronal migration and lamination in the neocortex. Neuron. 2011; 69: 482-497.

Garcia F, Lepelletier Y, Smaniotto S, Hadj-Slimane R, Dardenne M, Hermine O et al. Inhibitory effect of semaphorin-3a a known axon guidance molecule in the human thymocyte migration induced by CXCL12. Journal of Leukocyte Biology. 2012; 91(1):7-13.

Golbert DC, Correa-de-Santana E, Ribeiro-Alves M, Vasconcelos AT , Savino W. ITGA6 gene silencing by RNA Interference modulates the expression of a large number of cell migration-related genes in human thymic epithelial cells. BMC Genomics 2013; 14 (Suppl 6): S3.

Golbert DCF, Santana-Van-Vliet E, Ribeiro-Alves M, Fonsêca MMBD, Lepletier A, Mendes-da-Cruz DA et al. Small interference ITGA6 gene targeting in the human thymic epithelium differentially regulates the expression of immunological synapse-related genes. Cell Adhesion Migration. 2018; 12(2):152-167.

Lemos JP, Smaniotto S, Messias CV, Moreira OC, Cotta-de-Almeida V, Dardenne M et al. Sphingosine-1-Phosphate receptor 1 is involved in non-obese diabetic mouse thymocyte migration disorders international. Journal of Molecular Sciences. 2018; 19(5):1446.

Lepelletier Y, Smaniotto S, Hadj-Slimane R, Villa-Verde DM, Nogueira AC, Dardenne M et al. Control of human thymocyte migration by neuropilin-1/semaphorin-3a-mediated interactions. Proceedings of The National Academy of Sciences USA. 2007; 104:5545-5550.

Manzini MC, Walsh CA. What disorders of cortical development tell us about the cortex: one plus one does not always make two. Current Opinion in Genetics and Development. 2011; 21(3):333-339.

Mendes-da-Cruz DA, Brignier AC, Asnafi V, Baleydier F, Messias CV, Lepelletier Y et al. Semaphorin 3F and neuropilin-2 control the migration of human t-cell precursors. PLoS One. 2014; 9(7):E103405.

Mendes-da-Cruz DA, Lemos JP, Passos GA, Savino W. Abnormal T-cell development in the thymus of non-obese diabetic mice: possible relationship with the pathogenesis of type 1 autoimmune diabetes. Frontiers in Endocrinology (Lausanne). 2018; 9:381.

Mendes-da-Cruz DA, Smaniotto S, Keller AC, Dardenne M, Savino W. Multivectorial abnormal cell migration in the nod mouse thymus. Journal of Immunology. 2008; 180(7):4639-47.

Mendes-da-Cruz DA, Stimamiglio MA, Muñoz JJ, Alfaro D, Terra-Granado E, Garcia-Ceca J et al. Developing T-Cell migration: role of semaphorins and ephrins. FASEB Journal. 2012; 26(11):4390-4399.

Menezes JR, Marins M, Alves JA, Froes MM, Hedin-Pereira C. Cell migration in the postnatal subventricular zone Brazilian. Journal of Medical and Biological Research. 2002; 35(12):1411-1421.

Peñagarikano O, Abrahams BS, Herman EI, Winden KD, Gdalyahu A, Dong H et al. Absence of CNTNAP2 leads to epilepsy neuronal migration abnormalities and core autism-related deficits. Cell. 2001; 147(1):235-246.

Rozbesky D, Jones EY. Cell guidance ligands receptors and complexes-orchestrating signalling in time and space. Current Opinion in Structural Biology. 2019; 61:79-85.

Savino W, Mendes-da-Cruz DA, Golbert DC, Riederer I, Cotta-De-Almeida V. Laminin-Mediated interactions in thymocyte migration and development. Frontiers in Immunology. 2015; 6:579.

Savino W, Mendes-da-Cruz DA, Silva JS, Dardenne M, Cotta-de-Almeida V. Intrathymic T-Cell migration: a combinatorial interplay of extracellular matrix and chemokines? Trends in Immunology. 2002; 23(6):305-313.

Savino W, Mendes-da-Cruz DA, Smaniotto S, Silva-Monteiro E, Villa-Verde DM. Molecular mechanisms governing thymocyte migration: combined role of chemokines and extracellular matrix. Journal of Leukocyte Biology. 2004; 75(6):951-961.

Savino W, Mendes-da-Cruz DA, Lepletier A, Dardenne M. Hormonal control of t-cell development in health and disease. Nature Reviews in Endocrinology. 2016; 12(2):77-89.

Savino W. The Thymus is a common target organ in infectious diseases. PLoS Pathogens. 2006; 2(6): E62.

Schmid RS, Jo R, Shelton S, Kreidberg JA, Anton ES. Reelin integrin and dab1 interactions during embryonic cerebral cortical development. Cerebral Cortex. 2005; 15(10):1632-1636.

Sequerra EB, Costa MR, Menezes JR, Hedin-Pereira C. Adult neural stem cells: plastic or restricted neuronal fates? Development. 2013; 140(16):3303-3309.

Smaniotto S, de Mello-Coelho V, Villa-Verde DM, Pléau JM, Postel-Vinay MC, Dardenne M et al. Growth hormone modulates thymocyte development in vivo through a combined action of laminin and CXC chemokine ligand 12. Endocrinology. 2005; 146(7):3005-3017.

Smaniotto S, Mendes-da-Cruz DA, Carvalho-Pinto CE, Araujo LM, Dardenne M, Savino W. Combined role of extracellular matrix and chemokines on peripheral lymphocyte migration in growth hormone transgenic mice brain behavior. Immunity. 2010; 24(3):451-461.

Stimamiglio MA, Jiménez E, Silva-Barbosa SD, Alfaro D, García-Ceca JJ, Muñoz JJ et al. Ephb2-mediated interactions are essential for proper migration of t cell progenitors during fetal thymus colonization. Journal of Leukocyte Biology. 88(3):483-94.

Yamada M, Sekiguchi K. Molecular basis of laminin-integrin interactions. Current Topics on Membranes. 2015; 76:197-229.

Yurchenco PD. Integrating activities of laminins that drive basement membrane assembly and function. Current Topics on Membranes. 2015; 76:1-30.

Zimmer G, Rudolph J, Landmann J, Gerstmann K, Steinecke A, Gampe C et al. Bidirectional ephrinb3/epha4 signaling mediates the segregation of medial ganglionic eminence- and preoptic area-derived interneurons in the deep and superficial migratory stream. Journal of Neuroscience. 2011; 31(50):18364-18380.

Zimmer G, Schanuel SM, Bürger S, Weth F, Steinecke A, Bolz J et al. Chondroitin sulfate acts in concert with semaphorin 3a to guide tangential migration of cortical interneurons in the ventral telencephalon. Cerebral Cortex. 2010; 20(10):2411-2422.

6

Inervação dos Órgãos Linfoides

Carolina Francelin • Luciana Peixoto Veneziani • Daniella Arêas Mendes da Cruz • Wilson Savino

Resumo

Um dos circuitos biológicos envolvidos no controle do sistema imune é dado pelo sistema nervoso central por uma rede de fibras nervosas que saem do tronco espinhal em direção ao parênquima dos órgãos linfoides e liberam neurotransmissores e/ou neuropeptídeos no parênquima desses órgãos. Em grande parte, essa inervação é dada por fibras adrenérgicas, que podem estalecer contato direto com linfócitos, influenciando processos celulares, tais como sobrevivência, proliferação, circulação e migração. É importante salientar que tais efeitos ocorrem por ativação de receptores adrenérgicos específicos. Experimentalmente, observou-se que a destruição de terminais nervosos simpáticos pela depleção química de noradrenalina promove a proliferacão celular em órgãos linfoides. A inervação colinérgica em órgãos linfoides é menos conhecida. Sabe-se, no entanto, que em tais órgãos ocorre ativação via acetilcolina e respectivos receptores, por meio de mecanismos parácrinos, com este neurotransmissor sendo produzido por células do próprio sistema imune.

Além disso, os órgãos linfoides apresentam uma rede de fibras nervosas que tem como neurotransmissores diferentes neuropeptídeos, entre eles: neuropeptídeo Y, substância P e peptídeo intestinal vasoativo (VIP).

O padrão de inervação do sistema imune é alterado durante o envelhecimento: por exemplo, a densidade relativa de fibras nervosas aumenta no timo em animais idosos; o timo sofre uma atrofia fisiológica dependente da idade. Por outro lado, a rede de inervação esplênica diminui com a idade, mostrando que a dinâmica da inervação do sistema imune ao longo do envelhecimento pode variar em sítios específicos deste sistema. Também em determinadas condições patológicas, notadamente relacionadas com infecções e autoimunidade, ocorre alteração no padrão de inervação de órgãos linfoides.

Em conclusão, a comunicação entre os sistemas imune e nervoso, por meio de inervação direta nos órgãos e tecidos linfoides associados a mucosas, representa um dos circuitos neuroimunes de relevância biológica, bem como um campo aberto para novas investigações.

Inervação simpática

O estímulo do sistema nervoso simpático modifica uma série de atividades do sistema imune, incluindo: sobrevivência, proliferação, circulação e migração celular. Catecolaminas de origem neuronal são liberadas em microambientes linfoides, e neuropeptídeos podem ser liberados junto com a noradrenalina modulando a sinalização noradrenérgica das células imunes, que se dá por ativação de receptores adrenérgicos específicos expressos nestas células (del Rey & Besedovsky, 2017).

As fibras simpáticas emergem do tronco espinhal e inervam a vasculatura, compartimentos musculares, bem como compartimentos parenquimatosos da medula óssea, timo, baço, linfonodos e tecidos linfoides associados ao estômago em diversas espécies (Bellinger & Lorton, 2014). Tal inervação é, principalmente, do tipo noradrenérgica, que, de fato, corresponde à principal via eferente de comunicação entre os sistemas imune e nervoso (Figura 6.1). Essas fibras liberam, majoritariamente, o neurotransmissor noradrenalina, além de outros transmissores locais, por exemplo, o neuropeptídeo Y.

A noradrenalina estimula os adrenoceptores alfa e beta, expressos pelos linfócitos T e B, macrófagos e outras células dos tecidos linfoides. Além disso, a manipulação da inervação noradrenérgica altera a resposta imune. Por exemplo, a destruição dos terminais nervosos simpáticos pela depleção química de noradrenalina (induzida por 6-hidroxidopamina) em camundongos adultos jovens promove a proliferação celular em órgãos linfoides e altera a atividade de linfócitos T e B *in vitro* (Lorton & Bellinger, 2015).

A interação da noradrenalina com os receptores em células imunes gera estímulos que regulam a expressão de citocinas e outros receptores essenciais para a coordenação da resposta imune (Lorton & Bellinger, 2015). Por sua vez, citocinas produzidas durante determinada resposta imune induzem aumento na produção de noradrenalina e metabólitos oxidativos que geram radicais livres (del Rey & Besedovsky, 2017). Nesse sentido, é relevante frisar que a inervação noradrenérgica dos órgãos linfoides é bastante plástica, adaptando-se às mudanças que ocorrem nos compartimentos linfoides nos quais residem.

Inervação noradrenérgica em órgãos linfoides primários

Na medula óssea, as fibras simpáticas noradrenérgicas emergem do tronco espinhal e entram na medula óssea acompanhando a vasculatura. As fibras nervosas podem migrar a partir dos plexos vasculares em direção ao parênquima da medula, onde se encontram as células-tronco hematopoiéticas.

Enquanto o periósteo constitui a região mais densamente inervada quando se considera o volume total do osso, é a medula óssea que recebe a maior parte da inervação do SNS. Nervos simpáticos e células do microambiente da medula formam complexos

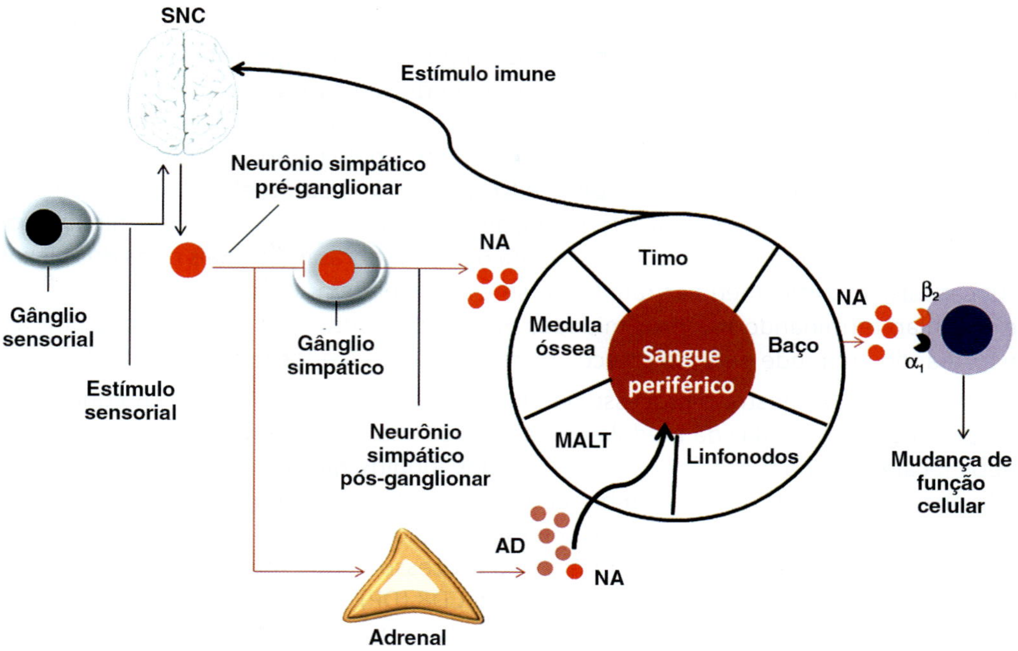

Figura 6.1. Visão geral da interconexão (*cross-talk*) entre o sistema nervoso central (SNC) e o sistema imune. O cérebro responde a informações sensoriais da periferia, incluindo citocinas circulantes (particularmente, interleucina (IL)-1, IL-6 e fator de necrose tumoral (TNF)-α), e neurônios sensoriais que se projetam para os tecidos (canto inferior esquerdo). As respostas do SNC às informações sensoriais, transmitidas por muitas vias do SNC, alteram, assim, o disparo de neurônios pré-ganglionares para regular o tônus do SNS para órgãos-alvo simpáticos, incluindo órgãos linfoides. Neurônios simpáticos pré-ganglionares na coluna celular intermediolateral da região toracolombar da medula espinhal enviam seus axônios para neurônios simpáticos pós-ganglionares localizados em gânglios e para células cromafins na medula adrenal. Os neurônios pós-ganglionares enviam seus axônios para os órgãos e tecidos linfoides, onde sinalizam as células do sistema imune e células musculares lisas da vasculatura, liberando noradrenalina (NA, esferas vermelhas). As células imunes expressam predominantemente os receptores β2-AR (laranja), embora algumas células imunes expressam os subtipos de α-AR (preto). Nervos simpáticos pré-ganglionares inervam células cromafins medulares adrenais, que, por sua vez, liberam de forma endócrina, predominantemente adrenalina (AD, ~ 80%) e, em menor grau, noradrenalina (~ 20%) na circulação. Estas catecolaminas interagem com os AR expressos nas células imunes, ativando as vias de sinalização que alteram suas funções celulares em diversos setores. Por meio dessas conexões, o SNS regula o sistema imune, em situações de homeostasia e sob condições de estresse ou ativação imune. MALT: tecido linfloide associado a mucosas.
Modificada a partir de Bellinger & Lorton, 2014.

neurorreticulares presentes em nichos hematopoiéticos, onde as células-tronco são mantidas e sofrem diferenciação. Mostrou-se, inclusive, que catecolaminas suprimem as funções do nicho de células do microambiente medular, aumentando a saída de células hematopoiéticas, e mostrando que a hemopoiese na medula óssea pode ser regulada por catecolaminas liberadas dos neurônios (Godinho-Silva *et al.*, 2016).

A presença de fibras noradrenérgicas no timo, desde os primeiros momentos do desenvolvimento do órgão, sugere que o processo de diferenciação e migração de timócitos (mostrado resumidamente na Figura 6.2A) seja modulado por noradrenalina. Neste órgão, as fibras noradrenérgicas têm origem nos corpos celulares pós-ganglionares do gânglio paravertebral da cadeia simpática. As fibras noradrenérgicas pós-ganglionares entram no timo juntamente com os vasos sanguíneos ou ingressam diretamente na cápsula. Tais fibras penetram no órgão por meio de sua cápsula, e se distribuem pela cápsula e septos como fibras livres ou acompanhando a vasculatura. As fibras formam plexos ricos em varicosidades na cápsula e nos septos, bem como nos subcompartimentos subcapsular e corticomedular. Com efeito, a partir dos septos, elas espalham-se pelo parênquima ao lado do sistema arterial ou, ainda, como fibras livres que terminam próximas aos timócitos da região cortical (Figura 6.2B). As fibras individuais raras dos plexos subcapsular e corticomedular ramificam-se e se estendem até o parênquima cortical e medular, terminando nas proximidades das células linfoides e não linfoides tímicas, e formando uma rede nervosa catecolaminérgica tímica (Leposavić *et al.*, 2008).

A Figura 6.2A mostra o processo geral de diferenciação de timócitos, no qual células precursoras oriundas da medula óssea pentram no timo por meio de vasos sanguíneos localizados na junção corticomedular dos lóbulos tímicos. Tais precursores, sob influência das células do microambiente tímico (particularmente, as células epiteliais), proliferam e dão origem a timócitos imaturos duplo-negativos (DN) para a expressão das moléculas CD4 e CD8, que continuam o processo de diferenciação e proliferação, passando a expressar simultaneamente CD4 e CD8 (DP). Aquelas células que sofrerem seleção positiva progridem ao estágio de timócitos simples-positivos para CD4 ou CD8. Estas células poderão ser exportadas do timo.

A Figura 6.2B representa a influência de receptores α e β adrenérgicos nos estágios de diferenciação de timócitos. Mecanismos mediados por receptores α1-AR reduzem o número de células DN e aumentam o de células DP. É possível que a sinalização via β-AR possa modular os processos de seleção, reduzindo a seleção positiva e/ou aumentando a negativa, e detenha a diferenciação de timócitos DP em SP, enquanto a sinalização via α1-AR pode impedir a diferenciação de células DP em células CD4 simples-positivas.

A Figura 6.2C representa duas redes catecolaminérgicas presentes no timo, que consistem nas fibras nervosas simpáticas e em células linfoides e não linfoides produtoras de catecolaminas. As fibras noradrenérgicas pós-ganglionares entram no timo juntamente com os vasos sanguíneos ou penetram diretamente na cápsula. Essas fibras formam plexos ricos em varicosidades, na cápsula e nos septos, bem como nos subcompartimentos subcapsular e na região corticomedular. Fibras individuais raras dos plexos subcapsular e corticomedular ramificam-se e se estendem para o parênquima cortical e medular, terminando nas proximidades das células linfoides e não linfoides do timo e formando uma rede nervosa catecolaminérgica tímica. As catecolaminas influenciam a timopoiese, podendo atuar diretamente sobre os timócitos ou indiretamente sobre outras células do microambiente tímico, como TEC e macrófagos que expressem receptores α e β adrenérgicos.

A maior concentração de fibras observadas no timo está presente na região cortical, e ainda com maior densidade na junção corticomedular. Na medula, são observados neurônios noradrenérgicos acompanhando o sistema vascular onde também são observadas fibras espalhadas pelo parênquima dessa região até a região corticomedular (Nance & Sanders, 2007; Lepovic *et al.*, 2008, 2011).

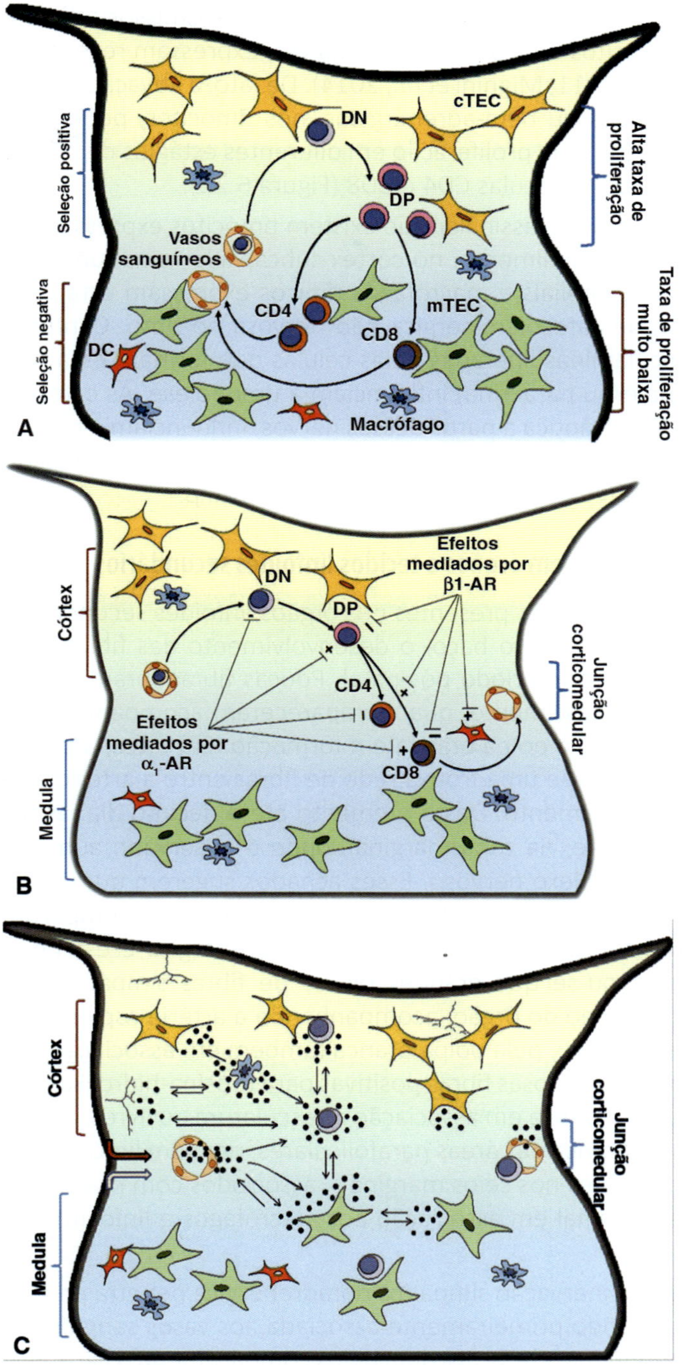

Figura 6.2. Efeitos da noradrenalina sobre a diferenciação intratímica de linfócitos. cTEC: célula epitelial tímica cortical; mTEC: célula epitelial tímica medular; DC: célula cendrítica.

Modificada a partir de Leposavić *et al.*, 2008; Savino *et al.*, 2015.

Experimentos *in vitro* mostram que este neurotransmissor influencia a proliferação e morte de linfócitos tímicos, que, por sua vez, expressam receptores adrenérgicos (Lepovic *et al.*, 2008, 2011; Mignini *et al.*, 2014). De fato, a ativação diferencial de receptores alfa-adrenérgicos ou beta-adrenérgicos, nos timócitos, pode exercer efeitos de estimulação ou bloqueio de proliferação em diferentes estágios de diferenciação definidos pela expressão de moléculas CD4 e CD8 (Figura 6.2B).

Por outro lado, cumpre assinalar que existem timócitos expressando tirosina-hidroxilase, localizados, principalmente, no córtex subcapsular e na junção corticomedular. Além disso, células epiteliais e macrófagos tímicos expressam esta enzima, indicando que existe uma rede catecolaminérgica não nervosa no timo. Conforme ilustrado na Figura 6.2C, catecolaminas liberadas pelas células que formam essa rede (atuando de maneira autócrina e/ou parácrina) influenciam a timopoiese. As catecolaminas, liberadas de maneira não sináptica a partir desses nervos, influenciam a timopoiese, atuando diretamente nos timócitos e indiretamente nas células epiteliais e macrófagos do timo, expressando receptores adrenérgicos dos tipos $\alpha 1$ e/ou β.

Inervação noradrenérgica em órgãos e tecidos linfoides secundários

As fibras simpáticas estão presentes nos órgãos linfoides secundários nas primeiras fases do desenvolvimento. No baço, o desenvolvimento das fibras simpáticas ocorre quase exclusivamente no período pós-natal. Poucas fibras foram observadas no baço até o terceiro dia de nascimento, quando apareceram acompanhando paralelamente as arteríolas em direção à polpa branca em formação. Em ratos, a partir do sétimo dia do nascimento, observa-se uma frouxa rede de fibras entre a arteríola central e a zona marginal em desenvolvimento. Deste momento até o décimo dia, as fibras simpáticas residem, principalmente, na zona marginal, onde é observado aumento de macrófagos em associação ao plexo nervoso. Esses achados sugerem que as fibras simpáticas noradrenérgicas possam ter papel trófico na formação desse compartimento. Em animais adultos jovens, o padrão da inervação noradrenérgica é estabelecido de forma definitiva. Demonstrou-se que grandes plexos de fibras simpáticas noradrenérgicas entram no baço pelo íleo do órgão, acompanhando a artéria esplênica e suas divisões, espalhando-se, sobretudo, pela polpa branca também em associação às arteríolas centrais. Desses plexos, numerosas fibras positivas para tirosina-hidroxilase se irradiam pelo parênquima da polpa branca em associação à vasculatura ou livres, alcançando as zonas marginais e a polpa branca nas áreas parafoliculares, ricas em linfócitos T $CD4^+$ e T $CD8^+$. Também estão presentes nos seios marginais, associados com macrófagos e na porção anterior da zona marginal em associação aos macrófagos e linfócitos B IgM^+ (Madden & Felten, 1995).

Nos linfonodos, a inervação simpática noradrenérgica penetra pelo íleo junto com o sistema arterial, estando primeiramente associada aos vasos sanguíneos, com esparsa inervação do parênquima. Ela se distribui pelos compartimentos capsular, subcapsular e septos, atravessando a partir daí a região medular, entremeando-se entre macrófagos e linfócitos, e terminando de forma arborizada na região paracortical e parafolicular onde estão presentes os linfócitos T (Madden & Felten, 1995; Nance & Sanders, 2007).

O tecido linfoide associado ao tubo digestivo (GALT) também apresenta inervação. Por exemplo, fibras simpáticas noradrenérgicas estão presentes nas tonsilas palatinas de humanos. A inervação acompanha a vasculatura e forma densos plexos perivasculares ou fibras únicas que se espalham pelas áreas parafoliculares (ricas em linfócitos T). A lâmina própria do intestino também recebe extensa rede de nervos que partem do sistema nervoso entérico, simpático e parassimpático (Nance & Sanders, 2007; Fujii *et al.*, 2017). Nervos expressando noradrenalina se espalham pela lâmina própria e formam um denso plexo ao redor da cripta, e ramificam-se pelos vilos do íleo. Assim como em outros órgãos linfoides, a inervação adrenérgica acompanha a vasculatura, ramificando-se para a região de linfócitos T, geralmente escassos na porção de linfócito B (Madden & Felten, 1995; Nance & Sanders, 2007; Bellinger *et al.*, 2013).

Também no tecido linfoide associado aos brônquios (BALT), nervos noradrenérgicos estão em íntimo contato com as células do sistema imune presentes no parênquima abaixo do epitélio e associados à musculatura lisa (Nohr & Weihe, 1991).

Inervação parassimpática

Ainda é muito escassa, e controversa, a literatura mostrando evidências de que os órgãos linfoides sejam efetivamente inervados por fibras colinérgicas do sistema nervoso parassimpático (Nance & Sanders, 2007). Portanto, não nos estenderemos neste item. No entanto, é importante assinalar a existência de um complexo sistema colinérgico nas células imunes, que age de forma regulada, por via essencialmente parácrina, via acetilcolina e respectivos receptores. Tal estimulação colinérgica ocorre sem envolver sinapses nervosas, mas sim pela produção deste neurotransmissor pelas próprias células imunes (Fujii *et al.*, 2017), mais uma vez exemplificando o conceito de sintaxe comum entre os sistemas nervoso e imune.

No timo, a presença de acetilcolinesterase, inicialmente interpretada como presença de inervação, de fato ocorre em determinada subpopulação de células epiteliais medulares, denominadas *células quimiossensoriais*, que além de marcadores epiteliais, como citoqueratinas, expressam proteínas tipicamente encontradas em células gustativas (Panneck *et al.*, 2014). Tais células expressam, ainda, receptores colinérgicos. No entanto, não foi encontrada a presença de fibras nervosas, sugerindo que sua provável estimulação colinérgica seja de natureza parácrina.

No baço, não foi ainda detectada inervação parassimpática direta (Bellinger, 1993; Bratton, 2012), enquanto no tubo digestivo (GALT), a inervação parassimpática corresponde aos neurônios pré-ganglionares e pós-ganglionares. Neurônios eferentes saem do vago e chegam ao intestino médio. As fibras parassimpáticas também agem de forma indireta sobre o tubo digestivo, a partir da secreção de neuropeptídeos e estímulo do eixo HPA (Veiga-Fernandes, 2016).

O nervo vago tem sido identificado como regulador negativo da inflamação em modelos de estudo via anti-inflamação colinérgica (Tracey, 2002). Neste sentido, foi mostrado que, em ratos, o estímulo vagal gera um efeito anti-inflamatório, melhorando os sintomas de colite (Meregnani *et al.*, 2011). Estudos anteriores a esses demonstraram que a acetilcolina, o principal neurotransmissor do nervo vago, é um potente modulador imune na inflamação do estômago (Kawashima *et al.*, 2012).

Inervação peptidérgica nos órgãos linfoides primários

Fibras nervosas presentes na medula óssea contêm neuropeptídeo Y e VIP juntamente com noradrenalina, embora em menor quantidade que as fibras noradrenérgicas positivas para tirosina-hidroxilase.

No timo também foram encontradas fibras nervosas expressando tirosina-hidroxilase, dopamina-beta-hidroxilase (características da inervação noradrenérgica), neuropeptídeo Y, substância P e VIP (Mignini *et al.*, 2003, 2011). É interessante notar que esses neuropeptídeos foram encontrados associados à inervação noradrenérgica. Fibras positivas para tirosina-hidroxilase e neuropeptídeo Y entram no timo pela cápsula ou superfície das artérias e se distribuem na própria cápsula e septos, ou arborizam-se linearmente na superfície dos timócitos, e em regiões profundas do córtex, sendo mais densas na junção corticomedular. Já as fibras de substância P entram no timo pela cápsula e seguem a vasculatura para terminar no parênquima tímico, sugerindo, assim, uma inervação direta sobre os compartimentos linfoide e microambiental do órgão (Mignini *et al.*, 2014).

Inervação peptidérgica em órgãos linfoides secundários e outros tecidos linfoides

Os órgãos linfoides possuem fibras nervosas peptidérgicas que apresentam como alvo as células do sistema imune, células acessórias e/ou vasculares. Os neuropeptídeos ocasionam um efeito direto na função do sistema imune pelo controle da liberação de citocinas, mediadores inflamatórios e outras moléculas sinalizadoras mediante a alteração da atividade autonômica e sensória das fibras nervosas, ou pela ação nos vasos sanguíneos. A disponibilidade de neuropeptídeos para a interação com diversos tipos celulares direciona sinalização de outras moléculas, como citocinas, aumentando a complexidade do sistema de interações que leva à homeostasia do sistema imune sob condições fisiológicas e patológicas (Bellinger *et al.*, 1990).

O baço possui fibras positivas que expressam, entre outros, o neuropeptídeo Y e a met-encefalina, localizadas ao redor da artéria central da polpa branca e esparsas pelo parênquima. Ainda acompanhando a vasculatura, foi descrita a presença de inervação do tipo neuropeptídeo Y, substância P, e VIP, além de fibras que alcançam o compartimento linfoide do órgão, em particular a polpa branca associada às arteríolas centrais (Madden & Felten, 1995).

À semelhança do que descrevemos para o baço, fibras nervosas peptidérgicas acompanham a vasculatura internodal na região cortical dos linfonodos, e ramificam-se no parênquima do órgão, inervando particularmente o tecido linfoide interfolicular; áreas de linfócitos T (Fink & Weihe, 1988; Madden & Felten, 1995).

No que diz respeito à inervação peptidérgica no tecido linfoide associado ao tubo digestivo (GALT), sabe-se que a mucosa intestinal é densamente populada por células do sistema imune que são necessárias para o balanço da resposta contra microbiota no lúmen do estômago. O plexo nervoso presente na lâmina própria é contíguo às células imunes residentes. As fibras nervosas desse plexo apresentam uma variedade de neuropeptídeos, incluindo substância P, somatostatina e VIP. Além disso, no trato gastrointestinal a maior concentração de células imunes ocorre onde também existe uma rede complexa e densa de células gliais (Liu *et al.*, 2013; Neunlist *et al.*, 2013).

O sistema nervoso entérico presente no intestino é a via de comunicação com os neurônios simpáticos e as células-tronco hematopoiéticas. No indivíduo adulto, o intestino apresenta o maior compartimento linfoide do corpo, assim como contém o que é chamado de "segundo cérebro", uma rede de neurônios com tantos neurônios quanto a medula espinhal (Gershon *et al.*, 2010; Godinho-Silva *et al.*, 2016).

Além do tubo digestivo, foi observada inervação peptidérgica em outros sítios, por exemplo, o tecido linfoide associado aos brônquios (BALT), incluindo fibras nervosas positivas para neuropeptídeo Y, substância P, e VIP e met-encefalina (Nohr & Weihe 1991).

Alterações no padrão de inervação de órgãos linfoides relacionadas com o envelhecimento

O envelhecimento está associado ao declínio da resposta imune, particularmente na atividade da resposta imune celular. Em geral, pessoas idosas apresentam aumento nas taxas de infecção e redução da resposta à vacinação. Além disso, há evidência de mudança no padrão de inervação de órgãos linfoides.

Com o envelhecimento, o timo sofre progressiva e profunda alteração de seu microambiente, com expressiva diminuição de timopoiese e acúmulo de células adiposas. Por outro lado, a inervação noradrenérgica durante este processo não é reduzida, estando presente ainda no timo atrófico onde as fibras nervosas mantêm sua compartimentalização, sendo, no entanto, confinadas a um espaço menor, sugerindo hiperinervação. Conceitualmente, esta condição indica que os timócitos remanescentes desenvolvem-se sob maior interação com os neurotransmissores e que o microambiente do timo atrófico é capaz de manter as fibras nervosas noradrenérgicas.

As fibras noradrenérgicas associadas aos septos e vasos sanguíneos aumentam em densidade. Além disso, fibras lineares com muitas varicosidades aparecem pelo parênquima, mais frequentemente do que o observado em camundongos jovens. Um segundo aspecto é que, com a involução tímica decorrente da idade, ocorre uma concentração maior de noradrenalina, o que coincide com redução na quantidade de timócitos que saem do timo para os órgãos linfoides secundários, e incapacidade de os timócitos se desenvolverem do estágio duplo-negativo para o estágio duplo-positivo (Leposavić *et al.*, 2011). No entanto, uma relação de causalidade entre os dois eventos ainda não está definida.

Diferindo do perfil no timo, a inervação simpática noradrenérgica no baço é diminuída no envelhecimento. Esta redução está associada à degeneração de fibras noradrenérgicas e com a perda de corpos celulares do complexo ganglionar mesentérico/celíaco superior, possivelmente como consequência de estresse oxidativo gerado pelo *turnover* da produção de noradrenalina por estímulo de citocinas. Células ganglionares presentes no complexo mesentérico/celíaco expressam receptores de IL-2, o que converge com o fato de que a IL-2 pode aumentar a liberação de noradrenalina no baço. Desta forma, as alterações na produção de IL-2 no envelhecimento podem modificar a liberação de noradrenalina e, subsequentemente, alterar a sinalização de IL-2 nas fibras adrenérgicas. Nesse sentido, o tratamento de ratos idosos com defrenil (anti-inflamatório do tipo glicocorticoide) restaurou parcialmente a inervação de noradrenalina no baço, o que ilustra a plasticidade da inervação simpática noradrenérgica no baço, indicando que a redução idade-dependente desta inervação neste órgão não seja permanente e possa ser restaurada (Bellinger *et al.*, 2008a, 2008b; Lorton & Bellinger, 2015).

Alterações no padrão de inervação de órgãos linfoides relacionadas com doenças

O desenvolvimento de uma doença imune depende da interação complexa entre os sistemas nervoso e imune em múltiplos sítios. Nesse sentido, o reflexo simpático-imune iniciado durante o estímulo imune agudo é responsável pelo dano das fibras simpáticas durante respostas autoimunes como a síndrome linfoproliferativa e a artrite induzida por adjuvante. Nos tecidos cronicamente inflamados, as fibras simpáticas encontram-se destruídas, e ocorre aumento de nervos que expressam substância P (Lorton *et al.*, 2005; del Rey *et al.*, 2006).

É bem estabelecido que sinais neurológicos derivados do cérebro modulam a função imune (Irwin & Cole 2011; Kipnis *et al.*, 2016). A isquemia cerebral induz a ativação de vias de neurotrasmissores, incluindo o eixo hipotálamo-hipófise-adrenal, o sistema nervoso simpático, e o parassimpático, que influenciam na magnitude da resposta imune (Meisel *et al.*, 2005; Fu *et al.*, 2015). Após episódios de isquemia cerebral, os indivíduos podem apresentar comprometimento da resposta imune, aumentando a suscetibilidade a infecções (Wong *et al.*, 2011). Além disso, durante a transição da fase aguda para a subaguda da isquemia, há diminuição funcional do sistema imune periférico (Meisel *et al.*, 2005; Iadecola e Anrather, 2011; Fu *et al.*, 2015).

Alterações no padrão de distribuição das fibras simpáticas nos órgãos linfoides periféricos foram também observadas em infecções. Redução na inervação dos órgãos linfoides após um processo infeccioso pode ser resultado direto de infecção viral. A redução na densidade da inervação simpática foi observada em linfonodos de macacos rhesus infectados pelo vírus da imunodeficiência símia, no trato gastrointestinal de humanos infectados pelo vírus da imunodeficiência humana e no baço de camundongos infectados por retrovírus (Batman, 1991; Keller, 2003; Sloan, 2008). Essas alterações parecem estar relacionadas com mudanças na expressão de fatores neurotróficos no tecido e de citocinas neurorrepelentes (p. ex., IFN-γ).

Também foi observado redução da inervação simpática em baços de camundongos infectados por *T. cruzi* (Roggero *et al.*, 2016).

Considerações finais

A comunicação entre os sistemas imune e nervoso, por meio de inervação direta nos órgãos e tecidos linfoides, representa um dos circuitos neuroimunes de relevância biológica, e inclui fibras nervosas que promovem inervação adrenérgica, colinérgica e peptidérgica. Como funcionam exatamente as sinapses neuroimunes em termos de liberação de neurotransmissores diretamente sobre linfócitos (que são células móveis) corresponde a um dos muitos aspectos que ainda não estão definidos. Além disso, há condições patológicas que afetam o sistema imune, nas quais ocorrem também câmbios de inervação, embora, mais uma vez, o significado fisiopatológico de tais alterações ainda não esteja esclarecido. Sem dúvida, a inervação dos órgãos linfoides e tecidos linfoides associados a mucosas representa um campo de investigação aberto para novas descobertas.

Referências bibliográficas

Batman PA, Miller AR, Sedgwick PM, Griffin GE. Autonomic denervation in jejunal mucosa of homossexual men infected with HIV. AIDS. 1991; 5(10):1247-1252.

Bellinger DL, Lorton D, Felten SY, Felten DL. Innervation of lymphoid organs and implications in development, aging, and autoimmunity. International Journal of Immunopharmacology. 1992; 14(3):329-344.

Bellinger DL, Lorton D, Romano TD, Olschowka JA, Felten SY, Felten DL. Neuropeptide innervation of lymphoid organs. Annals of New York Academy of Sciences. 1990; 594:17-33.

Bellinger DL, Lorton D. Autonomic regulation of cellular immune function. Autonomic Neuroscience. 2014; 182:15-41.

Bellinger DL, Lorton D. Sympathetic nerve hyperactivity in the spleen: causal for non-pathogenic driven chronic immune-mediated inflammatory diseases (imids)? International Journal of Molecular Sciences. 2018; 19(4):E1188.

Bellinger DL, Millar BA, Perez S, Carter J, Wood C, ThyagaRajan S et al. Sympathetic modulation of immunity: relevance to disease. Cellular Immunology. 2008a; 252(1-2): 27-56.

Bellinger DL, Nance DM, Lorton D. Innervation of The Immune System. The Wiley-Blackwell Handbook of Psychoneuroimmunology. 2013; 24-72.

Bellinger DL, Silva D, Millar AB, Molinaro C, Ghamsary M, Carter J et al. Sympathetic nervous system and lymphocyte proliferation in the fischer 344 rat spleen: a longitudinal study. Neuroimmunomodulation. 2008b;15(4-6):260-71.

das Neves SP, Serre-Miranda C, Nobrega C, Roque S, Cerqueira JJ, Correia-Neves M et al. Immune thymic profile of the mog-induced experimental autoimmune encephalomyelitis mouse model. Frontiers In Immunology. 2018; 9:2335.

del Rey A, Besedovsky HO. Immune-Neuro-Endocrine reflexes, circuits, and networks: physiologic and evolutionary implications. Frontiers in Hormone Research. 2017; 48:1-18.

del Rey A, Besedovsky HO. Sympathetic nervous system-immune interactions in autoimmune lymphoproliferative diseases. Neuroimmunomodulation. 2008; 15(1):29-36.

del Rey A, Roggero E, Kabiersch A, Schäfer M, Besedovsky HO. The role of noradrenergic nerves in the development of the lymphoproliferative disease in fas-deficient, lpr/lpr mice. Journal of Immunology. 2006; 176(11):7079-7086.

Fink T, Weihe E. Multiple neuropeptides in nerves supplying mammalian lymphnodes: messenger candidates for sensory and autonomic neuroimmunomodulation? Neuroscience Letters. 1988; 90(1-2):39-44.

Fu Y, Liu Q, Anrather J, Shi FD. Immune interventions in stroke. Nature Reviews Neurology. 2015; 11(9):524-535.

Fujii T, Mashimo M, Moriwaki Y, Misawa H, Ono S, Horiguchi K et al. Expression and function of the cholinergic system in immune cells. Frontiers in Immunology. 2017; 8:1085.

Gershon MD. Developmental determinants of the independence and complexity of the enteric nervous system. Trends in Neurosciences. 2010; 33:446-456.

Godinho-Silva C, Cardoso F, Veiga-Fernandes H. Neuro-Immune cell units: a new paradigm in Physiology. Annual Reviews in Immunology. 2019; 37:19-46.

Hoover DB, Brown TC, Miller MK, Schweitze JB, Williams DL. Loss of sympathetic nerves in spleens from patients with end stage sepsis. Frontiers in Immunology. 2017; 6;8:1712.

Iadecola C, Anrather J. The immunology of stroke: from mechanisms to translation. Nature Medicine. 2011; 17(7):796-808.

Irwin MR Cole SW. Reciprocal regulation of the neural and innate immune systems. Nature Reviews Immunology. 2011; 11:625-632.

Kawashima K, Fujii T, Moriwaki Y Misawa H, Horiguchi K. Reconcilingneuronally and nonneuronally derived acetylcholine in the regulation of immunefunction. Annals of the New York Academy of Sciences. 2012; 1261:7-17.

Kelley SP, Moynihan JA, Stevens SY, Grota LJ, Felten DL. Sympathetic nerve destruction in spleen in murine aids. Brain Behaviour And Immunity. 2003; 17(2):94-109.

Kipnis J. Multifaceted interactions between adaptive immunity and the central system. Science. 2016; 353(6301):766-771.

Leposavić G, Pešić V, Stojić-Vukanić Z, Radojević K, Arsenović-Ranin N, Kosec D et al. Age-associated plasticity of α1-adrenoceptor-mediated tuning of t-cell development. Experimental Gerontology. 2010; 45(12):918-935.

Leposavić G, Pilipović I, Perišić M. Cellular and nerve fibre catecholaminergic thymic network: steroid hormone dependent activity. Physiological Research. 2011;60(Suppl 1):S71-82.

Leposavić G, Pilipović I, Radojević K, Pesić V, Perisić M, Kosec D. Catecholamines as immunomodulators: a role for adrenoceptor-mediated mechanisms in fine tuning of T-Cell development. Autonomic Neuroscience. 2008; 144(1-2):1-12.

Liu YA, Chung YC, Pan ST, Shen MY, Hou YC, Peng SJ et al. 3-D imaging, illustration, and quantitation of enteric glial network in transparent human colon mucosa. Neurogastroenterology Motility. 2013;25(5):e324-e338.

Lorton D, Bellinger DL. Molecular mechanisms underlying β-adrenergic receptor-mediated cross-talk between sympathetic neurons and immune cells. International Journal of Molecular Science. 2015; 11:16(3):5635-5665.

Lorton D, Lubahn C, Lindquist CA, Schaller J, Washington C, Bellinger DL. Changes in the density and distribution of sympathetic nerves in spleens from lewis rats with adjuvant-induced arthritis suggest that an injury and sprouting response occurs. Journal of Comparative Neurology. 2005; 489(2):260-273.

Madden KS, Felten DL. Experimental basis for neural-immune interactions. Physiological Reviews. 1995; 75(1):77-106.

Meisel C, Schwab JM, Prass K, Meisel A, Dirnagl U. Central nervous system injury-induced immune deficiency syndrome. Nature Reviews Neuroscience. 2005; 6:775-786.

Meregnani J, Clarençon D, Vivier M, Peinnequin A, Moure C, Sinniger V et al. Anti-Inflammatory effect of vagusnerve stimulation in a rat model of inflammatory bowel disease. Autonomic Neuroscience. 2011; 160(1-2):82-89.

Mignini F, Sabbatini M, D'andrea V, Cavallotti C. Neuropeptides of human thymus in normal and pathological conditions. Peptides. 2011; 32(5):920-928.

Mignini F, Sabbatini M, Mattioli L, Cosenza M, Artico M, Cavallotti C. Neuro-immune modulation of the thymus microenvironment. International Journal of Molecular Medicine. 2014; 33:1392-1400.

Mignini F, Streccioni V, Amenta F. Autonomic innervation of immune organs and neuroimmune modulation. Autononomic Autacoid Pharmacology. 2003; 23(1):1-25.

Nance DM, Sanders VM. autonomic innervation and regulation of the immune system (1987-2007), brain behaviour. Immunity. 2007; 21(6):736-745.

Neunlist M, van Landeghem L, Mahe MM, Derkinderen P, des Varannes SB, Rolli-Derkinderen M. The digestive neuronal-glial-epithelial unit: a new actor in gut health and disease. Nature Reviews Gastroenterology Hepatology. 2013; 10(2):90-100.

Nohr D, Weihe E. The neuroimmune link in the bronchus-associated lymphoid tissue (BALT) of cat and rat: peptides and neural markers. Brain Behavior Immunity. 1991; 5:84-101.

Panneck AR, Rafiq A, Schütz B, Soultanova A, Deckmann K, Chubanov V et al. Cholinergic epithelial cell with chemosensory traits in murine thymic medulla. Cell And Tissue Research. 2014; 358(3):737-748.

Prass K, Meisel C, Hoflich C, Braun J, Halle E, Wolf T et al. Stroke-induced immunodeficiency promotes spontaneous bacterial infections and is mediated by sympathetic activation reversal by poststroke T helper cell type 1-like immu- nostimulation. Journal of Experimental Medicine. 2003; 198:725-736.

Roggero E, Pérez AR, Pollachini N, Villar SR, Wildmann J, Besedovsky H et al. The sympathetic nervous system affects the susceptibility and course of *trypanosoma cruzi* infection. Brain Behaviour Immunity. 2016; 58:228-236.

Sloan EK, Nguyen CT, Cox BF, Tarara RP, Capitanio JP, Cole SW. Siv infection decreases sympathetic innervation of primate lymph nodes: the role of neurotrophins. Brain Behaviour Immunity. 2008; 22(2):185-194.

Tracey, KJ. The inflammatory reflex. Nature. 2002; 420(6917):853-859.
Veiga-Fernandes H, Coles MC, Foster KE, Patel A, Williams A, Natarajan D et al. Tyrosine kinasereceptor ret is a key regulator of peyer's patch organogenesis. Nature. 2007; 446:547-551.
Veiga-Fernandes H, Mucida D. Neuro-Immune interactions at barrier surfaces. Cell. 2016; 165(4):801-811.
Verlinden TJM, Van Dijk P, Hikspoors J, Herrler A, Lamers WH, Köhler SE. Innervation of the human spleen: a complete hilum-embedding approach. Brain Behaviour Immunity. 2019; 77:92-100.
Wong CH, Jenne CN, Lee WY, Léger C, Kubes P. Functional innervation of hepatic inkt cells is immunosuppressive following stroke. Science. 2011; 334:101-105.

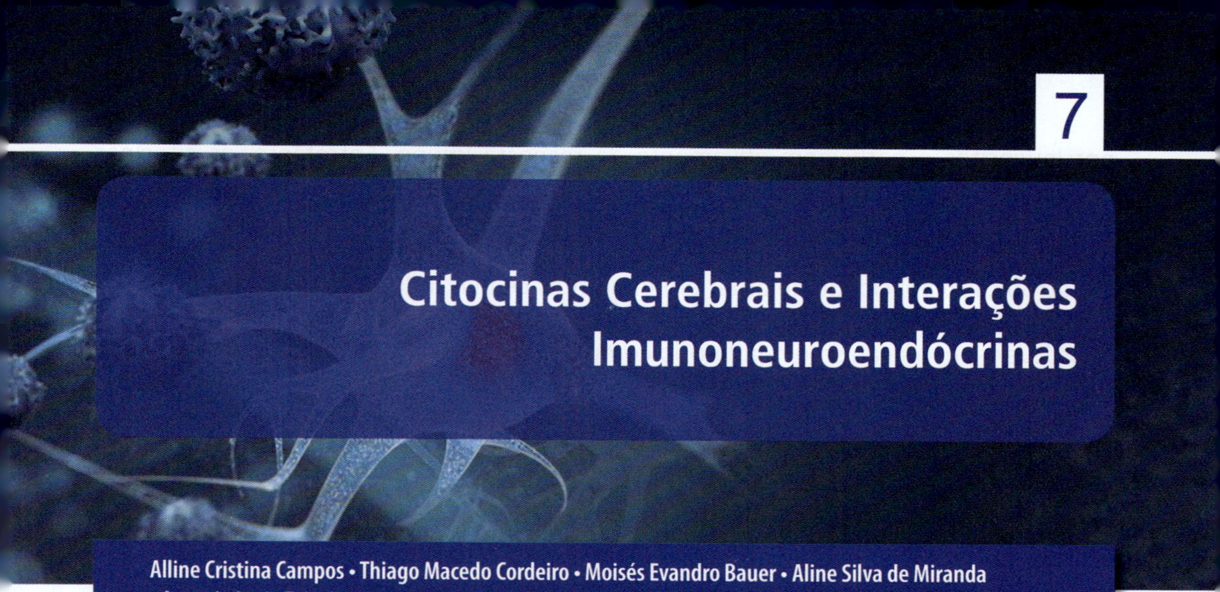

7

Citocinas Cerebrais e Interações Imunoneuroendócrinas

Alline Cristina Campos • Thiago Macedo Cordeiro • Moisés Evandro Bauer • Aline Silva de Miranda • Antonio Lucio Teixeira

As respostas mediadas pelo sistema neuroendócrino e pelo sistema imune são interconectadas (Procaccini *et al.*, 2014). O sistema neuroendócrino é capaz de influenciar a resposta imune, sistêmica e localmente. Células do sistema imune não só expressam receptores para hormônios produzidos pelo sistema neuroendócrino, como também são capazes de produzir e secretar diversos hormônios (prolactina, hormônio adrenocorticotrófico, hormônio do crescimento, entre outros). Por outro lado, níveis elevados de mediadores inflamatórios, como citocinas, afetam diretamente a atividade do sistema neuroendócrino. Assim, os sistemas imune e neuroendócrino interagem entre si, ocorrendo uma comunicação bidirecional essencial para a manutenção da homeostase do organismo (Procaccini *et al.*, 2014).

No sistema nervoso central (SNC), receptores de citocinas são expressos em várias estruturas, como hipotálamo, cerebelo, hipocampo e córtex. As interleucinas (IL), especialmente IL-1β, IL-6 e o fator de necrose tumoral alfa (TNF-α), podem também atuar diretamente sobre o eixo hipotálamo-hipófise-adrenal (HPA), enquanto IL-1β e TNF-α inibem o eixo gonadal, e TNF-α e interferon gamma (IFN-γ) têm ação inibitória sobre os hormônios da tireoide. As citocinas seriam capazes, portanto, de modificar comportamentos, processos cognitivos, respostas ao estresse; são, ainda, relacionadas com transtornos psiquiátricos, como depressão e ansiedade (Procaccini *et al.*, 2014; Miller e Raison, 2015).

O presente capítulo aborda aspectos da comunicação bidirecional entre os sistemas imune e neuroendócrino, salientando o papel das citocinas como mediadores dessa interação.

Citocinas: uma visão geral

As citocinas constituem um grupo de proteínas que atuam como mensageiros químicos promovendo a comunicação celular. Esses peptídeos são tipicamente sintetizados por leucócitos e participam ativamente da resposta imune. Entretanto, as citocinas podem ser produzidas por outros tipos celulares e possuem inúmeras atividades biológicas que incluem a regulação do crescimento e proliferação celular, o reparo tecidual, a secreção hormonal e a hematopoiese. Além disso, por apresentarem características pleiotrópicas (capacidade de atuar em diferentes células induzindo respostas distintas) e redundância funcional (diferentes citocinas podem induzir a mesma resposta celular), constituem um mecanismo regulatório complexo no qual uma citocina pode modular a produção e a atividade de inúmeras outras.

As citocinas desempenham papel fundamental na interação entre o SNC e o sistema imune. Durante condições de natureza inflamatória, infecciosa ou não infecciosa, as citocinas produzidas por leucócitos circulantes e presentes em diferentes órgãos linfoides, como baço e linfonodos, são capazes de sinalizar ao SNC as alterações sistêmicas, interferindo, portanto, no padrão de atividade cerebral. O conceito tradicional do SNC como um sítio imunoprivilegiado vem sendo desconstruído nos últimos anos, especialmente após a identificação do sistema glinfático. Reconhecem-se, todavia, particularidades da resposta inflamatória no SNC envolvendo ativação de micróglia e produção de citocinas.

Diferentes mecanismos de sinalização têm sido propostos e incluem: 1) a estimulação de vias sensitivas periféricas, especialmente o nervo vago; 2) o transporte passivo de citocinas por regiões permeáveis da barreira hematoencefálica conhecidas como circunventriculares; e 3) a ligação com receptores presentes no endotélio cerebral induzindo a produção de segundos mensageiros, como prostaglandinas e óxido nítrico, que podem influenciar diretamente a função neuronal (Procaccini *et al.*, 2014).

A via pela qual as citocinas produzidas na periferia sinalizam a diferentes regiões cerebrais parece depender da localização do estímulo inflamatório e do estado global do organismo. Por exemplo, Arima *et al.* (2012) mostraram, em um modelo de encefalite autoimune, que a produção de noradrenalina em resposta à ativação de neurônios simpáticos foi capaz de amplificar a produção de IL-6 nos vasos sanguíneos do segmento medular lombar. O aumento de IL-6 nessa região induziu a expressão da quimiocina CCL20 e, consequentemente, a migração de linfócitos Th17 para esse sítio, onde possivelmente estão envolvidos com processos de desmielinização. Por outro lado, a ausência do transportador vesicular de acetilcolina aumentou a concentração da citocina TNF-α no soro e no lavado peritoneal de camundongos expostos a um quadro de sepse após ligadura e perfuração cecal. A alteração da sinalização colinérgica também levou ao aumento da carga bacteriana sérica e intraperitoneal, bem como inibiu a migração de neutrófilos para essa região, sugerindo que a acetilcolina participa da resposta inflamatória associada à sepse (Amaral *et al.*, 2016).

Apesar de as citocinas serem sintetizadas e liberadas geralmente em resposta a estímulos lesivos ou infecciosos, essas moléculas e seus receptores são também expressos constitutivamente em diferentes regiões cerebrais em condições fisiológicas. A primeira evidência da expressão de citocinas em regiões cerebrais foi descrita por Breder *et al.* (1988) que demonstraram, em humanos, imunorreatividade à citocina IL-1β em regiões hipotalâmicas, indicando que essa citocina poderia participar de alterações fisiológicas em resposta à fase aguda do estresse, como mudança na temperatura corporal e o consequente desenvolvimento de febre.

Citocinas podem ser produzidas por neurônios e células da glia (micróglia, astrócitos e oligodendrócitos), influenciando a atividade neuronal e, consequentemente, as funções relacionadas (Miller e Raison, 2015). A produção basal, em especial de IL-1β, TNF-α e IL-6, tem sido associada à modulação de diferentes funções neurais, como consolidação da memória e plasticidade sináptica (McAfoose & Baune, 2009). Assim, a produção exacerbada ou a ausência dessas citocinas tem sido implicada na fisiopatologia de transtornos psiquiátricos, doenças neurodegenerativas e autoimunes (Miranda *et al.*, 2011; Rocha *et al.*, 2012).

Citocinas inflamatórias no sistema nervoso central

As citocinas da família IL-1 constituem o principal grupo de moléculas capazes de modular as funções cerebrais durante processos inflamatórios sistêmicos e locais. As principais citocinas que compõem essa família são a IL-1α, a IL-1β e o antagonista do receptor de IL-1(IL-1ra). A IL-1α e a IL-1β apresentam propriedades pró-inflamatórias e têm suas ações mediadas, principalmente, pela interação com o receptor para IL-1 do tipo 1 (IL-1R1). As funções exercidas pela IL-1α e pela IL-1β também podem ser moduladas pelo IL-1ra. Embora se ligue aos mesmos receptores que a IL-1α e a IL-1β, o IL-1ra não é capaz de induzir nenhuma sinalização intracelular, e atua principalmente como um inibidor endógeno da atividade de IL-1 (Allan *et al.*, 2005). No SNC, as citocinas da família IL-1 podem ser sintetizadas por neurônios, astrócitos e oligodendrócitos. Entretanto, a micróglia tem sido descrita como a principal fonte de IL-1 no SNC. Interessantemente, a micróglia é a única dessas células que não expressa os receptores para IL-1; portanto, não é capaz de responder a essa citocina de maneira autócrina (Allan *et al.*, 2005).

A produção basal de IL-1β tem sido descrita como relevante na modulação de funções neurais como plasticidade sináptica, memória e aprendizado, em especial relacionado ao hipocampo. Estudos demonstraram que a ausência da expressão do receptor IL-1R1 ou a superexpressão de IL-1ra no SNC estão associadas a déficits de memória e redução na plasticidade sináptica (Goshen *et al.*, 2008). Embora a IL-1β desempenhe papel na consolidação da memória em concentrações fisiológicas, principalmente por induzir a formação de potenciação de longo prazo (LTP; do inglês, *long-term potentiation*), a produção exacerbada dessa citocina tem sido implicada na patogênese de diversos distúrbios do SNC. Por exemplo, Goshen *et al.* (2008) demonstraram que a administração intracerebroventricular de IL-1β em doses consideradas patológicas induziu danos significativos na memória contextual de camundongos. Koo & Duman (2009) observaram aumento considerável nos níveis de ansiedade em ratos que receberam administração de IL-1β no ventrículo lateral. A IL-1β também é capaz de induzir a produção de outras citocinas que modulam a atividade cerebral, em especial IL-6 e TNF-α, por neurônios e células da glia (Allan *et al.*, 2005).

A IL-6 é uma glicoproteína com atividade pleotrópica, capaz de regular diferentes funções imunes, como a proliferação de linfócitos, hematopoiese e a produção de proteínas de fase aguda por hepatócitos (Garbers *et al.*, 2018). As atividades desempenhadas pela IL-6 são mediadas pela interação da citocina com o seu receptor (IL-6Rα) e com uma proteína de superfície celular denominada gp130, formando um complexo proteico capaz de ativar vias de transdução de sinal e promover a transcrição de genes específicos (Garbers *et al.*, 2018). No SNC, a IL-6 é sintetizada principalmente por astrócitos e, em menores concentrações, por micróglia e neurônios. Estudos demonstraram a expressão do receptor IL-6Rα em neurônios de diferentes regiões cerebrais, como hipocampo, cerebelo, hipotálamo e córtex, além de áreas de substância branca, como a cápsula interna, composta essencialmente por fibras nervosas e células da glia (Nelson & Gruol, 2002). A IL-6 em concentrações fisiológicas parece desempenhar funções associadas à promoção da sobrevida neuronal, redução da excitotoxicidade glutamatérgica, neurogênese e plasticidade sináptica (McAfoose & Baune, 2009). Estudo conduzido por Hryniewicz *et al.* (2007) revelou que camundongos deficientes de IL-6 apresentaram prejuízos na capacidade de aprendizado e de consolidação da memória. Essa citocina parece também regular a plasticidade sináptica inibindo a formação de LTP, exibindo, portanto, ação contrária à IL-1β (Balschun *et al.*, 2004). Em concentrações elevadas, a IL-6 é capaz de promover dano neuronal e tem sido envolvida na patogênese de condições neurodegenerativas, como doença de Alzheimer e doença de Parkinson. Estudos em modelos experimentais demonstraram que o aumento na expressão de IL-6 no SNC está associado com a redução da neurogênese e com alterações de memória e aprendizado (Monje *et al.*, 2003). Além disso, um aumento significativo de IL-6 foi observado em leucócitos e no soro de pacientes com doença de Alzheimer (Rocha *et al.*, 2012).

A citocina TNF-α integra, com IL-1β e IL-6, o principal grupo de citocinas descritas como mediadores imunes capazes de modular funções no SNC. Originalmente reconhecida por sua atividade antitumoral, essa citocina pró-inflamatória desempenha papel fundamental na resposta imune, estimulando o recrutamento de neutrófilos e monócitos para o sítio inflamatório, induzindo a expressão de outros mediadores inflamatórios. As suas ações são mediadas pela interação com dois receptores, o TNF-R1 (p55) e o TNF-R2 (p75). De forma geral, o TNF-R1 ativa vias de sinalização associadas à morte celular por apoptose, enquanto o TNF-R2 desempenha um papel oposto, promovendo a sobrevida celular (Kalliolias & Ivashkiv, 2016).

No SNC, o TNF-α pode ser sintetizado por astrócitos e neurônios, sendo a micróglia a principal responsável por sua produção. Breder *et al.* (1993) demonstraram a expressão de TNF-α em neurônios de diferentes regiões do cérebro, incluindo hipotálamo, amígdala, núcleos da rafe e ponte. Além disso, neurônios, astrócitos, micróglia e oligodendrócitos expressam os receptores de TNF-α que, por meio de diferentes vias de sinalização, regulam o desenvolvimento neuronal, a sobrevida celular e a transmissão sináptica. Foi demonstrado também que a produção basal de TNF-α por células da glia induziu aumento na expressão de receptores glutamatérgicos do tipo AMPA e redução da inibição sináptica por meio da endocitose de receptores gabaérgicos, influenciando positivamente a eficácia sináptica (Beattie *et al.*, 2002). Camundongos deficientes para TNF-α e seus receptores apresentaram déficits de memória e aprendizado (Baune *et al.*, 2008). Assim, em concentrações fisiológicas, o TNF-α parece ser relevante para funções cognitivas. No entanto, em concentrações elevadas, o TNF-α estaria implicado na patogênese de diferentes doenças neurológicas e transtornos psiquiátricos. Por exemplo,

Tabela 7.1. Principais citocinas cerebrais, células que as sintetizam, regiões em que são expressas e funções no sistema nervoso central

Citocinas	*Principais células fonte no SNC*	*Regiões do SNC onde há expressão de citocinas e/ou respectivos receptores*	*Funções no SNC*
IL-1 β	Micróglias Neurônios, Astrócitos, Oligodendrócitos	Hipotálamo, Hipocampo	Plasticidade sináptica, Memória, Sono, Aprendizado, Apetite
IL-6	Astrócitos, Micróglias, Neurônios	Hipocampo, Cerebelo, Hipotálamo, Córtex	Sobrevida neuronal, Redução da excitotoxicidade glutamatérgica, Neurogênese, Plasticidade sináptica
TNF-α	Micróglias, Astrócitos, Neurônios	Hipotálamo, Amígdala, Núcleo da rafe, Ponte	Desenvolvimento e sobrevida neuronal, Transmissão sináptica, Memória, Aprendizado

SNC: Sistema Nervoso Central.

em modelo experimental de malária cerebral e de encefalite causada por dengue, o aumento significativo de TNF-α no tecido cerebral, bem como de IL-1β e de IL-6, foi associado ao desenvolvimento de comportamento de ansiedade (Miranda *et al.*, 2011). Além disso, sintomas depressivos foram ligados a concentrações elevadas de TNF-α no córtex frontal de ratos que desenvolveram meningite após infecção com *Streptococcus pneumoniae* (Barichello *et al.*, 2010). De maneira interessante, as alterações comportamentais e os elevados níveis corticais de TNF-α foram revertidos com o uso de imipramina, um antidepressivo tricíclico.

Em síntese, as citocinas IL-1β, IL-6 e TNF-α parecem regular importantes funções no SNC; as principais evidências até o momento se referem à memória e ao aprendizado (Tabela 7.1). A expressão dessas citocinas em diferentes regiões cerebrais, especialmente no hipotálamo, sugere também a participação desses mediadores em funções neuroendócrinas.

Comunicação bidirecional entre o sistema neuroendócrino e o sistema imune

O sistema neuroendócrino consiste em uma rede especializada de neurônios e células endócrinas que regulam o metabolismo, a reprodução, a pressão arterial, a termorregulação, as respostas ao estresse e o sono. O SNC regula a atividade secretória do hipotálamo e da hipófise e, consequentemente, das demais glândulas do nosso organismo (Procaccini *et al.*, 2014).

A grande maioria dos eixos neuroendócrinos parece sofrer influência do sistema imune (Procaccini *et al.*, 2014). Os primeiros relatos da interação entre a glândula adrenal e o sistema imune ocorreram no século XIX a partir da observação de Thomas Addison. Ele notou que pacientes com insuficiência da adrenal exibiam aumento no número de leucócitos circulantes, especialmente linfócitos. Estudos em animais reforçaram essa observação, uma vez que a remoção da glândula adrenal promove a hipertrofia do timo.

O trabalho de Kendall & Reichstein na década de 1940 ofereceu suporte adicional à hipótese de interação entre a glândula adrenal e o sistema imune. Esses estudiosos foram os primeiros a isolar e descrever que o princípio ativo do córtex da glândula adrenal, a corticosterona, era capaz de suprimir a resposta inflamatória (Hench *et al.*, 1949). Posteriormente, sugeriu-se que não somente as funções da adrenal alteravam a resposta imune, mas que o contrário também era verdadeiro. O trabalho seminal de Hugo Besedovsky e colaboradores (1975) demonstrou que os níveis periféricos de glicocorticoides elevavam-se em resposta a antígenos. Foi possível, assim, a proposição de um novo conceito de mecanismo regulatório neuroimunoendócrino: células do sistema imune limitariam suas próprias funções por meio da secreção de mediadores que estimulam a liberação de glicocorticoides pela glândula adrenal.

O conceito definitivo de comunicação bidirecional entre o sistema imune e o sistema endócrino emergiu apenas com o trabalho de Edwin Blalock na década de 1980, que mostrou que hormônios não são secretados somente por glândulas como a hipófise, mas também diretamente por células do sistema imune (Smith & Blalock, 1981) (Tabela 7.2). Com efeito, linfócitos ativos sintetizam hormônio adrenocorticotrófico (ACTH), hormônio do crescimento (GH), prolactina (PRL) em níveis similares aos secretados pela glândula hipófise. Os linfócitos, por expressarem receptores para esses hormônios, modulariam suas próprias funções de maneira autócrina. No caso do GH, a secreção pelos linfócitos parece ser alterada pela ação autócrina do GHRH e inibida pela presença de somatostatina. Esse assunto será discutido em outros capítulos deste livro.

Reconhece-se, atualmente, que os linfócitos humanos são capazes de secretar outros hormônios, como o precursor do hormônio ACTH, a pró-opiomelanocortina (POMC). Níveis de ACTH podem ser detectados em linfócitos estimulados com o hormônio liberador de corticotrofina (CRH) e com a arginina vasopressina (AVP), sendo sua produção bloqueada por glicocorticoides. Além disso, o CRH é capaz de estimular a produção de IL-1β por macrófagos que, por sua vez, induziria a produção de ACTH por linfócitos B (Harbour *et al.*, 1991). O hormônio estimulante da tireoide (TSH) foi produzido

Tabela 7.2. Hormônios e neuropeptídeos produzidos por células e órgãos do sistema imune

Hormônio/Neuropeptídeo	*Células/Órgão*
Corticotrofina	Linfócitos B
Hormônio do crescimento	Linfócitos T
Tireotrofina	Células T
Prolactina	Células mononucleares
Gonadotrofina coriônica	Células T
Encefalinas	Linfócitos B
Peptídeo vasoativo intestinal	Leucócitos mononucleares, mastócitos.
Somatostatina	Leucócitos mononucleares, mastócitos, polimorfonucleares
Vasopressina	Timo
Ocitocina	Timo
Neurofisina	Timo

Adaptada de Ader et al., *1991; Berczi* et al., *2009; Crawford* et al., *1992; Reichilin* et al., *1993; Spangelo* et al., *2006.*

por linfócitos T após estímulo com a enterotoxina A de *Staphilococcus*. A capacidade de células imunes secretarem TSH também foi observada em linhagem de linfomas de célula T. Outros hormônios até então restritos à hipófise foram encontrados em linfócitos, como o hormônio luteinizante (LH) e o hormônio folículo estimulante (FSH).

Um número considerável de evidências científicas aponta para a participação do sistema neuroendócrino na modulação de respostas do sistema imune utilizando três mecanismos principais: 1) sistemicamente, via eixos HPA e hipotálamo-hipófise-gonadal (HPG); 2) regionalmente, pela liberação de neurotransmissores (catecolaminas e acetilcolina) em órgãos do sistema imune; e 3) localmente, por determinações nervosas e células endócrinas localizadas próximas da resposta inflamatória (Figura 7.1).

O exemplo mais estudado de interação entre o sistema imune e o sistema neuroendócrino ocorre via eixo HPA, representado pela interação CRH-ACTH-cortisol. Por exemplo, processos infecciosos sistêmicos aumentam a atividade do eixo HPA, produzindo, consequentemente, aumento dos níveis circulantes de glicocorticoides, responsáveis pela regulação da resposta imune inata e adquirida (Cain & Cidlowski, 2017).

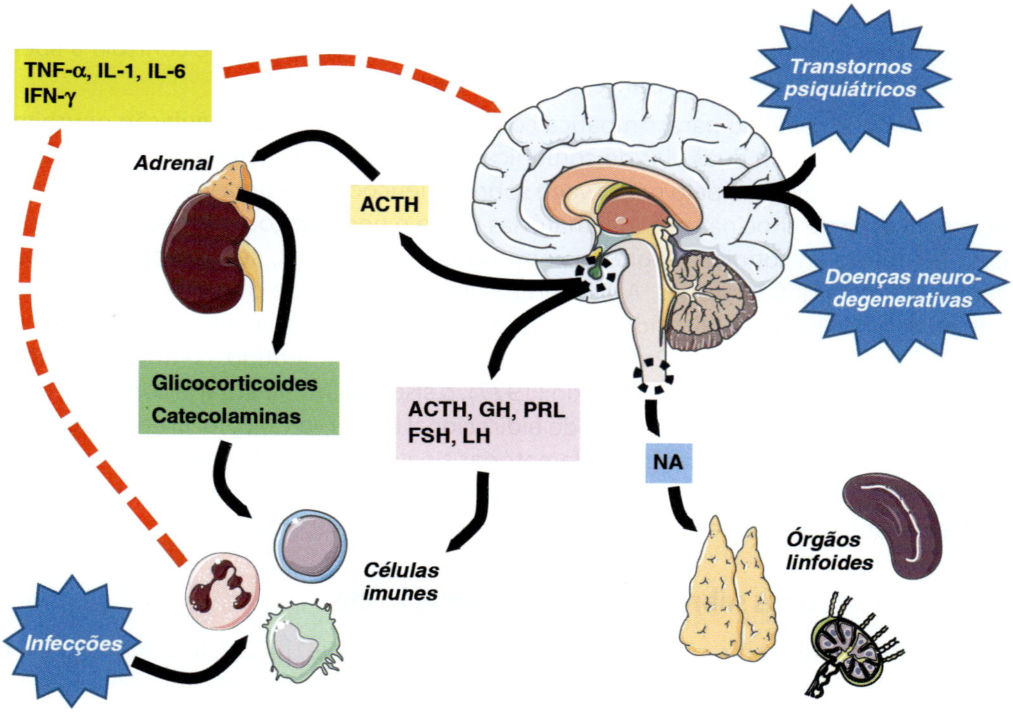

Figura 7.1. Panorama geral das interações neuroimunoendócrinas e do papel das citocinas durante processos infecciosos, transtornos psiquiátricos e doenças neurodegenerativas. ACTH: hormônio adrenocorticotrófico; LH: hormônio luteinizante; FSH: hormônio folículo estimulante; GH: hormônio do crescimento; PRL: prolactina; NA: noradrenalina.

Fonte: Acervo da autoria.

Outros hormônios hipofisários, tais como a PRL e o GH, também têm sua secreção alterada durante processos infecciosos e inflamatórios, podendo atuar diretamente nas células do sistema imune (Cain & Cidlowski, 2017). Linfócitos expressam receptores para o GH e para a PRL, que regulam a produção de citocinas. Ainda, citocinas podem atuar diretamente na hipófise ou na adrenal por meio da modulação da secreção do ACTH e do CRH (McCann *et al.*, 2000).

Outra importante rota de regulação neural do sistema imune ocorre pelo sistema nervoso simpático via liberação de catecolaminas na circulação sanguínea pela medula da glândula adrenal. A ativação dessa via promove leucocitose, linfopenia e inibição da função de células NK (Procaccini *et al.*, 2014). Ressalta-se que os órgãos linfoides (linfonodos, timo, baço) têm abundante inervação simpática. Por sua vez, o timo tem capacidade de secretar peptídeos com função regulatória (substância P, somatostatina, vasopressina) que atuam diretamente no sistema nervoso autônomo. Esses peptídeos podem ainda atuar diretamente na resposta inflamatória. A substância P, por exemplo, tem atividade pró-inflamatória sobre a resposta celular imune inata por estimular a secreção de TNF-α, IL-1 e IL-6 e ativar células NK. Além disso, esses peptídeos podem atuar na liberação de mediadores vasoativos pelos mastócitos como serotonina, histamina, aumentando a vasodilatação e o edema durante processos inflamatórios. Hormônios hipofisários como PRL e GH exercem papel fundamental no desenvolvimento e funcionamento do timo. Lesões no hipotálamo anterior, que controla a liberação desses hormônios pela hipófise, produzem atrofia do timo.

A atividade vagal ou parassimpática constitui a terceira via de regulação neuroimunoendócrina. Existem duas vias de comunicação vagal: uma via eferente, mediada pela liberação de acetilcolina pelo nervo vago sobre os leucócitos, e uma via aferente, modulada pela ação de citocinas pró-inflamatórias sobre o nervo vago. A acetilcolina interage com receptores nicotínicos expressos em todos os leucócitos, sendo importante para conter respostas inflamatórias. A via aferente inclui a ligação de citocinas pró-inflamatórias no nervo vago, possibilitando uma representação no sistema nervoso central de um sinal inflamatório periférico (Procaccini *et al.*, 2014). Nesse sentido, conforme proposto originalmente por Besedovsky & Sorkin (1977), o sistema imune atuaria como um órgão sensorial. Em função dessa propriedade bidirecional do nervo vago, foi proposto um arco reflexo inflamatório: citocinas pró-inflamatórias sinalizariam a inflamação para o SNC por meio do vago aferente, que induziria a liberação de acetilcolina, responsável por atenuar ou frear as respostas inflamatórias periféricas (Tracey, 2009; Procaccini *et al.*, 2014).

Ação das citocinas sobre o sistema neuroendócrino

Diversos mediadores inflamatórios, como as citocinas IL-1β, IL-2, IL-6, IFN-γ e TNF-α, exercem efeitos sobre o sistema endócrino (Tabela 7.3). A regulação do eixo HPA por citocinas constitui o exemplo mais clássico da interação do sistema imune com o neuroendócrino. Por muito tempo pensou-se que as citocinas produzidas na periferia cruzavam a barreira hematoencefálica para promover seus efeitos nos órgãos ou estruturas do sistema neuroendócrino. Na verdade, esses órgãos são capazes de produzir localmente citocinas. Estudos demonstraram que a hipófise é capaz de produzir IL-1β e IL-6.

Tabela 7.3. Papel das citocinas sobre a liberação de hormônios no sistema neuroendócrino

Citocinas / *Hormônios*	*IL-1*	*IL-2*	*IL-6*	*IFN-γ*	*TNF*
ACTH	+	+	+*	+	+*
TSH	–	+	–	–	–
PRL	+	+	ausente	ausente	+
GH	+	–	–	–	+
LH	–	–	ausente	–	?

*+ estimula; – suprime; ? desconhecido; *Pode haver estímulo inibitório durante condições inflamatórias crônicas.*
ACTH: hormônio adrenocorticotrófico; TSH: hormônio estimulante da tireoide; PRL: prolactina; GH: hormônio do crescimento; LH: hormônio luteinizante.

A IL-6 parece ser produzida pelas células folículo-estreladas da hipófise, enquanto a IL-1β tem sua produção relacionada com as ações do TSH, sendo produzidos pelos tireotrofos (van Zeijl *et al.*, 2011).

A concepção de que as citocinas poderiam mediar interações imunoneuroendócrinas surgiu em meados da década de 1980 a partir de estudos conduzidos por Besedovsky *et al.* (1986), que demonstraram que a administração sistêmica da citocina IL-1β em camundongos aumentava as concentrações plasmáticas dos hormônios ACTH e glicocorticoides. No mesmo estudo, a neutralização da IL-1β durante infecção viral em ratos promoveu diminuição da resposta mediada por glicocorticoides, indicando que essa citocina poderia desempenhar relevante papel na regulação do eixo HPA em condições infecciosas (Besedovsky *et al.*, 1986). Estudos posteriores revelaram que a produção de ACTH induzida pela administração de L-1β *in vivo* dependia da ação do peptídeo hipotalâmico CRF, sugerindo que o hipotálamo seria a região pela qual a IL-1β ativaria o eixo HPA (Berkenbosch *et al.*, 1987; Sapolsky *et al.*, 1987).

A citocina TNF-α também participa dessa modulação. O TNF-α pode estimular a produção de ACTH. Em pacientes com quadros inflamatórios crônicos, como artrite reumatoide, as concentrações de cortisol permanecem baixas, mesmo na presença de elevados níveis de citocinas inflamatórias, como TNF-α e IL-6 (Jaattela *et al.*, 1991). Essa incapacidade de aumentar os níveis circulantes de cortisol durante processos inflamatórios poderia estar relacionada com a ação inibitória do TNF-α sobre a produção de ACTH. Além dessas, outras citocinas, como a IL-6, IL-2, IFN-γ, atuam de forma a regular a função do eixo HPA, estimulando a liberação de ACTH e, no caso da IL-2, liberando PRL e TSH.

Considerações finais

Os sistemas imune, nervoso e endócrino atuam conjuntamente para garantir a homeostase do organismo. Ocorrem interações em diferentes níveis desses sistemas, constituindo uma rede de mecanismos recíprocos de modulação. As citocinas exercem papel fundamental nessa interação, participando das respostas imunes e influenciando funções neurais e endócrinas.

O sistema imune tem sido considerado um "sensor" para estímulos potencialmente nocivos ao organismo, como microrganismos e neoplasias, enviando sinais para todo o organismo, especialmente para o sistema nervoso central. Mais recentemente, vem sendo reconhecido que as interações entre o sistema imune e o sistema neuroendócrino são importantes não só diante de estímulos nocivos clássicos que desencadeiam resposta inflamatória, mas também no contexto de uma série de doenças metabólicas (obesidade, diabetes *mellitus*) e neurodegenerativas (doença de Alzheimer, doença de Parkinson).

Referências bibliográficas

Allan SM, Tyrrell PJ, Rothwell NJ. Interleukin-1 and Neuronal Injury. Nat Rev Immunol. 2005; 5:(8)629-640.

Amaral FA, Fagundes CT, Miranda AS, Costa VV, Resende L, Gloria de Souza DD et al. Endogenous acetylcholine controls the severity of polymicrobial sepsis associated inflammatory response in mice. Curr Neurovasc Res. 2016; 13:(1)4-9.

Arima Y, Harada M, Kamimura D, Park J, Kawano F, Yull FE et al. Regional neural activation defines a gateway for autoreactive T cells to cross the blood-brain barrier. Cell. 2012; 148:447-457.

Balschun D, Wetzel W, del Rey A, Pitossi F, Schneider H, Zuschratter W et al. Interleukin-6: a cytokine to forget. FASEB Journal. 2004; 18(14):1788-1790.

Barichello T, dos Santos I, Savi GD, Simões LR, Generoso JS, Comim CM et al. Depressive-like-behavior and proinflamatory interleukine levels in thebrain of rats submitted to pneumococcal meningitis. Brain Research Bulletin. 2010; 30;82(5-6):243-6.

Baune BT, Wiede F, Braun A, Golledge J, Arolt V, Koerner H. Cognitive dysfunction in mice deficient for TNF and its receptors. American Journal of Medical Genetics Part B (Neuropsychiatric Genetics). 2008; 147b(7):1056-1064.

Beattie EC, Stellwagen D et al. Control of synaptic strength by glial TNFalpha. Science. 2002; 295:(5563), 2282-2285.

Berkenbosch FJ, van Oers A, del Rey F, Tilders H. Besedovsky corticotropin-releasing factor-producing neurons in the rat activated byinterleukin-1. Science. 1987; 238:524-526.

Besedovsky H, del Rey A, Sorkin E, Dinarello C. A immunoregulatory feedback between interleukin-1 and glucocorticoid hormones. Science. 1986; 233(4764):652-654.

Besedovsky H, Sorkin E, Keller M, Muller J. Changes in blood hormone levels during the immune response proceedings of the society for experimental biology and medicine. 1975; 150(2):466-470.

Besedovsky H, Sorkin E. Network of immune-neuroendocrine interactions. Clinical and Experimental Immunology. 1977; 27:1-12.

Breder CD, Dinarello CA, Saper CB. Interleukin-1 immunoreactive innervation of the human hypothalamus. Science. 1988; 240:321-324.

Breder CD, Tsujimoto M, Terano Y, Scott DW, Saper CB. Distribution and characterization of tumor necrosis factor-alpha like immunoreactivity in themurine central nervous system. Journal Comparative Neurology. 1993; 337:543-567.

Cain DW, Cidlowski JA. Immune Regulation by Glucocorticoids. Nat Rev Immunol. 2017; 17:(4) 233-247.

de Simone R, Levi G, Aloisi F. Interferon-Γ gene expression on rat central nervous system glial cells. Cytokine. 1998; 10:418-422.

Garbers C, Heink S, Korn T, Rose-John S. Interleukin-6: designing specific therapeutics for a complex cytokine. Nat Rev Drug Discov, 2018; 17:(6) 395-412.

Goshen I, Kreisel T, Ben-Menachem-Zidon O, Licht T, Weidenfeld J, Ben-Hur T et al. Brain interleukin-1 mediates chronic stress-induced depression in mice via adrenocortical activation and hippocampal neurogenesis suppression. Molecular Psychiatry. 2008; 13(7):717-728.

Harbour DV, Galin FS, Hughes TK, Smith EM, Blalock JE. Role of leukocyte-derived pro-opiomelanocortin peptides in endotoxic shock. Circulatory Shock. 1991; 35(3):181-191.

Hench PS, Kendall CH, Slocumb EHF, Po L. The effect of a hormone of the adrenal cortex (17-hydroxy-11-dehydrocorticosterone; compound E) and of pituitary adrenocorticotropic hormone on rheumatoid arthritis. Biochemical and Biophysical Research Communications. 1949; 227:861-867.

Hryniewicz A, Bialuk, Kamiński KA, Winnicka MM. Impairment of recognition memory in interleukin-6 knock -out mice. European Journal of Pharmacolology. 2007; 577(1-3):219-220.

Jaattela M, Ilvesmaki V, Voutilainen R, Stenman UH, Saksela E. Tumor necrosis factor as a potent inhibitor of adrenocorticotropin-induced cortisol production and steroidogenic P450 enzyme gene expression in cultured human fetal adrenal cells. Endocrinology. 1991; 128:623-9.

Kalliolias GD, Ivashkiv LB. TNF biology, pathogenic mechanisms and emerging therapeutic strategies. Nat Rev Rheumatol. 2016; 12(1):49-62.

Koo JW, Duman RS. Evidence for IL-1 receptor blockade as a therapeutic strategy for thetreatment of depression. Current Opinion in Investigational Drugs. 2009; 10(7):664-671.

McAfoose J, Baune BT. Evidence for a cytokine model of cognitive function. Neuroscience Biobehavioral Reviews. 2009; 33(3):355-366.

McCann SM, Antunes-Rodrigues J, Franci CR, Anselmo-Franci JA, Karanth S, Rettori V. Role of the hypothalamic pituitary adrenal axis in thecontrol of theresponse to stress and infection. Brazilian Journal of Medical of Biological Research. 2000; 33(10):1121-1131.

Miller AH, Raison CL. The role of inflammation in depression: from evolutionary imperative to modern treatment target. Nat Rev Immunol. 2006. 16:(1):22-34

Miranda AS, Lacerda-Queiroz Vilela MC, Rodrigues DH, Rachid MA, Quevedo J, Teixeira AL. Anxiety-Like behavior and proinflammatory cytokine levels in thebrain of C57BL/6 mice infected with plasmodium berghei (strain ANKA). Neuroscience Letters. 2011; 491:202-206.

Monje ML, Toda H et al. Inflammatory blockade restores adult hippocampal neurogenesis. Science. 2003; 302:1760-1765.

Nelson TE, Ur CL, Gruol DL. Chronic interleukin-6 exposure alters electrophysiologica properties and calcium signaling in developing cerebellar purkinje neurons in culture. Journal of Neurophysiology. 2002; 88: 475-486.

Procaccini C, Pucino V, de Rosa V, Marone G, Matarese G. Neuro-endocrine networks controlling immune system in health and disease. Front Immunol. 2014; 5:143.

Rocha NP, Teixeira AL, Coelho FM, Caramelli P, Guimarães HC, Barbosa IG et al. Peripheral blood mononuclear cells derived from alzheimer's disease patients show elevated baseline levels of secreted cytokines but resist stimulation with β-amyloid peptide. Molecular Cellular Neuroscience. 2012; 49(1):77-84

Sapolsky R, Rivier C, Yamamoto G, Plotsky Plotsky P, Vale W. Interleukin-1 stimulates the secretion of hypothalamic corticotropin-releasing factor. Science. 1987; 238:522-524.

Smith EM, Blalock JE. Human lymphocyte production of corticotropin and endorphin-like substances: association with leukocyte interferon. Proceedings of the National Academy Science USA. 1981; 78(12):7530-7534.

Tracey KJ. Reflex control of immunity. Nature Reviews Immunology. 20009; 9:418-428

Van Zeijl CJ, Surovtseva OV, Wiersinga WM, Fliers E, Boelen A. Acute inflammation increases pituitary and hypothalamic glycoprotein hormone subunit B5 mRNA mrna expression in association with decreased thyrotrophin receptor mrna expression in mice. Journal of Neuroendocrinology. 2011; 23(4):310-9.

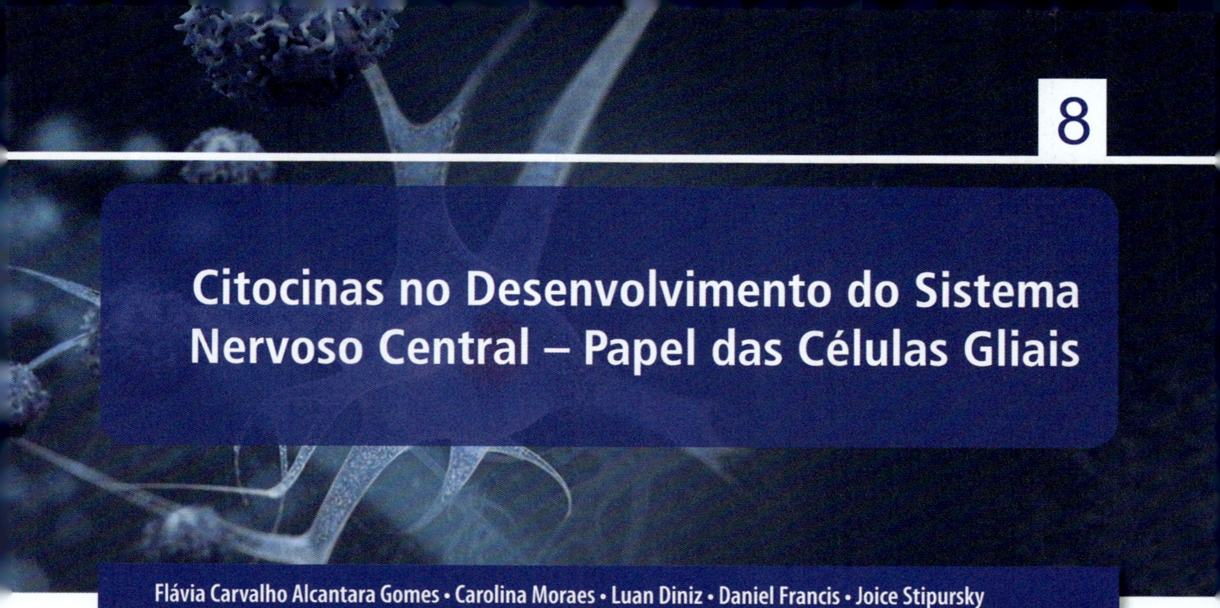

8

Citocinas no Desenvolvimento do Sistema Nervoso Central – Papel das Células Gliais

Flávia Carvalho Alcantara Gomes • Carolina Moraes • Luan Diniz • Daniel Francis • Joice Stipursky

Resumo

Inicialmente consideradas elementos passivos do cérebro, atualmente, a glia é reconhecida como elemento essencial para a acuidade da maior parte das atividades desempenhadas pelo sistema nervoso. As interações entre neurônios e células da glia desempenham função relevante em diversas etapas do desenvolvimento do sistema nervoso central (SNC), incluindo geração e migração de neurônios, sobrevivência e diferenciação neuronal, crescimento axonal e formação e funcionamento das sinapses. A função das células gliais como neuromoduladoras tem sido associada à sua capacidade de secreção de fatores solúveis como fatores de crescimento, citocinas e gliotransmissores. Neste capítulo, descreveremos as evidências acerca das funções e distribuição das citocinas em diferentes etapas do desenvolvimento do SNC, enfatizando seu papel na diferenciação de progenitores neurais, neurogênese e gliogênese. Apresentaremos os achados recentes das ações destas moléculas na formação de sinapses (sinaptogênese) e transmissão sináptica. Por fim, discutiremos como estes avanços levaram a uma mudança de paradigma relativo às funções das citocinas no cérebro: antes essencialmente relacionadas com quadros de injúria sistêmica e cerebral e, hoje, relacionadas com diversos eventos do desenvolvimento e fisiologia do cérebro.

Introdução – as citocinas no sistema nervoso central

Citocinas compreendem um grupo de pequenos polipeptídeos (8-30 kDa) primariamente relacionados com o sistema imune e secretados por monócitos, macrófagos, linfócitos e células endoteliais. Essas moléculas são rapidamente reguladas em resposta à doença, lesão e infecção, exercendo um papel importante no reparo tecidual. Pelo fato de estarem envolvidas no controle das respostas imunes e inflamatórias, as citocinas são, de forma geral, referidas como pró- ou anti-inflamatórias, dependendo de suas ações nos tecidos. Com base na sua estrutura molecular e ações fisiológicas, as citocinas são divididas nas seguintes famílias: interleucinas (IL), fatores de necrose tumoral (TNF), interferons (IFN), quimiocinas e membros da família do fator de crescimento transformante beta (Jacob *et al.*, 2011).

Embora historicamente associadas à injuria e estados inflamatórios, recentemente, vem crescendo as evidências do papel das citocinas em diferentes etapas do desenvolvimento e fisiologia do SNC (Yirmiya & Goshen, 2011; Galic *et al.*, 2012), incluindo modulação da neurogênese, sobrevivência e diferenciação neuronal e glial, formação de sinapses, memória e plasticidade neuronal (Smith *et al.*, 2012; Diniz *et al.*, 2018) (Tabela 8.1). Sob condições normais as citocinas são produzidas por estímulos ambientais e neurais e regulam positivamente os circuitos neurais promovendo a potenciação de longa duração (LTP; do inglês, *long-term potentiation*), fenômeno ligado à duração da transmissão sináptica que capacita a memória, aprendizagem e neurogênese (Yirmiya & Goshen 2011).

A relação entre o sistema imune e o SNC é baseada nas interações entre as células imunes cerebrais, micróglia e astrócitos, e as células imunes periféricas, particularmente linfócitos T e macrófagos, com os neurônios e células precursoras neurais. A base destas interações envolve a capacidade das células do sistema imune em responderem aos neurotransmissores clássicos como o glutamato, bem como neurônios e células gliais responderem a quantidades reduzidas de citocinas inflamatórias, tais como a IL-1β (interleucina-1 beta), IL-6 (interleucina-6) e TNF-α (fator de necrose tumoral alfa) (Yirmiya &

Tabela 8.1. Citocinas no desenvolvimento do sistema nervoso central

Citocinas	*Função*
IL-1	Consolidação e facilitação da memória e aprendizagem
	Modulação da resposta ao estresse
	Plasticidade neuronal e eficiência das LTP
	Ação antineurogênica
	Neurotransmissão glutamatérgica
IL-6	Redução de LTPs
	Ação antineurogênica
	Indução de gliogênese
TNF-α	Eficiência das sinapses excitatórias
	Regulação da conectividade sináptica
	Ação antineurogênica
	Ação neurogênica dependente de concentração
TGF-β1	Indução de astrocitogênese
	Ação neuroprotetora
	Indução de neurogênese Indução de sinaptogênese Indução de migração neuronal

Goshen 2011). Esses peptídeos, além de serem produzidos no próprio parênquima cerebral, podem atravessar a barreira hematoencefálica (BHE) por meio de transporte ativo via fagocitose mediada por receptor (Gutierrez *et al.,* 1993; Rothwell & Luheshi 1994) ou, passivamente, em áreas onde há descontinuidade de BHE (Akrout *et al.,* 2009).

O largo espectro de ação das citocinas associado aos inúmeros efeitos no SNC, muitas vezes paradoxais dependendo do tipo celular, receptores e vias de sinalização ativados, confere a essas moléculas um papel ímpar como reguladores do desenvolvimento cerebral. No SNC, a principal fonte de citocinas e quimiocinas é a glia, particularmente micróglia e astrócitos, como discutiremos a seguir.

A glia e o seu papel neuroimunomodulador

O SNC dos vertebrados é constituído basicamente por duas classes de células: os neurônios e as células gliais ou neuroglia. Esse termo foi introduzido em meados do século XIX pelo patologista alemão Rudolf Virchow (1821-1902) que, em 1846, analisando tecidos humanos *post mortem*, descreveu pela primeira vez uma substância conectiva de natureza "acelular" no cérebro e medula na qual estavam embebidos os elementos do sistema nervoso. A essa substância, Virchow deu o nome de *nervenkitt* (cimento de nervo), mais tarde, traduzida como neuroglia. Nesta época, Virchow atribuiu à glia a função de suporte "cimento" das células neuronais. Mais tarde, graças aos esforços de estudiosos como Heinrich Müller (1820-1864), Otto Deiters (1834-1863), Camillo Golgi (1843-1926), Pío del Río Hortega (1882-1945) e, especialmente, do neuroanatomista espanhol, Santiago Ramón y Cajal (1852-1934), uma grande variedade de células gliais foi descrita em diversas espécies de vertebrados. Por suas descobertas, Ramon y Cajal recebeu, em conjunto com Camillo Golgi, o prêmio Nobel de Medicina e Fisiologia, em 1906.

As células gliais ou neuroglia podem ser classificadas em dois grandes grupos distintos morfológica e funcionalmente de acordo com sua origem embriológica (Figura 8.1): a 'micróglia', de origem mesodermal e a 'macroglia', de origem ectodermal (Kettenmann & Ransom, 1995). A macroglia compreende:

1. *Oligodendroglia,* responsável pela mielinização dos axônios e composta pelas células de Schwann no sistema nervoso periférico (SNP) e oligodendrócitos no SNC.
2. *Ependimoglia,* que compreende os ependimócitos, células que revestem os ventrículos encefálicos e o canal central da medula; as células epiteliais pigmentares da retina; e as células do plexo corioide, presentes no interior dos ventrículos e que produzem o líquido cefalorraquidiano.
3. *Astroglia,* que inclui, dentre outros tipos celulares, os astrócitos, principal fonte de fatores de crescimento para os neurônios; *glia de Bergmann,* responsável por sustentar a migração neuronal durante o desenvolvimento do cerebelo; e a *glia de Müller,* presente na retina (Kettenmann & Ransom, 2005).

Os astrócitos desempenham papel essencial no funcionamento do SNC como: correção dos níveis de potássio do meio extracelular, alterados com a descarga de potenciais

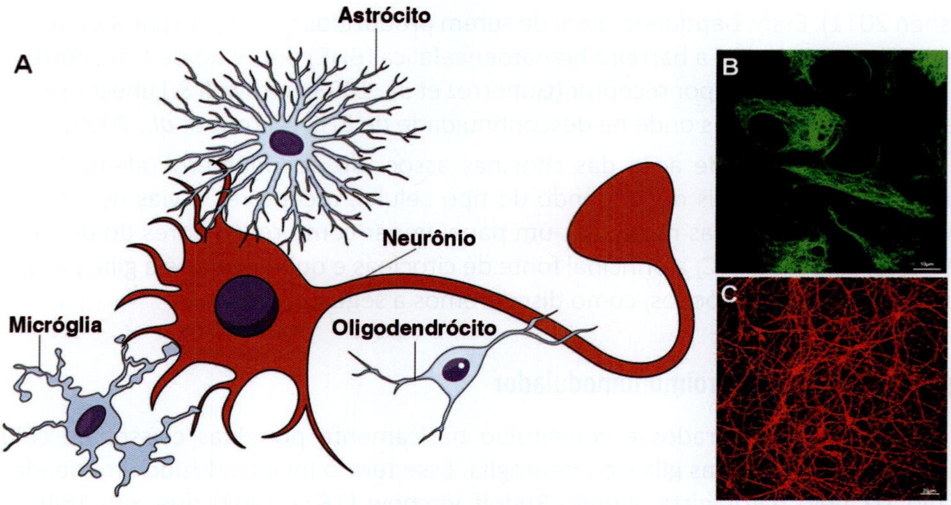

Figura 8.1. **Células da glia.** Além dos neurônios (em vermelho **A, C**), o SNC contém diferentes grupos celulares que são classificados como células da neuroglia (em azul). As três principais células que fazem parte da neuroglia são: os astrócitos (**B**), os oligodendrócitos e a micróglia. As células gliais apresentam uma íntima associação com os neurônios e desempenham diferentes funções no SNC: como a regulação da transmissão sináptica (astrócito), defesa imunológica (micróglia) e formação da bainha de mielina (oligodendrócito).
Fonte: Acervo da autoria.

de ação pelos neurônios; modulação da formação da BHE e controle do tônus vascular; regulação da liberação de diversos neurotransmissores; modulação da neurogênese e sinaptogênese (Stipursky *et al.*, 2011; Diniz *et al.*, 2018).

Diversas evidências apontam para a participação dos astrócitos na defesa imunológica do SNC, incluindo expressão de receptores da imunidade inata, como o receptor TLR4 (*toll-like receptors* TLR) e o receptor de manose, além de fatores do sistema complemento. Além disso, essas células realizam fagocitose e expressam moléculas críticas para a apresentação de antígeno e ativação de linfócitos T, como o antígeno de histocompatibilidade (MHC) de classe II CD40 e B7 (Farina *et al.*, 2007).

O termo *micróglia* refere-se às células que residem dentro do parênquima do sistema nervoso e que compartilham muitas, se não todas as propriedades dos macrófagos, em outros tecidos. É a principal célula imune residente do SNC, compreendendo cerca de 12% da composição celular do cérebro e da medula (Lawson *et al.*, 1990). Estas células não têm origem neuroepitelial e se diferenciam a partir de células de linhagem mieloide que se originam na medula óssea e que invadem o SNC durante o desenvolvimento embrionário e, provavelmente, durante o curso da vida, especialmente, após injúria ou trauma (Graeber & Streit 2010). Na última década, a micróglia foi classificada em dois subtipos, M1 e M2, de acordo com o grau de ativação celular, sendo a subpopulação M1 mais ativada. A subpopulação M2 pode ser distinguida da M1 por reduzida expressão de NO (óxido nítrico), aumento da produção de citocinas anti-inflamatórias (interleucina-4, IL-4; interleucina-10, IL-10), neurotrofinas 4 e 5 (NT-4/5), fator de crescimento do nervo (NGF; do inglês *nerve growth factor*) e fator neurotrófico derivado do cérebro (BDNF; do inglês, *brain derived neurotrophic factor*) (Elkabes *et al.,* 1996; Nakajima *et al.*, 1998; Bessis *et al.,* 2007).

A ativação da micróglia em resposta a lesões e estímulos imunológicos resulta em alteração morfológica passando do nível basal ramificada para ativada ameboide e móvel (Lima *et al.*, 2001). Essa alteração fenotípica é acompanhada de uma mudança funcional, resultando em diversas funções imunes que incluem a fagocitose, o processamento e apresentação de antígenos, além da produção de fatores citotóxicos e neurotróficos (Dheen *et al.*, 2007).

Associado ao seu papel já bem estabelecido na resposta a lesões, recentemente, vem crescendo as evidências das ações da micróglia no cérebro sadio tanto durante o desenvolvimento quanto na vida adulta em eventos de neurogênese e formação de sinapses. A micróglia exerce a função de 'limpeza' do SNC fagocitando restos celulares resultantes de células apoptóticas normais 'debris' presentes no espaço extracelular e corpos estranhos (Aloisi, 2001). Mais recentemente, foi demonstrado que essa propriedade confere às células microgliais papel essencial na sinaptogênese removendo conexões sinápticas inapropriadas pelo processo de fagocitose (Ben Achour & Pascual 2010). É interessante que a intensidade da atividade sináptica pode ser controlada pelo contato axonal com processos microgliais (Tremblay, 2012). A presença de micróglia em nichos neurogênicos no adulto demonstrou que a ativação microglial está correlacionada com o aumento da neurogênese no hipocampo. Este evento é mediado pela síntese e secreção da citocina TGF-β1 pelas células microgliais (Battista *et al.,* 2006). Nosso grupo demonstrou que células da micróglia ativadas por lipopolissacarídeos bacterianos (LPS) induzem perda sináptica mediante a secreção da IL-1β (Moraes *et al.,* 2015).

Em conjunto astrócitos e micróglia correspondem à principal fonte de apresentação de antígenos aos linfócitos T (Fontana *et al.*, 1984) e produção de quimiocinas e citocinas no SNC (Burkert *et al.*, 2012). Inicialmente relacionadas com quadros de injúria neural, atualmente, o conjunto de dados na literatura aponta papel essencial dessas moléculas no desenvolvimento cerebral como discutido a seguir para algumas delas.

Papel do TGF-β na diferenciação de progenitores neurais

Em mamíferos a família TGF-β é composta por três membros (TGF-β1, TGF-β2 e TGF-β3) secretados como proteínas precursoras e que necessitam de ativação proteolítica extracelular. Embora apresentando grande homologia entre si, os membros da família TGF-β possuem um domínio mais externo implicado na ligação da molécula ao seu receptor garantindo a especificidade de cada membro da família. A ativação da via de sinalização de TGF-β é mediada por três classes de receptores serina/treonina quinases capazes de se ligar a TGF-RI: o receptor do tipo I (TGFR-I), o receptor do tipo II (TGFR-II) e o receptor do tipo III (TGFR-III) classificados de acordo com o peso molecular de cada membro (53, 70-100, 200-400 kDa, respectivamente). Os receptores do tipo I e II são responsáveis pela transdução do sinal, enquanto o receptor do tipo III auxilia na ligação do fator aos outros receptores. A sinalização canônica de TGF-β envolve a ligação do fator ao dímero de TGFR-II que recruta o dímero de TGFR-I originando um complexo heterotetramérico com o ligante. Esta ligação dá inicio a uma cascata de fosforilação de resíduos de serina de TGFR-II seguida da fosforilação e ativação dos fatores de transcrição Smads [homólogas à proteína de *Drosophila melanogaster mothers against decapentaplegic* (MAD) e de *Caenorhabditis elegans small body size* (SMA)]. Após a fosforilação de R-Smads (Smad regulada por receptor), a Smad 2 e Smad 3 estas associam-se com Smad 4 (Co-Smad; comum a todos os membros da família) e formam complexos heteroméricos no citoplasma que translocam para o núcleo onde controlam a expressão dos genes-alvo de TGF-β1 (Gomes *et al.*, 2005; Stipursky *et al.*, 2011).

A ampla expressão e distribuição de TGFR-I e seus receptores nos diferentes tipos celulares do SNC sugere que essa citocina desempenhe papel importante no desenvolvimento deste sistema (de Sampaio & Spohr *et al.*, 2002; Sousa V de *et al.*, 2004; Gomes *et al.*, 2005). Historicamente, TGF-β1 foi amplamente reconhecido como uma citocina relacionada com injúria e associada à formação de processos neurodegenerativos. Nas últimas décadas diversas evidências têm reforçado um papel relevante para esta citocina em eventos do sistema nervoso sadio, incluindo migração neuronal, crescimento axonal, modulação da expressão de proteínas de matriz extracelular (MEC), neuroangiogênese, formação da BHE, diferenciação glial e neuronal e formação de sinapses, como veremos a seguir (Stipursky & Gomes 2007; Stipursky *et al.*, 2011, 2012, 2014; Siqueira *et al.*, 2018).

A geração de animais *knockout* para TGF-β1 revelou que essa citocina apresenta papel crucial para o desenvolvimento do SNC. Animais TGF-β1-/- apresentam aumento da morte neuronal e redução da produção de proteínas de MEC, além de intensa microgliose (Brionne *et al.*, 2003). Adicionalmente, animais *knockout* para ELF, uma proteína adaptadora que se associa a Smads e regula sua translocação nuclear, exibem diferenciação neuronal anormal com perda da população progenitora da zona subventricular, hiperplasia marginal e perda na expressão de nestina (proteína presente em progenitores neurais) no período embrionário, o que sugere um papel na neurogênese embrionária (Golestaneh *et al.*, 2006). Embora os dados sobre TGF-β1 na determinação do tipo neural sejam contundentes, os mecanismos de sinalização envolvidos ainda são desconhecidos e por vezes contraditórios. Enquanto alguns deles sugerem que TGF-β seja um modulador negativo da neurogênese e da proliferação de células-tronco neurais em cérebro de ratos adultos (Wachs *et al.*, 2006) outros o revelam como indutor da gliogênese (Stipursky & Gomes 2007) e neurogênese no telencéfalo embrionário (Mecha *et al.*, 2008).

Durante o desenvolvimento do córtex cerebral, os neuroblastos (progenitores neuronais) são originados a partir de divisões assimétricas de um tipo especial de progenitor multipotente, as células de glia radial (GR), e deixam a zona ventricular (camada progenitora) em direção à superfície pial (camada mais externa do córtex) para formar as diferentes camadas do córtex (Hartfuss *et al.*, 2001), um processo chamado de laminação do córtex cerebral. Após o período migratório as células de GR diferenciam-se em astrócitos e terminada a laminação estas células desaparecem, embora algumas evidências sugiram que possam permanecer em algumas regiões do cérebro na vida adulta (Figura 8.2).

Os mecanismos que regulam a manutenção da identidade da GR, assim como sua diferenciação em neurônios ou astrócitos, são essenciais para a corticogênese. Déficits

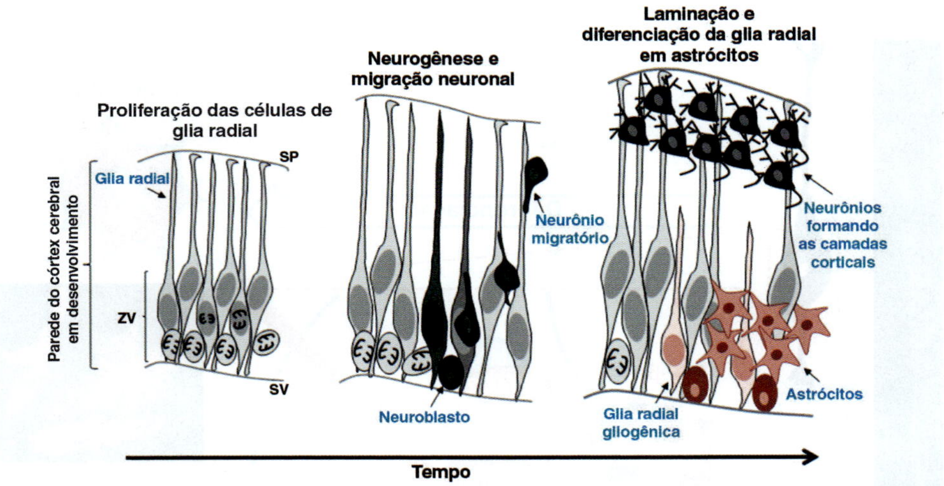

Figura 8.2. Desenvolvimento do córtex cerebral. Durante o período embrionário as células de glia radial proliferam e se autorrenovam na zona ventricular (ZV) camada onde os corpos celulares destes progenitores se localizam próximos à superfície ventricular (SV). Com o avanço do desenvolvimento as células de glia radial executam divisões assimétricas e originam progenitores neuronais, os neuroblastos, que, por sua vez, diferenciam-se em neurônios com capacidade migratória. Estes neurônios jovens utilizam os prolongamentos da glia radial para migrarem em direção à superfície pial (SP) onde se estabelecem e efetuam os estágios finais de maturação, formando as camadas do córtex cerebral, um processo conhecido como laminação cortical. Ao fim do período de migração neuronal, as células de glia radial adquirem capacidade gliogênica e originam astrócitos.

Fonte: Acervo da autoria.

nesses eventos estão associados a uma série de patologias neurais. O destino final das células de GR é resultado do balanço entre moléculas mantenedoras do fenótipo radial como são FGF (fator de crescimento de fibroblasto), Notch (receptor transmembrana para Delta), neurregulina-1 (proteína da família de EGF) e aquelas envolvidas na sua diferenciação como interleucina-6 (IL-6), cardiotrofina-1 (CT-1) e fator neurotrófico ciliar (CNTF) (Stipursky *et al.*, 2011, 2014).

Nosso grupo demonstrou um papel essencial da citocina TGF-β1 na diferenciação e maturação astrocitária. Utilizando animais transgênicos contendo o gene codificante da enzima bacteriana β-galactosidase sob regulação do promotor de GFAP (proteína acídica fibrilar glial, uma proteína da classe dos filamentos intermediários, expressa majoritariamente em astrócitos), demonstramos que neurônios induzem a diferenciação de astrócitos do córtex cerebral. Este evento é controlado pela síntese e secreção do neurotransmissor glutamato e subsequente síntese de TGF-β1 e ativação de sua via de sinalização canônica (TGF/Smad) (Gomes *et al.*, 1999; de Sampaio & Spohr *et al.*, 2002; Sousa V de *et al.*, 2004; Gomes *et al.*, 2005; Romão *et al.*, 2008). Demonstramos ainda que TGF-β1 induz a diferenciação astrocitária a partir de células de glia radial *in vitro* (Stipursky e Gomes 2007) e *in vivo* (Stipursky *et al.*, 2014). Este evento parece ser mediado pelas vias não-clássicas de sinalização de TGF-β1 como as vias de MAPK (proteína quinase ativada por mitógeno) e PI-3K (fosfatidilinositol 3 quinase) (Stipursky *et al.*, 2012) (Figura 8.3).

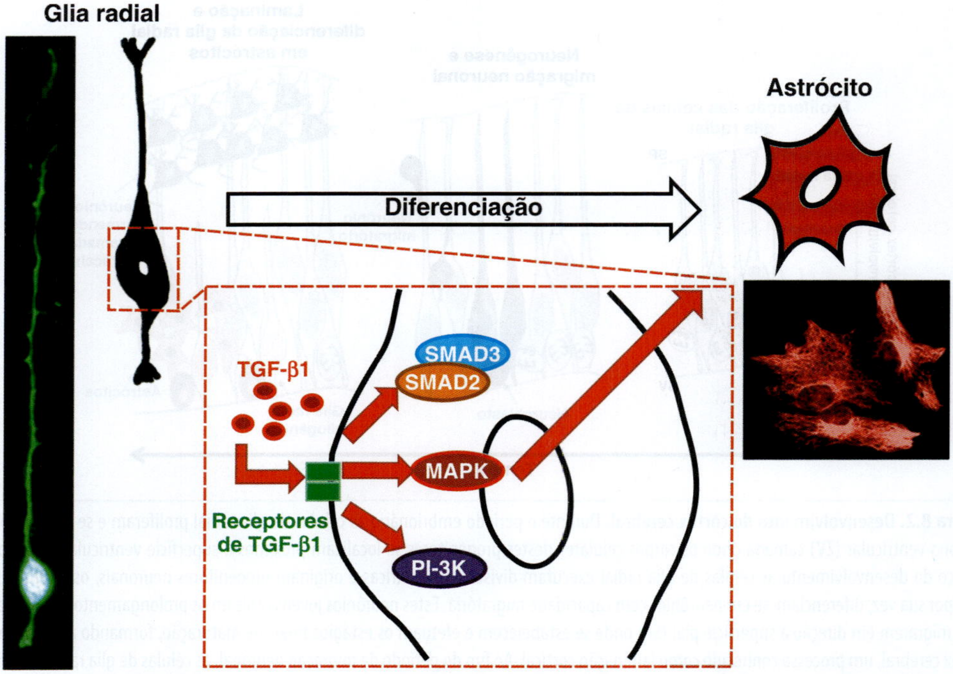

Figura 8.3. Glia radial e TGF-β1. A ligação de TGF-β1 aos seus receptores do tipo serina treonina quinases leva à ativação de diversas vias de sinalização nas células de glia radial incluindo a via clássica de TGF-β1 SMAD2/3 e as vias não clássicas de PI-3K e MAPK. Esta última está envolvida na diferenciação das células de glia radial em astrócitos.

Fonte: Acervo da autoria.

Desta forma, o destino celular dos progenitores neurais é resultado do balanço entre diferentes fatores de transcrição, fatores epigenéticos e, principalmente, fatores solúveis e suas vias de sinalização. Neste contexto, TGF-β1 tem sido apontado como uma das principais citocinas envolvidas no controle da aquisição do fenótipo neuronal e/ou glial durante o desenvolvimento do SNC *in vitro* e *in vivo* (Gomes *et al.*, 2005; Wachs *et al.*, 2006; Stipursky & Gomes, 2007; Stipursky *et al.*, 2012, 2014). O entendimento dos mecanismos de ação de TGF-β1 contribui para a manipulação das vias de sinalização que controlam a diferenciação de progenitores neurais, abrindo perspectivas para a geração de abordagens em terapia celular no sistema nervoso.

Papel das citocinas na função sináptica

A transmissão sináptica constitui a base para a maior parte dos eventos de transferência de informações no SNC. Déficits no estabelecimento e funções das sinapses podem acarretar uma série de desordens neurológicas e cognitivas associadas a doenças neurodegenerativas e desordens psiquiátricas. Em comum, muitas destas patologias apresentam um mecanismo central conhecido como neuroinflamação que *per se* pode contribuir para a disfunção sináptica e progressão da doença. Desta forma, entender o papel das citocinas inflamatórias na função sináptica abre novas perspectivas para a elucidação de mecanismos patogênicos no SNC (Diniz *et al.*, 2018).

No SNC de mamíferos as sinapses excitatórias glutamatérgicas são caracterizadas por um terminal pré-sináptico contendo vesículas com um neurotransmissor, o glutamato, e uma região pós-sináptica enriquecida em proteínas que constitui a densidade pós-sináptica (PSD; do inglês, *post sinaptic density*) (Diniz *et al.,* 2018). Uma sinapse funcionalmente ativa é caracterizada pela aposição das regiões pré- e pós-sinápticas que culmina na liberação de neurotransmissores na fenda sináptica que separa estas regiões, seguida da ligação a receptores específicos encontrados na membrana da região pós-sináptica como: N-6 metil-D-aspartato (NMDA); α-amino-3-hidroxi-5-metil-4-isoxazolepropiônico (AMPA); cainato e ácido gama-aminobutírico (GABA). Alguns neurotransmissores excitatórios, por exemplo, o glutamato normalmente apresentam efeito biológico de excitação na célula pós-sináptica; isto é, aumentam a probabilidade de esse neurônio disparar um potencial de ação embora em alguns casos o glutamato possa exercer efeito inibitório. Outros neurotransmissores, tais como o GABA, têm efeitos inibitórios; isto é, aumentam a chance de hiperpolarização da célula pós-sináptica.

O estabelecimento do número correto e o tipo de sinapses é um evento crucial para o desenvolvimento e função do cérebro humano. Atualmente, sabe-se que as células gliais (astrócitos micróglia e oligodendrócitos) têm função essencial no estabelecimento da circuitaria neuronal constituindo importantes fontes de fatores solúveis e de contato que regulam a formação estabilização plasticidade e eliminação sináptica. Dentre as moléculas solúveis derivadas de células gliais que apresentam grande impacto na excitabilidade neuronal, destacam-se as citocinas (Galic *et al.,* 2012; Wiese *et al.*, 2012).

Embora a presença e ação das citocinas no cérebro tenham sido descobertas há mais de uma década, o seu papel nas funções cerebrais fisiológicas e patológicas ainda não é totalmente elucidado. Os primeiros estudos do papel das citocinas no cérebro sugerem que a sua expressão e atividade sejam reguladas em resposta à infecção, trauma craniano, isquemia, acidente vascular cerebral ou várias doenças neurodegenerativas. No entanto a noção de que as citocinas inflamatórias são apenas expressas no cérebro em resposta a estímulos patológicos foi recentemente desafiada pela identificação de sua expressão ao longo do desenvolvimento do sistema nervoso, no cérebro adulto normal e no envelhecimento (Matias *et al.*, 2022). Em 1998, Hugo Schneider *et al.*, demonstraram pela primeira vez que uma citocina inflamatória pode agir fisiologicamente na indução e manutenção da transmissão sináptica. Desde então diversos estudos confirmaram o papel das citocinas e outros mediadores inflamatórios na plasticidade sináptica do SNC. A seguir, abordaremos o papel de duas citocinas na excitabilidade neuronal: a família do fator de crescimento transformante beta (TGF-β) e do fator de necrose tumoral alfa (TNF-α).

Fator de crescimento transformante beta (TGF-β): diversas evidências apontam uma correlação entre a via de sinalização de TGF-β e a função sináptica em diferentes modelos experimentais. A atividade sináptica neuronal regula a expressão e liberação de TGF-β2 e TGF-β3, enquanto a despolarização induzida por íons de K^+ ocasiona a translocação nuclear de Smad 2 e regulação dos genes-alvo de TGF-β indicando que a atividade sináptica regula a ativação da via de TGF-β (Lacmann *et al.*, 2007).

As primeiras evidências experimentais do papel de TGF-β1 na sinapse vieram com estudos de formação sináptica e memória no invertebrado a lesma do mar Aplísia (Chin *et al.*, 1999; Chin *et al.*, 2006). A importância dos membros de TGF-β na formação e função sináptica em vertebrados foi corroborada recentemente com a geração de animais mutantes para membros desta via de sinalização. A deleção de TGF-β2 ou de Smad 4 em camundongos está associada a disfunções sinápticas e cognitivas graves (Heupel *et al.*, 2008). Corroborando com esses achados o tratamento da junção neuromuscular de anfíbios com TGF-β2 aumenta a resposta pós-sináptica à liberação espontânea e evocada de acetilcolina. Esse evento é inibido por antagonistas de TGF-β2 (Fong *et al.*, 2010).

Nos últimos anos têm crescido as evidências de que as células gliais podem controlar a formação e função sináptica por meio da síntese e secreção de TGF-β1 tanto no SNC quanto periférico (SNP). A secreção de TGF-β1 pelas células de Schwann glia responsável pela mielinização do SNP tem papel crucial na indução de *clusters* de receptores de acetilcolina na junção neuromuscular (Feng & Ko 2008). O papel de TGF como mediador dos efeitos sinaptogênicos da glia foi corroborado pela geração de camundongos transgênicos com superexpressão de TGF-β1 nos astrócitos. Estes animais apresentam, além de aumento dos níveis de subunidades dos receptores inotrópicos do tipo AMPA e NMDA, aumento de correntes evocadas glutamatérgicas em neurônios de hipocampo em resposta à citocina (Bae *et al.*, 2011). Em contrapartida, a deleção condicionada de TGF-β1 em astrócitos induz uma intensa astrogliose perda da densidade de espinhas dendríticas, disfunções na LTP e LTD, além de deficiência no transporte de glutamato pela célula astrocitária (Koeglsperger *et al.*, 2013). Nosso grupo demonstrou que TGF-β1 secretado por astrócitos corticais aumenta a formação de sinapses glutamatérgicas em um mecanismo dependente da secreção do aminoácido D-serina (Figura 8.4). Além disso, mostrou que a capacidade sinaptogênica de TGF-β1 também é observada no cerebelo (Araujo *et al.*, 2016), indicando uma conservação do mecanismo sinaptogênico dessa citocina em diferentes estruturas do SNC. Além do seu potencial sinaptogênico, TGF-β1 regula a plasticidade, refinamento sináptico e formação de memória (Diniz *et al.*, 2018). Além de regular a formação de sinapses glutamatérgicas, o TGF-β1 oriundo de astrócitos murinos e humanos aumenta a formação de sinapses GABAérgicas por meio de um mecanismo dependente tanto da atividade sináptica glutamatérgica quanto da ativação da via de sinalização da proteína quinase II dependente de Ca^{2+}/calmodulina (CaMKII) (Diniz *et al.*, 2014).

Alterações na via de sinalização de TGF-β1 têm sido relatadas em diversos quadros patológicos associados a alterações sinápticas e astrocitárias como: epilepsia, depressão e esclerose lateral amiotrófica. Recentemente, evidências de nosso grupo apontaram o envolvimento do TGF-β1 com as alterações sinápticas observadas na doença de Alzheimer (DA) e doença de Parkinson (DP).

Em um modelo precoce da doença de Alzheimer (DA) os astrócitos diminuem a produção de TGF-β1 o que resulta em danos sinápticos e perda cognitiva em camundongos. A adição exógena de TGF-β1 em camundongos modelos para a DA é capaz de reverter os

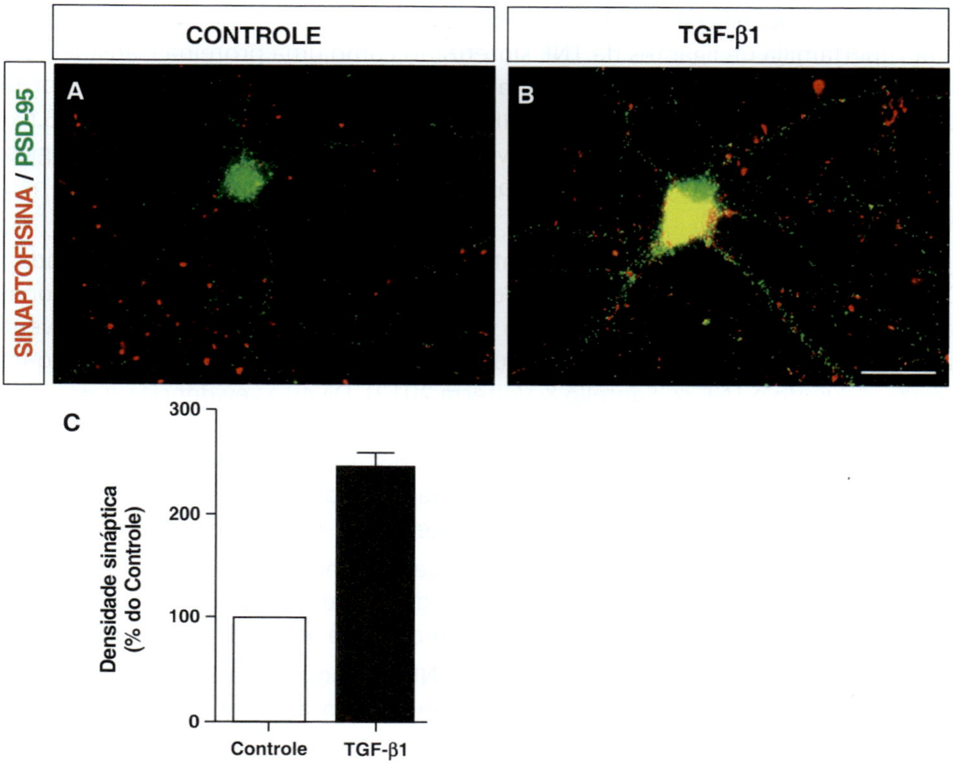

Figura 8.4. Efeito da citocina TGF-β1 na formação de sinapses no córtex cerebral. Um dos modelos morfológicos de se estudar a formação das sinapses é a análise da colocalização de proteínas marcadoras dos terminais pré- e pós-sinápticos (sinaptofisina (vermelho); PSD-95 (verde), respectivamente), por imunocitoquímica. Em uma condição experimental controle (**A**) os neurônios corticais cultivados durante 12 dias *in vitro* apresentam baixa densidade sináptica representada pelos puncta de colocalização de sinaptofisina e PSD-95 (amarelo). O tratamento da cultura neuronal com TGF-β1 aumenta a densidade sináptica (**B C**) indicando o papel dessa citocina na formação sináptica excitatória.
Fonte: Acervo da autoria.

danos sinápticos e cognitivos provocados pelos oligômeros β-amiloides, principal neurotoxina envolvida na degeneração neuronal na DA. Esses dados sugerem que o aumento da produção astroglial de TGF-β1 e/ou ativação da sua via de sinalização pode ser um bom alvo para desenvolvimento de estratégias terapêuticas para a DA (Diniz *et al.*, 2017).

De forma contrária, nosso grupo demostrou que em modelo precoce para a doença de Parkinson (DP) existe um aumento da densidade de astrócitos, bem como dos níveis de TGF-β1 secretados por eles, o que resulta em um aumento da densidade de sinapses glutamatérgicas no estriado que foi demonstrado ter um grande impacto no controle da perda motora durante os estágios precoces da DP. Além disso, mostramos que TGF-β1 protege os neurônios contra a sinaptotoxicidade dos oligômeros de α-sinucleína (αSO) em cultura e em modelo animal *in vivo*. Essas dados pioneiros abrem uma nova perspectiva para orientar a busca de novos alvos terapêuticos para a DP potencialmente focada na sinalização de TGF-β1 e na biologia astrocitária (Diniz *et al.*, 2019).

Fator de necrose tumoral alfa (TNF-α): a citocina pró-inflamatória TNF-α é um membro da superfamília de ligantes de TNF sintetizado como uma proteína transmembrana monomérica que, inserida na membrana como um homotrímero, é clivada por uma enzima metaloprotease conversora de TNF-α originando um trímero solúvel de 51 kDa. Ambas as formas transmembrana e solúvel de TNF-α apresentam efeitos biológicos e podem ser sintetizadas no SNC por micróglia, astrócitos e algumas populações neuronais (Clark e Vissel 2016).

O TNF-α está presente fisiologicamente no SNC em concentrações aproximadas de 100 pM. Em condições patológicas as células gliais passam por mudanças funcionais e morfológicas em um fenômeno chamado de gliose reativa que, dentre outros eventos, caracteriza-se pelo aumento drástico de sua capacidade de sintetizar citocinas pró-inflamatórias incluindo o TNF-α (Santello & Volterra 2012). Diversas evidências sugerem que o TNF-α é uma molécula de sinalização no cérebro normal. Assim, a supressão genética ou farmacológica da produção de TNF-α acarreta distúrbios de sono em modelos experimentais e disfunções cognitivas. Em seres humanos as diferenças de desempenho cognitivo têm sido associadas a polimorfismos do gene TNF-α (Krueger, 2008).

No cérebro a produção de TNF-α pode ser estimulada pela atividade da rede neuronal. Por sua vez, a citocina pode afetar o desempenho do cérebro saudável pelo menos em parte mediante sua capacidade de modular a atividade de circuito.

O mais caracterizado efeito sináptico de TNF-α é aquele na força sináptica glutamatérgica. O tratamento de culturas de neurônios hipocampais com TNF-α aumenta a inserção de receptores glutamatérgicos AMPA na superfície celular e a frequência de correntes miniaturas excitatórias pós-sinápticas (mEPSCs). Esse evento foi descrito como fortalecedor da atividade sináptica glutamatérgica *in vitro*. Inversamente, a adição de um ligante de TNF-α (que neutraliza a função do TNF-α endógeno da cultura) provoca diminuição da quantidade de receptores AMPA pós-sinápticos e da frequência e amplitude de mEPSCs (Beattie *et al.*, 2002). Esses dados são corroborados pelo fato de a deleção genética de TNFR1 (receptor de TNF-α tipo I) diminuir a localização sináptica da subunidade GruR1 (parte do receptor glutamatérgico do tipo AMPA), a frequência das mEPSC e a capacidade do AMPA em induzir a atividade sináptica máxima no seu receptor indicando a importância da sinalização de TNF-α/TNFR1 na regulação sináptica (He *et al.*, 2012).

Níveis alterados de TNF-α causam déficit sináptico persistente no hipocampo. Aliado a isso o TNFR1 dos astrócitos é necessário para alterações sinápticas e consequentes déficits cognitivos em modelo de encefalite (Habbas *et al.*, 2015).

Em paralelo, TNF também foi descrito como regulador do tráfego de receptor do tipo $GABA_A$ na membrana celular (receptor do neurotransmissor inibitório GABA) (Stuck *et al.*, 2012). Em combinação as duas ações do TNF-α sobre o controle da quantidade de receptores na superfície celular podem potencialmente conduzir a mudanças significativas no balanço sináptico excitatório/inibitório da circuitaria neural onde, em particular, a excitação deve ser fortemente favorecida pelo TNF-α. Assim, uma vez que as sinapses excitatórias são formadas, o TNF-α proveniente dos astrócitos tem papel essencial na manutenção da força sináptica, evento que pode ter implicações importantes no desenvolvimento e na plasticidade sináptica (Beattie *et al.*, 2002).

Considerações finais

O sistema nervoso apresenta a maior diversidade celular dos sistemas orgânicos do corpo humano, além de estar associado a atividades extremamente complexas que envolvem a relação do indivíduo com o meio ambiente, a vida afetiva e a atividade intelectual. Aliado à sua complexidade morfológica e funcional o cérebro é sede de diversas doenças incapacitantes que, além de afetarem diretamente a qualidade de vida dos indivíduos, implicam altos custos financeiros para a saúde pública e perdas econômicas para o País.

Durante a última década a Neurociência foi cenário de uma mudança de paradigma caracterizada pelo surgimento crescente de evidências das células gliais, especialmente dos astrócitos, como componentes ativos no funcionamento e patologias do cérebro. Esse cenário foi enriquecido pela demonstração de que estas células são potenciais células-tronco neurais tanto ao longo do desenvolvimento (glia radial) quanto no indivíduo adulto (astrócitos) (Kriegstein & Alvarez-Buylla 2009; Stipursky *et al.*, 2011, 2014) e pela evidência de que astrócitos modulam a formação e eficiência sináptica (Diniz *et al.*, 2018). Mais recentemente, vem crescendo as evidências do envolvimento das células gliais no surgimento e/ou na evolução de diversas doenças neurodegenerativas e/ou desordens neurológicas como esclerose lateral amiotrófica; doença de Parkinson; doença de Huntington; doença de Alzheimer; esquizofrenia e epilepsia, dentre outras (Matias *et al.*, 2019).

Certamente demos um grande passo da glia passiva descrita por Virchow quase um século atrás para as "células-tronco astrocitárias" de hoje. Apesar disso, muitas questões permanecem sobre a biologia glial. Se a disfunção glial é o déficit primário ou uma consequência do dano neuronal é um fato ainda a ser investigado. Essa questão torna-se ainda mais complexa diante do cenário atual de que as células gliais são heterogêneas tanto no que se refere à expressão de diferentes fatores de crescimento, receptores de neurotransmissores, marcadores moleculares quanto no potencial sinaptogênico e como progenitores neurais.

Um dos principais desafios da terapia celular no sistema nervoso é integrar funcionalmente os neurônios recém-formados no circuito existente pré-formado. A identificação de moléculas derivadas de glia moduladoras da função sináptica pode não só abrir um novo caminho para compreender o mecanismo envolvido nas doenças neurológicas associadas à disfunção sináptica, mas ajudar a conceber novas abordagens terapêuticas para danos cerebrais. Neste contexto torna-se essencial conhecer as vias de sinalização e moléculas envolvidas na gliogênese.

Associado à idéia contemporânea das células da glia como elementos ativos no sistema nervoso a última década foi também marcada pela revisitação do conceito de que o cérebro é um local privilegiado do ponto de vista imunológico (sem reação imunológica ou inflamatória). A caracterização da neuroinflamação como processo relevante e comum a diversas patologias neurais revelou a necessidade de entendermos como as células neurais comportam-se diante um ambiente rico em componentes inflamatórios. Nesse contexto a diversidade funcional das citocinas, muitas delas produzidas pelas células gliais, confere papel essencial a estas moléculas como mediadoras e orquestradoras das funções cerebrais. Entender as vias de sinalização e eventos celulares induzidos pelas citocinas poderá abrir novas perpsectivas para compreedermos não só a fisiologia cerebral, mas as disfunções cerebrais relacionadas com diversas patologias neurodegenerativas e desordens psiquiátricas.

Referências bibliográficas

Akrout N, Sharshar T, Annane D. Mechanisms of brain signaling during sepsis. Curr Neuropharmacol. 2009; 7(4):296-301.

Aloisi F. Immune function of microglia. Glia. 2001; 36(2):165-79.

Araujo AP, Diniz LP, Eller CM, Matos BG, Martinez R, Gomes FCA. Effects of transforming growth factor beta 1 in cerebellar development: role in synapse formation. Front Cell Neurosci. 2016; 10:104.

Bae JJ, Xiang Y-Y, Martinez-Canabal A, Frankland PW, Yang BB, Lu W-Y. Increased Transforming Growth Factor-Beta1 Modulates Glutamate Receptor Expression In The Hippocampus. Int J Physiol Pathophysiol Pharmacol. 2011; 3(1):9-20.

Battista D, Ferrari CC, Gage FH, Pitossi FJ. Neurogenic niche modulation by activated microglia: transforming growth factor beta increases neurogenesis in the adult dentate gyrus. Eur J Neurosci. 2006; 23(1):83-93.

Beattie EC, Stellwagen D, Morishita W, Bresnahan JC, Ha BK, von Zastrow M. Control of synaptic strength by glial TNFalpha. Science. 2002; 295(5563):2282-5.

Ben Achour S, Pascual O. Glia: the many ways to modulate synaptic plasticity. Neurochem Int. 2010; 57(4):440-5.

Bessis A, Béchade C, Bernard D, Roumier A. Microglial control of neuronal death and synaptic properties. Glia. 2007; 55(3):233-8.

Brionne TC, Tesseur I, Masliah E, Wyss-Coray T. Loss of TGF-beta 1 leads to increased neuronal cell death and microgliosis in mouse brain. Neuron. 2003; 40(6):1133-45.

Burkert K, Moodley K, Angel CE, Brooks A, Graham ES. Detailed analysis of inflammatory and neuromodulatory cytokine secretion from human NT2 astrocytes using multiplex bead array. Neurochem Int. 2012; 60(6):573-80.

Chin J, Angers A, Cleary LJ, Eskin A, Byrne JH. TGF-Beta1 in aplysia: role in long-term changes in the excitability of sensory neurons and distribution of Tbetar-II-like immunoreactivity. Learn Mem. 1999; 6(3):317-30.

Chin J, Liu R-Y, Cleary LJ, Eskin A, Byrne JH. TGF-Beta1-Induced long-term changes in neuronal excitability in aplysia sensory neurons depend on MAPK. J Neurophysiol. 2006; 95(5):3286-90.

Clark IA, Vissel B. Excess cerebral TNF causing glutamate excitotoxicity rationalizes treatment of neurodegenerative diseases and neurogenic pain by anti-tnf agents. J Neuroinflammation. 52016; 13(1):236.

de Sampaio E, Spohr TC et al. Neuro-Glia interaction effects on gfap gene: a novel role for transforming growth factor-beta1. Eur J Neurosci. 2002; 16(11):2059-69.

Dheen ST, Kaur C, Ling EA. Microglial activation and its implications in the brain diseases. Curr Med Chem. 2007; 14(11):1189-97.

Diniz LN, Isadora Matias I, Bérgamo Araujo AP, Garcia MN, Barros-Aragão FGQ, Alves-Leon SV Alpha-Synuclein Oligomers enhance astrocyte-induced synapse formation through TGF-beta1 signaling in a parkinson's disease model. J Neurochem. 2019; 150(2):138-157.

Diniz LNMatias I, Siqueira M, Stipursky J, Alcantara Gomes FC. Astrocytes and the TGF-beta1 pathway in the healthy and diseased brain: a double-edged sword. Mol Neurobiol. 2019; 56(7):4653-4679.

Diniz LN, Tortelli V, Garcia MN, Bérgamo Araújo AN, Melo HM, Seixas da Silva GS. Astrocyte transforming growth factor beta 1 promotes inhibitory synapse formation via CAM kinase II signaling. Glia. 2014; 62(12):1917-31.

Diniz LN, Tortelli V, Isadora Matias I, Morgado J, Bérgamo Araujo AP, Melo HM. Astrocyte transforming growth factor beta 1 protects synapses against abeta oligomers in Alzheimer's disease model. J Neurosci. 2017; 37(28):6797-6809.

Elkabes S, Dicicco-Bloom EM, Black IB. Brain microglia/macrophages express neurotrophins that selectively regulate microglial proliferation and function. J Neurosci. 151996; 16(8):2508-21.

Farina C, Aloisi F, Meinl E. Astrocytes are active players in cerebral innate Immunity. Trends Immunol. 2007; 28(3):138-45.

Feng Z, Ko CN. Schwann cells promote synaptogenesis at the neuromuscular junction via transforming growth factor-beta1. J Neurosci. 2008; 28(39):9599-609.

Fong SW, McLennan IS, McIntyre A, Reid J, Shennan KIJ, Bewick GS. TGF-Beta2 alters the characteristics of the neuromuscular junction by regulating presynaptic quantal size. Proc Natl Acad Sci USA. 2010; 107(30):13515-9.

Fontana A, Fierz W, Wekerle H. Astrocytes present myelin basic protein to encephalitogenic t-cell lines. Nature. 1984; 307(5948):273-6.

Galic MA, Riazi K, Pittman QJ. Cytokines and brain excitability. Front Neuroendocrinol. 2012; 33(1):116-25.

Golestaneh N, Tang Y, Katuri V, Jogunoori W, Mishra L, Mishra B. Cell cycle deregulation and loss of stem cell phenotype in the subventricular zone of TGF-beta adaptor elf-/- mouse brain. Brain Res. 2006; 1108(1):45-53.

Gomes FC, Paulin D, Moura Neto. Glial fibrillary acidic protein (GFAP): modulation by growth factors and its implication in astrocyte differentiation. Braz J Med Biol Res. 1999; 32(5):619-31.

Gomes FC, Sousa V de O, Romão L. Emerging roles for TGF-beta1 in nervous system development. Int J Dev Neurosci. 2005; 23(5):413-24.

Graeber MB, Streit WJ. Microglia: biology and pathology. Acta Neuropathol. 2010; 119(1)89-105.

Gutierrez EG, Banks WA, Kastin AJ. Murine tumor necrosis factor alpha is transported from blood to brain in the mouse. J Neuroimmunol. 1993; 47(2):169-76.

Habbas S, Santello M, Becker D, Stubbe H, Zappia G, Liaudet N. Neuroinflammatory tnfalpha impairs memory via astrocyte signaling. Cell. 2015; 163(7):1730-41.

Hartfuss E, Galli R, Heins N, Götz M. Characterization of cns precursor subtypes and radial glia. Dev Biol. 2001; 229(1):15-30.

He, Liu Q, Wu J, Shen Y. Genetic deletion of TNF receptor suppresses excitatory synaptic transmission via reducing ampa receptor synaptic localization in cortical neurons. FASEB Journal. 2012; 26(1):334-45.

Heupel K, Sargsyan V, Plomp JJ, Rickmann M, Varoqueaux F, Zhang W. Loss of transforming growth factor-beta 2 leads to impairment of central synapse function. Neural Dev. 2008; (3):25.

Jacob A, Brorson JR, Alexander JJ. Septic encephalopathy: inflammation in man and mouse. Neurochem Int. 2011; 58(4):472-6.

Koeglsperger T , Li S, Brenneis C, Saulnier JL, Mayo L, Carrier Y, et al. Impaired glutamate recycling and GluN2B-mediated neuronal calcium overload in mice lacking TGF-beta1 in the CNS. Glia. 2013; 61(6):985-1002.

Kriegstein A, Alvarez-Buylla A. The glial nature of embryonic and adult neural stem cells. Annu Rev Neurosci. 2009; (32):149-84.

Krueger JM. The role of cytokines in sleep regulation. Curr Pharm Des. 2008; 14(32):3408-16.

Lacmann A, Hess D, Gohla G, Roussa E, Krieglstein K. Activity-Dependent release of transforming growth factor-beta in a neuronal network in vitro. Neuroscience. 2007; 150(3):647-57.

Lawson LJ, Perry VH, Dri P, Gordon S. Heterogeneity In the distribution and morphology of microglia in the normal adult mouse brain. Neuroscience. 1990; 39(1):151-70.

Lima FR, Gervais A, Colin C, Izembart M, Neto VM, Mallat M. Regulation of microglial development: a novel role for thyroid hormone. J Neurosci. 2001; 21(6):2028-38.

Matias I, Morgado J, Gomes FCA. Astrocyte heterogeneity: impact to brain aging and disease. Front Aging Neurosci. 2019; (11):59.

Matias I, Diniz LP, Damico IV, Bérgamo Araujo AP, da Silva Neves L, Vargas G et al. Loss of lamin-B1 and defective nuclear morphology are hallmarks of astrocyte senescence in vitro and in the aging human hippocampus. Aging Cell. 2022; 21:e13521.

Mecha M, Rabadán MA, Peña-Melián A, Valencia M, Mondéjar T, Blanco MJ. Expression of TGF-betas in the embryonic nervous system: analysis of interbalance between isoforms. Dev Dyn. 2008; 237(6):1709-17.

Moraes CA , Santos G, Spohr TCLS, D'Avila J C, Souza Lima FR, Benjamim CF, et al. Activated microglia-induced deficits in excitatory synapses through il-1beta: implications for cognitive impairment in sepsis. Mol Neurobiol. 2015; 52(1):653-63.

Nakajima K, Kikuchi Y, Ikoma E, Honda S, Ishikawa M, Liu Y. Neurotrophins regulate the function of cultured microglia. Glia. 1998; 24(3):272-89.

Romão LF, Sousa VO, Moura Neto V, Gomes FCA. Glutamate activates GFAP gene promoter from cultured astrocytes through TGF-beta1 pathways. J Neurochem. 2008; 106(2):746-56.

Rothwell NJ, Luheshi G. Pharmacology of interleukin-1 actions in the brain. Adv Pharmacol. 1994; (25):1-20.

Santello M, Volterra A. TNF alpha in synaptic function: switching gears. Trends Neurosci. 2012; 35(10):638-47.

Smith JA, Das A, Ray SK, Banik NL. Role of pro-inflammatory cytokines released from microglia in neurodegenerative diseases. Brain Res Bull. 2012; 87(1):10-20.

Sousa V de O, Romão L, Moura Neto V, Gomes FCA. Glial Fibrillary acidic protein gene promoter is differently modulated by transforming growth factor-beta 1 in astrocytes from distinct brain regions. Eur J Neurosci. 2004; 19(7):1721-30.

Stipursky J, Francis D, Dezonne RS, Bérgamo de Araújo AP, Souza L, Moraes CA et al. TGF-Beta1 promotes cerebral cortex radial glia-astrocyte differentiation in vivo. Front Cell Neurosci. 2014; 8:393. Erratum in: Front Cell Neurosci.

Siqueira M, Francis D, Gisbert D, Gomes FCA, Stipursky J. Radial glia cells control angiogenesis in the developing cerebral cortex through TGF-β1 signaling. Mol Neurobiol. 2018; 55(5):3660-75.

Stipursky J, Gomes FC. TGF-Beta1/Smad Signaling induces astrocyte fate commitment in vitro: implications for radial glia development. Glia. 2007; 55(10):1023-33.

Stipursky J, Romão L, Tortelli V, Moura Neto V. Neuron-Glia signaling: implications for astrocyte differentiation and synapse formation. Life Sci. 2011; 89(15-16):524-31.

Stipursky JJ, Spohr TCLS, Sousa VO, Gomes FCA. Neuron-Astroglial interactions in cell-fate commitment and maturation in the central nervous system. Neurochem Res. May 22 2012.

Stuck ED, Christensen RN, Huie JR, Tovar CA, Miller BA, Nout YS et al. Tumor necrosis factor alpha mediates GABA(A) receptor trafficking to the plasma membrane of spinal cord neurons in vivo. Neural Plast. 2012; 261345.

Tremblay ME. The role of microglia at synapses in the healthy CNS: novel insights from recent imaging studies. Neuron Glia Biol. 2012; 1-10.

Wachs FN et al. Transforming growth factor-beta1 is a negative modulator of adult neurogenesis. J Neuropathol Exp Neurol. 2006; 65(4):358-70.

Wiese S, Karus M, Faissner A. Astrocytes as a source for extracellular matrix molecules and cytokines. Front Pharmacol. 2012; (3):120.

Yirmiya R, Goshen I. Immune modulation of learning memory neural plasticity and neurogenesis. Brain Behav Immun. 2011; 25(2):181-213.

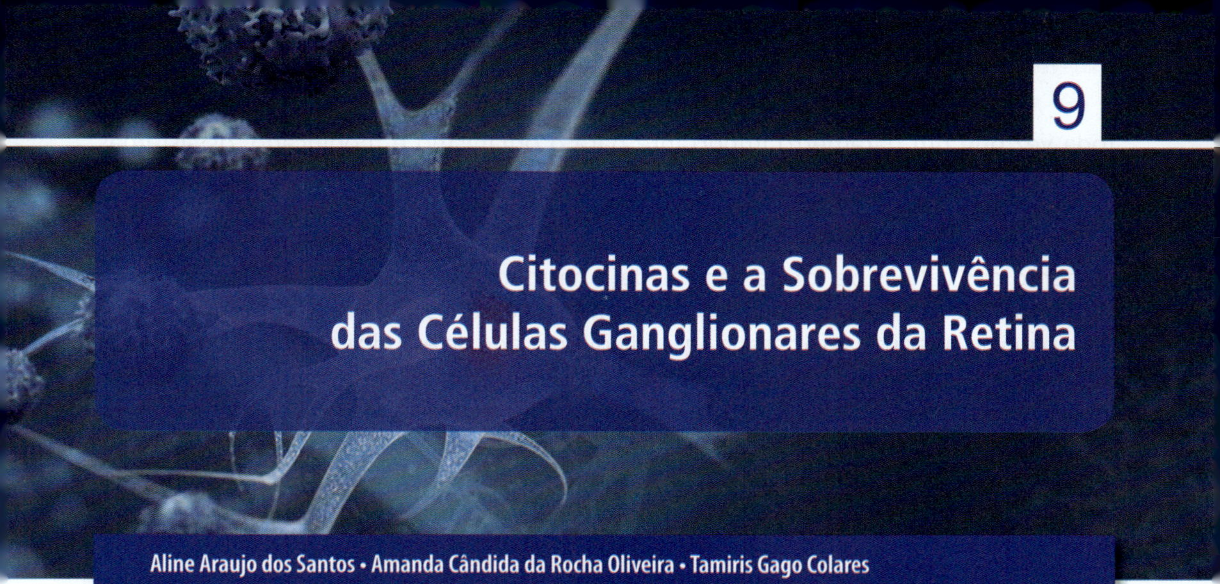

9

Citocinas e a Sobrevivência das Células Ganglionares da Retina

Aline Araujo dos Santos • Amanda Cândida da Rocha Oliveira • Tamiris Gago Colares • Marcelo Gomes Granja • Mariana de Almeida Azevedo • Elizabeth Giestal de Araújo

Resumo

A homeostasia é um processo fisiológico complexo, mantido por inúmeros mecanismos de sinalização química que visam promover o equilíbrio necessário para o bom funcionamento do organismo. Quando a homeostasia é comprometida pode-se desencadear um processo patológico. Assim, as células recebem uma grande quantidade de sinais oriundos do microambiente e precisam ser capazes de processá-los, de forma a reconhecer estímulos e promover uma resposta biológica adequada. Citocinas são pequenas proteínas inicialmente descritas como mediadores imunológicos, mas que desempenham importantes papéis na sinalização química e controle da homeostasia em diversos tecidos. No sistema nervoso central, essas moléculas coordenam eventos relacionados com sobrevivência, morte, crescimento e diferenciação celular mediante um programa genético predeterminado que está sob controle dos mecanismos de sinalização oriundos do microambiente. O tecido retiniano, que pertence ao sistema nervoso central, tem sido usado ao longo dos anos em estudos que objetivam desvendar o papel das citocinas tanto nos fenômenos inerentes ao desenvolvimento como no curso de processos patológicos. Em especial as células ganglionares da retina, cujo período de morte celular natural durante o desenvolvimento é bem estabelecido, vêm sendo amplamente estudadas neste contexto. As principais funções e mecanismos regulados pelas citocinas no controle da homeostasia, sobrevida, morte e diferenciação celular são abordados detalhadamente no capítulo a seguir.

A homeostasia, condição necessária para o bom funcionamento dos organismos, pode ser definida como um processo fisiológico bastante complexo, que envolve inúmeros mecanismos de sinalização química. É importante ressaltar que esse processo possui características próprias ao longo do desenvolvimento e também durante a vida adulta.

Toda vez que um parâmetro importante para o organismo é modificado, os sistemas biológicos se adaptam para manter o equilíbrio do meio interno. Ao longo das últimas décadas, inúmeros trabalhos foram publicados acerca deste assunto e, hoje, sabemos quão complexo, instigante e desafiador são esses mecanismos que permitem o funcionamento das células de forma controlada e harmônica. Células recebem uma grande quantidade de sinais e precisam ser capazes de processá-los, de forma a obter as respostas biológicas adequadas. Apesar da grande quantidade de estudos acerca dos processos de sinalização química, ainda estamos muito longe de compreender completamente os mecanismos que estão envolvidos no controle da homeostasia, tanto ao longo do desenvolvimento como também na vida adulta. Certamente, o desvendar desses processos será de grande valia não só para o conhecimento, mas também para o desenvolvimento de estratégias terapêuticas visando ao tratamento de diferentes patologias, pois nelas os mecanismos de sinalização se encontram de alguma forma comprometidos. Dessa maneira, os estudos sobre a sinalização fisiológica são imperativos para que as estratégias terapêuticas possam ser propostas, testadas e, se bem-sucedidas, utilizadas como tratamento.

Citocinas

Citocinas são fantásticas proteínas de baixo peso molecular (8-30 kDa), que desempenham importantes papéis no contexto da sinalização química. A grande família das citocinas engloba subfamílias classificadas como: a das interleucinas, a das quimiocinas, a dos fatores de crescimento, a dos fatores de necrose tumoral, a dos fatores hematopoiéticos, a dos interferons e a das neurotrofinas. Constituintes de cada subfamília foram descobertos em sistemas específicos e durante algum tempo acreditava-se que teriam suas ações circunscritas a esses sistemas biológicos. Entretanto, as mesmas citocinas foram sendo descobertas em outros tecidos, demonstrando uma função ubíqua no organismo. Posteriormente, verificou-se que a ação e a produção dessas moléculas têm um papel importante durante o desenvolvimento e continuam a ser importantes durante a vida adulta (Deverman & Patterson, 2009).

De maneira geral, podemos destacar o papel decisivo das citocinas no controle da homeostasia, assinalando o efeito pleiotrópico (uma mesma citocina tem ação em diferentes células), redundante (várias citocinas são capazes de regular uma mesma função), sinérgico (em que uma citocina pode potenciar o efeito de outra) e antagônico (uma citocina bloqueia o efeito de outra) que essas proteínas desempenham.

As citocinas foram inicialmente caracterizadas como moléculas secretadas por células do sistema imune em reação a um estímulo inflamatório. A princípio acreditava-se que as citocinas que apresentam um perfil pró-inflamatório, como IL1-β, TNF-α, IL-6 e IL-17, estariam envolvidas com fenômenos que poderiam levar apenas à injúria e morte celular. Já aquelas que apresentam um perfil anti-inflamatório, como IL-4, IL-10 e IL-13, teriam um papel predominantemente protetor, que poderia ser relacionado, por exemplo, com a sobrevida neuronal. Com o passar do tempo, essa definição acadêmica foi sendo questionada pelas evidências experimentais. Hoje, sabemos que o mais importante para a homeostasia do tecido é a manutenção de um balanço entre esses dois grupos de moléculas. Além disso, é fundamental destacar a concentração em que essas moléculas são disponibilizadas e se há cronicidade na liberação. Ressalte-se que a ação das citocinas vai também depender do perfil das demais citocinas presentes no microambiente, já que elas exercem modulações cruzadas (Araujo *et al.*, 2009; Deverman & Patterson, 2009).

Nos próximos parágrafos, descreveremos brevemente como se dá o controle da sobrevida neuronal durante o desenvolvimento do sistema nervoso, e logo a seguir falaremos das citocinas na manutenção da sobrevivência de células ganglionares da retina.

Sobrevida neuronal e desenvolvimento

Ao estudarmos os eventos que norteiam o desenvolvimento adequado do sistema nervoso, observamos a existência de fenômenos progressivos e regressivos. Os fenômenos progressivos englobam a proliferação, a neuritogênese e a diferenciação, enquanto os fenômenos regressivos dizem respeito a eventos relacionados com a morte celular. O crescimento axonal até seus alvos depende de citocinas liberadas no meio pelo próprio neurônio, por neurônios vizinhos e por células gliais. Para coordenar todos esses eventos, existe um programa genético predeterminado que está sob controle dos mecanismos de sinalização oriundo do microambiente celular (Deverman & Patterson, 2009).

Quando falamos de desenvolvimento os fenômenos progressivos são facilmente compreendidos, mas à primeira vista pode ser considerado estranho o desenvolvimento englobar fenômenos regressivos. Todavia, se pensarmos no processo de seleção de grupamentos celulares, mais bem adaptados para exercer suas funções, compreenderemos facilmente a importância destes eventos. Em particular, no caso do sistema nervoso, temos que levar em conta que a reposição celular ao longo da vida é muito pequena, na grande maioria das regiões que o constituem. Isso significa dizer que passado o período de morte celular natural, os neurônios sobreviventes irão nos acompanhar por toda a existência, que tem sido cada vez mais longa. Assim, esses neurônios precisarão estar bem adaptados ao microambiente a fim de que possam exercer suas funções, por longos períodos, evitando o aparecimento de uma série de patologias que acometem milhares de pessoas no mundo.

No momento em que o neurônio faz contato com seu alvo se estabelece o período de sinaptogênese, que é concomitante ao período de morte celular natural. Nesse processo, aproximadamente 50% dos neurônios inicialmente gerados morrem. Isto se dá pelo fato de as células-alvo liberarem quantidades limitadas de citocinas com ação trófica. Aqueles neurônios que não conseguem captar esses fatores de forma eficiente têm seu programa de morte desencadeado; já os que conseguem sobrevivem, e esta sobrevida é mantida por toda a existência do indivíduo. O processo de morte celular natural, portanto, contribui para o correto desenvolvimento do sistema nervoso (Oppenheim, 1991).

A literatura mostra que o tipo de morte mais comum no processo de morte celular natural é a apoptose, que acontece de maneira controlada e com características morfológicas conservadas. Observam-se, durante a apoptose, uma perda do volume celular, a condensação da cromatina, a fragmentação organizada do DNA em oligonucleossomas provocada pela ação das endonucleases, e a fagocitose dos corpúsculos apoptóticos por macrófagos e por células vizinhas. Ressalte-se que na apoptose não ocorre uma significativa resposta inflamatória, circunscrevendo a degeneração às células afetadas. Desta forma, as células que entram em apoptose são eliminadas, mas as células vizinhas são preservadas. São descritas duas vias de sinalização capazes de induzir a apoptose: a via extrínseca e/ou a via intrínseca. Didaticamente, na via extrínseca receptores de membrana são ativados e na via intrínseca sinais de estresse tanto da mitocôndria como do retículo endoplasmático ativam esse processo. A execução do programa apoptótico ocorre frequentemente com a ativação de uma cascata de sinalizações na qual as proteases denominadas caspases desempenham um papel muito importante. As caspases estão presentes na forma inativa dentro das células e sua ativação ocorre por clivagem. A ativação de um grupo de caspases chamadas de iniciadoras (caspases 2, 8, 9 e 10) desencadeia uma cascata que culmina com a ativação de outro grupo denominado caspases efetoras (caspases 3, 6 e 7). A inativação das caspases é ponto-chave na sinalização desencadeada por fatores tróficos, destacando o envolvimento de vias, como das MAP quinases e PI3 quinases/AKT (Ulukaya *et al.*, 2011).

Citocinas e a sobrevida neuronal

À medida que os estudos sobre os mecanismos envolvidos no processo de morte celular foram avançando observou-se que esta degeneração podia ser controlada por moléculas, que, por sua ação, foram denominadas tróficas. A morte celular natural pode ser controlada por essas moléculas. Assim, as células não estão predeterminadas a morrer e sim são levadas a esse processo por sinalizações oriundas do microambiente ou pela perda da sinalização mediada por moléculas tróficas. A primeira citocina descrita na literatura foi o NGF (fator de crescimento do nervo), primeiro membro da subfamília das neurotrofinas constituída de mamíferos por NGF, BDNF (fator neurotrófico derivado do cérebro), NT-3 (neurotrofina 3), NT-4/5 (neurotrofina 4/5). Sua descoberta deveu-se a dois neurocientistas: Rita Levi-Montalcini e Viktor Hamburger na década de 1950, do século passado, que buscavam compreender os mecanismos envolvidos no controle da morte celular natural durante o desenvolvimento normal. A Dra. Rita acreditava que o controle da morte celular se dava por meio de moléculas tróficas. A descoberta do NGF, bem como o desvendar de seu mecanismo de ação, confirmou que sua hipótese estava correta (Cirulli & Alleva, 2009).

Além das neurotrofinas, muitas citocinas pertencentes às diferentes subfamílias estão envolvidas em mecanismos de controle da sobrevida neuronal, como as interleucinas e o fator de necrose tumoral. Vários trabalhos mostram a presença dessas moléculas e de seus receptores no tecido neuronal durante o desenvolvimento do tecido nervoso e ao longo da vida adulta (Deverman & Patterson, 2009).

O tecido retiniano tem sido usado ao longo dos anos em estudos que objetivam desvendar o papel das citocinas tanto nos fenômenos inerentes ao desenvolvimento como no curso de processos patológicos. Trabalhos utilizam modelos experimentais para estudar o possível papel de citocinas no controle de determinadas patologias, visando alicerçar o conhecimento que permita o estabelecimento de estratégias terapêuticas.

Neste contexto, a micróglia, cuja origem embrionária é diferente daquela das células do sistema nervoso, mas que faz parte deste sistema desde o início do desenvolvimento, se constitui também em importante fonte de citocinas e outros fatores neurotróficos. Durante o desenvolvimento, essas células apresentam certo grau de ativação, desencadeado por sinais não patológicos como a morte celular natural, estimulando a produção de citocinas responsáveis pela sobrevivência neuronal, além de regular eventos relacionados com a morte e a fagocitose de debris (Sierra *et al.*, 2014).

Células ganglionares da retina

A população de células ganglionares da retina vem sendo utilizada como modelo experimental para análise dos mecanismos de morte celular natural. O período de morte celular natural das células ganglionares da retina em ratos é bem estabelecido, e ocorre durante os primeiros dez dias após o nascimento (P0 a P10), havendo uma redução final de 50% nesta população neuronal inicialmente gerada (Linden, 1994).

O modelo *in vitro* de axotomia do nervo óptico e dissociação do tecido para cultivo celular constitui importante ferramenta para os estudos de sobrevida neuronal, pois oferece oportunidade de manipulação controlada do ambiente celular para o estudo das vias de sinalização envolvidas nesses mecanismos. Além disso, é possível caracterizar o efeito de determinada citocina na modulação do perfil das demais citocinas no ambiente extracelular. Nos próximos parágrafos abordaremos alguns dos trabalhos que correlacionam as diferentes citocinas com efeitos de sobrevivência dessa população de células.

Fora demonstrado que células de Müller (uma população glial da retina) são capazes de liberar fatores tróficos que aumentam a sobrevida das células ganglionares da retina durante o período neonatal, tendo um efeito menor em retinas de ratos de seis dias de vida pós-natal quando fatores liberados por alvos como o colículo superior passam a ter maior influência (Raju & Bennett, 1986). Entre esses fatores, podemos destacar algumas neurotrofinas. A influência das neurotrofinas sobre as células ganglionares da retina ocorre de maneira complexa, em que podem atuar por mecanismo parácrino, autócrino, ou alcançar essas células por transporte retrógrado a partir dos tecidos-alvo. Estudos provaram que o BDNF é capaz de aumentar a sobrevida das células ganglionares da retina mantidas em cultura de células da retina. Por outro lado, a neurotrofina 3 (NT-3) parece não exercer nenhum efeito sobre as células ganglionares da retina, no que se refere à sobrevida, ramificação de neuritos ou crescimento axonal (von Bartheld, 1998). Igualmente, a literatura demonstra que a neurotrofina 4 (NT-4) também promove aumento na sobrevida das células ganglionares da retina. Esse efeito se dá tanto durante o desenvolvimento como na fase adulta (Cui & Harvey, 2000). É importante ressaltar que as neurotrofinas NGF, BDNF e NT-4/5 retardam a morte das células ganglionares da retina após períodos de isquemia em estudos *in vitro*, reforçando a ação neuroprotetora dessas moléculas (von Bartheld, 1998).

Quando a sobrevida das células ganglionares da retina foi analisada em culturas purificadas dessa população neuronal, observou-se a necessidade da presença de diferentes citocinas [BDNF, CNTF (fator neurotrófico para neurônios do gânglio ciliar),

LIF (fator inibidor de leucemia), FGFb (fator de crescimento de fibroblastos forma básica), NT4/5] e do aumento dos níveis intracelulares de AMPc para que a sobrevida desses neurônios pudesse ocorrer de forma efetiva (Meyer-Frank *et al.*, 1998). Esse resultado sugere a possível participação de diferentes citocinas, mediante um efeito sinérgico, que levaria ao aumento na sobrevida de determinada população neuronal, o que reforça o papel redundante dessas moléculas.

Outro fator importante descrito como tendo papel protetor na retina é o fator de crescimento de fibroblastos (FGF). Estudos demonstraram que o crescimento de neuritos das células ganglionares da retina de ratos *in vitro* é induzido pelo FGFa (fator de crescimento de fibroblasto forma ácido), já na sua forma básica o FGF previne a degeneração das células ganglionares da retina após lesão do nervo óptico (Sievers *et al.*, 1987).

Outro grupo de citocinas que merece ser destacado por seus efeitos descritos sobre as células ganglionares da retina é o das interleucinas. Torres e Araujo demonstraram, *in vitro*, que o tratamento de culturas mistas de células da retina com IL-6 aumenta a sobrevida das células ganglionares da retina após axotomia mantidas em culturas por 48 horas; este efeito é dose-dependente (Torres & Araujo, 2001). Os autores observaram que o efeito da IL-6 dependia do aumento dos níveis de cálcio no meio intracelular, da ativação da proteína quinase C, da via da PI3 quinase e da via da MAP quinase. Também foi demonstrado que o efeito da IL-6 sobre as células ganglionares da retina dependia da ativação dos receptores de adenosina A1 e A2a de adenosina e da modulação dos níveis de BDNF (Perígolo-Vicente *et al.*, 2013, 2014).

A interleucina-2 (IL-2) também é capaz de aumentar a sobrevida de células ganglionares da retina de ratos neonatos, mantidas em culturas, por 48 horas, de forma dose-dependente. O melhor resultado foi observado na concentração de 50 U/mL. Esse efeito neuroprotetor não foi perdido com o bloqueio da divisão celular ou com a utilização de atropina, que é um inibidor dos receptores muscarínicos de acetilcolina (Sholl-Franco *et al.*, 2001). A IL-2 também promove o aumento da sobrevida das células ganglionares, em explantes de retina imatura de ratos, após dois e cinco dias. Esta atividade trófica-foi mediada pela atividade de Janus quinase (JAK), e proteínas quinases reguladas por sinais extracelulares (ERK-1/2), e independe da PKC, da PKA, da PI3 (fosfatidilinositol 3 quinase), da Src (proteína isolada do sarcoma da retina de pinto), dos receptores Trk e da liberação de peptídeos (Marra *et al.*, 2011).

O tratamento com a interleucina-4 (IL-4) aumenta a sobrevida das células ganglionares da retina axotomizadas em um modelo *in vitro*. O efeito da IL-4 é dose-dependente, mediado pelos receptores muscarínicos M1 (Sholl-Franco *et al.*, 2001), pela proteína quinase A (PKA), pela MAPK, pela fosforilação da CREB e pelo BDNF (Araújo-Martins *et al.*, 2013). O fator de crescimento semelhante à insulina (IGF-1) medeia o efeito da IL-4 na sobrevida das células ganglionares da retina de maneira dependente dos receptores muscarínicos M1 (Granja, 2017).

A apoptose está envolvida na morte das células ganglionares da retina após lesão do nervo óptico. Foi observado sequencialmente, após o esmagamento do nervo óptico, diminuição nos níveis de IGF-1, da p-AKT (proteína quinase serina/treonina tipo B fosforilada), e aumento na atividade da Bax (proteína pró-apoptótica) e caspase-3 nas células ganglionares da retina (Homma *et al.*, 2007). Corroborando esses dados, foi demonstrado, em modelo de injúria de nervo óptico, que há uma diminuição da imunomarcação para IGF na camada de células ganglionares. Neste mesmo modelo, a suplementação com IGF promoveu a sobrevida e o crescimento de neuritos das células ganglionares da retina de ratos adultos em culturas de explante (Homma *et al.*, 2007).

A administração de G-CFS (fator de estimulação de colônia de granulócitos humanos) induz neuroproteção às células ganglionares da retina após o esmagamento do nervo óptico de rato, pela via da PI3K/AKT. É interessante ressaltar que o G-CFS, além de ter um efeito antiapoptótico, tem também um efeito anti-inflamatório, o que contribui para o seu efeito neuroprotetor (Tsai *et al.*, 2010).

A eritropoetina (EPO) é um conhecido fator de crescimento hematopoiético cuja produção também foi caracterizada no sistema nervoso central, nele exercendo diferentes funções durante o desenvolvimento. Receptores para a eritropoetina estão presentes no corpo celular e nos dendritos de células ganglionares da retina; pela via da PI-3K e da MAP-1/2 esta citocina desempenha papel trófico nas células ganglionares da retina em modelo de axotomia (Kilic *et al.*, 2005).

Citocinas e patologias

Patologias que afetam o globo ocular, como também eventos isquêmicos, traumáticos ou tóxicos podem levar à morte as células ganglionares da retina. O glaucoma é uma patologia retiniana caracterizada por aumento na pressão intraocular, responsável pela degeneração progressiva das células ganglionares da retina por indução de apoptose nessas células. Essa morte de células ganglionares vai ocasionar a perda gradual do campo visual, podendo levar à cegueira total, o que compromete a vida do indivíduo. Ao ser analisado um possível efeito da IL-6 no controle desta patologia, observou-se que esta interleucina é capaz de proteger as células ganglionares da morte induzida pelo aumento da pressão intraocular (Sappington *et al.*, 2006).

A injeção intravítrea de NMDA (n-metil-D-aspartato – agonista do receptor para o glutamato) induz excitotoxicidade que leva à morte a população de células ganglionares. Neste modelo de lesão foi observado o efeito neuroprotetor da Norrin. Norrin, um conhecido fator angiogênico da retina, teve seu papel trófico caracterizado mais recentemente. Foi demonstrado que a Norrin é capaz de diminuir a apoptose de células ganglionares da retina e induzir um aumento na expressão de FGFb, BDNF, LEDGF (fator de crescimento derivado do cristalino) e CNTF. Células de Müller expressam Norrin tanto durante o desenvolvimento como na vida adulta. Acredita-se que o efeito neuroprotetor da Norrin possa ser direto, ou pela indução da expressão de fatores de crescimento neuroprotetores por células de Müller (Seitz *et al.*, 2010). O tratamento concomitante de IL-6 com o seu receptor solúvel tem efeito neuroprotetor após dano na retina de ratos induzido por tratamento com NMDA. Observou-se uma diminuição de apoptose, tanto na camada de células ganglionares da retina como na camada nuclear externa (Inomata *et al.*, 2003).

Células ganglionares da retina quando submetidas à isquemia entram em processo de apoptose. Porém, quando essas células são cocultivadas com as células da glia de

Müller a apoptose é inibida. Isso ocorre em virtude da liberação do fator derivado do epitélio pigmentar (PEDF) pelas células de Müller (Unterlauft *et al.*, 2012).

Outra molécula neuroprotetora para as células ganglionares da retina é o fator de crescimento derivado de plaquetas (PDGF). Quando células-tronco mesenquimais (MSC) de ratos ou de humanos são mantidas com explantes de retina, ocorre diminuição na morte das células ganglionares da retina via liberação de PDGF. Em um modelo de glaucoma, a injeção intravítrea de PDGF é capaz de estimular a regeneração axonal nas células ganglionares da retina (Johnson *et al.*, 2014).

Alterações na retina decorrentes do diabetes *mellitus* são causas importantes de perda visual. A retinopatia diabética provoca morte de células da retina. Portanto, pesquisas envolvendo o estudo de mecanismos protetores nesse modelo podem trazer informações importantes para o tratamento desta patologia. Modelos de diabetes incluem a administração intravenosa de estreptozotocina e a manipulação nutricional durante a gestação, com dieta rica em gordura e baixos níveis proteicos, o que induz baixo crescimento fetal e maior suscetibilidade ao desenvolvimento posterior de síndrome metabólica e diabetes (Seki *et al.*, 2012). Foi demonstrado que a administração intravítrea do neuropeptídeo PACAP (polipeptídeo ativador da adenilato ciclase hipofisária), em modelo de diabetes, tem efeito protetor na retina, prevenindo a morte de cones, células amácrinas dopaminérgicas e células ganglionares da retina (Szabadfi *et al.*, 2012).

Em modelos de axotomia, demonstrou-se que a injeção intravítrea de CNTF tem papel neuroprotetor, retardando a degeneração de células ganglionares da retina (Mey & Thanos, 1993).

Considerações finais

Analisando em conjunto as informações apresentadas nos parágrafos anteriores, podemos observar que diversas citocinas são capazes de modular a sobrevida das células ganglionares da retina, evidenciando o papel redundante dessas moléculas. Constatamos, inclusive, que moléculas classicamente descritas como anti-inflamatórias medeiam sobrevida neuronal, dependendo da concentração administrada. Por outro lado, esses resultados também indicam que o contexto em que cada uma dessas citocinas é administrada pode contribuir de forma decisiva para o seu efeito final. Isso nos remete aos primeiros parágrafos deste capítulo, em que enfatizamos a importância do ambiente para que as interações mediadas pela sinalização de diferentes moléculas produzam determinado efeito biológico. A Figura 9.1 exemplifica este aspecto, demonstrando que combinações diferentes de citocinas em um meio podem induzir diferentes respostas como sobrevida (Figura 9.1 A) ou crescimento e diferenciação (Figura 9.1 B). Portanto, futuros estudos certamente objetivarão analisar o efeito de alguma citocina, em situações em que o perfil de citocinas presentes naquele microambiente possa ser conhecido. Talvez mais importante do que saber o efeito de uma citocina seja saber o efeito combinado de citocinas visando melhor conhecer os mecanismos responsáveis pela homeostasia. Que, a partir deste conhecimento, possamos contribuir na busca de estratégias terapêuticas capazes de tratar diferentes patologias.

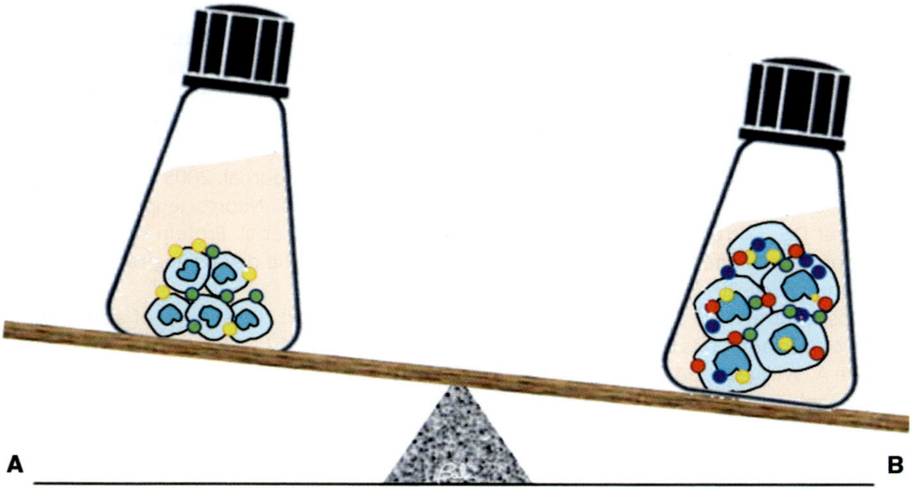

Figura 9.1. O perfil de citocinas regula a sobrevida, o crescimento e a diferenciação neuronal. (**A**) Neurônios (azul-claro) mantidos em meio de cultura acrescido de citocinas (verde e amarelo). A presença dessas citocinas garante a sobrevida neuronal, mas não induz crescimento nem diferenciação. (**B**) Neurônios (azul-claro) mantidos em meio de cultura e citocinas (verde, amarelo, azul e vermelho). A adição de novas citocinas ao meio induz crescimento e diferenciação da população de neurônios.

Fonte: Elaborada pelo Dr. Gustavo de Rezende Corrêa.

Os autores agradecem a todos os pesquisadores que dedicam seus trabalhos à análise do papel de citocinas em situações fisiológicas e patológicas, e pedem imensas desculpas àqueles que, eventualmente, não foram mencionados nesta revisão, em virtude da limitação de espaço. Igualmente agradecem ao Dr. Gustavo de Rezende Corrêa pela gentil elaboração da figura presente no texto.

Referências bibliográficas

Araújo EG, da Silva GM, dos Santos AA, Neuronal Cell Survival: the role of interleukins annals of the new york academy of sciences. 2009; 1153:57-64.

Araujo-Martins L Oliveira RM, Santos GVG, Santos RCC, Santos AA, Araujo EG. Treatment in vitro of retinal cells with IL-4 increases the survival of retinal ganglion cells: the involvement of BDNF. Neurochemistry Research. 2013; 38(1):162-173.

Cirulli F, Alleva E. The NGF saga: from animal models of psychosocial stress to stress-related psychopathology. Frontiers in Neuroendocrinology. 2009; 30:379-395.

Cui Q, Harvey AR. NT-4/5 reduces cell death in inner nuclear as well as ganglio-cell layers in neonatal rat retina. Neuroreport. 2000; 17:3921-3924.

Deverman BE, Patterson PH. Cytokines and CNS development. Neuron. 2009; 64(1):61-78.

Granja MG. IGF-1 e IGF-1R modulam o efeito da IL-4 na sobrevida das células ganglionares e nos níveis de receptores muscarínicos m3 em células da retina in vitro. [Tese de Doutorado] Rio de Janeiro: Instituto de Biologia Universidade Federal Fluminense, 2017.

Homma K, Koriyama Y, Mawatari K, Higuchi Y, Kosaka J, Kato S. Early downregulation of IGF-I decides the fate of rat retinal ganglion cells after optic nerve injury. Neurochemistry International. 2007; 50:741-748.

Inomata Y, Hirata A, Yonemura N, Koga T, Kido N, Tanihara H. Neuroprotective effects of interleukin-6 on NMDA induced rat retinal damage. Biochemical and Biophysical Research Communications. 2003; 302:226-232.

Johnson TV, Dekorver NW, Levasseur VA, Osborne A, Tassoni A, Lorber B et al. Identification of retinal ganglion cell neuroprotection conferred by platelet-derived growth factor through analysis of the mesenchymal stem cell secretome. Brain. 2014; 137:503-519.

Kilic U, Kilic E, Soliz J, Bassetti CI, Gassmann M, Hermann DM. Erithropoietin protects from axotomy-induced degeneration of retinal ganglion cells by activating erk-1/2. FASEB Journal. 2005; 19(2):249-251.

Linden R. The survival of developing neurons: a review of afferent control. Neuroscience. 1994; 58:671-682.

Marra C, Moret DG, Corrêa AS, Chagas da Silva F, Moraes P, Linden R et al. Protein kinases JAK and ERK mediate protective effect of interleukin-2 upon ganglion cells of the developing rat retina. Journal of Neuroimmunology. 2011; 233:120-126.

Mey J, Thanos S. Intravitreal injections of neurotrophic factors support the survival of axotomized retinal ganglion cells in adult rats in vivo. Brain Research. 1993; 602:304-317.

Meyer-Franke A, Wilkinson GA, Kruttgen A, Hu M, Munro E, Hanson MG Jr. et al. Depolarization and camp elevation rapidly recruit TRKB to the plasma membrane of CNS. Neurons Neuron. 1998; 21:681-693.

Oppenheim RW. Cell death during development of the nervous system. Annual Review of Neuroscience. 1991; 14:453-501.

Perígolo-Vicente R, Ritt K, Gonçalves-de-Albuquerque CF, Castro-Faria-Neto HC, Paes-De-Carvalho R, Giestal-de-Araujo E. Il-6 A1 and A2aR: a crosstalk that modulates bdnf and induces neuroprotection biochemical and biophysical research communications. 2014; 449(4):477-82.

Perígolo-Vicente R, Ritt K, Pereira MR, Torres PM, Paes-de-Carvalho R, Giestal-de-Araujo E. Il-6 Treatment increases the survival of retinal ganglion cells in vitro: the role of adenosine a1 receptor. Biochemical and Biophysical Research Communications. 2013; 430(2):512-8.

Raju TR, Bennett MR. Retinal ganglion cell survival requirements: a major but transient dependence on muller glia during development. Brain Research. 1986; 24:165-176.

Sappington RM, Chan M, Calkins DJ. Interleukin-6 protects retinal ganglion cells from pressure-induced death. Investigative Ophthalmology & Visual Science. 2006; 47:2932-2942.

Seitz R, Hackl S, Seibuchner T, Tamm ER, Ohlmann A. Norrin mediates neuroprotective effects on retinal ganglion cells via activation of the wnt/β-catenin signaling pathway and the induction of neuroprotective growth factors in Müller cells. The Journal of Neuroscience. 2010; 30(17):5998-6010.

Seki Y, Williams L, Vicguin PM, Charron MJ. Minireview: epigenetic programming of diabetes and obesity: animal models. Endocrinology. 2012; 153(3):1031-1038.

Sholl-Franco A, Figueiredo KG, Araujo EG. Interleukin-2 and interleukin-4 increase the survival of retinal ganglion cells in culture. Neuroreport. 2001; 12:109-112.

Sierra A, Navascue SJ, Cuadros MA, Calvente R, Martín-Oliva D, Ferrer-Martín RM et al. Expression of inducible nitric oxide synthase (inos) in microglia of the developing quail retina. PLoS One. 2014; 9(8):E106048.

Sievers J, Hausmann B, Unsicker K, Berry M. Fibroblast growth factors promote the survival of adult rat retinal ganglion cells after transection of the optic nerve. Neuroscience Letter. 1987; 76(2):157-62.

Szabadfi K, Atlasz T, Kiss P, Reglodi D, Szabo A, Kovacs K et al. Protective effects of the neuropeptide pacap in diabetic retinopathy. Cell and Tissue Research. 2012; 348:37-46.

Torres PM, Araujo EG. Interleukin-6 increases the survival of retinal ganglion cells in vitro. Journal of Neuroimmunology. 2001; 117:43-50.

Tsai RK, Chang CH, Sheu M-M, Huang Zl. Anti-Apoptotic effects of human granulocyte colony-stimulating factor (G-CSF) on retinal ganglion cells after optic nerve crush are PI3K/AKT-dependent. Experimental Eye Research. 2010; 90:537-545.

Ulukaya E, Acilan C, Yilmaz Y. Apoptosis: why and how does it occur in biology? Cell Biochemistry and Function. 2011; 29:468-480.

Unterlauft JD, Eichler W, Kuhneet K, Yang XM, Yafai Y, Wiedemann P et al. Pigment epithelium-derived factor released by müller glial cells exerts neuroprotective effects on retinal ganglion cells. Neurochemical Research. 2012; 37(7):1524-33.

von Bartheld CS. Neurotrophins in the development and regenerating visual system. Histology and Histopathology. 1998; 13:437-459.

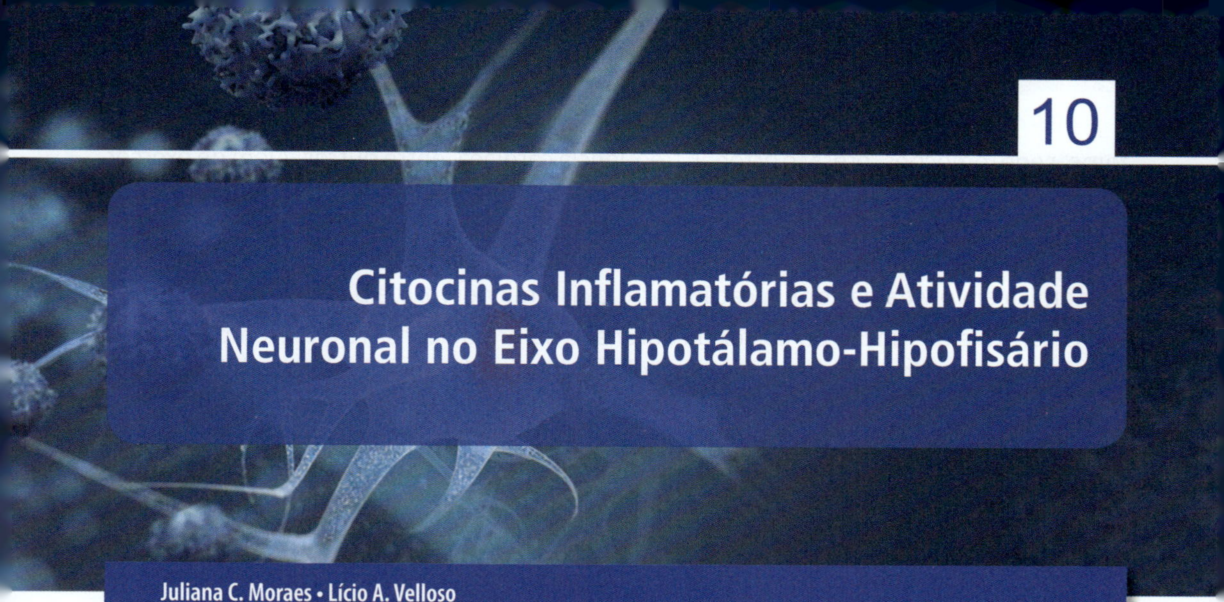

10

Citocinas Inflamatórias e Atividade Neuronal no Eixo Hipotálamo-Hipofisário

Juliana C. Moraes • Lício A. Velloso

O eixo hipotálamo-hipófise e as suas ações

O hipotálamo se constitui de uma pequena região do sistema nervoso central (SNC) localizado na porção central do diencéfalo, e representa apenas 1% da massa cerebral total. Contudo, essa pequena região possui funções de extrema importância para a homeostase do organismo, as quais são exercidas em resposta a sinais diversos: neurais, endócrinos e nutricionais, entre outros, levando à ativação de uma complexa rede neural que desempenha papel importante na regulação de funções vitais para o organismo.

Na sua organização anátomo-histológica, o hipotálamo é subdividido em regiões denominadas núcleos, as quais incluem:

1. pré-óptico;
2. supraquiasmático;
3. anterior;
4. paraventricular;
5. dorsomedial;
6. supraóptico;
7. lateral;
8. arqueado;
9. ventromedial;
10. posterior; e
11. corpos mamilares.

Tais núcleos são constituídos por neurônios altamente especializados que atuam na regulação do metabolismo em geral, no controle dos ciclos de sono/vigília, termogênese, fome, sede, emoções, pressão arterial, frequência cardíaca, entre outros. Além de exercer sua atividade por mecanismo clássico de ativação/inativação neural, o hipotálamo controla várias funções orgânicas mediante sua ação direta sobre a hipófise e indireta sobre outras glândulas, como a adrenal e a tiroide, sendo, portanto, a mais importante região anatômica envolvida na comunicação entre o sistema nervoso e o endócrino.

O controle da função do córtex da adrenal e da tiroide consiste em exemplos clássicos da atividade do hipotálamo no controle endócrino. A ativação do eixo hipotálamo-hipófise-adrenal (HPA) se inicia com a liberação do hormônio CRH (hormônio liberador de corticotropina) no núcleo paraventricular (PVN), que age em seus receptores específicos na hipófise anterior, estimulando a rápida liberação para a circulação do hormônio adrenocorticotrópico (ACTH), o qual estimula a liberação de glicocorticoides (GC – cujas funções serão discutidas a seguir) do córtex da glândula adrenal (Silverman *et al.*, 2005).

O hipotálamo pode atuar na hipófise e, indiretamente, na glândula tiroide. Os neurônios hipotalâmicos liberadores de TRH (hormônio liberador de tireotropina) e o hormônio hipofisário TSH (hormônio estimulante da tiroide) agem no controle do metabolismo celular por meio da estimulação da tiroide, a qual produz e libera os hormônios tireoidianos T4 e T3, cuja produção é regulada por retroalimentação negativa; T4 e T3 na circulação sanguínea agem na hipófise para que a produção de TSH seja diminuída; quando seus níveis da circulação estão baixos, há aumento na produção de TSH. Contudo, existe outro mecanismo na regulação dos níveis de T4, sendo este dependente da ingestão calórica e estoques de tecido adiposo branco, por meio do hormônio leptina, produzido pelo próprio adiposo. Este hormônio pode agir diretamente nos neurônios produtores de TRH hipotalâmicos, levando ao aumento na produção de TSH e T4. A leptina carreia informação ao cérebro indicando os níveis dos estoques energéticos da periferia e, assim, levando a respostas fisiológicas adequadas. Seu modo de ação será descrito em detalhes mais adiante.

Citocinas inflamatórias e alterações na ação do eixo hipotálamo-hipófise

O sistema imune apresenta uma complexa rede de comunicação entre suas células que respondem a diversos tipos de estímulos e coordenam respostas para a eliminação de potenciais agentes patogênicos. Essa comunicação, que ocorre mediante as citocinas, muitas vezes ultrapassa os limites de ações apenas no combate a microrganismos potencialmente patogênicos, a processos alérgicos e processos autoimunes, extrapolando seus efeitos para outros processos fisiológicos.

A ativação do eixo hipotálamo-hipófise é uma das mais importantes modulações endócrinas que ocorrem durante a resposta de fase aguda no combate a infecções ou a processos inflamatórios, nos quais as citocinas têm importante papel. As citocinas inflamatórias podem atravessar a barreira hematoencefálica (BHE), agindo em células-alvo, como a micróglia e outros tipos de células neurais. Depois de liberadas, estimulam a produção de prostaglandinas pela ativação da enzima ciclo-oxigenase 2 (COX-2). As PG agem em determinadas áreas cerebrais, como a área pré-óptica ventromedial, e estimulam a conservação e produção de calor. Esses mecanismos funcionam como uma adaptação ao combate de agentes patogênicos e são gerados, principalmente, nas regiões cerebrais, como o hipotálamo. A febre é um componente extremamente importante para que o organismo possa inibir o desenvolvimento de um patógeno, pois modifica o perfil de expressão de citocinas e cria um ambiente desfavorável ao microrganismo.

Depois de executadas tais funções, o eixo hipotálamo-hipófise-adrenal exerce controle inibitório no sistema imune, por meio da produção das catecolaminas, neuropeptídeos e glicocorticoides.

Os GC como o cortisol são secretados em resposta a agentes indutores de estresse, a fim de que comportamentos adaptativos sejam executados para lidar com o estressor em si, por exemplo, o instinto de luta ou fuga. O cortisol gera efeitos tanto na periferia quanto no SNC, tornando possíveis tais comportamentos: aumento da disponibilidade energética por utilização de glicogênio muscular e aumento da reposição desses estoques por modulação do comportamento alimentar, estimulando, ainda, a ingestão de alimentos palatáveis de forma a compensar a perda energética (Silverman *et al.*, 2005).

Os GC geram uma regulação negativa nas células imunes e não imunes liberadoras de citocinas (macrófagos, fibroblastos, endoteliais) para suprimir suas respostas e controlar a atividade inflamatória existente. No entanto, os GC não têm capacidade de inibir todos os componentes do sistema imune sob todas as circunstâncias e concentrações (Rohleder, 2012). O estresse pode alterar os parâmetros do sistema imune, tornando-o impossibilitado de responder corretamente aos processos de infecção e doenças autoimunes inflamatórias, podendo gerar dessensibilização ou resistência à ação dos GC produzidos pelo eixo hipotálamo-hipófise. As alterações sofridas com o aumento do índice de massa corpórea durante a obesidade também podem elevar a resistência à ação dos GC. Isso explica, em parte, os níveis constantemente elevados de citocinas pró-inflamatórias em pacientes obesos, onde o *clearance* dessas proteínas é prejudicado.

Os GC exercem sua função por meio da ligação aos receptores de glicocorticoide citosólico e de mineralocorticoides, os quais são translocados para o núcleo onde ocorre o estímulo ou inibição da expressão gênica. Um dos principais alvos de ação deste complexo é o fator de transcrição inflamatório NF-kappaB (NF-κB), o qual está envolvido na transcrição dos genes de diversas citocinas inflamatórias.

As células produtoras de citocinas também podem regular sua própria sensibilidade aos GC, pela ação de proteínas quinases como a MAPK quinase (veja o Apêndice 1), a qual interfere na ação dos glicocorticoides citosólicos (RG): a IL-1β pode ativar a MAPK p38 quinase, que, por sua vez, induzirá a fosforilação do receptor de RG bloqueando sua translocação para o núcleo e impedindo a ativação de genes-alvo (Rohleder, 2012).

Embora seja bem caracterizado o fato da necessidade de ativação de neurônios CRH hipotalâmicos por citocinas para a liberação de GC, existem também indícios de que as citocinas podem ativar diretamente neurônios da hipófise e adrenais, pois estes possuem receptores específicos em diferentes níveis do eixo hipotálamo-hipófise-adrenal, sugerindo, assim, uma integração em muitos níveis dos sinais imunes e neuroendócrinos (Silverman *et al.*, 2005), gerando manutenção e amplificação da atividade do eixo HPA durante estados inflamatórios e infecções.

Outra relação entre as citocinas pró-inflamatórias e o eixo hipotálamo-hipófise consiste na ação do lipopolissacarídeo (LPS – veja o Apêndice 2), derivado de bactérias gram-negativas. O LPS é uma potente endotoxina que ativa o sistema imune, mas também funciona como um potente estressor que ativa o eixo hipotálamo-hipófise, potencializando as respostas de citocinas pró-inflamatórias, as quais, em condições normais, sem LPS, seriam inibidas por glicocorticoides (Richards *et al.*, 2006).

No entanto, as citocinas inflamatórias com produção acima do esperado, ou que não recebem sinal contrarregulatório para que seus níveis voltem ao basal, podem gerar danos teciduais e alteração nas funções das células hipotalâmicas. Alguns exemplos serão discutidos a seguir.

Obesidade e regulação da função hipotalâmica

Na metade do século XX, não havia conhecimento suficiente acerca da ação de hormônios no SNC e sua relação com o controle da fome e da saciedade. Contudo, observações clínicas iniciais revelaram que pacientes com tumores em glândula pituitária e com danos na base do cérebro manifestavam obesidade, e pacientes com danos na região do hipotálamo manifestavam distúrbio do comportamento alimentar (Bray & Gallagher, 1975). Tais fatos inspiraram experimentos em animais, realizando lesão direcionada por estereotaxia (Hetherington & Ranson, 1940). Observou-se, a partir desses experimentos, que danos em regiões particulares do hipotálamo e do tronco cerebral levavam a alterações profundas e muitas vezes fatais no comportamento alimentar.

Diante destas observações, Stellar propôs, há mais de meio século, a hipótese do "centro duplo" para a iniciação do comportamento motivado. A hipótese incluía mecanismos para detectar as informações da periferia em núcleos separados, para estimular ou inibir os comportamentos e conexões entre o hipotálamo e outras regiões cerebrais, para permitir que informações internas determinassem o início do comportamento (Stellar, 1954). De todos os comportamentos ativados, o modelo é talvez mais aplicável à ingestão alimentar.

Durante a última década, grandes avanços foram feitos na caracterização do papel do hipotálamo na coordenação da ingestão alimentar e gasto energético (Friedman & Halaas, 2000; Flier, 2004). A leptina, inicialmente descrita pelo grupo de Jeffrey Friedman (Friedman *et al.*, 1998), é um hormônio produzido pelo tecido adiposo, que funciona fisiologicamente como sinalizador de estoques energéticos periféricos para o cérebro, inibindo a ingestão alimentar e acelerando o metabolismo energético. Durante o jejum, é sua queda na circulação que leva ao aumento do apetite e à redução da taxa metabólica. Juntamente com a leptina, a insulina também age para informar o cérebro sobre os estoques energéticos da periferia, levando a respostas fisiológicas adequadas (Schwartz *et al.*, 2000).

Esses hormônios atravessam a barreira hematoencefálica, utilizando um sistema saturável de transporte mediado por receptores, a fim de alcançar neurônios-alvo para sua ação. Essas subpopulações neuronais estão localizadas no núcleo arqueado hipotalâmico e possuem receptores para ambos os hormônios: são os chamados neurônios produtores dos neurotransmissores NPY e AgRP (NPY/AgRPérgicos), e neurônios produtores dos neurotransmissores POMC e CART (POMC/ARTérgicos).

Tanto a leptina como a insulina inibem neurônios NPY/AgRPérgicos e ativam neurônios POMC/CARTérgicos (Torsoni *et al.*, 2003; Schwartz & Kahn, 1999). Neurônios NPY/AgRPérgicos encontram-se ativados durante períodos de jejum ou quando a massa total de tecido adiposo está reduzida. Nestas circunstâncias, conexões axonais entre neurônios do núcleo arqueado e neurônios dos núcleos paraventricular e hipotalâmico lateral levam à inibição da produção de neurotransmissores anorexigênicos e ativadores da termogênese (TRH e CRH) no núcleo paraventricular, e ativação da produção de neurotransmissores orexígenos e inibidores da termogênese (orexina e MCH) no núcleo hipotalâmico lateral. O resultado desta regulação é o aumento da fome e redução da termogênese. Em períodos pós-prandiais ou quando estoques de energia no tecido adiposo são satisfatórios, há aumento dos níveis sanguíneos de insulina e leptina, o que leva à inibição dos neurônios NPY/AgRPérgicos e ao estímulo dos neurônios POMC/CARTérgicos. O resultado é a inibição de neurônios do núcleo hipotalâmico lateral, produtores de orexina e MCH, e estímulo de neurônios do núcleo paraventricular, produtores de CRH e TRH (Figuras 10.1A e B). Ocorrerá então saciedade acompanhada de aumento da

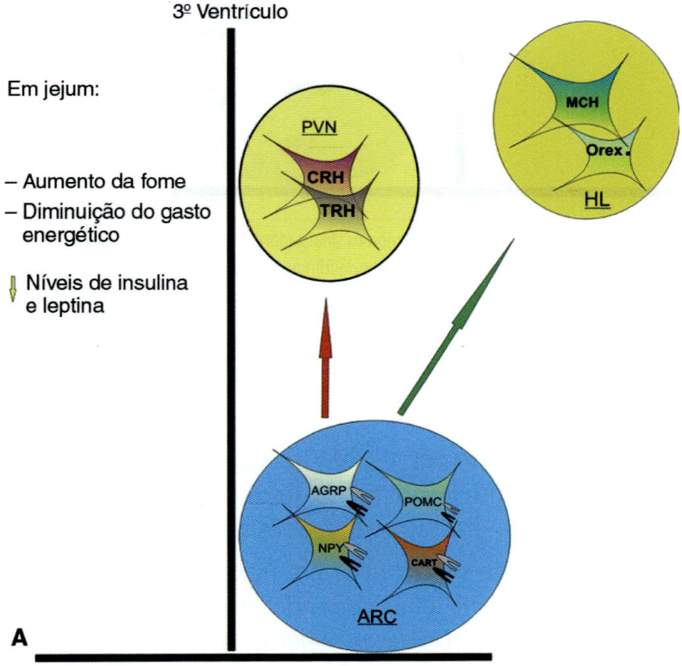

Figura 10.1. (**A**) Regulação do comportamento alimentar pelos neurônios hipotalâmicos por meio de sinais oriundos da periferia. O hipotálamo possui neurônios que controlam a fome e o gasto energético; esses neurônios se encontram agrupados em núcleos específicos: ARC = núcleo arqueado com os neurônios que emitem sinais via suas sinapses para o hipotálamo lateral (HL) e núcleo paraventricular (PVN). Em períodos de jejum, os níveis dos hormônios sinalizadores insulina e leptina estão em baixos níveis na circulação, deixando desocupados seus receptores nos neurônios do núcleo arqueado, e gerando ativação de AgRP e NPY que irão estimular os neurônios do hipotálamo lateral (que aumentam a ingestão) e inibindo os neurônios do núcleo paraventricular (que diminuem o gasto energético).

Fonte: Acervo da autoria.

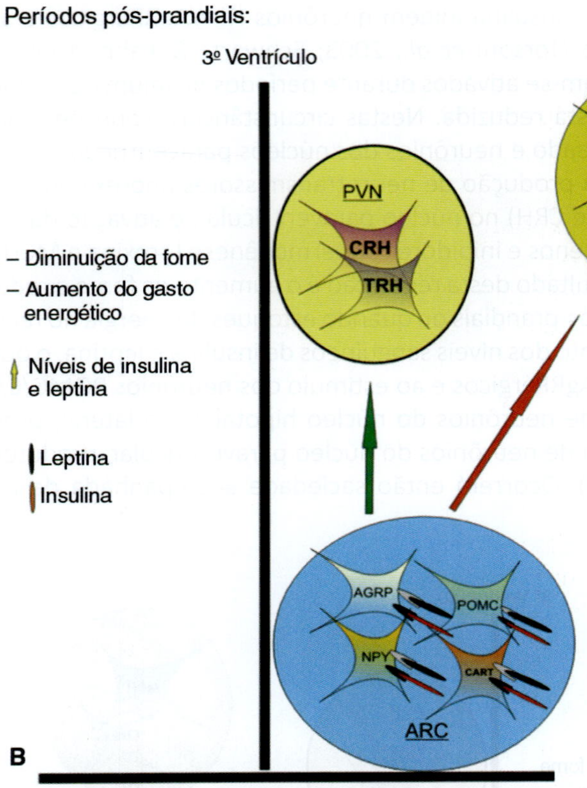

Figura 10.1. (**B**) Em períodos pós-prandiais, os níveis dos hormônios sinalizadores insulina e leptina aumentam na circulação, os quais atravessam a barreira hematoencefálica, ocupando seus receptores nos neurônios do núcleo arqueado, gerando inativação dos orexígenos AgRP e NPY e ativação dos anorexígenos POMC e CART, que irão inibir os neurônios do hipotálamo lateral (que diminuem a ingestão) e estimular os neurônios do núcleo paraventricular (que aumentam o gasto energético).

Fonte: Acervo da autoria.

termogênese (Flier, 2004; Schwartz *et al.*, 2000). Logo, eventuais defeitos na sinalização destes hormônios no hipotálamo levam a distúrbios que resultam no aumento da fome e diminuição da termogênese, predispondo à obesidade.

Sabe-se que o consumo de dietas ricas em lipídeos induz o aumento de apetite, ganho de peso e resistência à insulina, podendo levar indivíduos geneticamente predispostos ao desenvolvimento de diabetes *mellitus*. A razão pela qual ocorre esse desbalanço em parâmetros tão bem controlados é o fato de que dietas ricas em lipídeos, especialmente ácidos graxos saturados, como os encontrados em carnes bovinas gordas, de porco, em manteiga etc., provocam o aumento, no próprio hipotálamo, da expressão de citocinas e proteínas participantes de resposta pró-inflamatória, como TNF-α e IL-1β (de Souza *et al.*, 2005). Algumas das citocinas pró-inflamatórias participam da indução da resistência à insulina (Hotamisligil, 2003), pois agem ativando serinas quinases como JNK e IKK, as quais catalisam a fosforilação no aminoácido serina de importantes participantes da via de sinalização da insulina; isso leva a uma resistência molecular à ação deste hormônio no hipotálamo de animais alimentados com dieta hiperlipídica, podendo esta ser uma das justificativas para o desbalanço no controle da fome/saciedade observadas, inclusive em indivíduos obesos.

As citocinas inflamatórias produzidas no hipotálamo também são capazes de induzir apoptose, ou seja, iniciam o processo de morte celular programada de neurônios controladores da fome no núcleo arqueado, de altíssima importância no controle de fome/saciedade/gasto energético (Moraes *et al.*, 2009).

Mecanismos de ação dos ácidos graxos saturados na indução inflamatória hipotalâmica

O sinal da gordura em excesso age em receptores presentes nas células da micróglia do hipotálamo. Esses receptores são os *toll-like receptors* (TLR), expressos predominantemente em células do sistema imune inato, os quais participam de indução inflamatória em resposta aos chamados PAMP (do inglês, *pathogen associated molecular patterns*) de organismos invasores, que são caracterizados por lipídeos, carboidratos, ácidos nucleicos e várias proteínas, podendo também levar à apoptose. Os receptores TLR reconhecem também outras moléculas além dos PAMP: agonistas TLR endógenos, liberados do próprio organismo, os chamados DAMP (do inglês, *damage-associated molecular pattern*), como LDL oxidado, ácidos graxos e fibrinogênio, entre outros, os quais, quando reconhecidos, podem amplificar respostas TLR primariamente originadas de componentes exógenos, principalmente por sinalização TLR2 e 4. A ativação TLR ativa cascatas de sinalização que convergem para a indução de NF-κB e iniciação de respostas inflamatórias inatas (Kawai & Akira, 2007). Em adição, os TLR influenciam a resposta imune adaptativa indiretamente, por modulação da apresentação de antígeno via células dendríticas, e diretamente, por modulação dos linfócitos B e T que expressam vários TLR. Um estudo mostra ainda que animais tratados com ácidos graxos de cadeia longa, comumente presentes em dietas ricas em gordura, por via intracerebroventricular, ativam o receptor TLR4 de maneira significativa, o que não é observado com os insaturados (Milanski, 2009), resultando em ativação dos fatores de transcrição de genes inflamatórios, que levam à alteração das vias da leptina e insulina, como citado anteriormente.

Portanto, fatores exógenos, como a influência da dieta que se consome, podem alterar a funcionalidade de neurônios hipotalâmicos, o que aumenta a produção de citocinas inflamatórias. Estas podem diminuir a sinalização de hormônios da periferia com ação central, o que causaria a morte de neurônios de extrema importância, afetaria o controle do eixo hipotálamo-hipófise e comprometeria vias metabólicas que podem afetar diversos processos fisiológicos.

Apêndice 1 – MAP quinases

As MAP quinases ou kinases (do inglês, *mitogen activated protein kinases*) como a p38, ERK, Ras, entre outras, integram sinais de receptores da superfície celular (quando acoplados aos seus ligantes específicos) e traduzem esses sinais (via reações de fosforilação de proteínas intracelulares) para que funções celulares adequadas sejam executadas. São importantes para crescimento, proliferação, diferenciação, migração e sobrevivência celular.

Apêndice 2 – LPS: lipopolissacarídeo bacteriano

O LPS é uma molécula presente na parede das bactérias gram-negativas, tendo grande função na manutenção estrutural do microrganismo e proteção. É formada por lipídeos em união covalente com carboidratos, constituindo-se em um grande fator de indução de efeitos biológicos nas células dos hospedeiros da bactéria, por exemplo, inflamação em grande proporção.

Referências bibliográficas

Bray GA, Gallagher TF Jr. Manifestations of hypothalamic obesity in man: a comprehensive investigation of eight-patients and a review of the literature. Medicine (Baltimore). 1975; 54:301-330.

de Souza CT, Araujo EP, Bordin S, Ashimine R, Zollner RL, Boschero AC et al. Consumption of a fat-rich diet activates a proinflammatory response and induces insulin resistance in the hypothalamus. Endocrinology. 2005; 146:4192-9.

Flier JS. Obesity wars: molecular progress confronts an expanding epidemic. Cell. 2004; 116:337-50.

Friedman JM. Obesity in the new millennium. Nature. 2000; 404:632-4.

Friedman JM, Halaas JL. Leptin and the regulation of body weight in mammals. Nature. 1998; 395:763-70.

Hetherington AW, Ranson SW. Hyphotalamic lesions and adiposity in the rat. Anat Rec. 1940; 78:149-72.

Hotamisligil GS. Inflammatory pathways and insulin action. Int J Obes Relat Metab Disord. 2003; 27(Suppl 3):S53-5.

Kawai T, Akira S. TLR Signaling. Semin Immunol. 2007; 19 (1):24-32.

Milanski M, Degasperi G, Coope A, Morari J, Denis R, Cintra de et al. Saturated fatty acids produce an inflammatory response predominantly through the activation of TLR4 signaling in hypothalamus: implications for the pathogenesis of obesity. J Neurosci. 2009; 29(2):359-70.

Moraes JC, Coope A, Morari J, Cintra DE, Roman EA, Pauli Jr. et al. High-Fat diet induces apoptosis of hypothalamic neurons. PLoS One. 2009; 4(4):E5045.

Richards LJ, Chover-Gonzalez A, Harbuz MS, Jessop DS. Protective Effects of endotoxin in a rat model of chronic inflammation are accompanied by suppressed secretion of pro-inflammatory cytokines and biphasic alteration in hypothalamo-pituitary-adrenal axis activity. Journal of Neuroendocrinology. 2006;18(11):875-82.

Rohleder, N. Acute and chronic stress induced changes in sensitivity of peripheral inflammatory pathways to the signals of multiple stress systems. Psychoneuroendocrinology. 2012; 37(3):307-16.

Schwartz MW, Kahn SE. Insulin resistance and obesity. Nature. 1999; 402:860-1.

Schwartz MW, Woods SC, Porte D, Seeley RJ, Baskin DG. Central nervous system control of food intake. Nature. 2000; 404:661-71.

Silverman MN, Pearce BD, Biron CA, Miller AH. Immune modulation of the hypothalamic-pituitary-adrenal (HPA) axis during viral infection. Viral Immunollogy. 2005; 18(1):41-78.

Stellar E. The physiology of motivation. Psychol Rev. 1954; 61:5-22.

Torsoni MA, Carvalheira JB, Pereira-da-Silva M, de Carvalho-Filho Ma, Saad MJ, Velloso LA. Molecular and functional resistance to insulin in hypothalamus of rats exposed to cold. Am J Physiol Endocrinol Metab. 2003; 285:E216-23.

11

Citocinas e Quimiocinas – Moduladores da Dor Inflamatória

Alexandre H. Lopes • Rangel L. Silva • Guilherme R. Souza • Waldiceu A. Verri Jr. • Fernando Q. Cunha • Thiago M. Cunha

Resumo

Citocinas são responsáveis por coordernar a resposta imunológica durante a inflamação após lesão tecidual ou infecção, de forma a tentar restabelecer a homeostase tecidual. Por outro lado, a ação direta ou indireta destes mediadores proteicos na inflamação pode mediar o desenvolvimento da dor. Durante o desenvolvimento da dor inflamatória aguda, uma rápida liberação de interleucinas e quimiocinas, que segue uma ordem cronológica bem determinada, induzem a produção de mediadores finais que sensibilizam diretamente os neurônios sensoriais nociceptivos ou nociceptores, e causam a dor inflamatória. Por outro lado, interleucinas e quimiocinas produzidas e liberadas de forma crônica podem acarretar uma sensibilização persistente dos nociceptores que resulta em sintomas característicos da dor crônica. Neste capítulo, abordaremos o papel das principais citocinas envolvidas na modulação da dor inflamatória, bem como seus mecanismos de ação. A compreensão do papel das interleucinas e das quimiocinas na modulação da dor inflamatória pode fornecer novas abordagens para intervenções terapêuticas mais efetivas no tratamento dessa condição.

Introdução

A lesão tecidual, bem como o reconhecimento pelo sistema imunológico de um agente estranho ao organismo, ou de estruturas próprias como sendo não próprias (autoimunidade) desencadeia uma resposta inflamatória aguda. Entre os primeiros sinais de um processo inflamatório, estão: o rubor, o calor e o edema, decorrentes da dilatação arteriolar e do aumento da permeabilidade vascular. Além desses sintomas e eventos inflamatórios, ocorre o desenvolvimento de um denominador comum aos processos inflamatórios: o *aumento da sensibilidade dolorosa*. Este aumento é decorrente da inflamação causada normalmente pela ação de substâncias denominadas mediadores inflamatórios, que são produzidas no local da resposta inflamatória. Estes podem atuar diretamente nas terminações de neurônios nociceptivos, sensibilizando-os, ou de forma indireta estimulando a produção de outros mediadores que atuem diretamente sobre esses neurônios. O efeito final ocasionado pela ação desses mediadores sobre os neurônios responsáveis pela condução de estímulos dolorosos é a sensibilização de nociceptores ou sensibilização periférica.

Durante um processo inflamatório, é comum que as fibras nociceptivas normalmente desativadas, os nociceptores silenciosos, sejam recrutadas e sensibilizadas. A consequência clínica da diminuição do limiar de ativação dessas fibras é o aumento da resposta nociceptiva (hiperalgesia) e a ocorrência de estimulação da via nociceptiva por estímulos de baixa intensidade (estímulos inócuos), os quais em situações normais não seriam considerados estímulos nociceptivos (alodinia).

A sensibilização dos nociceptores se dá pela interação de mediadores inflamatórios, tais como endotelina, substância P, prostaglandinas e aminas simpatomiméticas, com seus respectivos receptores expressos nas terminações nervosas livres dos neurônios sensitivos periféricos que inervam os tecidos inflamados. A capacidade das prostaglandinas e aminas simpatomiméticas de sensibilizar nociceptores têm sido demonstrada no homem e em modelos animais de experimentação, utilizando técnicas comportamentais e eletrofisiológicas. Estes mediadores inflamatórios se ligam a receptores metabotrópicos (receptores acoplados à proteína G), preferencialmente situados na membrana neuronal de fibras tipo C (fibras amielinizadas) e em nociceptores silenciosos, desencadeando a ativação de vias de segundo mensageiro, tais como AMP cíclico (AMPc), proteína quinase A (PKA) e C (PKC). A ativação destas vias de sinalização levam à fosforilação de canais de sódio dependente de voltagem, NaV1.8, e à inibição do canal de potássio dependente da voltagem, os quais são responsáveis pela redução do limiar nociceptivo e o aumento da excitabilidade da membrana neuronal (Figura 11.1). O principal mecanismo de ação dos anti-inflamatórios não esteroidais (AINEs) é a inibição da ciclo-oxigenase, a qual é responsável pela síntese de prostaglandinas, e acredita-se que esses mediadores inflamatórios são os mais importantes para a desenvolvimento da dor inflamatória. Desta forma, os AINEs representam a classe de fármacos mais utilizadas no tratamento das dores em diversas condições patológicas inflamatórias.

O entendimento do papel das citocinas/quimiocinas no processo inflamatório e na sensibilização de nociceptores tem sugerido a inibição da produção/função desses mediadores como um alvo alternativo para o controle da dor. A liberação de citocinas/quimiocinas durante o processo inflamatório segue uma cascata bem definida sequencial, a qual precede a liberação dos mediadores finais que agem diretamente nos nociceptores (Cunha *et al.*, 2005). Portanto, o entendimento de como estas citocinas/quimiocinas se autorregulam é crucial para a compreensão dos mecanismos que causam a dor, bem como a definição dos melhores alvos e as alternativas terapêuticas para o tratamento de diferentes tipos de dor.

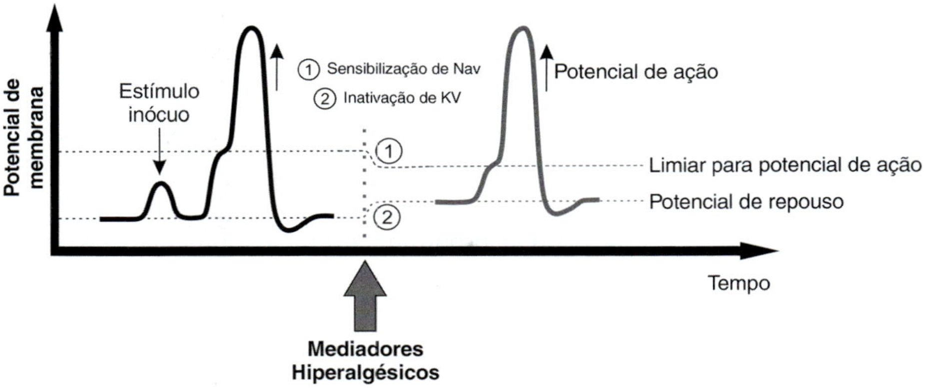

Figura 11.1. Mecanismo de sensibilização de nociceptores por mediadores hiperalgésicos. A sensibilização neuronal pelos mediadores hiperalgésicos, tais como prostaglandinas e aminas simpatomiméticas, facilita a despolarização dos neurônios nociceptivos a estímulos menos intensos, por aumentarem o potencial de repouso e reduzirem o limiar para o potencial de ação. Esses principais mecanismos iniciam-se com a ativação de receptores acoplados às proteínas Gq e Gs. As vias bioquímicas envolvem a ação de proteínas quinases (PKC e PKA), as quais podem fosforilar e alterar a dinâmica de funcionamento de canais iônicos, incluindo sensibilização ou ativação de canais permeáveis aos íons de sódio (p. ex., NaV1.8), e inativação de canais de potássio (KV – voltagem-dependentes).

Fonte: Acervo da autoria.

Citocinas, quimiocinas e dor

Aspectos gerais

As citocinas constituem o elo entre as lesões celulares, o reconhecimento imunológico e os sinais locais e sistêmicos da inflamação. Elas são definidas como polipeptídeos produzidos e liberados pelas células em resposta a uma variedade de estímulos inflamatórios, tais como vírus, parasitas, bactérias e seus produtos, ou em resposta a outras citocinas. Em geral, são liberadas em sequência cronológica, envolvendo vários tipos celulares e, ainda, são responsáveis pela produção dos mediadores finais envolvidos na indução dos sinais e sintomas inflamatórios. São produzidas de maneira transiente, e geralmente têm um tempo de meia-vida curto. Estruturalmente, variam em peso molecular entre 5 kDa e 140 kDa. Algumas delas são glicoproteínas, geralmente sintetizadas como moléculas precursoras de grandes dimensões, e necessitam ser clivadas para se tornarem ativas. Além disso, as citocinas podem atuar sobre os receptores das células que as produziram (efeito autócrino) ou sobre o receptor de outras células (efeito parácrino), e ainda, circular e agir em diferentes tecidos (efeito hormonal). A maioria das citocinas apresenta múltipla função biológica, tais como: diferenciação celular, sobrevivência, crescimento, metabolismo e processo inflamatório (Vilcek, 2003).

As citocinas quimiotáticas, ou simplesmente quimiocinas, pertencem a um grupo particular de citocinas por apresentar propriedades funcionais e químicas diferenciadas. Geralmente, são menores do que as outras citocinas (8 kDa a 10 kDa) e, em contraste com as citocinas, atuam em receptores celulares com sete domínios transmembrana

(7-TM) acoplados à proteína G. Uma das características mais importantes das quimiocinas é a redundância de funções, uma vez que existem vários ligantes para cada receptor de quimiocina e receptores múltiplos para cada quimiocina.

Citocinas pró-nociceptivas

Células residentes, tais como células dendríticas, macrófagos, linfócitos e mastócitos, são componentes do tecido que produzem estímulos inflamatórios, incluindo citocinas, que podem atuar direta ou indiretamente sobre nociceptores e causar sensibilização e/ou dor.

As primeiras citocinas descritas por participar no desenvolvimento da dor inflamatória foram a interleucina, (IL)-1β, fator de necrose tumoral (TNF), IL-6, e as quimiocinas IL-8, quimiocina quimioatraente induzida para neutrófilos (CINC)-1 e quimiocina derivada de queratinócitos (KC). Porém, nos últimos anos, tem sido demonstrado que as IL-15, IL-17, IL-18, IL-33 e IL-12 também induzem nocicepção inflamatória. Apesar das evidências do efeito direto dessas citocinas em neurônios sensoriais para indução da hiperalgesia, a maior parte do efeito hiperalgésico desses mediadores é distado pela formação de mediadores hiperalgésicos finais, incluindo prostaglandinas e aminas simpatomiméticas (Figura 11.2).

• Citocinas envolvidas na dor inflamatória aguda

A dor pode ser classificada de acordo com sua duração em aguda e crônica/persistente. Entre as citocinas envolvidas na fisiopatologia da dor inflamatória aguda, podemos destacar (IL)-1β, TNF, IL-6, e as quimiocinas IL-8, (CINC)-1 e (KC). Discutiremos a seguir o papel dessas citocinas individualmente e em conjunto na indução da dor inflamatória aguda.

O TNF-α é uma citocina pleiotrópica que exerce um papel fundamental na organogênese linfoide, atividade antitumoral, defesa contra patógenos intracelulares e inflamação. Essa citocina é produzida rapidamente em grandes quantidades pelos macrófagos em resposta a estímulos inflamatórios, como infecção bacteriana. Sua interação com as células-alvo ocorre via receptores de membrana com alta afinidade, receptor do fator de necrose tumoral tipo 1 (TNFR1 ou p55) e tipo 2 (TNFR2 ou p75). Distintas atividades biológicas têm sido atribuídas para cada receptor, por exemplo, TNFR1 medeia a migração de neutrófilos, choque induzido por endotoxina, e o TNFR2 medeia apoptose celular, necrose, entre outros.

Foi demonstrado que o TNF-α induz hiperalgesia na pata de ratos. O efeito hiperalgésico desta citocina foi parcialmente inibido pela administração de indometacina (inibidor de COX) e atenolol (antagonista dos receptores β-adrenérgicos), e totalmente abolido pelo cotratamento com estes fármacos juntos, sugerindo que a hiperalgesia induzida pelo TNF-α é mediada por prostanoides e por aminas simpatomiméticas. Além disso, o tratamento com antissoro anti-IL-1β ou anti-IL-8/CINC-1 inibiu parcialmente o efeito hiperalgésico do TNF-α, e a combinação de ambos os antissoros aboliu completamente o efeito do TNF-α, sugerindo que IL-1β e IL-8/CINC-1 também medeiam a hiperalgesia induzida pelo TNF-α. O efeito hiperalgésico da IL-1β e IL-8/CINC-1 são inibidos por

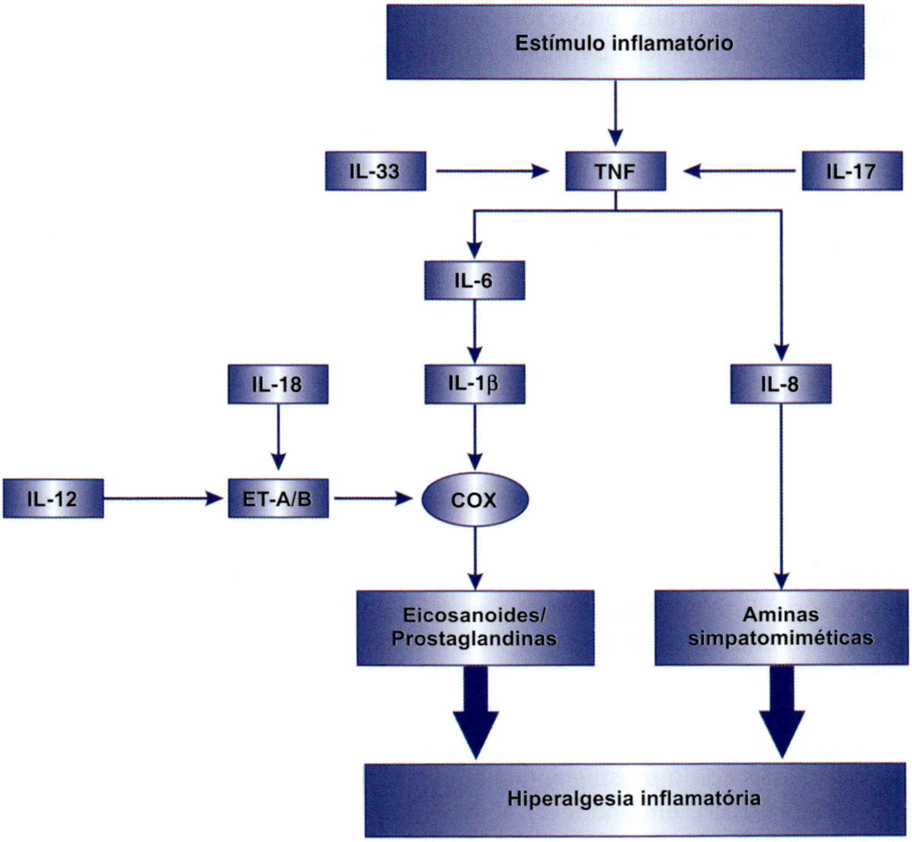

Figura 11.2. Citocinas/quimiocinas na fisiopatologia da dor inflamatória. Uma cascata de citocinas pró-inflamatória induzida pelo estímulo inflamatório desempenha um papel crucial no desenvolvimento da hiperalgesia inflamatória. Embora as citocinas sejam liberadas em forma de cascata, o que leva à produção final de prostaglandinas (PG) e aminas simpatomiméticas (AS), as vias paralelas podem participar dos mecanismos de sensibilização dos nociceptores, os quais não estão descritos nesta figura. Os mecanismos envolvidos na liberação das aminas simpáticas ainda são desconhecidos e, provavelmente, liberados do terminal simpático. As PG e AS sensibilizam diretamente os nociceptores levando ao aparecimento da hiperalgesia inflamatória.

Fonte: Acervo da autoria.

indometacina e atenolol, respectivamente. Esses dados sugerem que TNF-α induz hiperalgesia em ratos por duas vias paralelas e independentes: 1) TNF-α → IL-1β → Prostaglandinas e 2) TNF-α → CINC-1 → aminas simpatomiméticas (Cunha *et al.*, 1992). Ainda, a hiperalgesia induzida por carragenina ou LPS é abolida pelo tratamento prévio com antissoro anti-TNF-α. Em adição, o tratamento prévio com antissoro anti-IL-1β, antissoro anti-IL-8/CINC-1, indometacina ou atenolol inibiram parcialmente a hiperalgesia induzida por carragenina ou LPS.

Leucócitos infiltrantes nos DRGs são responsáveis pela produção de TNF em condições de dor como na neuralgia herpética aguda. Neste modelo, o TNF medeia o desenvolvimento de neuralgia herpética por meio de redução da expressão do canal de potássio Kir4.1, o qual transporta o íon para dentro das células satélites. Esse processo gera o aumento do potencial de membrana neuronal e facilita sua despolarização e a transmissão de estímulos dolorosos (Silva *et al.*, 2017).

O papel do TNF na hiperalgesia tem despertado o interesse da indústria farmacêutica para o desenvolvimento de inibidores da sua ação. Cinco bloqueadores biológicos de TNF-α têm demonstrado eficácia clínica. Infliximab (Remicade; Centocor Ortho Biotech) é uma imunoglobulina G1 (IgG1) anticorpo quimérico mouse/humano, enquanto adalimumab (Humira, Abbott) e golimumab (Simponi; Centocor Ortho Biotech) são anticorpos totalmente humanos. Etanercept (Enbrel, Amgen/Pfizer) é uma quimera de IgG1 com o receptor TNFR2 cristalizado, que tem mostrado eficácia no tratamento de pacientes com artrite reumatoide. Certolizumab (Cimzia; UCB Celltech) é um novo anticorpo monoclonal indicado para doeça de Crohn. Fármacos bloqueadores de TNF-α são tipicamente administrados em conjunto com o metotrexato, o que melhora a sua eficácia. Destacamos que terapias crônicas anti-TNF podem apresentar efeitos colaterais, incluindo, em alguns casos, insuficiência cardíaca e supressão imune, o que pode levar a infecções graves, tais como a tuberculose (Cush, 2004).

Como citado anteriormente, a IL-1β também desempenha um importante papel na dor inflamatória. Esta citocina contribui de forma direta para o processo inflamatório, mas adicionalmente atua de maneira sinérgica com as citocinas IL-6 e TNF-α para a indução da migração de leucócitos e alterações vasculares. A IL-1β atua por intermédio do seu receptor denominado receptor de interleucina-1 tipo 1 (IL1-R1), o qual, quando ativado, leva à expressão da ciclo-oxigenase-2 (COX-2) e à liberação subsequente dos seus produtos, tais como prostaglandinas. A IL-1β foi relatada pela primeira vez como medidor hiperalgésico, em modelos animais de experimentação por Ferreira *et al.* (1988), pela administração intraplantar de IL-1β, que induziu hiperalgesia mecânica intensa dependentemente da liberação de prostanoides, uma vez que o tratamento prévio local com indometacina (inibidor da COX) bloqueou seus efeitos (Ferreira *et al.*, 1988). De acordo, o efeito nociceptivo da IL-1β em tecido periférico demonstrou que a injeção intracerebroventricular (ICV) de IL-1β, em dose não pirogênica, reduz a latência de retirada da pata no teste da placa quente (Hori *et al.*, 1998). Dessa forma, a administração de IL-1β tanto no tecido periférico e/ou no SNC induz hipersensibilidade dolorosa que é bloqueada pelo tratamento prévio com o antagonista do receptor IL-1 (IL-1Ra,) ou salicilato (inibidor não seletivo da COX), sugerindo que a hiperalgesia induzida pela IL-1β é predominantemente mediada pela ativação de IL-1R1, o qual induz a síntese de prostaglandinas. O efeito nociceptivo induzido pela carragenina ou por lipopolissacarídeo (LPS) é parcialmente (aproximadamente 50%) inibido pelo tratamento prévio local com o anticorpo contra a IL-1β. Esta inibição parcial sugere a participação de outra via nociceptiva além da IL-1β/prostanoides na nocicepção mecânica inflamatória induzida por carragenina. De fato, além de IL-1β, as quimiocinas também estão envolvidas na dor inflamatória induzida pela carragenina ou pelo LPS (Fernando Cunha *et al.*, 1991). Além da sensibilização do nociceptor via prostaglandinas, a IL-1β também pode causar dor manifesta por atuar diretamente no nociceptor ou pela liberação de outros mediadores inflamatórios, tais como histamina, serotonina ou ATP (Parada *et al.*, 2001).

Diferentemente das outras citocinas citadas, a interleucina-6 (IL-6) tem sido atribuída a um efeito dual, ou seja, ela pode ser anti- e/ou pro-inflamatória (Zhou *et al.*, 2016). Com relação ao papel pró-inflamatório da IL-6, tem sido verificado que a inibição da IL-6 melhorou a artrite induzida por colágeno, uma doença inflamatória que é acompanhada por hiperalgesia induzida por movimentos. Níveis aumentados de IL-6 foram detectados na cartilagem articular e na sinóvia de pacientes com desordens lombares (Zhou *et al.*, 2016). Da mesma forma que TNF-α, IL-1β e IL-8, IL-6 também produz hiperalgesia mecânica em ratos dependente da dose e do tempo, a qual é inibida por indometacina, antissoro anti-IL-1β ou IL-1Ra. Em conjunto, os dados sugerem que IL-6 induz a produção de IL-1β em ratos (Cunha *et al.*, 2000).

Em relação à cascata de citocinas subjacente da hiperalgesia inflamatória induzida por IL-6, foi demonstrado que o antissoro contra IL-6 inibe a hiperalgesia mecânica induzida pelo TNF-α em ratos. Dessa forma, podemos sugerir que TNF-α, IL-6 e IL-1β, nesta sequência de liberação, precede a liberação de prostanoides para induzir hiperalgesia em ratos. Por outro lado, em camundongos, IL-6 não medeia a produção de IL-1β induzida por TNF-α, apesar de IL-6 induzir a produção de prostanoides. De fato, a administração intraplantar de IL-6 em camundongos causa hiperalgesia que é inibida por indometacina (inibidor da COX), porém não por IL-1Ra (Cunha *et al.*, 2005). Em suporte ao papel hiperalgésico da IL-6, camundongos deficientes para esta citocina exibiram hiperalgesia inflamatória mecânica e térmica reduzida após a administração de carragenina em tecidos periféricos, e a administração desta citocina por via ICV ou intratecal induz hiperalgesia.

Como descrito anteriormente, as quimiocinas também atuam no processo de hiperalgesia durante a gênese do processo inflamatório. Os mecanismos pelos quais as quimiocinas atuam para potencializar a hiperalgesia pode ser pelo recrutamento de células brancas do sangue para o local da inflamação, indução da produção de aminas simpatomiméticas ou ativação direta dos nociceptores. Enquanto a IL-1β induz a liberação de prostanoides, a quimiocina IL-8/CXCL8 (quimiocina CXC-ELR) medeia sua participação no processo hiperalgésico por liberar componentes simpatomiméticos. De fato, tem sido demonstrado que a quimiocina quimioatraente para neutrófilos IL-8/CXCL8 induz nocicepção mecânica dose e tempo-dependentes, que é inibida pelo antagonista do receptor β-adrenérgico, mas não pelos inibidores da COX. Além disso, antissoro anti-IL-8/CXCL8 também inibiu parcialmente (aproximadamente 50%) a nocicepção induzida pela carragenina em ratos (Cunha *et al.,* 1991). Embora a maioria dos resultados sobre o efeito hiperalgésico da IL-8/CXCL8 tenha sido obtido experimentalmente em ratos, nem IL-8/CXCL8 nem moléculas homólogas foram identificadas nesta espécie. O fato de ratos responderem a esta citocina humana, pode ser explicado por uma reação cruzada entre o anticorpo anti-IL-8 e CINC-1/CXCL1 endógena, a qual é a quimiocina encontrada em ratos relacionada a IL-8/CXCL8 (Baggiolini *et al.*, 1994. Embora ratos e camundongos não produzam IL-8, eles produzem quimiocinas relacionadas, tais como a CXCL1, e CXCL2 as quais atuam de forma semelhante à interleucina-8 (IL-8; CXCL8). A CXCL1 é também conhecida como quimiocina derivada de queratinócitos (KC) em camundongos, citocina quimioatraente induzida para neutrófilos tipo 1 (CINC-1) em ratos e como oncogene regulado pelo crescimento alfa (GRO-α) em humanos. A CXCL2 também é conhecida como proteína inflamatória de sarcófago 2 (MIP-2) em camundongos ou citocina quimioatraente induzida para neutrófilos tipo 2 (CINC-2) em ratos, e possui cerca de 90% de homologia com a CXCL1. Ambas exercem suas ações pela ativação do receptor metabotrópico CXCR2, o mesmo ativado pela IL-8 (Silva *et al.*, 2017). Esta sugestão foi confirmada pelo tratamento prévio local na pata de ratos com antissoro para a IL-8 humana o qual abolia o efeito hiperalgésico de CINC-1 e vice-versa (Cunha *et al.*, 1991). O mecanismo pelo qual as quimiocinas CXC induzem hiperalgesia depende do tecido e das espécies animais. Por exemplo, em contraste com a hiperalgesia induzida pela administração de IL-8 na pata traseira de ratos, a hiperalgesia mecânica induzida pela administração de IL-8 nas articulações de ratos é bloqueada pela administração de IL-1Ra (Davis & Perkins, 1994). Usando o teste de pressão crescente na pata de camundongos foi demonstrado que KC (CXCL1) induz uma hiperalgesia mecânica dose e tempo-dependente (Cunha *et al.*, 2005).

Outra quimiocina importante para a gênese e manutenção da dor inflamatória aguda e crônica é a CX3CL1 (fractalcina). Descoberta no final da década de 1990, esta quimiocina é a única pertencente à classe CX3C. A forma solúvel desta quimiocina consiste no domínio extracelular, o qual é clivado proteoliticamente pelas metaloproteinases, assim como pela ativação da enzima catepsina S. A forma solúvel tem atividade quimioatraente para monócitos, células *natural killer* e células T. A forma ligada à membrana promove adesão de leucócitos independente de integrinas e pode ser induzida em células endoteliais por citocinas inflamatórias como TNF-α, interferon-γ (IFN-γ) e IL-1β (Clark e Malcangio, 2012). A administração intratecal de fractalcina induz hiperalgesia térmica e alodinia mecânica em ratos. Também foi examinado que o anticorpo contra o receptor de fractalcina (CX3CR1) ou minociclina (inibidor microglial) bloqueia a dor induzida por esta quimiocina. Além disso, o bloqueio espinal do receptor de fractalcina retarda o desenvolvimento inicial da dor neuropática e atenua esta dor quando já instalada. Foi também demonstrado que a liberação de fractalcina pode servir de sistema comunicador entre a atividade neuronal e a atividade da micróglia, no corno dorsal da medula espinal. Ainda, a ativação das células da glia (micróglia) via fractalcina induz a produção de citocinas pró-inflamatórias, as quais medeiam a hiperalgesia térmica e alodinia mecânica.

Os neurônios sensoriais periféricos ou corpos celulares dos neurônios aferentes primários não apresentam dendritos e, provavelmente, não existem sinapses entre estes. Por outro lado, receptores para neurotransmissores e citocinas podem ser detectados no corpo celular estes neurônios. Portanto, neurotransmissores ou mediadores inflamatórios liberados pelas células satélites podem atuar nos neurônios sensoriais primários. Apesar do pequeno número de estudos, existem indícios de que células satélites podem ser ativadas e que esta ativação leve à liberação de mediadores inflamatórios (Souza *et al.*, 2013).

Os neutrófilos, além de contribuírem com o aumento das lesões teciduais durante o desenvolvimento das doenças inflamatórias, também participam da fisiopatologia da dor inflamatória. De fato, a inibição da migração de neutrófilos para o foco inflamatório reduz a hiperalgesia inflamatória. A ativação dos neutrófilos no foco inflamatório leva à liberação dos mediadores finais da hiperalgesia, principalmente das prostaglandinas (Cunha *et al.*, 2008). Esses estudos indicam que a inibição da migração e/ou ativação de neutrófilos, bem como dos mediadores liberados por estas células, constituem um novo alvo promissor no controle das dores inflamatórias.

Em conclusão, a participação das citocinas e quimiocinas no desenvolvimento da dor tem sido demonstrada em diferentes espécies e esses resultados são promissores, abrindo novas perspectivas para novos alvos para o controle da dor inflamatória.

• Citocinas envolvidas na dor inflamatória crônica

A maioria dos exemplos aqui utilizados se baseou em resultados obtidos com modelos agudos de dor inflamatória. No entanto, há evidências de que as citocinas também participam da gênese da dor inflamatória crônica/persistente. Essa classificação está relacionada com a intensidade e o tipo de estímulo. Os tipos de hiperalgesia podem ser distinguidos nos modelos dentre os quais o tempo entre a sensibilização e a ativação é diferente. Por exemplo, a injeção intradérmica de PGE_2 produz sensibilização 15 minutos após sua administração, já a injeção deste mesmo mediador no tecido subcutâneo induz uma hiperalgesia com pico na 3ª hora após a administração de PGE_2. Hiperalgesia intermitente refere-se a uma série de episódios agudos de hiperalgesia inflamatória seguida por períodos de recuperação. Este tipo de dor é evidente na artrite reumatoide em humanos.

Com relação à hiperalgesia inflamatória crônica/persistente, foi demonstrado que a administração intraplantar crônica por 14 dias de IL-1β, IL-8 ou TNF-α induz hiperalgesia persistente, a qual persiste por mais de um mês após a interrupção da administração delas. Esse efeito foi prevenido pelo tratamento diário com indometacina ou atenolol. O tratamento inibe aproximadamente 50% da hiperalgesia induzida por TNF-α, e a combinação de indometacina e atenolol bloqueia totalmente este processo. Esses resultados sugerem que, da mesma forma que a hiperalgesia aguda, a persistente induzida por IL-1β e IL-8 é causada pela liberação endógena de eicosanoides e aminas simpatomiméticas, respectivamente. Além disso, ambos os mediadores desempenham importante papel no desenvolvimento da hiperalgesia persistente (Cunha *et al.*, 2008).

A IL-18 foi identificada como fator indutor de interferon-gama (IFN-γ), e considerada um membro da família da IL-1 em razão de sua homologia estrutural e por compartilhar com a IL-1β a mesma enzima conversora, a caspase 1, a qual cliva seu precursor, pró-IL-18 formando IL-18 ativa, glicoproteína de 18 kDa. Em contraste com a IL-1β, o precursor da IL-18 está presente constitutivamente em monócitos sanguíneos, macrófagos e células dendríticas. Não obstante, a IL-18 pode ser encontrada na sinóvia de pacientes com artrite reumatoide. De fato, a incidência e severidade da artrite induzida por colágeno é significativamente reduzida em animais deficientes para IL-18. Esta redução foi acompanhada pela supressão da produção de TNF-α e resposta imune Th1 *in vivo*, e foi totalmente revertida pela administração de recombinante IL-18, indicando a importância da IL-18 para o desenvolvimento e manutenção de doenças inflamatórias. A administração intraplantar induz hiperalgesia mecânica dose e tempo-dependentes, que foi mediada pela liberação de endotelinas, as quais promovem seu efeito dependentemente dos receptores ETB. Essa conclusão derivada da demonstração que o antagonismo seletivo dos receptores de endotelina ETB (BQ 788) inibiu a hiperalgesia mecânica induzida por IL-18 em ratos, onde a indometacina e atenolol foram ineficazes. Os resultados reforçam a possível participação da IL-18 em estados hiperalgésicos, os quais podem ser modulados com a utilização de antagonistas dos receptores de endotelinas. É importante ressaltar que, embora existam evidências mostrando a liberação de TNF-α e IL-1β induzida por IL-18, essas citocinas parecem não estar envolvidas no efeito direto da IL-18, visto que IL-1Ra e anticorpo contra TNF-α não foram efetivos para reduzir a hiperalgesia induzida por IL-18. A IL-18 também parece induzir ou potencializar a migração de neutrófilos por induzir a produção de TNF-α a qual, induz a síntese de leucotrieno B4 (LTB4), conhecida por ser quimioatraente para neutrófilos (Canetti *et al.*, 2003).

A IL-12 consiste em duas subunidades conhecidas, p35 e p40, e é protótipo da família de citocinas que incluem a IL-23 e IL-27. A IL-12 é descrita por ter a capacidade de estimular linfócitos T, células NK, células dendríticas e linfócitos B que expressam as subunidades do receptor IL-12, IL-12Rβ1 e IL-12Rβ2 e está relacionada com diversas doenças inflamatórias autoimunes. Embora alguns estudos sugiram um potencial efeito pró-inflamatório da IL-12 na fase inicial para a artrite induzida por colágeno, a IL-12 também pode ter um papel dual. Alguns estudos demonstram que a administração de IL-12 induz o aumento da severidade da artrite experimental. Por outro lado, no estágio final da artrite induzida por colágeno, a IL-12 apresenta um perfil anti-inflamatório. O tratamento contínuo com anticorpo anti-IL-12 diminui o escore da artrite já estabelecida. Existem evidências da participação da IL-12 na indução da dor em humanos. Por exemplo, pacientes que receberam administração intravenosa de recombinante humano IL-12 apresentaram artralgia nos ombros e dedos e pacientes que receberam rhIL-12 por via intraperitoneal apresentaram cefaleia e dor abdominal. Também foram relatados outros efeitos adversos, como dor e espasmo abdominal, com a administração intravesicular de rhIL-12 (Teng *et al.,* 2015). A injeção de IL-12 induz hiperalgesia mecânica em ratos pela liberação de endotelina, que atua no receptor de endotelina tipo B (ETB) e, como consequência, sensibiliza diretamente os nociceptores. O tratamento de animais com o antagonista dos receptores de endotelina ETB, administrado de maneira dose, dependente, inibe a hiperalgesia induzida por IL-12, enquanto a indometacina, atenolol e anti-TNF-α foram ineficazes (Verri *et al.*, 2005).

A proteína codificada por IL-17A (ou simplesmente IL-17) é o membro fundador da família IL-17, que contém seis membros (IL-17A a F). IL-17 e IL-17F são secretadas pelas células linfoides, uma proteína homodímero com ligações dissulfídicas ou em complexos heterodiméricos IL-17A-IL-17F. Diversos modelos de roedores de dor neuropática ou inflamatória induzem a expressão da IL-17, indicando seu envolvimento potencial no desenvolvimento de hiperalgesia. Por exemplo, no modelo de artrite induzida por mBSA causa a expressão de IL-17 na cavidade articular. Não obstante, a injeção intra-articular de IL-17A na articulação do joelho ou intraplantar em camundongos causa hipersensibilidade mecânica. A hiperalgesia induzida por IL-17 foi proposta para ser mediada por uma infiltração de neutrófilos dependente de TNF (Pinto *et al.*, 2001). Em modelos experimentais de dor neuropática, o aumento na IL-17 foi encontrado apenas tardiamente, sugerindo que pode ser parte da fase de dor crônica, em vez do período inicial de lesão e dor aguda. A administração de IL-17 exógena resulta em dor neuropática, possivelmente secundária a um aumento na atividade da proteína receptora vaniloide 4 transiente (TRPV4), um canal iônico que mediou a alodinia mecânica. Contudo, ainda existem dados discordantes sobre a expressão de do receptor de IL-17 (IL-17AR), sugerindo mecanismos diretos e indiretos da IL-17 na sensibilização nociceptiva na dor inflamatória.

A interleucina-33 (IL-33 ou IL-1F11), um membro da família IL-1, foi originalmente descrita como indutora de respostas imunes tipo 2, ativando células T helper 2 (TH2) e mastócitos. Esta citocina é constitutivamente expressa por células não hematopoiéticas, principalmente células endoteliais e epiteliais, mas também pode ser expressa por macrófagos, células dendríticas e oligodendrócitos. Contudo, a IL-33 não é liberada logo após ser produzida como convencionalmente observado em outras citocinas. Em particular, a IL-33 é estocada no núcleo celular de onde pode ser liberada em resposta a infecções, lesões, ou necrose tecidual, mas não apoptose, funcionando então como uma alarmina que ativa o sistema imune. Esta citocina é sintetizada inicialmente em uma forma biologicamente pouco ativa, tal como a IL-1β, e precisa ser clivada a sua forma ativa por enzimas como elastases, chimases ou triptases para exercer seus efeitos adequadamente. A clivagem da IL-33 aumenta de 10 a 30 vezes sua potência. Os seus efeitos ocorrem por meio da ativação do receptor de IL-33 (IL-33R), o qual consiste no complexo do receptor IL-1R4 (também conhecido como ST2) com o IL-1R3 (também conhecido como IL-1RAcP). A ativação do IL-33R possui papéis patológicos e protetores em muitas doenças, dado que esta citocina está envolvida na regulação do equilíbrio entre inflamação e reparação tecidual. Os níveis de IL-33 estão aumentados em vários modelos que têm a dor como sinal, como artrite induzida por antígeno (AIA), artrite séptica induzida por *Staphylococcus aureus*, artrite induzida por colágeno (CIA), dor induzida por carragenina, dor induzida por formalina e dor neuropática. A sinalização IL-33/ST2 foi diretamente implicada na dor pela primeira vez, em 2008, em modelo de resposta imune adaptativa induzida por mBSA em camundongos (Verri *et al.*, 2008). A injeção intraplantar de IL-33 induziu hiperalgesia mecânica em camundongos de maneira dependente de IL-1β, TNF, IFN-γ, endotelinas, e prostanoides, mas independetemente de aminas simpatomiméticas, demonstrando um mecanismo previamente desconhecido. Não obstante, a IL-33 via ST2 também foi demonstrado participar da hiperalgesia no modelo de hipernocicepção articular induzida por mBSA (Verri *et al.*, 2008).

• Citocinas anti-hiperalgésicas

A importância das citocinas hiperalgésicas no desencadeamento da dor inflamatória levou à compreensão de outro mecanismo indireto da analgesia periférica, a produção de citocinas anti-hiperalgésicas. Assim, observou-se que, durante um processo inflamatório, além das citocinas pró-nociceptivas, ocorria também a liberação de outras citocinas que modulavam negativamente o processo inflamatório e, consequentemente, a dor inflamatória, conhecidas como antinoceptivas.

As principais citocinas anti-nociceptivas caracterizadas até o momento são a IL-4, a IL-10, a IL-13 e também o antagonista endógeno da IL-1, a IL-1Ra, capaz de antagonizar o receptor da IL-1, impedindo suas ações biológicas. Com relação à IL-4, tem sido observado que ela suprime a produção de IL-1β, TNF-α e IL-8 e ainda estimula a produção de IL-1Ra. Corroborando o efeito anti-inflamatório desta citocina, tem sido demonstrada a inibição de COX-2 e iNOS (Cunha *et al.*, 1999; Vannier *et al.*, 1992).

IL-10 foi a primeira citocina anti-inflamatória a ser descrita. Diferentes tipos celulares como linfócitos, monócitos, macrófagos e mastócitos a produzem. IL-10 inibe a produção de citocinas pró-inflamatórias e este efeito imunossupressor foi demonstrado em animais deficientes para esta citocina, os quais desenvolveram severa artrite induzida por colágeno. Corroborando, foi demonstrado que animais tratados com anticorpo anti-IL-10 exibem resposta semelhante. Já os animais tratados com IL-10 tiveram a severidade da artrite suprimida. O efeito antinociceptivo da IL-10 também foi demonstrado em modelos inflamatórios induzido por carragenina TNF-α, IL-1β ou IL-6. Uma única injeção local de IL-10 aboliu a hipernocicepção induzida por todas estes agentes hipernociceptivos. Da mesma forma que a IL-4, IL-10 não modula a hipernocicepção induzida por IL-8, a qual induz seu efeito por liberação de aminas simpatomiméticas, sugerindo dessa forma que a IL-10 não possui mecanismo dependente da inibição de aminas simpatomiméticas. Também foi demonstrado que a IL-10 não é capaz de inibir a hipernocicepção induzida pela PGE_2, fato que pode ser explicado pela ação direta da PGE_2 sobre os nociceptores, sensibilizando-os.

IL-13 possui estrutura similar à IL-4 e ainda possuem a mesma via de transdução de sinais. Suas propriedades biológicas incluem a inibição da produção de citocinas pró-inflamatórias como TNF-α, IL-1β e IL-8, assim como de eicosanoides. IL-13 e IL-4 também aumentam a proliferação de células B, aumentam a expressão de antígenos MHC de classe II e atuam como fator-chave para a indução da produção de IgE, diante do fato de animais deficientes para IL-13 apresentar a produção diminuída de IgE e reações alérgicas. Com relação à nocicepção, o tratamento local com IL-13 inibiu a hipernocicepção induzida por carragenina, LPS, bradicinina, TNF-α e IL-1β, mas não inibiu a hipernocicepção induzida por IL-8 ou PGE_2.

Estes resultados sugerem que o principal efeito da IL-13, IL-4 e IL-10 é dependente da inibição da liberação de citocinas pró-inflamatórias e prostaglandinas, não abrangendo a inibição de aminas simpatomiméticas ou antagonismo da sensibilização direta dos nociceptores. Em suma, os dados aqui apresentados apontam as citocinas anti-inflamatórias como importantes ferramentas para a modulação da hipernocicepção por limitar a liberação das citocinas pró-inflamatórias.

Considerações finais

O papel crucial das citocinas e quimiocinas na dor inflamatória foi evidenciado em vários modelos experimentais. O objetivo primordial deste capítulo foi demonstrar o conceito de que a cascata de citocinas/quimiocina é o elo entre o estímulo inflamatório e a liberação dos mediadores finais (prostaglandinas e aminas simpatomiméticas), os quais são responsáveis pela sensibilização dos nociceptores. Em adição, citocinas/quimiocinas podem também sensibilizar diretamente o nociceptor. Até o presente momento, têm recebido maior ênfase as citocinas que são produzidas no início da cascata inflamatória, tais como TNF-α, IL-1β e IL-6, sendo que terapias neutralizantes para estas citocinas ou contra seus receptores podem claramente ser um novo alvo para o desenvolvimento de novas drogas analgésicas utilizadas, principalmente, no controle e/ou tratamento da dor de origem inflamatória.

Referências bibliográficas

Baggiolini M, Dewald B et al. Interleukin-8 and related chemotactic cytokines–CXC and CC chemokines. Adv Immunol. 1994; 55:97-179.

Canetti CA, Leung BP, Culshaw S, McInnes IB, Cunha FQ, Liew FY. IL-18 enhances collagen-induced arthritis by recruiting neutrophils via TNF-alpha and leukotriene B4. J Immunol. 2003; 171(2):1009-1015.

Clark AK, Malcangio M. Microglial signalling mechanisms: Cathepsin S and Fractalkine. Experimental Neurology. 2012:283-292.

Cunha FQ, Lorenzetti BB, Poole S, Ferreira SH. Interleukin-8 as a mediator of sympathetic pain. Br J Pharmacol. 1991; 104(3):765-767.

Cunha FQ, Poole S, Lorenzetti BB, Veiga FH, Ferreira SH. Cytokine-mediated inflammatory hyperalgesia limited by interleukin-4. Br J Pharmacol. 1999; 126(1):45-50.

Cunha FQ, Poole S, Lorenzetti BB, Ferreira SH. The pivotal role of tumour necrosis factor α in the development of inflammatory hyperalgesia. Br J Pharmacol. 1992; 107(3):660-664.

Cunha JM, Cunha, FQ, Ferreira SH. Cytokine-mediated inflammatory hyperalgesia limited by interleukin-1 receptor antagonist. Br J Pharmacol. 2000; 130(6):1418-1424.

Cunha TM, Barsante MM, Guerrero AT, Verri Jr. WA, Ferreira SH, Coelho FM et al. Treatment with DF 2162, a non-competitive allosteric inhibitor of CXCR1/2, diminishes neutrophil influx and inflammatory hypernociception in mice. Br J Pharmacol. 2008; 154(2):460-470.

Cunha TM, Verri Jr. WA, Silva JS, Poole S, Cunha FQ, Ferreira SH. A cascade of cytokines mediates mechanical inflammatory hypernociception in mice. Proc Natl Acad Sci USA. 2005; 102(5):1755-1760.

Cunha TM, Verri Jr. WA, Valério DA, Guerrero AT, Nogueira LG, Vieira SM et al. Role of cytokines in mediating mechanical hypernociception in a model of delayed-type hypersensitivity in mice. Eur J Pain. 2008; 12(8):1059-1068.

Cush JJ. Unusual toxicities with TNF inhibition: heart failure and drug-induced lupus. Clin Exp Rheumatol. 2004; 22(5 Suppl 35):S141-147.

Davis AJ, Perkins MN. The involvement of bradykinin B1 and B2 receptor mechanisms in cytokine-induced mechanical hyperalgesia in the rat. Br J Pharmacol. 1994; 113(1):63-68.

Ferreira SH, Lorenzetti BB, Bristow AF, Poole S. Interleukin-1 beta as a potent hyperalgesic agent antagonized by a tripeptide analogue. Nature. 1988; 334(6184):698-700.

Hori T, Oka, Hosoi M, Aou S. Pain modulatory actions of cytokines and prostaglandin E2 in the brain. Ann N Y Acad Sci. 1998; 840:269-281.

Parada CA, Tambeli CH, Cunha FQ, Ferreira SH. The major role of peripheral release of histamine and 5-hydroxytryptamine in formalin-induced nociception. Neuroscience. 2001; 102(4):937-944.

Pinto LG, Cunha TM, Vieira SM, Lemos HP, Verri Jr. WA, Cunha FQ et al. IL-17 mediates articular hypernociception in antigen-induced arthritis in mice. Pain. Feb. 2001; 148(2):247-56.

Silva JR, Lopes AH, Talbot J, Cecilio NT, Rossato MF, Silva RL et al. Neuroimmune-Glia Interactions in the Sensory Ganglia Account for the Development of Acute Herpetic Neuralgia. J Neurosci. 2017; 37(27):6408-6422.

Silva RL, Lopes AH, Guimarães RM, Cunha TM. CXCL1/CXCR2 signaling in pathological pain: Role in peripheral and central sensitization. Neurobiol Dis. 2017; 105:109:16.

Souza GR, Talbot J, Lotufo CM, Cunha FQ, Cunha TM, Ferreira SH. Fractalkine mediates inflammatory pain through activation of satellite glial cells. Proc Natl Acad Sci USA. 2013; 110(27):11193-8.

Teng MW, Bowman EP, McElwee JJ, Smyth MJ, Casanova J-L, Cooper AM et al. IL-12 and IL-23 cytokines: from discovery to targeted therapies for immune-mediated inflammatory diseases. Nature Medicine. 2015; 21:719-729.

Vannier E, Miller LC, Dinarello CA. Coordinated antiinflammatory effects of interleukin 4: interleukin 4 suppresses interleukin 1 production but up-regulates gene expression and synthesis of interleukin 1 receptor antagonist. Proc Natl Acad Sci USA. 1992; 89(9):4076-4080.

Verri Jr. WA, Guerrero AT, Fukada SY, Valerio DA, Cunha TM, Xu D et al. IL-33 mediates antigen-induced cutaneous and articular hypernociception in mice. Proc Natl Acad Sci USA. 2008; 105(7):2723-8.

Verri Jr. WA, Molina RO, Schivo IRS, Cunha TM, Parada CA, Poole S et al. Nociceptive effect of subcutaneously injected interleukin-12 is mediated by endothelin (ET) acting on ETB receptors in rats. J Pharmacol Exp Ther. 2005; 315(2):609-615.

Vilcek J. The cytokines: an overview. In: Thomson AW, Lotze MT (eds.). The Cytocine Handbook. London: Academic Press; 2003:3-18.

Zhou YQ, Liu Z, Liu Z-H, Chen S-P, Li M, Shahveranov A et al. Interleukin-6: an emerging regulator of pathological pain. J Neuroinflammation. 2016; 13(1):141.

12

Efeitos Pleiotrópicos dos Hormônios Glicocorticoides sobre os Linfócitos

Priscila Vianna • Moisés Evandro Bauer

Os glicocorticoides são hormônios esteroides sintetizados principalmente pelo córtex das glândulas adrenais. No homem, o cortisol é o principal glicocorticoide circulante. A produção basal dos glicocorticoides segue o ritmo circadiano, mas níveis aumentados são produzidos em resposta a estímulos estressores ou inflamatórios. Os glicocorticoides também podem ser produzidos pelo timo. Estes hormônios são capazes de atuar em inúmeros receptores presentes em diferentes tecidos-alvo. Os efeitos dos glicocorticoides são, principalmente, mediados pela ligação aos receptores de glicocorticoide (GR), que estão presentes em quase todos os tecidos. Os efeitos pleiotrópicos dos glicocorticoides sobre as células imunes incluem os efeitos anti-inflamatórios, imunossupressivos, regulatórios e mesmo estimulantes (Cruz-Topete & Cidlowski, 2015).

A ação dos glicocorticoides é modulada por inúmeros fatores, incluindo a presença de enzimas que limitam a forma ativa desses hormônios nos tecidos. Estes hormônios têm a capacidade de se difundir rapidamente pelo sangue exercendo efeitos pleiotrópicos que vão desde a regulação do metabolismo energético, controle das funções cognitivas até a modulação do sistema imunológico (Elenkov & Chrousos, 2006). O estudo dos glicocorticoides foi iniciado juntamente com o avanço dos estudos em estresse na década de 1930, pelo médico húngaro Hans Selye. Um dos principais efeitos dos glicocorticoides, sua capacidade anti-inflamatória, foi apenas reconhecida em 1949. A descoberta do papel dos glicocorticoides no sistema imunológico levou os cientistas Kendall, Reichstein e Hench a dividir o prêmio Nobel em 1950 (Hench *et al.*, 1950). Os glicocorticoides sintéticos estão entre as drogas mais utilizadas para tratar doenças inflamatórias e alérgicas, em razão de sua capacidade anti-inflamatória. Atualmente, sugere-se que os glicocorticoides exerçam também funções moduladoras e preparadoras no organismo ante o estresse (Sapolsky *et al.*, 2000). As funções moduladoras dos glicocorticoides entrariam em ação alterando a resposta do organismo ao estressor. Já as funções preparadoras, corresponderiam àquelas ações dos glicocorticoides pós-estresse, modulando a resposta do organismo diante dos futuros eventos estressores.

Os efeitos dos glicocorticoides sobre o sistema nervoso central (SNC), endócrino e sistema imunológico despertaram nos cientistas o desejo de desvendar a rede de interações presente nesta instigante área. No sistema imunológico, os glicocorticoides exercem funções inibitórias ou estimuladoras a partir de eventos estressores (estresse físico, endotoxinas ou estresse emocional) que afetam o SNC, caracterizando uma importante área de estudo da neuroimunomodulação.

A exposição crônica de um indivíduo a um evento estressor, seja ansiedade, outros fatores emocionais e até danos teciduais, pode alterar a modulação neuroendócrina do sistema imunológico. Durante este processo ocorre a ativação do eixo hipotálamo-hipófise-adrenal (HPA, Figura 12.1). Fisiologicamente, por meio do estresse ocorre a ativação da

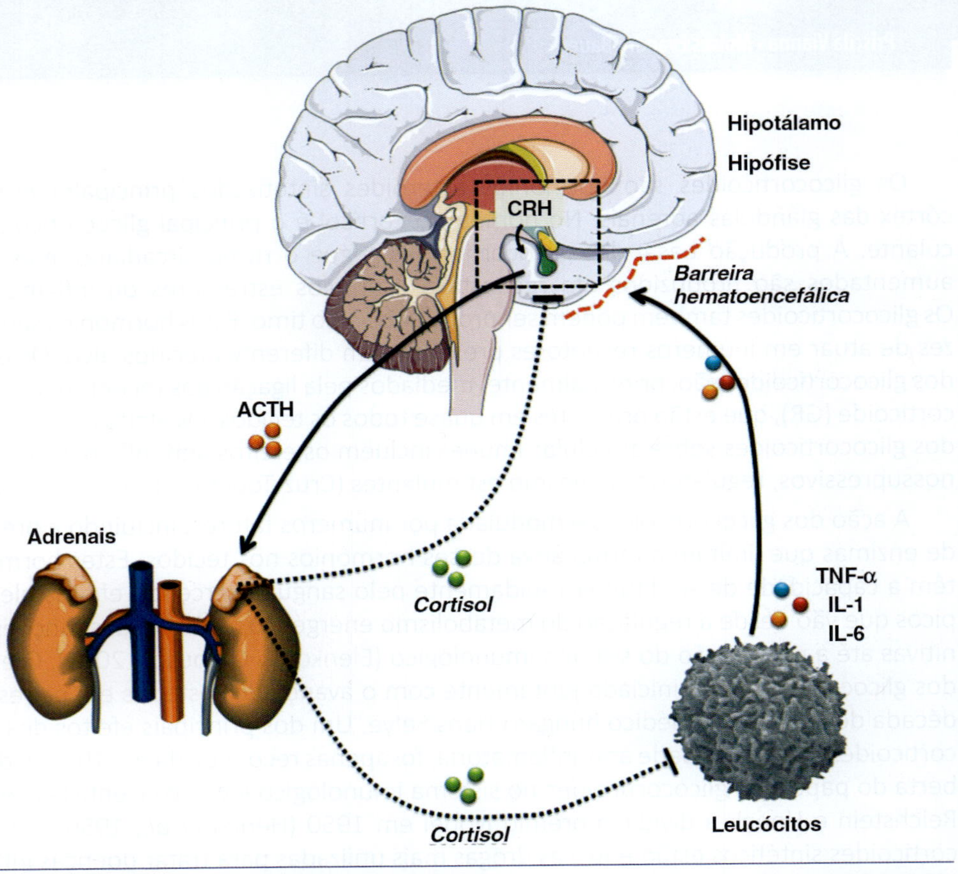

Figura 12.1. Ativação do eixo hipotálamo-hipófise-adrenal (HPA). Quando estimulado, o hipotálamo dispara a secreção do hormônio CRH que estimula, por sua vez, a secreção de ACTH na corrente sanguínea pela hipófise anterior. O ACTH induz secreção de glicocorticoides (cortisol no homem) pelo córtex adrenal. Quando os níveis estão elevados, os glicocorticoides são capazes de diminuir a secreção de CRH/ACTH no cérebro por meio de mecanismos de *feedback* negativo. Os glicocorticoides são capazes de regular o sistema imunológico sob vários aspectos. Porém, as citocinas pró-inflamatórias secretadas pelos leucócitos podem igualmente ativar o eixo HPA, elevando a produção de cortisol e controlando a resposta inflamatória.

Fonte: Acervo da autoria.

glândula hipófise, que libera o hormônio ACTH (do inglês, *adrenocorticotropic hormone*) e este, por sua vez, ativa as adrenais que secretam o cortisol e adrenalina. O eixo HPA é responsável tanto pela regulação das funções dentro do SNC quanto pelas funções imunológicas periféricas. O estresse crônico é capaz de suprimir a resposta imunológica global do organismo e gerar a consequente diminuição da atividade celular. Alguns estudos têm relatado, ainda, que os linfócitos expostos cronicamente aos glicocorticoides, como ocorre durante o estresse crônico e a depressão, podem tornar-se resistentes *in vitro* aos efeitos imunossupressores dos esteroides (Bauer *et al.*, 2000; Pariante, 2017). Em situações fisiológicas, os níveis endógenos de glicocorticoides exercem mais efeitos moduladores do que supressores, regulando as funções inatas e adaptativas do sistema imune.

Neste capítulo, abordaremos como os glicocorticoides exercem seus efeitos pleiotrópicos sobre os linfócitos. Estes efeitos se iniciam no processo de diferenciação tímica, passam pelos eventos de migração linfocitária pelos tecidos, imunorregulação, atuando até no desencadeamento de doenças.

Efeitos sobre a diferenciação intratímica dos linfócitos T

Os glicocorticoides possuem efeitos importantes no processo de diferenciação e seleção dos timócitos. A influência imunomoduladora dos glicocorticoides na resposta imune adaptativa está relacionada com a ação destes hormônios no timo. O timo possui uma das maiores concentrações de GR no organismo, portanto, sendo altamente sensível às flutuações dos glicocorticoides. Em particular, os timócitos imaturos ($CD4^+CD8^+$) são mais sensíveis que as células T maduras $CD4^+$ e $CD8^+$. É bastante conhecido o processo de involução tímica após o estresse ou administração farmacológica de glicocorticoides, assim como o aumento do tamanho tímico após a remoção das adrenais.

O timo é um órgão linfoide primário responsável por fornecer linfócitos T $CD4^+$ e $CD8^+$ gerados a partir de progenitores da medula óssea que sofreram processo de diferenciação. O processo de diferenciação e maturação de linfócitos T no timo passa por um rigoroso controle. Os timócitos que reconhecerem com alta avidez peptídeos próprios apresentados via MHC serão eliminados pelo processo de seleção negativa. Já os timócitos que reconhecerem com avidez intermediária peptídeos via interação TCR/MHC serão selecionados positivamente. A ausência de interação TCR/MHC leva as células à morte por negligência. Desde a entrada dos precursores de células T no timo até sua saída em forma de células maduras, uma gama de interações promove o processo de diferenciação tímica. Este processo ocorre sobre importante influência neuroendócrina (Savino *et al.*, 2016). Estudos *in vitro* demonstram que concentrações elevadas de glicocorticoides induzem apoptose em timócitos imaturos. Contudo, doses mais baixas desse hormônio são capazes de resgatar a apoptose mediada por apoptose (Savino *et al.*, 2016), um efeito permissivo. Tem sido demonstrado que os glicocorticoides representam um fator-chave em determinar o processo de seleção positiva ou negativa no timo (Figura 12.2).

Os glicocorticoides atuam no processo de diferenciação dos linfócitos T no timo. As células epiteliais do timo (TEC) são capazes de produzir glicocorticoides de ação parácrina. Vários estudos *in vitro* analisam as funções dos glicocorticoides sobre a seleção

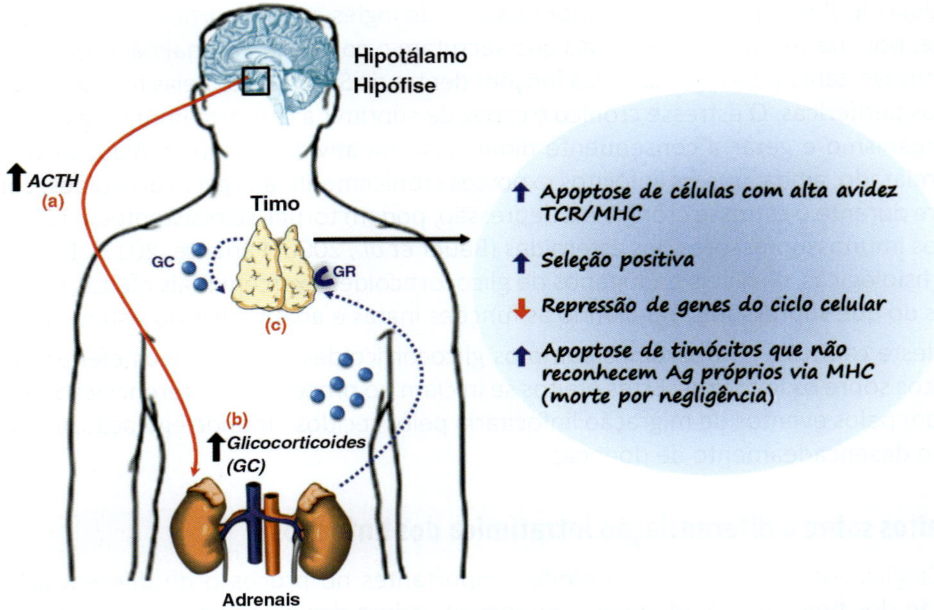

Figura 12.2. Papel dos glicocorticoides adrenais na diferenciação intratímica dos linfócitos T. O eixo HPA coordena a produção de mediadores neuroimunomoduladores. A produção de ACTH (**a**) pela hipófise anterior estimula as adrenais a produzirem glicocorticoides (**b**). Estes hormônios se ligam a receptores (GR) presentes nas células do timo (**c**) e são capazes de atuar no processo de diferenciação dos linfócitos T por meio de um processo denominado "antagonismo mútuo". Este processo induz apoptose de timócitos que reconhecem antígenos com alta avidez e alta taxa de interação TCR-GR, induz morte por negligência daqueles que não reconhecem antígenos próprios apresentados via MHC, apresenta alta interação TCR-GR e, finalmente, promove a seleção positiva daqueles timócitos que reconhecem antígenos próprios via MHC com uma avidez intermediária, o que gera um balanço na interação TCR-GR. HPA: hipotálamo-pituitária-adrenal; ACTH: hormônio adrenocorticotrófico; TCR: receptor de célula T; GR: receptor de glicocorticoide.

Fonte: Acervo da autoria.

dos linfócitos T no timo. Células T cultivadas com altos níveis de glicocorticoides e na ausência da ativação do TCR resultam na apoptose destas células induzida por glicocorticoides. Quando as células T são cultivadas na ausência de glicocorticoides e na presença de TCR ativado, elas também sofrem apoptose, porém induzida pela ativação do TCR. Ainda, quando são cultivadas na presença de glicocorticoides e TCR ativado, as células T sobrevivem, caracterizando este evento como antagonismo mútuo (Pazirandeh *et al.*, 1999). Para explicar como o processo de antagonismo mútuo influencia a seleção de timócitos, foi proposto que: quando os timócitos $CD4^+CD8^+$ não reconhecem antígenos próprios apresentados via MHC próprio, haverá uma grande taxa de estimulação do TCR pelos receptores de glicocorticoides (GR), induzindo a morte por negligência. Porém, se os timócitos reconhecem antígenos próprios com alta avidez, isso resultará em uma elevada taxa de ativação TCR-GR, ocorrendo o processo de seleção negativa. Já o reconhecimento de antígenos próprios via MHC com uma avidez intermediária, gera um balanço na interação TCR-GR, o que leva ao equilíbrio e à seleção positiva dos timócitos. A evidência do processo de antagonismo mútuo ocorreu a partir de estudos *in vitro*, onde a inibição da síntese de glicocorticoides ou da expressão do receptor de glicocorticoide resultava em elevada taxa de apoptose de timócitos (Ashwell *et al.*, 1996).

Estudos anteriores analisaram o efeito das glândulas adrenais, e consequente efeito dos glicocorticoides, na diferenciação intratímica de linfócitos T. Foi visto que os animais adrenalectomizados apresentam uma taxa de apoptose tímica reduzida, com hipercelularidade e uma super-representação de células T duplo positivas ($CD4^+CD8^+$, imaturas) durante o processo de diferenciação tímica. Essas alterações foram associadas a diferenças na diversidade do repertório de linfócitos T funcionais, bem como à cinética de geração de potenciais células T autorreativas, mostrando que estes hormônios orquestram o processo de maturação intratímica (Stojic-Vukanic e*t al.*, 2009). Esses estudos ressaltam que, embora as células epiteliais tímicas sintetizem sua própria cota de glicocorticoides (cortisol e corticosterona), os hormônios intratímicos não são capazes de sustentar a falta dos glicocorticoides produzidos pelas adrenais.

Análises genéticas que avaliam a funcionalidade dos GR no timo apresentam dados conflitantes. Alguns estudos demonstram que a ausência ou presença deste receptor não afeta o processo de seleção positiva/negativa no timo (Purton *et al.,* 2000). Porém, inúmeros outros estudos mostram que as alterações genéticas nos receptores de GR podem sim ativar ou inibir o processo de seleção tímica. Um estudo com camundongos deficientes em GR (GRlck-Cre) demonstrou que os glicocorticoides endógenos são cruciais para a imunidade adaptativa, pois promovem a seleção positiva de timócitos com boa afinidade ao próprio, e a deficiência desta via de sinalização resulta em animais imunocomprometidos (Mittelstadt *et al.*, 2012). Dessa forma, os glicocorticoides são necessários para uma imunidade adaptativa eficiente e os níveis endógenos promovem a seleção intratímica de células T autorreativas. Deve-se levar em consideração que outros hormônios influenciam a maturação de timócitos (prolactina e o hormônio de crescimento), assim como existem hormônios produzidos no timo (timulina) que influenciam o processo de diferenciação intratímica dos linfócitos T.

Diferenciação Th1/Th2/Th17 e células T regulatórias

Os glicocorticoides exercem seus efeitos anti-inflamatórios nas células do sistema imunológico por meio da ligação com seus receptores (GR) que, migram para o núcleo e são capazes de alterar a expressão de vários genes de citocinas e fatores de transcrição. Entre os fatores de transcrição inibidos pelos glicocorticoides (transrepressão), destaca-se o NF-κB que é responsável por ativar a transcrição de inúmeras citocinas pró-inflamatórias (TNF-α, IL-1 e IL-6). No entanto, os efeitos dos glicocorticoides não se restringem apenas a anti-inflamatórios.

Os glicocorticoides são potentes moduladores das citocinas produzidas pelas células T $CD4^+$ (Th). O perfil de resposta Th1 é caracterizado pelas citocinas IL-12, IFN-γ e IL-2 que promovem a imunidade celular, incluindo a ativação de macrófagos, proliferação linfocitária, e atividade citotóxica de células NK e T $CD8^+$. Já a resposta Th2 promove a resposta humoral e diferenciação de eosinófilos, mastócitos, sendo caracterizada pela produção de IL-4, IL-5, IL-10 e IL-13. As citocinas do perfil Th2 são muitas vezes relacionadas com uma função anti-inflamatória ou imunorregulatória. Os glicocorticoides geralmente inibem a transcrição de citocinas do padrão Th1 e Th17 e aumentam a transcrição de citocinas do perfil Th2 (Cain & Cidlowski, 2017). Em particular, estes hormônios inibem de maneira dose-dependente a produção de IL-12, mas aumentam a produção de IL-4 e IL-10 (Visser *et al.*, 1998). A diminuição de IL-12 ocorre via inibição de STAT4, um fator de transcrição essencial na diferenciação Th1, sendo que o aumento de IL-10 por glicocorticoides é mediado pelo fator de transcrição STAT3 (Unterberger *et al.*, 2008). Os glicocorticoides são capazes de inibir a expressão de T-bet, um fator indispensável para a diferenciação Th1, mediante um mecanismo de transrepressão (Liberman *et al.*, 2007). É interessante salientar que, em situações nas quais há níveis elevados de glicocorticoides, seja em modelos animais com hiperatividade do eixo HPA ou em mulheres grávidas no último trimestre de gestação, há uma melhora das doenças autoimunes do tipo Th1. Os glicocorticoides afetam a sobrevivência das células Th1/Th2. As células Th2 são resistentes à apoptose induzida por dexametasona, em função do aumento do proto-oncogene Bcl-2 (Tamada *et al.*, 1998).

Os glicocorticoides também atuam na diferenciação das células Th17. As células Th17 são um subtipo linfocitário de perfil inflamatório que secretam citocinas como as IL-17, IL-9, IL-21 e IL-23, promovendo inflamação. Este subtipo linfocitário está relacionado com o desenvolvimento de doenças autoimunes. Os efeitos inibitórios dos glicocorticoides sobre as células Th17 são decorrentes, principalmente, da indução da proteína GILZ (do inglês, *glucocorticoid-induced leucine zipper*), que inibe a produção de citocinas (IL-1, IL-6, IL-23) que promovem a geração das células Th17, e da repressão de genes (IL-17A, IL-23, STAT3, RORγt, IRF4) de fatores envolvidos com a diferenciação e função destas células (Cain & Cidlowski, 2017).

Contudo, os subtipos linfocitários Th1/Th2/Th17 apresentam diferentes sensibilidades aos glicocorticoides. As células Th1 são sensíveis à apoptose induzida por glicocorticoides e à supressão de citocinas deste perfil; as células Th2 são mais resistentes à apoptose induzida por glicocorticoides, porém sensíveis à modulação na secreção de citocinas; as células Th17 parecem ser resistentes para ambas as respostas (Banuelos & Lu, 2016).

As células T regulatórias ($CD4^+CD25^+FoxP3^+$ ou Treg) também apresentam sua diferenciação alterada na presença de glicocorticoides. As células Treg secretam citocinas, como TGF-β e IL-10, e são importantes para o controle de uma resposta inflamatória. As doenças autoimunes são caracterizadas por baixo número de células T regulatórias. A exposição ao estresse agudo experimental em humanos (do inglês, *trier social stress test*), caracterizado pelo aumento de cortisol, eleva significativamente as proporções das células Treg no sangue (Wieck *et al.*, 2013). Desta forma, os glicocorticoides desempenham sua ação imunomoduladora afetando o desenvolvimento das células T regulatórias perante um evento estressor. Os efeitos positivos dos glicocorticoides sobre as células Treg parece se dar, principalmente, pela ação da proteína GILZ, aumentando a expressão de FoxP3 (Cain & Cidlowski, 2017). Os efeitos pleiotrópicos dos glicocorticoides sobre o sistema imune, com ênfase sobre a modulação linfocitária, estão resumidos na Figura 12.3.

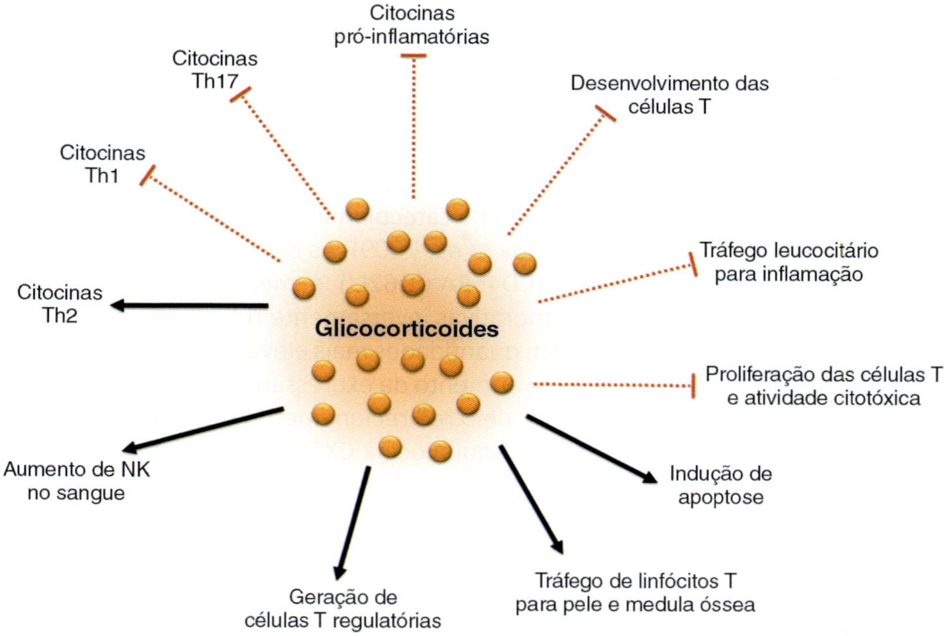

Figura 12.3. Efeitos pleiotrópicos dos glicocorticoides sobre o sistema imune, ênfase sobre a modulação linfocitária. Linhas pontilhadas = Inibição; Linhas sólidas = Estimulação.

Fonte: Acervo da autoria.

O tráfego linfocitário é regulado por ritmos hormonais circadianos

Outro efeito bem conhecido dos glicocorticoides no organismo é a mobilização de leucócitos pelos tecidos, conhecido como tráfego celular. A administração de glicocorticoides induz um aumento rápido e expressivo no número de neutrófilos (neutrofilia) e células NK na circulação, além de redução significativa na contagem de linfócitos (linfopenia). Esse efeito é transitório e ocorre com intensidades diferentes nos vários subtipos linfocitários: T mais que as células B, e T $CD4^+$ mais do que T $CD8^+$ e células NK (Sapolsky *et al.*, 2000). Os subtipos linfocitários apresentam quantidades diferentes de GR, explicando os efeitos diferenciais dos glicocorticoides sobre o tráfego linfocitário. A migração, a distribuição e a localização dos linfócitos pelo organismo são de extrema importância ao desenvolvimento das respostas imunes. De um modo geral, os glicocorticoides reduzem o tráfego de leucócitos para áreas de inflamação. Esse importante efeito anti-inflamatório resulta da redução da expressão de moléculas de adesão celular nos leucócitos (ICAM-1, VCAM-1, ELAM-1) e supressão da secreção de quimiocinas (RANTES, IL-5, MCP-1), indispensáveis ao recrutamento celular nos tecidos. Essas alterações são mediadas pela repressão do fator de transcrição NF-κB.

A variação circadiana dos hormônios adrenais possui uma influência importante sobre redistribuição linfocitária pelo organismo. Os níveis plasmáticos de cortisol apresentam um mínimo (nadir) à noite (23h) e aumento máximo no começo do dia, preparando o organismo para as demandas energéticas do período de maior atividade. As células B, T e NK apresentam variações circadianas inversamente correlacionadas com as concentrações plasmáticas de cortisol: menor quantidade no sangue pela manhã, quando o cortisol está elevado, e maior quantidade à noite, quando o cortisol está diminuído (Abo *et al.*, 1981). Animais adrenalectomizados não possuem variações rítmicas no número de linfócitos periféricos (Abo *et al.*, 1981). Um estudo mais recente avaliou a influência dos hormônios cortisol e catecolaminas na flutuação circadiana de subtipos das células T humanas (Dimitrov *et al.*, 2009). As células T $CD4^+$ ou $CD8^+$ naïve ($CD45RA^+CD62L^+$), memória central ($CD45RA^-CD62L^+$) e memória efetora ($CD45RA^-CD62L^-$) apresentavam variações enumerativas inversamente relacionadas com as concentrações plasmáticas de cortisol, com quantidades mais elevadas no período da noite. Essas alterações foram associadas a um aumento da expressão do receptor CXCR4, uma molécula de adesão celular responsável pelo redirecionamento celular (*homing*) para a medula óssea. O seu ligante endógeno, a quimiocina CXCL12, é produzido em grandes concentrações na medula óssea. No entanto, a flutuação das células T $CD8^+$ efetoras ($CD45RA^+CD62L^-$) ao longo do dia foi correlacionada com os níveis plasmáticos de adrenalina (Dimitrov *et al.*, 2009).

Associação do eixo HPA com doenças

O eixo HPA é indispensável no controle das respostas imunes efetoras e distúrbios na sua regulação estão associados a várias doenças. Os distúrbios do eixo HPA ocorrem em vários níveis, como no hipotálamo, hipófise, adrenais e alterações da sensibilidade tecidual aos glicocorticoides. O sistema imune é bastante sensível às flutuações hormonais desencadeadas e responde de acordo. Tanto a hipo- como a hiperfunção do eixo HPA está associada a doenças importantes (Tabela 12.1).

Tabela 12.1. Doenças geralmente associadas com hipo- ou hiperfunção do eixo HPA

Hipofunção	*Hiperfunção*
Alergias	Abuso sexual e físico
Artrite reumatoide	Alcoolismo
Asma	Anorexia nervosa
Depressão atípica/sazonal	Depressão maior
Descontinuação de nicotina	Desnutrição
Fibromialgia	Desordem gastrointestinal funcional
Hipotiroidismo	Desordem obsessiva compulsiva
Síndrome de fatiga crônica	Diabetes
Transtorno de estresse pós-traumático (TEPT)	Exercício intenso
	Hipertiroidismo
	Insônia
	Síndrome de Cushing
	Síndrome do pânico

A hipofunção do eixo HPA está associada a respostas imunes exageradas. Existem vários modelos murinos associando baixos níveis basais de glicocorticoides e uma suscetibilidade aumentada às doenças autoimunes (Webster *et al.*, 2002). Estes modelos incluem ratos Lewis (LEW/N), que são mais suscetíveis à artrite reumatoide, lúpus (SLE) e galinhas obesas. Em humanos, a hipofunção do eixo HPA vem sendo documentada em várias doenças inflamatórias, como a artrite, o lúpus sistêmico eritematoso (LSE ou SLE), síndrome de Sjögren, asma e doença atópica cutânea, síndrome da fadiga crônica e fibromialgia (Silverman & Sternberg, 2012). O transtorno de estresse pós-traumático (TEPT) vem sendo associado a níveis muito baixos de cortisol e aumento de respostas inflamatórias periféricas (Bauer *et al.*, 2010). As repercussões neuroimunoendócrinas dessa alteração no TEPT serão discutidas no Capítulo 41.

Já a hiperfunção do eixo HPA vem sendo associada à imunossupressão, envelhecimento precoce, maior suscetibilidade às infecções, maior incidência de doenças metabólicas e câncer (McEwen, 1998). Exemplos claros dessa associação são encontrados em estudos com sujeitos/roedores cronicamente estressados (Bauer *et al.*, 2000) ou pacientes deprimidos (Irwin & Miller, 2007), que apresentam níveis basais elevados de glicocorticoides. O estresse crônico e depressão estão relacionados com redução da proliferação de linfócitos T, reduzida atividade citotóxica das células NK, redução na produção de citocinas Th1, presença de células T ativadas circulantes e aumento de marcadores pró-inflamatórios sérios (proteínas de fase aguda, citocinas pró-inflamatórias). Este estado basal inflamatório vem sendo considerado, atualmente, na etiologia dos transtornos do humor, em face dos efeitos das citocinas no SNC. Isso será discutido em detalhes no Capítulo 42.

Considerações finais

Os glicocorticoides possuem vários efeitos pleiotrópicos importantes na regulação fisiológica do sistema imune. Vimos que estes hormônios participam da diferenciação de timócitos, do tráfego linfocitário entre os principais tecidos linfoides e o sangue, da maturação e diferenciação de células Th1, Th2, Th17 e Treg, assim como na imunorregulação das respostas imunes. A ausência ou hiperfunção desta imunorregulação hormonal está associada a doenças importantes, incluindo transtornos do humor e doenças inflamatórias crônicas.

Os linfócitos são muito sensíveis aos glicocorticoides. Embora os efeitos terapêuticos anti-inflamatórios e imunossupressores destes hormônios sejam muito bem conhecidos, as concentrações fisiológicas de glicocorticoides podem aumentar as respostas imunes. As funções imunoestimulatórias dos glicocorticoides são mediadas por receptores intracelulares de mineralocorticoides (MR), ao contrário das ações anti-inflamatórias ou imunossupressoras que são mediadas via GR. As baixas concentrações de glicocorticoides são capazes de estimular a produção de anticorpos e proliferação das células T. Ratos adrenalectomizados apresentam uma redução significativa da proliferação das células T estimulada por mitógeno, que é revertido após administração de uma dose fisiológica (17 nM) de corticosterona (Sapolsky *et al.*, 2000). Outra função imunoestimulatória dos glicocorticoides pode ser observada no estresse psicológico.

O estresse agudo é capaz de direcionar células T para a medula óssea e pele, aumentando, inclusive, a resposta de hipersensibilidade tardia (DTH) e secreção de IFN-γ na pele. O estresse crônico, com uma contínua produção de glicocorticoides endógenos, está associado à supressão da DTH cutânea (Dhabhar & McEwen, 1999). Dessa maneira, o estresse agudo direciona os linfócitos para possíveis postos de batalha e entrada de microrganismos (como a pele), melhor preparando o organismo para uma resposta de luta ou fuga.

Devemos ponderar, ainda, alguns fatores teciduais e celulares que regulam os efeitos pleiotrópicos dos glicocorticoides sobre os linfócitos. Por exemplo, os tecidos apresentam uma grande variabilidade na sensibilidade celular aos glicocorticoides, que é explicada pela expressão diferenciada de GR. Como já visto antes, o timo é um dos órgãos mais sensíveis às flutuações de glicocorticoides por apresentar uma expressão elevada de GR. Em condições fisiológicas, até 90% do cortisol está ligado à globulina de ligação ao corticosteroide (CBG). Somente o cortisol livre é capaz de interagir com os seus receptores intracelulares. Dessa maneira, as flutuações de CBG nos tecidos determinam a sensibilidade celular aos glicocorticoides. A presença de enzimas que inativam cortisol nos tecidos é outro fator tecidual que limita a sensibilidade aos glicocorticoides. Por exemplo, a 11 β-hidroxiesteroide desidrogenase inativa o cortisol em cortisona, limitando a ação dos glicocorticoides nos tecidos (Cain & Cidlowski, 2017). Durante a gestação, a placenta expressa altos níveis desta enzima que limita a exposição fetal do cortisol materno. Sob exposição crônica, os linfócitos se tornam mais resistentes aos glicocorticoides (Bauer *et al.*, 2000), limitando os efeitos anti-inflamatórios ou imunossupressores dos mesmos. Por último, o estado de ativação linfocitária também determina a sensibilidade aos glicocorticoides. Os linfócitos T não ativados (virgens) não respondem à modulação por glicocorticoides, ao contrário das células ativadas que são altamente sensíveis.

Referências bibliográficas

Abo T, Kawate T, Itoh K, Kumagai K. Studies on the bioperiodicity of the immune response. I. Circadian rhythms of human T, B, and K cell traffic in the peripheral blood. J Immunol. 1981; 126(4):1360-1363.

Ashwell JD, King LB, Vacchio MS. Cross-talk between the T cell antigen receptor and the glucocorticoid receptor regulates thymocyte development. Stem Cells. 1996; 14(5):490-500.

Banuelos J, Lu NZ. A gradient of glucocorticoid sensitivity among helper T cell cytokines. Cytokine & Growth Factor Reviews. 2016; 31:27-35.

Bauer MEE, Vedhara K, Perks P, Wilcock GKK, Lightman SLL, Shanks N. Chronic stress in caregivers of dementia patients is associated with reduced lymphocyte sensitivity to glucocorticoids. Journal of Neuroimmunology. 2000; 103(1):84-92.

Bauer ME, Wieck A, Lopes RP, Teixeira AL, Grassi-Oliveira R. Interplay between neuroimmunoendocrine systems during post-traumatic stress disorder: a minireview. Neuroimmunomodulation. 2010; 17(3):192-195.

Cain DW, Cidlowski JA. Immune regulation by glucocorticoids. Nature Reviews Immunology. 2017; 17(4):233-247.

Cruz-Topete D, Cidlowski J A. One hormone, two actions: anti- and pro-inflammatory effects of glucocorticoids. Neuroimmunomodulation. 2015; 22(1):20-32.

Dhabhar FS, McEwen BS. Enhancing versus suppressive effects of stress hormones on skin immune function. Proc Natl Acad Sci USA. 1999; 96(3):1059-1064.

Dimitrov S, Benedict C, Heutling D, Westermann J, Born J, Lange T. Cortisol and epinephrine control opposing circadian rhythms in T cell subsets. Blood. 2009; 113(21):5134-5143.

Elenkov IJ, Chrousos GP. Stress system–organization, physiology and immunoregulation. Neuroimmunomodulation. 2006; 13(5-6):257-267.
Hench PS, Kendall EC, Slocumb CH, Polley HF. Effects of cortisone acetate and pituitary ACTH on rheumatoid arthritis, rheumatic fever and certain other conditions. Arch Intern Med (Chic). 1950; 85(4):545-666.
Irwin MR, Miller AH. Depressive disorders and immunity: 20 years of progress and discovery. Brain Behav Immun. 2007; 21(4):374-383.
Liberman AC, Refojo D, Druker J, Toscano M, Rein T, Holsboer F et al. The activated glucocorticoid receptor inhibits the transcription factor T-bet by direct protein-protein interaction. FASEB Journal. 2007; 21(4):1177-1188.
Mcewen B. Protective and damaging effects of stress mediators. New Engl J Med., 338, 171-179, 1998.
Mittelstadt PR, Monteiro JP, Ashwell JD. Thymocyte responsiveness to endogenous glucocorticoids is required for immunological fitness. Journal of Clinical Investigation. 2012:122(7):2384-2394.
Pariante CM. Why are depressed patients inflamed? A reflection on 20 years of research on depression, glucocorticoid resistance and inflammation. European Neuropsychopharmacology. 2017; 27(6):554-559.
Pazirandeh A, Xue Y, Rafter I, Sjovall J, Jondal M, Okret S. Paracrine glucocorticoid activity produced by mouse thymic epithelial cells. FASEB Journal. 1999; 13(8):893-901.
Purton JF, Boyd RL, Cole TJ, Godfrey DI. Intrathymic T cell development and selection proceeds normally in the absence of glucocorticoid receptor signaling. Immunity. 2000; 13(2):179-186.
Sapolsky RM, Romero LM, Munck AU. How do glucocorticoids influence stress responses? Integrating permissive, suppressive, stimulatory, and preparative actions. Endocr Rev. 2000; 21(1):55-89.
Savino W, Mendes-da-Cruz DA, Lepletier A, Dardenne M. Hormonal control of T-cell development in health and disease. Nature Reviews Endocrinology. 2016; 12(2):77-89.
Silverman MN, Sternberg EM. Glucocorticoid regulation of inflammation and its functional correlates: from HPA axis to glucocorticoid receptor dysfunction. Annals of the New York Academy of Sciences. 2012; 1261(1):55-63.
Stojic-Vukanic Z, Rauski A, Kosec D, Radojevic K, Pilipovic I, Leposavic G. Dysregulation of T-cell development in adrenal glucocorticoid-deprived rats. Exp Biol Med (Maywood). 2009; 234(9):1067-1074.
Tamada K, Harada M, Abe K, Li T, Nomoto K. Il-4-Producing Nk1.1+ T Cells are resistant to glucocorticoid-induced apoptosis: implications for the Th1/Th2 balance. J Isammunol. 1998; 161(3):1239-1247.
Unterberger C. et al. Role of STAT3 in glucocorticoid-induced expression of the human IL-10 gene. Mol Immunol. 2008; 45(11):3230-3237.
Visser J, van Boxel-Dezaire A, Methorst D, Brunt T, Kloet ER de, Nagelkerken L. Differential regulation of interleukin-10 (IL-10) and IL-12 by glucocorticoids in vitro. Blood. 1998; 91(11):4255-4264.
Webster JI, Tonelli L, Sternberg EM. Neuroendocrine regulation of immunity. Annu Rev Immunol. 2002; 20:125-163.
Wieck A, Grassi-Oliveira R, Prado CH do, Rizzo LB, Oliveira AS de, Kommers-Molina J et al. Differential neuroendocrine and immune responses to acute psychosocial stress in women with type 1 bipolar disorder. Brain, Behavior, and Immunity. 2013; 34:47-55.

13

Papel Modulador da Ouabaína sobre os Sistemas Imune e Nervoso

Raphael do Carmo Valente • Elizabeth Giestal de Araújo • Amanda Cândida da Rocha Oliveira • Thalita Mázala de Oliveira • Sandra Rodrigues Mascarenhas • Vivian M. Rumjanek

Introdução

A ouabaína é um glicosídeo digitálico com atividade cardiotônica cuja estrutura consiste em um açúcar (L-ramnose) ligado a um núcleo esteroide (ouabagenina), como visto na Figura 13.1. Em decorrência de sua característica hidrofílica, a ouabaína é muito pouco utilizada na clínica, embora seja o digitálico mais empregado na pesquisa científica.

Os cerca de 200 compostos digitálicos conhecidos apresentam como característica principal uma alta afinidade pela subunidade α da sódio-potássio ATPase (Na, K-ATPase), e sua ligação promove inibição do fluxo de íons Na^+ e K^+. O impedimento da atividade normal da Na, K-ATPase desencadeia um desequilíbrio hidroeletrolítico, com aumento dos níveis citoplasmáticos de Na^+ e perda de K^+. No músculo cardíaco, a elevação de Na^+ afeta o fluxo iônico do trocador Na^+/Ca^{2+}, levando a um aumento de Ca^{2+} no citosol. Como consequência, há a promoção de um efeito inotrópico positivo, sendo essa a base para a utilização dos digitálicos no tratamento de insuficiências cardíacas (Bagrov, Shapiro & Fedorova, 2009).

Dentre todos os digitálicos, a ouabaína apresenta um dos maiores efeitos na indução de 50% do efeito inotrópico máximo no músculo cardíaco (Haustein, 1982). No entanto, este glicosídeo promove diversos efeitos em outros órgãos e tecidos, como o aumento do tônus vascular em musculo liso de veias, artérias e trato gastrointestinal. Também é capaz de alterar o transporte de diversos íons ao longo do túbulo renal, tendo sido observado que a administração de digitálicos, como a ouabaína, promove natriurese, cloriurese e diurese ipsilateral, em modelos animais e em humanos.

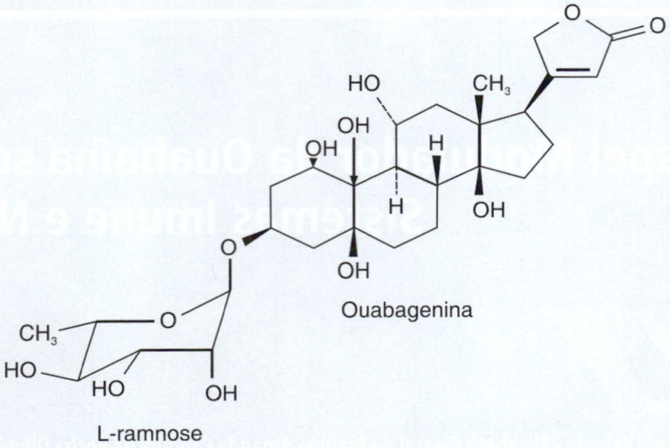

Figura 13.1. Estrutura da ouabaína, mostrando o núcleo esteroide (ouabagenina) ligado a um açúcar (L-ramnose).
Fonte: Acervo da autoria.

A ouabaína endógena

Os benefícios clínicos dos glicosídeos cardíacos sugeriam a existência de algum composto semelhante à ouabaína em mamíferos. A partir desta conjectura, foi realizado um esforço para isolar e caracterizar a ouabaína endógena (OE) em mamíferos. Em 1991, John Hamlyn *et al.* identificaram pela primeira vez esse composto no plasma humano, o qual era biológica, estrutural e imunologicamente indistinguível da ouabaína extraída de plantas (Hamlyn *et al.,* 1991). No ano seguinte, James Ludens *et al.* detectaram a presença da OE no plasma e sangue total e em diversos tecidos de ratos. Alguns trabalhos identificaram outros glicosídeos digitálicos endógenos em humanos, cachorros e ratos (Bagrov & Shapiro, 2008).

Havia, no entanto, uma grande controvérsia acerca da existência da OE, pois era difícil isolá-la. Além disso, a presença da L-ramnose, um açúcar tido como exclusivamente de origem vegetal, sugeria a ideia de que a OE pudesse ser adquirida pela dieta. Contudo, estudos em coelhos demonstraram a presença e síntese da L-ramnose na pele, comprovando que mamíferos são capazes de sintetizar este açúcar. Adicionalmente, estudos posteriores também detectaram a presença da OE em diversos tecidos de mamíferos, como hipotálamo bovino, plasma de humanos e de ratos, além de adrenais, hipófise e hipotálamo de ratos. Mais tarde, com o emprego de espectrometria de massa sequencial em estágios múltiplos, foi descoberta a presença de dois isômeros da OE no plasma de ratos, cujas diferenças estruturais parecem residir no núcleo esteroidal, modificando a polaridade de cada isômero (Hamlyn & Blaustein, 2016). Os níveis de OE encontrados no plasma de humanos sadios variam de acordo com o protocolo experimental, desde a faixa de picomolar (cerca de 10 pM, 140 pM ou 340 pM) até nanomolar (aproximadamente 7 nM). Porém, existem diversas situações fisiológicas e patológicas nas quais os níveis de OE se encontram elevados na circulação, podendo ultrapassar 100 nM.

Ainda existe certa controvérsia a respeito de um papel hormonal para a OE, porque em alguns trabalhos as concentrações empregadas de ouabaína foram muito superiores àquelas encontradas normalmente no plasma. Os críticos mencionam também a presença de isoformas variadas da subunidade α da Na, K-ATPase, sendo a subunidade $\alpha 1$ insensível aos efeitos da ouabaína nas concentrações empregadas. As subunidades sensíveis ($\alpha 2$ e $\alpha 3$), mais restritas a determinados tecidos e confinadas em microdomínios e próximas a trocadores Na^+/Ca^{2+}, estariam totalmente inibidas, tornando difícil classificar os eventos observados nestes trabalhos em particular como fisiológicos (Hansen, 2003).

Origem e regulação da ouabaína endógena

Níveis elevados de ouabaína endógena (OE) foram encontrados no córtex da adrenal, sugerindo que esta região seria a principal fonte de produção da ouabaína. Corroborando esta assertiva, animais adrenalectomizados apresentam níveis de OE cerca de 50% menores do que o normal, enquanto os animais demedulectomizados mantêm níveis normais mesmo após seis dias da cirurgia. Além disso, a descrição de que tumores na glândula adrenal induzem um aumento significativo na produção de ouabaína confirma a hipótese de que o córtex da adrenal seria a principal fonte de produção da OE.

Considerando a regulação da secreção de ouabaína, uma via importante resulta da participação do sistema renina-angiotensina que estaria envolvido na secreção de OE pelas adrenais. Outro importante modulador da liberação da ouabaína nas adrenais é o hormônio peptídico ACTH (hormônio adrenocorticotrópico), embora o mecanismo pelo qual ele induza este efeito ainda não esteja totalmente elucidado. Dessa forma, conclui-se que a secreção de ouabaína ocorre em condições similares àquelas de corticoides, como em respostas a estresse (Hamlyn & Blaustein, 2016). Outros sistemas também regulam a liberação de OE pelas adrenais, como a ativação de receptores nicotínicos pela acetilcolina, especialmente em células da *zona glomerulosa*.

Outro sítio de produção da OE é o hipotálamo. A caracterização da ouabaína hipotalâmica demonstrou que ela é um isômero espacial da ouabaína extraída de plantas. Acredita-se que esta diferença estrutural esteja relacionada com as diferentes propriedades biológicas observadas entre a ouabaína oriunda das adrenais e seu isômero hipotalâmico, onde o segundo se mostra mais eficiente na indução do efeito inotrópico positivo no coração e na indução de vasoconstrição de artérias pulmonares ou aorta *in vitro*.

A simples detecção da OE no hipotálamo não seria prova concreta de sua secreção pelo sistema nervoso central (SNC). Porém, a destruição de neurônios simpáticos, a partir de injeção intracerebroventricular de 6-hidroxidopamina, causa uma redução significativa dos níveis hipotalâmicos e plasmáticos da OE, fato que não ocorre quando neurônios simpáticos periféricos são destruídos. Além disso, animais hipertensos que apresentam níveis hipotalâmicos de ouabaína cerca de 10 vezes maiores do que os seus controles normotensos apresentam expressão de genes relacionados com a biossíntese da ouabaína aumentados no hipotálamo, mas não nas adrenais, o que

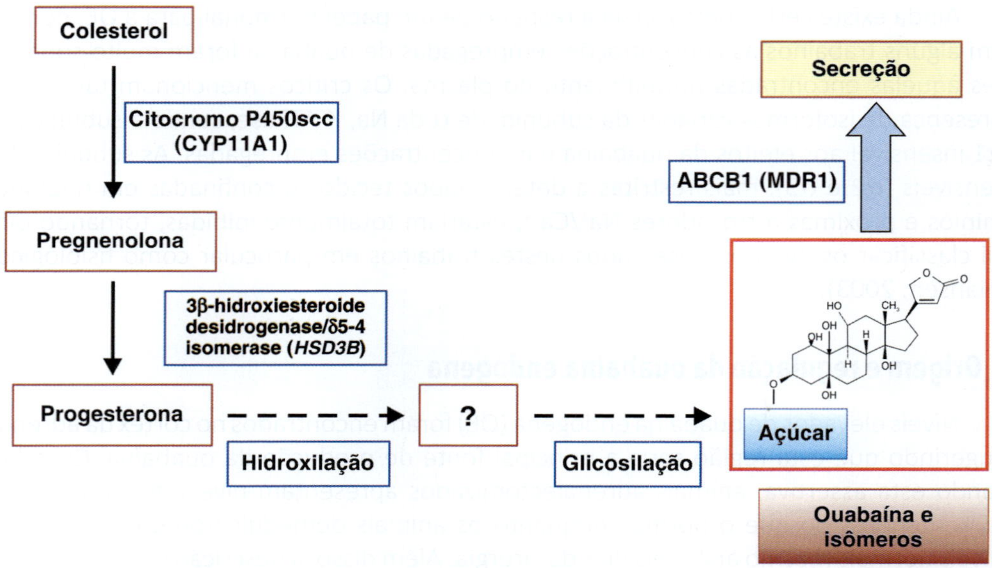

Figura 13.2. Via proposta para a biossíntese e liberação de ouabaína e seus isômeros, onde os metabólitos intermediários estão em retângulos vermelhos e as enzimas ou reações envolvidas nas transformações estão em retângulos azuis. As etapas de hidroxilação e glicosilação (setas tracejadas) ainda não foram elucidadas, tampouco seus metabólitos intermediários, embora 5β-pregnano-3-β-ol-20-ona e pregnano-3β, 5β-diol-20-ona sejam candidatas, tendo em vista que a ouabaína é hidroxilada na configuração β nos carbonos 3 e 5. Já a liberação (secreção) de ouabaína é mediada pelo transportador de membrana ABCB1, produto do gene MDR1 em humanos.
Fonte: Acervo da autoria.

sugere que neurônios adrenérgicos do SNC estariam envolvidos na síntese ou liberação da OE e, principalmente, que parte da OE circulante no plasma seria proveniente do SNC (Murrel *et al.*, 2005).

Biossíntese da ouabaína endógena

A biossíntese da ouabaína endógena (OE), bem como de outros glicosídeos cardíacos em mamíferos, ainda é matéria de discussão. Porém, já foi demonstrada de maneira inequívoca a síntese *de novo* da ouabaína e de outros digitálicos endógenos em células adrenocorticais, ilustrada na Figura 13.2.

Seja nas adrenais ou hipotálamo, o colesterol parece ser o principal precursor dos digitálicos endógenos, por meio da clivagem de sua cadeia lateral pela enzima citocromo P450scc (ou CYP11A1). Assim como observado na síntese dos demais hormônios esteroides, a pregnenolona e a progesterona também são substratos intermediários da via biossintética da OE. A adição exógena dessas substâncias é capaz de aumentar em quase 20 vezes a secreção de ouabaína por células adrenocorticais. Embora não se saiba exatamente em qual etapa é incorporada, a L-ramnose pode penetrar rapidamente em células adrenocorticais, gerando um aumento na secreção da ouabaína seja em condições basais ou estimuladas por aumento do intermediário pregnenolona (Murrel *et al.*, 2005).

Ações celulares da ouabaína

A principal característica da ouabaína é a capacidade de se ligar à subunidade α da Na, K-ATPase, embora seja possível que esta enzima não seja o único receptor para a ouabaína, tendo em vista a descrição de um segundo sítio de ligação (de alta afinidade) para este hormônio em células adrenocorticais. A região de interação da Na, K-ATPase com ouabaína é extremamente conservada em diversos organismos, sendo que a subunidade α de praticamente quase todas as espécies são sensíveis à ouabaína. Exceções, contudo, são encontradas em algumas espécies de insetos e em camundongos e ratos. Nestes últimos, a isoforma $\alpha 1$ exibe baixa afinidade à ouabaína, enquanto as demais subunidades ($\alpha 2$, $\alpha 3$ e $\alpha 4$) apresentam sensibilidade ao glicosídeo.

Apesar de a Na, K-ATPase ser classicamente uma bomba, há cerca de 50 anos já havia sido descrito que essa enzima é capaz de se comunicar com o núcleo pela ativação de vias de sinalização. Essa nova função foi trazida à tona em trabalhos pioneiros de Zijian Xie, Amir Askari *et al.*, e mostra que concentrações sub- e nanomolares de ouabaína podem afetar diversos processos biológicos, como crescimento e proliferação celular, de maneira independente de alterações dos níveis intracelulares de Na^+ e K^+ (Liu & Xie, 2010).

As vias de sinalização disparadas pela ouabaína variam com o tipo de tecido ou célula, bem como com o tempo e a concentração utilizada (Figura 13.3). É sabido que algumas regiões da membrana plasmática, como *lipid rafts* ou cavéolas, se encontram compartimentalizadas em microdomínios com particularidades estruturais e funcionais, nos quais a Na, K-ATPase pode formar um complexo receptor multifuncional, mantendo íntima associação com diversas proteínas para a indução de sinalização celular.

Uma das primeiras observações conduziu à descoberta da ativação da via de p42/p44 MAPK e da proteína Ras em cardiomiócitos cronicamente tratados com ouabaína. Esse evento ocorre a partir da transativação do EGFR mediada pela proteína tirosina quinase Src. Em seguida, moléculas adaptadoras são recrutadas e induzem a ativação de Ras, dando continuidade à cascata das p42/44 MAPK (Matchkov & Krivoi, 2016).

Além de modular a ação do trocador Na^+/Ca^{2+} no músculo cardíaco e aumentar o influxo de Ca^{2+}, a ouabaína também é capaz de promover a liberação deste íon do retículo endoplasmático/sarcoplasmático, por meio de uma interação com o receptor de IP_3. Uma vez ativada, a fosfolipase C catalisa o metabolismo de fosfatidilinositol bifosfato, produzindo diacilglicerol e inositol 1,4,5-trifosfato (IP_3), sendo que este último se liga em seu receptor no retículo, permitindo a liberação de Ca^{2+} para o citosol e promovendo a ativação de fatores de transcrição envolvidos em processos de proliferação ou diferenciação celular (Tian & Xie, 2008).

Aparentemente, a periodicidade das oscilações de Ca^{2+} determina o destino da célula, uma vez que induzem vias que levam à proliferação ou apoptose. Concentrações baixas de ouabaína, as quais induzem pequenas liberações de Ca^{2+}, ativam o fator nuclear κB (NF-κB) e protegem células contra apoptose. Além disso, são capazes de ativar a síntese de proteínas pela ativação da proteína quinase C (PKC) e do próprio NF-κB e,

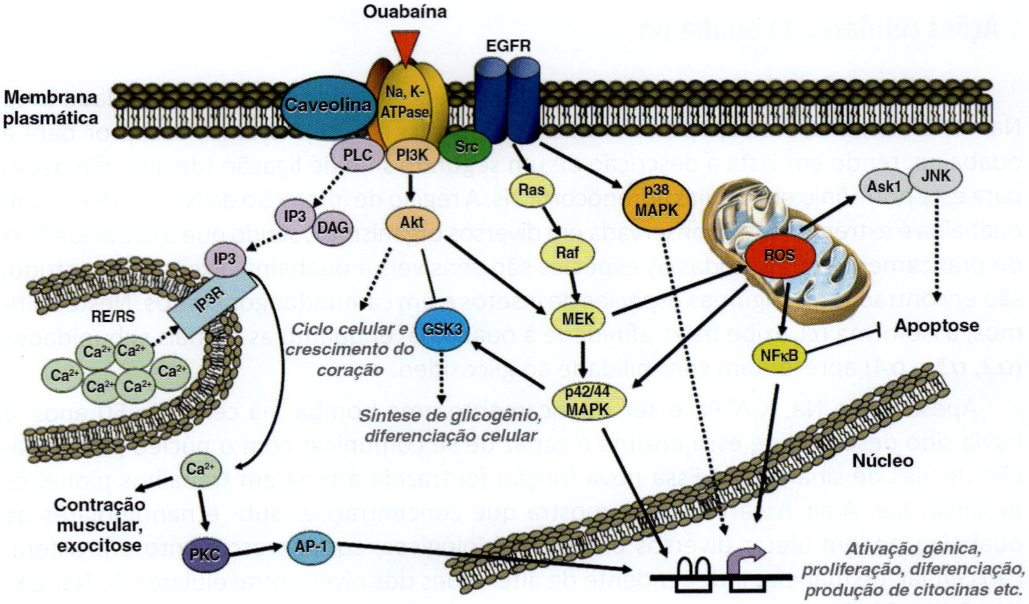

Figura 13.3. Na, K-ATPase atuando como um "sinalossoma". São mostradas reações em vários tipos celulares disparadas pela interação da ouabaína com a enzima Na, K-ATPase. Ouabaína endógena ou exógena afeta processos em várias vias de transdução de sinais, modulando inúmeros processos celulares e induzindo ativação de fatores de transcrição que culminam com transcrição gênica relacionada com eventos de proliferação, diferenciação e produção de citocinas, ou respostas rápidas como contração muscular pela liberação de Ca^{2+} de estoques citoplasmáticos. Akt: proteína quinase B; AP-1: proteína ativadora -1; Ask-1: quinase indutora de apoptose regulada por sinal-1; GSK-3: glicogênio sintase quinase-3; IP3: inositol 1,4,5-trifosfato; DAG: diacil glicerol; IP3R: receptor de IP3; MEK: quinase ativadora p42/44 MAPK; PI3K: fosfatidilinositol-3 quinase; Raf: uma MAPK quinase-quinase; Ras: proteína com atividade GTPásica; ROS: espécies reativas de oxigênio; Src: quinase homóloga à do vírus de sarcoma de Rous; EGFR: receptor de fator de crescimento epidermal.

Fonte: Acervo da autoria.

finalmente, a ativação de PKC e Ca^{2+}-calmodulina quinase induzem (na presença de ROS) a transcrição de genes de resposta rápida, como c-jun e c-fos, via AP-1.

Em células epiteliais renais, estudos que avaliam o efeito de concentrações elevadas de ouabaína, normalmente tóxicas, evidenciaram a relação da Na, K-ATPase com a adesão celular, o que diminui diversas proteínas de adesão e culmina no descolamento das células uma das outras, bem como do substrato. Essas mudanças são acompanhadas por um aumento sustentado dos níveis de fosforilação de resíduos de tirosina de diversas proteínas intracelulares, o que conduz à ativação da via das MAPK, bem como a uma intensa geração de ROS pela mitocôndria (Contreras *et al.*, 2006). Corroborando esses dados, a utilização do antioxidante glutationa reduzida (GSH) foi capaz de reverter a toxicidade da ouabaína, ao inibir aumento de resíduos de fosfotirosina e da expressão de Ras. De maneira inversa, o bloqueio da síntese de GSH sensibilizou uma linhagem resistente aos efeitos tóxicos da ouabaína, o que comprova que ao menos parte de seus efeitos tóxicos reside na indução de ROS (Valente *et al.*, 2003). Entretanto, outros trabalhos demonstraram a ativação da proteína de estresse p38 MAPK pela ouabaína, de maneira independente da ação de outros membros dessa família (p42/44 MAPK e JNK), em diferentes modelos experimentais.

Em contrapartida, concentrações fisiológicas de ouabaína são capazes de promover aumento da migração de células epiteliais por meio da secreção de metaloproteases. Além disso, promovem a diminuição da expressão do transportador ABCC1, sugerindo uma possível ação na regulação do transporte de diversas substâncias, incluindo xenobióticos ou mediadores endógenos (Valente *et al.*, 2007).

Ouabaína e sobrevida neuronal

Desde 2002 a literatura demonstra o efeito trófico e de diferenciação da ouabaína em células neuronais (Tabela 13.1). Em neurônios corticais, a ouabaína induz crescimento dendrítico mediado pela Ca^{2+}-calmodulina quinase, pela MAPK e pela CREB (Desfrere *et al.*, 2009). Em células do cerebelo, a ouabaína desempenha um efeito dual. A inibição da subunidade $\alpha 3$, com 100 nM de ouabaína, ativa a via da MAPK, da PKC e da PI3 quinase. Já a inibição da isoforma $\alpha 1$, com 1 mM de ouabaína, induz a ativação da via da MAPK, porém pela via da Src. Foi também caracterizado que a isoforma $\alpha 3$ está envolvida na indução da apoptose, enquanto a isoforma $\alpha 1$ é capaz de bloquear a apoptose (Karpova *et al.*, 2010).

O tratamento com ouabaína 3 nM aumenta a sobrevida das células ganglionares da retina (CGR), submetidas à axotomia, em um modelo *in vitro*. Esse efeito é mediado pela via da PKC delta, proteína Src, fosfolipase C, transativação dos receptores de EGF e proteína JNK (Correa *et al.*, 2010). Vale ressaltar que o efeito trófico da ouabaína nas CGR

Tabela 13.1. **Ações descritas para a ouabaína no Sistema Nervoso Central (SNC)**

Efeitos da ouabaína no SNC	*Referências*
Proteção contra apoptose mediada por isquemia, através da diminuição da expressão de receptores NMDA.	Reinés *et al.*, 2005 DOI: 10.1016/j.lfs.2005.04.046
Aumento da sobrevida de células ganglionares da retina após axotomia.	de Rezende Corrêa *et al.*, 2005 DOI: 10.1016/j.brainres.2005.04.082
Aumento da sobrevida neuronal mediante aumento da expressão de Bcl-2	Golden e Martin 2006 DOI:10.1016/j.neuroscience.2005.10.004
Indução do crescimento de dendritos em neurônios corticais	Desfrere *et al.*, 2009 DOI: 10.1073/pnas.0809253106
Papel de vias de sinalização na sobrevida de células ganglionares da retina	Corrêa *et al.*, 2010 DOI: 10.1007/s11064-010-0190-7
Ação de vias celulares e de isoformas da Na, K-ATPase na indução ou no bloqueio de apoptose em neurônios cerebelares	Karpova *et al.*, 2010 DOI: 10.1002/cbf.1632.
Efeito de citocinas pró-inflamatórias IL-1β e TNF-α na indução de sobrevida de células ganglionares de retina	Salles von Held-Ventura *et al.*, 2016 DOI: 10.1016/j.bbrc.2016.07.043
Potencialização do efeito neurotrófico do BDNF na sobrevida de células ganglionares da retina após axotomia	Corrêa *et al.*, 2015 DOI: 10.1007/s10571-015-0160-3

é mediado pela liberação da IL-1β e TNF-α (von-Held Ventura *et al.*, 2016). Além disso, o tratamento com ouabaína foi capaz de potenciar o efeito neurotrófico do BDNF na sobrevida das CGR (Correa *et al.*, 2015). A ouabaína é capaz de inibir a apoptose induzida por isquemia via diminuição da expressão dos receptores de glutamato (NMDA) (Reinés *et al.*, 2008). Igualmente, a ouabaína bloqueia a morte induzida por cainato, mediante aumento na expressão da proteína antiapoptótica Bcl-2 (Golden & Martin, 2006). A administração de baixas doses de ouabaína induz recuperação funcional *in vivo* em modelos de lesão traumática cerebral em face da diminuição no tamanho da lesão e do aumento na proliferação de células neuronais na zona subventricular e na área do trauma (Dvella-Levitt, 2014).

Ouabaína e a produção de citocinas

A primeira descrição de que ouabaína pudesse modular a produção de uma citocina foi feita em 1984, por Jacques Dornand *et al.,* os quais demonstraram que monócitos humanos em cultura, quando expostos a 10 nM ou 100 nM de ouabaína, produziam IL-1β. Mais tarde, outros autores verificaram que fibroblastos em cultura expostos à ouabaína acumulavam mRNA para IL-1. A partir de então, vários grupos encontraram resultados semelhantes não só com relação a IL-1, mas também TNF-α. Contudo, a modulação da produção dessas e de outras citocinas, como a IL-6, vai depender do estado de ativação celular, do tipo celular avaliado, do modelo de estudo utilizado e da concentração de ouabaína presente, bem como do tempo de incubação. A síntese de IL-2 é um bom exemplo, pois linfócitos ativados por diversos estímulos sintetizam tanto a IL-2 quanto os receptores para essa citocina. Utilizando linfócitos murinos, concentrações de 1 mM e 100 μM de ouabaína inibem a produção de IL-2. Por outro lado, em linfócitos humanos a concentração de 100 nM inibe parcialmente essa secreção, ao passo que 100 pM é estimulatória. Esses resultados indicam que efeitos opostos podem ser observados, dependendo da faixa de concentração.

Em células do cerebelo, foi demonstrado que a produção de TNF-α e IL-1β induzida pela ouabaína (10 μM) depende da ativação do receptor NMDA e do fator de transcrição NF-κB. Já em culturas de células da retina, a ouabaína (3 nM) modula a produção e a liberação de TNF-α, IL-1β de forma tempo-dependente (von Held Ventura *et al.*, 2016). Ainda em cultura de células da retina, a ouabaína diminui os níveis receptores *Toll*-4, do CD14 e de Iba1 (molécula adaptadora ligante de cálcio ionizado-1) em 24 e 48 horas, mostrando o papel neuroimunorregulador gerado pela ouabaína (Mázala-de-Oliveira, 2018). A ouabaína também regula a ativação microglial em culturas de células da retina de ratos, bem como a produção de IL-1β pelas células gliais (Oliveira, 2018).

Efeito de ouabaína em linfócitos

Por ser capaz de afetar muitos aspectos do sistema imunológico, a ouabaína pode ser considerada uma importante molécula imunomoduladora. Um dos primeiros trabalhos a demonstrar a ação inibitória de ouabaína em linfócitos surgiu no final da década de 1960, quando Michael Quastel e Joseph G. Kaplan verificaram que 1 μM de ouabaína era capaz de inibir completamente a proliferação linfocitária induzida por um mitógeno. Desde então, vários estudos mostraram que a ouabaína é capaz de inibir, em concentrações farmacológicas, a proliferação de linfócitos induzida por diversos estímulos (éster de forbol PMA, ionomicina, anti-CD3, ionóforo de cálcio, IL-2, reações mistas de linfócitos, entre outros).

Um fator que sugeriu a dissociação entre os efeitos inibitórios em linfócitos e a inibição da Na, K-ATPase é a evidência de que o seu efeito inibitório sobre a síntese de macromoléculas induzida por mitógenos é uma ordem de grandeza abaixo daquela que afeta o transporte iônico pela bomba. Além disso, linfócitos ativados apresentam um aumento no transporte de K^+ e um número aumentado de Na, K-ATPases expressas na superfície celular, o que exigiria uma concentração ainda maior de ouabaína para inibi-las.

A ausência de proliferação dos linfócitos estimulados, quando em presença de ouabaína, não significa que essas células não estejam respondendo ao estímulo, pois passam a expressar c-Myc e CD69. No entanto, esses linfócitos não são capazes de progredir no ciclo celular, em decorrência da perda do CD25, que é parte integrante do receptor de IL-2 (citocina essencial para a progressão do ciclo em linfócitos). Porém, a influência sobre a expressão de CD25 ocorre na faixa nanomolar, enquanto a inibição da síntese de IL-2 somente ocorre quando concentrações mais elevadas são utilizadas. Também existem evidências, *in vivo*, que a ouabaína reduziria o número absoluto de linfócitos T regulatórios em camundongos; como o receptor CD25 é altamente expresso e fundamental para a sobrevivência de células T regulatórias, a sua diminuição poderia explicar o observado *in vivo*.

Contrastando com o que se observa com o receptor de IL-2, o receptor para IL-4 não está diminuído como resultado do efeito da ouabaína em linfócitos ativados. Isso poderia explicar por que a resposta para IL-4 está muito menos afetada.

O modo de ação da ouabaína nessas células não é totalmente compreendido. Em timócitos murinos ativados com o mitógeno Concanavalina A, a ouabaína inibe a proliferação celular e diminui os níveis de p38 MAPK fosforilada e do fator nuclear de células T ativadas (NFATc1). Essas células apresentam aumento nas concentrações intracelulares de cálcio e na expressão de CD69. Também foi demostrado *in vitro* que a ouabaína pode induzir um acúmulo de radicais livres em timócitos, assim como a morte destes.

Linfócitos ativados também podem ser direcionados para a via de morte por apoptose. Neste contexto, tanto a ouabaína endógena como a exógena são capazes de induzir morte celular em linfócitos ativados. Porém, apesar de a ouabaína não modificar a expressão das moléculas Fas ou FasL (respectivamente, receptor e ligante responsáveis pela indução de morte celular), ela é capaz de potencializar a indução do processo apoptótico quando se utiliza o próprio FasL, um agonista anti-Fas ou TRAIL. Isso se aplica tanto a linfócitos normais quanto a linfócitos T tumorais da linhagem Jurkat. A potencialização da morte via Fas parece depender do aumento de cálcio intracelular mobilizado de estoques e não do influxo de cálcio extracelular.

Um dos primeiros eventos observados após a exposição de linfócitos à ouabaína foi o aumento do cálcio citossólico. Isso ocorre independentemente de ativação linfocitária e com concentrações de ouabaína que não produzem despolarização da membrana plasmática. Em timócitos murinos, o aumento acontece nos primeiros minutos com apenas 30 nM de ouabaína. Nesse caso, a elevação do Ca^{2+} intracelular é resultado tanto de mobilização de estoques internos, provavelmente por meio da PLC, quanto da entrada de Ca^{2+} externo, provavelmente resultante do trocador Na^+/Ca^{2+}. Como dito anteriormente, a modulação de níveis intracelulares de Ca^{2+}, assim como a sua origem, é capaz de desencadear e interagir com diferentes vias de sinalização, explicando a diversidade de efeitos observados que vão desde ativação até morte celular.

Apesar dos efeitos produzidos por ouabaína em linfócitos, células *natural killer* (NK) e sua atividade citotóxica são resistentes à ouabaína. No entanto, células LAK (que requerem proliferação e ativação prévia) estão inibidas, provavelmente por inibição da expressão de IL-2 (para revisão, ver Rodrigues-Mascarenhas *et al.*, 2009).

Efeito do tratamento *in vivo* com ouabaína

Além dos experimentos utilizando células em cultura, o papel de ouabaína *in vivo* também foi analisado. A administração aguda de uma única dose de 30 μg/kg de ouabaína em ratos foi capaz de promover um aumento no número de basófilos circulantes, acompanhado de uma diminuição de 45% no número de monócitos no sangue. Além disso, foi observado que tanto ratos como camundongos apresentaram diminuição de 75% no número de células que têm atividade da proteína transportadora ABCB1 no timo e, também, em linfonodos mesentéricos, dados que sugerem um impacto na regulação da resposta imune nesses animais induzida pelo tratamento com a ouabaína (Lima, Valente & Capella, 2016).

Animais administrados por três dias consecutivos com concentrações farmacológicas de ouabaína apresentam celularidade diminuída na medula óssea, com uma diminuição específica dos linfócitos B maduros, sem afetar as subpopulações de seus precursores. Coerentemente, os linfócitos B maduros no baço e no sangue também se encontravam diminuídos, mas os níveis de IgG e IgM não estavam afetados (de Paiva *et al.*, 2011). Por outro lado, foi encontrado um aumento de linfócitos B nos linfonodos mesentéricos, indicando problemas na recirculação dessas células (da Silva *et al.*, 2015). Esses resultados diferem do verificado com corticoides, nos quais se observa redução apenas dos precursores de linfócitos B, sendo os precursores imediatos de linfócitos B maduros (células pré-B) as células mais afetadas.

Em outro modelo murino, no qual que se examinou a população tímica, a injeção *in vivo* de concentrações farmacológicas de ouabaína apresentou um efeito sinérgico com corticoides. Tanto hidrocortisona quanto a combinação ouabaína e hidrocortisona afetaram a mesma subpopulação celular de timócitos duplo-positivos ($CD4^+CD8^+$) que morreram por apoptose (Rodrigues-Mascarenhas, dos Santos & Rumjanek, 2006). Outros grupos, estudando timócitos em cultura, mostraram que ouabaína potencializava a despolarização da membrana plasmática dessas células.

Por outro lado, o tratamento com ouabaína diminui a imunossupressão em modelos de sepse em camundongos mediante a inibição da apoptose em células T; sendo este efeito mediado pelo aumento das citocinas IL-6 e TNF-α e diminuição da IL-10.

Modulação da inflamação por ouabaína

A ouabaína pode modular o processo inflamatório (para revisão, ver Cavalcante-Silva *et al.*, 2017). Monócitos e macrófagos são integrantes importantes desse processo e essas células foram afetadas pela ouabaína. Uma das primeiras observações foi relacionada com a produção de citocinas *in vitro*, onde houve a indução de IL-1α, IL-1β e IL-6 em murinos e de TNFα e IL-1β em células humanas. Também foi observada a indução de outro modulador inflamatório pela ouabaína, o óxido nítrico. Neste estudo constatou-se que macrófagos peritoniais murinos estimulados por LPS na presença de ouabaína produziam níveis significativamente maiores desta molécula. Mais tarde, verificou-se que as ações da ouabaína em monócitos são mais complexas do que a simples indução de citocinas e a ativação celular e subsequente diferenciação em macrófagos. Avaliando o efeito de incubações prolongadas com 100 nM de ouabaína em monócitos humanos, foi observada uma diminuição do receptor CD14, o qual está relacionado com reconhecimento de LPS, bem como de células apoptóticas. O uso de inibidores farmacológicos demonstrou que esta ação se deve à transativação do EGFR e da ativação da proteína p38 MAPK, não estando relacionada com a endocitose da Na, K-ATPAse. Além disso, este efeito se mostrou reversível (Valente *et al.*, 2009). Nessa concentração, a ouabaína também produziu a inibição de uma subpopulação de monócitos considerados pró-inflamatórios, $CD14^{+}CD16^{+}$ (Valente, Araújo, Rumjanek, 2012).

Concentrações farmacológicas de ouabaína em monócitos induzem níveis aumentados de cálcio intracelular e de marcadores de ativação de superfície como CD69, HLA-DR, CD86 e CD80, além de aumentarem a capacidade fagocítica. No entanto, não são capazes de estimular linfócitos em uma reação mista. Como descrito anteriormente, produzem IL-1β e TNF- α, mas produzem também IL-10 e VEGF (Teixeira & Rumjanek, 2014).

Além dos monócitos/macrófagos, as células dendríticas têm um papel importante na apresentação de antígenos e na modificação do microambiente. Ouabaína modula várias moléculas de superfície de células dendríticas, assim como a produção de IL-12 durante a ativação por TNF-α (Nascimento *et al.*, 2014). Não só linfócitos e monócitos são modulados *in vitro*, mas a migração de neutrófilos humanos também é modificada por ouabaína.

A atividade anti-inflamatória também foi observada em modelos murinos *in vivo*, nos quais a administração por três dias consecutivos com concentrações farmacológicas de ouabaína inibiu a formação de edema induzido por diversos agentes. A ação anti-inflamatória se relaciona com a inibição dos efeitos de PGE2 e bradicinina e é ineficiente na inibição dos efeitos da histamina. Em paralelo ao seu efeito no edema, a ouabaína se mostrou capaz de inibir a migração celular de neutrófilos para sítios inflamados, quando injetada após o estímulo e apresentou efeito analgésico (de Vasconcelos *et al.*, 2011). Ouabaína interfere também com a inflamação de vias aéreas induzida por um agente como ovalbumina, diminuindo a infiltração celular e produção de citocinas. No entanto, para manifestar seu efeito inibitório, é necessário que esteja em curso um processo inflamatório, visto que ouabaína *per se* pode produzir efeitos pró-inflamatórios (Cavalcante-Silva *et al.*, 2017).

Menos claro é o papel da ouabaína em neuroinflamação, onde efeitos diferentes foram descritos dependendo da rota de administração (intra-hipocampal ou intraperitoneal). Em modelo de inflamação induzido por LPS, o pré-tratamento com ouabaína 1,8 μg/kg modula a resposta inflamatória no hipocampo revertendo localmente o aumento da IL-1β e o TNF-α; bem como os níveis do óxido nítrico-sintase induzida. O tratamento inibiu, ainda, a ativação de proteínas pró-apoptóticas Bax e Bcl-2, a ativação do NF-κB, os níveis de cortisol e a ativação de astrócitos. Em contrapartida, os níveis de BDNF foram aumentados, reforçando o potencial imunorregulador e protetor da ouabaína (Kinoshita *et al.*, 2014). Mas, nos modelos de neuroinflamação, o efeito anti-inflamatório só se manifesta se for precedido por um estímulo inflamatório.

Um papel neuroimunomodulador para a ouabaína endógena?

A evidência da existência de uma ouabaína endógena levanta toda uma série de questões relativas a seu papel fisiológico. Estudos com murinos demonstraram que uma mutação na isoforma α2 da Na, K-ATPase é capaz de alterar a capacidade cognitiva e motora do animal, gerando um aprendizado ineficaz, diminuição da atividade locomotora e incapacidade de adaptação a estímulos acústicos. Os efeitos gerados pela perda da sinalização da isoforma α2 sugerem que o sítio de ligação da ouabaína endógena está envolvido em processos fisiológicos essenciais (Schaefer *et al.*, 2011). Os efeitos observados no sistema imunológico nos permitem sugerir um paralelismo entre o papel de corticoides e o papel da ouabaína neste sistema. Adicionalmente, a secreção da ouabaína endógena pelo córtex da adrenal, o fato de sua secreção ser dependente de ACTH e estudos mostrando que níveis plasmáticos elevados podem ser obtidos após exercício ou situações de estresse sugerem que a ouabaína e o cortisol possam funcionar como um sistema de *feedback* negativo durante uma resposta imune (Figura 13.4). As evidências sugerem que o papel da ouabaína como um hormônio tem implicações fisiológicas importantes nos sistemas nervoso e imunológico que não haviam sido anteriormente consideradas.

Apoio financeiro: FAPERJ, CAPES, CNPq, incluindo o INCT de Neuroimunomodulação .

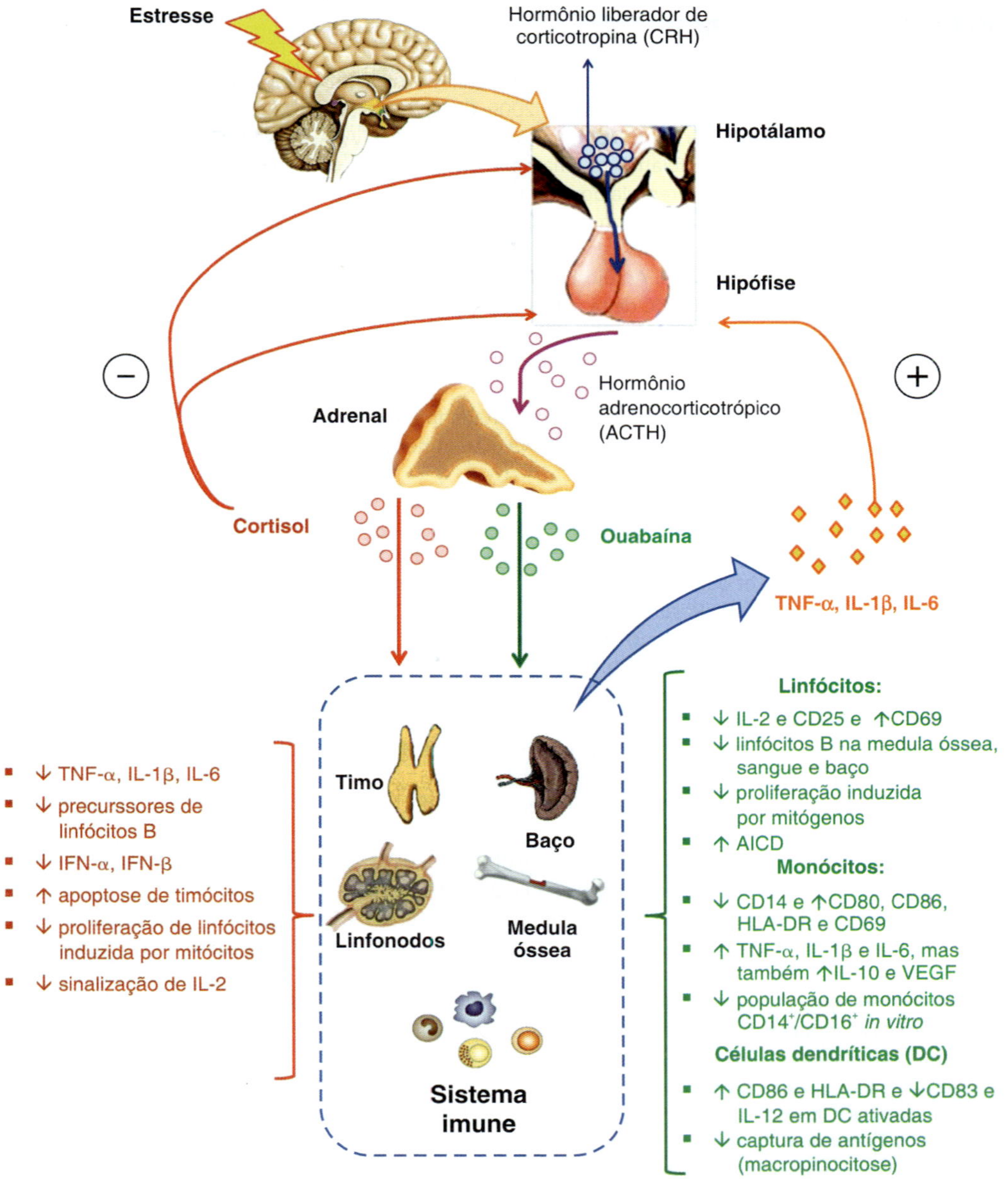

Figura 13.4. Eixo regulatório de cortisol e ouabaína. Agentes estressores induzem a ativação do eixo hipotálamo-hipófise-adrenal (HPA) levando à liberação do hormônio liberador de corticotropina (CRH) por neurônios hipotalâmicos, o qual atua promovendo a secreção do hormônio adrenocorticotrópico (ACTH) pela hipófise. O ACTH, por sua vez, é transportado pela corrente sanguínea até a adrenal, onde estimula células do córtex a produzirem tanto cortisol quanto ouabaína, cujas ações sobre as células e órgãos do sistema imune são destacadas em vermelho e verde, respectivamente. Por fim, a fina regulação desse eixo se dá por meio do *feedback* negativo promovido pelo cortisol, inibindo a secreção do CRH e do ACTH, bem como do *feedback* positivo induzido pelas citocinas pró-inflamatórias TNF-α, IL-1β e IL-6, secretadas em resposta à ouabaína, as quais atuam induzindo um aumento da liberação de ACTH pela hipófise.

Fonte: Acervo da autoria.

Referências bibliográficas

Bagrov AY, Shapiro JI, Fedorova OV. Endogenous cardiotonic steroids: physiology, pharmacology, and novel therapeutic targets. Pharmacological Reviews. 2009; 61(1):9-38.

Cavalcante-Silva LHA, Lima EA, Carvalho DCM, Sales-Neto JM, Alves AKA, Galvão JGFM et al. Much more than a cardiotonic steroid: modulation of inflammation by ouabain. Frontiers Physiology; 2017; 8:895.

Contreras RG, Flores-Benitez D, Flores-Maldonado C, Larre I. Na^+, K^+-ATPase and hormone ouabain: new roles for an old enzyme and an old inhibitor. Cellular and Molecular Biology (Noisy-Le-Grand). 2006; 52(8):31-40.

Corrêa GR, Cunha KC, dos Santos AA, Araújo EG. The trophic effect of ouabain on retinal ganglion cell is mediated by EGF receptor and PKC delta activation. Neurochemical Research. 2010; 35(9):1343-52.

Corrêa GR, Soares VHP, Araújo-Martins L, Santos AA, Giestal-de-Araújo E. Ouabain and BDNF crosstalk on ganglion cell survival in mixed retinal cell cultures. Cellular and Molecular Neurobiology. 2015; 35(5):651-60.

da Silva JM, das Neves Azevedo A, dos Santos Barbosa RP, Vianna TAG, Fittipaldi J, Teixeira MP et al. Dynamics of murine b lymphocytes is modulated by in vivo treatment with steroid ouabain. Immunobiology. 2016; 221(2):368-76.

de Paiva LS, Costa KM, Canto FB, Cabral VB, Fucs R et al. Modulation of mature b cells in mice following treatment with ouabain. Immunobiology. 2011; 216(9):1038-43.

de Vasconcelos DI, Leite JA, Carneiro LT, Piuvezam MR, Lima MRV, Morais LCL et al. Anti-Inflammatory and antinociceptive activity of ouabain in mice. Mediators of Inflammation. 2011; 912-925.

Dvela-Levitt M, Cohen-Ben AH, Rosen HShohami E, Lichtstein D. Ouabain improves functional recovery following traumatic brain injury. Journal of Neurotrauma. 2014; 31:1942–1947.

Golden WC, Martin LJ. Low-Dose ouabain protects against excitotoxic apoptosis and up-regulates nuclear BCL-2 in vivo. Neuroscience. 2006; 137(1):133-44.

Hamlyn JM, Blaustein MP, Bova S, DuCharme DW, Harris DW et al. Identification and characterization of a ouabain-like compound from human plasma. Proceedings of the National Academy of Sciences USA. 1991; 88(14):6259-63.

Hamlyn JM, Blaustein MP. Endogenous ouabain: recent advances and controversies. Hypertension. 2016; 68(3):526-32.

Hansen O. No evidence for a role in signal-transduction of Na^+/K^+-ATPase interaction with putative endogenous ouabain. European Journal of Biochemistry. 2003; 270(9):1916-9.

Haustein KO. Digitalis. Pharmacology and Therapeutics. 1982; 18(1):1-89.

Karpova LV, Bulygina ER, Boldyrev AA. Different neuronal Na/K-ATPase isoforms are involved in diverse signaling pathways. Cell Biochemistry and Function. 2010; 28:135-141.

Kinoshita PF, Yshii LM, Vasconcelos AR, Orellana AMM, Sá Lima L, Davel APC et al. Signaling function of Na, K-ATPase induced by ouabain against lps as an inflammation model in hippocampus. Journal of Neuroinflammation. 2014; 11:218.

Lima DB, Valente RC, Capella MA. Ouabain-Induced alterations in abcb1 of mesenteric lymph nodes and thymocytes of rats and mice. Oncology Letters. 2016; 12(6):5275-5280.

Liu JE, Xie ZJ. The sodium pump and cardiotonic steroids-induced signal transduction protein kinases and calcium-signaling microdomain in regulation of transporter trafficking. Biochimica et Biophysica Acta. 2010; 1802(12):1237-45.

Matchkov VV, Krivoi II. Specialized functional diversity and interactions of the Na, K-ATPase. Frontiers Physiology. 2016; 7:179.

Mazala-de-Oliveira T. Ouabaína modula o perfil da resposta inflamatória em culturas de células da retina de ratos. [Tese de Doutorado]. Rio de Janeiro: Instituto de Biologia, Universidade Federal Fluminense, 2018.

Murrell JR, Randall JD, Rosoff J, Zhao JL, Jensen RV, Gullans SR et al. Endogenous ouabain: upregulation of steroidogenic genes in hypertensive hypothalamus but not adrenal. Circulation. 2005; 112(9):1301-8.

Nascimento CR, Valente RC, Echevarria-Lima J, Fontes CFL, Aráujo-Martins L, Araújo EG et al. The influence of ouabain on human dendritic cell maturation. Mediators of Inflammation. 2014; 494-956.

Oliveira ACR. Ouabaína aumenta a sobrevida das células ganglionares da retina de ratos: papel da IL-1β e da ativação da microglia. [Tese de Doutorado]. Rio de Janeiro: Instituto de Biologia, Universidade Federal Fluminense, 2018.

Reinés A, Zárate S, Carmona C, Negri G, Peña C, Arnaiz GRL. Endobain E, a brain endogenous factor, is present and modulates NMDA receptor in ischemic conditions. Life Sciences. 2005; 78(3):245-52.

Rodrigues-Mascarenhas S, da Silva de Oliveira A, Amoedo ND, Affonso-Mitidieri OR, Rumjanek FD, Rumjanek VM. Modulation of the immune system by ouabain. Annals of the New York Academy of Sciences. 2009; 1153:153-63.

Rodrigues-Mascarenhas S, dos Santos NF, Rumjanek VM. Synergistic effect between ouabain and glucocorticoids for the induction of thymic atrophy. Bioscience Reports. 2006; 26(2):159-69.

Schaefer TL, Lingrel JB, Moseley AE, Vorhees CV, Williams MT. Targeted mutations in the Na, K-ATPase α2 isoform confer ouabain resistance and result in abnormal behavior in mice. Synapse. 2011; 65(6):520-31.

Teixeira MP, Rumjanek VM. Ouabain affects the expression of activation markers, cytokine production, and endocytosis of human monocytes. Mediators of Inflammation. 2014; 760-368.

Tian J, Xie ZJ. The Na/K-ATPase and calcium-signaling microdomains. Physiology (Bethesda). 2008; 23:205-211.

Valente RC, Capella LS, Monteiro RQ, Rumjanek VM, Lopes AG, Capella MAM. Mechanisms of ouabain toxicity. FASEB Journal. 2003; 17(12):1700-2.

Valente RC, Capella LS, Nascimento CR, Lopes AG, Capella MAM. Modulation of multidrug resistance protein (MRP1/ABCC1) expression: a novel physiological role for ouabain. Cell Biology and Toxicology. 2007; 23(6):421-7.

Valente RC, Nascimento CR, Araujo EG, Rumjanek VM. mCD14 expression in human monocytes is downregulated by ouabain via transactivation of epithelial growth factor receptor and activation of p38 mitogen-activated protein kinase. Neuroimmunomodulation. 2009; 16(4):228-36.

von Held-Ventura JS, Mázala-de-Oliveira T, Oliveira ACR, Granja MG, Gonçalves-de-Albuquerque CF, Castro-Faria-Neto HC et al. The trophic effect of ouabain on retinal ganglion cells is mediated by IL-1β and TNF-α. Biochemical and Biophysical Research Communications. 2016; 478(1):378-384.

14

Hormônio do Crescimento e Linfopoiese – Efeitos sobre o Timo

Salete Smaniotto • Déa Maria Serra Villa-Verde • Marvin Paulo Lins • Maria Danielma dos Santos Reis • Wilson Savino

Resumo

O controle neuroendócrino sobre o sistema imune é bastante conhecido e inclui os efeitos do hormônio do crescimento (GH) e dos fatores de crescimento semelhantes à insulina (IGFs). Considerando os órgãos linfopoiéticos primários e, em particular, o timo, foi bem estabelecida a influência de GH e de seu mediador extracelular IGF-1 sobre diferentes aspectos da fisiologia do órgão. Essa influência modula a produção de citocinas, quimiocinas, deposição de componentes da matriz extracelular por células dos respectivos microambientes, levando a alterações na mobilização de precursores da medula óssea, na diferenciação e migração de timócitos, até sua exportação para a periferia do sistema imune. Por outro lado, alterações patológicas que cursam variações na produção de GH ou IGF-1 podem levar a modificações morfológicas e funcionais do órgão, o que inclui aumento de morte de linfócitos T em diferenciação no órgão. Neste sentido, o GH tem sido usado como agente terapêutico coadjuvante em algumas doenças que cursam com imunodeficiências, demonstrando resultados promissores.

O GH é um conhecido imunomodulador e a sua influência sobre órgãos e células do sistema imune está bem estabelecida. Particularmente, os estudos sobre a ação do GH reforçaram o papel de hormônios hipofisários como importantes agentes no controle neuroendócrino da resposta imune, uma vez que participam de um circuito de comunicação entre os sistemas imune, endócrino e nervoso e atuam de forma conjunta na manutenção da homeostasia. A seguir, são apresentadas as principais características do GH e sua influência sobre a fisiologia do sistema imune, particularmente sobre o timo. Por fim, serão comentados aspectos patológicos e terapêuticos do GH com ênfase em situações de imunodeficiência.

Características gerais do hormônio do crescimento e do seu receptor

O hormônio do crescimento (GH; do inglês, *growth hormone*; hormônio somatotrófico ou somatotrofina) é uma proteína heterogênea com diferentes isoformas resultantes de *splicing* alternativo em seu RNA mensageiro e modificações pós-traducionais (Baumann, 2009). A forma predominante do GH é secretada pelas células somatotróficas da hipófise sob controle hipotalâmico do hormônio liberador do GH (GHRH) e da somatostatina. No entanto, células do sistema imune também são capazes de produzir GH, sendo este homólogo estrutural do GH hipofisário (Hattori, 2009). A liberação de GH é aumentada por agonistas de receptores $\alpha 2$, por hipoglicemia e situações de estresse. Por outro lado, β e $\alpha 1$ agonistas, glicocorticoides e o envelhecimento são capazes de diminuir sua secreção. Também é conhecido que diferentes estímulos – entre eles, sexo, idade, adiposidade, horas de sono, dietas e exercícios físicos – afetam a frequência e magnitude dos pulsos de GH na circulação (Perrini *et al*., 2010).

Os efeitos do GH são iniciados a partir da ligação ao seu receptor (GHR) presente na membrana plasmática das células-alvo. O GHR é expresso em altos níveis no fígado e em tecidos adiposos, embora também seja detectado em outros tecidos, incluindo intestino, cérebro, testículo, coração e músculo esquelético (Kelly *et al*., 1993). Além disso, demonstrou-se a expressão do GHR em células do sistema imune, sendo encontrado em níveis variados em todas as linhagens hematopoiéticas da medula óssea (Hattori, 2009; de-Mello-Coelho *et al*., 1998).

Uma vez ligado ao GH, o receptor de GH sofre dimerização com subsequente ativação da proteína Janus-quinase 2 (JAK2) e associação à proteína adaptadora SH2B-β. JAK2 é responsável pela ativação dos vários grupos moleculares de sinalização intracelular, tais como os membros da família de proteína quinases ativadas por mitógenos (MAPK); substratos para receptores de insulina (IRS), incluindo IRS-2 e IRS-3, que podem interagir com proteínas fosfatidilinositol-3-quinase; pequenas GTPases semelhantes a RAS e proteínas STAT (do inglês, *signal transducer and activator of transcription*), incluindo as STAT1, STAT3, STAT5a e STAT5b, que constituem o principal mecanismo da transdução de sinal regulado por GH, induzindo a expressão de genes como o do fator-1 de crescimento semelhante à insulina (IGF-1), conforme ilustrado na Figura 14.1 (Carter-Su *et al.,* 2015).

Sabe-se que o GH atua de maneira direta sobre as células-alvo ou indiretamente pela estimulação da produção de fatores de crescimento semelhantes à insulina (IGFs); em particular, o IGF-1. Eles cooperam ou competem com outros fatores de crescimento durante o ciclo celular. Tanto o GH quanto IGF-1 estimulam a síntese proteica e de ácidos nucleicos que promovem a proliferação e o consequente crescimento tissular (Jeay *et al.,* 2002). Além da sua ação sobre o crescimento propriamente dito, o GH exerce influência sobre o metabolismo de carboidratos, lipídios e de minerais. Nesse contexto, duas importantes ações podem ser relacionadas com o GH: uma ação semelhante à da insulina caracterizada por hipoglicemia, aumento da síntese proteica, glicogênese e lipogênese; e outra ação tardia anti-insulínica, em que ocorre o oposto, com hiperglicemia, hiperinsulinemia, aumento da lipólise e redução do metabolismo da glicose, representando os principais efeitos fisiológicos associados ao GH (Kopchick *et al.,* 1999).

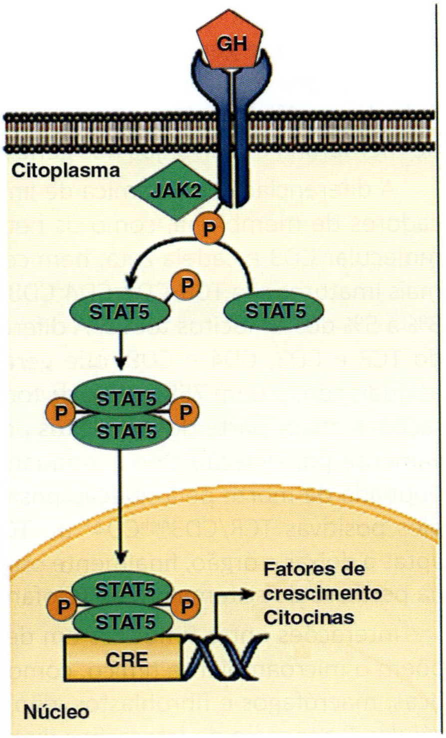

Figura 14.1. Via de sinalização intracelular JAK/STAT ativada pelo GH. A ligação do GH causa a dimerização do receptor e a ativação de proteínas JAK2 que, por sua vez, fosforilam resíduos de tirosina no receptor do GH. As tirosinas fosforiladas podem se ligar a uma variedade de moléculas sinalizadoras, o que inclui a STAT5. Uma vez ativada, as proteínas STAT5 vão para o núcleo, onde se ligam a promotores dos genes-alvo, como o elemento de resposta ao AMP cíclico (CRE) e induzem a transcrição de fatores de crescimento e citocinas. GH: hormônio do crescimento; JAK2: Janus quinase-2; STAT5: do inglês, *signal transducers and activators of transcription*; P: fosforilado (Adaptada de Savino *et al.*, 2016).

Hormônio do crescimento e sistema imune

A influência do GH em órgãos linfoides estabeleceu-se em camundongos anões *Snell-Bagg* e *Ames,* os quais são imunologicamente deficientes na produção de GH (Pierpaoli, Sorkin, 1967; Fabris *et al.*, 1971). Estes animais apresentam timo, baço e outros órgãos linfoides atrofiados, além de decréscimo de celularidade na medula óssea e falha na chamada reação enxerto-*versus*-hospedeiro. Por outro lado, demonstrou-se que GH pode estimular a função da medula óssea, com aumento da granulopoiese, proliferação e maturação de células progenitoras multipotentes, além de atuar na produção de citocinas por células do microambiente medular (Merchav *et al.,* 1988; Hanley *et al.,* 2005). Nos órgãos linfoides periféricos, altos níveis de GH circulantes presentes em animais transgênicos para este hormônio aumentam a migração de linfócitos B e T em combinação com quimiocinas e moléculas da matriz extracelular (Smaniotto *et al.,* 2010).

Ações do hormônio do crescimento sobre o timo

O GH possui ação pleiotrópica sobre o timo, tanto no compartimento linfoide do órgão quanto no compartimento estromal. No entanto, antes da discussão sobre os diversos efeitos do GH sobre o órgão, serão mostrados alguns aspectos da fisiologia do timo de modo a facilitar a compreensão da ação desse hormônio.

O timo é um órgão linfoide central, no qual precursores oriundos da medula óssea se diferenciam e geram, ao final de um complexo processo de diferenciação, timócitos maduros, que serão exportados para as chamadas áreas timo-dependentes dos órgãos linfoides periféricos. Este processo envolve a expressão sequencial de várias proteínas de membrana e rearranjos nos genes do receptor clonal de células T (TCR).

A diferenciação intratímica de linfócitos T pode ser avaliada pela presença de marcadores de membrana, como os heterodímeros do TCR, coexpresso com o complexo molecular CD3 e cadeia zeta, bem como pelas glicoproteínas CD4 e CD8. Os timócitos mais imaturos são TCR/$CD3^-CD4^-CD8^-$ (duplo-negativos para CD4 e CD8) e representam 3% a 5% dos timócitos totais. A diferenciação prossegue com a aquisição da expressão do TCR e CD3, CD4 e CD8, que geram células TCR/$CD3^{low}CD4^+CD8^+$ (duplo-positivas), as quais constituem 75% a 85% de toda a população de timócitos. Neste ponto da maturação, a maior parte dos timócitos potencialmente autorreativos é selecionada negativamente por deleção clonal, enquanto a minoria de timócitos em desenvolvimento é poupada da morte pela seleção positiva e progride, tornando-se células maduras simples positivas TCR/$CD3^{high}CD4^+$ ou TCR/$CD3^{high}CD8^+$ (12% a 15% dos timócitos totais), aptas a deixar o órgão, finalmente originando a vasta maioria do repertório das células T na periferia do sistema imune (Ciofani Zuniga-Pflucker, 2007; Savino *et al.*, 2016).

Interações entre timócitos em desenvolvimento e células especializadas que compõem o microambiente tímico, como as células epiteliais tímicas (TEC), células dendríticas, macrófagos e fibroblastos, dão suporte e dirigem a diferenciação intratímica das células T por meio de interações diretas célula-célula ou mediadas por várias citocinas, quimiocinas, hormônios tímicos e componentes de matriz extracelular (Savino *et al.*, 2002; 2016; Ciofani; Zuniga-Pflucker, 2007).

Timócitos que não apresentam um rearranjo produtivo dos genes do TCR morrem por apoptose, enquanto aqueles que expressam TCR produtivos em suas membranas interagem com peptídeos endógenos apresentados com moléculas do complexo principal de histocompatibilidade (MHC) expresso pelas células do microambiente. A avidez da interação TCR/MHC-peptídeo é crucial: alta ou muito baixa leva à morte, enquanto uma avidez mediana produz sinais de seleção positiva, que resgata as células da morte programada e permite que elas progridam e se tornem comprometidas, gerando timócitos $CD4^+$ ou $CD8^+$ simples positivos (Figura 14.2). Uma pequena proporção de células $CD4^+$ simples-positivas, a maioria delas expressando CD25 e o fator de transcrição FoxP3, chamadas células T reguladoras, também se desenvolve no timo e exerce papel crucial na tolerância central, porque regula negativamente qualquer população de linfócitos periféricos (Nomura; Sakaguchi, 2007). Durante seu trajeto nos lóbulos tímicos, os timócitos em diferenciação entram em contato com os microambientes cortical e medular (Petrie; Zuniga-Pflucker, 2007; Savino *et al.*, 2016). A seleção positiva é papel das TEC, enquanto a seleção negativa é dependente de interações que envolvem timócitos com células dendríticas ou TEC medulares (Ciofani; Zuniga-Pflucker, 2007). A função principal dos macrófagos tímicos parece ser a fagocitose de timócitos apoptóticos e os fibroblastos parecem ter papel na progressão dos timócitos $TCR^-CD4^-CD8^-$ a $TCR^+CD4^+CD8^+$, bem como na produção de citocinas e matriz extracelular. No córtex externo dos lóbulos tímicos, as TEC

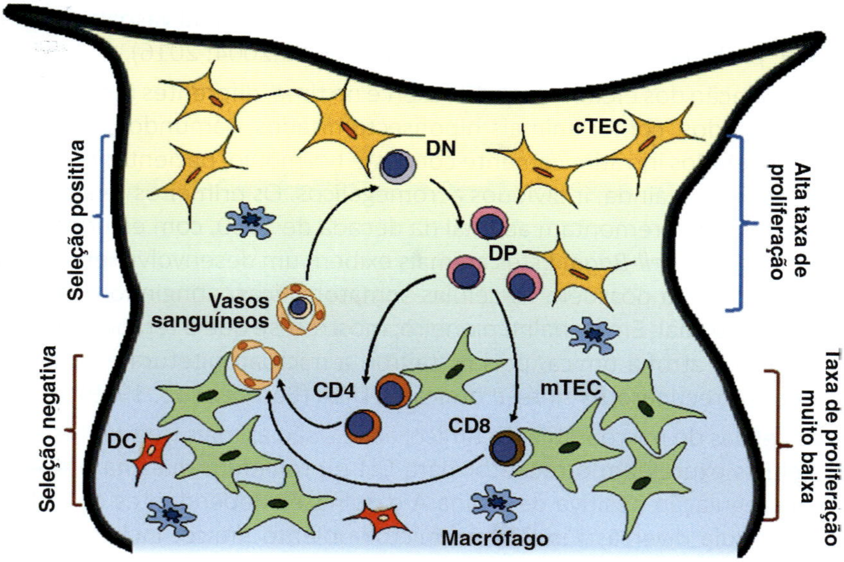

Figura 14.2. Diferenciação intratímica de linfócitos T. Precursores oriundos da medula óssea entram no timo pela junção corticomedular, migrando para a região de córtex subcapsular dos lóbulos tímicos. Estas células não expressam o complexo CD3/TCR nem as moléculas CD4 ou CD8, sendo denominadas $CD4^-CD8^-$ duplo-negativas. À medida que se diferenciam, os timócitos interagem com as células do microambiente tímico, como células epiteliais tímicas corticais e fibroblastos localizados no córtex. Neste estágio, os timócitos passam a expressar o complexo TCR/CD3 e as moléculas CD4 e CD8, tornando-se $CD4^+CD8^+$ (duplo-positivos para estas moléculas). Tais células são submetidas aos processos de seleção positiva e negativa em consequência de sua interação com as células do microambiente via MHC/peptídeo-TCR. Entre as células envolvidas neste processo, destacamos as epiteliais tímicas corticais (cTEC), as TEC medulares (mTEC) e as células dentríticas (DC). Timócitos negativamente selecionados morrem por apoptose, enquanto aqueles selecionados positivamente progridem na diferenciação e migram pela medula, a fim de se tornarem finalmente linfócitos T maduros $CD4^+CD8^-$ ou $CD4^-CD8^+$ simples positivos, ambos expressando alta densidade do complexo TCR/CD3.

(Adaptada a partir de Savino *et al.*, 2015).

podem formar complexos linfoepiteliais denominados células *nurse* tímicas (TNC), nos quais uma célula epitelial pode abrigar diversos timócitos (Savino *et al.*, 2002).

A diferenciação de timócitos é dependente de sua migração intratímica. Os precursores oriundos da medula óssea entram no timo pela junção corticomedular e, em seguida, migram para a região subcapsular do órgão. A maioria dos timócitos imaturos, incluindo os que apresentam fenótipo $TCR^-CD3^-CD4^-CD8^-$ e $TCR^{low}CD3^{low}CD4^+CD8^+$, é encontrada no córtex, enquanto os timócitos maduros $TCR^{high}CD3^{high}CD4^+CD8^-$ e $TCR^{high}CD3^{high}CD4^-CD8^+$, os quais deixarão o timo em direção às áreas T-dependentes dos órgãos linfoides periféricos, são encontrados na medula do órgão (Figura 14.2).

Além das interações TCR/MHC-peptídeo, as células do microambiente modulam o desenvolvimento dos timócitos pela produção de moléculas de matriz extracelular, lectinas endógenas, tais como galectina-3 e galectina-9 e, ainda, uma série de polipeptídeos solúveis que inclui os hormônios tímicos timulina, timopoietina e timosina-1, as citocinas interleucina-1 (IL-1), IL-3, IL-6, IL-7, IL-8 e fator de célula-tronco (SCF), e ainda, as quimiocinas CXCL12, CXCL10, CCL4, CCL19 e CCL25. Por fim, células do microambiente tímico e os próprios timócitos são capazes de secretar diversos neuropeptídeos e hormônios, incluindo oxitocina, vasopressina, peptídeo intestinal vasoativo (VIP), semaforina-3a, GH, prolactina e glicocorticoides (Savino *et al.*,2004; 2016).

Para a elucidação dos efeitos que o GH exerce no timo, diferentes modelos de estudo já foram empregados, como: animais hipofisectomizados, camundongos transgênicos para o GH ou injetados intratimicamente com este hormônio, pacientes com deficiência congênita para GH ou, ainda, indivíduos acromegálicos. Os primeiros relatos da influência do GH sobre o timo remontam ao final da década de 1960, com estudos em camundongos da linhagem *Snell-Bagg*. Estes animais exibem um desenvolvimento anormal da hipófise anterior e não possuem as células somatotróficas, atingindo quando adultos 1/3 do tamanho normal. Em trabalho pioneiro, mostrou-se que a terapia com GH nesses animais reverteu a atrofia tímica, pois restaurou a microarquitetura e celularidade no córtex do órgão e recuperou a síntese tímica de DNA (Baroni *et al.*, 1969).

Entre as células do microambiente tímico, as TEC são as mais frequentes e abundantes. Estas células expressam o receptor para GH e proliferam mais na presença deste hormônio via regulação positiva de ciclina A e quinases-dependentes de ciclinas. Ademais, o GH modula diversas funções no microambiente tímico, incluindo o aumento da secreção de citocinas (IL-1α, IL-1β e IL-6), da quimiocina CXCL12 e timulina (Savino; Dardenne, 2010; Savino *et al.*, 2016). Além disso, a produção de ligantes e receptores da matriz extracelular também é regulada pelo GH. Culturas *in vitro* de TEC murinas e humanas exibiram um incremento na deposição de fibronectina e laminina, bem como dos seus respectivos receptores (VLA-5 e VLA-6) (de Mello-Coelho *et al.*, 1997). Em concordância com esses dados, observou-se um aumento na deposição de laminina em timos de camundongos transgênicos para GH, como também nos timos de camundongos tratados *in vivo* com esse hormônio (Smaniotto *et al.*, 2004; 2005). A Figura 14.3 resume o amplo espectro pleiotrópico dos efeitos do GH no timo.

Levando em consideração que o aumento das moléculas de matriz extracelular e quimiocinas estão relacionadas com a motilidade celular, entende-se que o GH seja capaz de influenciar a interação entre TEC e timócitos. Experimentos demonstraram que a adesão de timócitos a TEC pré-tratadas com GH foi positivamente regulada, e a exposição destas células a anticorpos anti-GH ou anti-ECM aboliram esses efeitos pró-adesivos do GH (de Mello-Coelho *et al.*, 1997).

O GH também é responsável por influenciar o tráfego de timócitos desde a chegada dos precursores celulares ao timo, passando pelos discretos nichos intralobulares e culminando na exportação de células maduras para a periferia do sistema imune. A entrada e saída de células linfoides no timo é dependente da adesão e transmigração endotelial. O endotélio tímico é responsivo ao GH, visto que a linhagem celular endotelial tímica tEnd.1 mostrou atividade mitogênica após exposição ao GH, com alterações em sua morfologia e aumento na deposição de fibronectina e laminina. Além disso, o GH induziu quimiorrepulsão nestas células e a formação de estruturas semelhantes a capilares (Messias de Lima *et al.*, 2017).

Um modelo para se estudar a migração celular intratímica é obtido a partir dos complexos linfoepiteliais, as TNC. Nesses estudos observou-se que o GH acelerou significativamente a liberação de timócitos das TNC e aumentou a entrada de timócitos

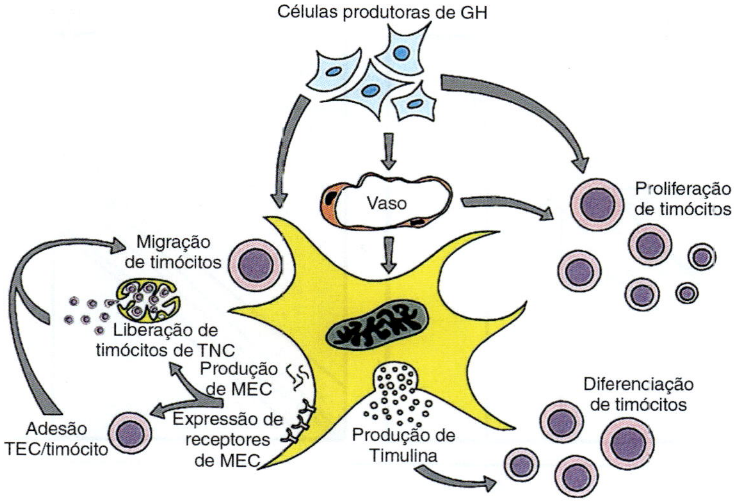

Figura 14.3. Efeito pleiotrópico do GH sobre células tímicas. Nesta representação esquemática, o hormônio do crescimento (GH) (derivado de células produtoras de GH hipofisárias ou extra-hipofisárias) pode atuar sobre células tímicas por uma via endócrina e/ou parácrina. O GH pode atuar diretamente sobre os timócitos, modulando sua taxa de proliferação. Adicionalmente, a maturação de células T intratímicas pode ser indiretamente controlada via mudanças no comportamento do microambiente tímico (aqui exemplificado pelas TEC). Nesse sentido, a produção do hormônio timulina, bem como a expressão de ligantes e receptores da matriz extracelular (MEC), pode ser regulada pelo GH com consequentes efeitos na proliferação, diferenciação e migração dos timócitos (Adaptado de Savino & Dardenne 2000).

para reconstituir novos complexos linfoepiteliais. De modo interessante, camundongos transgênicos para o GH apresentam um incremento no número de TNC, os quais são complexos maiores e mais granulares que os provenientes de animais normais. A produção de laminina nestes complexos também está aumentada nos camundongos transgênicos, o que indica claramente que há aceleração do tráfego intra-TNC mediado pela matriz extracelular, fato que pode ser demonstrado com o uso de anticorpos específicos para moléculas de matriz extracelular e para receptores de matriz extracelular do tipo integrina (de Mello-Coelho *et al.*, 1997; Savino; Dardenne 2010).

As interações moleculares envolvidas na migração celular via matriz extracelular e quimiocinas são estimuladas pelo GH (Figura 14.4). A migração de timócitos *ex-vivo,* em insertos *transwell,* diante de laminina e CXCL12 foi potencializada pelo GH, tanto em camundongos transgênicos ou injetados intratimicamente com GH, como em timócitos humanos (Smaniotto *et al.*, 2005; Lins *et al.*, 2016).

A migração transendotelial dos timócitos também é alvo da ação do GH. Utilizando timócitos frescos isolados a partir de camundongos machos da linhagem C57BL/6 e a linhagem celular tEnd.1, propôs-se um modelo de migração transendotelial que mimetiza a passagem de timócitos pela barreira endotelial, diante de estímulos quimioatraentes. Na transmigração diante da quimiocina CXCL12, observou-se que GH promove aumento no número absoluto de timócitos migrantes totais, bem como nas subpopulações $CD4^+CD8^+$ e $CD4^+CD8^-$ (Smaniotto *et al.*, 2011). Foi constatado também que os timócitos apresentam uma adesão preferencial às regiões periféricas das células

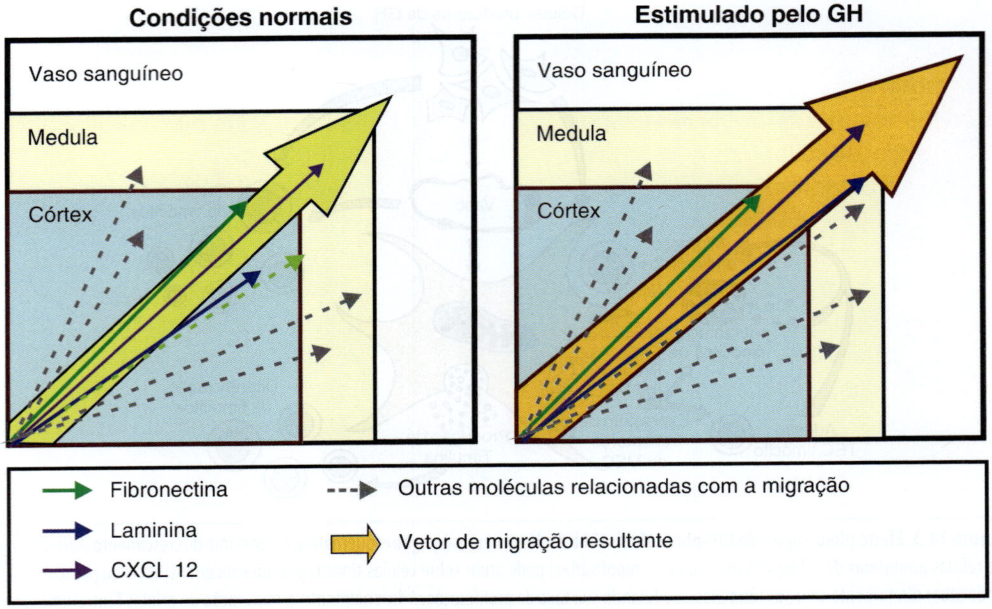

Figura 14.4. A migração de timócitos é regulada positivamente pelo GH. Ilustração esquemática demonstrando como o GH pode modular a migração intratímica de células T, com base no modelo multivetorial para migração de timócitos (Mendes-Da-Cruz *et al.* 2008). Segundo este modelo, a migração de timócitos resulta de um balanço de várias interações ligante/receptor moduladoras de migração celular. Uma vez reunidos, esses vetores individuais formam um vetor resultante que leva timócitos por todos os lóbulos tímicos, do córtex em direção à medula, com subpopulações maduras sendo exportadas do órgão através das paredes dos vasos sanguíneos. Este padrão pode ser alterado por níveis elevados agudos e crônicos de GH. Setas estreitas representam vetores de migração individuais induzidos por estímulos específicos como fibronectina (verde), laminina (azul), CXCL12 (violeta) e outras moléculas (cinza). Setas grandes representam o vetor de migração resultante. Tais mudanças estão relacionadas a uma migração aumentada de timócitos, com maior número de células sendo exportadas do órgão para os linfonodos (Adaptado de Savino, 2007).

tEnd.1, e o GH aumenta a adesão de timócitos $CD4^+CD8^-$ em virtude da maior expressão da selectina CD62L nestas células (Lins *et al.*, 2020).

Fisiologicamente, a exportação cotidiana de timócitos maduros (emigrantes tímicos recentes – RTE) permite que o repertório de células T na periferia do sistema imune seja mantido e enriquecido com novas especificidades antigênicas para o TCR. Experimentos *in vivo* demonstraram que o GH favorece a saída de RTE, principalmente $CD4^+CD8^-$ direcionados aos linfonodos subcutâneos e mesentérico, mas não ao baço. Assim, o GH modula a distribuição relativa dessas células entre os órgãos linfoides periféricos (Smaniotto *et al.*, 2004). Pacientes HIV^+ que receberam GH como um tratamento complementar (adjuvante) durante terapia antirretroviral mostraram aumento de RTE de fenótipo $CD4^+$ (Napolitano *et al.*, 2008). Em resumo, os níveis circulantes de GH afetam os padrões migratórios de timócitos, repercutindo na exportação de células T maduras para a periferia.

Alguns dos efeitos do GH no microambiente tímico podem ser mediados pelo IGF-1. Células epiteliais tímicas murinas e humanas expressam o receptor para IGF-1 e são capazes de produzir IGF-1 em resposta ao estímulo com GH (de Mello-Coelho *et al.*, 2002), o que está de acordo com os altos níveis de IGF-1 circulantes observados em animais transgênicos para GH e em pacientes acromegálicos (Timsit *et al.*, 1992). Esse fator também influencia a produção de hormônios tímicos e das moléculas de matriz extracelular por TEC e estimula uma resposta mitogênica e a produção de IL-6 por timócitos (Savino *et al.*, 2002). Além disso, o IGF-1 favorece a adesão e a migração de timócitos (de Mello-Coelho *et al.*, 1997). Importante notar que, tanto os efeitos de IGF-1 sobre a secreção de hormônios tímicos por TEC, como a produção de matriz extracelular por essas células foram inibidos com o uso de anticorpos anti-IGF-1 ou seu receptor (IGF-1R) (de Mello-Coelho *et al.*, 1997; Timsit *et al.*, 1992).

É interessante notar que a influência do eixo GH/IGF-1 também foi descrita *in vitro* sobre o microambiente e progenitores hematopoiéticos na medula óssea fetal humana. GH/IGF-1 estimularam a expansão de progenitores hematopoiéticos primitivos $CD34^{+}CD38^{-}$ e aumentaram a produção de várias subpopulações, incluindo progenitores linfoides $CD34^{+}CD38^{+}CD10^{+}$ (Hanley *et al.* 2005). Ainda demonstrou-se que a administração de IGF-1 juntamente com células de medula óssea a camundongos idosos resultou em um aumento da celularidade tímica e que IGF-1 potencializou a colonização de culturas de timo fetal por precursores de células T, o que sugere a participação do IGF-1 sobre a entrada de precursores no timo (Montecino-Rodriguez *et al.*, 1998).

Utilização do GH como terapia coadjuvante em condições associadas à atrofia tímica

Indivíduos idosos normalmente apresentam um quadro de imunossenescência que cursa com uma progressiva involução tímica, na qual há perda do tecido linfoide, que é progressivamente substituído por tecido adiposo. São observados distúrbios no equilíbrio da função das células T virgens, células T de memória e efetoras, promovendo a instalação de um estado pró-inflamatório latente no idoso. Além de infecções crônicas que podem se acumular durante a vida, a imunossenescência tem implicações clínicas importantes, como decréscimo geral da função imune, diminuição na habilidade de controlar infecções e resposta diminuída à vacinação (Pfister; Savino, 2008)

É importante notar que, juntamente com a involução tímica, o número de células exportadas pelo timo é também comprometido, como pode ser determinado pela diminuição no número de células T virgens $CD4^{+}$ e $CD8^{+}$ expressando ciclos de excisão do receptor de células T (TREC), mostrando que o repreenchimento da população periférica de células T é deficiente no idoso (Geenen *et al.*, 2003). Além disso, o número de células T reguladoras presentes no timo é diminuído em indivíduos idosos (Pfister; Savino, 2008).

Em trabalho pioneiro, Keith Kelley *et al.*, mostraram que injeções de uma linhagem de células produtoras de GH em ratos idosos foram capazes de regenerar o timo (Kelley *et al.*, 1986). No mesmo sentido, o tratamento de ratos idosos com GH recombinante ou com IGF-1 levou a uma melhora da função tímica (Goya *et al.*, 1992; Beschorner *et al.*, 1991). Além disso, o timo de animais velhos inoculados com células GH3 apresentou aumento de timócitos $CD4^{+}CD8^{+}$ e diminuição no número de $CD4^{-}CD8^{-}$ no timo (Li *et al.*, 1992). O tratamento de animais idosos ou animais irradiados com GH recombinante por cinco semanas restaurou a perda de precursores hematopoiéticos na medula óssea (Carlo-Stella *et al.*, 2004). Também o tratamento de camundongos velhos com GH reduziu os níveis tímicos de TNF-α e do 4-hidroxinonenal, promovendo atenuação da inflamação e diminuindo estresse oxidativo e lipotoxicidade no timo relacionados com a idade (de Mello-Coelho *et al.*, 2017).

Interessante notar que o uso terapêutico de GH já foi testado com efeitos positivos na recuperação de pacientes que sofreram transplante de medula óssea e apresentavam deficiências de GH (Barnard *et al.*, 2008; Chu *et al.*, 2008).

O GH também já foi utilizado como agente terapêutico coadjuvante em pacientes com AIDS que apresentam severa atrofia tímica e queda na produção de GH. Observou-se um aumento na timopoiese e na presença de células $CD4^+$ recentemente egressas do timo em pacientes tratados com GH juntamente com a terapia antiviral (Koutkia *et al.*, 2006; Napolitano *et al.*, 2008). Estes resultados estão de acordo com os dados mostrando que injeções intratímicas de GH realizadas em camundongos adultos ou, ainda, camundongos transgênicos para GH jovens ou idosos apresentam maiores quantidades de células T $CD4^+$ recém-egressas do timo tanto em linfonodos subcutâneos quanto em linfonodos mesentéricos em comparação com os respectivos animais-controle (Smaniotto *et al.*, 2004 2005; Savino; Dardenne, 2010).

Mais recentemente, o GH foi utilizado como terapia em camundongos infectados pelo *Trypanosoma cruzi*, que sofrem intensa atrofia tímica, além de distúrbios no equilíbrio do eixo hipotálamo-hipofisário com aparente queda na produção de GH (Savino, 2006; Corrêa-de-Santana *et al.*, 2006). O tratamento destes animais com GH resultou em melhora da resposta imune, com redução do número de tripomastigotas circulantes, assim como no parasitismo cardíaco e no infiltrado inflamatório encontrado no órgão. Além disso, as taxas de IFN-γ e óxido nítrico estavam aumentadas nos animais tratados por GH em relação aos controles (Frare *et al.*, 2010). Esses resultados sugerem que o GH poderá ser considerado um imunomodulador na infecção pelo *T. cruzi*, podendo futuramente ser utilizado em uma terapia combinada, diminuindo os efeitos nocivos observados na doença de Chagas.

Por fim, em seres humanos, foram encontradas importantes evidências relativas às propriedades imunomoduladoras do GH. Por exemplo, o volume do timo e o número de células $CD4^+$ são significativamente mais baixos em um grupo de crianças HIV^+ com deficiência de GH do que o grupo HIV^+ sem deficiência de GH. Além disso, tratamento de pacientes HIV^+ com altas doses de GH aumenta a massa tímica e a geração de células $CD4^+$. A suplementação com GH em adultos com deficiência de GH restaurou dois parâmetros da timopoiese, a proliferação intratímica de precursores de células T e a saída de células T virgens (Napolitano *et al.*, 2008; Morrhaye *et al.*, 2009) destacando, assim, os efeitos timotróficos do GH e seu importante papel na geração de linfócitos T imunocompetentes.

Referências bibliográficas

Barnard A, Layton D, Hince M, Sakkal S, Bernard C, Chidgey A et al. Impact of the neuroendocrine system on thymus and bone marrow function. Neuroimmunomodulation. 2008; 15:7-18.

Baroni CD, Fabris N, Bertoli G. Effects of hormones on development and function of lymphoid tissues Synergistic action of thyroxin and somatotropic hormone in pituitary dwarf mice. Immunology. 1969; 17(2):303-314.

Baumann GP. Growth hormone isoforms. Growth Hormone & IGF Research. 2009; 19(4):333-340.

Beschorner WE, Divic J, Pulidoi H, Yao X, Kenworthy P, Bruce G. Enhancement of thymic recovery after cyclosporine by recombinant human growth hormone and insulin-like growth factor 1. Transplantation 1991; 52:879-884.

Carlo-Stella C, di Nicola M, Milani R, Longoni P, Milanesi M, Bifulco C et al. Age- and irradiation-associated loss of bonne marrow hematopoietic function in mice is reversed by recombinant human growth hormone. Experimental Hematology. 2004; 32:171-178.

Carter-Su C, Schwartz J, Argetsinger LS. Growth hormone signaling pathways. Growth Hormone & IGF Research. 2015; 28:11-15.

Chu Y, Schmitz S, Choudhury B, Telford W, Kapoor V, Garfield S et al. Exogenous insulin-like growth factor 1 enhances thymopoiesis predominantly through thymic epithelial cell expansion. Blood. 2008; d 112:2836-2846.

Ciofani M, Zúñiga-Pflücker JC. The thymus as an inductive site for T lymphopoiesis. Annual Review of Cell and Developmental Biology. 2007; 23:463-493.

Corrêa-de-Santana E, Paes-Pereda M, Theodoropoulou M, Nihei OK, Gruebler Y, Bozza M et al. Hypothalamus-pituitary-adrenal axis during Trypanosoma cruzi acute infection in mice. Journal of Neuroimmunology. 2006; 173:12-22.

de Mello-Coelho V, Gagnerault MC, Souberbielle JC, Strasburger CJ, Savino W, Dardenne M et al. Growth hormone and its receptor are expressed in human thymic cells. Endocrinology. 1998; 139(9):3837-3842.

de Mello-Coelho V, Villa-Verde DMS, Farias-de-Oliveira DA, de Brito JM, Dardenne M, Savino W. Functional insulin-like growth factor-1/insulin-like growth factor-1 receptor-mediated circuit in human and murine thymic epithelial cells. Neuroendocrinology. 2002; 75(2):139-150.

de Mello-Coelho V, Villa-Verde DM, Dardenne M, Savino W. Pituitary hormones modulate cell-cell interactions between thymocytes and thymic epithelial cells. Journal of Neuroimmunology. 1997; 76(1-2):39-49.

de Mello-Coelho V, Cutler RG, Bunbury A, Tammara A, Mattson MP, Taub DD. Age-associated alterations in the levels of cytotoxic lipid molecular species and oxidative stress in the murine thymus are reduced by growth hormone treatment. Mechanisms of Ageing and Development. 2017; 167:46-55

Fabris N, Pierpaoli W, Sorkin E. Hormones and the immunological capacity. IV. Restorative effects of developmental hormone or of lymphocytes on the immunodeficiency syndrome of the dwarf mouse. Clinical and Experimental Immunology. 1971; 9:227-240.

Frare EO, Santello FH, Caetano LC, Caldeira JC, Toldo MPA, Prado Jr. JC. Growth hormone therapy in immune response against Trypanosoma cruzi. Research in Veterinary Science. 2010; 88:273-278.

Geenen V, Poulin J-F, Dion ML, Martens H, Castermans E, Hansenne I et al. Quantification of T cell receptor rearrangement excision circles to estimate thymic function: an important new tool for endocrine-immune physiology. Journal of Endocrinology. 2003; 176:305-311.

Goya RGGagnerault MC, de Moraes MC, Savino W, Dardenne M. In vivo effects of growth hormone on thymus function in aging mice. Brain Behavior and Immunity. 1992; 6:341-354.

Hanley MB, Napolitano LA, Mccune JM. Growth Hormone-Induced Stimulation of Multilineage Human hematopoiesis. Stem Cells. 2005; 23(8):1170–1179.

Hattori N. Expression regulation and biological actions of growth hormone (GH) and ghrelin in the immune system. Growth Hormone & IGF Research. 2009; 19(3):187-197.

Jeay SSonenshein GE, Postel-Vinay MC, Kelly PA, Baixeras E. Growth hormone can act as a cytokine controlling survival and proliferation of immune cells: new insights into signaling pathways. Molecular and Cellular Endocrinology. 2002; 188:1-7.

Kelley KW, Brief S, Westly HJ, Novakofski J, Bechtel PJ, Simon J et al. GH3 pituitary adenoma cells can reverse thymic aging in rats. Proceedings of the National Academy of Sciences 1986; 83:5663-5667.

Kelley P, Djiane J, Postel-Vinay MC, Edery M. The growth hormone/prolactin receptor family. Recent Progress in Hormone Research. 1993; 48:123-164.

Kopchick JJ, Bellush LL, Coschigano KT. Transgenic models of growth hormone action. Annual Review of Nutrition. 1999; 19:437–461.

Koutkia P,Eaton K, You SM, Breu J, Grinspoon S. Growth hormone secretion among HIV infected patients: effects of gender race and fat distribution. AIDS. 2006; 20:855-862.

Li YM, Brunke DL, Dantzer R, Kelley KW. Pituitary epitheial cell implants reverse the accumulation of CD4-CD8- lymphocytes in thymus glands of aged rats. Endocrinology. 1992; 130:2703-2709.

Lins MP, Araújo Vieira LF, Marinho Rosa AA, Smaniotto S. Growth hormone in the presence of laminin modulates interaction of human thymic epithelial cells and thymocytes in vitro. Biological Research. 2016; 49(1):37.

Lins MP, Viana IMMN, Smaniotto S, dos Santos Reis MD. Interactions between thymic endothelial cells and thymocytes are influenced by growth hormone. Growth Factors. 2020; 38(3-4):177-188.

Mendes-da-Cruz DA, Smaniotto S, Keller AC, Dardenne M, Savino W. Multivectorial abnormal cell migration in the NOD mouse thymus. Journal of Immunology. 2008; 180(7):4639-4647.

Merchav S, Tatarsky I, Hochberg Z. Enhancement of erythropoiesis in vitro by human growth hormone is mediated by insulin-like growth factor I. British Journal of Haematology. 1988; 70(3):267-271.

Messias de Lima CF, dos Santos Reis MD, da Silva Ramos FW, Ayres-Martins S, Smaniotto S. Growth hormone modulates in vitro endothelial cell migration and formation of capillary-like structures. Cell Biology International. 2017; 41(5):577-584.

Montecino-Rodriguez ECR, Dorshkind K. Effects of insulin-like growth factor administration and bone marrow transplantation on thymopoiesis in aged mice. Endocrinology, 1998; 139:4120-4126.

Morrhaye G, Kermani H, Legros JJ, Frederic Baron F, Beguin Y, Moutschen M et al. Impact of Growth Hormone (GH) Deficiency and GH Replacement upon Thymus Function in Adult Patients. PLoS One. 2009; 4(5):e5668.

Napolitano LA, Schmidt D, Gotway MB, Ameli N, Filbert EL, Ng MM et al. Growth hormone enhances thymic function in HIV-1-infected adults. Journal of Clinical Investigation. 2008; 118:1085-1098.

Nomura T, Sakaguchi S. Foxp3 and Aire in thymus-generated Treg cells: a link in self-tolerance. Nature Immunology. 2007; 8:333-334.

Perrini S, Laviola L, Carreira MC, Cignarelli A, Natalicchio A, Giorgino F. The GH/IGF1 axis and signaling pathways in the muscle and bone: mechanisms underlying age-related skeletal muscle wasting and osteoporosis. Journal of Endocrinology. 2010; 205:201-210.

Petrie HT, Zuniga-Pflucker JC. Zoned out: functional mapping of stromal signaling microenvironments in the thymus. Annual Reviews of Immunology. 2007; 25:649-679.

Pfister G, Savino W. Can the immune system still be efficient in the elderly? An immunological and immunoendocrine therapeutic perspective. Neuroimmunomodulation. 20008; 15:351-364.

Pierpaoli W, Sorkin E. Relationship between thymus and hypophysiss. Nature. 1967; 215:834-837.

Savino W, Mendes-da-Cruz DA, Smaniotto S, Silva-Monteiro E, Villa-Verde DMS. Control of thymocyte migration: an interplay of distinct cellular interactions. Journal of Leukocyte Biology. 2004; 75:951-961.

Savino W, Mendes-da-Cruz SA, Lepletier A, Dardenne M. Hormonal control of T-cell development in health and disease. Nature Reviews Endocrinology. 2016; 12(2):77-89.

Savino W, Mendes-da-Cruz DA, Silva JS, Dardenne M, Cotta-de-Almeida V. Intrathymic T cell migration: a combinational interplay of extracellular matrix and chemokines? Trends in Immunology. 2002; 23:305-313.

Savino W, Daniella Arêas Mendes-da-Cruz DA, Golbert DCF, Riederer I, Cotta-de-Almeida V. Laminin-Mediated Interactions in Thymocyte Migration and Development. Frontiers in Immunology. 2015; 6:579.

Savino W, Postel-Vinay MC, Smaniotto S, Dardenne M. The thymus gland: a target organ for growth hormone. Scandinavian Journal of Immunology. 2002; 55:442-452.

Savino W, Dardenne M. Pleiotropic modulation of thymic functions by growth hormone: from physiology to therapy. Current Opinion in Pharmacology. 2010; 10(4):434-442.

Savino W. Neuroendocrine control of T cell development in mammals: role of growth hormone in modulating thymocyte migration. Experimental Physiology. 2007; 92(5):813-817.

Savino W. The thymus is a common target organ in infectious disease. PLoS Pathogens. 2006; 2(6):e62.

Smaniotto S, Cruz DAM, Pinto CEC, Araújo LM, Dardenne M, Savino W. Combined role of extracellular matrix and chemokines on peripheral lymphocyte migration in growth hormone transgenic mice. Brain Behaviour and Immunity. 2010; 24(3):451-461.

Smaniotto S, Martins-Neto AA, Dardenne M, Savino W. Growth hormone is a modulator of lymphocyte migration. Neuroimmunomodulation. 2011; 18(5):309-313.

Smaniotto S, Mello-Coelho V, Villa-Verde DMS, Pléau JM, Postel-Vinay M-C, Dardenne M et al. Growth hormone modulates thymocyte development in vivo through a combined action of laminin and CXCL12. Endocrinology. 2005; 146(7):3005-3017.

Smaniotto S,Ribeiro-Carvalho MM, Dardenne M, Savino W, Mello-Coelho V. Growth hormone stimulates the selective trafficking of thymic CD4+CD8- emigrants to peripheral lymphoid organs. Neuroimmunomodulation. 2004; 11(5):299-306.

Timsit J, Savino W, Safieh B, Chanson P, Gagnerault MC, Bach JF et al. Growth hormone and insulin-like growth-factor I stimulate hormonal function and proliferation of thymic epithelial cells. Journal of Clinical Endocrinology & Metabolism. 1992; 75:183-188.

15

Efeitos Moduladores de Noradrenalina e Dopamina em Linfócitos

Karen Cecília de Lima Torres Navarro • Érica Leandro Marciano Vieira

Introdução

O sistema nervoso autônomo (SNA) é composto por dois distintos sistemas: simpático (SNS) e parassimpático (SNP). Esses sistemas secretam, em última instância, noradrenalina e acetilcolina, respectivamente. O SNS, em conjunto com o eixo hipotálamo-hipófise-adrenal (HPA), integra a maior via de comunicação entre o cérebro e o sistema imune (SI). As catecolaminas (CA), produtos do SNS, auxiliam na manutenção da homeostase do organismo como reguladoras do metabolismo, batimento cardíaco, tônus dos vasos sanguíneos e termogênese. Quando se altera a homeostase por estímulos (estressores) internos ou externos, tanto o SNS quanto o eixo HPA são ativados, resultando no aumento periférico dos níveis de glicocorticoides e das CA. Historicamente, a ativação do SNS e a liberação de CA, em resposta ao estresse, associam-se com a resposta de “fuga ou luta”. As CA, assim como os glicocorticoides, eram consideradas apenas moléculas imunossupressoras. Entretanto, sabe-se que os efeitos moduladores desses hormônios no SI poderão ser imunodepressores ou imunoestimuladores. O perfil desses efeitos depende, entre outros fatores, dos níveis nos quais estes são liberados na circulação sanguínea ou nos tecidos, sendo que, durante situações de estresse, estas concentrações estão mais elevadas.

A catecolamina noradrenalina (NA) é o principal neurotransmissor do SNS. A NA é liberada na periferia após ativação desse sistema, a partir das terminações nervosas pós-ganglionares do SNS e de células cromafins da medula da adrenal.

A inervação simpática também pode ser dopaminérgica nos órgãos linfoides. Níveis basais de NA circulantes variam entre 100 e 350 pg/mL, com meia-vida de aproximadamente dois minutos. Os níveis de dopamina (DA) circulantes variam de 10 a 80 pg/mL.

A produção destas catecolaminas inicia-se pela ativação de uma cascata enzimática, primeiramente com o aminoácido tirosina, e termina com a conversão de DA em NA pela beta-hidroxilase (Saha *et al.*, 2001).

Relação do sistema nervoso autônomo simpático e sistema imune: noradrenalina e linfócitos

As interações entre o SI e SNS são propiciadas pela fisiologia desses sistemas. Fibras pós-ganglionares simpáticas adrenérgicas possuem ramificações que inervam tanto órgãos linfoides primários (timo e medula óssea) como secundários (baço, linfonodos, tonsilas e tecidos linfoides associados à mucosa). As terminações nervosas provenientes do SNS, ao realizarem sinapses em tecido periféricos, liberam NA que atuam em linfócitos T, B e macrófagos e modulam diretamente a atividade dessas células. Estas junções formam intercomunicações entre SI e SN, denominadas sinapses neuroimunológicas. Por outro lado, os componentes do SI, como as citocinas, podem influenciar o SNS levando ao aumento da liberação de NA nos órgãos linfoides após infecções ou imunizações (Figura 15.1). Desta forma, a relação entre SNS e SI é uma rede complexa, em que tanto a produção de citocinas como a produção de NA atuam ativamente e induzindo respostas de *feedback* importantes para o controle e regulação de ambos os sistemas (Figura 15.1).

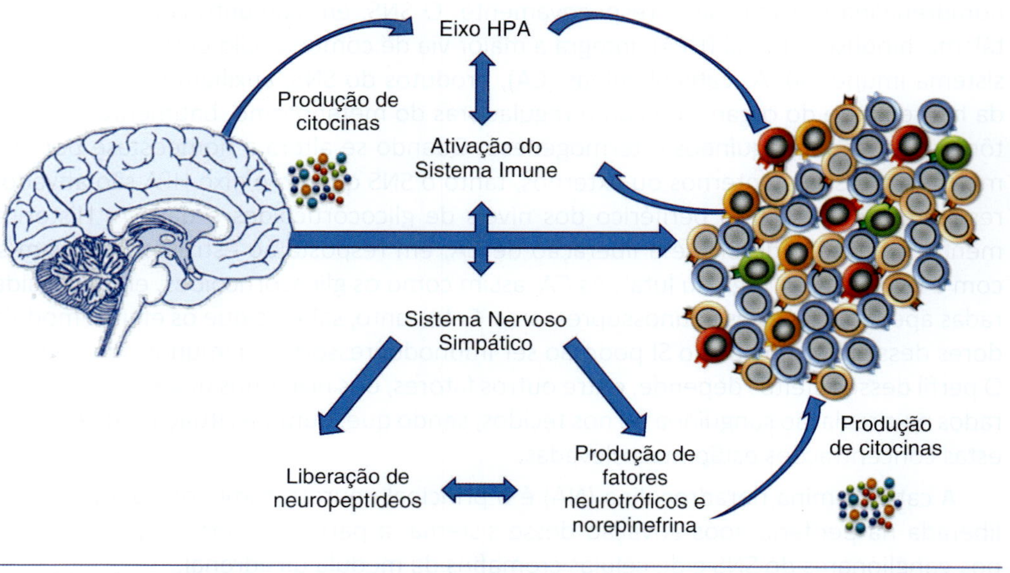

Figura 15.1. Intrínseca relação entre o SNC e SNS com o SI. SNC pode ativar o eixo HPA após estímulo específico, induzindo a ativação de células imunes e a produção de proteínas inflamatórias. Esse sistema retroalimenta a ativação do sistema nervoso, levando à produção de fatores neurotróficos e neuropeptídeos.

Fonte: Acervo da autoria.

Receptores adrenérgicos

A noradrenalina pode modular a atividade celular por se ligar a receptores adrenérgicos em vários tipos celulares, incluindo células do SI. Há os receptores β-adrenérgicos (βAR) subdivididos em duas subclasses: β1 e β2AR. A família dos β-adreno-receptores (AR) contém três subtipos: β1AR, β2AR, β3AR. Linfócitos T e B expressam quase unicamente β2AR (Figura 15.2), (Kohm & Sanders, 2001). Apesar de as células do SI terem

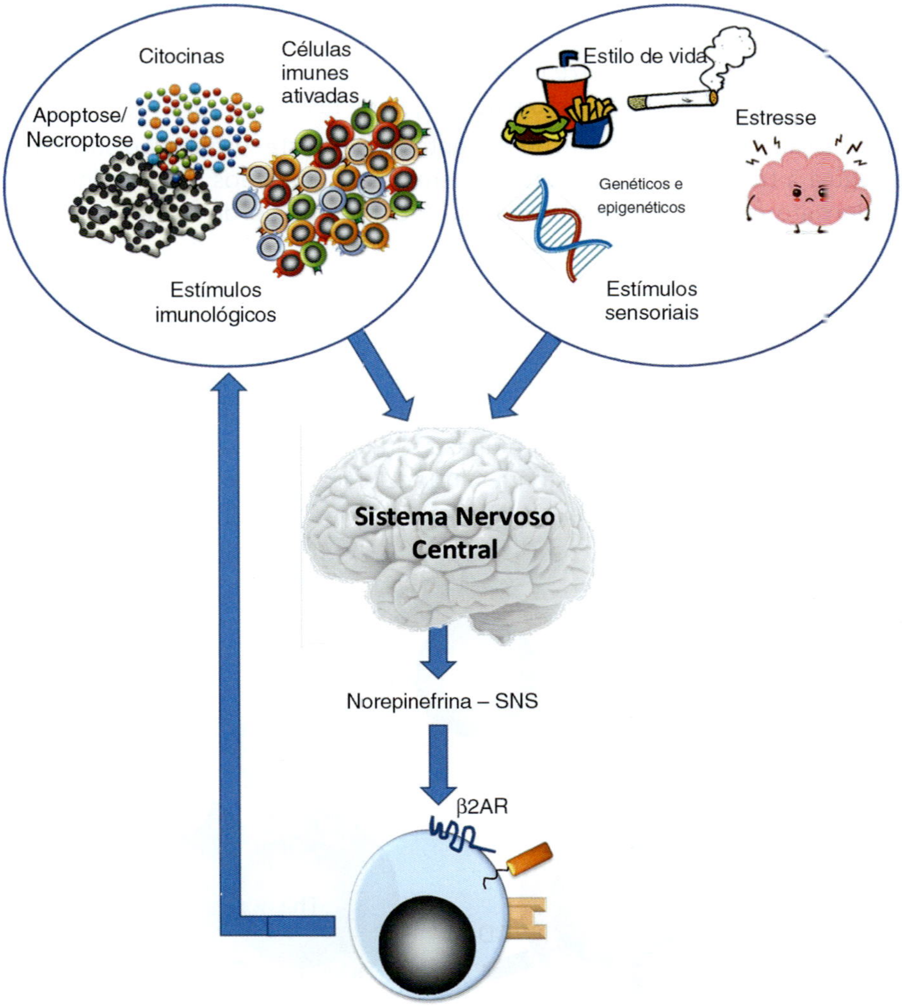

Figura 15.2. Noradrenalina, um dos principais neurotransmissores de comunicação entre SN e SI. Um estímulo estressor interno ou externo causa a liberação de NA na periferia e pelas terminações nervosas simpáticas em órgãos do SI. A NA atua nas células imunes via β2AR principalmente expresso.

Fonte: Acervo da autoria.

como receptor predominante o β2AR, tanto estímulos provenientes do SI (citocinas, corpos apoptóticos e necroptóticos) como estímulos sensoriais (estilo de vida, presença de estresse e fatores genéticos e epigenéticos) podem ativar a liberação de NA pelo SNS, que ativará as células que retroalimentarão a ativação do SI via 2AR presente na membrana (Figura 15.2).

Os βAR podem ser expressos em linfócitos em determinados compartimentos no organismo (como células hematopoiéticas) ou em certas condições patológicas (como artrite reumatoide e outras doenças crônicas). Células B murinas expressam β2AR, assim como células T $CD4^+$ *naïve* e células Th1 efetoras, enquanto células Th2 efetoras não expressam (Sanders *et al.*, 1997). Em células T humanas a expressão em subtipos T auxiliares não é tão compreendida pela dificuldade de gerar clones específicos. A expressão diferencial que ocorre nas células dos camundongos está relacionada com fatores epigenéticos como metilação e acetilação de histonas.

Com relação ao funcionamento dos receptores βAR, estes estão acoplados à proteína G que regula a transdução dos sinais da membrana celular aos efetores intracelulares como adenilato ciclase (AC) e fosfolipase C (PLC). A ligação de NA aos AR ativa diretamente a proteína G que estimula enzimas como AC e PLC a induzirem a produção de segundos-mensageiros, como adenosina 5'monofosfato cíclico (cAMP) ou inositol 1,4,5-trifosfato intracelular (IP_3), ou diacilglicerol (DAG) e $Ca2^+$, respectivamente. Geralmente, os βAR acoplam-se à porção estimulatória da proteína G (G_s) e ativam a AC que aumenta a concentração de cAMP. Os β1AR acoplam-se à unidade inibitória da AC (G_i) e ativam a PLC que aumenta IP3 e DAG. Subsequentemente à geração dos segundos-mensageiros, cAMP ativa a proteína quinase A (PKA), o DAG ativa a proteína quinase C (PKC) e IP3 mobiliza Ca^{2+} dos estoques intracelulares. O Ca^{2+} depois liga-se à via da calmodulina que culmina com expressão gênica (Figura 15.3). As vias intracelulares

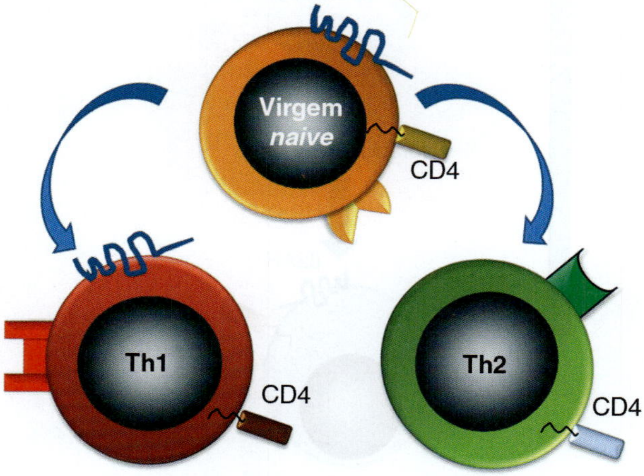

Figura 15.3. Ligação de noradrenalina aos β2AR. São, principalmente, expressos em linfócitos e sua ativação leva a uma série de eventos intracelulares. Camundongos expressam esses receptores em linfócitos B, T $CD4^+$ *naive* e células Th1 efetoras. Em humanos, a expressão de β2AR em células Th1 é bem caracterizada, mas não em células Th2.

Fonte: Acervo da autoria.

de PKC, Ca^{2+}/calmodulina e cAMP/PKA regulam por fosforilação importantes fatores transcricionais como fator nuclear κB (NF-κB), fator nuclear de células T ativadas (NF-AT), e elemento responsivo de ligação a cAMP (CREB), fundamentais para a produção de citocinas e ativação celular.

A quantidade de βAR expressos nos linfócitos B aproxima-se de 4 mil receptores por célula, sendo que em linfócitos T $CD8^+$ são 1.800 e em células T $CD4^+$ cerca de 200 a 750, aproximadamente. A densidade de expressão dos receptores, assim como a afinidade de ligação a adenilato ciclase, varia de acordo com o estado de ativação da célula.

Inicialmente, acreditava-se que a NA pela estimulação dos β2AR inibia a função linfocitária. Hoje, sabe-se que a NA exerce diversos efeitos na função linfocitária, e sua ação depende do tempo de ativação celular, bem como do subtipo celular envolvido.

No que se refere à proliferação celular, em alguns modelos experimentais mostrou-se que a NA pode acarretar uma inibição da proliferação de células T pela estimulação de receptores β2AR, o que justificaria o aumento de cAMP. Esse aumento inibe a produção da citocina IL-2, importante estímulo proliferativo (Strell *et al.*, 2009). Além disso, a expressão de IL-2R está diminuída em células T $CD4^+$ por estimulação dos β2AR via ligação de NA. Entretanto, sabe-se que quando estes linfócitos T $CD4^+$ virgens são estimulados na presença de IL-12, uma importante citocina de diferenciação celular para Th1, a produção de IFN-γ é maior se receptores β2AR forem ativados. Este efeito está diretamente relacionado com o aumento da produção da citocina, não sendo decorrente do aumento do número de células que a produzem. Um interessante fato é que a quantidade de IFN-γ produzido pelo linfócito Th1 é diferente, caso a ativação do β2AR aconteça antes, durante ou após a ativação celular. Os níveis de expressão de IFN-γ apresentam-se, então, menores, inalterados ou maiores, respectivamente (Swanson *et al.*, 2001).

Como os linfócitos Th2 diferenciados não expressam β2AR, a NA não afeta diretamente a produção de IL-4 (Figura 15.4). Entretanto, ao influenciar a produção de IFN-γ pelas células T virgens ou Th1, indiretamente pode-se alterar a produção de IL-4. Por outro lado, se as células T virgens forem estimuladas na presença de IL-4 com estimulação dos β2AR, altera-se a expressão de IL-4 pelas células Th2 diferenciadas. Nesse caso, se os níveis de IL-4 na ativação foram baixos, as células Th2 irão produzir altos níveis desta citocina. De maneira oposta, se a diferenciação ocorre na presença de altos níveis ou intermediários de IL-4, forma-se células produzindo baixos níveis desta citocina (Sanders, 2012).

Produção de citocinas por linfócitos T na presença de noradrenalina

Em condições fisiológicas (*in vivo*), a NA reduz a expressão de citocinas pró-inflamatórias e indução de células do tipo Th1 via estimulação dos receptores β2AR, o que ocasiona o aumento da expressão de citocinas anti-inflamatórias e do perfil Th2, indiretamente. Porém, os resultados *in vitro* não são contraditórios. Nesta condição, linfócitos T $CD4^+$ e $CD8^+$, quando estimulados na presença de NA, podem aumentar a expressão de citocinas inflamatórias (TNF-α, IFN-γ, IL-6) e anti-inflamatórias (IL-10). Ou seja, a expressão das citocinas por linfócitos T depende do modelo analisado. Por outro lado,

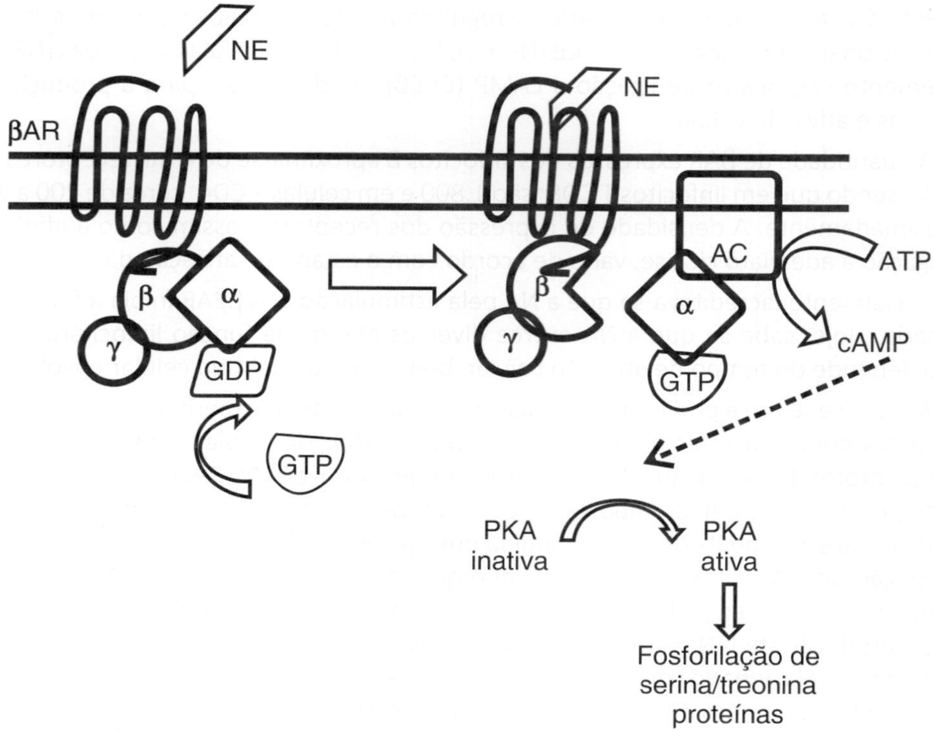

Figura 15.4. Expressão de β2AR em linfócitos T CD4⁺. Linfócitos T CD4⁺ virgens expressam β2AR. Linfócitos T CD4⁺ tipo Th1 continuam a expressar β2AR. Durante a diferenciação de linfócitos T CD4⁺ virgens no subtipo Th2 deixam de expressar os β2AR. Esses eventos são em decorrência de fatores epigenéticos.

Fonte: Acervo da autoria.

também *in vitro*, NA em baixas (10^{-9} M) ou altas (10^{-5} M) concentrações pode suprimir citocinas como IFN-γ e até IL-4 em linfócitos cultivados na presença de estímulos como IL-2, ou fito-hemaglutinina (PHA), toxina tetânica ou, ainda, anti-CD3 (Wahle *et al.*, 2005).

A presença de NA no SI também pode induzir alterações no número de linfócitos circulantes, principalmente células NK, enquanto os níveis de linfócitos T e B são relativamente inalterados em condições *in vivo*. Entre as células do SI, os linfócitos T CD3⁺ circulantes apresentam um aumento transiente em seus níveis e os mecanismos desta redistribuição linfocitária ainda não são estabelecidos. A estimulação celular via receptores β2AR pode interferir diferencialmente o tráfego e recrutamento de populações celulares específicas por influenciar na expressão de moléculas de adesão, quimiocinas e seus receptores. Um possível mecanismo que auxilia na elucidação da redistribuição linfocitária na presença de NA e modulação da expressão de moléculas de adesão e quimiocinas seria a inervação do SNS nas células musculares lisas, que regulam o fluxo sanguíneo. Assim, os linfócitos poderiam migrar via vênulas pós-capilares para os tecidos com maior facilidade (Bosch *et al.*, 2003).

Modulação dos β2AR e noradrenalina em linfócitos B

Assim como nos linfócitos T, a presença de NA é importante para a função das células B, sendo um dos efeitos da NA induzir a alteração dos níveis de IgG1, um importante anticorpo para a ativação da via do complemento. Utilizando modelo animal, demonstrou-se que ao se depletar NA e transferir as células Th2 antígeno específicas e linfócitos B, após a administração de um estímulo celular, detecta-se baixa produção de IgG1. Resultado similar é obtido quando se administra antagonistas β ou α adrenérgicos a camundongo controle (sem nenhum tratamento prévio). A presença dos antagonistas de β2AR (expressos nos linfócitos B) prejudica a produção de IgG1, o que não e observado para os antagonistas βAR.

Um cofator muito importante na produção do anticorpo IgG1 é a molécula de ativação CD86, também conhecido como B7-2, presente na membrana de células mieloides, como macrófagos e células dendríticas. A ativação de β2AR e CD86 induz o aumento na quantidade de IgG1 produzida pelo linfócito B, mas não o número de células produtoras.

Durante uma resposta do tipo Th2, algumas células B mudam a expressão de IgG1 para IgE (isotipo que contribui para os quadros clínicos de asma e alergias). O acoplamento dos β2AR em células B ativadas na presença de IL-4 leva ao aumento da produção de IgE dependente de cAMP e PKA. De maneira oposta à produção de IgG1, que também é dependente de cAMP e PKA, o aumento de IgE não é dependente da via de sinalização CREB, mas sim da via p38MAPK.

Relevância clínica

O tratamento de pessoas com asma e o papel da NA é amplamente estudado, apresentando grande relevância clínica. Como mencionado anteriormente, a NA afeta o SI, nesse contexto, o paciente que utiliza um inalador que contém fármaco agonista de β2AR para indução da broncodilatação modula diretamente esse sistema. Contudo, o benefício do uso de antagonistas de β2AR para os pacientes com asma diminui com o tempo em razão do uso prolongado. Uma possível explicação para a redução dessa resposta é que a ativação de β2AR nos pulmões aumenta os níveis de expressão de IgE. Esta classe de anticorpo exacerba os sintomas da asma e intensifica a broncoconstrição a ponto de os agonistas β2AR não serem mais efetivos. Uma forma de evitar esse processo é a terapia de coadministração de corticoides que diminuem a inflamação nos brônquios, suprimindo a superprodução de IgE (Figura 15.5) (Sanders, 2012).

Dopamina e sua relação com os linfócitos

A dopamina (DA) é a catecolamina neurotransmissora predominante no cérebro de mamíferos. A DA controla uma variedade de funções de comportamento como a atividade locomotora, cognição, emoção, ingestão alimentar e regulação endócrina. Essa catecolamina também participa de funções periféricas como modulação da função cardiovascular, liberação de outras catecolaminas (NA e epinefrina), secreção hormonal, tônus vascular, função renal e mobilidade gastrointestinal.

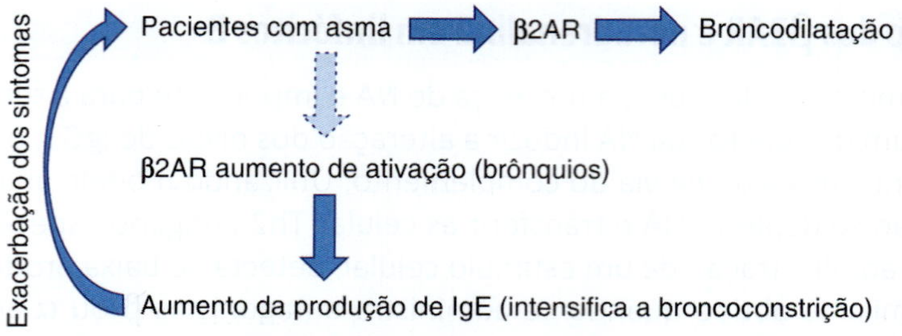

Figura 15.5. Relevância clínica para pacientes com asma do aumento de IgE induzido por ativação do receptor β2AR. O uso prolongado de agonistas β2AR por pacientes com asma induz a perda de eficácia do tratamento. Possivelmente a ativação de β2AR nos pulmões induza aumento de IgE. Esta classe de anticorpo exacerba efeitos clínicos da doença em face da indução de broncoconstrição.

Fonte: Acervo da autoria.

Receptores dopaminérgicos

A DA possui pelo menos cinco tipos de receptores, que são subdivididos em dois grupos; os receptores do tipo D1 (subtipos D1 e D5) que ativam a adenilato ciclase e os receptores do tipo D2 (subtipos D2, D3 e D4) que inibem a adenilato ciclase (Figura 15.6).

Os estudos que analisaram a presença dos receptores nas células do SI ainda são contraditórios. Alguns não demonstraram a presença de receptores tipo D2 na superfície de linfócitos humanos e murinos, enquanto outros evidenciaram a presença dos cinco subtipos de receptores nestas células. A expressão dos receptores dopaminérgicos em linfócitos T é baixa e em linfócitos B a expressão é maior e mais consistente. A presença de receptores de DA em linfócitos de mamíferos iniciou o conceito de que a DA é um regulador em atividades imunoefetoras (Basu *et al.*, 2000). Outro importante fato é que a DA também pode atuar em linfócitos via receptores βAR. Demonstrou-se, inclusive, que a DA pode suprimir a produção de IL-12p40 nos macrófagos por meio da ativação de βAR.

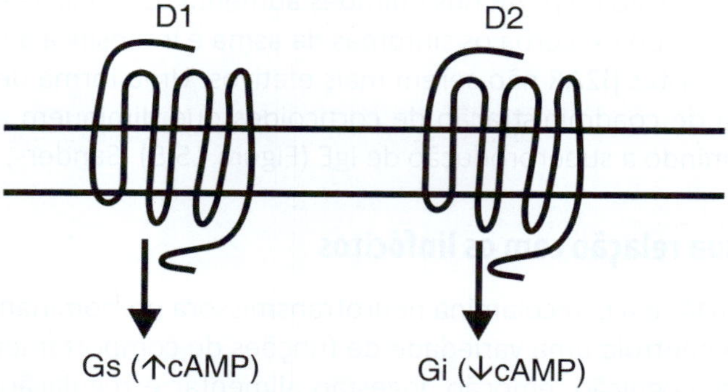

Figura 15.6. Receptores dopaminérgicos D1 e D2. A ligação de D1 ativa a adenilato ciclase com consequente aumento de cAMP, enquanto o engajamento de D2 causa a ligação da porção inibitória da proteína G (G_i) e diminuição de cAMP intracelular.

Fonte: Acervo da autoria.

A inervação dopaminérgica está presente em órgãos linfoides por meio de nervos adrenérgicos, sugerindo que há uma regulação neural mediada por DA direcionada a células imunoefetoras. Apesar de estas células entrarem em contato primariamente com a DA nos linfonodos, no baço, na medula óssea e na circulação, há a possibilidade de contribuição da síntese endógena de DA no controle parácrino e autócrino dos linfócitos e suas funções.

Síntese endógena de catecolaminas em linfócitos

Além da expressão de receptores dopaminérgicos em linfócitos humanos, demonstrou-se também a capacidade de síntese de catecolaminas por estas células, bem como a existência de um mecanismo de recaptação DA. A síntese endógena de monoaminas pelos linfócitos foi demonstrada em face da produção de NA a partir de L-Dopa e L-Tirosina, *in vitro* (Figura 15.7) (Musso *et al.*, 1996). Entretanto, a relevância fisiológica deste

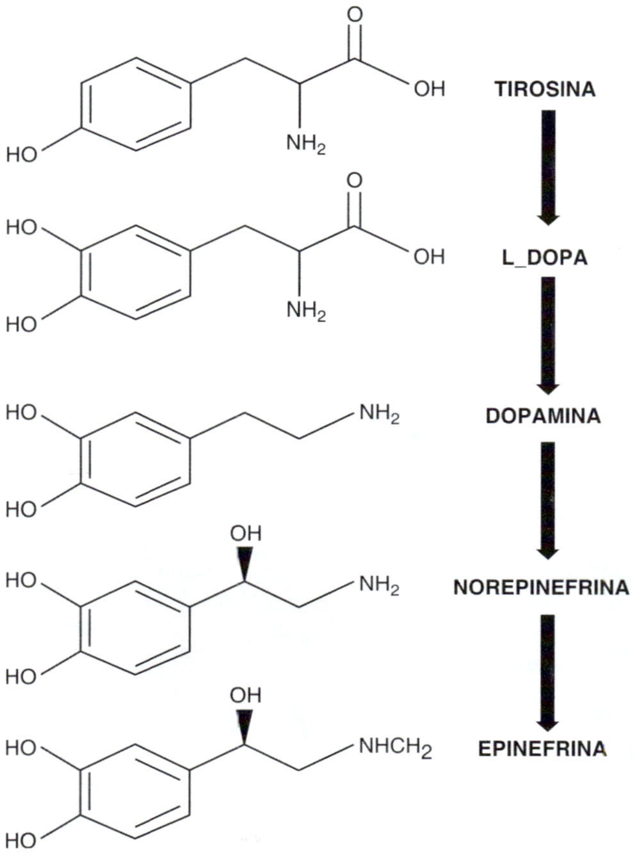

Figura 15.7. Via enzimática de produção de dopamina e noradrenalina.

Fonte: Acervo da autoria.

sistema por linfócitos T ainda não é bem estabelecida na literatura. Utilizando modelo murino, animais deletados para a enzima beta-hidroxilase (enzima conversora de DA em NA) não são afetados no desenvolvimento do SI, porém, a produção de citocinas do tipo Th1 fica comprometida, o que os torna mais suscetíveis a infecções (Alaniz *et al.,* 2001).

Produção de citocinas moduladas por dopamina

Demonstrou-se que linfócitos T reguladores ($CD4^+CD25^+$), importantes células moduladoras do SI em virtude de seu papel imunossupressor, contêm grandes quantidades de DA, além de NA e epinefrina. A liberação destas catecolaminas reduz a produção de IL-10 e TGF-β via atuação da própria DA liberada e engajamento dos próprios receptores D1. Dessa forma, a liberação destas moléculas reduz a inibição das células T efetoras, no entanto, não afeta a produção de citocinas pró-inflamatórias como IFN-γ e TNF-α (Figura 15.8) (Cosentino *et al.,* 2016).

Outro efeito do circuito parácrino pode ser demonstrado nos estoques de DA em células dendríticas derivadas de monócitos. A liberação da DA destas células atua via receptores D1 nas células T virgens ou *naïve* em que há o aumento de cAMP, diferenciando estas células em Th2 em resposta ao estímulo pró-inflamatório anti-αCD3/αCD28. Entretanto, na ausência de liberação de DA, as células T diferenciam-se no subtipo Th1 na presença do mesmo estímulo.

Na ausência de estímulo antigênico ou policlonal, a DA via receptores D3 e D1/D5 aumenta a secreção de TNF-α, enquanto o estímulo de DA por receptores D2 induz a secreção de IL-10 sem afetar a produção de IL-4 ou IFN-γ (Cosentino *et al.*, 2006).

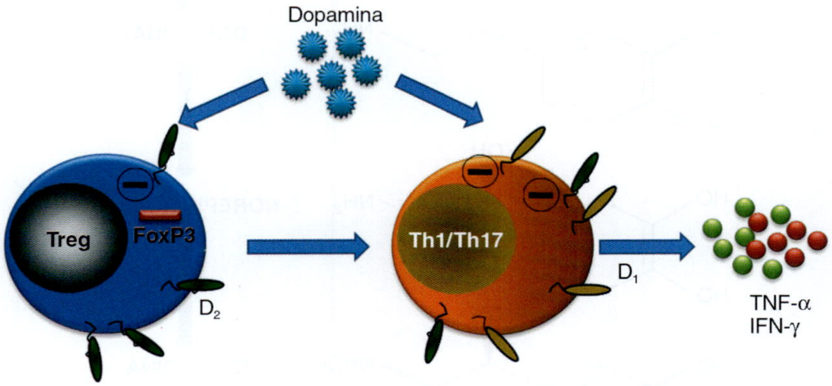

Figura 15.8. Linfócitos T $CD4^+$ apresentam expressão reduzida do número de receptores D2 e possivelmente maior número de D1. Esse desequilíbrio promove uma resposta pró-inflamatória com o aumento da ativação e produção de TNF-α e IFN-γ. Além disso, células T reguladoras expressam abundantemente receptores do tipo D1 o que pode levar ao aumento da resposta de inibição mediada pela dopamina em células T do tipo Th1 e Th17, principais produtoras de IFN e IL-17, respectivamente.

Fonte: Acervo da autoria.

Produção de quimiocinas e moléculas de adesão moduladas por dopamina

Na ausência de estímulo e na presença de DA, os linfócitos alteram a expressão de moléculas de adesão, integrinas e receptores de quimiocinas. Mostrou-se que o estímulo de receptores D2 e D3 por DA ativa integrinas (α-4β1 e α-5β1) em linfócitos T, o que promove a adesão destes linfócitos a fibronectina, componente da matriz extracelular. Além disso, a DA induz adesão dependente de integrina em linfócitos T $CD8^+$ virgem à fibronectina e ICAM por meio da ativação de integrinas. Demonstrou-se também que linfócitos T $CD8^+$ virgens ou *naïve* migram por quimiotaxia induzida por DA sinergisticamente com as quimiocinas CCL19, CCL21 e CXCL12. Esta migração acontece, principalmente, via receptores D3 que é o subtipo expresso mais abundantemente em células T $CD8^+$ *naïve* humanas e de camundongos. DA *in vivo* é capaz de atrair linfócitos T $CD8^+$ virgem à cavidade peritoneal, em modelo animal, também via receptores D3. Essa importante resposta dos linfócitos à presença de DA, em parte deve-se ao fato de os linfonodos serem bastante inervados por vias simpáticas que armazenam uma grande quantidade de DA. Neste cenário, os linfócitos devem ser expostos a uma concentração relativamente alta de DA nestes linfonodos, especialmente próximos aos vasos sanguíneos, incluindo vênulas de endotélio alto, porta de entrada do *homing* linfocitário. O tratamento com antagonista seletivo de D3 diminui significativamente o número de linfócitos T $CD8^+$ virgens nos linfonodos, sugerindo que DA, via receptor D3, tenha um papel no *homing* de linfócitos T $CD8^+$ virgem para os linfonodos (Sarkar *et al.*, 2010).

Apesar de ter sido demonstrado *in vitro* que DA aumentou a produção de citocinas inflamatórias por células T $CD4^+$ e $CD8^+$ (Torres *et al.,* 2005), em outros trabalhos demonstrou-se que DA e seu precursor (L-dihidroxifenilalanina) têm a capacidade de inibir proliferação e diferenciação de linfócitos T $CD4^+$ e $CD8^+$ de maneira dose-dependente. Em níveis circulantes normais, a DA inibe a proliferação e citotoxicidade de células T por sua ação em receptores D1. No modelo murino, o tratamento com L-DA (precursor de DA) aumenta a resposta proliferativa de linfócitos esplênicos e diminui o número de células produtoras de IFN-γ, via receptor D2. Concentrações de DA similares aos níveis encontrados no plasma de indivíduos sob estresse crônico inibem a produção de citocinas tipo Th1 e do tipo Th2 por células T.

A DA tem um potencial papel citotóxico em linfócitos ao atuar sinergisticamente com lactacistina (inibidor de proteassoma), aumentando ativação de caspases, Bcl-2 e apoptose nestas células (Bazzini *et al.*, 2008).

Relevância clínica

O sistema dopaminérgico encontra-se alterado em algumas condições patológicas, principalmente transtornos neuropsiquiátricos, como doença de Parkinson e esquizofrenia. Na doença de Parkinson, segunda doença neurodegenerativa de maior importância, existe uma perda de neurônios dopaminérgicos no cérebro resultando em tremores e rigidez, sinais que podem ser aliviados com a reposição de L-DA (Figura 15.9).

Por outro lado, a esquizofrenia, que consiste, entre outros aspectos, em distúrbios de padrões de pensamentos, alucinações e delírios, alteração da sinalização dopaminérgica,

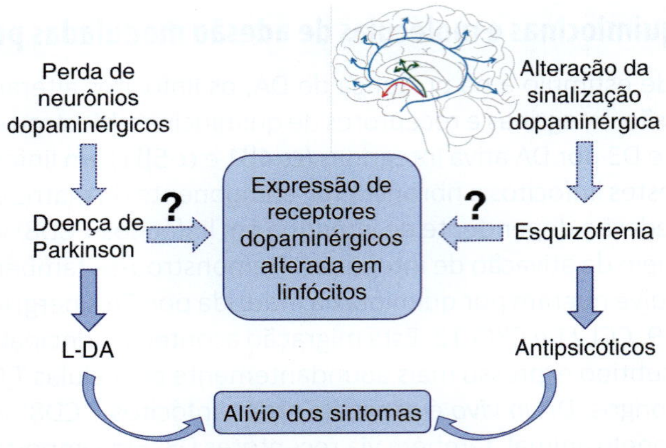

Figura 15.9. Doenças relacionadas com alterações dopaminérgicas e linfócitos. Doenças relacionadas com disfunções dopaminérgicas, como esquizofrenia e doença de Parkinson, apresentam expressão alterada de receptores dopaminérgicos em linfócitos.

Fonte: Acervo da autoria.

geralmente tem os sintomas aliviados pela administração de drogas antipsicóticas que bloqueiam os receptores D2 (Figura 15.9). Além disto, a expressão de receptores de DA na membrana de linfócitos apresenta-se significativamente alterada nestas condições patológicas (Parkinson, esquizofrenia). Portanto, há a necessidade de uma caracterização mais detalhada da ação de DA em células do sistema imune quanto ao seu estado funcional e de ativação, sobretudo na expressão de citocinas e quimiocinas.

Considerações finais

O papel da sinalização por noradrenalina e dopamina é um processo altamente complexo e associado com o tipo e função celular específica (linfócitos e seu estado de ativação, bem como células da imunidade inata como macrófagos e células dendríticas). O sistema imune é um dos sistemas afetados diretamente pela ação das catecolaminas em condições fisiológicas e patológicas, como em doenças infecciosas e crônicas, apresentando diferentes desfechos em cada uma delas. Os mecanismos de ação da NA e da dopamina nas diferentes células do SI precisam ser mais bem elucidados, para que seja possível compreender sua ação primária (causal) ou secundária (resposta) nas diversas desordens fisiopatológicas.

Referências bibliográficas

Alaniz RC, Thomas SA, Perez-Melgosa M, Mueller K, Farr AG, Palmiter Rd et al. Dopamine beta-hydroxylase deficiency impairs cellular immunity. Proceedings of the National Academy of Sciences. 1999; 96(5):2274-8.

Basu S, Dasgupta PS. Dopamine, a neurotransmitter, influences the immune system. Journal of Neuroimmunology. 2000; 102(2):113-24.

Bazzini E, Samuele A, Granelli M, Levandis G, Armentero MT, Nappi G et al. Proteasomal inhibition and apoptosis regulatory changes in human isolated lymphocytes: the synergistic role of dopamine. Journal of Cellular Biochemistry. 2008; 103(3):877-85.

Bosch JA, Berntson GG, Cacioppo JT, Dhabhar FS, Marucha PT. Acute stress evokes selective mobilization of t cells that differ in chemokine receptor expression: a potential pathway linking immunologic reactivity to cardiovascular disease. Brain Behav Immun. 2003; 17(4):251-9.

Cosentino M, Fietta AM, Ferrari M, Rasini E, Bombelli R, Carcano E et al. Human CD4+CD25+ regulatory T cells selectively express tyrosine hydroxylase and contain endogenous catecholamines subserving an autocrine/paracrine inhibitory functional loop. Blood. 2007; 109(2):632-42.

Kohm AP, Sanders VM. Norepinephrine and beta 2-adrenergic receptor stimulation regulate CD4+ T and B lymphocyte function in vitro and in vivo. Pharmacological Reviews. 2001; 53(4):487-525.

Musso NR, Brenci S, Setti M, Indiveri F, Lotti G. catecholamine content and in vitro catecholamine synthesis in peripheral human lymphocytes. Journal of Clinical Endocrinology Metabolism. 1996; 81(10):3553-7.

Saha B, Mondal AC, Majumder J, Basu S, Dasgupta PS. Physiological concentrations of dopamine inhibit the proliferation and cytotoxicity of human CD4+ and CD8+ T cells in vitro: a receptor-mediated mechanism. Neuroimmunomodulation. 2001; 9(1):23-33.

Sanders VM. The beta2-adrenergic receptor on t and b lymphocytes: do we understand it yet? Brain Behavior and Immunity. 2012; 26(2):195-200.

Sarkar C, Basu B, Chakroborty D, Dasgupta PS, Basu S. the immunoregulatory role of dopamine: an update. Brain Behavior and Immunnity. 2010; 24(4):525-8.

Strell C, Sievers A, Bastian P, Lang K, Niggemann B, Zänker KS et al. Divergent effects of norepinephrine dopamine and substance P on the activation differentiation and effector functions of human cytotoxic T lymphocytes. BMC Immunol. 2009; 10:62.

Swanson MA, Lee WT, Sanders VM. IFN-Gamma production by Th1 cells generated from naive CD4+ T cells exposed to norepinephrine. J Immunol. 2001; 166(1):232-40.

Torres KC, Antonelli LR, Souza AL, Teixeira MM, Dutra WO, Gollob KJ. Norepinephrine dopamine and dexamethasone modulate discrete leukocyte subpopulations and cytokine profiles from human PBMC. Journal of Neuroimmunology. 2005; 166(1-2):144-57.

Wahle M, Neumann RP, Moritz F, Krause A, Buttgereit F, Baerwald CG. Beta2-Adrenergic receptors mediate the differential effects of catecholamines on cytokine production of PBMC. Journal of Interferon & Cytokine Research. 2005; 25(7):384-94.

16

Eixo Imune-Pineal – Balanceando Respostas Imune Inatas

Regina P. Markus • Pedro A. Fernandes • Kelly D. Abrantes-Lima • Kassiano dos S. Sousa • Zulma S. Ferreira

Resumo

A imunidade inata, primeira defesa de um organismo vivo, envolve processos de monitoramento, reconhecimento e respostas estereotipadas para os diferentes tipos de agressão. Uma resposta inflamatória aguda, desencadeada pelo reconhecimento de padrões moleculares associados a patógenos ou danos teciduais (PAMP/DAMP; do inglês, *pathogen/damage associated molecular patterns*), promove a migração de leucócitos para a região de lesão, resultando na morte do agente agressor e fagocitose dos restos celulares. Este padrão de resposta, para ser eficiente, nunca deve ocorrer na ausência de um agente indutor e deve ter eficácia similar a qualquer hora do dia. A montagem de uma resposta de defesa desbalanceada ou ativada na ausência de uma agressão é tão prejudicial quanto a ausência da resposta, ou mesmo de uma resposta esmaecida incapaz de restaurar a higidez. Quando o processo inflamatório não é resolvido de forma satisfatória, surgem as doenças inflamatórias crônicas, autoimunes ou proliferativas.

A primeira defesa de um organismo vivo, defesa imune inata, envolve processos de monitoramento, reconhecimento e respostas estereotipadas para diferentes tipos de agressão. A resposta inflamatória aguda, desencadeada pelo reconhecimento de padrões moleculares associados a patógenos ou danos teciduais (PAMP/DAMP; do inglês, *pathogen/damage associated molecular patterns*), promove a migração de leucócitos para a região de lesão, resultando na morte do agente agressor e fagocitose dos restos celulares. Este processo, para ser eficiente, nunca deve ocorrer na ausência de um agente indutor e deve ser igual a qualquer hora do dia. A montagem de uma resposta de defesa desbalanceada ou ativada na ausência de uma agressão é tão prejudicial quanto a não montagem da resposta, ou então de uma resposta esmaecida, que não tenha capacidade de restaurar as condições de higidez. Por outro lado, quando o processo inflamatório não é resolvido de forma satisfatória surgem as doenças inflamatórias crônicas de um lado, e doenças autoimunes do outro. Nestes contextos, inflamações de baixo grau servem de cenário facilitador para o desencadeamento de doenças neurodegenerativas, como Alzheimer e Parkinson, ou proliferativas como os cânceres.

O **eixo imune-pineal**, sincronizando a produção pineal e extrapineal de melatonina, garante que não haja diferença entre a montagem de uma resposta inflamatória aguda nas fases de claro e escuro, e ainda promove a síntese de uma molécula com características anti-inflamatórias/imunomodulatórias no local da lesão, contribuindo para a fase de resolução (Figura 16.1; Markus *et al.*, 2007; 2018). O eixo imune-pineal é ativado transitoriamente, levando à suspensão da produção noturna de melatonina pela glândula pineal, e induzindo a síntese de melatonina por macrófagos e microglias ativados (Markus *et al.*, 2021). Os efeitos imunomodulatórios da melatonina exógena são observados nas mais diversas concentrações, destacando-se o aumento na atividade de células do sistema linfoide, do baço e da medula óssea; estimulação da síntese de algumas citocinas, como interleucina (IL)-2, IL-6 e interferon gama (IFN-γ); aumento da proliferação celular de linfócitos T; aumento da atividade de apresentação de antígenos pelos macrófagos e também da atividade fagocitária dos mesmos; e regulação da síntese de óxido nítrico por células endoteliais (Carrillo-Vico *et al.*, 2005). Variações circadianas de parâmetros imunológicos são observados em vários sistemas (Pick *et al.*, 2019). No que se refere ao papel da melatonina (revisto por Markus *et al.*, 2018), a concentração plasmática da citocina IL-2, mas não de TNF (fator de necrose tumoral), IFN-γ ou IL-10, apresenta um ritmo diário imposto pela melatonina circulante, uma vez que, na ausência do hormônio, o ritmo de IL-2 também cessa. Importante ressaltar a capacidade da melatonina, em concentrações compatíveis às encontradas no plasma noturno, de inibir o rolamento e a adesão de leucócitos sobre a camada endotelial dos vasos sanguíneos, impedindo a migração celular inadequada para os tecidos. Este efeito é mediado pela inibição da expressão de moléculas de adesão nas células endoteliais. Esta inibição sobre a migração celular, à semelhança do que ocorre com os glicocorticoides (Cavalcanti *et al.*, 2006), participa do processo de monitoramento que evita que células circulantes migrem para regiões não lesadas.

Neste capítulo serão:

1. revistos trabalhos que mostram que a participação da melatonina na resposta imune varia na dependência do cenário sob coordenação de fatores de transcrição que reconhecem PAMP e DAMP tanto em pinealócitos, como em células imunocompetentes capazes de sintetizar melatonina;
2. apresentados argumentos que mostram que a glândula pineal é capaz de distinguir diferentes tipos de lesão tecidual e ativar ou não o eixo imune-pineal. Esta ativação facilita a montagem de uma resposta inflamatória aguda. Caso o eixo imune-pineal não seja ativado, a produção de melatonina aciona mecanismos de citoproteção e sobrevivência celular.

Glândula pineal: refletindo a noite e monitorando o perigo

Embora a glândula pineal tenha sido descrita já na Idade Antiga, sua função foi elucidada somente em meados do século XX (revisto por Simonneaux & Ribelayga, 2003). Sendo um órgão ímpar, com forma de pinha e localizado centralmente no cérebro de mamíferos, foi considerada pelos antigos pensadores como a sede da alma ou o local que regula o fluxo dos pensamentos. O hormônio melatonina foi descrito apenas na segunda metade do século XX, bem como as funções fisiológicas e via biossintética da melatonina.

O ritmo diário da produção de melatonina pela glândula pineal é controlado pelo relógio biológico central localizado nos núcleos supraquiasmáticos do hipotálamo que recebem a informação das condições de iluminação ambiental pelo trato retino-hipotalâmico. Na ausência de luz, a informação é transmitida por uma via polissináptica até a glândula pineal induzindo a síntese de melatonina (Simonneaux & Ribelayga, 2003) (Figura 16.1). A ativação de adrenoceptores β1 desencadeia a via adenililciclase/AMPcíclico, proteína quinase A (PKA) resultando na fosforilação do fator de transcrição CREB e consequente transcrição do gene que codifica a enzima que converte serotonina em N-acetil-serotonina (NAS), a arilalquilamina-N-acetiltransferase (AA-NAT). A proteína AA-NAT,

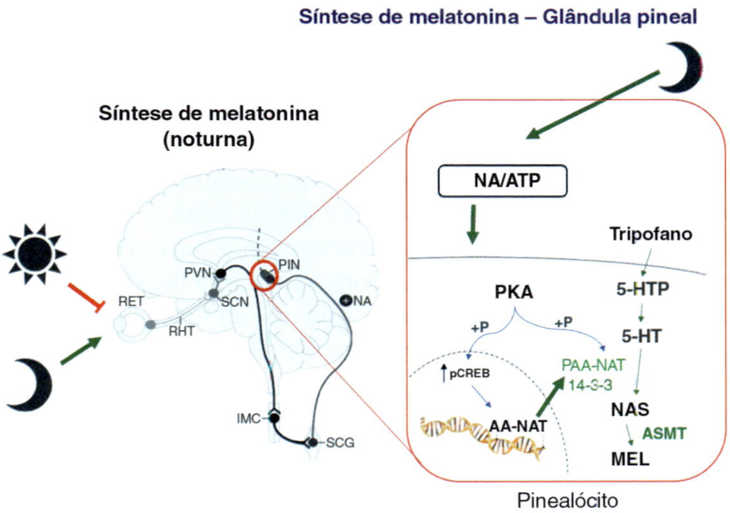

Figura 16.1. Controle da produção circadiana de melatonina pelo sistema oscilatório endógeno. A informação fótica ambiental captada pela retina chega aos núcleos supraquiasmáticos (NSQ) pelo trato retino-hipotalâmico (RHT) e é retransmitida para o núcleo paraventricular do hipotálamo (PVN). O PVN envia aferências para a coluna intermédio lateral (IML) que, via gânglio cervical posterior (GCS), inerva a glândula pineal. A liberação noturna de NA e ATP pelas fibras simpáticas provenientes do GCS ativa receptores adrenérgicos e purinérgicos induzindo ao aumento da atividade da PKA. Esta enzima, em roedores, fosforila o fator de transcrição CREB que no núcleo induz a transcrição do RNA mensageiro da enzima AA-NAT. Uma vez transcrita e traduzida, a AA-NAT pode ser degradada por ação proteassomal ou então fosforilada pela PKA. Quando fosforilada, a AA-NAT se liga à proteína 14-3-3 que a protege da degradação, altera sua conformação e expõe seu sítio ativo. Uma vez ativada, AA-NAT converte a 5-HT originada do metabolismo do aminoácido triptofano em NAS que, pela ação da enzima ASMT, forma a melatonina. Tanto melatonina quanto NAS são liberadas na corrente sanguínea.

Fonte: Acervo da autoria.

assim que sintetizada, é degradada pelo proteassoma. A estabilização da AA-NAT depende da ligação da proteína fosforilada (pela ação da PKA) à proteína 14-3-3, o que impede a degradação e expõe o sítio ativo. Em roedores, a regulação da expressão do gene *Aanat* impõe o ritmo de produção de melatonina, enquanto em primatas este ritmo é imposto pela regulação da atividade enzimática, visto que a expressão do gene ocorre constitutivamente. Desta forma, a atividade enzimática é próxima de zero durante a fase de claro, seja por falta de transcrito ou pela rápida degradação da enzima via proteassoma. Na sequência da via biossintética, a NAS é convertida em melatonina pela enzima acetilserotonina N-metiltransferase (ASMT) que não apresenta ritmo circadiano, mas sim variações sazonais.

A melatonina sofre efeito de primeira passagem no fígado, sendo rapidamente metabolizada. A molécula é primeiramente hidroxilada e, em seguida, conjugada a um sulfato formando 6-sulfatoximelatonina, composto secretado na urina e que reflete o ritmo diário da produção do hormônio. A concentração de melatonina plasmática reflete, portanto, a atividade biossintética da pineal, sendo que a presença de luz na fase de escuro leva a uma rápida redução da concentração de melatonina no plasma. Ressalta-se que a melatonina produzida pela pineal atua principalmente como hormônio cronobiótico, regulando o ajuste fotoperiódico pela ação direta sobre os núcleos supraquiasmáticos (Simonneaux & Ribelayga, 2003). Estudos sobre as relações entre variações fotoperiódicas e processos fisiológicos indicam que a maior produção de melatonina durante o inverno (noites mais longas) está relacionada com a maior capacidade anti-inflamatória e maior eficiência no monitoramento (Walton *et al.*, 2011). Animais que vivem em zonas temperadas ou polares são evolutivamente adaptados aos invernos rigorosos, o que exige um redirecionamento da disponibilidade de energia visando garantir funções fisiológicas relacionadas quase exclusivamente com a sobrevivência do indivíduo. Desta forma, as funções ligadas ao sistema imune, metabolismo celular e termorregulação são favorecidas energeticamente, em detrimento de funções como crescimento e reprodução. Assim, conclui-se que tanto a função cronobiótica da melatonina, sinalizando as estações do ano, quanto sua função imunomodulatória são essenciais para a sobrevivência dos organismos diante de grandes variações ambientais.

A pineal, até 2007, era a única glândula do organismo cuja regulação era atribuída exclusivamente à informação ambiental (Markus *et al.*, 2007). Em 2007, foi introduzido o conceito do eixo imune-pineal, e, ao longo da década seguinte, ficou demonstrado que a glândula pineal está instrumentada para detectar PAMP e DAMP, bem como hormônios e citocinas anti-inflamatórias (Markus *et al.*, 2018). Os sinalizadores e mediadores pró-inflamatórios reduzem ou, mesmo, inibem a produção noturna de melatonina, enquanto os anti-inflamatórios restauram ou aumentam (Figura 16.2).

Pinealócitos expressam receptores do tipo *toll* (*toll-like receptors* – TLR) capazes de interagir com PAMP provenientes de bactérias. Além disso, as microglias residentes na pineal quando ativadas produzem fator de necrose tumoral (TNF), uma citocina responsável pela primeira fase da resposta inflamatória. Tanto os receptores *toll* quanto receptores para TNF presentes em pinealócitos sinalizam via o fator de transcrição nuclear kappa B (NF-κB), que promove uma inibição da transcrição do gene da AA-NAT, resul-

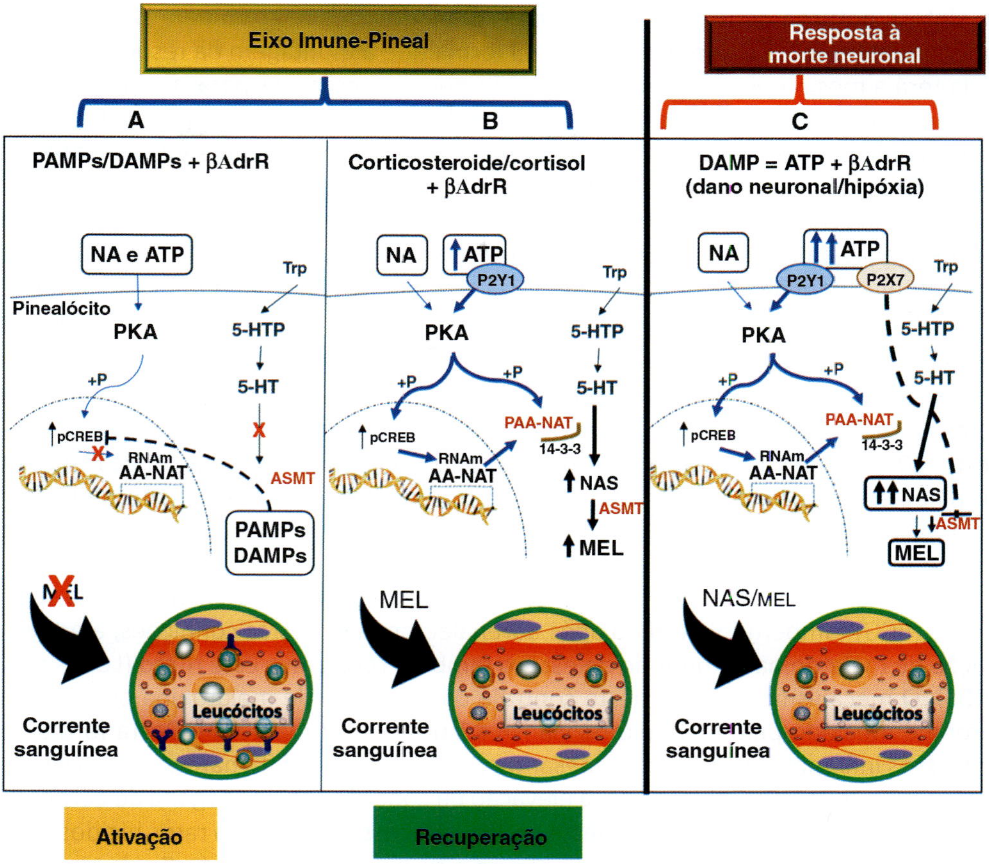

Figura 16.2. **Eixo imune-Pineal.** (**A**) Quando da vigência de uma resposta inflamatória sistêmica, a produção central de melatonina é inibida durante a fase pró-inflamatória pela ação de PAMPs e DAMPs que induzem a inibição da transcrição e atividade da enzima AA-NAT. A redução da NAS e melatonina circulantes faz com que a migração de células imunocompetentes para o foco inflamatório possa ocorrer independentemente da hora do dia. (**B**) Na fase anti-inflamatória, e ativação de receptores para glicocorticoides e do tipo receptor P2Y1 por ATP restauram a produção noturna de NAS (aumento da transcrição e atividade da AA-NAT) e melatonina pela pineal, ajustando a migração periférica de células imunocompetentes. (**C**) Quando o processo de defesa está relacionado com dano neuronal/hipóxia, o grande aumento da concentração de ATP que chega à pineal, além da ativação dos receptores do tipo P2Y1, induz também a ativação de receptores do tipo P2X7. Este novo padrão de ativação purinérgica faz com que a produção de NAS seja aumentada (via aumento da transcrição e atividade da AA-NAT induzidas por P2Y1) enquanto a de melatonina não sofreria esse aumento (redução da expressão de ASMT modulada pela ativação P2X7, uma vez que mais NAS não representaria mais síntese de melatonina). Neste contexto, a migração periférica de células imunocompetentes continua inibida pela ação da NAS e da melatonina.

Fonte: Acervo da autoria.

tando na inibição da síntese de melatonina induzida por ativação de adrenoceptores do subtipo β1. Em outras palavras, bloqueiam a síntese noturna de melatonina (Markus *et al.*, 2018). Como será descrito em detalhes adiante, a melatonina noturna inibe a expressão de moléculas de adesão em células endoteliais, e com isto, o rolamento, adesão e transmigração de leucócitos da corrente sanguínea para os tecidos. A supressão da síntese noturna de melatonina permite que leucócitos migrem para sítios de lesão independentemente da hora do dia, de tal forma que a montagem da resposta inflamatória terá a mesma eficiência durante as 24 horas. Infecção por parasitas não necessariamente promovem bloqueio da síntese de melatonina pela glândula pineal. Em muitos casos, como ocorre com a *Leishmania amazonenses*, a melatonina regula a invasão dos macrófagos, célula que hospeda o parasita, aumentando a eficiência na fase de escuro. A melatonina inibe a captação de arginina e, com isto, a disponibilidade de poliaminas derivadas da arginina, importante nutriente para este parasita. Ao mesmo tempo, a melatonina impede a atividade microbicida do macrófago, tornando este um ambiente mais propício para a sobrevida do invasor. Em resumo, neste caso encontramos um compromisso entre os dois organismos.

Em condições de inflamação crônica, a migração de células polimorfonucleares apresenta variação circadiana, sendo maior durante o dia do que durante a noite (Markus *et al.*, 2007, 2018). Esta variação é perdida após ablação do gânglio cervical superior ou pinealectomia, mas é restaurada quando os animais são tratados com melatonina durante a noite, indicando que o ritmo diário de migração de neutrófilos para um granuloma é regido por melatonina produzida pela glândula pineal. O ritmo diário de lesões granulomatosas causadas na pata de camundongos por injeção do bacilos da tuberculose (BCG) também foi perdido após adrenalectomia e, nestas condições, a administração de melatonina no período de escuro também restaurava este ritmo (Lopes *et al.*, 2001). O mecanismo de ação deste controle da produção de melatonina por corticosterona é mediado pelo bloqueio da via NF-κB (Markus *et al.*, 2013). Desta forma, em processos inflamatórios crônicos, apesar de as citocinas pró-inflamatórias sinalizarem o bloqueio da síntese de melatonina, a elevação da concentração endógena de corticosterona contrabalanceia este efeito. Neste ponto, vale ressaltar que em ratos hígidos o pico de corticosterona no início da fase de escuro é responsável pela redução da expressão de genes que codificam os receptores de PAMP e DAMP na pineal de ratos (da Silveira-Cruz Machado *et al.*, 2017).

Em resumo, a produção de melatonina pela glândula pineal é induzida pelo escuro ambiental, inibida tanto pelo claro quanto por patógenos e moléculas pró-inflamatórias e restaurada por moléculas anti-inflamatórias.

Coordenação do eixo imune-pineal pela síntese de melatonina por monócitos/macrófagos/microglia

A melatonina é sintetizada por várias outras células no organismo, além dos pinealócitos. As células do trato gastrointestinal produzem melatonina de forma não rítmica e esta síntese é mantida mesmo após pinealectomia (Bubenick & Brown, 1997). O primeiro trabalho relatando que melatonina é sintetizada por células enterocromafins data de 1975 (Raikhlin *et al.*, 1975). Hoje, é sabido que melatonina pode ser sintetizada em diferentes órgãos e tecidos e que, na maioria das vezes, o conteúdo de melatonina nos tecidos não está diretamente relacionado com a concentração plasmática. O paradigma do eixo imune-pineal oferece um modelo organísmico, celular e molecular para explicar a função da melatonina sintetizada por células imunocompetentes no contexto de um processo inflamatório (Markus *et al.*, 2018) (Figura 16.2).

A mobilização de células da medula óssea para o sangue e do sangue para os tecidos é regulada circadianamente pela produção pineal de melatonina (Golan *et al.*, 2018; Tamura *et al.*, 2010). A concentração plasmática noturna de melatonina em roedores inibe a expressão de moléculas de adesão reduzindo a passagem de células da medula para o sangue e do sangue para os tecidos. Quando da ativação do eixo imune-pineal, a síntese noturna de melatonina é suspensa e a expressão de moléculas de adesão na camada endotelial é aumentada (Figura 16.2).

Macrófagos, micróglias e linfócitos expressam as enzimas de síntese de melatonina e, quando ativados, em cultura, sintetizam melatonina (Markus *et al.*, 2018). A ativação da via de sinalização NF-κB coordena a síntese de melatonina nestas células. Vale ressaltar que esta é a mesma via de sinalização que na glândula pineal leva ao bloqueio da produção de melatonina. Portanto, o mesmo estímulo conduz a resultados opostos na dependência do cenário celular. Na realidade, são essas diferenças que possibilitam a alternância entre a síntese de melatonina pela glândula pineal e por células imunocompetentes durante a montagem de uma resposta imune inata.

O fator NF-κB é um dímero formado por cinco diferentes subunidades (p50, p52, RelA, RelB ou cRel) capazes de ligar as sequências regulatórias do DNA. Estas subunidades proteicas podem ser subdivididas em dois grupos: um que contém e outro desprovido de domínio de transativação gênica (TAD). Dímeros formados apenas por subunidades desprovidas de TAD (p50/p50; p50/p52) inibem a transcrição gênica, enquanto a presença de pelo menos uma subunidade contendo TAD (RelA, RelB, cRel) promove a transcrição. O dímero de NF-κB fica retido no citoplasma por uma terceira subunidade proteica denominada κB inibitório (IκB). A fosforilação de IκB induzida pela ativação de receptores para PAMP e DAMP promove seu desligamento do dímero ativo que adentra o núcleo e liga-se à sequência de nucleotídeos específica (Hayden & Ghosh, 2008).

No caso de pinealócitos, o dímero p50/p50 promove a inibição da transcrição do gene que codifica AA-NAT. No caso de macrófagos/micróglia, a ativação do fator de transcrição p50/RelA induz a transcrição gênica. Entre os muitos genes ligados à resposta pró-inflamatória, também é transcrito o gene que regula a proteína cRel. Uma vez que esta é traduzida, forma dímeros com RelA e é capaz de promover a transcrição do gene que codifica AA-NAT, bem como de muitos outros genes envolvidos na fase regulatória de uma inflamação aguda. Este é o mecanismo de indução da síntese de melatonina em macrófagos, micróglias e células dendríticas (revisto por Markus *et al.*, 2013).

O mecanismo molecular que leva à síntese de melatonina por células imuno competentes ativadas explica o retardo da síntese de melatonina em relação ao início da estimulação da resposta inflamatória aguda ou imune inata e coloca a melatonina como um dos mediadores da fase de recuperação. Este mecanismo opera tanto em roedores quanto em humanos (Markus *et al.*, 2013). Em células de colostro humano, foi verificado um retardo de cerca de 20 minutos entre a estimulação com a bactéria *Escherichia coli* enteropatogênica e a presença de melatonina no meio de cultura.

A melatonina é um dos fatores que potenciam a fagocitose, o que aumenta a tomada dos microrganismos pelos macrófagos, células dendríticas e micróglias. No caso de fungos, foi demonstrado que a melatonina sintetizada por macrófagos ou células dendríticas induz a síntese e expressão de dectina 1, molécula que participa do reconhecimento de fungos. A melatonina também facilita a passagem dos macrófagos do fenótipo agressivo, característico da fase pró-inflamatória da resposta imune inata, para o fenótipo regulador que promove a volta ao estado de normalidade (Markus *et al.*, 2018).

Uma das funções reguladas por melatonina é a redução de moléculas pró-oxidativas, como é o caso do óxido nítrico. Durante a fase pró-inflamatória, há uma importante expressão da isoforma induzida da sintase de óxido nítrico (NOS2). A melatonina, ativando receptores de alta afinidade acoplados à proteína G, impede a transcrição do gene da NOS2 e sua ativação (Fernandes *et al.*, 2019; Markus *et al.*, 2018). O mesmo ocorre com a expressão de moléculas de adesão. Em resumo, a ativação da via de sinalização NF-κB em células imunocompetentes temporiza a síntese de melatonina de forma a permitir que a fase inflamatória seja seguida de uma fase anti-inflamatória e que a resposta de defesa seja encerrada em tempo adequado.

No caso das micróglias, vale ressaltar que há uma alta especificidade em cada local. A ativação da micróglia da glândula pineal promove a síntese de TNF e, como descrito anteriormente, esta citocina pró-inflamatória ativa receptores TNFR1 em pinealócitos e promove a inibição da síntese de melatonina. Por outro lado, foi verificado que micróglias do córtex, hipocampo e cerebelo de ratos normais expressam a enzima AA-NAT (revisto por Markus *et al.*, 2018), mas apenas o cerebelo de animais tratados com LPS produz melatonina. Os autores verificaram que, ao tratar os ratos com LPS pela via intracerebroventricular, ocorre extensa morte de neurônios tanto no córtex quanto no hipocampo. No entanto, o cerebelo apenas apresenta morte neuronal quando os animais são tratados previamente com luzindol, um bloqueador dos receptores de melatonina. Além disso, micróglias de cerebelo em cultura também são ativadas por LPS e a síntese de melatonina, assim como em macrófagos e células dendríticas, também é mediada pela via NF-κB (Markus *et al.*, 2018).

Em resumo, tanto periférica quanto centralmente, a ativação do eixo imune-pineal promove a suspensão transiente da síntese de micróglias ativadas pela glândula pineal, de forma que a informação "está escuro" é perdida, e induz a síntese de macrófagos/micróglias ativadas mediando a fase de recuperação de uma resposta imune inata.

Será o eixo imune-pineal ativado por morte celular?

Adenosina trifosfato (ATP), molécula-chave para o fornecimento de energia em organismos vivos, é também armazenada em grânulos localizados em terminais simpáticos juntamente com noradrenalina (revisto por Burnstock, 2017).

No início da década de 1970 foi mostrado que a noradrenalina não era o único neurotransmissor simpático em ducto deferente de cobaia (Ambache & Zar, 1971) e, posteriormente, foi observada a presença do ATP mediando a contração fásica resultante da estimulação do terminal nervoso deste tecido. Desde então, o conceito do ATP como cotransmissor surgiu e sabe-se, atualmente, que ele atinge a biofase por duas vias: quando liberado de grânulos de terminais nervosos purinérgicos ou quando extravasa do citoplasma de células mortas por necroptose ou necrose.

A sinalização purinérgica é mediada por diferentes tipos de receptores. Os receptores P1 (quatro subtipos) e P2Y (8 subtipos) são receptores de sete domínios transmembrânicos, cujos ligantes endógenos são adenosina, ADP e ATP, respectivamente. Os receptores P2X (7 subtipos) são canais iônicos ativados por ATP (Bursntock, 2017). Os receptores de alta afinidade como P2X1 e P2Y1 medeiam neurotransmissão e o de baixa afinidade, P2X7, responde a concentrações de ATP compatíveis com o extravasamento do conteúdo intracelular. Ativação de P2X7 indica alerta!

Na glândula pineal, o ATP liberado de terminais nervosos simpático potencia a síntese de NAS, via ativação de receptores P2Y1 (Ferreira & Markus, 2001). É interessante ressaltar que a afinidade por ATP, ADP e adenosina varia de acordo com o receptor e, neste caso, o receptor P2Y1 expresso em pinealócitos (Ferreira & Markus, 2001) tem alta afinidade por ADP. Logo, a conversão de ATP em ADP por ectonucleotidases presentes na pineal pode induzir também a ativação destes receptores.

Em pineais de rato em cultura, baixas concentrações de ATP potenciam a síntese de NAS e melatonina, enquanto altas concentrações potenciam apenas a síntese de NAS e inibem a produção de melatonina (Souza-Teodoro *et al.*, 2016). Esse efeito do ATP não é resultante de uma potenciação na degradação de melatonina, visto que a ativação de receptores P2X7 em pineais em cultura não altera a concentração de melatonina adicionada ao meio. Ao avaliar o efeito do ATP em altas concentrações sobre as enzimas de síntese de melatonina, foi observado que a ativação da fosfolipase C promovia um aumento da atividade da enzima AA-NAT, que converte a serotonina em NAS, não alterando sua transcrição (Souza-Teodoro *et al.*, 2016). Por outro lado, ATP também reduz a transcrição do gene que codifica a enzima ASMT, que converte NAS em melatonina (Souza-Theodoro *et al.*, 2016). Ressalta-se que nestes experimentos foi tomada a precaução de utilizar concentrações de ATP compatíveis com a ativação de receptores P2X7.

Quando esses resultados são transportados para a condição *in vivo*, é esperado um aumento na concentração de NAS e redução da síntese de melatonina, uma vez que a conversão de NAS em melatonina estaria sendo inibida pelo excesso de ATP na biofase (Figura 16.3). Dessa forma, a pineal estaria instrumentada para perceber danos em sua própria estrutura ou em regiões cerebrais que levassem a um aumento importante de ATP no terceiro ventrículo, que se comunica diretamente com o recesso pineal.

Em vista do exposto, foi levantada a hipótese de que a NAS passaria a ser o hormônio do escuro, ou seja, ainda haveria a liberação de uma indolamina de forma rítmica, capaz de informar ao organismo as condições de iluminação ambiental. Em consequência da mudança do "agente informante" os organismos que mantém a percepção do dia/noite, também seriam capazes de gerar mecanismos protetores. Vale mencionar que a NAS tem maior afinidade ao receptor MT3 – que foi demonstrado ser a enzima quinona redutase II –, (revisto por Jockers *et al.*, 2016) e que reduz a adesão de leucócitos à camada endotelial com uma afinidade 1000 vezes maior que a própria melatonina (Lotufo *et al.*, 2001).

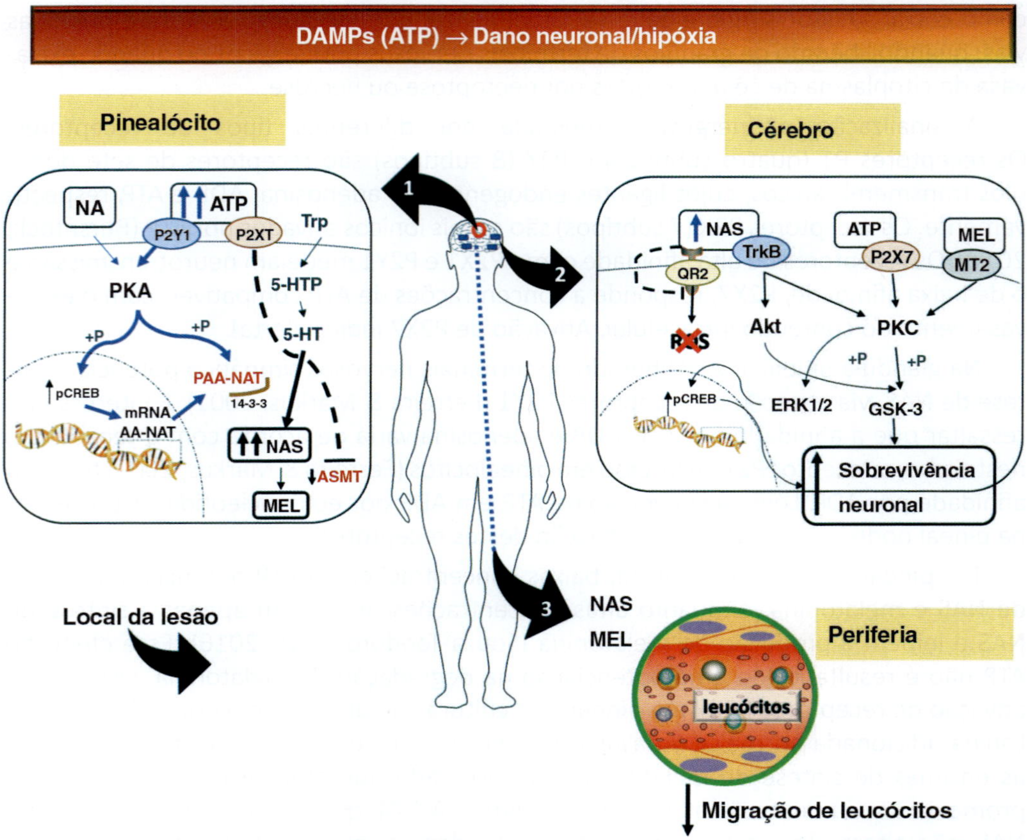

Figura 16.3. **Eixo imune-pineal-cerebral.** (**1**) Durante um processo de defesa relacionado com dano neuronal/hipóxia, o elevado aumento de ATP na região do dano e sua periferia é reconhecido pela pineal e ativa os receptores purinérgicos (P2Y1 e P2X7). Sua ativação modularia enzimas-chave na síntese da NAS e da melatonina, uma vez que a ativação do P2Y1 aumenta a transcrição e atividade da AA-NAT (que converte a serotonina em NAS), enquanto a ativação do P2X7 modula negativamente a expressão de ASMT (enzima que converte a NAS em melatonina). Nessa situação, temos altas concentrações de NAS na pineal que não se refletem na concentração de melatonina. (**2**) As altas concentrações de NAS e melatonina da pineal são rapidamente difundidas para as regiões vizinhas do cérebro e corrente sanguínea. No cérebro, a NAS (via TrkB), a melatonina (via MT2) e o próprio ATP (via P2X7) aumentam a entrada de Ca^{+2}, o que pode estimular tanto a proteína quinase C PKC (que pode fosforilar tanto GSK3), como a ERK1/2 (ativando MAPK), ambos os casos ativariam vias que protegem as células cerebrais próximas à lesão, aumentando a sobrevivência celular e protegendo o cérebro de sofrer mais danos como um todo. Para além disso, a NAS também pode interagir com os receptores MT3/QR2, inibindo sua ação na produção de ROS. (**3**) Na corrente sanguínea, a migração periférica de células imunocompetentes continua inibida pela ação da NAS e da melatonina.

Fonte: Acervo da autoria.

Como atuaria a N-acetilserotonina? Esta molécula não tem afinidade por receptores MT1 ou MT2 (Jockers *et al.*, 2016), o que implicaria que as funções rítmicas resultantes do pico noturno de melatonina em situações de massiva liberação de ATP estariam prejudicadas. Por outro lado, a NAS tem alta afinidade pelo receptor tropomiosina quinase B (TrkB), que não é capaz de ligar nem serotonina nem melatonina (revisto por Iuvone *et al.*, 2014). Os fatores neurotróficos BDNF (do inglês; *brain derived neutrotrophic* *fator*) e NF3 (fator neutrotrófico 3) interagem com o mesmo receptor em um local diferente da NAS. A interação da NAS com TrkB induz citoproteção em modelos de lesão por hipóxia cerebral e hepática e protege células fotorreceptoras da retina da degeneração induzida pela luz. NAS também promove proliferação de células progenitoras hipocampais em ratos privados de sono.

A união desses dois campos de pesquisa sugere fortemente que, em condições em que a pineal diagnostica morte celular por rompimento da membrana plasmática com extravasamento do conteúdo celular, a pineal passa a privilegiar a liberação de um produto com características citoprotetoras. Este interage com receptores disponíveis no sistema nervoso central e, ao mesmo tempo, não aciona o eixo imuno-pineal e evita a montagem de uma resposta imune inata que, nestas condições, seria prejudicial ao organismo.

Conclusão

Os organismos vivos possuem estratégias de vigilância ativa e monitoramento que mantêm a higidez e a vida diante de diferentes tipos de agressão. O funcionamento desse mecanismo de defesa está baseado em três princípios básicos. O primeiro é um **monitoramento ativo** para que a resposta seja iniciada rapidamente e de forma eficaz. Isto implica também que uma resposta nunca pode ser disparada na ausência de um estímulo, correndo-se o risco de induzir doenças autoimunes. O segundo é promover uma **defesa temporizada**. Os mecanismos moleculares que disparam a transcrição de genes envolvidos na resposta ativa também disparam, mais tardiamente, a transcrição de genes que freiam e encerram esta resposta. Uma perturbação nesta segunda fase resulta em doenças inflamatórias. O terceiro princípio requer a **adequação da defesa ao processo injuriante**. A resposta a agentes externos deve envolver a morte deles, enquanto a resposta a processos de morte celular ameniza possíveis reações inflamatórias e ativa processos de reparação. Em suma, desajustes moleculares que resultam em montagens desnecessárias ou reações inflamatórias não finalizadas formam os alicerces de doenças inflamatórias crônicas, neurodegenerativas ou autoimunes.

Neste capítulo foi revisitado o conceito do eixo imune-pineal e consolidado em um mesmo texto os diferentes mecanismos envolvidos na ativação e término de ação dele.

O eixo imune-pineal é acionado quando do início da resposta inflamatória e tem como objetivo anular os efeitos indesejáveis da melatonina circulante e, ao mesmo, tempo utilizar suas propriedades antioxidantes, pró-fagocitose e imunomodulatória no local de injúria. A ativação do eixo imune-pineal implica uma alternância das fontes de melatonina, bem como de sua função. Nesta situação, a função cronobiótica da melatonina é suprimida em favor da montagem de uma resposta imune adequada. De modo geral, o eixo imune-pineal torna-se etapa fundamental na organização temporal da resposta imune e pode ainda ser considerado como mais uma evidência da adaptação evolutiva a situações de risco, privando temporariamente o organismo de certas funções fisiológicas em favorecimento de outras pontualmente mais essenciais, garantindo a sobrevivência do organismo.

Além disso, pela primeira vez foi exposta a possibilidade de a glândula pineal ser um sensor da higidez do sistema nervoso central e de ser capaz de reagir a grandes quantidades de ATP liberadas em processos de necropsia. Nesta oportunidade a marcação do escuro não seria perdida, mas o precursor da melatonina, NAS, passaria a ser o hormônio do escuro. Ao se confirmarem as hipóteses levantadas a partir de experimentos *in vitro*, seria aberta uma enorme oportunidade terapêutica para geração de medicamentos de neuroproteção baseada nos efeitos desta molécula. Neste ponto, ressalta-se que em casos de Alzheimer ocorre a suspensão da síntese de NAS, visto que o peptídeo β-amiloide inibe a transcrição do gene que codifica a enzima que converte serotonina em NAS (Cecon *et al.*, 2015). Em resumo, apesar dos importantes avanços recentes, há ainda muito conhecimento a ser gerado para entendermos o papel da glândula pineal – uma vez considerada o centro da alma.

Os autores agradecem a Débora Aparecida Moura pelo suporte técnico e à FAPESP (Projeto Regular 2019/03348-4) pelo suporte financeiro. RPM é bolsista sênior do CNPq e KSS bolsista de doutorado CNPq (140274/2018-9).

Referências bibliográficas

Ambache NM, Zar MA. Some physiological and pharmacological characteristics of the motor transmission in the guinea-pig vas deferens. J. Physiol (London). 1971; 212(2):15p-16p.

Bubenik GA, Brown GM. Pinealectomy reduces melatonin levels in the serum but not in the gastrointestinal tract of rats. Biol Signals. 1997; 6(1):40-44.

Burnstock G. Purinergic signalling: therapeutic developments. Frontiers Pharmacology. 2017; 8:661.

Carrillo-Vico A, Guerrero JM, Lardone PJ, Reiter RJ. A review of the multiple actions of melatonin on the immune system. Endocrine. 2005; 27(2):189-200.

Cavalcanti DM, Lotufo CM, Borelli P, Tavassi A, Pereira ALM, Markus R et al. Adrenal deficiency alters mechanisms of neutrophil mobilization. Molecular and Cellular Endocrinology. 2006; 249(1-2):32-39.

Cecon E, Chen M, Marçola M, Fernandes PA, Jockers R, Markus RP. Amyloid β peptide directly impairs pineal gland melatonin synthesis and melatonin receptor signaling through the ERK pathway. FASEB J. 2015; 29(6):2566-82.

da Silveira Cruz-Machado S, Tamura EK, Carvalho-Sousa CE, Rocha VA, Pinato L, Fernandes PAC et al. Daily corticosterone rhythm modulates pineal function through NF-κb-related gene transcriptional program. Sci Rep. 2017; 7(1):2091.

Fernandes JCR, Aoki JI, Maia Acuña S, Zampieri Ra, Markus RP, Floeter-Winter LM et al. Melatonin and leishmania amazonensis infection altered miR-294, miR-30e, and miR-302d impacting on TNF, MCP-1, and NOS2 expression. Front Cell Infect Microbiol. 2019; 9:60.

Fernandes PA, Markus RP. Melatonin and inflammation – the role of the immune-pineal axis and the sympathetic tonus. In: Watson RR. Melatonin in promotion of health. New York: Taylor and Francis, 2011.

Ferreira ZS, Markus RP. Characterisation of P2Y(1)-like receptor in cultured rat pineal glands. Eur J Pharmacol. 2001; 415:151-156.

Golan K, Kumari A, Kollet O, Khatib-Massalha E, Subramaniam Md, Ferreira ZS et al. Daily onset of light and darkness differentially controls hematopoietic stem cell differentiation and maintenance. Cell Stem Cell. 2018; 23(4):572-585.

Hardeland R. Melatonin: signaling mechanisms of a pleiotropic agent. Biofactors. 2009; 35(2):183-192.

Hayden MS, Ghosh S. Shared principles in NF-kappaB signaling. Cell. 2008; 132(3):344-362.

Iuvone PM, Batright JH, Tosini G, Nelson RJ. N-Acetylserotonin: circadian activation of the BDNF receptor and neuroprotection in the retina and brain. Adv Exp Med Biol. 2014; 801:765-771.

Jockers R, Delagrange P, Dubocovich ML, Markus RP, Renault N, Tosini G et al. Update on melatonin receptors: IUPHAR review 20. Br J Pharmacol. 2016; 173:2702-2725.

Lopes C, Mariano M, Markus RP. Interaction between the adrenal and the pineal gland in chronic experimental inflammation induced by bcg in mice. Inflamm Res. 2001; 50(1):6-11.

Lotufo CM, Lopes C, Dubocovich ML, Farsky SH, Markus RP. Melatonin and n-acetylserotonin inhibit leukocyte rolling and adhesion to rat microcirculation. European Journal of Pharmacology. 2001; 430(2-3):351-357.

Markus RP, Cecon E, Pires-Lapa MA. Immune-pineal axis: nuclear factor κb (NF-κb) mediates the shift in the melatonin source from pinealocytes to immune competent cells. Int J Mol Sci. 2013; 14(6):10979-10997.

Markus RP, Fernandes PA, Kinker GS, da Silveira Cruz-Machado S, Marçola M. Immune-pineal axis – acute inflammatory responses coordinate melatonin synthesis by pinealocytes and phagocytes. Br J Pharmacol. 2018; 175(16):3239-3250.

Markus RP, Ferreira ZS, Fernandes PA, Cecon E. The Immune-pineal axis: a shuttle between endocrine and paracrine melatonin sources. Neuroimmunomodulation. 2007; 14(3-4):126-133.

Markus RP, Sousa KS, da Silveira Cruz-Machado S, Fernandes PA, Ferreira ZS. Possible Role of Pineal and Extra-Pineal Melatonin in Surveillance, Immunity, and First-Line Defense. Int J Mol Sci. 2021; 22(22):12143.

Pick R, He W, Chen C-S, Scheiermann C. Time-of day-dependent trafficking and function of leukocyte subsets. Trends of Immunology. 2019; 40(6):524-537.

Pontes GN, Cardoso EC, Carneiro-Sampaio MM, Markus RP. Injury switches melatonin production source from endocrine (pineal) to paracrine (phagocytes) - melatonin in human colostrum and colostrum phagocytes. J Pineal Res. 2006; 41(2):136-141.

Raikhlin NT, Kvetnoy IM, Tolkachev VN. Melatonin may be synthesised in enterochromaffin cells. Nature. 1975; 255(5506):344-345.

Simonneaux V, Ribelayga C. Generation of the melatonin endocrine message in mammals: a review of the complex regulation of melatonin synthesis by norepinephrine, peptides, and other pineal transmitters. Pharmacological Reviews. 2003; 55(2):325-395.

Souza-Teodoro LH, Dargenio-Garcia L, Petrilli-Lapa CL, da Silva Souza E, Fernandes PACM, Markus RP et al. Adenosine triphosphate inhibits melatonin synthesis in the rat pineal gland. J Pineal Res.2016; 60:242-249.

Tamura EK, Fernandes PA, Marçola M, Cruz-Machado SS, Markus RP. Long-lasting priming of endothelial cells by plasma melatonin levels. Plos One. 2010; 5(11):E13958.

Walton JC, Weil ZM, Nelson RJ. Influence of photoperiod on hormones, behavior, and immune function. Frontiers in Neuroendocrinology. 2011; 32(3):303-319.

17

Leptina e Sistema Imune

Andressa Coope • Lício A. Velloso

Biologia da leptina

O hormônio leptina, do grego *leptos:* magro, é uma proteína não glicosilada de 16 kDa, codificada pelo gene *ob*, localizado no cromossomo 7 em humanos, que possui 67% de homologia com diversas espécies, tais como: gorilas, chimpanzés, orangotangos, macacos *Rhesus*, cachorros, bovinos, porcos, ratos e camundongos. A leptina contém 167 aminoácidos, sendo longa e helicoidal, cujas características estruturais são semelhantes às citocinas da família da IL-2 e eritropoietina, também conhecidas como citocinas de classe I (Figura 17.1) (Zhang *et al.*, 1997).

A leptina modula uma série de processos fisiológicos e comportamentais dependendo do tecido-alvo. Além disso, participa de processo patofisiológico particularmente em doenças metabólicas e imunológicas. A regulação de sua expressão e atividade depende, predominantemente, de fatores hormonais e nutricionais. Assim, a leptina age como um fator endócrino e parácrino na regulação da puberdade e reprodução; na prevenção da deposição ectópica de lipídeos; na regulação do metabolismo energético; na sensibilidade à insulina no músculo e no fígado; na regulação de alguns aspectos da biologia óssea; na homeostase metabólica, por modular a secreção de insulina, a produção hepática de glicose e o metabolismo lipídico; e na regulação do sistema imune. (Farooqi & O'Rahilly, 2009; Brennan & Mantzoros, 2006; Papathanassoglou *et al.*, 2006; Chehab *et al.*, 1996). Entretanto, a principal função desta proteína é a modulação de homeostase energética ajustando a ingestão calórica ao gasto energético por enviar sinais adipostáticos, ou seja, informações acerca do estado energético corporal para o sistema nervoso central (SNC) (Dardeno *et al.*, 2010). Neste sentido, reservas adequadas de gordura e de concentração de leptina diminuem a busca por alimentos, regulando o gasto energético por meio de uma série de atividades autonômicas

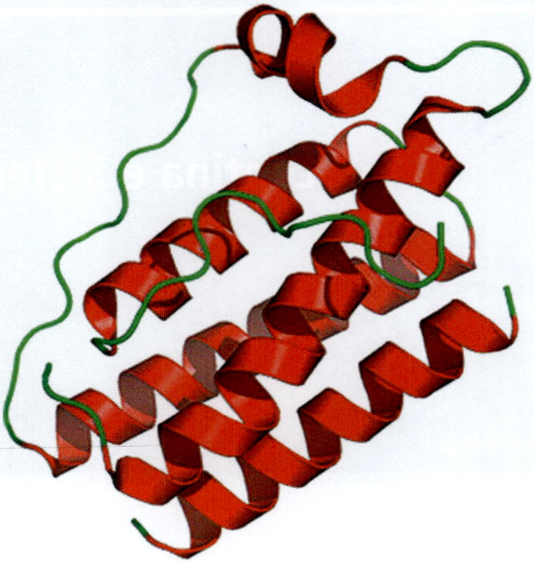

Figura 17.1. Estrutura tridimensional da leptina.
Fonte: Acervo da autoria.

e neuroendócrinas. Por outro lado, durante a restrição calórica ou a redução de peso corporal, a concentração de leptina está diminuída, e observa-se o aumento da busca por alimentos associado à diminuição da utilização de energia. Em humanos, a concentração de leptina circulante segue um ritmo circadiano, com pico noturno, que varia de forma pulsátil (Sinha *et al.*, 1996).

A leptina é produzida principalmente pelo tecido adiposo branco, no entanto, outros tecidos a expressam em menores magnitudes, tais como: epitélio mamário, medula óssea, placenta, ovários, fígado, músculo esquelético, estômago e tecidos linfoides (Margetic *et al.,* 2002; Matarese *et al.,* 2005). Em condições fisiológicas, a leptina é expressa e secretada em proporção direta à massa de tecido adiposo branco, em especial pelo tecido adiposo subcutâneo; isto explica por que os valores séricos circulantes são significativamente maiores em fêmeas comparados com machos (Saad *et al.,* 1997). Entretanto, a expressão da leptina pode ainda ser aumentada pelas ações da insulina, da glicose, de hormônios estrogênicos, dos glicocorticoides, por citocinas como o fator de necrose tumoral α (TNFα) e a interleucina-1 (IL-1), além de estar aumentada em condições de função renal deficitária e processos inflamatórios agudos (Margetic *et al.,* 2002).

Mecanismo de ação da leptina

A sinalização da leptina é dependente da ligação ao seu receptor monomérico transmembrana, LepR, pertencente à família de receptores de citocina da classe I, que inclui o receptor para interleucina-6 (IL-6), o fator inibidor de leucócitos (LIF), e o fator estimulador de colônias de granulócitos (G-CSF) (Tartaglia *et al.*, 1995). Até o momento foram identificados seis isoformas do receptor de leptina (LepRa-f), todas codificadas a partir de um único gene presente no lócus 1p31 (cromossomo 1 humano). As diferentes isoformas são fruto do *splicing* alternativo do RNAm da leptina. Todas as isoformas apresentam um domínio de ligação extracelular idêntico, um domínio transmembrana e um domínio intracelular distinto, que varia a sequência de aminoácidos e o comprimento. O LepRb, a isoforma longa do receptor de leptina, contém vários sítios intracelulares necessários para a transdução de sinal, e é classicamente considerada a isoforma funcional, responsável por mediar todos os efeitos fisiológicos desse hormônio (Lee *et al.*, 1996).

A leptina exerce uma ação pleiotrópica, caracterizada pelo fato de que o LepRb é expresso em todo o corpo, como em monócitos, linfócitos, células beta pancreáticas, hepatócitos, adipócitos, enterócitos, células endoteliais de músculo liso, e principalmente, no cérebro, onde o LepRb é predominantemente expresso (Fei *et al.*, 1997). Há evidências que mostram a expressão de LepRb na periferia mediante a participação do controle do balanço energético e da homeostase da glicose, no entanto, a leptina exerce a maior parte de suas ações no SNC, incluindo o potente efeito anorexigênico e termogênico; além do controle do eixo neuroendócrino, do sistema nervoso autônomo e do sistema límbico. Para realizar o controle da fome e da temperatura corporal, a leptina é dependente da atividade de neurônios específicos localizados em núcleos hipotalâmicos. Este hormônio atravessa a barreira hematoencefálica e se liga a receptores localizados no núcleo arqueado do hipotálamo (Figura 17.2), responsável pelo controle

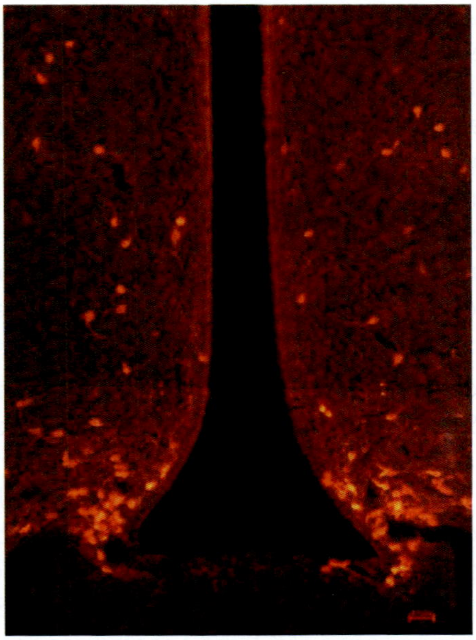

Figura 17.2. **Imuno-histoquímica com marcação para receptores ObRb na região do hipotálamo no SNC.**
Fonte: Acervo da autoria.

do balanço energético (Schwartz *et al.*, 2000). A leptina atua sobre vias de sinalização no hipotálamo reprimindo os circuitos neuronais anabólicos que estimulam a busca por alimento e inibem o gasto energético, e estimulando circuitos neuronais catabólicos que inibem a incorporação de alimento e aumentam o gasto energético (Capítulo 10).

Como todos os outros integrantes da família de receptores da classe I de citocinas, o LepRb é desprovido de atividade catalítica intrínseca, sendo constitutivamente ligado a uma proteína citosólica com atividade quinase, pertencente à família Janus, a Janus quinase 2 (JAK2). A leptina se liga a uma subunidade do seu receptor e induz a dimerização transitória e a mudança conformacional do mesmo capaz de estimular a atividade catalítica da enzima JAK2 associada ao receptor. Uma vez ativa a JAK2 se autofosforila em resíduos de tirosina, dessa forma, fosforilando a outra molécula JAK2 adjacente à segunda subunidade do receptor. Após sua ativação, a JAK2 catalisa a fosforilação e ativação dos receptores LepRb em resíduos de tirosina Tyr1077, Tyr985 e Tyr1138, os quais fosforilados criam três sítios ativos de ligação para moléculas sinalizadoras (Frühbeck, 2006).

O primeiro sítio está presente na proteína JAK2 fosforilada, o qual promove o recrutamento e a fosforilação dos substratos do receptor de insulina (IRS; do inglês, *insulin receptor substrate*), que ativam a enzima fosfatidilinositol 3-quinase (PI3K) controlando o ritmo de disparos neuronais e a liberação de neurotransmissores relacionados com o controle da fome e termogênese. O segundo sítio encontra-se no resíduo tirosina 985 no LepRb, responsável pelo recrutamento e a ativação da enzima proteína tirosina fosfatase que contém o domínio SH2 (SHP2). Dessa forma, ativa a via da p21ras e a via da MAPK (MAPK; do inglês, *mitogen-activated protein kinase*) e causa, assim, a ativação de proteínas quinases reguladoras do sinal extracelular (ERK; do inglês, *extracellular signal-regulated kinases*) que exercem um papel não totalmente esclarecido no controle da expressão gênica controlada pela leptina, relacionado com crescimento celular, mitogênese, metabolismo e apoptose. Por fim, o terceiro sítio encontra-se nas adjacências da tirosina 1138 do receptor LepRb fosforilado, que é um sítio de ancoragem para proteínas da família de transdutores de sinal e ativadores de transcrição, os STAT, em particular o STAT3, responsável por transduzir o sinal gerado pela leptina. Uma vez fosforilada, a STAT3 se dimeriza e transloca para o núcleo regulando a expressão gênica de neurotransmissores ativados por esse hormônio (Figura 17.3) (Bjørbaek & Kahn, 2004).

A via JAK/STAT está sob o controle de retroalimentação negativa por proteínas supressoras da sinalização de citocinas (SOCS; do inglês, *supressor of cytokine signaling*). Membros da família SOCS contém um domínio SH2, e são induzíveis por uma variedade de citocinas, incluindo a leptina, que atua como um regulador negativo dessas vias de sinalização. A ativação da STAT3 pela leptina induz a expressão de SOCS3, do neurotransmissor anorexigênico pró-opiomelanocortina (POMC), além de inibir a expressão da proteína relacionada com o *Agouti* (AgRP), um neurotransmissor orexigênico envolvido no controle da fome pelo SNC (Capítulo 10). As proteínas SOCS inibem a sinalização da leptina por meio de sua ligação com a JAK2, indisponibilizando-a, além de interagir diretamente com as proteínas ERK, que após fosforiladas induzem a expressão de gênica de c-fos e egr-1, que participam da proliferação e diferenciação celular (Frühbeck, 2006).

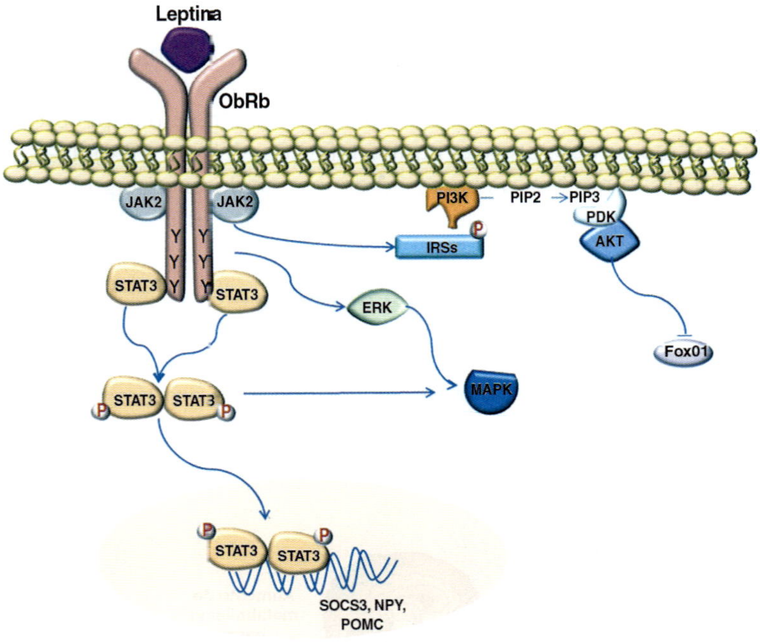

Figura 17.3. Via de sinalização da leptina.

Fonte: Acervo da autoria.

Leptina e sistema imune

A leptina tem uma função imunológica importante, na qual atua como uma citocina com propriedades de modular a função de determinadas células do sistema imune, o que favorece uma resposta imunológica integrada. Durante os últimos vinte anos, uma série de estudos gerou fortes evidências a respeito da ação de leptina como um fator de conexão entre o sistema metabólico e o sistema imune. A leptina foi primeiramente caracterizada como um hormônio responsável por prover sinais adipostáticos ao hipotálamo, garantindo o controle homeostático dos estoques de energia corporal. Posteriormente, uma via imunomodulatória da leptina foi descrita, a qual, pelo menos em parte, explica defeitos na regulação da resposta imune em camundongos e humanos com deficiências genéticas no sistema da letpina. O primeiro estudo nessa área caracterizou a atrofia do timo de camundongos *db/db*, que apresentam defeito no receptor de leptina. Foi demonstrado que ocorre um aumento de apoptose de timócitos e diminuição celular do timo e que a administração periférica de leptina é capaz de reverter esses defeitos (Fernández-Riejos *et al.*, 2010; Matarese *et al.*, 2005).

A leptina regula diferentes aspectos da resposta imune e exerce um efeito imunomodulatório dos componentes inato e adaptativo do sistema imune. Os mecanismos envolvidos na regulação dependente da leptina da função imune incluem a capacidade da leptina em inibir a apoptose do timo e a modulação da expressão de citocinas no timo. Este efeito é dependente da expressão do LepRb, IRS1 e PI3K, e independente da JAK2 (Mansour *et al.*, 2006). Em células mononucleares do sangue periférico, a leptina promove a ativação da via JAK/STAT, que induz a proliferação e ativação de linfócitos T. No que diz respeito às doenças infecciosas, a leptina exerce um papel pró-inflamatório, enquanto, ao mesmo tempo, protege contra infecções (Figura 17.4). Desta forma, estímulos inflamatórios aumentam a expressão de leptina de forma aguda, tanto o RNAm, quanto a concentração sérica de leptina (Matarese *et al.*, 2008; Matarese *et al.*, 2005).

Papel da leptina na hematopoiese e linfopoiese

A isoforma longa funcional do receptor de leptina LepRb é expressa em células-tronco hematopoiéticas de humanos e camundongos, e em progenitores de células B humanas. O papel da leptina na regulação da hematopoiese foi demonstrado pelos estudos de formação de colônias nas quais a adição de leptina estimulou a proliferação de

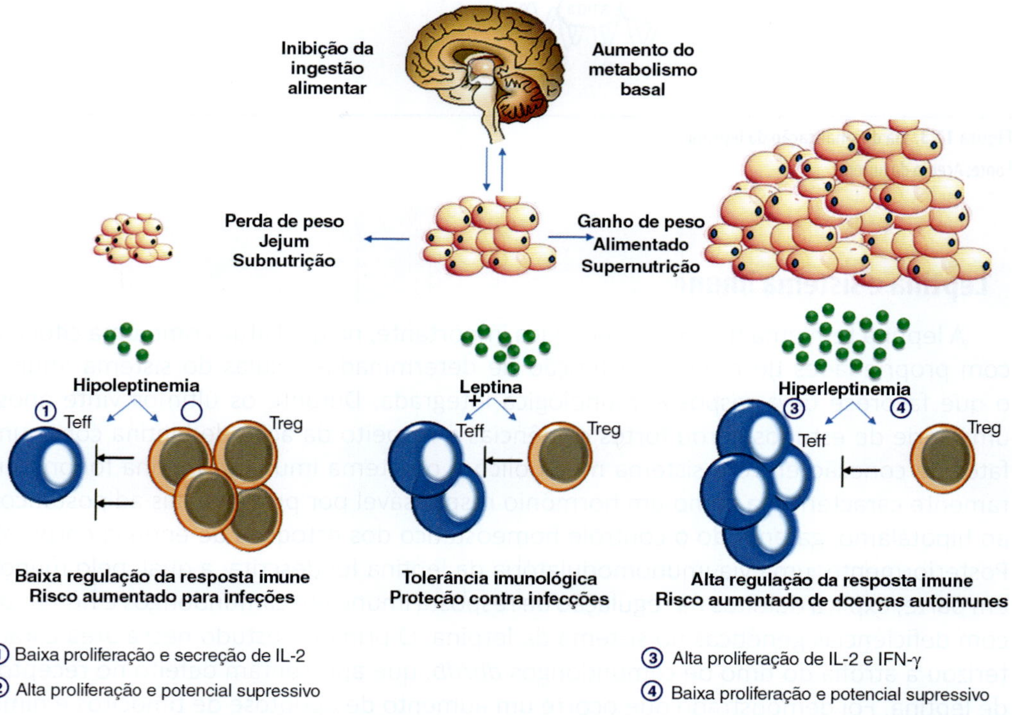

Figura 17.4. A leptina modula as respostas Th1, agindo sobre células T efetoras (Teff) e T reguladoras (Treg), promovendo a proliferação celular de Teff e restringindo as células Treg. Isto resulta em um equilíbrio entre células Teff e Treg, levando à tolerância imunológica, de um lado, e proteção contra infecções, de outro. A perda de peso com concomitante redução dos níveis de leptina induz uma redução na proliferação de Teff, e uma expansão de células Treg. Este fenômeno diminui a resposta Th1 e aumenta a suscetibilidade a infecções. Por outro lado, um aumento na massa de adipócitos induz hiperleptinemia, que resulta na expansão de células Teff e redução de células Treg. O que determina um aumento global da imunidade pró-inflamatória, assim como desordens autoimunes.

Fonte: Acervo da autoria.

células-tronco e aumentou o número de colônias mieloides, de eritrócitos e linfócitos. Células isoladas da medula óssea de camundongos *db/db* mostraram defeitos na formação de colônias nas linhagens linfoide e mieloide. Consistentemente, camundongos *db/db* mostraram linfopoiese prejudicada com níveis reduzidos de células pró-B (B220$^+$CD43$^+$) na medula óssea e drástica redução dos níveis basais de células periféricas B e células T CD4$^+$, sugerindo um papel direto da leptina no aumento da proliferação e expansão de células-tronco hematopoiéticas e progenitores linfoides (Lam & Lu, 2007). Um estudo recente demonstrou ainda que a leptina presente no leite materno participa do processo de maturação de linfócitos T e células NK e NTK (Grases-Pintó *et al.*, 2019).

Papel da leptina na imunidade inata

Monócitos, macrófagos e neutrófilos

Os níveis circulantes de leptina estão aumentados em estímulos inflamatórios e infecciosos, tais como LPS e citocinas. A deficiência de leptina aumenta a suscetibilidade a infecções e está associada com a produção inadequada de citocinas. Mais especificamente, a deficiência de leptina em camundongos altera a produção de citocinas em monócitos/macrófagos que regulam o sistema imune inato. Neste contexto, os níveis de leptina aumentam de forma aguda durante a infecção e inflamação, e podem representar um componente protetor da resposta do hospedeiro à inflamação. Camundongos desprovidos de leptina (*ob/ob*) ou do seu receptor funcional (*db/db*) apresentam uma série de defeitos tanto na imunidade mediada por células, quanto na imunidade humoral, em especial, esses animais são protegidos dos efeitos tóxicos da inflamação mediada pelo sistema imune inato (Fernández-Riejos *et al.*, 2010; Matarese *et al.*, 2005).

Estudos em humanos mostraram que crianças que apresentam deficiência congênita de leptina são mais suscetíveis às infecções e apresentam anormalidades na função e número de células T *in vitro*; essas crianças apresentam maior incidência de morte por infecção (Ozata *et al.*, 1999). Na deficiência congênita de leptina, observa-se uma mudança no perfil de expressão de citocinas Th1 para Th2, este perfil é modificado para Th1 após administração com leptina. Desta forma, a terapia com leptina corrige múltiplas anormalidades imunológicas nestes pacientes (Ozata *et al.*, 1999). Ambos, camundongos *db/db* e *ob/ob*, exibem imunidade celular defeituosa e atrofia linfoide associadas ao aumento da suscetibilidade às infecções e lesões (Matarese *et al.*, 2005).

A leptina é um mediador na regulação das atividades inflamatórias, visto que a sua expressão é induzida por estímulos inflamatórios, tais como: LPS, IL-1 e TNF-α durante a fase aguda da resposta imune. Ela tem um papel bem definido em todas as células envolvidas na imunidade inata. Em macrófagos/monócitos, a leptina aumenta a função fagocítica mediante a ativação da fosfolipase, bem como aumenta a secreção de citocinas pró-inflamatórias, tais como o TNF-α na fase aguda e o IL-6 na fase tardia, assim como a IL-12. Demonstrou-se, ainda, que em macrófagos peritoneais de camundongos *ob/ob* a fagocitose está comprometida e há deficiência na expressão de citocinas pró-inflamatórias, tornando-os incapazes de eliminar bactérias patogênicas, dessa forma, a administração exógena de leptina restaura a fagocitose e aumenta a produção de citocinas. A leptina estimula a proliferação de monócitos humanos circulantes *in vitro* e aumenta a expressão de marcadores de ativação, tais como: CD25 (cadeia α do receptor de IL-2), CD71, CD69 e CD38, além de aumentar a expressão de outros marcadores de ativação presentes na superfície de monócitos já em níveis elevados, como: HLA-DR, CD11b e CD11c (Fernández-Riejos *et al.*, 2010; Matarese *et al.*, 2005).

Em macrófagos, a leptina pode induzir a produção de fatores envolvidos na regulação da resposta imunológica, tais como: óxido nítrico (NO), leucotrieno B4 (LTB4), colesterol aciltransferase-1 (ACAT-1) ciclo-oxigenase 2 (COX-2) e citocinas pró-inflamatórias. Os produtos da forma induzível de COX2, as prostaglandinas (PG) e os eicosanoides (LTS), bem como o NO estão envolvidos na regulação da inflamação, quimiotaxia e produção de citocinas e, portanto, marcadamente modulam a resposta imune (Matarese *et al.*, 2008; Lam & Lu, 2007). A leptina, de maneira dose-dependente, estimula a produção de citocinas pró-inflamatórias como o TNF-α e a IL-6 em monócitos, além de aumentar a expressão do ligante CC de quimiocina em macrófagos mediante a ativação da via JAK2/STAT3. Em neutrófilos humanos, a leptina pode exercer os seus efeitos por um mecanismo indireto, envolvendo a liberação de TNF-α dos monócitos, além de estimular a quimiotaxia e a liberação de radicais de oxigênio, tais como o ânion superóxido e peróxido de hidrogênio. Assim, a leptina estimula a atividade oxidativa em monócitos, e a ligação da leptina na superfície celular do macrófago aumenta a expressão da lipase lipoproteica por meio das vias de estresse oxidativo e da proteína quinase C (PKC), aumentando o estresse oxidativo nesta célula (Fernández-Riejos *et al.*, 2010).

Apesar de a maioria dos estudos ter demonstrado efeitos benéficos da leptina na regulação funcional de monócitos e macrófagos, em determinadas circunstâncias, a ativação do receptor de leptina em macrófagos pode reduzir sua capacidade de eliminação do patógeno. Na infecção pela bactéria gram-negativa *Salmonella typhimurium*, a ativação do LepR inibe a atividade lisossomal por meio da via mTORC/Akt, reduzindo, assim, a eliminação bacteriana (Fischer *et al.*, 2019).

Células dendríticas

Outro aspecto da regulação da resposta inata pela leptina resulta de sua ação em células dendríticas. Em estudos utilizando camundongos *db/db* jovens em fase pré-diabética com níveis normais de glicose, há prejuízo na maturação de células dendríticas, indicando um papel importante da leptina na regulação do desenvolvimento e função dessas células. As células dendríticas apresentam receptores de leptina (LepRb) e sua ativação regula a produção de IL-8, IL-12, IL-6 e TNF-α. Na ausência do sinal da leptina, as células dendríticas exibem um perfil de citocinas Th2, enquanto o tratamento com leptina exógena restaura o equilíbrio das células dendríticas e induz a expressão de citocinas para o perfil Th1. Além disso, a deficiência de leptina promove defeito no processo de maturação das células dendríticas, reduzindo sua capacidade de estimular linfócitos T $CD4^+$ (Moraes-Vieira *et al.*, 2014). As células dendríticas provenientes da medula óssea de camundongos *db/db* ou selvagens tratados com uma quimera do receptor de leptina mostraram um aumento da apoptose, juntamente com defeitos nas vias de sinalização da proteína quinase B (Akt) e do fator nuclear kappa B (NF-κB) (Lam & Lu, 2007).

Células NK

A leptina também afeta o desenvolvimento das células NK (do inglês, *natural killers*) e sua ativação *in vitro* e *in vivo*. Em células NK, a leptina está envolvida em todos os processos de desenvolvimento celular, diferenciação, proliferação, ativação e citotoxicidade. Este efeito é mediado pela ativação da STAT3 e por aumento da expressão dos genes que codificam a perforina e a IL-2. Além disso, a deficiência da sinalização da leptina compromete o desenvolvimento e a função das células NK visto em camundongos *db/db*. Demonstrou-se, ainda, que a leptina pode estimular a produção do GH pelas vias PKC e NO. Este efeito da leptina é importante na homeostase imunológica, controlando a sobrevivência e a proliferação das células imunes (Lam & Lu, 2007; Matarese *et al.*, 2005). Portanto, a leptina exerce um papel pleiotrópico na manutenção da homeostase imunológica por regular a sobrevivência e atividade das células do sistema imune inato.

Papel da leptina na imunidade adaptativa

A função de leptina em estimular a produção de citocinas pró-inflamatórias envolvidas na resposta imune inata pode indiretamente modular a imunidade adaptativa. Por exemplo, em células dendríticas, as citocinas do tipo I, induzidas por leptina, tais como IL-12 e TNF-α, capacitam as células T naïve $CD4^+$ para respostas Th1. No entanto, a leptina também desempenha um papel direto na imunidade adaptativa modulando as respostas imunes pelas células T, pela expressão do receptor funcional de leptina, o LepRb, em diferentes subpopulações de células T (Figura 17.4) e linfócitos B. As anormalidades presentes nas respostas imunológicas são observadas em camundongos *ob/ob* e *db/db*, o que indica um papel protetor da leptina, uma vez que aumenta a sobrevivência das células T. Os primeiros estudos em camundongos *db/db* revelaram que o desenvolvimento e a maturação das células T e B são consideravelmente comprometidos, além disso, esses camundongos apresentam números reduzidos de linfócitos em órgãos linfoides periféricos. A leptina promove a sobrevivência de linfócitos T e B por suprimir a apoptose mediada por Fas, resultante da indução de proteínas antiapoptóticas, incluindo Bcl-2 e Bcl-XL, os quais, em conjunto com outras citocinas, estimulam a proliferação e ativação de linfócitos por meio da STAT3 (Lam & Lu, 2007).

Outro importante papel da leptina na imunidade adaptativa é destacado pela observação de que a deficiência de leptina em camundongos *ob/ob* está associada com imunossupressão e atrofia do timo, um dado similar ao observado no jejum agudo. A atrofia do timo ocorre por indução de apoptose em timócitos presentes no córtex do timo, local em que a maioria das células T $CD4^+$ e $CD8^+$ são encontradas. A atrofia pode acontecer de duas formas: a primeira ocorre por perda ou ausência de estímulos de sobrevivência durante o processo de seleção positiva; e a segunda, durante o processo de seleção negativa, em que timócitos autorreativos são confrontados com autoantígenos e encaminhados para a via de apoptose por meio da sinalização de receptores de membrana (Savino, 2002). Assim, o restabelecimento da atividade da leptina reduz a taxa de apoptose. Além disso, a tirosina quinase Fyn se associa ao LepRb e ativa a sinalização imunomodulatória no timo de roedores em resposta à leptina, mediando a transdução do sinal do LepRb ao IRS1/PI3K/Akt, modulando assim a função desta glândula (Girasol, *et al.*, 2009). No sistema imune adaptativo, a leptina modula a apoptose e a produção de citocinas em timócitos e induz linfopoiese de camundongos, o que gera um sinal de sobrevivência para timócitos duplo-positivos $CD4^{+}/CD8^{+}$ e monopositivos $CD4^{+}/CD8^{-}$ durante a maturação de linfócitos T, pela ativação da STAT3 (Lord *et al.*, 1998; Martín-Romero *et al.*, 2000).

Estudos em seres humanos investigaram o papel da leptina na ativação de linfócitos, que, diferentemente, dos macrófagos/monócitos, não é capaz de induzir a proliferação e ativação de linfócitos humanos maduros de sangue periférico isoladamente. Entretanto, quando coadministrada com outros imunoestimulantes inespecíficos, a leptina induz marcadores de ativação precoce, como o CD69, e tardios, como CD25 e CD71, em linfócitos $CD4^{+}$ e $CD8^{+}$ (Martín-Romero *et al.*, 2000). Notavelmente, a leptina pode modular aspectos específicos da função das células T com efeitos diferenciados sobre subpopulações distintas de linfócitos, tal como demonstrado pelos achados em que a leptina estimula a proliferação de células T naïve $CD4^{+}CD45RA^{+}$, mas inibe a proliferação de células T de memória $CD4^{+}CD45RO^{+}$. A leptina polariza, em células do sistema imune, a produção de citocinas Th para um fenótipo pró-inflamatório Th1 com produção de IFN-γ e IL-12 em vez de anti-inflamatório Th2 que expressa IL-4 (Figura 17.4). Esses estudos mostram as diversas ações da leptina na regulação da homeostase imunológica (Matarese *et al.*, 2008; Lam & Lu, 2007; Matarese *et al.*, 2005).

Um avanço importante obtido recentemente revela que a leptina é capaz de modular a via da proteínade morte celular programada 1 (PD-1; do inglês, *programmed cell death protein 1*), um importante alvo para imunoterapia do câncer, que, ao ser inibida, aumenta a resposta antitumoral por meio de linfócitos T (Wang *et al.*, 2019).

Leptina e estados de disfunção imune: deficiência e excesso energético

O estado nutricional atua como fator determinante na resposta imunológica. A obesidade e a desnutrição, lados extremos da disfunção nutricional, são conhecidos por predispor o sistema imune a atividades anormais, as quais incluem imunodeficiências, predisposição aumentada à inflamação e alguns tipos de câncer (Fazeli *et al.*, 2006). Mostrou-se que a sinalização da leptina no SNC é crítica para a resposta imunológica sistêmica. As flutuações do peso corporal e o estado metabólico são normalmente associados com processos inflamatórios agudos ou crônicos resultantes da infecção; curiosamente, a leptina está envolvida na resposta inflamatória aguda em doenças infecciosas (Karlsson & Beck, 2010).

Desnutrição

De modo semelhante à deficiência de leptina, a desnutrição grave é associada com disfunção da resposta imunológica, caracterizada por atrofia do timo, redução da função das células T e aumento da suscetibilidade às infecções (Figura 17.4). Além disso, a desnutrição crônica promove uma queda nos níveis de leptina, e este fenômeno induz supressão da resposta linfoproliferativa e anormalidades na morfologia e função do timo, observado pela redução do número de timócitos corticais induzido pelo aumento da taxa de apoptose (Farooqi *et al.*, 2002; Martín-Romero *et al.*, 2000). Estudos mostram que a deficiência crônica de leptina afeta específica e compartimentadamente as respostas imunes inata e a adaptativa. Respostas inatas são alteradas pelo controle inadequado da resposta inflamatória, enquanto respostas adaptativas são severamente atenuadas (Karlsson & Beck, 2010).

Os modelos animais de deficiência de leptina são protegidos contra os efeitos tóxicos da inflamação mediada por células da imunidade inata, como monócitos/macrófagos, células polimorfonucleares, NK, ou por moléculas como o LPS e o TNF-α. Ocorre um desequilíbrio entre as citocinas pró-inflamatórias (perfil inalterado) e anti-inflamatórias (redução de IL-10 e antagonistas de IL-1R), demonstrando que a leptina pode alterar a produção de citocinas anti-inflamatórias por monócitos/macrófagos a partir da ativação de STAT3 (Matarese *et al.*, 2005). Já a deficiência de leptina na imunidade adaptativa tem um efeito protetor, resultando em diminuição da produção de citocinas Th1 pró-inflamatórias, mudando o perfil para resposta Th2. Em humanos, a deficiência congênita de leptina tem sido associada com infecções e mortalidade na primeira infância, bem como supressão da resposta Th1 e de subpopulações de linfócitos, condições revertidas com a administração exógena de leptina (Ozata *et al.*, 1999).

Obesidade

A leptina representa um dos mediadores mais importantes entre a obesidade e a inflamação. A obesidade é caracterizada por um acúmulo anormal de tecido adiposo branco (WAT; do inglês, *white adipose tissue*). Embora adipócitos ocupem a maior parte do volume do WAT, o tecido adiposo também inclui muitos tipos celulares, como: pré-adipócitos, macrófagos, células endoteliais, fibroblastos e leucócitos. Nas últimas duas décadas, o WAT vem sendo considerado um órgão endócrino, e não somente um depósito de gorduras, produzindo cerca de 100 citocinas, entre outras moléculas, como: leptina, adiponectina, MCP-1 e resistina, que participam de uma variedade de processos fisiológicos ou fisiopatológicos, incluindo a ingestão de alimentos, a sensibilidade à insulina e a inflamação (Ahima, 2006). No estado obeso, a secreção dessas adipocinas, em especial da leptina, encontra-se aumentada e, por conseguinte, altera em vários aspectos a resposta imune inata e adaptativa. Na obesidade, o aumento do tecido adiposo induz hiperleptinemia associado a um estado pró-inflamatório subclínico crônico que estimula a infiltração progressiva de macrófagos no WAT, responsáveis por secretar citocinas pró-inflamatórias como: TNF-α, IL-1β e IL6, que estimulam os adipócitos a secretar mais leptina (Wellen & Hotamisligil, 2005; Weisberg *et al.*, 2003; Xu *et al.*, 2003). Os níveis de leptina se correlacionam não só com o estado de energia do organismo, como também com níveis séricos de citocinas pró-inflamatórias, tais como o TNF-α, que também estão elevados na obesidade e têm um efeito supressor sobre a função dos linfócitos (Figura 17.4).

A hiperleptinemia observada na obesidade induz o quadro de resistência à leptina no SNC, em que mesmo com altas doses de leptina não se observa a diminuição da ingestão alimentar (Karlsson & Beck, 2010). A resistência à leptina induz um estado semelhante ao da deficiência de leptina em células imunes, o que pode explicar as imunodeficiências observadas em indivíduos obesos, como a supressão de subpopulações de linfócitos T (CD3, CD4, CD8CD45RO) e sua resposta proliferativa (Tanaka *et al.*, 2001). Em resumo, a obesidade associa-se com ativação crônica da imunidade inata, pela infiltração de macrófagos no WAT, gerando um quadro inflamatório subclínico crônico, responsável por condições patológicas como o diabetes tipo 2, a resistência à insulina e a aterosclerose (Martín-Romero *et al.*, 2000) (Capítulo 10). Essa condição associa-se a alterações em linfócitos T como resultado de resistência à leptina levando à maior incidência de infecções.

Considerações finais

A leptina, hormônio-citocina identificada em 1994, constitui-se no mais importante fator de controle da homeostase energética do organismo. Evidências experimentais e clínicas relevantes mostram que a leptina atua, ainda, como conexão entre os sistemas metabólico e imune. O progresso na caracterização dos mecanismos envolvidos nesta conexão pode evidenciar potenciais alvos para ação terapêutica em doenças nas quais ocorra uma regulação anômala das funções endócrinas e imunes, tais como a obesidade, diabetes e as doenças autoimunes, autoinflamatórias e neoplásicas.

Referências bibliográficas

Ahima RS. Adipose tissue as an endocrine organ. Obesity (Silver Spring). 2006; 14(Suppl 5):242S-249S.

Bjørbaek C, Kahn BB. Leptin signaling in the central nervous system and the periphery. Recent Prog Horm Res. 2004; 59:305-31.

Brennan AM, Mantzoros CS. Drug Insight: the role of leptin in human physiology and pathophysiology–emerging clinical applications. Nat Clin Pract Endocrinol Metab. 2006;2(6):318-27.

Chehab FF, Lim ME, Lu R. Correction of the sterility defect in homozygous obese female mice by treatment with the human recombinant leptin. Nat Genet. 1996; 12(3):318-20.

Dardeno TA, Chou SH, Moon HS, Chamberland JP, Fiorenza CG, Mantzoros CS. Leptin in human physiology and therapeutics. Front Neuroendocrinol. 2010; 31(3):377-93.

Farooqi IS, Matarese G, Lord GM, Keogh JM, Lawrence E, Agwu C et al. Beneficial effects of leptin on obesity, T cell hyporesponsiveness, and neuroendocrine/metabolic dysfunction of human congenital leptin deficiency. J Clin Invest. 2002;110(8):1093-103.

Farooqi IS, O'Rahilly S. Leptin: a pivotal regulator of human energy homeostasis. Am J Clin Nutr. 2009; 89(3):980S-984S.

Fazeli M, Zarkesh-Esfahani H, Wu Z, Maamra M, Bidlingmaier M, Pockley AG et al. Identification of a monoclonal antibody against the leptin receptor that acts as an antagonist and blocks human monocyte and T cell activation. J Immunol Methods. 2006; 312(1-2):190-200.

Fei H, Okano HJ, Li C, Lee GH, Zhao C, Darnell R et al. Anatomic localization of alternatively spliced leptin receptors (Ob-R) in mouse brain and other tissues. Proc Natl Acad Sci USA. 1997; 94(13):7001-5.

Fernández-Riejos P, Najib S, Santos-Alvarez J, Martín-Romero C, Pérez-Pérez A, González-Yanes C et al. Role of leptin in the activation of immune cells. Mediators Inflamm. 2010; 2010:568343.

Fischer J, Gutièrrez S, Ganesan R, Calabrese C, Ranjan R et al. Leptin signaling impairs macrophage defenses against Salmonella Typhimurium. Proc Natl Acad Sci USA. 2019; 116(33):16551-16560.

Frühbeck G. Intracellular signalling pathways activated by leptin. Biochem J. 2006; 393 (Pt 1):7-20.

Girasol A, Albuquerque GG, Mansour E, Araújo EP, Degasperi G, Denis RG et al. Fyn mediates leptin actions in the thymus of rodents. PLoS One. 2009; 4(11):e7707.

Grases-Pintó B, Abril-Gil M, Castell M, Pérez-Cano FJ, Franch À. Enhancement of immune maturation in suckling rats by leptin and adiponectin supplementation. Sci Rep. 2019; 9(1):1786.

Karlsson EA, Beck MA. The burden of obesity on infectious disease. Exp Biol Med (Maywood). 2010; 235(12):1412-24.

Lam QL, Lu L. Role of leptin in immunity. Cell Mol Immunol. 2007; 4(1):1-13.

Lee GH, Proenca R, Montez JM, Carroll KM, Darvishzadeh JG, Lee JI et al. Abnormal splicing of the leptin receptor in diabetic mice. Nature. 1996; 379(6566):632-5.

Lord GM, Matarese G, Howard JK, Baker RJ, Bloom SR, Lechler RI. Leptin modulates the T-cell immune response and reverses starvation-induced immunosuppression. Nature. 1998; 394(6696):897-901.

Mansour E, Pereira FG, Araújo EP, Amaral ME, Morari J, Ferraroni NR et al. Leptin inhibits apoptosis in thymus through a janus kinase-2-independent, insulin receptor substrate-1/phosphatidylinositol-3 kinase-dependent pathway. Endocrinology. 2006; 147(11):5470-9.

Margetic S, Gazzola C, Pegg GG, Hill RA. Leptin: a review of its peripheral actions and interactions. Int J Obes Relat Metab Disord. 2002; 26(11):1407-33.

Martín-Romero C, Santos-Alvarez J, Goberna R, Sánchez-Margalet V. Human leptin enhances activation and proliferation of human circulating T lymphocytes. Cell Immunol. 2000; 199(1):15-24.

Matarese G, Moschos S, Mantzoros CS. Leptin in immunology. J Immunol. 2005; 174(6):3137-42.

Matarese G, Procaccini C, de Rosa V. The intricate interface between immune and metabolic regulation: a role for leptin in the pathogenesis of multiple sclerosis? J Leukoc Biol. 2008; 84(4):893-9.

Moraes-Vieira PM, Larocca RA, Bassi EJ, Peron JP, Andrade-Oliveira V, Wasinski F et al. Leptin deficiency impairs maturation of dendritic cells and enhances induction of regulatory T and Th17 cells. Eur J Immunol. 2014; 44(3):794-806.

Ozata M, Ozdemir IC, Licinio J. Human leptin deficiency caused by a missense mutation: multiple endocrine defects, decreased sympathetic tone, and immune system dysfunction indicate new targets for leptin action, greater central than peripheral resistance to the effects of leptin, and spontaneous correction of leptin-mediated defects. J Clin Endocrinol Metab. 1999; 84:3686-3695.

Papathanassoglou E, El-Haschimi K, Li XC, Matarese G, Strom T, Mantzoros C. Leptin receptor expression and signaling in lymphocytes: kinetics during lymphocyte activation, role in lymphocyte survival, and response to high fat diet in mice. J Immunol. 2006; 176(12):7745-52.

Saad MF, Damani S, Gingerich RL, Riad-Gabriel MG, Khan A, Boyadjian R, Jinagouda SD et al. Sexual dimorphism in plasma leptin concentration. J Clin Endocrinol Metab. 1997; 82(2):579-84.

Savino W. The thymus gland is a target in malnutrition. Eur J Clin Nutr. 2002; 56(Suppl 3):S46-9

Schwartz MW, Woods SC, Porte D Jr., Seeley RJ, Baskin DG. Central nervous system control of food intake. Nature. 2000; 404(6778):661-71.

Sinha MK, Ohannesian JP, Heiman ML, Kriauciunas A, Stephens TW, Magosin S et al. Nocturnal rise of leptin in lean, obese, and non-insulin-dependent diabetes mellitus subjects. J Clin Invest. 1996; 97(5):1344-7.

Tanaka SF, Isoda Y, Ishihara M, Kimura, Yamakawa T. T lymphopaenia in relation to body mass index and TNF-alpha in human obesity: adequate weight reduction can be corrective. Clin Endocrinol. 2001; 54:347.

Tartaglia LA, Dembski M, Weng X, Deng N, Culpepper J, Devos R et al. Identification and expression cloning of a leptin receptor, OB-R. Cell. 1995; 83(7):1263-71.

Wang Z, Aguilar EG, Luna JI, Dunai C, Khuat LT, Le CT et al. Paradoxical effects of obesity on T cell function during tumor progression and PD-1 checkpoint blockade. Nat Med. 2019; 25(1):141-151.

Weisberg SP, McCann D, Desai M, Rosenbaum M, Leibel RL, Ferrante AW. Obesity is associated with macrophage accumulation in adipose tissue. J Clin Investig. 2003; 112, 1796-808.

Wellen KE, Hotamisligil GS. Inflammation, stress, and diabetes. J Clin Invest. 2005; 115:1111-1119.

Xu H, Barnes GT, Yang Q, Tan G, Yang D et al. Chronic inflammation in fat plays a crucial role in the development of obesity-related insulin resistance. J Clin Investig. 2003; 112, 1821-30.

Zhang F, Basinski MB, Beals JM, Briggs SL, Churgay LM, Clawson DK et al. Crystal structure of the obese protein leptin-E100. Nature. 1997; 387(6629):206-9.

18

Regulação Imunoneuroendócrina do Início da Gravidez – Participação de VIP

Daniel Paparini • Vanesa Hauk • Daiana Vota • Guillermina Calo • Lucila Gallino • Fátima Merech • Esteban Grasso • Rosanna Ramhorst • Claudia Pérez Leirós

Resumo

Uma intrincada rede de comunicação entre fatores solúveis e de contato célula-célula sustenta a interação materno-placentária desde o início da gravidez. Essa interação ou rede imunoneuroendócrina fornece um ambiente adequado para o crescimento e desenvolvimento fetal. As células trofoblásticas desempenham um papel ativo e decisivo em razão de sua capacidade de sintetizar citocinas, hormônios e neuropeptídeos: esses fatores são reconhecidos diretamente pelos principais tipos de células presentes na interface, como as células vasculares, nervosas, estromais, epiteliais glandulares e leucócitos maternos. Uma interação dinâmica das células trofoblásticas com as várias células da interface fundamenta os diferentes processos que sustentam a gestação, desde a implantação, placentação e crescimento fetal em condições de homeostase imunológica.

Neste capítulo, revisamos as evidências experimentais que mostram que o peptídeo intestinal vasoativo (VIP; do inglês, *vasoactive intestinal peptide*) é um fator de síntese local – é sintetizado por células trofoblásticas, entre outras – que participa de vários circuitos de regulação imunoneuroendócrina na gravidez: o VIP mantém um microambiente anti-inflamatório por meio da modulação do perfil funcional de monócitos, macrófagos e linfócitos T reguladores. Da mesma maneira, as células trofoblásticas que produzem VIP inibem a formação de armadilhas extracelulares de neutrófilos (NET; do inglês, *neutrophil extracellular traps*) e aceleram sua remoção pelas células fagocíticas sem aumentar a resposta inflamatória. Por outro lado, o VIP é expresso em células trofoblásticas invasivas e regula a angiogênese. As informações revisadas aqui contribuem para o estudo do VIP e seus receptores como possíveis alvos farmacológicos ou biomarcadores em complicações na gravidez associadas à inflamação exacerbada.

Introdução

Os circuitos reguladores autócrinos e parácrinos que sustentam o desenvolvimento da placenta em um contexto anti-inflamatório desde os primeiros estágios da gestação são múltiplos e redundantes. As células trofoblásticas são o centro desses circuitos: diferenciam-se em um fenótipo invasivo que lhes permite migrar e invadir a decídua, remodelar os vasos maternos e interagir com as células deciduais, facilitando o condicionamento de diferentes populações de leucócitos por meio de fatores solúveis e de contato.[1] A transformação das artérias maternas é um processo necessário para a obtenção de nutrientes e oxigenação do feto em desenvolvimento. As artérias espiraladas maternas perdem sua organização e estrutura em função de uma apoptose maciça de células vasculares do músculo liso vascular e endoteliais. Ao mesmo tempo, células citotrofoblásticas extravilosas (EVT; do inglês, *extracellular villous trophoblast*) estão dispostas nas paredes dos vasos cobertos por uma camada fibrinoide.[2] Assim, as artérias deciduais espiraladas, vasos estreitos que respondem a substâncias vasoativas, transformam-se em ductos flácidos e dilatados destituídos de controle vasomotor, o que permite a circulação de grandes volumes de sangue materno para os espaços intervilosos. Paralelamente, a lesão tecidual decorrente desse processo provoca uma poderosa resposta pró-inflamatória ao redor das áreas lesionadas em um processo ativo de remodelação vascular. A implantação embrionária e a transformação vascular e glandular uterina resultam em uma alta taxa de apresentação de antígenos não maternos (paternos e trofoblásticos) ao sistema imunológico materno, no qual uma resposta inata e adaptativa finamente regulada é ativada para manter a homeostase imunológica.[3,4]

Gravidez e regulação da resposta imune materna

A gravidez é uma condição única do ponto de vista imunológico. As gestantes são consideradas um grupo especial da população por apresentarem suscetibilidade diferencial a doenças infecciosas, por um lado, ou por desenvolverem uma resposta imunológica mais grave quando infectadas por determinados patógenos. Além disso, o sistema imunológico materno em condições fisiológicas não rejeita o feto, mesmo quando o próprio feto expressa antígenos de histocompatibilidade maiores e menores. Por muitos anos, essas observações, principalmente a falta de resposta do sistema imunológico aos aloantígenos no feto, apoiaram a hipótese de que a gravidez gerava um estado de imunossupressão. No entanto, tanto a inflamação quanto a ativação do sistema imunológico materno são etapas críticas necessárias para o desenvolvimento de uma gravidez fisiológica.[3] Essa aparente controvérsia levou a um novo conceito para explicar a manutenção da homeostase imunológica na gravidez. Essa proposta é sustentada por inúmeras evidências sobre os linfócitos T reguladores e a plasticidade funcional dos macrófagos, por um lado, e pela nova capacidade das células placentárias de atuarem como células imunes, particularmente as células trofoblásticas.[1] Estas e outras evidências possibilitam afirmar que, na evolução dos mamíferos, desenvolveram-se mecanismos de imunocooperação entre o sistema imune materno e a placenta. Em particular na gravidez humana, essa rede é composta por contatos célula-célula e fatores solúveis que contribuem para o crescimento fetal. Essa imunocooperação prossegue por meio de três fases imunológicas diferentes.[3] Primeira fase pró-inflamatória associada à implantação de blastocisto, invasão trofoblástica na decídua e remodelação vascular. A isto segue-se uma segunda fase anti-inflamatória mais longa que promove um ambiente adequado para o crescimento fetal; finalmente, uma fase pró-inflamatória curta em que o útero se prepara para o parto. Há muito interesse em conhecer os mecanismos que estão por trás das mudanças entre uma fase imunológica e outra, uma vez que revelá-los, assim como os mediadores envolvidos, poderia ajudar a explicar os mecanismos patogênicos associados aos distúrbios da placentação. Além disso, isso poderia contribuir para a busca de biomarcadores associados a complicações da gravidez, como a pré-eclâmpsia, ou fornecer novas ferramentas para a identificação e seleção de marcadores terapêuticos associados ao desencadeamento biológico do parto prematuro.[5]

Perda da homeostase imunológica e complicações na gravidez

As complicações da gravidez, como pré-eclâmpsia e restrição de crescimento intrauterino (RCIU), com altas taxas de morbidade e mortalidade materna e neonatal, estão associadas à placentação, com função trofoblástica alterada e resposta pró-inflamatória localmente exacerbada.[6] Certamente, as doenças hipertensivas durante a gravidez, pré-eclâmpsia e eclâmpsia são consideradas a segunda causa de mortalidade materna em todo o mundo.[6,7] A prevalência de PE é de 3% a 10%.[7] Por outro lado, a RCIU está associada a um maior risco de parto prematuro e a maior taxa de morbimortalidade fetal e neonatal. O dano oxidativo à placenta é um dos principais sinais associados à pré-eclâmpsia, diabetes gestacional e aborto espontâneo. Em consonância com essa observação, os neutrófilos circulantes em pacientes com pré-eclâmpsia têm uma capacidade aumentada de produzir espécies reativas de oxigênio e, provavelmente, contribuem para o estresse oxidativo.[8] Ainda não existem marcadores precoces que indiquem disfunção trofoblástica e dano tecidual pelo excesso de inflamação e que tenham especificidade suficiente para o diagnóstico e prognóstico dessas doenças. Até o momento, essas complicações são diagnosticadas, em média, no segundo ou terceiro trimestre, com consequências leves a graves para a mãe, o feto ou o recém-nascido.[7]

Condicionamento funcional das populações de leucócitos na interface materno-fetal

Os leucócitos maternos são recrutados e/ou diferenciados na interface materno-fetal desde o início da gestação. As células *natural killer* uterinas (NKu), monócitos, macrófagos, células dendríticas, linfócitos T e neutrófilos são encontrados no útero grávido em diferentes estágios.[9] A comunicação é estabelecida por meio de receptores de quimiocinas expressos em leucócitos maternos e quimiocinas secretadas por células trofoblásticas e estromais, gerando ondas sequenciais de recrutamento de células imunes para a interface.[10] Essas populações de leucócitos adaptam-se e respondem às diversas demandas da gravidez com um padrão espacial e temporal definidos. As populações mais abundantes de leucócitos durante o primeiro trimestre são as NKu e os macrófagos, que correspondem a 40% do total de células da decídua. As células NKu apresentam um fenótipo particular com baixa resposta citotóxica e alta capacidade de remodelação vascular durante a placentação.[2,9] As NKu infiltram-se na decídua, representando 70% das populações imunes durante o primeiro trimestre e depois diminuem com o curso da gravidez. Por outro lado, monócitos e macrófagos constituem cerca de 20% dos leucócitos deciduais e sua população permanece constante durante a gravidez, sugerindo que participam de diferentes funções requeridas ao longo dela. Em gestações fisiológicas, monócitos e macrófagos adquirem um fenótipo de ativação predominantemente alternativo ou M2. Em contrapartida, nas placentas pré-eclâmpticas, os macrófagos encontram-se ativados para um perfil clássico ou M1 com um fenótipo pró-inflamatório.[11] Os macrófagos deciduais enfrentam várias demandas, por vezes opostas, durante a gestação normal, com síntese de fatores de reparo tecidual, remoção de corpos apoptóticos ou defesa contra patógenos ou lesão tecidual grave. Certamente, monócitos e macrófagos desempenham um papel crítico na manutenção da homeostase do tecido: como fagócitos profissionais, eles removem com eficiência um grande número de corpos apoptóticos gerados durante a remodelação vascular, com a secreção concomitante de fatores imunossupressores, como TGF-β, IL-10 e prostaglandina E2.[11] A remoção rápida e silenciosa desses corpos apoptóticos evita danos às células necróticas e apresentação de antígenos. Tanto aos macrófagos deciduais quanto às NKu têm-se atribuído um papel central na angiogênese e na transformação das artérias espiraladas por meio da síntese de fatores vasoativos: inúmeros mediadores, como o fator de crescimento endotelial vascular (VEGF; do inglês, *vascular endothelial growth factor*), CXCL8 e angiopoietinas, entre outros,[23] foram identificados. Nesse sentido, um mecanismo cooperativo de transformação vascular entre macrófagos deciduais, células NKu e trofoblásticas foi recentemente elucidado.[12] Nesse trabalho, os designs *in vitro* e *ex vivo* com macrófagos deciduais, NKu, EVT e células endoteliais de placentas do primeiro trimestre forneceram fortes evidências de que as células EVT ativam células endoteliais das artérias espiraladas para secretar quimiocinas (CCL14 e CXCL8) que produzem quimiotaxia de NKu e macrófagos. Ambas as quimiocinas foram encontradas expressas nas células endoteliais de vasos em remodelação, enquanto os ensaios de neutralização com anticorpos contra essas citocinas demonstraram que os efeitos das EVT nas células endoteliais dependem da liberação de IL-6 e CXCL8.

As células dendríticas representam apenas 2% a 5% dos leucócitos presentes na interface materno-fetal. Além de seu papel canônico como células apresentadoras de antígenos, foi proposto que elas participassem da decidualização por mecanismos que não envolvem sua capacidade de apresentar antígenos em modelos de camundongos.[13] Por outro lado, os linfócitos T, apesar de estarem em baixa proporção (2% a 8% dos leucócitos deciduais), apresentam uma função regulatória fundamental para a manutenção da tolerância imunológica materna diante dos antígenos paternos e trofoblásticos.[4,14] A indução de células T reguladoras contra antígenos paternos, bem como a expansão da população T reguladora natural, é observada na gestação humana como na do camundongo. Essas células desenvolvem uma função imunossupressora poderosa por meio de mecanismos *bystander* que envolvem, principalmente, a liberação maciça de fatores anti-inflamatórios: TGF-β e IL-10.

Os neutrófilos – ao contrário dos macrófagos, células NKu e linfócitos T –, foram menos estudados em relação ao progresso da gravidez normal. Os neutrófilos são a população mais abundante de leucócitos no sangue periférico. Eles são altamente responsivos a patógenos ou sinais de danos nos tecidos e migram rapidamente para os tecidos inflamados. Ao contrário das populações de leucócitos discutidas anteriormente, os neutrófilos são encontrados no útero em uma proporção baixa até o terceiro trimestre, quando um grande influxo é observado nos dias anteriores ao parto. É notável que, apesar do fato de a implantação e a placentação serem pró-inflamatórias, os neutrófilos quase não são detectados nas placentas do primeiro trimestre. Embora em uma proporção muito baixa, uma subpopulação de neutrófilos com um fenótipo pró-angiogênico foi recentemente identificada no segundo trimestre. Neutrófilos circulantes de mulheres grávidas isoladas *in vitro* sintetizam altos níveis de espécies reativas de oxigênio (ROS; do inglês, *reactive oxygen species*) em comparação com aqueles de mulheres não grávidas. Além dos bem conhecidos mecanismos de ativação e inativação/apoptose que regulam o curto tempo de vida dos neutrófilos, outro tipo de morte celular programada chamado NETose foi descrito, no qual os neutrófilos liberam filamentos de cromatina descondensada decorada com proteínas granulares e citoplasmáticas com aspecto de redes ou armadilhas extracelulares chamadas NET.[15] Patógenos, citocinas pró-inflamatórias e estímulos químicos podem induzir a formação de NET. As NET foram associadas à patogenia da nefrite lúpica e servem como estruturas de suporte para fibrina e fator de von Willebrand na trombose, entre outras doenças.[15] Placentas de gestações com pré-eclâmpsia revelam uma presença maciça de NET amplamente distribuídas no espaço interviloso, sugerindo que os neutrófilos foram ativados durante a circulação por meio do espaço interviloso.[16] CXCL8, uma das principais citocinas que induz a formação de NET, está presente em níveis elevados na interface materno-placentária e, da mesma maneira que as microvesículas trofoblásticas, são propostas como potenciais indutores da formação de NET na pré-eclâmpsia. Finalmente, é notável que uma infiltração maciça de neutrófilos no útero grávido durante as primeiras semanas seria prejudicial para a gravidez. Sua ausência em estágios iniciais, mesmo apesar de um forte microambiente pró-inflamatório, sugere que existem poderosos mecanismos regulatórios e de desativação cujos mediadores envolvidos são desconhecidos.

VIP – um neuropeptídeo emergente como candidato regulador da gravidez

O peptídeo intestinal vasoativo (VIP) é um polipeptídeo pleiotrópico de 28 aminoácidos que foi descrito pela primeira vez como um peptídeo intestinal e neurotransmissor do sistema nervoso central e autônomo.[17] Possui efeito vasodilatador, pró-secretor e anti-inflamatório, atuando nos receptores de alta afinidade VPAC1 e VPAC2, bem como no receptor de baixa afinidade PAC1 em vários tipos celulares.[17,18] A expressão do gene VIP está associada a elementos de resposta de AMPc (CRE) e elementos de resposta a citocinas da família gp130 (CyRE) em seu promotor em células de neuroblastoma humano.[19] Entre algumas das citocinas da família gp130, o fator inibidor da leucemia (LIF; do inglês, *leukemia inhibitory factor*) foi extensamente estudado durante a gravidez.

Em modelos de roedores, a expressão de VIP aumenta nos locais de implantação entre os dias 9,5 e 12,5 da gravidez do camundongo, enquanto há um pico nos níveis séricos de VIP no dia 11,5 em ratas.[20,21] O bloqueio dos receptores VPAC produz uma diminuição no ganho de peso fetal e uma redução na área do córtex associada à microcefalia no camundongo. Da mesma maneira, VIP tem um efeito trófico em embriões de camundongos *ex vivo*, isolados com seu saco vitelino no dia 9,5 de desenvolvimento. O papel potencial do VIP como um peptídeo imunomodulador foi demonstrado em camundongos em dois modelos de gravidez com uma alta taxa de reabsorção embrionária: o tratamento com VIP reverteu os sinais de gravidez alterada na cepa diabética não obesa (NOD; do inglês, *non-obese diabetic*) e no cruzamento CBA/J ×. DBA/2.[21,22] Uma dose única no dia 6,5 da gravidez resultou no aumento no número de locais de implantação viáveis e maior expressão dos marcadores de macrófagos ativados alternativamente e linfócitos T reguladores nesses locais. Mais recentemente, em um modelo de gravidez em camundongos C57BL/6 com células trofoblásticas deficientes na produção de VIP, demonstrou-se que essas células têm menor capacidade de migração e invasão associada à placentação deficiente e menor peso fetal. Esses efeitos foram revertidos por uma injeção de VIP no dia 6,5.[23]

Durante a gestação humana, as células citotrofoblásticas e sinciciotrofoblásticas do primeiro e terceiro trimestres expressam VIP e o mesmo foi relatado na linha celular trofoblástica humana JEG-3.[24] Os receptores VPAC1 e 2 são expressos em JEG-3 e medeiam a síntese de gonadotrofina coriônica humana por meio de locais CRE.[25] Além disso, observou-se um aumento dose-dependente na liberação de progesterona tanto em JEG-3 como em culturas primárias de células trofoblásticas do primeiro trimestre tratadas com VIP. Este e seus receptores também são expressos nas linhas de células citotrofoblásticas humanas do primeiro trimestre Swan 71 e HTR8/SVNeo.[26] O referido peptídeo promove a migração e invasão trofoblástica por meio de mecanismos dependentes da via CRE-PKA. É interessante destacar que o VIP induz sua própria síntese, assim como o LIF. Em ensaios de perda de função realizados em linhagens de células trofoblásticas usando siRNA, observou-se que não apenas a migração trofoblástica é inibida, mas também os efeitos estimuladores de LIF.[27] Esses resultados são compatíveis com os mecanismos reguladores autócrinos mediados por VIP na função das células trofoblásticas. Recentemente, foi descrita a participação de VIP como regulador em células trofoblásticas humanas do primeiro trimestre (semanas 5 a 9 de gestação) com desenhos *in vitro* e *ex vivo*.[28] As células das colunas placentárias, as EVT dispersas no estroma, as células trofoblásticas que estão remodelando os vasos maternos ou que estão em contato com as glândulas, todas sintetizam VIP. Além disso, VIP induziu a migração e invasão de EVT determinada como crescimento fora do limite de explantes placentários do primeiro trimestre (*outgrowth*), ou como um aumento na síntese de metaloproteinases em linhas celulares. Esses efeitos foram perdidos quando a via PKA foi bloqueada ou células trofoblásticas deficientes na expressão de VIP foram geradas.

Circuitos reguladores envolvendo VIP na interação imunotrofoblástica

A soma das evidências apresentadas nos parágrafos anteriores sustenta o papel do VIP como um dos fatores envolvidos na manutenção da homeostase imunológica das células trofoblásticas nos estágios iniciais da gravidez. VIP induziu a síntese de quimiocinas em células Swan 71, particularmente aquelas envolvidas no recrutamento de monócitos, neutrófilos e linfócitos T, como CXCL8, CCL5 (RANTES), CCL2 (MCP-1) e CCL3 (MIP-1α).[29] Quando VIP foi adicionado à cocultura de Swan 71 com células mononucleares de sangue periférico, um sinergismo foi observado na resposta imunossupressora e tolerogênica por parte dos linfócitos T *in vitro* por meio de mecanismos dependentes de TGF-β.[26] Por outro lado, com o pré-condicionamento das linhagens Swan 71 e HTR8/SVNeo com VIP, foi possível modular o fenótipo funcional de monócitos e macrófagos favorecendo um perfil anti-inflamatório ou M2 predominante, com aumento da fagocitose de corpos apoptóticos por meio do portal fagocítico trombospondina-1/integrina avb3 sem aumento da resposta pró-inflamatória. Os efeitos observados no perfil funcional e na fagocitose por monócitos foram perdidos quando as linhagens trofoblásticas apresentaram deficiência na síntese de VIP por terem sido transfectadas com um siRNA específico.[27,29] Esses resultados sugerem fortemente que o VIP endógeno atua por mecanismos diretos, por meio do VIP presente no ambiente condicionado das células trofoblásticas e indiretamente pela secreção de fatores trofoblásticos e citocinas envolvidos na modulação de monócitos e macrófagos.[27] Em consonância com essa proposta, nas células EVT do primeiro trimestre cultivadas com VIP, observou-se aumento da secreção de quimiocinas e da citocina anti-inflamatória IL-10, sem modificação dos níveis de citocinas pró-inflamatórias. Além disso, os macrófagos deciduais isolados das mesmas amostras do primeiro trimestre e tratados *ex vivo* com VIP mantiveram um perfil de ativação predominantemente M2 e regularam a tubulogênese das células endoteliais.[28]

Como já mencionado, ainda não há evidências sólidas para indicar qual dos fatores derivados da placenta pode modular a ativação de neutrófilos e a formação de NET *in vivo* em gestações normais. Anteriormente, foi demonstrado um efeito inibitório sobre a capacidade de produção de fatores oxidantes pelos neutrófilos, seja por fatores solúveis das células trofoblásticas, seja pelo contato célula-célula. Células trofoblásticas obtidas de placentas de parto cesáreo inibiram a ativação de neutrófilos autólogos por meio de mecanismos dependentes do contato célula-célula.[8] Da mesma maneira, recentemente demonstrou-se um efeito desativador sobre os neutrófilos por fatores solúveis liberados pelas células trofoblásticas.[30] Tanto o meio condicionado de células trofoblásticas quanto o VIP inibiram a capacidade de formação de ROS e NET por neutrófilos ativados por PMA. Além disso, ambos favorecem a apoptose espontânea em neutrófilos ativados por LPS. Também, os efeitos pró-apoptóticos de meios condicionados de células trofoblásticas não foram observados quando a expressão de VIP foi silenciada.[30] Isso sugere fortemente que a liberação de VIP para o meio condicionado e/ou fatores sintetizados por células trofoblásticas de uma maneira dependente de VIP têm um efeito na interface materno-fetal. Ademais, aqueles neutrófilos cuja apoptose foi acelerada por fatores trofoblásticos mostraram uma remoção mais eficiente por fagócitos profissionais autólogos.

A evidência revisada aqui está resumida em um esquema na Figura 18.1. Os resultados indicam que coexistem mecanismos diretos e indiretos pelos quais o VIP de origem

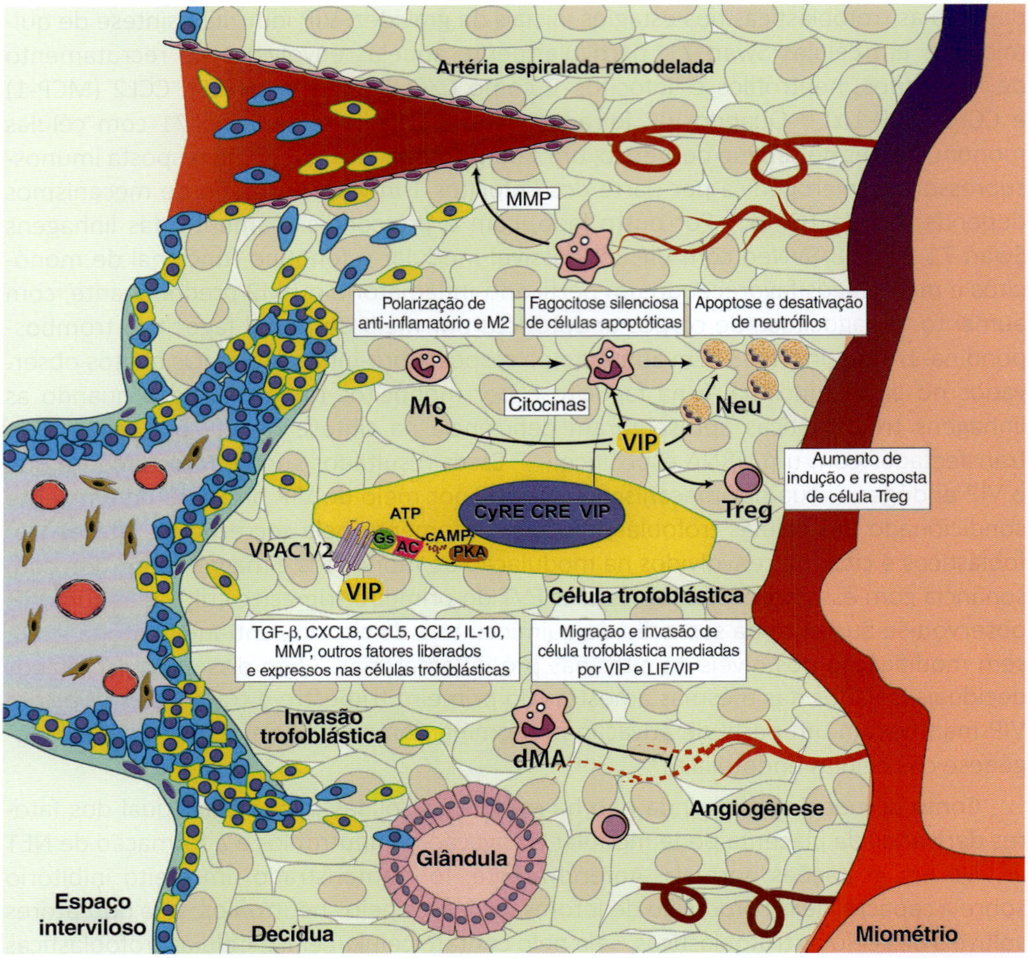

Figura 18.1. Envolvimento do VIP na interface materno-placentária inicial. As células trofoblásticas VIP+ (amarelas) contribuem para a remodelação da matriz extracelular por meio da liberação de metaloproteinases (MMP), citocinas e VIP. O VIP condiciona macrófagos deciduais (dMA) e liga-se aos receptores VPAC1 e VPAC2 nas células trofoblásticas (Tb), ativando a via PKA/CRE. O VIP induz a expressão e/ou liberação de diferentes fatores como CXCL8, CCL5 (RANTES), CCL2 (MCP-1) e CCL3 (MIP-1α) que participam do recrutamento de neutrófilos, monócitos e linfócitos T ou, como IL -10 e TGF-β, que contribuem para um microambiente anti-inflamatório. O VIP induz sua própria síntese e aumenta a migração e invasão de Tb por mecanismos autócrinos. LIF também aumenta a migração de Tb por mecanismos dependentes de VIP. A ação do VIP na Tb produz uma polarização de monócitos (Mo) e macrófagos em direção a um perfil de ativação M2. Além disso, contribui para um ambiente imunossupressor ao modular a resposta das células T reguladoras (Treg; do inglês, *regulatory T cells*), a fagocitose silenciosa de corpos apoptóticos e a inativação de neutrófilos (Neu; do inglês, *neutrophils*).

Fonte: Acervo da autoria.

trofoblástica modula o perfil funcional de neutrófilos, monócitos, macrófagos e linfócitos T, o que favorece uma resposta anti-inflamatória e tolerogênica. Monócitos e macrófagos adquirem um perfil de ativação alternativo ou M2 com capacidade de remover corpos apoptóticos de maneira imunossupressora. Os neutrófilos são inativados, levados à apoptose e removidos por fagocitose imunossupressora. Por sua vez, o VIP medeia um aumento na secreção de TGF-β que amplia a indução de linfócitos T reguladores de maneira dependente do trofoblasto. Esse efeito imunomodulador de VIP na interface materno-placentária é novo e pode adicionar evidências para o desenvolvimento de alvos farmacológicos ou a identificação de biomarcadores em patologias de gravidez associadas à inflamação exacerbada.

Considerações finais

As células trofoblásticas coordenam vários processos e interações celulares para a manutenção da homeostase imunológica na interface materno-placentária com um padrão espaço-temporal. Nos estágios iniciais de pós-implantação, as células trofoblásticas interagem com as células deciduais e leucócitos maternos para modular sua função e sustentar as diversas demandas durante a gestação. Há grande interesse em identificar os genes e fatores mestres que determinam a interação entre as células trofoblásticas e os leucócitos maternos durante a gravidez, pois isso poderia contribuir para o desenvolvimento de novos alvos farmacológicos ou biomarcadores de patologias da gravidez. As evidências revisadas neste trabalho sustentam o papel do VIP liberado pelas células trofoblásticas como um desses reguladores mestres. Sua capacidade de interagir com vários tipos de células, regular suas funções por circuitos autócrinos e parácrinos colocam-no como um possível mediador fisiológico na interface materno-placentária. Além disso, o fato de que os receptores VPAC são membros da família de receptores transmembrana acoplados à proteína Gq ou Gs e, portanto, sujeitos a ajustes finos por meio de vias de ativação/dessensibilização, sugere que a sinalização e funções do VIP também seriam moduladas por esses mecanismos em resposta às demandas variáveis do útero grávido, mais uma prova da relevância fisiológica desse peptídeo endógeno. As evidências aqui discutidas sustentam a relevância do VIP sintetizado pelo trofoblasto como um fator crítico para a função trofoblástica e para a manutenção da homeostase imunológica durante a gestação em mamíferos.

Referências bibliográficas

1. Racicot K, Kwon J-Y, Aldo P, Silasi M, Mor G. Understanding the complexity of the immune system during pregnancy. Am J Reprod Immunol. 2014; 72:107-16.
2. Smith SD, Dunk CE, Aplin JD, Harris LK, Jones RL. Evidence for immune cell involvement in decidual spiral arteriole remodeling in early human pregnancy. Am J Pathol. American Society for Investigative Pathology. 2009; 174:1959-71.
3. Mor G, Cardenas I. The immune system in pregnancy: a unique complexity. Am J Reprod Immunol. 2010; 63:425-433.
4. PrabhuDas M, Bonney E, Caron K, Dey S, Erlebacher A, Fazleabas A et al. Immune mechanisms at the maternal-fetal interface: perspectives and challenges. Nat Immunol. 2015; 16:328-34.
5. Romero R, Dey SK, Fisher SJ. Preterm labor: one syndrome, many causes. Science. 2014; 345:760-765.
6. Huppertz B, Weiss G, Moser G. Trophoblast invasion and oxygenation of the placenta: measurements versus presumptions. J Reprod Immunol. 2014; 101-102:74-9.

7. Redman C, Sargent I. Immunology of pre-eclampsia. Am J Reprod Immunol. 2010; 63:534-43.
8. Petty HR, Kindzelskii AL, Espinoza J, Romero R. Trophoblast contact deactivates human neutrophils. J Immunol. 2006; 176:3205-14. Disponível em: http://www.ncbi.nlm.nih.gov/pubmed/16493081. (30 jan. 2022).
9. Gomez-Lopez N, Guilbert L, Olson DM. Invasion of the leukocytes into the fetal-maternal interface during pregnancy. J Leukoc Biol. 2010; 88:625-33.
10. Ramhorst R, Grasso E, Paparini D, Hauk V, Gallino L, Calo G et al. Decoding the chemokine network that links leukocytes with decidual cells and the trophoblast during early implantation. Cell Adh Migr. 2016; 10:197-207.
11. Fest S, Aldo PB, Abrahams VM, Visintin I, Alvero A, Chen R et al. Trophoblast-macrophage interactions: a regulatory network for the protection of pregnancy. Am J Reprod Immunol. 2007; 57:55-66.
12. Choudhury RH, Dunk CE, Lye SJ, Aplin JD, Harris LK, Jones RL. Extravillous trophoblast and endothelial cell crosstalk mediates leukocyte infiltration to the early remodeling decidual spiral arteriole wall. J Immunol. 2017; 198(10):4115-28.
13. Plaks V, Birnberg T, Berkutzki T, Sela S, BenYashar A, Kalchenko V et al. Uterine DCs are crucial for decidua formation during embryo implantation in mice. Analysis. 2008;118:3954-3965.
14. Munoz-Suano A, Hamilton AB, Betz AG. Gimme shelter: the immune system during pregnancy. Immunol Rev. 2011; 241:20-38.
15. Papayannopoulos V, Zychlinsky A. NETs: a new strategy for using old weapons. Trends Immunol. 2009; 30:513-21.
16. Mellembakken JR, Aukrust P, Olafsen MK, Ueland T, Hestdal K, Videm V. Activation of leukocytes during the uteroplacental passage in preeclampsia. Hypertens (Dallas, Tex 1979). 2002; 39:155-60. Disponível em: http://www.ncbi.nlm.nih.gov/pubmed/11799095. (30 jan. 2022).
17. Said SI. The discovery of VIP: initially looked for in the lung, isolated from intestine, and identified as a neuropeptide. Peptides. 2007; 28:1620-1621.
18. Waschek J. VIP and PACAP: neuropeptide modulators of CNS inflammation, injury, and repair. Br J Pharmacol. 2013; 169:512-523.
19. Symes A, Lewis S, Corpus L, Rajan P, Hyman SE, Fink JS. STAT proteins participate in the regulation of the vasoactive intestinal peptide gene by the ciliary neurotrophic factor family of cytokines. Mol Endocrinol. 1994; 8:1750-63.
20. Spong CY, Lee SJ, McCune SK, Gibney G, Abebe DT, Alvero R et al. Maternal regulation of embryonic growth: the role of vasoactive intestinal peptide. Endocrinology. 1999; 140:917-24.
21. Hauk V, Azzam S, Calo G, Gallino L, Paparini D, Franchi A et al. Vasoactive intestinal peptide induces an immunosuppressant microenvironment in the maternal-fetal interface of non-obese diabetic mice and improves early pregnancy outcome. Am J Reprod Immunol. 2014; 71:120-30.
22. Gallino L, Calo G, Hauk V, Fraccaroli L, Grasso E, Vermeulen M et al. VIP treatment prevents embryo resorption by modulating efferocytosis and activation profile of maternal macrophages in the CBA×DBA resorption prone model. Sci Rep. 2016; 6:18633.
23. Hauk V, Vota D, Gallino L, Calo G, Paparini D, Merech F et al. Trophoblast VIP deficiency entails immune homeostasis loss and adverse pregnancy outcome in mice. FASEB Journal. 2019; 33:1801-1810.
24. Marzioni D, Fiore G, Giordano A, Nabissi M, Florio P, Verdenelli F et al. Placental expression of substance P and vasoactive intestinal peptide: evidence for a local effect on hormone release. J Clin Endocrinol Metab. 2005; 90:2378-2383.
25. Deutsch PJ, Sun Y, Kroog GS. Vasoactive intestinal peptide increases intracellular cAMP and gonadotropin-alpha gene activity in JEG-3 syncytial trophoblasts. Constraints posed by desensitization. J Biol Chem. 1990; 265:10274-81. Disponível em: http://www.ncbi.nlm.nih.gov/pubmed/1693918. (30 jan. 2022).
26. Fraccaroli L, Grasso E, Hauk V, Paparini D, Soczewski E, Mor G et al. VIP boosts regulatory T cell induction by trophoblast cells in an in vitro model of trophoblast – maternal leukocyte interaction. J Leukoc Biol. 2015; 98(1):49-58.
27. Vota D, Paparini D, Hauk V, Toro A, Merech F, Varone C et al. Vasoactive Intestinal Peptide modulates trophoblast-derived cell line function and interaction with phagocytic cells through autocrine pathways. Sci Rep. 2016; 6:26364.

28. Paparini DE, Choudhury RH, Vota DM, Karolczak-Bayatti M, Finn-Sell S, Grasso EN et al. Vasoactive intestinal peptide shapes first-trimester placenta trophoblast, vascular, and immune cell cooperation. Br J Pharmacol. 2019; 176:964-980.
29. Paparini D, Grasso E, Calo G, Vota D, Hauk V, Ramhorst R et al. Trophoblast cells primed with vasoactive intestinal peptide enhance monocyte migration and apoptotic cell clearance through αvb3 integrin portal formation in a model of maternal–placental interaction. Mol Hum Reprod. 2015; 21:930-941.
30. Calo G, Sabbione F, Vota D, Paparini D, Ramhorst R, Trevani A et al. Trophoblast cells inhibit neutrophil extracellular trap formation and enhance apoptosis through vasoactive intestinal peptide-mediated pathways. Hum Reprod. 2017; 32(1):55-64.

19

Neuroimunomodulação no Envelhecimento Saudável

Priscila Vianna • Moisés Evandro Bauer

Introdução

O processo de envelhecimento pode ser definido como um decréscimo progressivo que compromete o funcionamento normal de vários órgãos e sistemas. O avanço da idade é acompanhado pela imunossenescência, que se caracteriza por um remodelamento estrutural e funcional do sistema imune. Este remodelamento pode ser demonstrado tanto pela redução significativa da imunidade adaptativa (mediada por linfócitos), como pela inflamação crônica e sistêmica observada no envelhecimento saudável. Veremos neste capítulo que a imunossenescência é influenciada por alterações importantes em outros sistemas, como o nervoso e endócrino, que no seu conjunto aumentam o risco às doenças infecciosas, neoplasias, doenças metabólicas, osteoporose e doenças autoimunes.

Durante o envelhecimento, a comunicação neuroimunoendócrina é afetada levando a uma perda gradual da homeostase. A endocrinossenescência, caracterizada pelo envelhecimento e remodelamento do sistema endócrino, está relacionada com a imunossenescência em razão de suas propriedades hormonais imunorregulatórias. Essa desregulação endócrina inclui um aumento das funções do eixo hipotálamo-hipófise-adrenal (HPA), que coordena as respostas fisiológicas ao estresse. As pesquisas nesta área mostram que as alterações relacionadas com imunossenescência podem ser influenciadas pelo estresse psicológico, hormônios do estresse e exposição crônica aos glicocorticoides (Fali *et al.*, 2018).

Este capítulo discute como o estresse psicológico e seus hormônios regulam o processo de imunossenescência. Além disso, abordaremos algumas intervenções capazes de atenuar as alterações observadas durante o envelhecimento do sistema imune.

Envelhecer é estressante e ativa o eixo HPA

O envelhecimento saudável é acompanhado por uma sobrecarga emocional que ativa o eixo HPA. Este eixo neuroendócrino realiza uma integração homeostática entre os sistemas nervoso, endócrino e imunológico. Quando ativado, permite ao organismo responder às alterações fisiológicas ou condições estressantes. Durante o estresse crônico, o eixo HPA apresenta uma ativação exacerbada que pode favorecer a ocorrência de doenças infecciosas, tendo em vista as propriedades imunossupressoras dos glicocorticoides (GC). O nosso grupo de pesquisas evidenciou que idosos saudáveis são mais estressados, ansiosos e deprimidos que jovens adultos, e apresentavam níveis aumentados de cortisol salivar durante o dia (Luz *et al.*, 2003). Parece haver um consenso que o envelhecimento saudável aumenta a produção basal de cortisol, principal GC humano (Yiallouris *et al.*, 2019). De fato, existem alterações morfológicas e funcionais importantes do eixo HPA com o avanço da idade, incluindo a deterioração no *feedback* inibitório da atividade do eixo HPA resultante da perda neuronal na região hipocampal (Yiallouris *et al.*, 2019). Essas alterações neuroendócrinas também estão associadas com outras disfunções cognitivas do idoso, incluindo a dificuldade de concentração, declínio cognitivo e problemas do sono. A exposição crônica aos GC induz várias condições clínicas que aparecem normalmente durante o envelhecimento. Por exemplo, o uso terapêutico prolongado com GC está associado a maior prevalência de osteoporose/hipercalcemia, cataratas, hiperglicemia/hiperlipidemia, aterosclerose, síndrome metabólica, diabetes tipo II e depressão maior.

Outros hormônios adrenais se alteram no envelhecimento, como a desidroepiandrosterona (DHEA). O DHEA é o produto mais abundante secretado na glândula adrenal humana (zona reticular) e diminui gradualmente após a puberdade, alcançando aproximadamente 5% dos níveis originais em idosos (Yiallouris *et al.*, 2019). O DHEA é popularmente conhecido como hormônio antienvelhecimento, apresenta efeitos imunoestimulatórios já confirmados em modelos experimentais, mas resultados ainda inconclusivos em estudos com humanos (Klinge *et al.*, 2018). Durante o processo de envelhecimento a produção aumentada de cortisol juntamente com a redução de DHEA aumenta a relação cortisol/DHEA. Este desequilíbrio poderia acarretar prejuízos imunológicos, favorecer o risco de infecções em pessoas idosas e expor os sistemas corporais aos efeitos citotóxicos e modulatórios dos GC. Visto isto, os tecidos periféricos de pessoas idosas podem ser mais vulneráveis às ações dos GC em um ambiente sistêmico com baixos níveis protetores de DHEA. Contudo, precisamos de mais estudos intervencionais para confirmar os efeitos imunoprotetores do DHEA durante o envelhecimento humano.

Semelhanças entre a imunossenescência e a exposição crônica aos glicocorticoides

Existem semelhanças incríveis entre as mudanças imunológicas observadas no envelhecimento, durante o estresse crônico ou após o uso extensivo de GC (Bauer, 2005). Por exemplo, o timo atrofia gradualmente a partir da adolescência, uma alteração comum do envelhecimento dos mamíferos. A consequência disso é uma timopoiese diminuída, com redução significativa na saída de células T virgens (CD45RA⁺) e prejuízos na imunidade celular (Dooley & Liston, 2012). No entanto, a exposição crônica aos GC, como observada durante o estresse crônico ou tratamento farmacológico prolongado com GC, também pode levar à atrofia tímica, desencadeando morte apoptótica em células T imaturas principalmente (Sapolsky *et al.*, 2000; Selye, 1936). Dessa forma, o aumento dos GC no envelhecimento saudável pode acelerar a atrofia tímica.

De forma análoga, o envelhecimento e a exposição crônica aos GC produzem alterações semelhantes nas funções das células T. As mudanças nesses linfócitos são os mais consistentes durante o processo de envelhecimento de mamíferos. Embora exista uma perda gradual de células T virgens ($CD45RA^+$), o envelhecimento está associado a um aumento das células T de memória ($CD45RO^+$). Além disso, uma expansão das células T $CD28^-$ (mais diferenciadas ou envelhecidas), um decréscimo nos números de células NKT com comprometimento da citotoxidade e uma contração robusta do repertório TCR-$\alpha\beta$ são também observados no envelhecimento (Xu & Larbi, 2017) ou após exposição crônica aos GC *in vivo* (McEwen *et al.*, 1997).

O envelhecimento ou exposição crônica aos GC produzem alterações em comum na nas citocinas produzidas pelas células T $CD4^+$. A partir de estímulos diferentes, as células T $CD4^+$ (Th0) são diferenciadas em vários subtipos efetores de acordo a sua produção de citocinas: **Th1** (IFN-γ, IL-2), **Th2** (IL-4, IL-5, IL-6, IL-10, IL-13, TGF-β), **Th17** (IL-17 e IL-22) e **Treg** (IL-10 e TGF-β). Em geral, as células Th1 auxiliam as respostas celulares, como a proliferação, citotoxicidade e fagocitose; já as células Th2 auxiliam as respostas humorais (produção de anticorpos). As células Th17 estão associadas mais especificamente com processos inflamatórios, e as células Treg exercem suas funções regulatórias no sistema imune, freando, principalmente, respostas inflamatórias e células T efetoras. Foi demonstrado que o envelhecimento (Rink *et al.*, 1998), estresse crônico ou uso prolongado com GC (Galon *et al.*, 2002) estão associados com uma mudança no perfil Th1 para Th2. Essa mudança funcional se relaciona com os prejuízos funcionais na imunidade celular, contribuindo para maior suscetibilidade às infecções e até mesmo o câncer. De forma parecida, o último trimestre gestacional e a depressão maior (situações com hipercortisolemia) estão igualmente associados com um desvio Th1 para Th2. Outros estudos também apontam um aumento das células Th17 e regulatórias (Tregs: $CD4^+CD25^+FoxP3^+$) durante o envelhecimento (Faria *et al.*, 2008; Jagger *et al.*, 2014) ou após exposição crônica aos GC (Ugor *et al.*, 2018). O estresse agudo experimental em humanos (TSST; do inglês, *trier social stress test*) foi capaz de aumentar as células Treg na circulação (Weeck *et al.*, 2013). Um estudo recente demonstrou a relação do estresse experimental em roedores, ação das células Treg e reativação do vírus da herpes (HSV-1). Foi demonstrado que o estresse, via aumento da secreção de corticosterona, aumentava o controle inibitório gerado pelas células Treg sobre as células T $CD8^+$, permitindo a replicação viral e diminuindo a imunidade antiviral (Yu *et al.*, 2018). O aumento da produção de GC endógenos, como observado no envelhecimento saudável, pode ser um marca-passo importante da imunossenescência a partir da modulação da síntese de citocinas.

As citocinas pró-inflamatórias participam de uma alça de regulação bidirecional com o sistema endócrino. Alguns estudos têm ligado o declínio na produção do DHEA ao aumento dos níveis de TNF-α e IL-6 no plasma e a depressão maior em idosos (Vetta *et al.*, 2001). Sabemos há muito tempo que as citocinas pró-inflamatórias podem ativar o eixo HPA, aumentando a produção endógena de GC. Dessa maneira, um desbalanço dos hormônios adrenais pode estar associado a características da inflamação basal em idosos, processo conhecido como *inflammaging* (Bauer *et al.*, 2009). O processo de *inflammaging* foi descrito por níveis mais elevados de proteína C reativa, IL-1, TNF-α e IL-6 no plasma e relacionado com maior fragilidade, morbidez e mortalidade nos idosos. É importante salientar que a inflamação crônica está envolvida na patogênese de inúmeras doenças relacionadas com a idade, incluindo Alzheimer, aterosclerose, sarcopenia, síndrome metabólica, diabetes e até mesmo o câncer. De modo interessante, a depressão maior e o estresse crônico estão igualmente associados a alterações hormonais (hipo- ou hipercortisolemia) e aumento de marcadores inflamatórios no plasma. A pergunta que fica é: como hormônios com propriedades anti-inflamatórias (GC) induzem um estado pró-inflamatório (*inflammaging*)? Embora pareça paradoxal, existem duas possíveis explicações para isso. O estresse crônico ou exposição prolongada aos GC levam ao acúmulo de gordura abdominal e à síndrome metabólica. Os adipócitos e macrófagos infiltrantes do tecido adiposo secretam adipocinas (leptina, TNF-α, IL-1, IL-6) que aumentam na circulação e contribuem para a *inflammaging*. Além disso, o aumento prolongado de cortisol, como observado no estresse crônico, leva a um estado de resistência celular aos GC e descontrole das respostas inflamatórias (Cohen *et al.*, 2012).

O estresse crônico leva à imunossenescência prematura

O estresse crônico diário, como vivenciado por cuidadores idosos de parceiros com demência de Alzheimer, pode acelerar o aparecimento de muitas alterações biológicas relacionadas com a idade (Bauer *et al.*, 2009). Os cuidadores apresentam uma sobrecarga física e emocional (luto em vida) associada ao aumento de suscetibilidade às infecções virais e bacterianas, risco aumentado para hipertensão, cicatrização de feridas mais lenta e doenças cardiovasculares. Os cuidadores constituem, portanto, um excelente modelo para estudar o impacto do estresse crônico na velhice.

O estresse crônico leva a um envelhecimento acelerado do sistema imune. Cuidadores idosos de pacientes com Alzheimer apresentam hipercortisolemia e uma imunidade celular deprimida, como demonstrado pela capacidade de proliferação linfocitária diminuída, redução na capacidade citotóxica e menor produção de anticorpos diante das vacinações (p. ex., influenza). Linfócitos de cuidadores são ainda mais resistentes aos GC (Bauer *et al.*, 2000) e apresentam altos níveis de marcadores inflamatórios no sangue. Um estudo longitudinal, durante seis anos de acompanhamento, verificou que os cuidadores de pacientes com Alzheimer aumentam IL-6 no plasma em uma taxa quatro vezes maior do que sujeitos não estressados (Kiecolt-Glaser *et al.*, 2003). O aumento significativo de IL-6 pode se relacionar com a maior prevalência de inúmeras morbidades mais ligadas ao envelhecimento. Por exemplo, a citocina IL-6 promove a produção de proteína C reativa (PCR) pelo fígado, um fator de risco importante para doença cardiovascular. A senescência celular, como evidenciado pela redução no comprimento dos telômeros, tem emergido como um mecanismo biológico importante na ligação entre estresse, doença e envelhecimento. Os telômeros são estruturas que se localizam na porção terminal dos cromossomos e protegem contra o dano ao DNA. Tem-se evidenciado que células mononucleares do sangue periférico (PBMC; do inglês, *peripheral blood mononuclear cells*) de cuidadores estressados ou pacientes bipolares apresentam uma redução significativa no comprimento dos telômeros (Epel *et al.*, 2004; Rizzo *et al.*, 2013). Além disso, o estresse crônico promove um aumento no nível de estresse oxidativo e reduz a atividade da telomerase, fatores que favorecem o encurtamento dos telômeros. Resumindo, o estresse crônico leva a um envelhecimento acelerado nos sistemas essenciais para a homeostase do organismo, com aparecimento de traços senescentes em vários níveis (Figura 19.1).

Fatores de risco que promovem o envelhecimento acelerado

As alterações neuroimunoendócrinas observadas após estresse crônico não são uniformes, sugerindo que as pessoas estressadas utilizam estratégias diferenciadas de percepção ou indução dos efeitos do estresse no organismo. Uma questão-chave permanece: quem é o mais propenso a envelhecer mais rápido diante do estresse crônico?

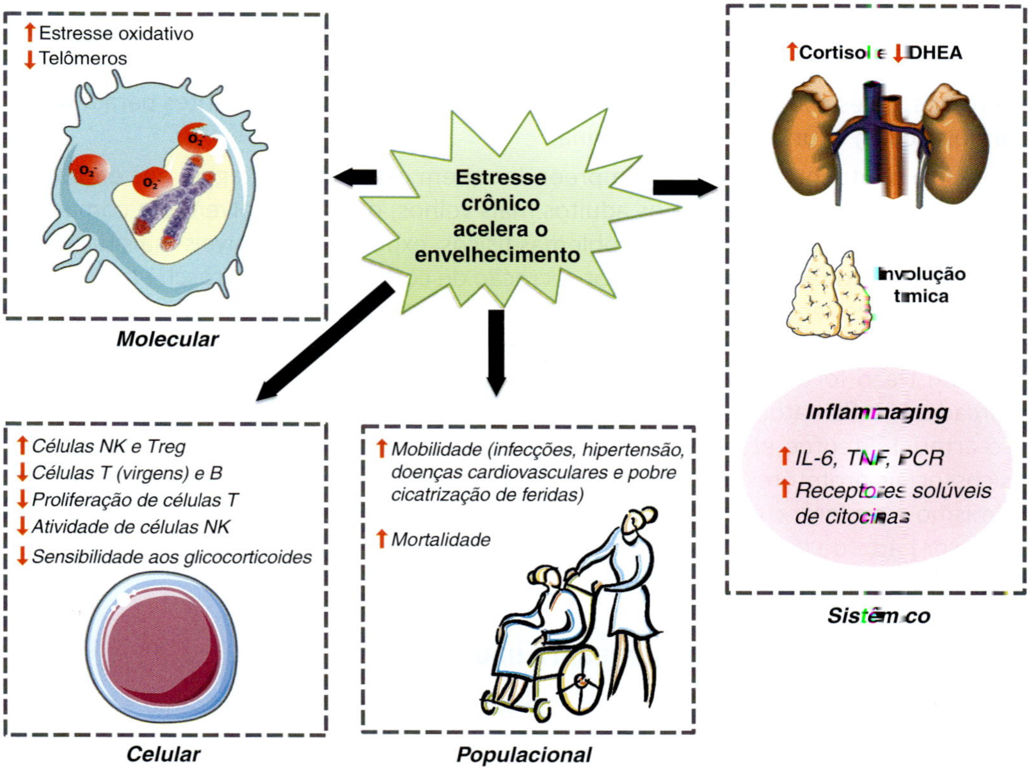

Figura 19.1. O estresse crônico psicológico acelera o envelhecimento. DHEA: desidroepiandrosterona; NK: *natural killer*; PCR: proteína C reativa; TNF: fator de necrose tumoral α; Treg: T regulatória.

Fonte: Acervo da autoria.

Em modelos com animais, a propensão à ansiedade está ligada a maior reatividade ao estresse, que, por sua vez, está associada ao envelhecimento. Em ratos, o comportamento de "congelamento" ou pior desempenho no labirinto prevê uma síndrome de envelhecimento precoce, com declínio cognitivo, menos antioxidantes e maior estresse oxidativo (Gilad & Gilad, 1995). Sabe-se que alguns traços de personalidade, estratégias de enfrentamento (*coping*), a falta de apoio social e certos comportamentos ligados ao estresse (tabagismo, sedentarismo etc.) estão associados com pior resiliência diante do estresse crônico. Os traços de personalidade e estratégias de enfrentamento, que filtram a nossa percepção do estressor, têm sido relacionados com o aparecimento e curso de problemas crônicos de saúde e maior morbidade e mortalidade de doenças cardíacas. Pessoas mais inibidas ou retraídas, com maior traço de ansiedade e pouca autoestima, estão propensas a níveis elevados de cortisol diante do estressor ou falta de habituação ao estresse repetido (Pruessner *et al.*, 2005).

Os idosos são mais vulneráveis às emoções negativas quando vivem em um ambiente com uma pobre rede de apoio social. Cuidadores de pacientes com demência que relataram um pobre apoio social e níveis mais elevados de angústia no início do estudo apresentaram um ano mais tarde as maiores variações negativas na função imunológica (Kiecolt-Glaser *et al.*, 1991) Indivíduos estressados são mais propensos a ter hábitos de saúde que os colocam em maior risco às doenças, incluindo uma má qualidade do sono, uma maior propensão para o alcoolismo e abuso de drogas, má nutrição e menos exercícios. Estes comportamentos de risco têm repercussões importantes para a saúde cardiovascular, imunológica e endócrina.

Outro ponto interessante é compreender quem está mais protegido aos efeitos do estresse crônico. Foi visto que os adultos mais velhos, que se envolvem em comportamentos ativos para superar seus problemas físicos, experimentam níveis mais baixos de estresse emocional e têm uma menor secreção de cortisol salivar (Wrosch *et al.*, 2007). Um fator de resiliência importante parece ser a indução e manutenção da emoção positiva por meio dos traços de personalidade e estratégias de enfrentamento. Indivíduos com um traço forte de afeto positivo têm níveis mais baixos de cortisol, redução de marcadores inflamatórios (IL-6, PCR) e índices favoráveis de frequência cardíaca e pressão arterial (Steptoe *et al.*, 2009). O afeto positivo também foi associado com fatores psicossociais protetores, tais como maior conectividade social, apoio social percebido, otimismo e preferência por estratégias de enfrentamento adaptativas. O afeto positivo pode ser parte de um amplo perfil de resiliência psicossocial que reduz o risco dos efeitos adversos na saúde física.

Intervenções psicológicas atenuam a imunossenescência

Como o envelhecimento saudável está associado com uma sobrecarga emocional, torna interessante investigar se as intervenções que visam diminuir o estresse podem também atenuar ou reverter algumas características do envelhecimento. De acordo com os resultados já apresentados, as intervenções mais significativas deverão induzir uma melhora no equilíbrio hormonal (cortisol/DHEA) do indivíduo. Isso pode ser alcançado mediante redução do cortisol, aumento dos hormônios anabólicos (DHEA) ou por meio da promoção de hábitos saudáveis. As intervenções psicossociais têm sido efetivas na atenuação do estresse e melhora dos hormônios adrenais nos idosos (Schulz *et al.*, 2002). Em um ensaio randomizado, foram vistos títulos diminuídos de anticorpos ao HSV-1 latente em adultos mais velhos que praticavam relaxamento, indicando, assim, que uma intervenção no estilo de vida resultou em níveis mais baixos de estimulação antigênica (Gouin *et al.*, 2008). Tal estudo sugere que estratégias que atenuam o estresse podem levar a um melhoramento do controle celular mediado pela imunidade de vírus latentes.

Outro tópico importante é o uso da acupuntura na promoção da qualidade de vida do idoso. Pesquisas recentes demonstraram o papel benéfico de uma intervenção de acupuntura nos sintomas psicológicos, relacionados com o estresse, e na imunidade celular nos idosos (Pavao *et al.*, 2010). Uma intervenção curta de acupuntura (seis sessões consecutivas) foi significativa na redução significativa da carga emocional e aumento da proliferação das células T em idosos. Além disso, a proliferação celular dos idosos após as sessões de acupuntura era igual ou superior a proliferação observada nos jovens adultos – restaurando uma importante alteração da imunossenescência. A acupuntura deve exercer seu efeito imunoestimulatório pela influência das vias hormonais, estimulação de opioides endógenos, melhora na concentração cerebral de neurotransmissores subjacentes aos estados emocionais (monoaminas).

Considerações finais

O envelhecimento saudável está relacionado com maior sobrecarga emocional e ativação do eixo HPA. Ao longo dos anos, a exposição crônica aos altos níveis de cortisol circulante induz uma sobrecarga alostática no organismo, com desgaste significativo em vários tecidos e consequências patológicas. O aumento da razão cortisol/DHEA foi proposto como um fator neuroendócrino implicado nas alterações imunológicas observadas durante o envelhecimento.

Existem semelhanças incríveis entre as mudanças imunológicas observadas no envelhecimento, durante o estresse crônico ou após o uso extensivo de GC. Essas mudanças ocorrem no mesmo sentido e magnitude, abrangendo alterações na imunidade inata e adaptativa. Atrofia tímica, *inflammaging*, disfunções das células T e encurtamento telomérico são apenas algumas coincidências dessas três situações. Os leucócitos são bastante sensíveis às flutuações de GC, pois apresentam níveis variáveis de receptores de GC.

Terapias que atenuam a sobrecarga emocional também produzem alterações neuroimunoendócrinas benéficas para o idoso. Intervenções psicológicas e uma gestão da rede de apoio psicossocial mais eficiente promovem uma melhor qualidade de vida para os idosos, reduzindo o tempo e os custos de hospitalização. Evidências preliminares indicam que a acupuntura pode aliviar o estresse e atenuar algumas características da imunossenescência. Finalmente, a promoção de comportamentos ativos, exercícios físicos moderados, rede de apoio social, personalidade (afeto positivo) e estratégias de enfrentamento podem proteger idosos dos efeitos prejudiciais da exposição ao estresse crônico.

Referências bibliográficas

Bauer ME. Stress, Glucocorticoids and ageing of the immune system. Stress (Amsterdam Netherlands). 2005; 8(1):69-83.

Bauer MEE, Vedhara K, Perks P, Wilcock GKK, Lightman SLL, Shanks N. Chronic stress in caregivers of dementia patients is associated with reduced lymphocyte sensitivity to glucocorticoids. Journal of Neuroimmunology. 2000; 103(1):84-92.

Bauer ME, Jeckel CM, Luz C. The role of stress factors during aging of the immune system Annals of The New York Academy of Sciences. 2009; 1153:139-52.

Cohen S, Janicki-Deverts D, Doyle WJ, Miller GE , Frank E, Rabin BS et al. Chronic stress glucocorticoid receptor resistance inflammation and disease risk. Proc Natl Acad Sci USA. 2012; 109(16):5995-5999.

Dooley J, Liston A. Molecular control over thymic involution: from cytokines and microrna to aging and adipose tissue. European Journal of Immunology. 2012; 42(5):1073-1079.

Epel ES, Blackburn EH, Lin J, Dhabhar FS, Adler NE, Morrow JD et al. Accelerated telomere shortening in response to life stress. Proc Natl Acad Sci USA. 2004; 101(49):17312-17315.

Fali T, Vallet H, Sauce D. Impact of stress on aged immune system compartments: overview from fundamental to clinical data. Experimental Gerontology. 2018; 105:19-26.

Faria AMC, Sara Monteiro de Moraes LHFF, Speziali E, Figueiredo Soares T, Figueiredo-Neves SP, Vitelli-Avelar DM et al. Variation rhythms of lymphocyte subsets during healthy aging neuroimmunomodulation. 2008; 15(4-6):365-79.

Galon J, Franchimont D, Hiroi N, Frey G, Boettner A, Ehrhart-Bornstein M et al. Gene profiling reveals unknown enhancing and suppressive actions of glucocorticoids on immune cells. FASEB Journal. 2002; 16(1):61-71.

Gilad GM, Gilad VH. Strain, stress, neurodegeneration and longevity. Mech Ageing Dev. 1995; 78(2):75-83.

Gouin JP, Hantsoo L, Kiecolt-Glaser JK. Immune dysregulation and chronic stress among older adults: a review. Neuroimmunomodulation. 2008; 15(4-6):251-259.

Jagger A, Shimojima Y, Goronzy JJ, Weyand CM. Regulatory T cells and the immune aging process: a mini-review. Gerontology. 2014; 60(2):130-137.

Kiecolt-Glaser J, Dura J, Speicher C, Trask J, Glaser R. Spousal caregivers of dementia victims: longitudinal changes in immunity and health. Psychosom Med. 1991; 53:345-362.

Kiecolt-Glaser JK, Preacher KJ, Maccallum RC, Atkinson C, Malarkey WB, Glaser R. Chronic stress and age-related increases in the proinflammatory cytokine Il-6. Proc Natl Acad Sci USA. 2003; 100(15):9090-9095.

Klinge CM, Clark BJ, Prough RA. Dehydroepiandrosterone research: past current and future. Vitamins and Hormones. 2018;108:1-28.

Luz C, Dornelles F, Preissler T, Collaziol D, Cruz IM, Bauer ME. Impact of psychological and endocrine factors on cytokine production of healthy elderly people. Mechanisms of Ageing and Development. 2003; 124(8-9):887-95.

Mcewen BS, Biron CA, Brunson KW, Bulloch K, Chambers WH, Dhabhar FS et al. The role of adrenocorticoids as modulators of immune function in health and disease: neural endocrine and immune interactions brain research. Brain Research Reviews. 1997; 23(1-2):79-133.

Pavao TS, Vianna P, Pillat MM, Machado AB, Bauer ME. Acupuncture is effective to attenuate stress and stimulate lymphocyte proliferation in the elderly. Neurosci Lett. 2010; 484(1):47-50.

Pruessner JC, Baldwin MW, Dedovic K, Renwick R, Mahani NK, Lord C et al. Self-Esteem locus of control hippocampal volume and cortisol regulation in young and old adulthood. Neuroimage. 2005; 28(4):815-826.

Rink L, Cakman I, Kirchner H. Altered cytokine production in the elderly. Mech Ageing Dev. 1998; 102(2-3): 199-209.

Rizzo LB, Prado CH do, Grassi-Oliveira R, Wieck A, Correa BL, Teixeira AL et al. Immunosenescence is associated with human cytomegalovirus and shortened telomeres in type I bipolar disorder. Bipolar Disorders. 2013; 15(5):832-838.

Sapolsky RM, Romero LM, Munck AU. How do glucocorticoids influence stress responses? Integrating permissive suppressive stimulatory and preparative actions. Endocr Rev. 2000; 21(1):55-89.

Schulz RO'Brien A, Czaja S, Ory M, Norris R, Martire LM. Dementia caregiver intervention research: in search of clinical significance. Gerontologist. 2002; 42(5):589-602.

Selye H. Syndrome produced by diverse nocuous agents. Nature. 1936; 138:32.

Steptoe A, Dockray S, Wardle J. Positive affect and psychobiological processes relevant to health. J Pers. 2009; 77(6):1747-1776.

Ugor E, Prenek L, Pap R, Berta G, Ernszt D, Najbauer J et al. Glucocorticoid hormone treatment enhances the cytokine production of regulatory T cells by upregulation of Foxp3 expression. Immunobiology. 2018; 23(4-5). 422-431.

Vetta F, Ronzoni S, Lupattelli MR, Fabbriconi B, Ficoneri C, Cicconetti P et al. Tumor necrosis factor-alpha and mood disorders in the elderly. Archives of Gerontology and Geriatrics. 2001:435-442.

Wieck A, Grassi-Oliveira R, Prado CH do, Rizzo LB, Oliveira AS, Krommers-Molina J et al. Differential neuro-endocrine and immune responses to acute psychosocial stress in women with type 1 bipolar disorder. Brain Behavior and Immunity; 34:47-55.

Wrosch C, Schulz R, Miller GE, Lupien S, Dunne E. Physical Health problems. Depressive mood and cortisol secretion in old age: buffer effects of health engagement control strategies. Health Psychol. 2007; 26(3):341-349.

Xu W, Larbi A. Markers of t cell senescence in humans international. Journal of Molecular Sciences. 2017; 18:1742-1755.

Yiallouris A, Tsioutis C, Agapidaki E, Zafeiri M, Agouridis AP, Ntourakis D, Johnson EO. Adrenal aging and its implications on stress responsiveness in humans. Frontiers in Endocrinology. 2019; 10:54.

Yu W, Geng S, Suo Y, Xunbin W, Qiliang C, Bing W et al. Critical role of regulatory T cells in the latency and stress-induced reactivation of HSV-1. Cell Reports. 2018; 25(9):2379-2389.

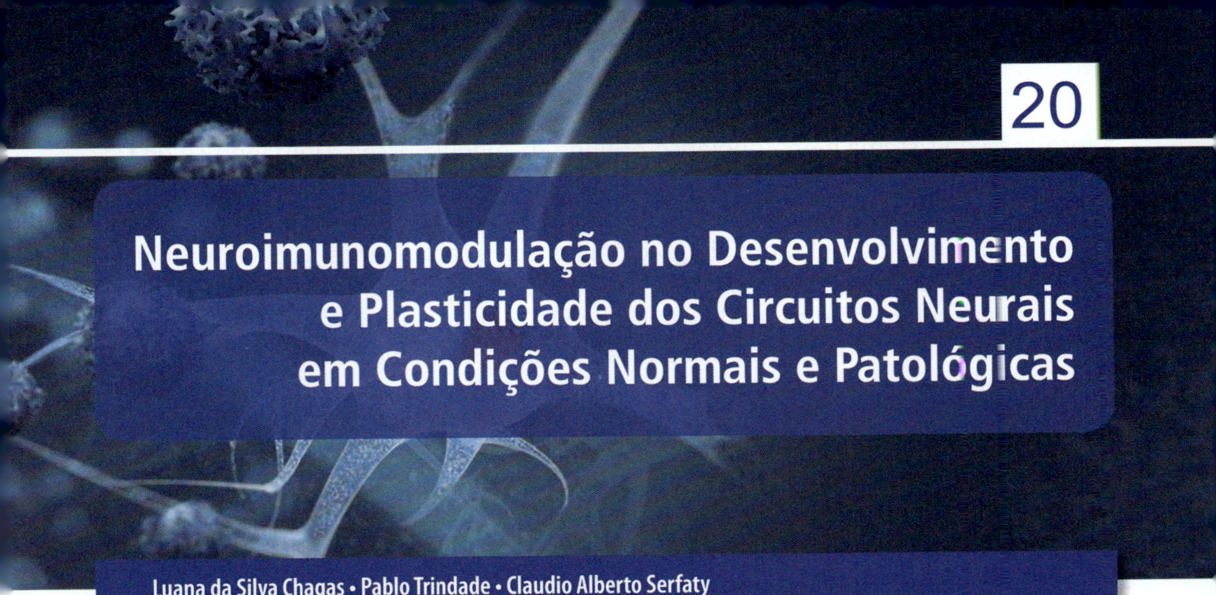

20

Neuroimunomodulação no Desenvolvimento e Plasticidade dos Circuitos Neurais em Condições Normais e Patológicas

Luana da Silva Chagas • Pablo Trindade • Claudio Alberto Serfaty

Resumo

Recentes descobertas sobre a neurobiologia das interações entre micróglia e astrócitos, as principais células de competência imunológica do sistema nervoso central (SNC), têm sido um crescente campo de estudo no que se refere à convergência entre as neurociências e a imunologia. Diversos fatores ambientais, como estresse, lesões, doenças infecciosas, distúrbios nutricionais e hormonais, podem interferir na homeostase cerebral, impactando diretamente a fisiologia destas células gliais. Apesar dos inúmeros avanços científicos inerentes a este campo, ainda existem controvérsias que levantam questões a serem debatidas, especialmente sobre a relação entre os fenótipos de reatividade glial e seus aspectos neuroimunomodulatórios no contexto do desenvolvimento e da plasticidade dos circuitos neurais que ocorrem tanto em condições fisiológicas quanto em condições patológicas. Neste capítulo abordaremos a literatura mais recente referente às funções microgliais e astrogliais durante o desenvolvimento e os impactos de alterações destas células gliais na idade adulta. Discutiremos também como essas mudanças podem perturbar o padrão de conectividade do sistema nervoso, acarretando maior risco e vulnerabilidade ao aparecimento de doenças do neurodesenvolvimento, doenças neurodegenerativas e neuropsiquiátricas, além do papel das células gliais e de células do sistema imune na recuperação funcional em resposta a lesões do SNC.

Introdução

A micróglia é uma célula do SNC com características imunológicas e origem mesodérmica, derivando do sistema hematopoiético, mais especificamente de células progenitoras eritromieloides (EMP) provenientes do saco vitelino, em um período que antecede a formação do sistema hematopoiético oriundo da medula óssea. Utilizando-se de traçadores de linhagem celular específica, foi demonstrado que os progenitores oriundos do saco vitelino colonizam o encéfalo de camundongos entre o período embrionário E8.5 e E9.5 e que os infiltrados de macrófagos aparecem apenas após o desenvolvimento da circulação sanguínea periférica (Ginhoux *et al.*, 2010), evidenciando a micróglia como um subgrupo distinto de células do SNC que se encontra bastante integrado aos tipos celulares de origem neuroepitelial, como os neurônios e a macróglia. Apesar disto, trabalhos com radiação da medula óssea no modelo de animais quiméricos apontaram que células mieloides da circulação podem ser recrutadas e invadir o cérebro, assumindo um fenótipo morfológico semelhante à população de micróglia residente (Mildner *et al.*, 2007). Ao longo do estágio embrionário e neonatal, a densidade de células microgliais aumenta com a invasão contínua de precursores mieloides e proliferação, e a presença de micróglia ameboide na substância branca periventricular antecede a sua presença na substância cinzenta, sugerindo migração radial em mamíferos. A principal rota de entrada de células mieloides no SNC são as meninges, mas também pode ocorrer pelo sistema vascular e ventrículos. Algumas moléculas podem exercer quimioatração sobre os precursores mieloides, como o fator estimulador de colônia (CSF-1) e a interleucina-34.

Ao longo do desenvolvimento, a micróglia passa por uma plasticidade morfológica, logo nas primeiras semanas pós-natal. Células imaturas têm um perfil ameboide, com um corpo celular arredondado e poucos prolongamentos, que passam por uma transformação até apresentarem um perfil ramificado, característico de células maduras. Estas células exibem um corpo celular oval e uma abundância em inclusões celulares em detrimento do citoplasma, além de alta complexidade na extensão de suas ramificações. As alterações morfológicas são acompanhadas por mudanças temporais específicas na expressão gênica. A micróglia precoce expressa conteúdo elevado de genes relacionados com o ciclo celular e diferenciação, que alcançam o pico de expressão alguns dias antes do nascimento e encontram-se relativamente reduzidos na fase adulta. As células maduras são extremamente dinâmicas e responsivas, reagindo de forma instantânea a qualquer variação da homeostase.

Seu papel na homeostase e no desenvolvimento pode ser perturbado por alterações na fase de colonização do tecido nervoso ou por processos inflamatórios. Em fases precoces do desenvolvimento, estes eventos podem ser críticos para os processos de vascularização, sinaptogênese e mielinização, impactando a formação do cérebro e suas conexões (Harry & Kraft, 2012). Ao longo da idade adulta, lesões, doenças, dieta e envelhecimento podem influenciar as características fenotípicas e distribuição microglial, assumindo um perfil hipo-ramificado e ameboide. Fatores ambientais ou condições estressoras, como trauma ou infecções, desbalanço hormonal, dieta e abuso de álcool em fases precoces do desenvolvimento, estão associados a distúrbios sinápticos e ao aumento no risco de doenças. De maneira relevante, todos os impactos ambientais mencionados já foram demonstrados como moduladores do sistema imunológico, modificando o fenótipo e a função microglial e impactando diretamente a plasticidade dos circuitos neurais durante o desenvolvimento. Essas condições ampliam a vulnerabilidade para o aparecimento de doenças do neurodesenvolvimento, doenças neurodegenerativas e doenças neuropsiquiátricas ou neurológicas, como transtorno do espectro autista, esquizofrenia e quadros demenciais.

Papel da micróglia no desenvolvimento do SNC

Além de uma função bem estabelecida como sensor do sistema nervoso, sendo a primeira população celular a responder em condições de lesão ou infecção, a micróglia exerce um papel fisiológico bastante definido no cérebro saudável, especialmente durante fases mais precoces do desenvolvimento do SNC. No período pré-natal, a micróglia está implicada na indução de apoptose neuronal neonatal, na neurogênese, na promoção da fasciculação neuronal, limitação do crescimento axonal, além de regular o posicionamento laminar dos neurônios e aumentar a complexidade da rede vascular. A micróglia dá suporte à sobrevivência neuronal e promove a fagocitose induzida pela morte neuronal (Li & Barres, 2018).

Um dos papéis fisiológicos mais bem descritos da micróglia ocorre em períodos pós-natal no processo de remodelamento sináptico. Durante o desenvolvimento, a micróglia é um elemento essencial no processo de plasticidade natural do SNC, ao reorganizar as conexões sinápticas e esculpir as redes neuronais, promovendo a formação e maturação de sinapses, em paralelo com a eliminação de sinapses imaturas. A função microglial durante este processo de neuroplasticidade está diretamente relacionada com suas propriedades fagocíticas e mudanças tanto morfológicas quanto fenotípicas, por meio da expressão de receptores específicos para o reconhecimento de fatores sinalizados por neurônios que aumentam sua expressão no início do desenvolvimento. As evidências da literatura apontam para uma eliminação parcial, pelo processo de trogocitose, dos botões pré-sinápticos e axônios pela micróglia e uma frequente indução de cabeças dendríticas do tipo filopodia (características de sinapses imaturas) em regiões onde há o contato microglial (Weinhard *et al.*, 2018). O papel da micróglia na eliminação sináptica é de fundamental importância para a formação adequada de circuitos neurais funcionais durante os chamados períodos críticos do desenvolvimento (Berardi *et al.*, 2000), e alterações no padrão de eliminação sináptica são encontradas em diversos distúrbios do desenvolvimento, como o transtorno do espectro autista (TEA) e retardo mental (Li & Barres, 2018). Adicionalmente, foi descrito um papel da micróglia durante o período crítico de plasticidade no córtex visual em condições de privação monocular onde células microgliais "percebem" o nível de ativação sináptica por receptores purinérgicos P2Y12, e sua ativação leva à eliminação de sinapses do olho privado (Sipe *et al.*, 2016).

Em um sistema já maduro, a micróglia se apresenta em motilidade contínua e atua ativamente na vigilância do microambiente cerebral pela extensão e retração alternada de seus prolongamentos por todo o parênquima extracelular, monitorando e modulando os circuitos neuronais e a atividade neuronal (Wake *et al.*, 2009). Além disso, a micróglia controla a neurogênese, atua na manutenção da população de células progenitoras de oligodendrócitos (OPC; do inglês, *oligodendrocyte precursor cell*) e fagocita a mielina.

Uma característica microglial bastante relevante para o desenvolvimento do SNC é a conexão direta entre a sua dinâmica e a atividade elétrica neuronal mediada pelo contato micróglia-neurônio. Já foi demonstrado, por exemplo, que há uma regulação da interação física entre neurônio e micróglia mediada pela subunidade GluN2A (mas não do receptor GluN2B) do receptor NMDA (Eyo *et al.*, 2018), coerente com a sua maior expressão em fases onde o sistema encontra-se maduro. Estudos no teto óptico do peixe-zebra na fase larval demonstram que a micróglia é capaz de restringir o excesso de atividade neural ao interagir com neurônios em alta atividade (Li *et al.*, 2012). Por outro lado, também já foi observado por experimentos de eletrofisiologia que a micróglia também é influenciada pela atividade neuronal. A ativação de receptores NMDA de dendritos em um único neurônio é suficiente para disparar o crescimento de prolongamentos microgliais.

A micróglia exerce um importante papel no remodelamento sináptico e na formação dos circuitos neurais durante fases iniciais da maturação cerebral. Qualquer falha neste processo aumenta o risco de desenvolver transtornos neuropsiquiátricos. Além disso, os processos neuroinflamatórios, especialmente aqueles associados à modulação da função microglial, têm sido implicados, por estudos genéticos, na patogênese de doenças neurodegenerativas relacionadas com o envelhecimento.

Infecções pré-natais ou perinatais aparecem como perturbadores das funções fisiológicas, sendo um importante fator de risco na patogenia de doenças como a esquizofrenia e TEA. Camundongos mutantes para CX3CR1, um receptor de fractalkina, importante na manutenção da microgliana forma não ativada, apresentaram um aumento transitório na densidade de espículas dendríticas de neurônios da região CA1 hipocampal, associado à redução temporária no número de células microgliais e acúmulo de sinapses imaturas, resultando em uma conectividade pouco funcional pelas diferentes regiões cerebrais, com a presença de um fenótipo do tipo autista (Fernandez de Cossio *et al.*, 2017).

Também já foi descrito que a ativação imune materna aumenta a suscetibilidade para a manifestação de distúrbios como a esquizofrenia, em fases mais tardias do desenvolvimento. Nesses casos, um segundo estímulo pós-natal parece ser necessário para o aparecimento dos sintomas relacionados com essas condições. Este modelo traz evidências de que a combinação de uma infecção pré-natal e traumas psicológicos na fase peripubertal age sinergicamente, aumentando o risco de desenvolver esquizofrenia (Debost *et al.*, 2017). Em um modelo que mimetiza uma infecção viral pré-natal com a administração de poly(I:C) em camundongas grávidas, em um período equivalente ao terceiro trimestre gestacional de humanos, observaram-se alterações na arquitetura hipocampal e no córtex pré-frontal medial (mPFC) que estariam contribuindo com déficits na função cognitiva e comportamental da prole, associadas a um aumento transitório na micróglia hipocampal. Estas condições implicam, portanto, uma inflamação transitória no cérebro fetal ou neonatal podendo afetar diretamente o seu desenvolvimento e função (Hagberg *et al.*, 2012).

Muitos modelos de infecção por patógenos têm sido associados a déficits cognitivos e sintomas neurológicos, causados pela neuroinflamação mediada pela ativação microglial, e resultam em perda de espículas dendríticas hipocampais com o aumento na população de micróglia ativada, redução da potenciação de longa duração (LTP; do inglês, *long term potentiation*) e déficits na memória espacial (Hosseini *et al.*, 2018). Portanto, qualquer resposta inflamatória materna que impacte os níveis de citocinas e as populações de leucócitos potencialmente influenciará as células imunes fetais, promovendo tanto efeitos sistêmicos nas células imunológicas periféricas como possíveis efeitos locais na ativação microglial no cérebro em desenvolvimento. Distúrbios do desenvolvimento ou distúrbios neuropsiquiátricos podem ocorrer pela presença de um microambiente fetal mais inflamado em decorrência de células maternas primadas por uma infecção ou pela perda do papel fisiológico que a micróglia assume durante o desenvolvimento, acarretando modificações na remodelagem da circuitaria neural.

Interações neuroimunes nas respostas à lesão cerebral

Lesões cerebrais alteram a função microglial que deixa de patrulhar o parênquima cerebral para induzir um processo inflamatório adaptativo. A resposta é caracterizada por uma limitação da sua motilidade, morfologia e função, comprometendo de forma transitória a execução de funções fisiológicas essenciais. Tais mudanças estão associadas à liberação de quimiocinas, citocinas, entre as quais alguns fatores tróficos (Li & Barres, 2018). Em lesões cerebrais, a micróglia responde ao dano tecidual cobrindo a região lesionada com a rápida extensão de seus prolongamentos, seguida pela migração em direção ao sítio de lesão onde ocorre a remoção fagocítica dos debris celulares e a eliminação de patógenos quando presentes.

Os receptores de reconhecimento de patógenos (PRR) presentes em macrófagos e micróglia, como os receptores do tipo *toll-like* (TLR), quando ativados pelas moléculas de reconhecimento dos padrões moleculares associados a patógeno (PAMP; do inglês, *pathogen-associated molecular pattern*) ou a dano tecidual/morte celular (DAMP; do inglês, *damage-associated molecular patterns*), induzem o fenótipo inflamatório (Filous & Silver, 2016). Estes sinais podem ser combinados com citocinas inflamatórias produzidas por células Th1, como o IFN-γ. Foi demonstrado que a estimulação de micróglia humana primária com LPS(+IFN-γ) ativa a via de ativação clássica, ou o perfil M1.

Em modelos de lesão cerebral traumática (TBI; do inglês, *traumatic brain injury*), o comprometimento da barreira hematoencefálica (BHE) acarreta maior infiltração de células periféricas, resultando em aumento do dano tecidual. Vários estudos demonstram a presença de marcadores M1 e M2 na fase "aguda". Nas fases subsequentes "subaguda" e "crônica", o perfil M2 parece reduzir, enquanto o perfil M1 permanece, exacerbando a lesão. Diferentes abordagens terapêuticas demonstraram que o aumento de marcadores M2 está associado à neuroproteção, melhora cognitiva e histopatológica (Herz *et al.*, 2017).

Em modelos de lesão da medula espinhal, o microambiente de lesão favorece a polarização dos macrófagos/micróglia para o perfil M1 com uma aparição transitória do perfil M2 logo após a lesão. Marcadores de ambos os perfis, M1 e M2, aumentam logo após a lesão; porém, três dias após a lesão, os marcadores M1 continuam a aumentar, enquanto os marcadores do perfil M2 diminuem, sugerindo que o perfil M1 contribua com o aumento da lesão e iniba a extensão axonal (Kigerl *et al.*, 2009). Embora haja evidências de que os macrófagos/micróglia contribuem para o dano tecidual secundário na doença e lesão do SNC, outros estudos relatam efeitos protetores nessas condições. Já se demonstrou também que micróglia e astrócitos secretam BDNF, TGFβ e FGF2 em modelos de lesão traumática da medula espinhal e promovem sobrevivência neuronal, recrutamento e diferenciação de células precursoras de oligodendrócitos (OPC) (Almad *et al.*, 2011), indicando que uma resposta inflamatória aguda também contribui, de forma pró-regenerativa, com a ativação de células gliais.

Já no modelo de isquemia/reperfusão, assim como no modelo de lesão de medula, também há o aparecimento do perfil M1 microglial, que, junto com neutrófilos e macrófagos, contribuem com a cascata neuroinflamatória, propagando a morte celular para além da região isquêmica inicial (Schilling *et al.*, 2005). Mesmo havendo o predomínio da resposta pró-inflamatória (tipo M1), a resposta anti-inflamatória (tipo M2) também ocorre de forma simultânea como uma tentativa de regular uma inflamação exacerbada (Hu *et al.*, 2012).

Em contraposição aos modelos de lesão em animais adultos, no cérebro em desenvolvimento, durante o período crítico de plasticidade, observa-se uma rápida resposta regenerativa em reação a uma lesão. Em um modelo de lesão neonatal, induzida por enucleação monocular (Figura 20.1), observa-se uma rápida plasticidade axonal,

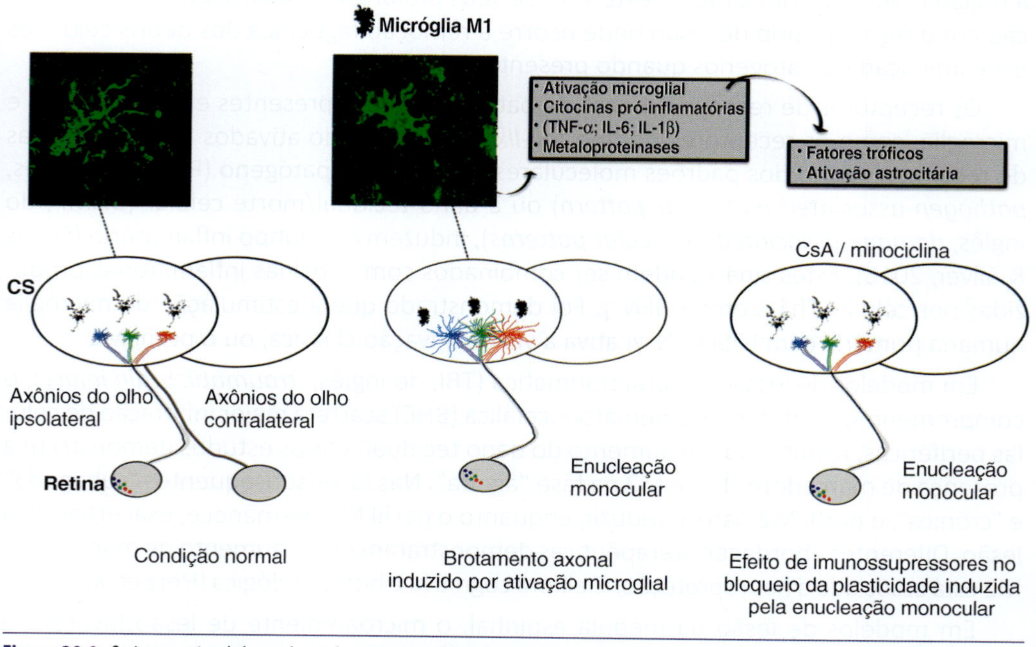

Figura 20.1. O sistema visual de roedores demonstra o efeito da ativação microglial sobre a modulação da capacidade regenerativa de axônios do olho intacto após uma lesão neonatal (enucleação monocular) no sistema nervoso central durante o desenvolvimento pós-natal. Em condições normais, os axônios da retina que formam a via ipsolateral estabelecem conexões em regiões específicas do núcleo-alvo (colículo superior – CS). Após uma enucleação monocular no décimo dia pós-natal, ocorre uma extensa desnervação do CS contralateral seguida de um rápido crescimento axonal compensatório de axônios do olho intacto. Esta plasticidade depende da ativação microglial, já que é abolida por drogas imunossupressoras (ciclosporina A ou minociclina) administradas por via intraperitoneal.

Fonte: Acervo da autoria.

acompanhada de uma rápida reatividade microglial, 24 horas após a lesão, com um perfil ameboide bastante pronunciado no sítio da lesão. O tratamento com imunossupressores, ciclosporina A ou minociclina abole a reatividade microglial, assim como a plasticidade dos axônios intactos (Figura 20.2). Neste modelo observa-se, ainda, um aumento de receptores TNFR1 e TNFR2. Além disso, o uso de um anticorpo neutralizante para o TNF-α é capaz de prevenir a reorganização plástica dos axônios retinocoliculares após enucleação monocular, indicando que o contexto inflamatório logo após a lesão estaria atuando como mecanismo de resposta de plasticidade adaptativa e remodelagem estrutural dos circuitos neurais (Chagas *et al.*, 2019).

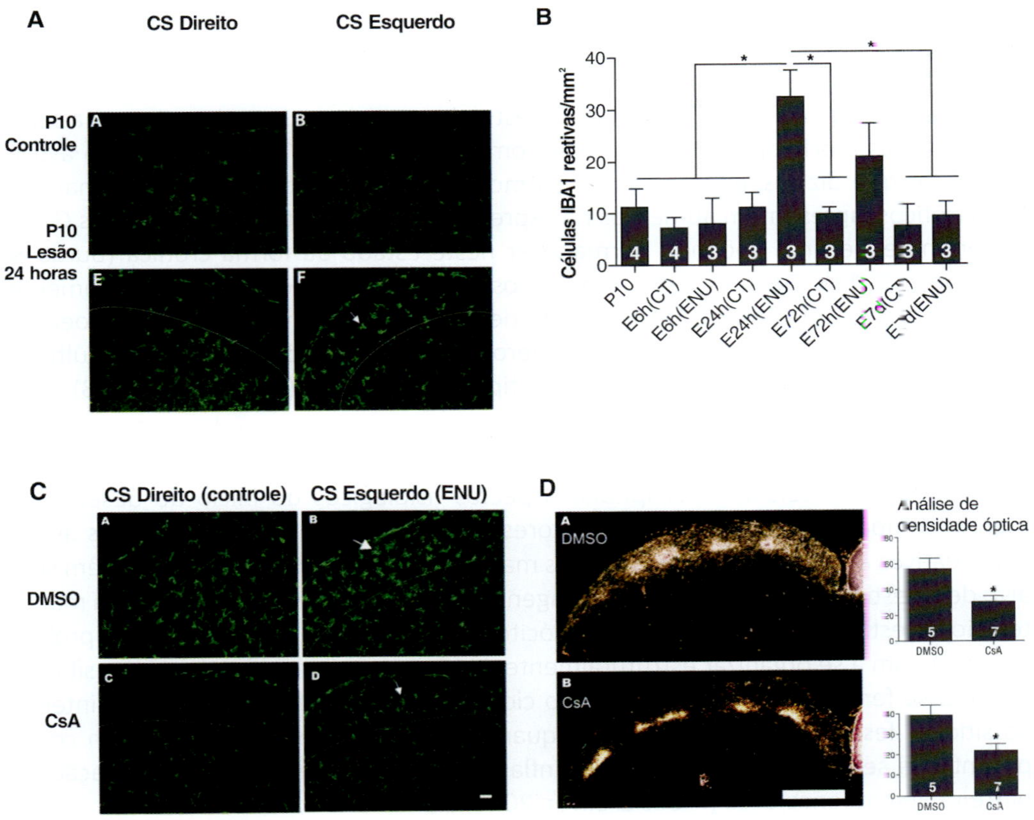

Figura 20.2. Modulação inflamatória após uma enucleação monocular no sistema visual de rato. A enucleação monocular induz uma rápida mudança fenotípica em células IBA1+ no CS contralateral à lesão com o surgimento de células ameboides, 24 horas após a lesão (**A**, **B**). O tratamento sistêmico com um imunossupressor (CsA) é capaz de bloquear a mudança fenotípica da população microglial (**C**), painel inferior direito) em relação ao grupo-controle tratado com veículo (**C**, painel superior direito). O CS não afetado pela lesão pode ser visto nos painéis à esquerda. Após uma enucleação monocular, o tratamento com imunossupressores também abole o crescimento axonal plástico dos axônios do olho não lesado (**D**). Adaptada de Chagas LS *et al. Rapid plasticity of intact axons following a lesion to the visual pathways during early brain development is triggered by microglial activation. Exp Neurol*. 2019; 311:148-61. Reproduzida com permissão de Elsevier, licença nº 4603751426207, de 7 jun. 2019.

Fonte: Acervo da autoria.

Gliose reativa nas lesões do SNC

Gliose reativa é o termo designado para caracterizar uma profunda mudança morfológica e fisiológica no sistema nervoso que acomete as células da glia expostas a determinado estímulo estressor. Neste fenômeno podemos identificar a ocorrência da microgliose e astrogliose, que acometem micróglia e astrócitos, respectivamente. Apesar de estes dois tipos celulares apresentarem alterações fenotípicas evidentes durante eventos de reatividade glial, outros tipos gliais, como oligodendrócitos ou os progenitores gliais NG2 positivos, também são intensamente afetados por estímulos estressores. A microgliose ocorre nas primeiras horas após o insulto e é caracterizada pelo aumento do número de micróglias. Estas células são atraídas para os locais de lesão, onde passam a secretar diversos mediadores inflamatórios capazes de convocar células imunocompetentes externas ao SNC e ativar astrócitos residentes. Nesta fase, o processo inflamatório é intenso, e ocorrem frequentes eventos de morte celular. Mediante contínua exposição a sinais inflamatórios, astrócitos passam a experimentar uma série de mudanças morfológicas e fisiológicas complexas, também conhecidas como astrogliose. No que diz respeito aos aspectos morfológicos, astrócitos reativos tornam-se hipertróficos, apresentam aumentos na expressão dos filamentos intermediários GFAP, Vimentina e Nestina, podendo permanecer neste estado de forma crônica (Burda & Sofroniew, 2014). De fato, estes filamentos intermediários estão sistematicamente mais expressos em cérebros *post-mortem* de indivíduos diagnosticados com doenças neurodegenerativas, como Alzheimer, esclerose lateral amiotrófica, esclerose múltipla, doença de Huntington e até mesmo alguns tipos de epilepsias (Wang *et al.*, 2018).

Durante o estabelecimento da astrogliose existe uma intensa proliferação de astrócitos. Diversas evidências apontam que astrócitos maduros, quando ativados, podem reentrar no ciclo celular e recapitular aspectos fisiológicos do início do desenvolvimento, compatíveis com os de progenitores gliais. Os mecanismos pelos quais astrócitos reativos adotam este "estado menos maduro" ainda são desconhecidos e têm sido alvo de investigação para diversas abordagens terapêuticas regenerativas. Com a manutenção da estimulação inflamatória, astrócitos hipertróficos e com capacidade proliferativa passam a se organizar estruturalmente de forma a isolar espacialmente o sítio da lesão. Esse fenômeno é conhecido como cicatriz glial. Nesta fase, o ambiente interno ao sítio da lesão é ocupado por maior quantidade de células microgliais, bem como por intensa secreção de moléculas pró-inflamatórias, PAMP e DAMP, e fragilização da barreira hematoencefálica (Filous & Silver, 2016).

A formação da cicatriz glial tem um papel biológico importante nos primeiros momentos após insultos, pois permite a circunscrição de áreas de lesão. Contudo, no longo prazo, a cicatriz glial pode consistir em uma barreira para a regeneração de conexões. Isto ocorre porque os astrócitos reativos presentes nas regiões de cicatriz glial secretam grandes quantidades de proteoglicanos de sulfato de condroitina (CSPG; do inglês, *chondroitin sulfate proteoglycan*). Essas moléculas ativam proteínas quinases associadas a Rho (ROCK) que atuam inibindo crescimento axonal e brotamento neurítico e, portanto, funcionam como inibidoras de processos regenerativos (Sieber *et al.*, 2014).

Astrócitos reativos passam a secretar diversas citocinas imunomoduladoras que controlam a intensidade e manutenção dos estados reativos microgliais e astrogliais. Recentemente, foi demonstrado que astrócitos reativos podem exibir pelo menos dois perfis de ativação chamados de A1 e A2, em clara referência aos perfis de ativação microglial M1 e M2. O perfil A1, induzido majoritariamente pelo componente do sistema complemento C1q e pelas citocinas TNF-α e IL-1α, todos secretados pela micróglia, é caracterizado por ser um estado mais inflamatório e tóxico, acompanhado por um aumento de genes responsáveis pela ativação do sistema complemento, moléculas essas que têm sido associadas à remoção de sinapses. Em contraste, o perfil A2, induzido por estímulos isquêmicos, apresenta um aumento na expressão de genes de fatores de crescimento associados a aumentos na sobrevivência celular e, também, de trombosponcinas, moléculas relacionadas com a sinaptogênese. Atualmente, muito esforço vem sendo empregado para que o entendimento dos mecanismos que regulam esses perfis de ativação astroglial seja aprofundado. Biofármacos que neutralizam TNF-α, IL-1α e C1q, e que apresentam potencial para inibir os efeitos deletérios induzidos pelo perfil de reatividade astroglial A1, já estão sendo investigados como agentes capazes de mitigar efeitos deletérios de processos neuroinflamatórios intensos (Liddelow & Barres, 2017).

Funções astrogliais importantes para homeostasia do sistema nervoso também são afetadas durante o fenótipo reativo. O TNF-α, por exemplo, é capaz de reduzir a captação astroglial do neurotransmissor glutamato. Alterações na efetividade da captação de glutamato geram excitotoxicidade nos terminais sinápticos, podendo levar à morte celular (Ishikawa, 2013).

Comunicação entre micróglia e linfócitos T no contexto da neuroplasticidade

Existe um nicho de células T CD4⁺ no plexo coroide que difere das células da circulação sanguínea e expressa receptores específicos para antígenos do SNC. Este grupo específico de células atua como "porteiros", mediando funções locais e remotas ao território do SNC, fora do parênquima cerebral, o qual é patrulhado pela micróglia. Estas células T específicas do SNC já foram associadas à manutenção da plasticidade funcional no cérebro saudável, participando da neurogênese, por exemplo. Além disso, facilitam o recrutamento de outras células imunes por meio da interface composta pelo plexo coroide, mediante a liberação de IFN, e promovem plasticidade por uma atividade finamente controlada pelos níveis de IL-4; essas interações refletem a comunicação entre células do sistema imune e do plexo coroide, que participam do remodelamento cerebral de forma dinâmica, além de se adaptarem às necessidades do SNC para processos de manutenção, proteção e reparo (Baruch & Schwartz, 2013).

Em situação de lesão da medula espinhal, já foi visto que ratos *nude* transplantados com células T CD4⁺, mas não os transplantados com células T CD8⁺, são capazes de apresentar arborização axonal induzida por neurotrofinas ilustrando a relevância dos linfócitos T na neuroplasticidade (Chen & Shine, 2013). A resposta inflamatória é resultante da produção de citocinas e quimiocinas microgliais que, por sua vez, recrutam populações de células imunes periféricas, entre elas os linfócitos T, estabelecendo a comunicação entre micróglia e linfócitos. Isto faz parte da resposta imune adaptativa em casos de lesões muito severas, infecções ou doenças crônicas quando demandam a assistência de outras células imunes (Jin & Yamashita, 2016). Por sua vez, quando infiltram o tecido cerebral, os linfócitos T também podem influenciar o fenótipo microglial (Walsh *et al.*, 2014), determinando suas diferentes funções em estágios precoces ou tardios, no contexto da reorganização plástica induzida por lesão.

Considerações finais

A literatura tem mostrado que as células da glia, incluindo a micróglia e a macróglia, têm extensa participação no desenvolvimento normal do cérebro, assim como um papel em diversas condições patológicas. Compreender a natureza da sinalização entre neurônios e células gliais, e a comunicação entre essas populações celulares e o sistema imune, será a chave para a compreensão não só de distúrbios do desenvolvimento, que incluem o TEA, síndromes de retardo mental, a esquizofrenia, assim como a reação do cérebro a infecções ou a lesões na vida adulta. Sabe-se que o cérebro é extremamente plástico na infância; mas, na vida adulta, a capacidade regenerativa é limitada por uma série de fatores que podem resultar de alterações nas interações celulares e moleculares em resposta a estímulos ou lesões. Desta forma, torna-se necessário compreender os mecanismos e o curso temporal das interações neuroimunes a fim de otimizar a capacidade regenerativa do cérebro perante essas condições. A compreensão destes mecanismos permitirá, possivelmente, o manejo de respostas inflamatórias, o que poderá resultar em novas estratégias terapêuticas com a finalidade de restaurar as funções neurais nas mais variadas condições patológicas.

Referências bibliográficas

Almad A, Sahinkaya FR, Mctigue DM. Oligodendrocyte fate after spinal cord injury. Neurotherapeutics. 2011; 8(2):262-273.

Baruch K, Schwartz M. CNS-Specific T cells shape brain function via the choroid plexus. Brain Behav Immun. 2013; 34:11-16.

Berardi N, Pizzorusso T, Maffei L. Critical periods during sensory development. Curr Opin Neurobiol. 2000; 10(1):138-145.

Burda JE, Sofroniew MV. Reactive gliosis and the multicellular response to cns damage and disease. Neuron. 2014; 81(2):229-248.

Chagas LDS, Trindade P, Gomes ALT, Mendonca HR, Campello-Costa P, Faria Melibeu ADC et al. Rapid plasticity of intact axons following a lesion to the visual pathways during early brain development is triggered by microglial activation. Exp Neurol. 2019; 311:148-161.

Chen Q, Shine HD. Neuroimmune processes associated with wallerian degeneration support neurotrophin-3-induced axonal sprouting in the injured spinal cord. J Neurosci Res. 2013; 91(10):1280-1291.

Debost JP, Larsen JT, Munk-Olsen T, Mortensen PB, Meyer U, Petersen L. Joint effects of exposure to prenatal infection and peripubertal psychological trauma in schizophrenia. Schizophr Bull. 2017; 43(1):171-179.

Eyo UB, Bispo A, Liu J, Sabu S, Wu R, Dibona VL et al. The GluN2A subunit regulates neuronal NMDA receptor-induced microglia-neuron physical interactions. Sci Rep. 2018; 8(1):828.

Fernandez de Cossio L, Guzman A, van der Veldt S, Luheshi GN. Prenatal infection leads to ASD-like behavior and altered synaptic pruning in the mouse offspring. Brain Behav Immun. 2017; 63:88-98.

Filous AR, Silver J. Targeting astrocytes in CNS injury and disease: a translational research approach. Prog Neurobiol. 2016; 144:173-187.

Ginhoux F, Greter M, Leboeuf M, Nandi S, See P, Gokhan S et al. Fate mapping analysis reveals that adult microglia derive from primitive macrophages. Science. 2010; 330(6005):841-845.

Hagberg H, Gressens P, Mallard C. Inflammation during fetal and neonatal life: implications for neurologic and neuropsychiatric disease in children and adults. Ann Neurol. 2012; 71(4):444-457.

Harry GJ, Kraft AD. Microglia in the developing brain: a potential target with lifetime effects. Neurotoxicology. 2012; 33(2):191-206.

Herz J, Filiano AJ, Smith A, Yogev N, Kipnis J. Myeloid cells in the central nervous system. Immunity. 2017; 46(6):943-956.

Hosseini S, Wilk E, Michaelsen-Preusse K, Gerhauser I, Baumgartner W, Geffers R et al. Long-term neuroinflammation induced by influenza a virus infection and the impact on hippocampal neuron morphology and function. J Neurosci. 2018; 38(12):3060-3080.

Hu X, Li P, Guo Y, Wang H, Leak RK, Chen S et al. Microglia/macrophage polarization dynamics reveal novel mechanism of injury expansion after focal cerebral ischemia. Stroke. 2012; 43(11):3063-3070.

Ishikawa M. Abnormalities in glutamate metabolism and excitotoxicity in the retinal diseases. Scientifica (Cairo). 2013; 528940.

Jin X, Yamashita T. Microglia in central nervous system repair after injury. J Biochem. 2016; 159(5):491-496.

Kigerl KA, Gensel JC, Ankeny DP, Alexander JK, Donnelly DJ, Popovich PG. Identification of two distinct macrophage subsets with divergent effects causing either neurotoxicity or regeneration in the injured mouse spinal cord. J Neurosci. 2009; 29(43):13435-13444.

Li Q, Barres, BA. Microglia and macrophages in brain homeostasis and disease. Nat Rev Immunol. 2018; 18(4):225-242.

Li Y, Du XF, Liu CS, Wen ZL, Du JL. Reciprocal regulation between resting microglial dynamics and neuronal activity in vivo. Dev Cell. 2012; 23(6):1189-1202.

Liddelow SA, Barres BA. Reactive astrocytes: production, function, and therapeutic potential. Immunity. 2017; 46(6):957-967.

Mildner A, Schmidt H, Nitsche M, Merkler D, Hanisch UK, Mack M et al. Microglia in the adult brain arise from LLy-6ChiCCR2+ monocytes only under defined host conditions. Nat Neurosci. 2007; 10(12):1544-1553.

Schilling MM, Besselmann M, Muller M, Strecker JK, Ringelstein EB. KiefeR. Predominant phagocytic activity of resident microglia over hematogenous macrophages following transient focal cerebral ischemia: an investigation using green fluorescent protein transgenic bone marrow chimeric mice. Exp Neurol. 2005; 196(2):290-297.

Siebert JR, Conta Steencken A, Osterhout DJ. Chondroitin sulfate proteoglycans in the, nervous system: inhibitors to repair. Biomed Res Int. 2014; 845323.

Sipe GO, Lowery RL, Tremblay ME, Kelly EA, Lamantia CE, Majewska AK. Microglial P2Y12 is necessary for synaptic plasticity in mouse visual cortex. Nat Commun. 2016; 7:10905.

Wake H, Moorhouse AJ, Jinno S, Kohsaka S, Nabekura J. Resting microglia directly monitor the functional state of synapses in vivo and determine the fate of ischemic terminals. J Neurosci. 2009; 29(13):3974-3980.

Walsh JT, Watson N, Kipnis J. T cells in the central nervous system: messengers of destruction or purveyors of protection? Immunology. 2014; 141(3):340-344.

Wang H, Song G, Chuang H, Chiu C, Abdelmaksoud A, Ye Y, Zhao L. Portrait of glial scar in neurological diseases. Int J Immunopathol Pharmacol. 2018; 31:2058738418801406.

Weinhard L, di Bartolomei G, Bolasco G, Machado P, Schieber NL, Neniskyte U et al. Microglia Remodel Synapses By Presynaptic Trogocytosis And Spine Head Filopodia Induction. Nat Commun. 2018; 9(1):1228.

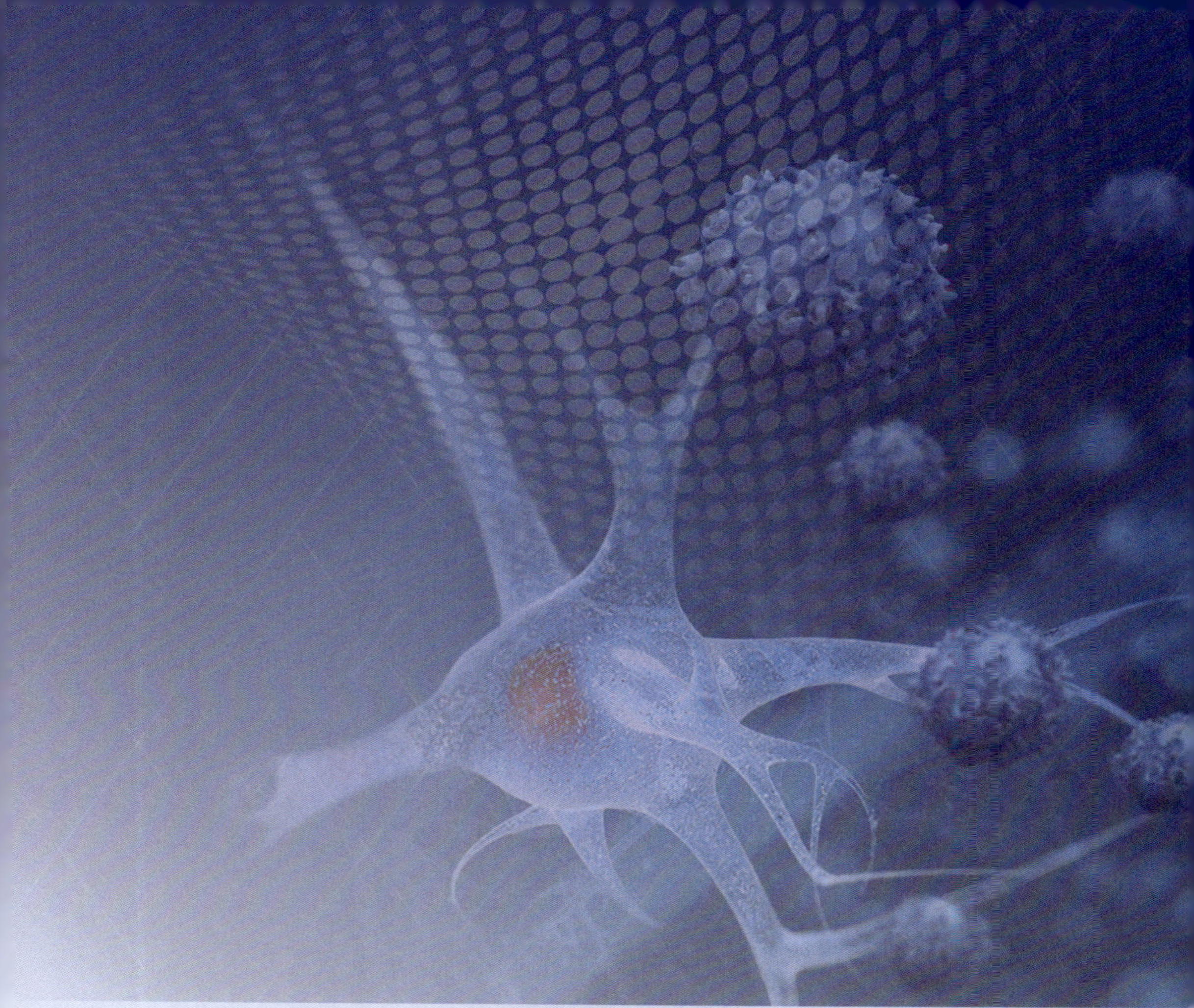

SEÇÃO 2

Neuroimunomodulação em Doenças Infecciosas

Alterações do Eixo Hipotálamo-Hipófise-Adrenal em Doenças Infecciosas

Silvina R. Villar • Florencia B. González • Oscar Bottasso • Wilson Savino • Ana Rosa Pérez

Introdução

Os sistemas imunológico e neuroendócrino comunicam-se entre si, o que é extremamente valioso para o indivíduo quando exposto a diferentes estressores ambientais. Em suma, trata-se de um processo adaptativo que visa a preservar a estabilidade durante essas mudanças, denominado "alostase".

As doenças infecciosas e vários estímulos estressantes derivados da presença de um patógeno, por exemplo, exposição a endotoxinas ou exotoxinas, levam à rápida ativação do sistema imunológico. No entanto, o impacto direto ou indireto de determinado agente infeccioso nos eixos neuroendócrinos tem sido muito menos estudado. Neste capítulo, faremos uma revisão a esse respeito, apresentando diferentes achados que mostram claramente que as doenças infecciosas modulam os circuitos imunoneuroendócrinos de maneira integrada.

Antes de abordar questões específicas, vale a pena considerar as bases fisiológicas e moleculares das interações imunoneuroendócrinas, especialmente aquelas correspondentes à relação entre as citocinas e o eixo hipotálamo-hipófise-adrenal (HPA).

O sistema imunológico comunica-se com o cérebro, principalmente, por meio de citocinas. Os receptores para essas moléculas são amplamente expressos em várias estruturas centrais, como o hipotálamo, a hipófise anterior e outras regiões do cérebro. Citocinas pró-inflamatórias, como IL-1β, IL-6 e TNF-α, mediadores-chave na resposta complexa gerada pela inflamação, são capazes de estimular o eixo HPA, que responde aumentando a secreção do hormônio liberador de corticotrofina (CRH) pelo hipotálamo. Isso, por sua vez, leva à síntese de adrenocorticotrofina (ACTH) pela hipófise, que é seguida pela produção de esteroides suprarrenais; posteriormente, desencadeia-se a síntese suprarrenal de glicocorticoides (GC), desidroepiandrosterona (DHEA) e seu éster sulfato (DHEA-s).

Aparentemente, as citocinas liberadas como consequência da infecção podem modular o eixo HPA em outros níveis, como na própria hipófise ou na glândula suprarrenal.

As ações imunossupressora e anti-inflamatória dos GC são bem conhecidas: suprimem a produção de mediadores pró-inflamatórios, o tráfico de células na periferia, a quimiotaxia de linfócitos, monócitos e granulócitos, e geram menor agregação de células fagocíticas na área inflamada. Os GC também medeiam a atrofia da glândula tímica e, em menor extensão, de outros tecidos linfoides, ao desencadear sinais apoptóticos nos precursores de linfócitos T e B, e em células maduras. Além do exposto, promovem um giro Th1 → Th2 e favorecem a montagem da resposta humoral.

A relevância dos efeitos anti-inflamatórios dos GC durante uma condição infecciosa é clara: a inibição da síntese de GC – e, portanto, sua atividade – induzida pela remoção das glândulas suprarrenais leva a um aumento da febre e à mortalidade durante os casos de sepse experimental, enquanto a administração exógena do hormônio reverte essa situação. Consistente com esses achados, a administração de IL-1β ou TNF-α em quantidades geralmente bem toleradas no animal receptor torna-se letal quando se trata de animais previamente adrenalectomizados. No entanto, esse fenômeno não é observado se animais adrenalectomizados forem pré-tratados com GC.

Um conjunto de dados oriundos de diferentes patologias infecciosas mostra que, apesar dos conhecidos efeitos imunossupressores dos GC, esse hormônio também pode melhorar determinados aspectos da montagem da resposta imune. Assim, a administração de cortisol em humanos antes do desafio de endotoxina resulta em maior secreção de TNF-α e IL-6, mas não quando é administrado no momento ou após a exposição à endotoxina, caso em que a liberação dessas citocinas é suprimida. Além disso, a pré-exposição de animais à corticosterona *in vivo* ou *in vitro* facilita a resposta linfoproliferativa. O fato de esses efeitos terem sido observados em baixas doses do hormônio corrobora a ideia de sua ação estimulante e perceptível, mesmo em condições basais, enquanto o efeito supressor seria alcançado apenas quando os GC atingissem os níveis observáveis em situações de estresse. Tomados em conjunto, esses achados indicariam que a presença de GC antes da infecção favorece a ativação do sistema imunológico durante a fase inicial da resposta, enquanto uma síntese posterior restringe a referida atividade.

Nesse contexto, fica bem claro que a ativação do eixo HPA durante a resposta inflamatória constitui um mecanismo defensivo muito importante na limitação do dano tecidual mediado pela resposta imune. Que explicações poderiam ser arriscadas para interpretar esse mecanismo duplo? Muitas citocinas inflamatórias induzidas por estressores são prejudiciais quando sintetizadas em quantidades excessivas. Consequentemente, a aquisição de mecanismos de controle para modular essa produção deve ter um valor evolutivo essencial. Em outras palavras, a promoção de uma resposta Th2 por GC evitaria excessos da resposta celular, uma vez que uma mudança no perfil de Th1 para Th2 poderia contrabalançar os efeitos deletérios dos macrófagos e linfócitos Th1 no nível do tecido. Dessa forma, a supressão da hiperativação imune por um agente infeccioso (estresse infeccioso) reduziria a possibilidade de induzir uma resposta autoimune.

Na verdade, diferentes estudos realizados em modelos animais de doenças autoimunes fornecem suporte adicional em relação ao papel central desempenhado pelos

GC no dano tecidual. A não estimulação da síntese ou secreção de CRH induzida por IL-1β torna esses animais muito suscetíveis à artrite experimental, a menos que sejam protegidos com a administração de GC. Da mesma maneira, os animais também se tornam mais suscetíveis a doenças autoimunes como resultado do tratamento com antagonistas do receptor de GC RU486, ou após a inibição da síntese de GC induzida por adrenalectomia.

Por outro lado, a multiplicidade de determinantes antigênicos apresentados por um patógeno aumenta a probabilidade de desencadear uma resposta policlonal, com o consequente risco de autorreatividade. Os GC parecem "esculpir" o perfil da resposta imune, no sentido de que componentes propensos à autoimunidade sejam inibidos seletivamente, enquanto os linfócitos que sintetizam anticorpos com menor afinidade para o antígeno se beneficiariam mais.

Enquanto uma resposta apropriada ao estresse é mantida por um período razoável de tempo e então desativada para levar a uma fase de recuperação, o estresse repetitivo leva a uma resposta prolongada que nem sempre é benéfica. Estressores infecciosos, bactérias, vírus ou parasitas coexistem com muitas anormalidades endócrinas, variando de distúrbios leves na regulação do eixo HPA a deficiências graves no hipotálamo, hipófise ou suprarrenal. Diferentes modelos experimentais de patologias infecciosas têm mostrado que esse desequilíbrio do eixo HPA impede a montagem de uma resposta imunoneuroendócrina apropriada, que, por sua vez, influencia a suscetibilidade à doença.

Dentro desse esquema conceitual, não iremos nos concentrar nas principais anormalidades do eixo HPA descritas em doenças infecciosas humanas e experimentais, particularmente aquelas causadas por patógenos intracelulares e as possíveis consequências no aparecimento e curso da doença.

Alterações no perfil hormonal e produção de citocinas durante as infecções

Muitos estudos concordam que em uma ampla gama de doenças infecciosas, por exemplo, malária, tripanossomíase africana e americana, toxoplasmose, leishmaniose, esquistossomose, hanseníase, tuberculose e várias infecções virais, a resposta imune anti-infecciosa é acompanhada por alterações hormonais significativas.

Está bem estabelecido que a imunidade protetora contra agentes da vida intracelular (p. ex., protozoários e micobactérias) é mediada por citocinas capazes de ativar o potencial microbicida de macrófagos, o que é evidenciado por meio da síntese de IFN-γ, TNF-α e IL-1β [48]. Como já mencionado, essas citocinas estimulam o eixo HPA, com a consequente elevação dos níveis plasmáticos de GC e de outros esteroides suprarrenais como o DHEA. Os níveis de GC são, frequentemente, usados como um marcador típico da atividade do eixo HPA e eventos fisiopatológicos consequentes. No entanto, uma série de estudos experimentais realizados em doenças causadas por patógenos intracelulares apontam para uma rede mais complexa de relações imunoendócrinas, dependendo da natureza do patógeno, do hospedeiro e da natureza aguda ou crônica do processo.

Durante a infecção experimental aguda com *Trypanosoma cruzi*, uma clara ativação do eixo HPA é evidenciada, a julgar pelos altos níveis de corticosterona produzidos pelo córtex suprarrenal. Esse achado também é acompanhado por um aumento significativo nas concentrações de TNF-α, IL-1β e IL-6. No entanto, estudos posteriores mostraram que em estágios mais avançados da infecção aguda há evidências de um possível desacoplamento entre as respostas hipotalâmica, hipofisária e suprarrenal. Na verdade, observou-se que, embora a corticosterona estivesse aumentada, o hipotálamo apresentava baixo conteúdo de CRH, sem alterações substanciais nos valores circulantes de ACTH. Consequentemente, é provável que o aumento da corticosterona desacoplada da resposta clássica mediada pelo ACTH esteja relacionado com a presença de mediadores pró-inflamatórios liberados durante a infecção que atuariam diretamente no nível da glândula suprarrenal. Estudos comparativos realizados em dois modelos experimentais com diferentes suscetibilidades à infecção por *T. cruzi* relatam que a resposta adrenocortical influenciaria o desfecho da infecção, uma vez que os animais que apresentam melhor curso da doença manifestam níveis basais mais elevados de corticosterona e desenvolvimento mais rápido da resposta ao glicocorticoide. A relação entre citocinas pró-inflamatórias e resposta suprarrenal é reforçada por uma série de investigações realizadas em camundongos deficientes em ambos os receptores de TNF-α e infectados pelo *T. cruzi*. Nesses animais, o aumento da corticosteronemia (18 vezes superior, no caso dos ratos não infectados) coexistiu com um aumento acentuado dos níveis de IL-1β e IL-6 (15 e 3 vezes superior ao habitual, respectivamente).

Distúrbios do eixo HPA também foram observados em infecções causadas por outros parasitas, protozoários ou helmintos. Macacos com infecção primária com *Schistosoma mansoni* apresentam diminuição nos níveis de CRH, enquanto durante a infecção secundária há elevação desse mediador. Uma série de estudos realizados em pacientes com malária, que foram desafiados com CRH, revelou deterioração na resposta do ACTH e da glândula suprarrenal em relação a controles saudáveis e compatíveis com os achados observados em bovinos infectados com *T. congolense*. No caso de pacientes com malária, essa disfunção hipofisária foi acompanhada por um aumento proporcional nos níveis plasmáticos de IL-6 e TNF-α.

Quanto às infecções por vírus, a resposta do eixo HPA também parece estar alterada. Em geral, camundongos com doenças virais neurotróficas apresentam altas concentrações de ACTH e GC; exemplo disso é a infecção assintomática do cérebro com o vírus do herpes tipo 1 (HSV-1). Experimentos realizados em camundongos deficientes em CRH ou tratados com anticorpos anti-CRH e infectados com citomegalovírus (CMVM) apresentam um aumento dos níveis séricos de corticosterona e IL-6, enquanto camundongos deficientes em IL-6 exibem uma das respostas de GC após infecção com esse vírus. Curiosamente, foi observado que camundongos hipofisectomizados não conseguem desenvolver a resposta de GC, apesar da presença de níveis plasmáticos elevados de IL-6, sugerindo que o ACTH atua como fator permissivo para uma ação direta da IL-6 na liberação de GC. No mesmo sentido, foi verificada uma ruptura na conexão entre a hipófise e a resposta suprarrenal em indivíduos HIV+ assintomáticos sujeitos a estresse.

Paralelamente à produção de GC, a ativação de HPA leva à liberação de DHEA, outro esteroide suprarrenal com importantes efeitos imunorreguladores. Enquanto os GC contribuem para o controle do processo inflamatório e a promoção da resposta Th2, o DHEA estimula a atividade de Th1, e facilita a capacidade das células T ativadas de produzir IL-2, neutralizando, assim, o efeito inibitório dos GC na síntese desta citocina. Por outro lado, o DHEA parece atuar em sinergia com o efeito anti-inflamatório dos GC, uma vez que este androgênio é um hormônio com poderosa ação anti-inflamatória. Uma série de estudos realizados em pacientes com tuberculose pulmonar mostra um aumento nos níveis circulantes de IFN-γ, IL-10, IL-6 e cortisol com diminuição acentuada nos níveis de DHEA.

Dados a favor de uma relação entre hormônios do córtex suprarrenal e citocinas inflamatórias também foram encontrados em pacientes com hanseníase. Pacientes com a variedade lepromatosa apresentaram elevação dos níveis de IL-1β, IL-6 e TNF-α, na presença de diminuição dos valores de DHEA, que se correlacionaram inversamente com IL-6 e TNF-α. Surpreendentemente, sobrenadantes de cultura de células mononucleares periféricas de pacientes com tuberculose estimulados com a micobactéria inibem a secreção de DHEA por uma linha de células suprarrenais humanas. Esses resultados sustentam a hipótese de que algumas das alterações registradas em pacientes com tuberculose (e talvez em outras doenças) poderiam ser mediadas por citocinas. Com base nos efeitos opostos do cortisol e DHEA, um aumento na razão cortisol/DHEA pode ser prejudicial ao hospedeiro, em termos de controle do processo inflamatório e do desenvolvimento de uma resposta imune celular protetora, como mostrado na Figura 21.1. Nesse sentido,

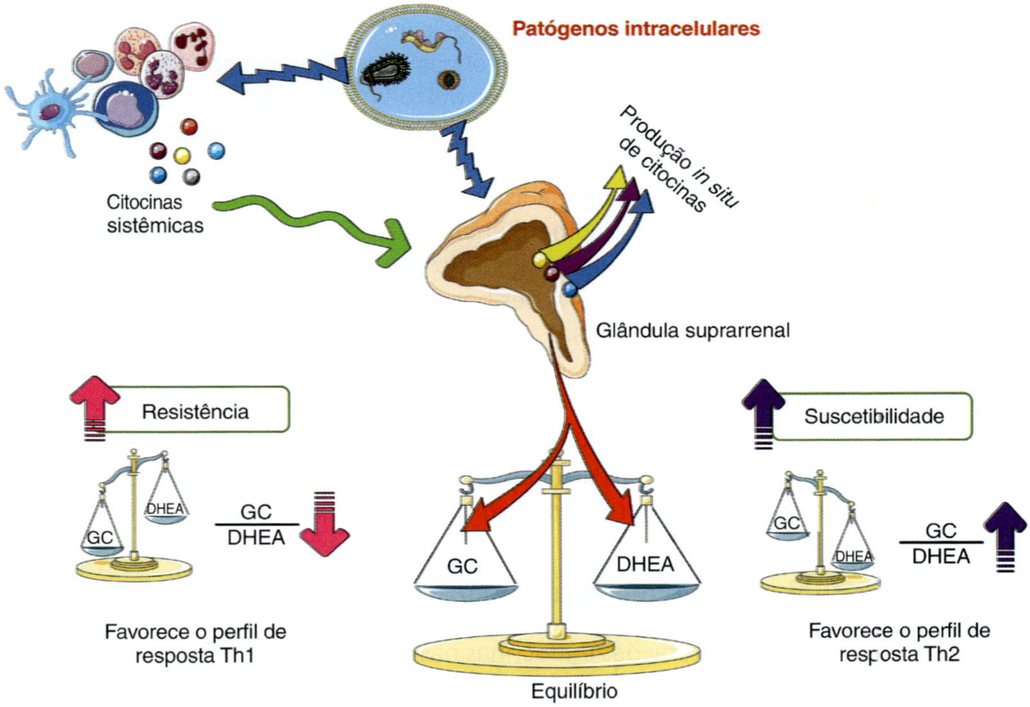

Figura 21.1. Equilíbrio da razão GC/DHEA em infecções intracelulares. Durante um processo infeccioso, há liberação de citocinas em nível sistêmico, bem como produção *in situ* pela glândula suprarrenal, o que poderia alterar o equilíbrio GC/DHEA, favorecendo ou piorando a imunidade anti-infecciosa. Uma proporção maior da razão GC/DHEA parece favorecer uma resposta Th2, que induz uma deterioração da resposta imune contra patógenos intracelulares, aumentando, portanto, a suscetibilidade. Em contrapartida, uma diminuição da razão GC/DHEA favoreceria um viés na resposta imune para Th1 e aumentaria a resistência do hospedeiro ao patógeno intracelular.

Fonte: Acervo da autoria.

indivíduos infectados com HIV ou com sepse apresentam uma redução relativa de DHEA e DHEA-s. Ao contrário, a evolução menos lenta da malária ou esquistossomose humana está associada a níveis elevados de DHEA, o que sugere um papel protetor nessas parasitoses. Na mesma direção, o tratamento com DHEA melhora a resposta imunológica na infecção experimental com *T. cruzi*, embora esses estudos não analisem se o DHEA se correlaciona com as principais citocinas envolvidas na ativação do eixo HPA. Os mecanismos que poderiam explicar essas diferenças não são totalmente compreendidos, embora se considere que possam ser responsáveis por essas variações nos níveis circulantes de vários mediadores ou das citocinas liberadas *in situ* no nível da glândula suprarrenal.

No que diz respeito aos esteroides sexuais, eles podem exercer efeitos diretos sobre o sistema imunológico, seja no nível da apresentação antigênica, ativação de linfócitos, expressão de genes para citocinas e/ou *homing* de células imunes. Além disso, os hormônios sexuais modulam o eixo HPA para então alterar a resposta ao estresse. Assim, fica claro que as interações entre os hormônios sexuais, o eixo HPA e o sistema imunológico são complexas e que esses fatores certamente vão afetar a resposta imunológica aos antígenos exógenos, com notável influência sobre se a resposta acaba sendo protetora ou não.

Dentro deste contexto, os homens infectados com *Toxoplasma gondii* apresentam diminuição dos níveis de hormônios gonadotróficos e insuficiência gonadal, sugestivos de alterações hipotalâmicas e hipofisárias. Por outro lado, os níveis de IL-1β na toxoplasmose aguda estão inversamente correlacionados com a diminuição dos hormônios gonadotróficos. Infecções no homem causadas por *T. brucei* são acompanhadas por insuficiência suprarrenal e hipogonadismo, simultaneamente com aumento nos níveis de TNF-α e IL-6. Em pacientes com tuberculose, o eixo hipotálamo-hipófise-gonadal também é acometido, a julgar pela diminuição das concentrações de testosterona. Nesse sentido, foi proposto que as alterações hormonais na presença de citocinas inflamatórias surgem como resultado de sua conversão em estrogênios pró-inflamatórios por meio de aromatases. Em apoio a isso, um aumento nos níveis de estradiol foi observado em pacientes com tuberculose positivamente associada ao conteúdo de IL-6.

Em linhas gerais, os resultados comentados apontam para a existência de profundas alterações nos eixos HPA ao longo do curso das doenças infecciosas, em parte relacionadas com a presença e/ou produção sistêmica *in situ* de citocinas pró-inflamatórias (Figura 21.2).

Mecanismos subjacentes – teorias e demonstrações

As explicações para as alterações endócrinas nas doenças infecciosas incluem várias possibilidades que não são mutuamente excludentes (Figura 21.3). Mudanças nos níveis de citocinas podem aumentar ou suprimir o eixo HPA, tanto no nível da unidade hipotálamo-hipófise quanto na glândula suprarrenal. Por outro lado, a reação inflamatória *in situ* ou mudanças estruturais, sejam alterações vasculares ou maior depósito da matriz extracelular (ME) no microambiente endócrino, também podem levar a uma disfunção transitória do eixo HPA. Em última análise, um efeito relacionado com o mesmo patógeno que tenta explorar o microclima hormonal do hospedeiro pode desempenhar algum papel.

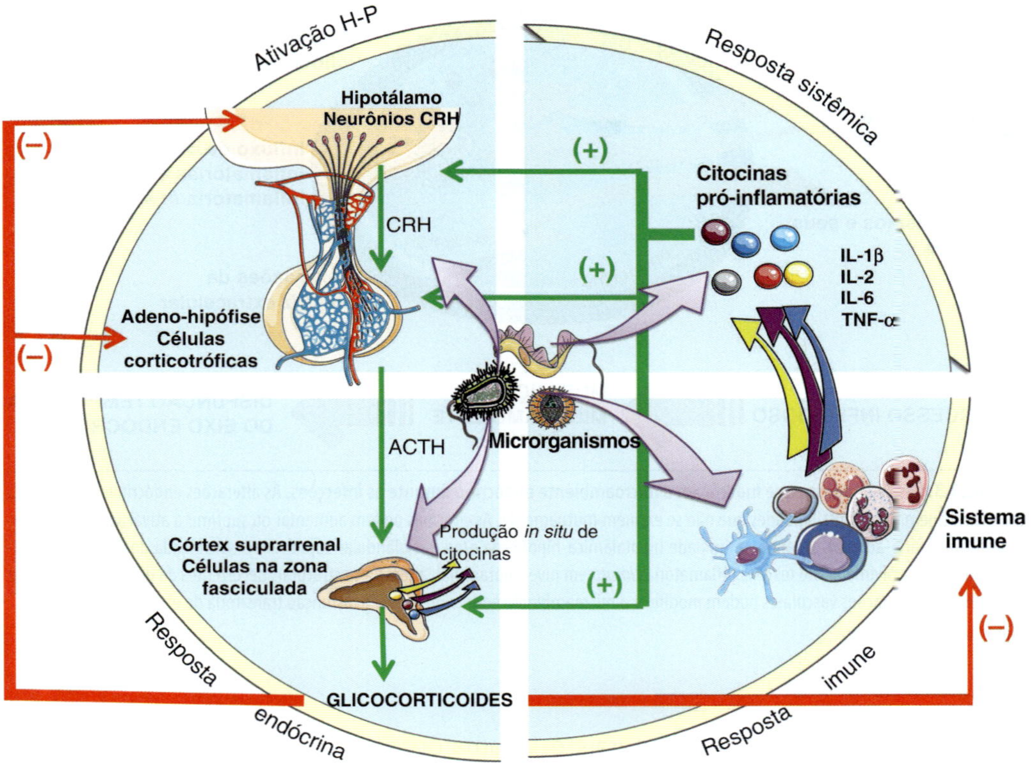

Figura 21.2. Inter-relação sistêmica e *in situ* entre os sistemas neuroendócrino e imunológico durante doenças infecciosas. Os microrganismos ou seus antígenos ativam a comunicação entre os sistemas imunológico e neuroendócrino com repercussões em nível sistêmico. As citocinas produzidas perifericamente ou nas glândulas endócrinas juntamente com a secreção de glicocorticoides podem estimular ou inibir o eixo hipotálamo-hipófise-adrenal.

Fonte: Acervo da autoria.

Alterações do microambiente e infiltrados inflamatórios no nível neuroendócrino durante infecções

Várias alterações da matriz extracelular, a presença de inflamação e/ou o desenvolvimento de reações autoimunes em órgãos neuroendócrinos estariam relacionados, pelo menos em parte, com as anormalidades do eixo HPA observadas no curso de algumas infecções.

As proteínas da matriz extracelular participam do tráfico celular, e quando este é intensificado (em grande parte em virtude da produção de citocinas), promove-se o influxo de células inflamatórias em direção às glândulas endócrinas, sem poder descartar um papel direto da matriz extracelular na deterioração da função hormonal. Além disso, as moléculas da matriz extracelular podem se ligar a antígenos microbianos e citocinas pró-inflamatórias geradas pela resposta imune, o que contribuiria para a perpetuação da inflamação. Exemplos disso são infecções com diferentes espécies de *Trypanosoma*,

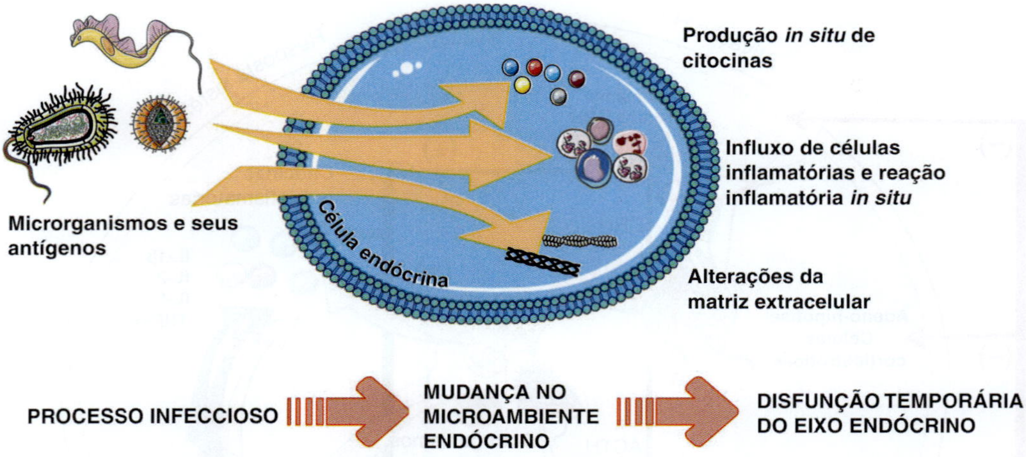

Figura 21.3. Possíveis causas que modificam o microambiente endócrino durante as infecções. As alterações endócrinas associadas à infecção incluem várias possibilidades que não se excluem mutuamente. As citocinas podem aumentar ou suprimir a ativação do eixo hipotálamo-hipofisário-adrenal, atuando na unidade hipotalâmica-hipofisária e/ou nas glândulas suprarrenais. A chegada de células inflamatórias ou o desenvolvimento de reações inflamatórias *in situ* em nível suprarrenal, alterações estruturais decorrentes da deposição de matriz extracelular ou alterações vasculares podem modificar o microambiente endócrino e levar à disfunção transitória do eixo.

Fonte: Acervo da autoria.

as que causam mudanças estruturais e inflamatórias em órgãos neuroendócrinos e fibras nervosas. Por exemplo, células de Schwann, glia e astrócitos infectados por *T. cruzi* geralmente são destruídos pelas células mononucleares, levando a danos indiretos aos neurônios. Também foram observadas, durante a infecção com *T. cruzi*, alterações nas glândulas endócrinas, como estase vascular, aumento da deposição de moléculas da matriz extracelular e infiltração de macrófagos e células T.

Por outro lado, a adesão celular é uma etapa fundamental usada por inúmeros microrganismos para invadir diferentes tipos de células. Assim, a capacidade de reconhecer laminina ou fibronectina está estreitamente relacionada com a migração celular. Ambas as moléculas são conhecidas por influenciarem a capacidade de *T. cruzi* de invadir a célula hospedeira. Também se observou que a infecção induz um aumento na deposição de matriz extracelular em células produtoras de ACTH. Em infecções causadas por *T. cruzi* ou *Toxoplasma gondii*, uma série de achados mostra que alguns componentes da matriz e seus receptores no nível do sistema nervoso central (SNC) participariam de processos de migração celular que favoreceriam o acúmulo de infiltrados inflamatórios. Alguns dados também sugerem que a infecção com *T. brucei* causa inflamação da glândula suprarrenal e que esse processo não estaria relacionado com uma resposta inflamatória de base autoimune. Da mesma maneira, a hipófise geralmente sofre necrose, e apresenta infiltrados inflamatórios e ninhos de parasitas. Por outro lado, sabe-se que a disfunção hipofisária observada em animais infectados com *T. congolense* está relacionada com alterações na microvasculatura da glândula, maior deposição de matriz extracelular e presença de parasitas *in situ*.

No campo das infecções virais, dados mais recentes sugerem que os transtornos neurais podem estar relacionados com uma remodelagem da matriz extracelular no hipotálamo e outras áreas centrais, em função de um desequilíbrio das enzimas envolvidas na síntese e degradação de seus componentes.

Outro possível mecanismo de inflamação em nível neuroendócrino tem a ver com a existência de autoimunidade. A esse respeito, é importante destacar que a doença de Chagas humana e experimental é caracterizada pela autorreatividade celular e humoral às estruturas nervosas. Essas observações sugerem que alterações no conteúdo da matriz extracelular juntamente com maior inflamação do tecido, somadas à autorreatividade, poderiam estar desempenhando um papel na disfunção neuroendócrina da tripanossomíase.

Presença de microrganismos em nível neuroendócrino e exploração pelo parasita do microambiente hormonal do hospedeiro

É possível que, durante as doenças infecciosas, alterações na expressão da matriz extracelular, presença de inflamação tecidual e disfunção neuroendócrina também estejam associadas a um efeito direto do agente infeccioso. A presença de parasitas, vírus e bactérias no nível neuroendócrino é bem conhecida. Durante a infecção aguda causada por *T. cruzi* em camundongos, ninhos de amastigotas foram observados na glândula suprarrenal, enquanto antígenos parasitários e kDNA do parasita foram detectados tanto na referida glândula quanto na hipófise. Além disso, em pacientes com infecção aguda, ninhos de amastigotas foram observados nos ovários, testículos, tireoide e células do sistema nervoso.

No caso dos vírus, quando se replicam no SNC, ocorre uma série de distúrbios neurais que promovem a deterioração da maquinaria celular. Esses distúrbios podem ser desencadeados por produtos virais ou indiretamente por moléculas induzidas pela presença do vírus. O papel direto dos vírus ou seus antígenos é sustentado por alguns resultados obtidos quando o vírus herpes de tipo I (HSV-1) infecta o hospedeiro por meio de vias distintas. Assim, quando a infecção é induzida centralmente, a ativação do eixo HPA é evidenciada, enquanto a infecção intraperitoneal não causa nenhuma alteração. Esses resultados sugerem que a infecção aguda por HSV-1 no SNC pode afetar regiões cerebrais envolvidas na regulação do eixo HPA, e esses efeitos, pelo menos no contexto do HSV-1, são mediados centralmente e não por um mecanismo sistêmico.

Além da complexa resposta imunoendócrina do hospedeiro durante as infecções, uma nova visão também emerge: o uso do microambiente hormonal do indivíduo pelo patógeno. De fato, dados recentes indicam que, além de influenciar o curso da infecção, a resposta imunoendócrina pode ser explorada por parasitas. Essa estratégia baseia-se no uso de hormônios do hospedeiro pelo parasita (via receptores de membrana, citoplasmáticos ou nucleares) para seu próprio benefício. Os esteroides do hospedeiro, como cortisol, DHEA, testosterona e estradiol, parecem desempenhar um papel em vários aspectos da biologia do parasita. Por exemplo, *Plasmodium falciparum* aumenta ou diminui seu crescimento *in vitro* quando cortisol ou um análogo de DHEA é adicionado, respectivamente. Por outro lado, alguns mediadores imunológicos, como o fator de crescimento epidérmico e o fator estimulador de colônias de granulócitos/macrófagos, parecem favorecer a replicação de *T. cruzi* e *Leishmania mexicana*, nessa ordem. Conclui-se que os hormônios do hospedeiro regulam processos importantes do parasita, como crescimento e diferenciação e, desse modo, infectividade, o que resulta em uma colonização mais rápida do mesmo e, portanto, em uma infecção mais bem-sucedida.

Considerações finais

Durante um quadro infeccioso, o hospedeiro desenvolve uma reação defensiva generalizada chamada de resposta de fase aguda; ela caracteriza-se pela produção de uma ampla gama de mediadores, incluindo citocinas, capazes de exercer efeitos neuroendócrinos notáveis, com alterações importantes nas funções imunológica, metabólica, endócrina e nervosa. Essas mudanças são, essencialmente, adaptativas e inibem a proliferação e disseminação do patógeno, bem como a resposta inflamatória coexistente. Embora seja benéfica para o indivíduo, pelo menos nos estágios iniciais do processo infeccioso, uma resposta excessiva ou prolongada em decorrência da incapacidade de erradicação do microrganismo acaba afetando o hospedeiro com consequente desenvolvimento de patologia orgânica e desfecho fatal em muitos casos.

Os estudos revisados neste trabalho sustentam o conceito de que as citocinas produzidas pelo sistema imunológico estão estreitamente relacionadas com as alterações neuroendócrinas, enfatizando a interconexão que existe entre os sistemas neuroendócrino e imunológico para coordenar a reação defensiva ao ataque infeccioso. Essas modificações imunoneuroendócrinas têm grande valor em termos evolutivos, visto que podem redirecionar recursos para o estabelecimento de uma situação de proteção e, assim, evitar um processo energeticamente dispendioso. No entanto, prolongá-lo aumenta a possibilidade de criar um estado adverso. Por exemplo, 1) a mobilização imunológica para neutralizar o crescimento do patógeno pode levar a um comprometimento orgânico como resultado da mesma lesão imunológica; 2) um aumento na produção de GC essencial para mobilizar fontes de energia e reduzir a inflamação também afeta as células imunocompetentes e órgãos linfoides; e 3) a queda dos hormônios reprodutivos, limitando a procriação, também favorece um estado catabólico, sustentado por uma diminuição na produção de DHEA que também afeta o desenvolvimento de respostas Th1. Estudos futuros serão necessários para definir se as alterações imunoendócrinas seguem um padrão distinto, dependendo da natureza e do curso do processo infeccioso. Somado ao seu valor intrínseco, esse conhecimento facilitará o desenvolvimento de novas estratégias de imunointervenção para melhor controle dessas doenças.

Referências bibliográficas

Abebe F, Birkeland KI, Gaarder PI, Petros B, Gundersen SG. The relationships between dehydroepiandrosterone sulphate (DHEAS), the intensity of *Schistosoma mansoni* infection and parasite-specific antibody responses. A cross-sectional study in residents of endemic communities in north-east Ethiopia. APMIS. 2003; 111:319-328.

Ader R, Cohen N. Psychoneuroimmunology: interactions between the nervous system and the immune system. Lancet. 1995; 349:99-103.

Ben-Hur T, Conforti N, Itzik A, Weidenfeld J. Effects of HSV-1, a neurotropic virus, on the hypothalamic-pituitary-adrenocortical axis in rats. Brain Res. 1995; 702:17-22.

Bertini R, Bianchi M, Ghezzi P. Adrenalectomy sensitizes mice to the lethal effects of interleukin 1 and tumour necrosis factor. J Exp Med. 1988; 167:1708-1712.

Besedovsky H, del Rey A, Sorkin E, Dinarello CA. Immunoregulatory feedback between interleukin-1 and glucocorticoid hormones. Science. 1986; 233:652-654.

Bozza VV, D'Attilio L, Mahuad CV, Giri AA, del Rey A, Besedovsky H et al. Altered Cortisol/DHEA ratio in tuberculosis patients and its relationship with abnormalities in the mycobacterial-driven cytokine production by peripheral blood mononuclear cells. Scand J Immunol. 2007; 66:97-103.

Brinkmann V, Kristofic C. Regulation by corticosteroids of Th1 and Th2 cytokine production in human CD41 effector T cells generated from CD45 RO- and CD45RO1 subsets. J Immunol. 1995; 155:3322-3328.

Calvet CM, Meuser M, Almeida D, Meirelles MN, Pereira MC. *Trypanosoma cruzi*-cardiomyocyte interaction: role of fibronectin in the recognition process and extracellular matrix expression in vitro and in vivo. Exp Parasitol. 2004; 107:20-30.

Correa-de-Santana E, Paez-Pereda M, Theodoropoulou M, Kenji Nihei O, Gruebler Y, Bozza M et al. Hypothalamus-pituitary-adrenal axis during *Trypanosoma cruzi* acute infection in mice. J Neuroimmunol. 2006; 173:12-22.

Davis TM, Li TA, Tran QB, Robertson K, Dyer JR, Phan TD et al. The hypothalamic-pituitary-adrenocortical axis in severe falciparum malaria: effects of cytokines. J Clin Endocrinol Metab. 1997; 82:3029-3033.

del Rey A, Mahuad CV, Bozza V, Bogue C, Farroni MA, Bay ML et al. Endocrine and cytokine responses in humans with pulmonary tuberculosis. Brain Behav Immun. 2007; 21:171-179.

Elenkov IJ, Wilder RL, Chrousos GP, Vizi ES. The sympathetic nerve – an integrative interface between two supersystems: the brain and the immune system. Pharmacol Rev. 2000; 52:595-638.

Freilich D, Ferris S, Wallace M, Leach L, Kallen A, Frincke J et al. 16alpha-bromoepiandrosterone, a dehydroepiandrosterone (DHEA) analogue, inhibits *Plasmodium falciparum* and *Plasmodium berghei* growth. Am J Trop Med Hyg. 2000; 63:280-283.

Leal AM, Magalhaes PK, Souza CS, Foss NT. Adrenocortical hormones and interleukin patterns in leprosy. Parasite Immunology. 2003; 25:457-461.

Libonati RMF, de Mendonca BB, Maues JA, Quaresma JA, de Souza JM. Some aspects of the behavior of the hypothalamus-pituitary-adrenal axis in patients with uncomplicated *Plasmodium falciparum* malaria: Cortisol and dehydroepiandrosterone levels. Acta Trop. 2006; 98:270-276.

Morales-Montor J, Newhouse E, Mohamed F, Baghdadi A, Damian RT. Altered Levels of Hypothalamic-Pituitary-Adrenocortical Axis Hormones in Baboons and Mice during the Course of Infection with *Schistosoma mansoni*. J Infect Diseases. 2001; 183:313-320.

Murray M. The pathology of African trypanosomiasis. In: Progress of Immunology II, Clinical Aspects, v. 4. L. Brent & J. Holborow (eds.). North-Holland, Amsterdam: Oxford. 1974;182-192.

Oktenli C, Doganci L, Ozgurtas T, Araz RE, Tanyuksel M, Musabak U et al. Transient hypogonadotrophic hypogonadism in males with acute toxoplasmosis: suppressive effect of interleukin-1 beta on the secretion of GnRH. Hum Reprod. 2004; 19:859-866.

Perez AR, Roggero E, Nicora A, Palazzi J, Besedovsky HO, del Rey A et al. Thymus atrophy during *Trypanosoma cruzi* infection is caused by an immuno-endocrine imbalance. Brain Behav Immun. 2007; 21:890-900.

Reincke M, Heppner C, Petzke F, Allolio B, Arlt W, Mbulamberi D et al. Impairment of adrenocortical function associated with increased plasma tumor necrosis factor-alpha and interleukin-6 concentrations in African trypanosomiasis. Neuroimmunomodulation. 1994; 1:14-22.

Roggero E, Perez A, Tamae-Kakazu M, Piazzon I, Nepomnaschy I, Wietzerbin J et al. Differential susceptibility to acute *Trypanosoma cruzi* infection in BALB/c and C57BL/6 mice is notassociated with a distinct parasite load but cytokine abnormalities. Clin Exp Immunol. 2002; 128:421-428.

Roggero E, Perez AR, Tamae-Kakazu M, Piazzon I, Nepomnaschy I, Besedovsky HO et al. Endogenous glucocorticoids cause thymus atrophy but are protective during acute *Trypanosoma cruzi* infection. Endocrinol. 2006; 190:495-503.

Ruiz MR, Quinones AG, Diaz NL, Tapia FJ. Acute immobilization stress induces clinical and neuroimmunological alterations in experimental murine cutaneous leishmaniasis. Br J Dermatol. 2003; 149:731-718.

Santos CD, Toldo MP, Santello FH, Filipin MD, Brazão V, do Prado Júnior JC. Dehydroepiandrosterone increases resistance to experimental infection by *Trypanosoma cruzi*. Vet Parasitol. 2008; 153(3-4):238-43.

Silverman MN, Pearce BD, Biron CA, Miller AH. Immune modulation of the hypothalamic-pituitary-adrenal (HPA) axis during viral infection. Viral Immunol. 2005; 18:41-78.

Sterling P, Eyer J. Allostasis: a new paradigm to explain arousal pathology. In: Fisher S, Reason J (ed.). Handbook of life stress, cognition and health. New York: Wiley, 1988; p. 629-649.

Sternberg E, Hill J, Chrousos G, Kamilaris T, Listwak S, Gold P et al. Inflammatory mediator-induced hypothalamic-pituitary-adrenal axis activation is defective in streptococcal cell wall arthritis-susceptible Lewis rats. Proc Natl Acad Sci USA. 1989; 86:2374-2378.

Turnbull AV, Rivier CL. Regulation of the hypothalamic pituitary-adrenal axis by cytokines: actions and mechanisms of action. Physiol Rev. 1999; 79:1-71.

Villar SR, Ronco MT, Fernández Bussy R, Roggero E, Lepletier A, Manarin R et al. Tumor necrosis factor-α regulates glucocorticoid synthesis in the adrenal glands of Trypanosoma cruzi acutely-infected mice. The role of TNF-R1. PLoS One. 2013; 5:22-28.

Wilder RL. Hormones and autoimmunity: animal models of arthritis. Baillieres Clin Rheumatol. 1996; 10:259-271.

22

Interações Imunoneuroendócrinas na Doença de Chagas – Efeitos Cruzados de Citocinas e Glicocorticoides

Florencia B. Gonzalez • Silvina R. Villar • Oscar A. Bottasso • Ana Rosa Pérez • Wilson Savino

Introdução

A doença de Chagas é amplamente disseminada na América Latina, embora tenha adquirido certo caráter global nos últimos anos em função das migrações para a Europa, Estados Unidos e Ásia. Esta doença é causada pelo parasita *Trypanosoma cruzi* (*T. cruzi*). As manifestações clínicas da infecção são muito heterogêneas. Quando a infecção é vetorial, os indivíduos infectados desenvolvem uma fase aguda, em sua maioria assintomática, caracterizada pela presença do parasita no sangue. Na forma oral, a fase aguda é mais assintomática, apresentando febre, adenomegalia e esplenomegalia, e até mesmo, em alguns casos, meningoencefalite e miocardite aguda. Após o desaparecimento do parasita no sangue, os indivíduos infectados podem permanecer assintomáticos pelo resto da vida ou desenvolver as formas crônicas graves da doença: cardíaca, digestiva ou cardiodigestiva (Rassi *et al.*, 2010).

Os mecanismos associados ao desenvolvimento e estabelecimento das diferentes manifestações clínicas da doença de Chagas parecem ser complexos e muitos deles ainda são desconhecidos. No entanto, os resultados obtidos até o momento sugerem que a forma indeterminada ou assintomática da doença ocorre quando a resposta imune do hospedeiro contra o parasita acontece efetivamente durante a fase aguda, enquanto a forma letal aguda e/ou as formas crônicas apareceriam em pacientes que exibem respostas hiperérgicas ou, inversamente, respostas ineficientes (Rassi *et al.*, 2010).

Conforme descrito nos capítulos anteriores, há evidências consideráveis da existência de mecanismos reguladores recíprocos entre os sistemas imunológico e endócrino, cujo objetivo é manter o estado de homeostase. No entanto, durante um processo infeccioso, esses mesmos mecanismos podem maximizar ou prejudicar a defesa montada pelo hospedeiro, e até mesmo influenciar o desenvolvimento da patologia. Quanto ao papel das interações imunoendócrinas nas infecções parasitárias, e particularmente, na infecção chagásica, a magnitude de seu impacto só começou a ser analisada e observada nos últimos anos.

Interações imunoendócrinas na infecção por *T. cruzi*

Há pouquíssimos estudos em humanos, que revelem quais mecanismos celulares e/ou moleculares são acionados em termos de resposta imune, durante os estágios iniciais da infecção causada por *T. cruzi*. Muito menos se sabe sobre os mecanismos reguladores que são implementados. Em particular, não existem dados sobre a modulação imunoendócrina nesta fase. Em contrapartida, os modelos animais mostram claramente que, na fase aguda da infecção, a resposta imunoendócrina é essencial, permitindo conter o excesso de resposta inflamatória, que pode, em determinadas condições operar de forma desregulada, com consequências geralmente letais para o hospedeiro (Corrêa-de-Santana *et al.*, 2006; Roggero *et al.*, 2006). A seguir, descreveremos a relevância das interações cruzadas que ocorrem entre citocinas, adipocinas e glicocorticoides, bem como o papel da ativação do eixo hipotálamo-hipófise-adrenal (HPA) durante as fases aguda e crônica da infecção.

Anormalidades nos níveis de citocinas e adipocinas durante a fase aguda da infecção experimental

Muitos dos trabalhos realizados sobre o papel da resposta imunoendócrina na doença de Chagas têm se baseado no uso de cepas murinas com diferentes *pools* de genes que diferem em sua suscetibilidade à infecção. Nos trabalhos de Roggero *et al.*, demonstrou-se que a infecção com *T. cruzi* em camundongos C57BL/6 (cepa indutora de resposta imune do tipo Th1) levou à doença progressiva e letal. Por outro lado, uma proporção significativa de camundongos BALB/c (com resposta do tipo Th2) recuperou-se da fase aguda (Roggero *et al.*, 2002). Deve-se notar que o grau de resistência à infecção por *T. cruzi* está geralmente ligado à capacidade de desenvolver uma resposta imune do tipo Th1, em vez de uma resposta Th2, embora isso também seja necessário. A resposta Th1 protetora, quando ocorre de forma excessiva, como a observada em C57BL/6, pode estar envolvida no dano tecidual e na indução de algumas alterações na resposta imune observada durante a infecção. Além disso, tanto camundongos C57BL/6 como BALB/c exibiram perda significativa de timócitos imaturos duplamente positivos para $CD4^+CD8^+$ (DP) após a infecção, que foi de maior significância nos animais C57BL/6 (Roggero *et al.*, 2002). Níveis sistêmicos de TNF-α, IL-1β e IL-10 aumentaram em ambas as cepas de camundongos, porém em proporções diferentes. Embora os C57BL/6 respondam com grandes quantidades de TNF-α, nos BALB/c predominaram IL-1β e IL-10 (Roggero *et al.*, 2002). Como esta citocina pode suprimir a produção de citocinas pró-inflamatórias, é provável que em animais C57BL/6 sua deficiência relativa tenha causado significativa falha de imunorregulação. Estudos *in vitro* mostraram uma resposta semelhante, uma vez que macrófagos peritoneais de animais C57BL/6 produziram mais TNF-α e menos IL-10 que os de camundongos BALB/c quando expostos ao parasita (Pérez *et al.*, 2005). O fato de a presença dessa citocina ser essencial para otimizar o curso dessa tripanossomíase é corroborado por estudos em que a infecção em camundongos deficientes em IL-10 causa baixas parasitemias, mas aumento da mortalidade (Hölscher *et al.*, 2000). Esses resultados sugerem que a mortalidade em camundongos suscetíveis, apesar de terem desenvolvido uma resposta predominantemente Th1, estaria associada a um desequilíbrio nos níveis de citocinas anti-inflamatórias e pró-inflamatórias. Nesse contexto, uma série de estudos sugeriu que o TNF-α parece ser o responsável pela atrofia tímica, caquexia e letalidade exibidas pelos animais C57BL/6. Posteriormente, estudos nos quais a produção de TNF-α foi diminuída por tratamentos de dessensibilização com LPS demonstraram que essa citocina era responsável pelo curso letal da infecção aguda em C57BL/6 e que estava envolvida na indução de atrofia tímica (Roggero *et al.*, 2004).

As adipocinas são hormônios/citocinas produzidos pelo tecido adiposo, e que estão implicados na regulação imune e metabólica. Entre as adipocinas mais conhecidas estão a leptina (com atividade pró-inflamatória) e a adiponectina (anti-inflamatória) (Fantuzzi, 2005). Estudos realizados durante a fase aguda da infecção por *T. cruzi* em camundongos C57BL/6 mostraram que os adipócitos adquirem um fenótipo inflamatório, com aumento da expressão de TNF-α e IL-6 e diminuição da expressão de adiponectina, contribuindo para o quadro inflamatório sistêmico (González *et al.*, 2018). Paradoxalmente, a infecção cursa com hipoleptinemia e desregulação de seus circuitos hipotalâmicos, indicando que sua função metabólica está desregulada. Nesses animais, a suplementação de leptina agrava ainda mais a condição inflamatória e não restaura a homeostase metabólica (Manarin *et al.*, 2013).

Com relação à adiponectina, é possível que sua diminuição seja decorrente da presença de níveis elevados de TNF-α e IL-6 no tecido adiposo, os quais têm forte efeito inibitório sobre sua secreção. Observou-se que camundongos com deficiência de adiponectina desenvolvem inflamação no miocárdio; sugerindo um possível que o contexto hiperinflamatório associado à diminuição da adiponectina tecidual contribua para o estabelecimento de cardiomiopatia aguda nesses animais (Shibata *et al.*, 2009).

A ativação do eixo HPA durante a infecção aguda pelo *T. cruzi* visa moderar a resposta inflamatória

Várias das citocinas que são aumentadas durante a infecção com *T. cruzi* têm capacidade de estimular o eixo hipotálamo-hipófise-adrenal (Besedovsky *et al.*, 199[illegible]). Estudos realizados durante o curso de infecção experimental aguda mostraram que a ativação do eixo HPA foi vital no controle da atividade imune (Roggero *et al.*, 2006; Pérez *et al.*, 2009). Parte desses estudos revelou que poderia haver alteração no *feedback* negativo do eixo, uma vez que evidenciaram que a produção do esteroide era aparentemente independente dos níveis de ACTH (Corrêa-de-Santana *et al.*, 2006). Esses achados podem ser decorrentes da ação direta de diferentes citocinas na suprarrenal, produzidas *in situ*, em resposta à presença de parasitas ou seus antígenos no tecido glandular (Corrêa-de-Santana *et al.*, 2006; Pérez *et al.*, 2009).

Da mesma maneira, uma série de estudos comparativos mostraram que os níveis basais de corticosterona foram maiores em camundongos BALB/c que em C57BL/6, o que certamente favoreceria o caráter Th2 dos animais BALB/c. Inclusive, camundongos BALB/c estimularam o eixo HPA de maneira mais eficiente, pois aumentaram a liberação de corticosterona precocemente, enquanto em C57BL/6 a ação foi mais retardada e, embora níveis semelhantes tenham sido registrados no final da infecção, o aumento relativo em C57BL/6 era muito maior (Roggero *et al.*, 2006). Todavia, esses níveis não foram suficientes para inibir a superprodução de citocinas pró-inflamatórias ou mesmo para neutralizar seus efeitos deletérios. É possível que os níveis mais elevados de IL-1β detectados em animais BALB/c sejam responsáveis pela estimulação mais rápida do eixo HPA, uma vez que IL-1β tem sido descrita como o indutor mais potente de liberação de corticosteroide (Besedovsky *et al.*, 1991).

Durante a infecção aguda, o tratamento diário com um antagonista do receptor de glicocorticoide ou adrenalectomia reduz o tempo de sobrevida nas duas cepas de camundongos em cerca de uma semana. Curiosamente, esse tratamento torna animais BALB/c totalmente suscetíveis (Roggero *et al.*, 2006). O uso do antagonista ou adrenalectomia também causa aumento do TNF-α, IL-1β e IL-6 em ambas as cepas (Pérez *et al.*, 2007). Tomados em conjunto, esses resultados mostraram claramente que a ativação precoce do eixo HPA auxilia a proteger os animais de lesões nos tecidos causadas pela resposta pró-inflamatória, e também prolonga a sobrevida.

Células T reguladoras $CD4^+FoxP3^+$ (Tregs) representam uma população com capacidade supressora que desempenha um papel essencial na manutenção da tolerância ao próprio e na regulação da magnitude da resposta inflamatória. Durante o curso da infecço por *T. cruzi*, animais C57BL/6 apresentaram, além do aumento retardado na resposta aos corticosteroides, uma diminuição progressiva na porcentagem de Tregs durante as primeiras semanas de infecção, sugerindo haver uma ligação entre a expansão deficiente das células Treg e os níveis de glicocorticoides (González *et al.*, 2015). Para entender melhor o papel dos glicocorticoides na homeostase das células Treg durante a infecção, sua síntese foi bloqueada por meio de adrenalectomia. Este procedimento não apenas encurtou a sobrevivência dos camundongos, como mencionado anteriormente, mas também resultou em diminuição na relação T reguladoras/T efetoras sem alterações nos números absolutos de Treg em órgãos linfoides secundários, em comparação com animais que ainda tinham suas suprarrenais, sugerindo um efeito mais marcante nas células T efetoras do que Treg durante o curso da infecção (González *et al.*, 2015). Por outro lado, a administração, antes da infecção, de um tratamento por um corticoide sintético (dexametasona) associado à IL-2 aumentou a proliferação das Tregs, aumentou os níveis de IL-4 e IL-10 e favoreceu a relação Treg/T efetora, bem como a sobrevida dos animais infectados (González *et al.*, 2015). Esses achados mostram que glicocorticoides, juntamente com IL-2, poderiam estabelecer um melhor controle da inflamação por meio da indução de células Treg com um fenótipo tipo Th2.

Interações entre o eixo HPA e o tecido adiposo na infecção experimental

A leptina e os glicocorticoides têm interações bidirecionais complexas. Os esteroides estimulariam a expressão e a secreção de leptina, independentemente da ingestão de alimentos. Por outro lado, a diminuição dos níveis de leptina provocada pelo jejum desencadeia a secreção de glicocorticoides e aumenta a lipólise. Situação semelhante é observada em camundongos C57BL/6 durante a infecção aguda com *T. cruzi*, em que uma diminuição nos níveis de leptina é encontrada em paralelo a um aumento nos glicocorticoides (Manarin *et al.*, 2013). Nesses animais, a administração de leptina durante o curso da infecção causa diminuição nos níveis de corticosterona, enquanto, inversamente, em animais adrenalectomizados e infectados, observa-se agravamento da hipoleptinemia, indicando que os glicocorticoides seriam necessários para manter a secreção de leptina. Paradoxalmente, a administração exógena de dexametasona não consegue reverter a hipolectinemia, o que sugere que outros fatores influenciam sua hipossecreção (Manarin *et al.*, 2013). Estudos mais recentes indicam que a diminuição da expressão do fator de transcrição nuclear PPARγ, causada pela inflamação no tecido adiposo, seria parcialmente responsável pela queda nos níveis de leptina em animais infectados (González *et al.*, 2018). Portanto, esses estudos apontam que a resposta inflamatória exacerbada em camundongos infectados com *T. cruzi* na fase aguda coexiste com profundas alterações na relação leptina/glicocorticoide.

A citocina TNF-a afeta a resposta do eixo HPA durante infecção aguda da doença de Chagas

O mau funcionamento do circuito imunoendócrino em C57BL/6 parecia ser consequência do desequilíbrio na produção de citocinas, principalmente TNF-α, que determinaria falha regulatória no hospedeiro, que acabaria por torná-lo mais vulnerável. Esses achados surgem de estudos em animais C57BL/6 deficientes em receptores para esta citocina (TNF-R1$^{(-/-)}$, TNF-R2$^{(-/-)}$ e TNF-R1 + 2$^{(-/-)}$). Como esperado, a ausência de sinalização mediada por esses receptores gerou um aumento significativo da parasitemia, reduzindo o tempo de sobrevida (Pérez *et al.*, 2007). Notavelmente, nos animais TNF-R1 + 2$^{(-/-)}$, em contraste com o "tipo selvagem", não se observou infiltração inflamatória ou destruição do tecido miocárdico (Pérez *et al.*, 2007). Juntos, esses resultados indicam a relevância do TNF-α em termos de sobrevida e no desenvolvimento de patologia cardíaca.

Alguns estudos realizados em animais TNF-R1$^{(-/-)}$ livres de infecção revelaram que, diante da inoculação sistêmica ou intracerebroventricular de TNF-α, não há elevação periférica da corticosterona que os animais do "tipo selvagem" evidenciam, enquanto em animais TNF-R2$^{(-/-)}$ o circuito não parece ser afetado (Benigni *et al.*, 1996). Considerando esses antecedentes, era de se esperar uma ativação do eixo HPA visivelmente diminuída durante a infecção com *T. cruzi* em animais TNF-R1 + 2$^{(-/-)}$ e TNF-R1$^{(-/-)}$. Ao contrário, a estimulação do eixo HPA e a consequente secreção de corticosterona foram elevadas em animais TNF-R1 + 2$^{(-/-)}$ e TNF-R1$^{(-/-)}$ em relação aos TNF-R2$^{(-/-)}$ como animais "tipo selvagem" (Pérez *et al.*, 2007). Esses resultados aparentemente conflitantes são explicados, se for considerada a maior produção nos animais TNF-R1 + 2$^{(-/-)}$ e TNF-R1$^{(-/-)}$ de outras citocinas capazes de estimular eficazmente, por si sós, o eixo HPA, como as IL-1β, IL-6 e IFN-γ.

A ativação do eixo HPA gerado durante a infecção chagásica experimental acomete o timo

O timo é o órgão linfoide primário onde os linfócitos T se diferenciam e amadurecem. Uma das características comuns observadas em diferentes modelos de infecção aguda por *T. cruzi* é o desenvolvimento de uma atrofia tímica acentuada que ocorre em paralelo ao aumento da parasitemia e dos níveis circulantes de citocinas pró-inflamatórias e GC (Roggero *et al.*, 2002; Roggero *et al.*, 2006; Leite de Moraes *et al.*, 1991). A atrofia evidencia-se na redução do peso da glândula, reflexo da intensa depleção dos linfócitos DP por apoptose. Em alguns casos, o declínio dos timócitos DP é tão grave que a região cortical dos lobos do timo praticamente desaparece. Em cepas mais resistentes, essa atrofia é menor e se reverte quando passa a fase aguda (Roggero *et al.*, 2002). Além das alterações na migração intratímica, ocorre o escape anormal de timócitos imaturos e potencialmente autorreativos para a periferia, fenômeno também observado em outros processos infecciosos e que contribuiria para o desenvolvimento de atrofia (de Meis *et al.*, 2012; Mendes-da-Cruz *et al.*, 2006; Cotta-de-Almeida *et al.*, 2003; Savino *et al.*, 2007). Essa exportação anormal seria independente dos níveis de corticosterona, uma vez que ainda ocorre em animais infectados e adrenalectomizados (Pérez *et al.*, 2011). Embora não existam dados confiáveis, essas alterações também podem estar associadas a uma menor proliferação de timócitos e à diminuição da entrada de precursores da medula óssea. É importante notar que tanto a depleção de timócitos DP em virtude da apoptose, as alterações observadas no repertório T, quanto o escape de linfócitos imaturos potencialmente autorreativos podem ter repercussões funcionais importantes, uma vez que não apenas os processos normais de tolerância central poderiam ser alterados, mas também que isso favoreceria o desenvolvimento de respostas autoimunes, que no contexto da doença de Chagas podem estar diretamente relacionadas com o desenvolvimento da miocardite chagásica crônica (Savino *et al.*, 2007; Pérez *et al.*, 2012).

A apoptose de timócitos corticais pode ser causada por vários estímulos. Um dos primeiros agentes causadores a ser investigado foi o TNF-α, por se tratar de um dos mediadores capazes de induzir a morte celular, principalmente por meio do receptor do TNF-R1. Lembremos que o TNF-α aumenta tanto na circulação quanto no tecido durante o processo infeccioso. Na verdade, outros autores também mencionam que o TNF-α foi aumentado no timo de animais expostos a antígenos imunodominantes de *T. cruzi*, bem como no timo de fetos e filhos de mães infectadas. Estudos em animais infectados e deficientes em ambos os receptores TNF-α demonstraram que a apoptose dos timócitos ocorre sem que haja ação direta da citocina (Pérez *et al.*, 2007). Curiosamente, esses mesmos camundongos infectados não foram capazes de gerar um infiltrado inflamatório de células T no miocárdio, mesmo na presença de inúmeros parasitas. Esses dados sugeriram que o TNF-α influencie o padrão migratório de células T imaturas e maduras. Nesse sentido, demonstramos posteriormente que, quando o TNF-α interage com a fibronectina, aumenta a migração e a exportação de diferentes subpopulações de timócitos, incluindo a população DP imatura (Pérez *et al.*, 2012).

Interações imunoendócrinas em indivíduos chagásicos crônicos

É consenso na comunidade médico-científica o papel crítico que a resposta imune teria no desenvolvimento da miocardite chagásica crônica, forma crônica mais comum da doença. Uma das teorias estabelece que a inflamação crônica no miocárdio seria estabelecida sem a presença aparente de parasitas intracelulares e seria mediada, pelo menos em parte, por anticorpos e células T autorreativas que reconheceriam antígenos de *T. cruzi* e proteínas cardíacas que imitariam os componentes parasitários. Outra teoria sugere que o estabelecimento da miocardite seja resultado da persistência do parasita no referido tecido. No entanto, ambas as teorias não são exclusivas; então é provável que todos esses fenômenos ocorram ao mesmo tempo.

Além do exposto, o fato de as manifestações clínicas do estágio crônico se desenvolverem em apenas um terço dos indivíduos infectados representa um cenário fascinante para entender que eventos em nível sistêmico, celular e/ou molecular envolveriam falhas na regulação imunoendócrina de resposta antiparasitária e que, consequentemente, favoreceria o estabelecimento da imunopatologia. Para obter uma visão integrativa, diferentes hormônios e as principais citocinas envolvidas na resposta antiparasitária foram avaliados simultaneamente em pacientes chagásicos crônicos e analisada sua associação com o grau de patologia cardíaca. Dadas as limitações dos estudos clínicos, é difícil obter evidências diretas do papel dos hormônios no desenvolvimento da miocardite crônica; no entanto, se considerarmos os efeitos dos hormônios na resposta imune e *vice-versa*, poderíamos ter uma visão global de quais mudanças na resposta endócrina podem afetar o curso da doença de Chagas crônica.

Em humanos, a ativação do eixo HPA normalmente induz a produção, além do cortisol, dos androgênios suprarrenais DHEA e DHEA-s, ambos envolvidos em mecanismos imunomoduladores. Além de exercer uma variedade de efeitos metabólicos, esses esteroides exibem fortes efeitos antiflogísticos que levam à diminuição dos níveis de citocinas pró-inflamatórias e neutralizam alguns dos efeitos prejudiciais do cortisol (Hazeldine *et al.*, 2010). Estudos realizados em pacientes chagásicos indicam que as alterações do perfil imunoendócrino ocorrem à medida que a cardiopatia progride. Esse perfil é caracterizado por um aumento da resposta inflamatória (níveis mais elevados de TNF-α, IL-6 e leptina) acompanhada por uma menor produção de DHEA-s, uma leve diminuição dos níveis de cortisol, sem alteração dos níveis de ACTH (Pérez *et al.*, 2011; González *et al.*, 2018). Consequentemente, os indivíduos com doenças cardíacas apresentam uma relação cortisol/DHEA-s aumentada quanto aos indivíduos crônicos assintomáticos e saudáveis, como foi observado em outras infecções, como tuberculose, HIV e leishmaniose (Pérez *et al.*, 2011; González *et al.*, 2018). A relação cortisol/DHEA-s é considerada preditora de doenças inflamatórias e reflete a atividade do eixo HPA. A diminuição de DHEA observada em pacientes com cardiomiopatia pode estar relacionada com o aumento dos níveis de TNF-α, uma vez que terapias com o objetivo de bloquear essa citocina em doenças autoimunes resultam em melhora substancial da secreção adrenal de DHEA-s (Ernestam *et al.*, 2007). No entanto, também foi relatado que uma relação cortisol/DHEA alterada é geralmente verificada na insuficiência cardíaca não chagásica, observando que esse desequilíbrio endócrino específico também pode ser consequência do estresse relacionado com a insuficiência cardíaca (Moriyama *et al.*, 2000).

Em indivíduos chagásicos crônicos, embora a diminuição da produção de cortisol seja discreta, se sustentada ao longo do tempo, seria claramente insuficiente para neutralizar o ambiente inflamatório e predisporia ao aparecimento de miocardite. Dessa forma, a interrupção da ativação do eixo HPA, evidenciada como a perda relativa da ação anti-inflamatória do cortisol em chagásicos crônicos mais graves, poderia estar relacionada com o processo inflamatório envolvido no dano miocárdico e a persistência de concentrações aumentadas de citocinas pró-inflamatórias do tipo Th1 e Th17. Sugestivamente, a suplementação de DHEA durante a fase aguda da infecção experimental por *T. cruzi* melhora o curso da infecção, destacando o papel que os androgênios suprarrenais teriam na ação anti-*T. cruzi* (Filipin *et al.*, 2012). Nesse contexto, seria interessante analisar se a suplementação de DHEA no período crônico assintomático da doença reduz a progressão para miocardite crônica.

Por outro lado, a ativação do eixo somatotrópico tende a aumentar durante várias condições de estresse e tem como objetivo estimular a resposta imune celular. Em uma pequena coorte avaliada de pacientes chagásicos, estes apresentavam níveis aumentados de hormônio do crescimento (GH), sem mostrar alterações nos níveis de prolactina (PRL) (Pérez *et al.*, 2011). A resposta evidente do GH poderia implicar um papel facilitador para esse hormônio nos mecanismos imunomediados por células envolvidas no dano miocárdico, levando em consideração o papel agravante das reações Th1 nas lesões cardíacas. Nesse contexto, a administração de GH a animais durante a fase aguda da infecção chagásica intensifica sua resposta Th1, a julgar pelo aumento que é induzido na liberação de IFN-γ e TNF-α (Frare *et al.*, 2010). Em contrapartida, tanto *in vitro* como *in vivo*, descobriu-se que células mamossomatotróficas infectadas com *T. cruzi* diminuíam a síntese de GH e PRL (Corrêa-de-Santana *et al.*, 2009). Esses resultados, provavelmente, respondem aos efeitos imunossupressores dos glicocorticoides liberados durante a infecção aguda. Os efeitos do GH nas células do sistema imunológico durante um processo infeccioso podem ser mediados pelo fator de crescimento semelhante à insulina-1 (IGF-1). Como as concentrações crescentes de GH em pacientes com miocardite grave não foram acompanhadas por um aumento nas concentrações sistêmicas de IGF-1, é provável que isso implique certo estado de resistência periférica ao GH. Da mesma maneira, o aumento da relação GH/IGF-1 pode ser entendido como outro fator influenciado pelo excesso de IL-6 e TNF-α. Nesse sentido, está documentado que a IL-6 reduz a expressão dos receptores de GH, e aumenta a resistência periférica, enquanto o bloqueio do TNF-α em patologias inflamatórias restabelece a relação GH/IGF-1.

Com relação às adipocitocinas, os indivíduos com infecção chagásica crônica apresentam hiperleptinemia leve, sem grandes alterações nos níveis de adiponectina. Isso não necessariamente está relacionado com infecção chagásica, uma vez que a hiperleptinemia tem sido relatada em indivíduos não chagásicos com insuficiência cardíaca crônica e, com base nisso, propõe-se que a leptina teria efeitos hipertróficos nos cardiomiócitos (Karmazyn & Rajapurohitam, 2014). Como a hipertrofia cardíaca é um achado

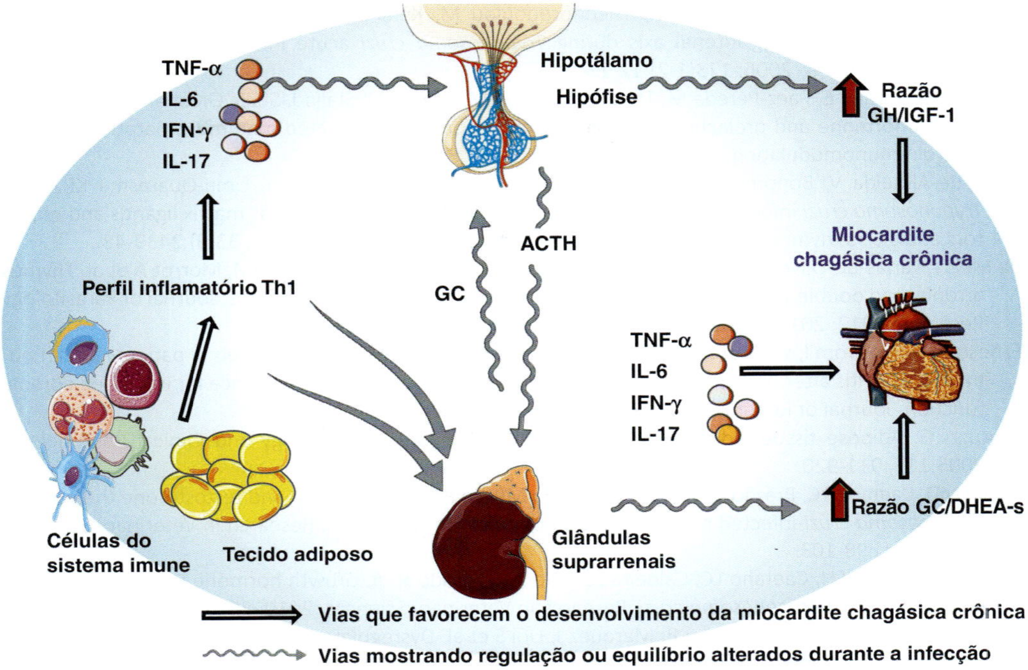

Figura 22.1. Diagrama das inter-relações imunoneuroendócrinas que se estabelecem durante a doença de Chagas e podem levar ao agravamento da miocardite crônica.

Fonte: Acervo da autoria.

comum em pacientes com cardiomiopatia chagásica crônica, é possível que a hiperleptinemia favoreça o desenvolvimento desse processo em longo prazo. Por outro lado, a leptina também pode inibir a produção de androgênios suprarrenais e cortisol e, portanto, seu aumento pode estar relacionado com a diminuição dos níveis de cortisol e DHEA-s observada em pacientes com cardiomiopatia grave.

Como pode ser visto na Figura 22.1, os dados até o momento encontrados em indivíduos com doença de Chagas crônica mostram que existem vários distúrbios nos circuitos hormonais que podem contribuir para eventos fisiopatológicos em nível miocárdico, por meio do controle deficiente do componente inflamatório.

Referências bibliográficas

Benigni F, Faggioni R, Sironi M, Fantuzzi G, Vandenabeele P, Takahashi N et al. TNF receptor p55 plays a major role in centrally mediated increases of serum IL-6 and corticosterone after intracerebroventricular injection of TNF. Journal of Immunology. 1996;157:5563-5568.

Besedovsky HO, del Rey A, Klusman I, Furukawa H, Monge-Arditi G, Kabiersch A. Cytokines as modulators of the hypothalamus-pituitary-adrenal axis. Journal of Steroid Biochemistry and Molecular Biology. 1991; 40:613-618.

Corrêa-de-Santana E, Paez-Pereda M, Theodoropoulou M, Kenji Nihei O, Gruebler Y, Bozza M et al. Hypothalamus-pituitary-adrenal axis during *Trypanosoma cruzi* acute infection in mice. Journal of Neuroimmunology. 2006; 173(1-2):12-22.

Corrêa-de-Santana E, Paez-Pereda M, Theodoropoulou M, Renner U, Stalla J, Stalla GK et al. Modulation of growth hormone and prolactin secretion in *Trypanosoma cruzi*-infected mammosomatotrophic cells. Neuroimmunomodulation. 2009; 16(3):208-12.

Cotta-de-Almeida V, Bonomo A, Mendes-da-Cruz DA, Riederer I, de Meis J, Lima-Quaresma KR et al. *Trypanosoma cruzi* infection modulates intrathymic contents of extracellular matrix ligands and receptors and alters thymocyte migration. European Journal of Immunology. 2003; 33(9):2439-48.

de Meis J, Farias-de-Oliveira DA, Nunes Panzenhagen PH, Maran N, Villa-Verde DM, Morrot A et al. Thymus atrophy and double-positive escape are common features in infectious diseases. Journal of Parasitology Research. 2012; 2012:574020.

Ernestam S, Hafström I, Werner S, Carlström K, Tengstrand B. Increased DHEAS levels in patients with rheumatoid arthritis after treatment with tumor necrosis factor antagonists: evidence for improved adrenal function. Journal of Rheumatology. 2007; 34(7):1451-8.

Fantuzzi G. Adipose tissue, adipokines, and inflammation. Journal of Allergy and Clinical Immunology. 2005;115, 911-920.

Filipin MD, Caetano LC, Brazão V, Santello FH, Toldo MP, do Prado JC Jr. DHEA and testosterone therapies in *Trypanosoma cruzi*-infected rats are associated with thymic changes. Research in Veterinary Sciences. 2012; 89(1):98-103.

Frare EO, Santello FH, Caetano LC, Caldeira JC, Toldo MP, Prado JC Jr. Growth hormone therapy in immune response against *Trypanosoma cruzi*. Research in Veterinary Sciences. 2010; 88:273-278.

González F, Villar S, D'Attilio L, Leiva R, Marquez J, Lioi S et al. Dysregulated network of immune, endocrine and metabolic markers is associated to more severe human chronic chagasic cardiomyopathy. Neuroimmunomodulation. 2018; 25(3):119-128.

González FB, Villar SR, Fernández Bussy R, Martin GH, Pérol L, Manarin R et al. Immunoendocrine dysbalance during uncontrolled *T. cruzi* infection is associated with the acquisition of a Th-1-like phenotype by Foxp3(+) T cells. Brain Behav Immun. 2015; 45:219-32.

González FB, Villar SR, Toneatto J, Pacini MF, Márquez J, D'Attilio L et al. Immune response triggered by Trypanosoma cruzi infection strikes adipose tissue homeostasis altering lipid storage, enzyme profile and adipokine expression. Med Microbiol Immunol. 2019; 208(5):651-666.

Hazeldine J, Arlt W, Lord JM. Dehydroepiandrosterone as a regulator of immune cell function. Journal of Steroid Biochemistry and Molecular Biology. 2010; 120(2-3):127-36.

Hölscher C, Mohrs M, Dai WJ, Köhler G, Ryffel B, Schaub GA et al. Tumor necrosis factor alpha-mediated toxic shock in *Trypanosoma cruzi*-infected interleukin 10-deficient mice. Infection and Immunity. 2000; 68(7):4075-83.

Karmazyn M, Rajapurohitam V. Leptin as a cardiac pro-hypertrophic factor and its potential role in the development of heartfailure. Current Pharmaceutical Desing. 2014; 20(4):646-51.

Leite de Moraes MC, Hontebeyrie-Joskowicz M, Leboulenger F, Savino W, Dardenne M, Lepault F. Studies on the thymus in Chagas' disease. II. Thymocyte subset fluctuations in *Trypanosoma cruzi*-infected mice: relationship to stress. Scandinavian Journal of Immunology. 1991; 33(3):267-75.

Manarin R, Villar SR, Fernández Bussy R, González FB, Deschutter EV, Bonantini AP et al. Reciprocal influences between leptin and glucocorticoids during acute Trypanosoma cruzi infection. Med Microbiol Immunol. 2013 Oct; 202(5):339-52.

Mendes-da-Cruz DA, Silva JS, Cotta-de-Almeida V, Savino W. Altered thymocyte migration during experimental acute *Trypanosoma cruzi* infection: combined role of fibronectin and the chemokines CXCL12 and CCL4. European Journal of Immunology. 2006; 36(6):1486-93.

Moriyama Y, Yasue H, Yoshimura M, Mizuno Y, Nishiyama K, Tsunoda R, Kawano H et al. The plasma levels of dehydroepiandrosterone sulfate are decreased in patients with chronic heart failure in proportion to the severity. Journal of Clinical Endocrinology & Metabolism. 2000, 85(5):1834-40.

Pérez AR, Bottasso O, Savino W. The impact of infectious diseases upon neuroendocrine circuits. Neuroimmunomodulation. 2009; 16(2):96-105.

Pérez AR, Berbert LR, Lepletier A, Revelli S, Bottasso O, Silva-Barbosa SD et al. TNF-α is involved in the abnormal thymocyte migration during experimental *Trypanosoma cruzi* infection and favors the export of immature cells. PLoS One. 2012; 7(3):e34360.

Pérez AR, Morrot A, Berbert LR, Terra-Granado E, Savino W. Extrathymic CD4+CD8+ lymphocytes in Chagas disease: possible relationship with an immunoendocrine imbalance. Annals of New York Academy of Sciences. 2012; 1262:27-36.

Pérez AR, Roggero E, Nicora A, Palazzi J, Besedovsky HO, del Rey A et al. Thymus atrophy during *Trypanosoma cruzi* infection is caused by an immuno-endocrine imbalance. Brain Behaviour and Immunity. 2007; 21(7):890-900.

Pérez AR, Silva-Barbosa SD, Berbert LR, Revelli S, Beloscar J, Savino W et al. Immunoneuroendocrine alterations in patients with progressive forms of chronic Chagas disease. Journal of Neuroimmunology. 2011; 235(1-2):84-90.

Pérez AR, Silva-Barbosa SD, Roggero E, Calmon-Hamaty F, Villar SR, Gutierrez FR et al. Immunoendocrinology of the thymus in Chagas disease. Neuroimmunomodulation, 18(5):328-38,2011.

Pérez AR, Tamae-Kakazu M, Pascutti MF, Roggero E, Serra E, Revelli S et al. Deficient control of *Trypanosoma cruzi* infection in C57BL/6 mice is related to a delayed specific IgG response and increased macrophage production of pro-inflammatory cytokines. Life Sciences. 2005; 77(16):1945-59.

Rassi A Jr, Rassi A, Marin-Neto JA. Chagas disease. Lancet. 2010; 375(9723):1388-402.

Roggero E, Perez A, Tamae-Kakazu M, Piazzon I, Nepomnaschy I, Serra E et al. Differential susceptibility to acute *Trypanosoma cruzi* infection in BALB/c and C57BL/6 mice is not associated with a distinct parasite load but cytokine abnormalities. Clinical and Experimental Immunology. 2002; 128(3):421-8, 2002.

Roggero E, Pérez AR, Tamae-Kakazu M, Piazzon I, Nepomnaschy I, Besedovsky HO et al. Endogenous glucocorticoids cause thymus atrophy but are protective during acute *Trypanosoma cruzi* infection. Journal of Endocrinology. 2006; 190(2):495-503.

Roggero E, Piazzon I, Nepomnaschy I, Perez A, Velikovsky A, Revelli S et al. Thymocyte depletion during acute *Trypanosoma cruzi* infection in C57BL/6 mice is partly reverted by lipopolysaccharide pretreatment. FEMS Immunology Medical Microbiology. 2004;41(2):123-31.

Savino W, Villa-Verde DM, Mendes-da-Cruz DA, Silva-Monteiro E, Pérez AR, Aoki M del P et al. Cytokines and cell adhesion receptors in the regulation of immunity to *Trypanosoma cruzi*. Cytokine and Growth Factor Reviews. 2007; 18(1-2):107-24.

Shibata R, Ouchi N, Murohara T. Adiponectin and cardiovascular disease. Circulation Journal. 2009; 73:608–14.

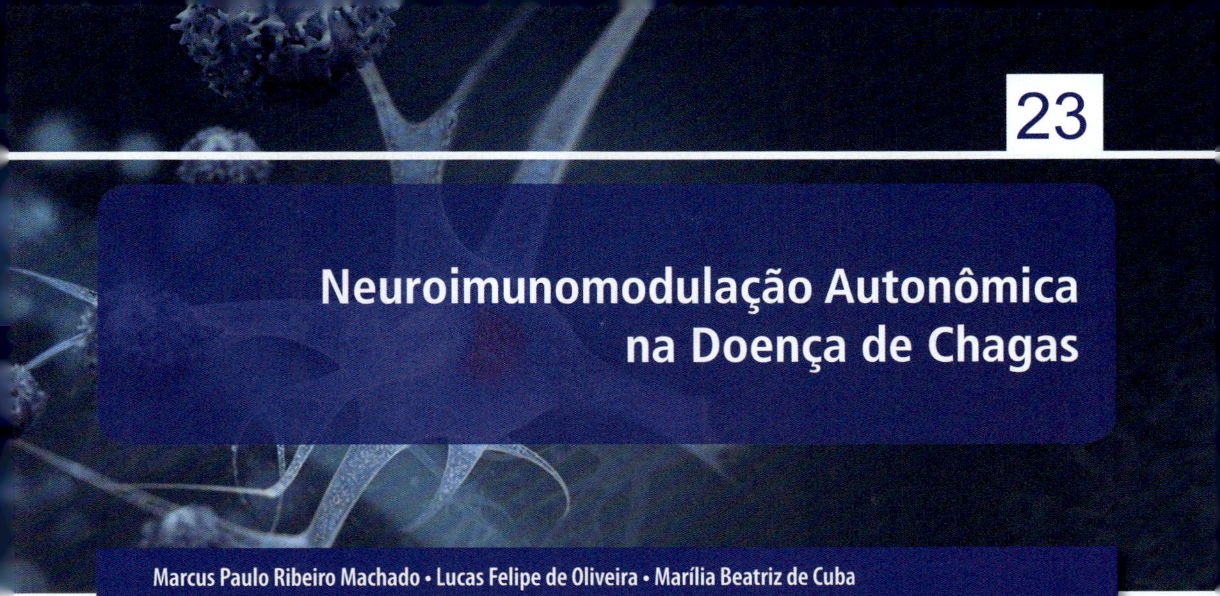

23

Neuroimunomodulação Autonômica na Doença de Chagas

Marcus Paulo Ribeiro Machado • Lucas Felipe de Oliveira • Marília Beatriz de Cuba • Valdo José Dias da Silva • Virmondes Rodrigues Júnior • Daniella Arêas Mendes da Cruz • Wilson Savino • Luciano Gonçalves

Resumo

A doença de Chagas é uma doença parasitária endêmica causada pelo protozoário flagelado *Trypanosoma cruzi*, com elevada prevalência na América Latina. Durante sua fase crônica, a cardiopatia chagásica crônica (CCC) é a forma clínica mais aparente, afetando 25%-30% dos pacientes, podendo se apresentar como insuficiência cardíaca congestiva, fenômenos tromboembólicos, arritmias cardíacas e morte súbita. Achados patológicos no coração incluem infiltrado inflamatório mononuclear, miocardite focal, epicardite e neuroganglionite, associados à fibrose focal variável e à disfunção autonômica variável. A resposta imune e a inflamação têm sido consideradas como causadoras da disfunção autonômica, que podem induzir arritmias fatais e morte súbita. Nos últimos anos, vários registros na literatura descrevem um importante papel exercido pelo sistema nervoso autônomo na modulação da resposta imune e inflamatória em alguns modelos experimentais de infecção, doenças isquêmicas e autoimunes. Entretanto, muito pouco é conhecido sobre esta modulação neural autonômica na resposta imune na doença de Chagas. Neste capítulo, discutiremos:

a. Evidências sugerindo que alterações no braço autonômico direcionado ao coração possam modificar o parasitismo sanguíneo e tecidual, bem como a infiltração inflamatória na cardiomiopatia chagásica.
b. Implicações patogênicas dessas potenciais manipulações neuroimunes.

A doença de Chagas é uma doença parasitária endêmica com elevada prevalência na América Latina. Inicialmente descrita por Carlos Chagas em 1909, esta doença é causada pelo protozoário flagelado *Trypanosoma cruzi* (Chagas, 1911); representa um enorme problema de saúde pública, afetando cerca de 13 milhões de pessoas e provocando aproximadamente 50 mil mortes por ano. É caracterizada por duas fases clínicas distintas: aguda e crônica. A fase aguda se inicia após um período de incubação que varia entre sete e dez dias, durando cerca de quatro a oito semanas. Nesta fase há, geralmente, uma escassez de sinais e sintomas, e os parasitos podem ser encontrados em amostras de sangue (Prata, 2001; Roggero *et al.*, 2018).

Após um período de latência que dura de dois a quatro meses, a fase crônica se inicia e pode evoluir para uma das seguintes formas clínicas crônicas: indeterminada, digestiva, cardíaca, ou uma forma mista cardiodigestiva. A forma clínica crônica mais prevalente é a indeterminada, afetando cerca de 60%-70% dos pacientes de áreas endêmicas. Esta forma é caracterizada pela ausência de sinais e sintomas clínicos, embora a sorologia específica para *T. cruzi* seja positiva. A forma digestiva está presente em apenas 5%-10% dos casos, e está associada ao alargamento de esôfago e intestino (Prata, 2001; Bonney *et al.*, 2019).

A cardiomiopatia chagásica crônica (CCC) é a mais importante das manifestações clínicas da doença de Chagas, em função da frequência com a qual se desenvolve (20%-30% dos indivíduos infectados), sua gravidade, morbidade e mortalidade. Esta forma clínica é complexa com amplo espectro de manifestações, desde um envolvimento mínimo do miocárdio até uma disfunção sistólica ventricular esquerda, cardiomiopatia dilatada, arritmias, eventos tromboembólicos e insuficiência cardíaca terminal, pois afeta principalmente o sistema de condução e miocárdio, podendo até levar à morte (Prata, 2001; Marim-Neto *et al.*, 2007; Bonney *et al.*, 2019). Achados histopatológicos cardíacos na fase crônica incluem infiltrado inflamatório mononuclear, miocardite focal, epicardite e neuroganglionite, associados a focos fibróticos variáveis (Prata, 2001; Marim-Neto *et al.*, 2007).

A escassez de parasitas no tecido miocárdico, associada com pobre correlação entre os níveis de parasitas residentes e a infiltração inflamatória miocárdica, deu origem a várias hipóteses que buscam explicar a patogenia da doença:

1. Hipótese da privação parassimpática, com base no desequilíbrio autonômico cardíaco, por efeito da denervação parassimpática cardíaca (Koberle, 1968).
2. Hipótese autoimune, na qual o mimetismo molecular entre antígenos parasitários e tecido miocárdico induz uma resposta autoimune contra fibras miocárdicas (Santos-Buch & Teixeira, 1988); e
3. Hipótese microvascular, na qual alterações microvasculares induzidas pelo parasita, via processos trombóticos e/ou isquêmicos, exercem um papel significativo na gênese da CCC (Rossi, 1990).

Entretanto, o desenvolvimento de técnicas imuno-histoquímicas e de biologia molecular permitiu a observação de antígenos e DNA parasitários em focos inflamatórios no coração, reforçando um papel ativo exercido pelo parasito na gênese da CCC (Marim-Neto *et al.*, 2007).

Resposta imune na doença de Chagas

A resistência imune contra patógenos intracelulares tem sido atribuída a um padrão de resposta imune celular de células T auxiliares 1 (Th1), enquanto a resposta imune celular Th2 está associada à suscetibilidade à doença (Romagnani, 1996; Groom *et al.*, 2017). No entanto, na infecção pelo *T. cruzi*, estas razões Th1/Th2 e resistência/suscetibilidade ainda não estão muito bem estabelecidas. Alguns registros sugerem que uma resposta balanceada é necessária para controlar a infecção pelo *T. cruzi* (Hunter *et al.*, 1997), enquanto outros trabalhos consideram a produção descontrolada excessiva de citocinas pró-inflamatórias Th1 como o mecanismo protetor *in vivo* mais importante na doença de Chagas (Junqueira *et al.*, 2010).

Após as primeiras replicações no tecido do hospedeiro, os *parasitas* são fagocitados e processados por macrófagos e células apresentadoras de antígenos. As interações entre os sistemas imunes inato e adaptativo conduzem a uma apresentação funcional de antígenos de *T. cruzi*, iniciando uma resposta imune específica ao parasito. O padrão específico de citocinas Th1 ou Th2 presente neste momento determinará a resistência ou suscetibilidade do hospedeiro à infecção parasitária, respectivamente (Junqueira *et al.*, 2010). Desse modo, citocinas Th1 pró-inflamatórias, como IFN-γ, TNF-α, IL-12 e óxido nítrico, exercem importante papel na resistência do hospedeiro ao *T. cruzi*. IL-12 induz a conversão de Th0 para Th1. Células Th1 induzem a produção de IFN-γ em células NK, T $CD4^+/CD8^-$ e $CD4^-/CD8^+$, o que estimula as células efetoras, como linfócitos B e células $CD8^+$, a produzir anticorpos e citotoxicidade efetiva, respectivamente, levando à destruição das células infectadas com *T. cruzi* (Junqueira *et al.*, 2010). Por outro lado, citocinas anti-inflamatórias, como TGF-β e/ou IL-10, quando apresentadas no momento de reconhecimento e ativação de células apresentadoras de antígenos, inibem a ação tripanomicida de macrófagos ativados por IFN-γ (Junqueira *et al.*, 2010).

Assim, células Th1 específicas contra antígenos de *T. cruzi* (mas não células Th2) determinam os níveis reduzidos de parasitos no sangue e tecidos após a infecção. A produção de citocinas pró-inflamatórias e a consequente alteração para o perfil de resposta imune Th1 permitem, por um lado, um melhor controle dos níveis parasitários sanguíneos e teciduais, e por outro lado, podem induzir uma excessiva resposta inflamatória que poderia agir sobre cardiomiócitos funcionais, provocando necrose tecidual e apoptose, por causa da grande liberação de quimiocinas e consequente quimioatração de células inflamatórias para o tecido infectado (Junqueira *et al.*, 2010).

Um eventual papel exercido pela resposta imune Th17 e por células T reguladoras na patogênese da cardiomiopatia chagásica tem sido investigado (de Araújo *et al.*, 2011), mas ainda com resultados controversos.

Na fase crônica da doença de Chagas cardíaca, acredita-se que a persistência do parasita é um fator relevante para o curso da doença, pois, se a resposta imune é ineficiente, a carga parasitária e o aumento da resposta inflamatória levam ao dano tecidual. Mas, se a resposta imune é eficiente, a carga parasitária e as consequências inflamatórias diminuídas levam a um dano tecidual reduzido. Porém, não se sabe se o dano tecidual é causado pela presença do parasita ou indiretamente pela imunopatologia em resposta ao mesmo, ou ainda pelos mecanismos autoimunes desenvolvidos (Rassi *et al.*, 2010).

Sabe-se que as citocinas Th1/pró-inflamatórias (IFN-γ, TNF-α, IL-12) são produzidas em altos níveis ao longo da fase crônica, provavelmente em função da persistência do parasito no miocárdio, e em baixos níveis de citocinas anti-inflamatórias

(IL-10, IL-4). Assim, existe um estímulo ativando as células NK a produzirem IFN-γ, e aos linfócitos T $CD4^+$ e $CD8^+$ a produzirem TNF-α. O aumento nos níveis de IFN-γ e TNF-α culmina na síntese de iNOS que catalisa a produção de NO pelos macrófagos, levando a uma resposta protetora ao *T. cruzi*, uma vez que o NO inibe a replicação do parasita (Cunha-Neto & Chevillard, 2014). Existe também ativação de leucócitos que levam a um aumento na síntese de IFN-γ, TNF-α, IL-12, NO, MMP (metaloproteinases de matriz extracelular, importantes na fibrinogênese), e diminuição de IL-10, IL-4, havendo um predomínio de linfócitos T e B ativados, sendo as células CD8 responsáveis pela resposta imune ao *T. cruzi* em face de sua função citolítica e produção de IFN-γ e IL-10 (Rassi *et al.*, 2010). Por outro lado, acredita-se que nessa fase as células T reguladoras têm função no controle da intensidade da inflamação (Cunha-Neto & Chevillard, 2014).

Sistema nervoso autônomo na doença de Chagas

Durante a infecção chagásica crônica, o sistema nervoso autônomo intracardíaco apresenta ganglionites, periganglionites, neurites e perineurites, com redução acentuada na densidade ganglionar e despovoamento neural (Prata, 2001). Como consequência, uma importante disfunção autonômica cardíaca, afetando principalmente o braço parassimpático do sistema nervoso autônomo, tem sido descrita em modelos experimentais e em pacientes com CCC. Esta disfunção/denervação autonômica poderia estar envolvida na gênese de distúrbios elétricos graves encontrados em corações chagásicos, o que, por sua vez, poderia causar arritmias cardíacas que ameacem a vida e levem à morte súbita (Prata, 2001).

Demonstrou-se que, em *hamsters* chagásicos, há uma forte correlação positiva entre intensidade da miocardite e nível de disfunção autonômica cardíaca (Dias da Silva *et al.*, 2003), sugerindo uma relação causal entre processo inflamatório e disfunção autonômica vagal cardíaca (Figura 23.1). Registros anteriores de Ramirez *et al.* (1993) mostraram, no mesmo modelo experimental, importante redução numérica de neurônios pós-ganglionares vagais cardíacos na fase crônica, reforçando a ideia de que a denervação autonômica é consequência da infiltração inflamatória no tecido cardíaco, que ocorre, principalmente, durante a fase aguda (Ramirez *et al.*, 1993; Dias da Silva *et al.*, 2003).

Além disso, autoanticorpos que são direcionados aos receptores muscarínicos ou beta-adrenérgicos, com ação agonista ou antagonista, já foram descritos em pacientes chagásicos, e talvez estejam envolvidos, pelo menos parcialmente, na gênese da disfunção autonômica observada em pacientes com cardiomiopatia chagásica (Ribeiro *et al.*, 2010).

Por fim, dados de nosso grupo (Llaguno *et al.*, 2011) mostraram associação entre diferentes perfis de disfunção autonômica e moléculas do eixo hipotálamo-hipófise-adrenal, respectivamente, a diferentes níveis de lesões miocárdicas. Esses dados evidenciam uma vez mais a interação direta entre os sistemas nervoso e imune, mediando ambos os distúrbios cardíaco e autonômico. No entanto, não pode ser excluída uma possível influência da disfunção do sistema nervoso autônomo, *per se*, no perfil de resposta imune encontrada na doença de Chagas.

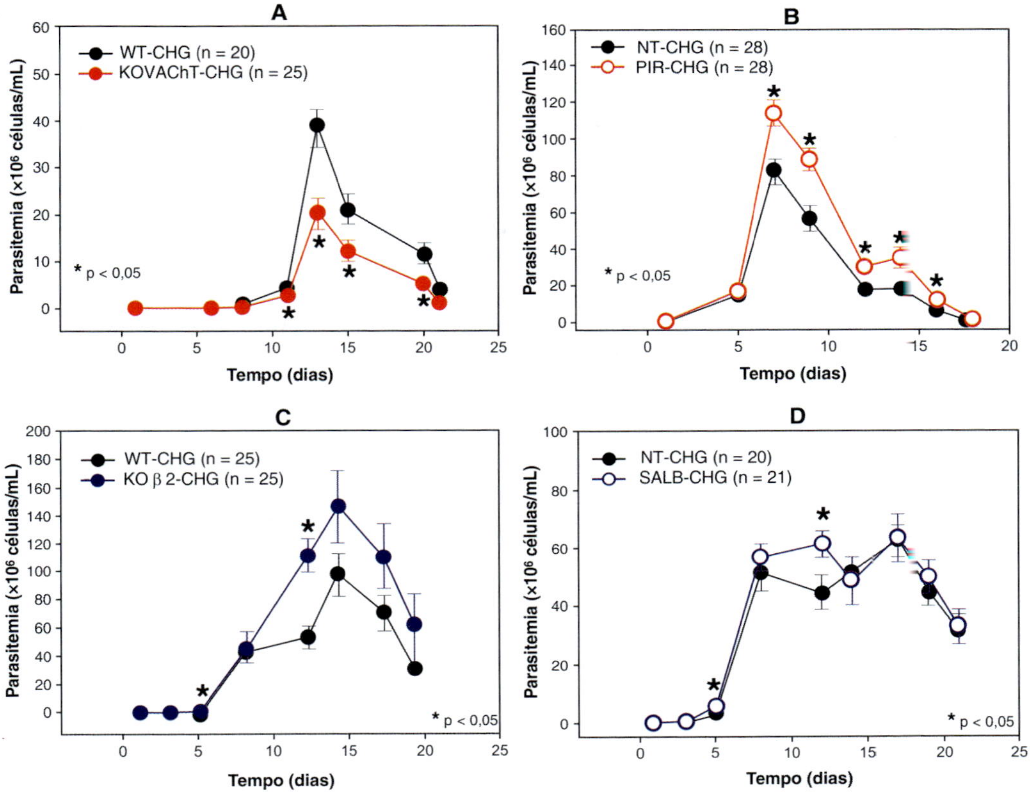

Figura 23.1. Curvas de parasitemia nos animais dos grupos WT-CHG e KOVAChT-CHG (**A**); NT-CHG e PIR-CHG (**B**); WT-CHG e KOβ2-CHG (**C**) e NT-CHG e SALB-CHG (**D**).

Fonte: Acervo da autoria.

Controle autonômo do sistema imune

Neuroimunomodulação simpática

O sistema nervoso simpático parece ter relevância central para a imunorregulação, visto que os nervos simpáticos respondem às alterações com a liberação de noradrenalina (NA), principalmente na inflamação aguda; seus efeitos anti-inflamatórios ou pró-inflamatórios são mediados por receptores adrenérgicos, dependendo do contexto, do tipo de receptor e da célula imune envolvida. Por meio dos receptores β2 adrenérgicos, a adrenalina e a noradrenalina inibem a produção de citocinas pró-inflamatórias e estimulam a produção de citocinas anti-inflamatórias. Além disso, a noradrenalina, atuando em receptores α2 adrenérgicos em monócitos e macrófagos, leva à síntese de TNF-α e outros mediadores pró-inflamatórios (Chavan *et al.*, 2017).

As interleucinas IL-1, IL-6 e TNF-α são importantes citocinas pró-inflamatórias e estimulam a produção de glicocorticoides utilizando a ativação do eixo hipotálamo-hipófise-adrenal (Besedovsky *et al.*, 1986). Paralelamente à ativação deste eixo, ocorre ativação da via central no *locus ceruleus* – sistema nervoso simpático, que induz a liberação de catecolaminas nos tecidos periféricos, incluindo órgãos linfoides (medula óssea, timo, baço, linfonodos, e tecidos linfoides mucosos), que, por sua vez, recebem predominantemente inervação simpática noradrenérgica/peptidérgica Y (Elenkov & Chrousos, 1999).

Quase todas as células linfoides expressam receptores adrenérgicos, principalmente receptores beta2, com exceção das células T auxiliares 2 (Th2) (Sanders, 1998). Esses dados representam a base mecanicista para a modulação diferencial exercida pelas catecolaminas sobre as células Th1 e Th2 (Elenkov & Chrousos, 1999). Catecolaminas, via receptores beta-adrenérgicos presentes em células Th1, são capazes de suprimir a resposta imune Th1, aumentando, assim, a resposta imune do tipo Th2 (Elenkov & Chrousos, 1999). Os linfócitos e monócitos expressam receptores β e α adrenérgicos que, ao se ligarem à NA, modulam seu microambiente, sua proliferação e função. As catecolaminas têm sido relacionadas com a ativação de células B e a produção de anticorpos via receptores do tipo β. O aumento ou diminuição na produção de anticorpos depende de se a ativação do linfócito B é precoce ou tardia. Esse mecanismo de ativação é regulado pela noradrenalina liberada do nervo esplênico. A produção deste neurotransmissor é aumentada pela estimulação do nervo vago sensorial ou, ainda, pelos próprios nervos esplênicos (Chavan & Tracey, 2017).

Neuroimunomodulação parassimpática vagal

A inervação vagal de órgãos linfoides, como baço, timo e fígado, é forte indicação morfológica de que esse ramo do sistema nervoso autônomo poderia interagir com células imunes.

Estudos funcionais, utilizando protocolos de estimulação vagal comprovam a interação. Estimulação elétrica direta do nervo vago *in vivo* durante endotoxemia letal induzida por LPS ou por punção do intestino em ratos promoveu uma menor síntese de TNF-α no fígado, aboliu o nível de pico de TNF-α e preveniu o choque circulatório (Borovkova *et al.*, 2000). Huston et al. (2006) mostraram que o ramo vagal que provoca a supressão de citocinas converge para o baço. Potenciais elétricos conduzidos pelo nervo vago alcançam o gânglio celíaco e, via nervos simpáticos, chegam ao baço (Huston *et al.*, 2006). No baço, as catecolaminas liberadas por terminações noradrenérgicas parecem ativar células T $CD4^+$ produtoras de acetilcolina.

Assim, a acetilcolina exerceria efeitos imunossupressores sobre macrófagos esplênicos, reduzindo TNF-α e a inflamação sistêmica (Rosas Sallina *et al.*, 2011). Registros adicionais também demonstram que a estimulação vagal inibiu as citocinas pró-inflamatórias e melhorou as lesões inflamatórias em diferentes tipos de modelos de doenças, como sepse, isquemia-reperfusão, artrite, pancreatite etc. (Tracey, 2009). Essas funções anti-inflamatórias dos nervos vagais eferentes permitiram a Tracey *et al.*, proporem o conceito de regulação reflexa neural da inflamação (Tracey, 2009).

Reflexo inflamatório

O reflexo inflamatório é dependente de potenciais de ação transmitidos para o sistema imune via nervos vago e esplênico, sendo composto de três componentes: o receptor sensorial, o sistema nervoso central (SNC) e o arco motor ou eferente; este envia os sinais do SNC para o sistema periférico que, reflexivamente, regula a resposta imune inata e adaptativa (Chavan & Tracey, 2017).

As fibras aferentes vagais são importantes sensores do microambiente inflamatório. Moléculas inflamatórias, como LPS e IL-1, ativam as fibras nervosas vagais aferentes, conduzindo informação sensorial ao SNC, que integra todos os tipos de informação sensorial. As fibras eferentes vagais pré-ganglionares originadas nesses núcleos centrais interagem com as pós-ganglionares próximas ou dentro dos órgãos por meio da liberação de acetilcolina (Ach). As fibras pós-ganglionares predominantemente liberam Ach, mediante os receptores muscarínicos expressos nos órgãos. No entanto, ao contrário dessa função clássica, o nervo vago pode mediar a função anti-inflamatória por meio dos receptores nicotínicos alfa 7(α7nAChR) expressos em células do sistema imune, o que é chamado de via anti-inflamatória colinérgica.

Os componentes aferentes e eferentes deste reflexo são integrados centralmente por interações neurais no núcleo do trato solitário, núcleo ambíguo e núcleo dorsal motor do vago, além de outras conexões no tronco cerebral e hipotálamo (Tracey; 2009; Rey e Besedovsky, 2017; Chavan *et al.*, 2017).

Neuroimunomodulação na cardiopatia chagásica

Considerando tanto os efeitos imunomoduladores da inervação simpática quanto o reflexo vagal inflamatório antes descrito, uma nova interpretação para a forte correlação positiva entre a infiltração inflamatória e a intensidade de disfunção autonômica foi proposta pelo nosso grupo (Machado *et al.*, 2012; Cuba *et al.*, 2014), com base na visão de que a denervação/disfunção autonômica simpática e parassimpática contribui para maior magnitude da resposta inflamatória e, possivelmente, eliminação do parasita. Assim, com a evolução da doença, a denervação/disfunção autonômica cardíaca acentuaria o processo inflamatório no coração do hospedeiro, que, por sua vez, conduziria à destruição de gânglios autonômicos, dando início a um circuito de retroalimentação positivo que pode resultar em alterações elétricas e mecânicas importantes do coração e, em situação extrema, levar à morte súbita do paciente. O mecanismo aqui sugerido resgata a teoria neurogênica da cardiopatia chagásica proposta por Koberle, unificando, ainda, as demais teorias apresentadas.

O suporte para essa hipótese vem de registros clínicos ou experimentais que demonstraram que a estimulação vagal, elétrica ou farmacológica, inibe citocinas pró-inflamatórias e melhora o prognóstico de doenças, como sepse, choque hemorrágico, isquemia miocárdica, artrite experimental, entre outras (Tracey, 2009). Foi também demonstrado (Li *et al.*, 2004) que a estimulação elétrica crônica de nervos eferentes vagais aumenta a sobrevivência de ratos com insuficiência cardíaca congestiva em razão do infarto do miocárdio ocasionado por ligadura da artéria coronária esquerda, e este efeito benéfico apresentado poderia estar relacionado com a via colinérgica anti-inflamatória. A estimulação desta via poderia também reduzir os níveis de citocinas pró-inflamatórias, que estão elevadas neste modelo experimental de insuficiência cardíaca congestiva (Francis *et al.*, 2004).

Pacientes com doenças autoimunes, como diabetes tipo I, artrite reumatoide e lúpus eritematoso sistêmico, assim como doenças inflamatórias, incluindo doença de Crohn e sepse, também estão associadas à disfunção autonômica (Benarroch, 2009). É possível que esta disfunção autonômica seja um evento primário, causando superprodução de citocinas pró-inflamatórias em resposta a antígenos específicos.

Particularmente na doença de Chagas, é possível que a disautonomia seja um evento secundário à marcante inflamação existente na fase aguda. Após esta fase, com a disautonomia já estabelecida, um importante ramo do reflexo inflamatório é perdido, causando um mecanismo de *feedback* positivo no qual a disautonomia aumenta a inflamação, o que, por sua vez, aumenta novamente a disautonomia e assim sucessivamente. Este processo poderia ser efetivo para eliminar o parasita, mas também perigoso para o cardiomiócito, elevando o dano miocárdico.

Modificações sobre a função do sistema nervoso autônomo, antes ou durante a fase aguda da doença de Chagas, poderiam ser induzidas por meio de estratégias diferentes. Em nosso laboratório, utilizamos camundongos *knockdown* para o transportador vesicular de acetilcolina (camundongos KOVAChT), bem como camundongos *knockout* para o receptor β2-adrenérgico (KOβ2), com o intuito de investigar os efeitos da resposta imune ao *T. cruzi* e a inflamação no tecido cardíaco. Paralelamente, em grupos de camundongos selvagens, durante a fase aguda da infecção, os animais foram continuamente tratados com brometo de piridostigmina, um agente anticolinesterásico, ou com salbutamol, um agonista β2-adrenérgico. Durante 20-22 dias de infecção (fase aguda), estudamos curvas de sobrevivência, parasitemia, eletrocardiograma, variabilidade da frequência cardíaca, tônus autonômico, histopatologia e produção *in vitro* de nitrito e IFN-γ por esplenócitos. Animais pareados por idade, fundo genético e tratamento foram usados como controles negativos. Evidenciamos parasitemia significativamente menor nos animais *knockdown* para o transportador vesicular de acetilcolina chagásicos (KOVAChT-CHG) em comparação com os animais do grupo selvagem chagásicos (WT-CHG), como pode ser observado na Figura 23.1A; mostramos também parasitemia consideravelmente maior nos animais do grupo de camundongos chagásicos tratados com brometo de piridostigmina (PIR-CHG) em comparação com os animais do grupo chagásico não tratado (NT-CHG), conforme ilustrado na Figura 23.1B. Ao investigar o papel do sistema nervoso autonômico simpático sobre a evolução da parasitemia nos grupos de animais infectados, observamos (Figura 23.1C) parasitemia significativamente maior nos camundongos *knockout* para o receptor β2-adrenérgico chagásico (KOβ2-CHG) em comparação com os animais chagásicos do grupo selvagem (WT-CHG), e do grupo chagásico tratado com salbutamol (SALB-CHG), especialmente no 5º e no 12º dias de infecção, em comparação com os animais do grupo chagásico não tratado (NT-CHG), conforme ilustrado na Figura 23.1D.

Ao investigarmos a possível influência do sistema autônomo parassimpático sobre a miocardite chagásica, vimos um maior infiltrado inflamatório nos animais KOVAChT-CHG, tanto em átrios, ventrículos e gânglios, em comparação com os animais WT-CHG (Figura 23.2); encontramos também um menor infiltrado inflamatório, categorizado entre leve e moderado, nos animais chagásicos tratados com piridostigmina (PIR-CHG), tanto em átrios, ventrículos e gânglios, em comparação com os animais NT-CHG (Figura 23.3). Avaliando o efeito do sistema nervoso autônomo simpático sobre a miocardite chagásica, observamos uma infiltração inflamatória leve a moderada nos animais WT-CHG em comparação com os animais WT-CON e KOβ2-CON, os quais não evidenciaram qualquer infiltrado inflamatório, seja em átrios, seja em ventrículos ou gânglios (Figura 23.4). Além disso, um menor infiltrado inflamatório foi encontrado nos animais KOβ2-CHG, tanto em átrios, ventrículos e gânglios, em comparação com os animais WT-CHG. Por fim, a Figura 23.5 mostra uma infiltração inflamatória grave nos animais NT-CHG em comparação com os animais NT-CON, os quais não apresentaram qualquer infiltrado inflamatório, seja em átrios, seja em ventrículos ou gânglios, podendo-se observar também que um menor infiltrado inflamatório, categorizado como leve, foi encontrado nos animais chagásicos tratados com salbutamol (SALB-CHG), tanto em átrios, ventrículos e gânglios, em comparação com os animais NT-CHG.

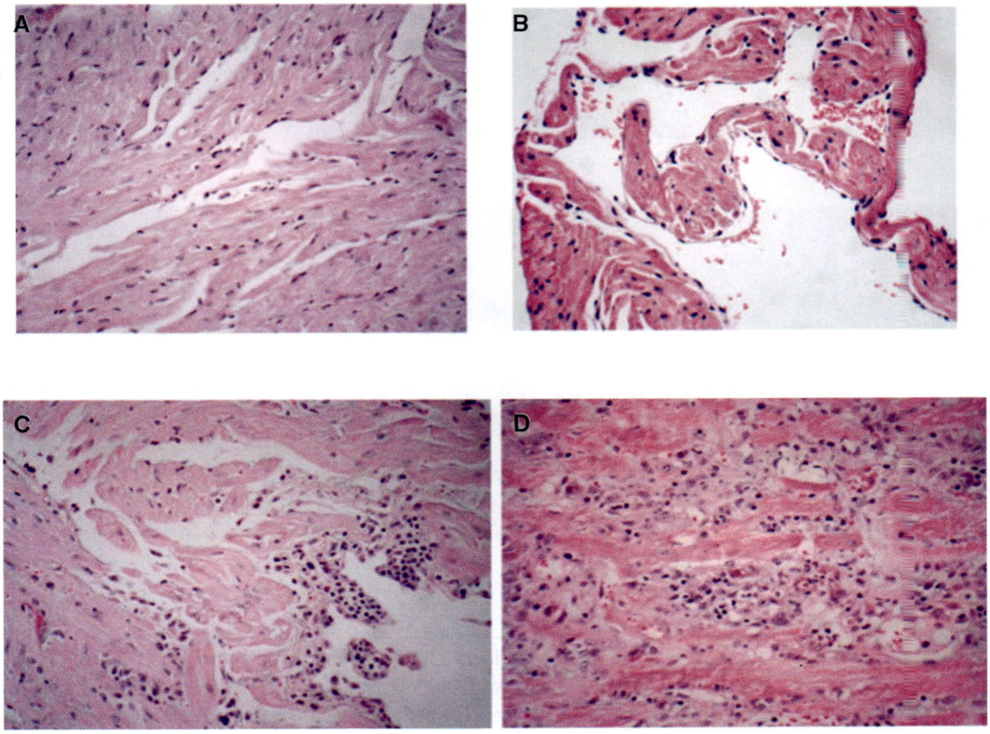

Figura 23.2. Cortes histológicos (corados por hematoxilina-eosina) de ventrículos de camundongos dos grupos: C57BL/6 sem infecção por *T. cruzi* (**A**); *knockout* para o gene da proteína transportadora vesicular da acetilcolina (KOVAChT) sem infecção por *T. cruzi* (**B**); C57BL/6 18-21 dias depois da inoculação com *T. cruzi* (**C**); *knockout* para o gene da proteína transportadora vesicular da acetilcolina (KOVAChT) coletado 18-21 dias depois da inoculação com *T. cruzi* (**D**). Aumento de ×400 em todas as micrografias.

Fonte: Acervo da autoria.

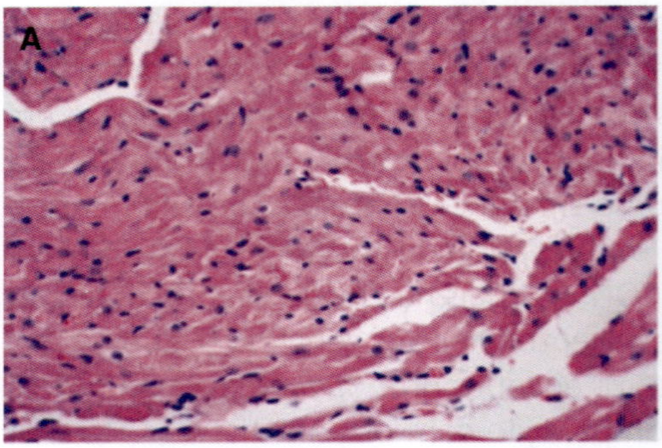

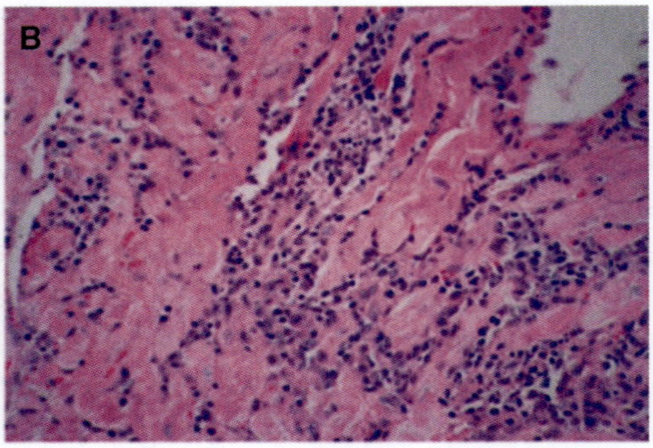

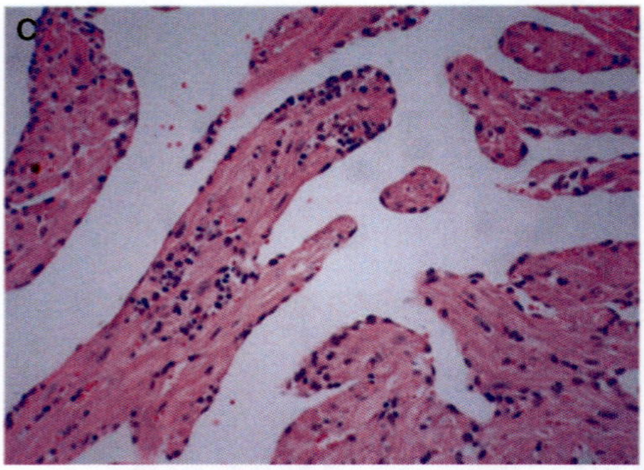

Figura 23.3. Cortes histológicos corados por hematoxilina-eosina de corações (átrio) de camundongos dos grupos: FVB/N não tratado com brometo de piridostigmina sem infecção por *T. cruzi* (**A**); FVB/N não tratado com brometo de piridostigmina coletado 18-21 dias depois da inoculação com *T. cruzi* (**B**); FVB/PIR tratado com brometo de piridostigmina coletado 18-21 dias depois da inoculação com *T. cruzi* (**C**). Aumento de $\times 400$ em todas as micrografias.

Fonte: Acervo da autoria.

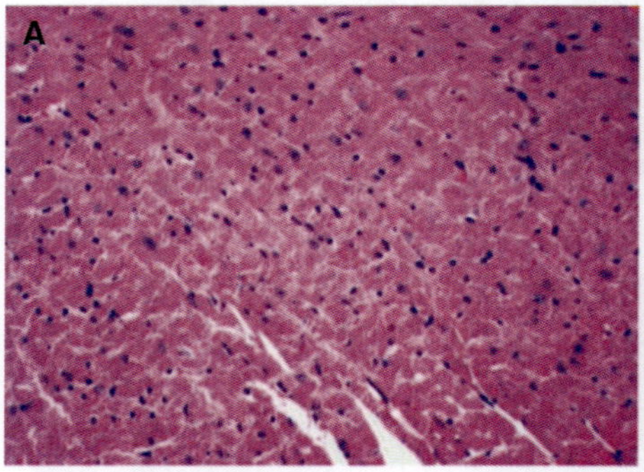

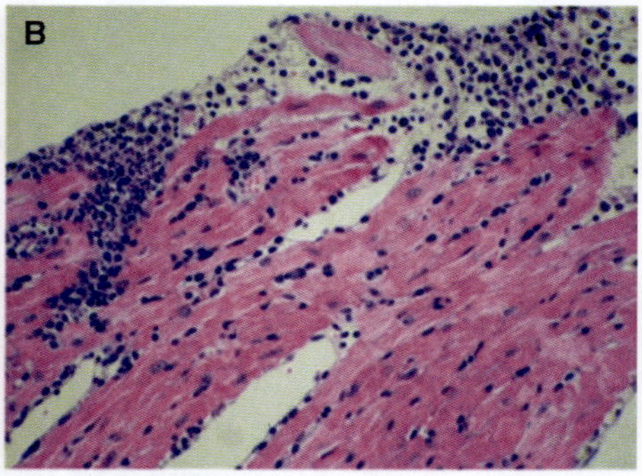

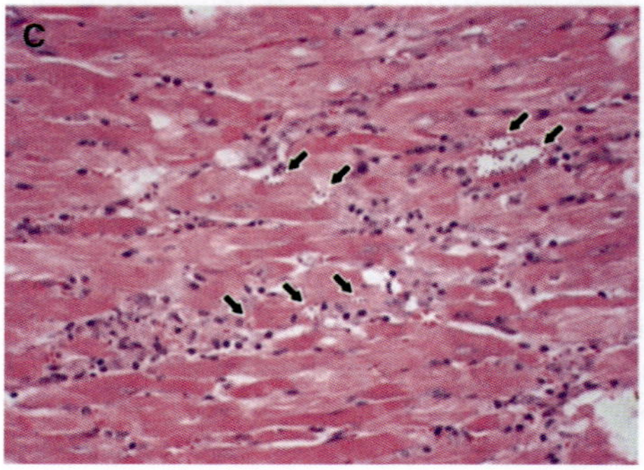

Figura 23.4. Cortes histológicos de coração (ventrículos) de camundongo FVB/N *knockout* para o gene do receptor β2-adrenérgico (KOβ2) sem infecção por *T. cruzi* (**A**); camundongo FVB/N selvagem (*Wild Type* – WT), coletado 18-21 dias depois da inoculação com *T. cruzi* (**B**); camundongo FVB/N *knockout* para o gene do receptor β2-adrenérgico (KOβ2) coletado 18-21 dias depois da inoculação com *T. cruzi* (**C**). As setas indicam a presença de ninhos de amastigotas. Coloração hematoxilina-eosina ($\times 400$).

Fonte: Acervo da autoria.

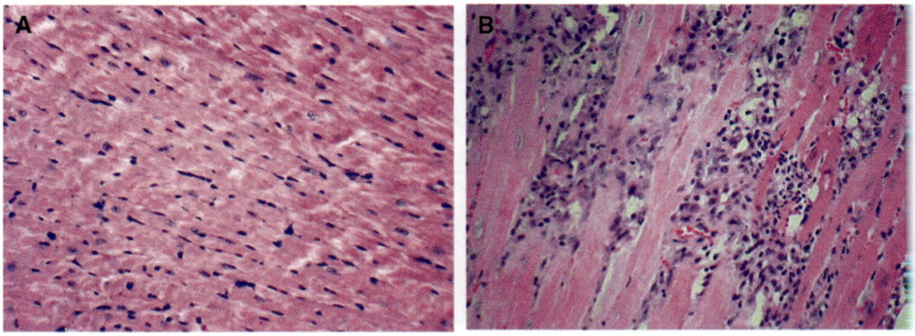

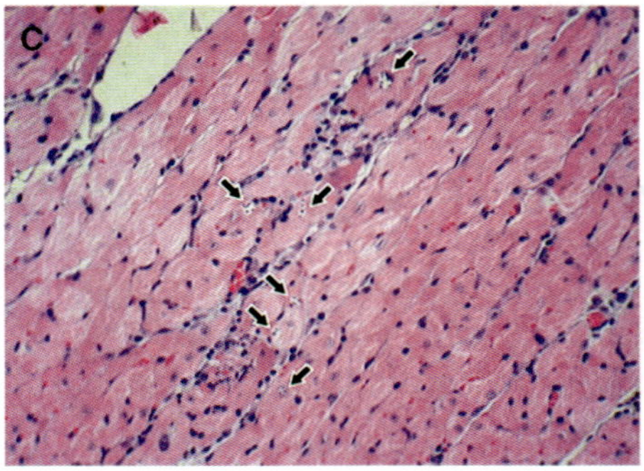

Figura 23.5. Cortes histológicos de coração (ventrículos) de camundongos FVB/N não tratados com salbutamol, sem infecção por *T. cruzi* (**A**); camundongo FVB/N não tratado com salbutamol, coletado 18-21 dias depois da inoculação com *T. cruzi* (**B**); camundongo FVB/SALB tratado com salbutamol, sem infecção por *T. cruzi* (**C**). Coloração hematoxilina-eosina (×400).

Fonte: Acervo da autoria.

Quando avaliamos a influência do sistema nervoso autônomo parassimpático sobre o parasitismo tecidual, vimos uma ausência completa de ninhos de amastigotas no tecido cardíaco dos animais KOVAChT-CHG, em comparação com os animais WT-CHG; isso foi associado ao maior infiltrado inflamatório observado nos animais *knockdown*, enquanto o menor infiltrado inflamatório observado nos animais PIR-CHG foi associado a um significativo aumento na contagem de ninhos de amastigotas no tecido miocárdico nesses animais, em comparação com os animais NT-CHG (Figura 23.6A). Ao analisarmos o papel do sistema nervoso autônomo simpático sobre o parasitismo tecidual, vimos que o menor infiltrado inflamatório observado nos animais KOβ2-CHG e SALB-CHG foi associado a um significativo aumento na contagem de ninhos de amastigotas no tecido miocárdico nesses animais, em comparação com os animais WT-CHG e NT-CHG, respectivamente (Figuras 23.6C-D).

Avaliamos também os efeitos de modificações na neuroimunomodulação autonômica parassimpática sobre a cardiopatia chagásica crônica experimental em camundongos, com a utilização do agente anticolinesterásico brometo de piridostigmina. Vimos uma significativa alteração do perfil eletrocardiográfico, autonômico e histopatológico, sugestivo de uma resposta inflamatória com desvio da resposta imune para o perfil Th1 nos animais do grupo chagásico não tratado, com relação aos outros grupos estudados. Por outro lado, o tratamento crônico com brometo de piridostigmina provocou redução significativa da resposta imune inflamatória e fibrose no miocárdio, sem alterações do

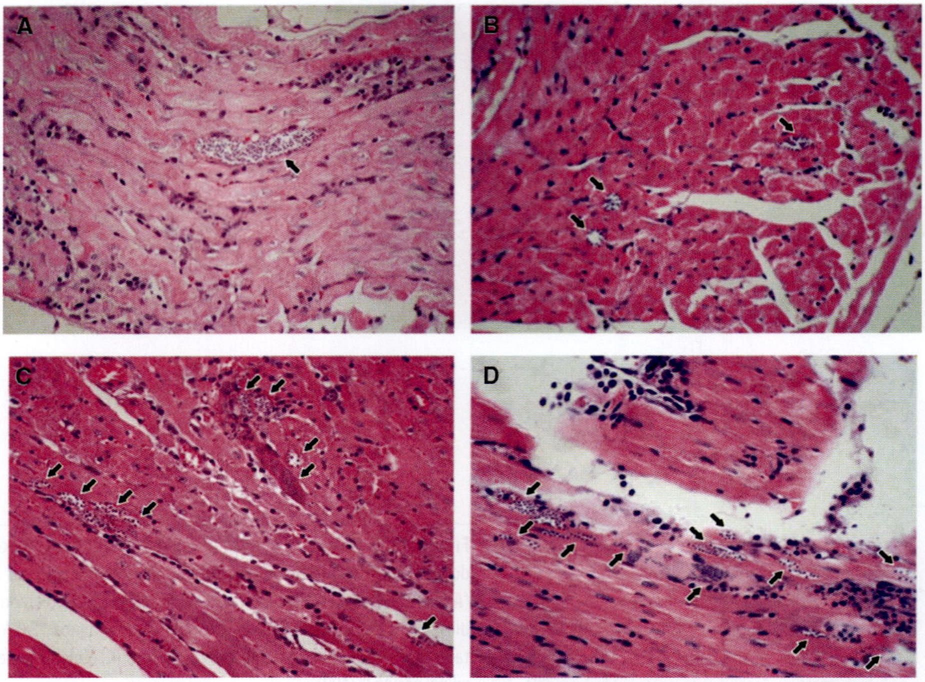

Figura 23.6. Cortes histológicos de coração de camundongos FVB/N não tratados, coletados 18-21 dias depois da inoculação com *T. cruzi*, evidenciando ninho de *T. cruzi* (**A**); camundongo FVB/PIR tratado com brometo de piridostigmina, coletado 18-21 dias depois da inoculação com *T. cruzi*, evidenciando ninhos de *T. cruzi* (**B**); camundongo FVB/N *knockout* para o gene do receptor β2-adrenérgico (KOβ2), coletado 18-21 dias depois da inoculação com *T. cruzi*, evidenciando ninhos de *T. cruzi* (**C**); camundongo FVB/SALB tratado com salbutamol, coletado 18-21 dias depois da inoculação com *T. cruzi*, evidenciando ninhos de *T. cruzi* ((**D**). Coloração hematoxilina-eosina (×400).

Fonte: Acervo da autoria.

parasitismo sanguíneo e tecidual, sugerindo redução da resposta imune perfil Th1 sem alteração do perfil Th2 (Cuba *et al.,* 2014).

Todos os nossos resultados, em conjunto, parecem confirmar que, pelo menos em modelos experimentais, o sistema nervoso autônomo exerce importante papel na modulação da resposta imune ao *T. cruzi*, com grande impacto sobre a morbimortalidade de animais chagásicos.

Referências bibliográficas

Benarroch EE. Autonomic-Mediated immunomodulation and potential clinical relevance. Neurology. 2009; 73:236-342.

Bonney KM, Luthringer DJ, Kim SA, Garg NJ, Engman DM. Pathology and pathogenesis of chagas heart disease. Annual Review of Pathology. 2019; 14:421-447.

Chagas C. Nova entidade mórbida do homem. Resumo geral de estudos etiológicos e clínicos. Memórias Instituto Oswaldo Cruz. 1911; 3:219-275.

Chavan SS, Pavlov VA, Tracey KJ. Mechanisms and therapeutic relevance of neuro-immune communication. Immunity. 2017; 46:6:927-942.

Chavan SS, Tracey KJ. Essencial neuroscience in immunology. The Journal of Immunology. 2017; 198:3389-3397.
Cuba MB et al. Effects of cholinergic stimulation with pyridostigmine bromide on chronic chagasic cardiomyopathic mice. Mediators of Inflammation. 2014; 1-13.
Cunha-Neto E, Chevillard C. Chagas disease cardiomyopathy: immunopathology and genetics. Mediators of Inflammation. 2014; 2014:683230.
de Araújo FF, Avelar FF, Carvalho DMV, Antas PRZ, Gomes JAS, Avelar RS et al. Regulatory T Cells Phenotype in Different Clinical Forms of Chagas' Disease. Plos Neglected Tropical Disease. 2011; 5:E992.
Dias da Silva VJ et al. Analysis of cardiac autonomic function in hamsters with chagas disease. Revista da Sociedade Brasileira de Medicina Tropical. 2003; 2(Suppl):11-12.
Elenkov IJ, Chrousos GP. Stress Hormones, Th1/Th2 Patterns, pro/anti-inflammatory cytokines and susceptibility to disease. Trends in Endocrinology and Metabolism. 1999; 10:359-368.
Francis J, Chu Y, Johnson AK, Weiss RM, Felder RB. Acute myocardial infarction induces hypothalamic cytokine synthesis. American Journal of Physiology Heart and Circulatory Physiology, 286:H2264-H2271, 2004.
Groom Z, Protopapas AD, Zochios V. Tropical diseases of the myocardium: a review. International Journal of General Medicine, abr. 2017; 10, 101-111.
Hunter CA, Ellis-Neyes LA, Slifer T, Kanaly S, Grünig G, Fort M et al. Il-10 is required to prevent immune hyperactivity during infection with trypanosoma cruzi. Journal of Immunology. 1997; 158:3311-3316.
Huston JM, Ochani M, Rosas-Ballina M, Liao H, Ochani K, Pavlov VA et al. Splenectomy inactivates the cholinergic antiinflammatory pathway during lethal endotoxemia and polymicrobial sepsis. Journal Of Experimental Medicine. 2006; 203:1623-1628.
Junqueira C, Caetano B, Bartholomeu DC, Melo MB, Ropert C, Rodrigues MM et al. The endless race between trypanosoma cruzi and host immunity: lessons for and beyond chagas disease. Expert Reviews in Molecular Medicine. 12, E29, 2010.
Koberle F. Chagas's disease and chagas' syndrome: the pathology of American trypanosomiasis. Advances in Parasitology, 6:63-116, 1968.
Li M, Zheng C, Sato T, Kawada T, Sugimachi M, Sunagawa K. Vagal Nerve Stimulation Markedly Improves Long-Term Survival After Chronic Heart Failure in Rats. Circulation. 2004; 109:120-124.
Llaguno M, Pertili LARR, da Silva MV, Bunazar P, Reges AM, Faleiros ACG et al. The relationship between heart rate variability and serum cytokines in chronic chagasic patients with persistent parasitemia. Pacing and Clinical Electrophysiology. 2011; 34:724-735.
Machado MPR, Rocha AM, Oliveira LF de, Cuba MB de, Loss IO, Castellano LR et al. Autonomic nervous system modulation affects the inflammatory immune response in mice with acute chagas disease. Experimental Physiology. 2012; 97 (11):1186-1202.
Prata A. Clinical and epidemiological aspects of chagas' disease. The Lancet Infectious Disease. 2001; 1:92-100.
Ramirez LE. Experimental hamster infection by trypanosoma cruzi: the chronic phase. Revista da Sociedade Brasileira de Medicina Tropical. 1993; 26:253-254.
Rassi A, Marin-Neto JA. Chagas Disease. The Lancet abr. 2010; 375(9723):1388-1402.
Rey A del, Besedovsky HO. Immune-Neuro-Endocrine Reflexes, circuits, and networks: physiologic and evolutionary implications. Endocrine Immunology. 2017; p.1-18.
Ribeiro AL. In vivo inhibitory effect of anti-muscarinic autoantibodies on the parasympathetic function in chagas disease. Internal Journal of Cardiology. 2010; 145:339-340.
Roggero E, del Rey A, Wildmann J, Besedovsky H. Glucocorticoids and sympathetic neurotransmitters modulate the acute immune response to trypanosoma cruzi. Annals of The New York Academy of Sciences. 2018; 1437:1, 83-93.
Rossi MA. Microvascular changes as a cause of chronic cardiomiopathy in chagas' disease. American Heart Journal. 1990; 120:233-236.
Sanders VM. The role of norepinephrine and beta-2-adrenergic receptors stimulation in the modulation of th1, th2, and b lymphocyte function. Advances In Experimental Medicine and Biology. 1998; 437:269-278.
Santos-Buch CA, Teixeira AR. Immunology of Experimental Chagas' Disease III. Rejection of Allogenic Heart Cell In Vitro. Journal of Experimental Medicine. 1988; 140:398-402.
Springer J. Vagal nerve stimulation in chronic heart failure: an antiinflammatory intervention? Circulation. 2004; 110:34.
Tracey KJ. Reflex Control of Immunity. Nature Reviews Immunology. 2009; 9:418-428.

24

Modulação de Receptores Adrenérgicos e Muscarínicos por Anticorpos do Soro de Pacientes com Cardiomiopatia Chagásica

Antonio Carlos Campos de Carvalho • Emiliano Horácio Medei • Patrícia Cristina dos Santos Costa

Resumo

Cardiomiopatia chagásica é uma doença crônica prevalente na América Latina e presente em países do Hemisfério Norte. A autoimunidade a receptores acoplados à proteína G é um dos componentes da etiopatogenia da doença. É discutida neste capítulo a ação de autoanticorpos com atividade agonista na indução de alterações na função elétrica e contrátil, bem como a desregulação autonômica, estrutural do coração e a mortalidade associada.

Introdução

A doença de Chagas, causada pelo parasita *Trypanosoma cruzi*, é endêmica na América Latina (AL). Aproximadamente 10 milhões de pessoas no mundo estão infectadas pelo parasita, a maioria na AL, e já há perto de meio milhão de pessoas expostas ao risco na América do Norte, Europa e Ásia (OMS, 2012). A doença se caracteriza por uma fase aguda, geralmente oligossintomática, e uma fase crônica, em que o paciente pode permanecer assintomático (período indeterminado) ou apresentar disfunção gastrointestinal e/ou cardíaca. A forma cardíaca da doença de Chagas é a mais grave, acometendo em torno de 30% dos pacientes, enquanto a gastrointestinal acomete 10% dos infectados (OMS, 2012). Na forma cardíaca observam-se inflamação e fibrose no coração, embora seja difícil detectar parasitas no órgão ou circulando no sangue. Isto levou a que diversos autores formulassem a hipótese de que as manifestações cardíacas da doença de Chagas fossem causadas por disfunção do sistema imune (Tanowitz *et al.*, 2009). Neste contexto, muitos antígenos cardíacos foram descritos como alvos do sistema imune (Kierzembaum, 2003); entre esses, destacamos os receptores acoplados à proteína G no coração.

A função cardíaca é modulada pelo sistema nervoso autônomo mediante seus ramos simpático e parassimpático. No coração, a ativação simpática leva à liberação de adrenalina e noradrenalina, estimulando os receptores β-adrenérgicos, entre os quais se destaca o receptor adrenérgico β1, cuja ativação desencadeia aumento da frequência cardíaca, da velocidade de condução atrioventricular e da força de contração. Já a ativação parassimpática resulta na ativação do receptor muscarínico M2, o principal receptor muscarínico no coração, levando à bradicardia e diminuição da velocidade de condução atrioventricular e da força de contração.

Pacientes com cardiomiopatia chagásica têm anticorpos que reconhecem os receptores adrenérgicos β1 e/ou muscarínicos M2 cardíacos. Estes anticorpos são funcionalmente ativos, indicando que podem ativar os receptores ou mesmo interagir com o complexo receptor-agonista natural. Revisamos as evidências experimentais que sugerem a existência desses anticorpos no soro dos pacientes chagásicos, discutimos mecanismos de mimetismo molecular que justificam sua existência e abordamos mecanismos de ação e as implicações da presença desses anticorpos para a etiopatogenia da cardiomiopatia chagásica crônica.

Propriedades dos anticorpos agonistas dos receptores autonômicos presentes nos pacientes chagásicos crônicos

Anticorpos com atividade muscarínica

A presença de anticorpos, da fração IgG, contra o receptor muscarínico subtipo M2 foi demonstrada, inicialmente, no soro de pacientes chagásicos, por Sterin-Borda *et al.*, em 1990, utilizando ensaios de ligação de quinuclidilbenzilato (QNB) realizados em células T. Os autores demonstraram, ainda, que os anticorpos modulam os níveis de segundos mensageiros em populações purificadas de linfócitos (Sterin-Borda *et al.*, 1990). Posteriormente, o mesmo grupo mostrou que tanto o soro quanto a fração IgG do soro de pacientes chagásicos podiam diminuir a contratilidade de átrios de ratos. Os anticorpos agiam como agonistas parciais nestas preparações, e seus efeitos eram inibidos na presença de atropina, antagonista de receptores muscarínicos (Goin *et al.*, 1994).

A modulação muscarínica por anticorpos de pacientes chagásicos na atividade elétrica cardíaca foi evidenciada em ensaios *ex vivo* de coração isolado de coelho, onde foram observados diminuição da frequência cardíaca, bloqueio da condução atrioventricular (Oliveira *et al.*, 1997; Costa *et al.*, 2000) e aumento do intervalo QT (Medei *et al.*, 2007), efeitos que foram inibidos na presença de atropina.

O mecanismo molecular que medeia estes efeitos depressores na função cardíaca foi investigado por vários grupos. As imunoglobulinas presentes no soro de pacientes chagásicos ao ativar o receptor muscarínico modulam os níveis de segundos mensageiros, diminuindo o AMP cíclico (AMPc) e aumentando o GMP cíclico (Sterin-Borda *et al.*, 1991) e fosfatidilinositol (Chiale *et al.*, 2001). Como consequência dessas ações, em estudos eletrofisiológicos, foi demonstrada a diminuição das correntes de cálcio tipo L (Hernandez *et al.*, 2003) e da corrente retificadora de potássio IK, mas não se observou modulação da corrente transiente de potássio, Ito (Medei *et al.*, 2008), em cardiomiócitos isolados estudados pela técnica de *patch-clamp*.

Estudo de mapeamento de epítopos no receptor muscarínico mostrou que a região de interação entre os anticorpos de pacientes chagásicos e o receptor está localizada em um sítio com aminoácidos carregados negativamente na segunda alça extracelular do receptor muscarínico M2 (o2hm2). Este epítopo codificado pela sequência de aminoácidos E-D-G-E é reconhecido por 77% dos pacientes chagásicos testados no trabalho (Elies *et al.*, 1996).

O efeito depressor na corrente de cálcio dos cardiomiócitos é preservado quando se utilizam anticorpos que se ligam, especificamente, a uma coluna contendo a sequência de aminoácidos da o2hm2 purificados da fração IgG do soro de pacientes chagásicos (Hernandez *et al.*, 2003). Adicionalmente, há inibição do efeito muscarínico das IgG de chagásicos na eletrogênese cardíaca após pré-incubação com o peptídeo o2hm2. Esses dados apontam esta região como o alvo de interação entre os anticorpos com o receptor M2 (Masuda *et al.*, 1998).

O efeito depressor cardíaco dos anticorpos anti-M2 no soro de pacientes chagásicos também foi abolido com o peptídeo correspondente ao epítopo da região carboxiterminal da proteína P ribossomal de *T. cruzi* (Levin *et al.*, 1989), sugerindo que os anticorpos anti-M2 possam se originar por um mecanismo de mimetismo molecular entre a proteína P ribossomal do parasita e a segunda alça extracelular do receptor M2. Outro dado que reforça essa teoria de mimetismo molecular é a presença de atividade muscarínica em IgG purificadas do soro de pacientes chagásicos contra o epítopo da proteína P ribossomal (Mahler *et al.*, 2004).

Os anticorpos anti-M2 presentes no soro dos chagásicos ativam o receptor muscarínico como um agonista parcial em ensaios funcionais. Em ensaios de ligação, eles diminuem o número de sítios de QNB de modo não competitivo (Goin *et al.*, 1994, Hernandez *et al.*, 2003). A região da segunda alça extracelular do receptor muscarínico é descrita como alvo de ligação de agentes alostéricos, como a galamina, que modulam o receptor. Os autoanticorpos, ao interagirem com esse sítio em o2m2, podem aumentar a resposta cronotrópica negativa induzida pelo agonista natural, acetilcolina, caracterizando modulação alostérica positiva, efeito que é revertido na presença de galamina (Hernandez *et al.*, 2008).

A Figura 24.1 ilustra o receptor muscarínico M2 na membrana da célula (parte inferior à esquerda) destacando a segunda alça extracelular da proteína. A sequência de aminoácidos da segunda alça com o epítopo EDGE está ilustrada na figura. Na parte superior, à direita, temos representados o ribossomo do parasita *Trypanosoma cruzi* e a sequência de aminoácidos do peptídeo R13, que corresponde à porção carboxiterminal da proteína ribossomal P2 beta do *T. cruzi*. Na porção direita central está representado o anticorpo (IgG) que reconhece tanto a proteína ribossomal de *T. cruzi* quanto a segunda alça extracelular do receptor muscarínico M2.

Anticorpos com atividade β-adrenérgica

A década de 1980 e o início dos anos 1990 foram marcados por considerável progresso no delineamento da estrutura dos receptores β-adrenérgicos. Peptídeos sintéticos correspondentes às sequências primárias de receptores adrenérgicos β1 e β2 foram

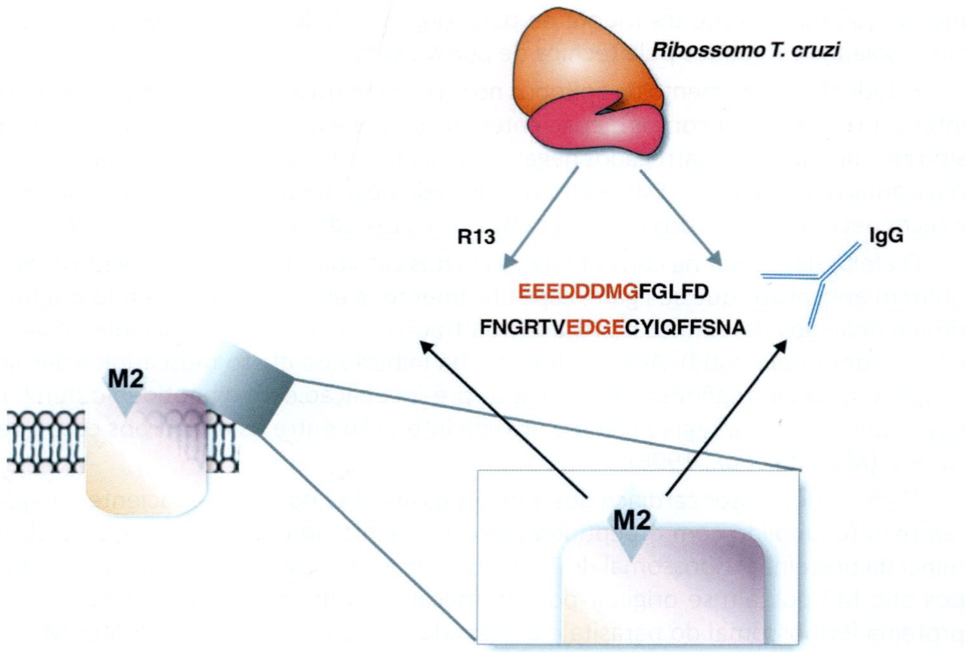

Figura 24.1. **Receptor muscarínico subtipo M2 evidenciando região de homologia com proteína ribossomal de *T. cruzi*.** O esquema da esquerda representa o receptor muscarínico M2 inserido na bicamada lipídica. À direita, pode-se ver uma ampliação da segunda alça extracelular (região inferior) com sua respectiva sequência de aminoácidos (região central). Veja a semelhança entre a sequência de aminoácidos da segunda alça extracelular do receptor M2 com a região C-terminal da proteína P ribossomal do *T. cruzi*, em vermelho, ambas reconhecidas por imunoglobulinas do tipo G (IgG) do paciente chagásico.

Fonte: Acervo da autoria.

utilizados como antígenos para rastrear anticorpos receptores específicos em pacientes com cardiomiopatia dilatada idiopática (Wallukat *et al.*, 1987; Magnusson *et al.*, 1990). Vale ressaltar que esse tipo de anticorpo também é encontrado em aproximadamente 10% a 15% da população sadia, mas nessa população os anticorpos parecem não ser funcionalmente ativos (Magnusson *et al.*, 1990; Brisinda *et al.*, 2012).

Em pacientes chagásicos, os grupos liderados por Leonor Sterin-Borda, inicialmente, e por Mariano Levin descreveram a presença de anticorpos com atividade agonista β- adrenérgica, mostrando que os anticorpos ativam tanto os receptores adrenérgicos β1 como β2 (Sterin-Borda *et al.*, 1988; Elies *et al.*, 1996). Experimentos em animais mostraram que esse tipo específico de anticorpo é capaz de interagir com receptores celulares influenciando o metabolismo e a contratilidade cardíacos. Um desses trabalhos, desenvolvido por Savio-Galimberti *et al.* (2004), mostrou que os anticorpos com atividade adrenérgica ativam receptores adrenérgicos com efeito bifásico, tempo-dependente, sobre a resposta mecânica e metabólica do coração. Assim, nos primeiros minutos, estes anticorpos aumentaram a contratilidade do coração preservando a economia energética global do músculo cardíaco. Todavia, a estimulação sustentada dos receptores adrenérgicos mediada por esses anticorpos, durante pelo menos 30 minutos, foi capaz não apenas de diminuir a contratilidade miocárdica, mas também de aumentar o custo do metabolismo energético do coração. Esse efeito bifásico pode estar associado ao manejo do cálcio intracelular nos cardiomiócitos como consequência da estimulação permanente dos receptores pelos anticorpos anti-β1 adrenérgicos. Neste contexto, Medei *et al.* (2008) mostraram que anticorpos de pacientes chagásicos crônicos com atividade β-adrenérgica aumentavam a corrente de cálcio do tipo L, sem modular a corrente transiente repolarizante de potássio (Ito). Estes dados sugerem que o manejo do cálcio em cardiomiócitos ventriculares de pacientes chagásicos crônicos pode estar envolvido na fisiopatologia tanto da insuficiência cardíaca quanto das arritmias observadas nesses pacientes.

O comprometimento cardíaco como consequência do processo autoimune gerado por anticorpos com efeito adrenérgico foi também demonstrado por Gimenez *et al.* (2005), que imunizaram camundongos com um plasmídeo, codificando para o receptor adrenérgico β1. Após a imunização, os autores caracterizaram os anticorpos e demonstraram que eles eram capazes de reconhecer a segunda alça do receptor adrenérgico β1. Com ensaios de ligação (*binding*) foi possível observar uma diminuição no número total de receptores adrenérgicos β1, e sinais de desregulação autonômica nos animais imunizados. Desorganização miofibrilar e fibrose foram outros achados importantes nesses animais, como consequência da exposição prolongada aos anticorpos. Ainda outro estudo mostrou que as IgG com efeito β1-adrenérgico têm participação direta na disfunção ventricular. Jahns *et al.* (2004) imunizaram ratos com peptídeos correspondentes à segunda alça extracelular do receptor adrenérgico β1 e demonstraram que a transferência passiva dos anticorpos gerados nos animais imunizados para ratos sadios induzia nesses as mesmas alterações cardíacas observadas nos ratos previamente imunizados.

O papel dos anticorpos antirreceptores autonômicos na fisiopatologia da morte súbita nos pacientes chagásicos crônicos

Anticorpos com atividade β-adrenérgica

Um dos primeiros trabalhos a propor que um componente imune humoral poderia estar envolvido na gênese das arritmias na cardiomiopatia chagásica foi publicado por de Carvalho *et al.* (1994). Nesse trabalho os autores descreveram que soros provenientes de coelhos infectados com *T. cruzi* geraram distúrbios eletrocardiográficos no coração isolado de coelhos sadios. O mesmo grupo, anos depois, mostrou que estes anticorpos eram capazes de bloquear a condução do estímulo elétrico conduzido por junções comunicantes presentes em cardiomiócitos de ratos neonatos (Costa *et al.*, 2000). Outro trabalho que sustenta o papel arritmogênico dos anticorpos adrenérgicos mostrou a presença de pós-potenciais precoces e uma diminuição na densidade das correntes de potássio das células M de cardiomiócitos de coelhos imunizados com o peptídeo da segunda alça extracelular do receptor adrenérgico β1 (Fukuda *et al.*, 2004).

O grupo de Mauricio Rosenbaum, entre os anos de 1994 e 1995, mostrou a presença dos anticorpos anti-β1 em pacientes com cardiomiopatia chagásica crônica e aventou seu possível envolvimento nas arritmias desses pacientes. Esse grupo relacionou o tipo de distúrbio de condução com as características das IgG presentes no soro dos pacientes chagásicos: IgG dos pacientes que possuíam arritmias ventriculares incrementaram a frequência de batimentos e a produção de AMPc (em 75%) em cultura de cardiomiócitos neonatos de rato (Chiale *et al.*, 1995). Outros trabalhos têm confirmado essa relação entre a presença de arritmias e a presença de anticorpos com atividade β-adrenérgica. Desse modo, Brisinda *et al.* (2012) mostraram uma relação direta entre a presença de infiltrado inflamatório em biopsias endomiocárdicas e a presença de anticorpos com atividade β-adrenérgica em pacientes com arritmias, tanto ventriculares como supraventriculares. Os autores também revelaram que os anticorpos desses pacientes aumentaram a frequência de batimentos de cardiomiócitos de ratos em cultura. Maciel *et al.* (2012) relataram a existência de uma associação entre a presença de anticorpos com atividade β-adrenérgica e arritmias ventriculares, observadas tanto no exame de Holter de 24 horas como no teste de esforço, em pacientes chagásicos crônicos com função ventricular preservada. Na verdade, nesse trabalho, embora os anticorpos funcionais aumentassem a frequência cardíaca em corações isolados de coelhos, eles não foram capazes de induzir arritmias *in vitro*. Esta aparente contradição pode ser consequência do uso de corações de coelhos sadios nos estudos experimentais, quando é sabido que os corações de pacientes chagásicos crônicos apresentam algum tipo de comprometimento anatômico e/ou estrutural, constituindo um meio propício para o aparecimento de eventos arrítmicos.

Todas as arritmias descritas em pacientes chagásicos crônicos que estão associadas à presença dos anticorpos com atividade β-adrenérgica podem desencadear episódios de morte súbita. Esta, por sua vez, é uma das principais causas de morte nos pacientes chagásicos (Rassi *et al.*, 2010). Um aumento na concentração intracelular de cálcio nas células cardíacas facilita o aparecimento de arritmias severas que podem levar à morte súbita, e os pacientes chagásicos crônicos têm anticorpos com atividade β-adrenérgica capazes de aumentar a corrente de cálcio do tipo L e, consequentemente, a quantidade de cálcio nas células cardíacas. Portanto, pode-se sugerir que tenham um papel importante na fisiopatologia das arritmias nesses pacientes.

Embora os anticorpos com atividade β-adrenérgica encontrados tanto nos pacientes chagásicos crônicos como nos pacientes com cardiomiopatia dilatada não tenham efeito sobre a corrente repolarizante de potássio, Ito, o aumento da corrente de saída de potássio, IK, mediado por estes anticorpos, pode potencialmente contribuir para o aparecimento de arritmias ventriculares por mecanismo de reentrada. Este fenômeno pode ser explicado pela contribuição importante desta corrente durante a fase 3 do potencial de ação cardíaco. A estimulação de receptores adrenérgicos β1 pelos anticorpos anti-β1 aumenta a fosforilação das proteínas que constituem o canal, gerando, consequentemente, um aumento da corrente IK, que vai acelerar o processo de repolarização do potencial de ação ventricular encurtando a duração do mesmo e tornando o miocárdio ventricular mais propício para eventos de reentrada (Figura 24.2).

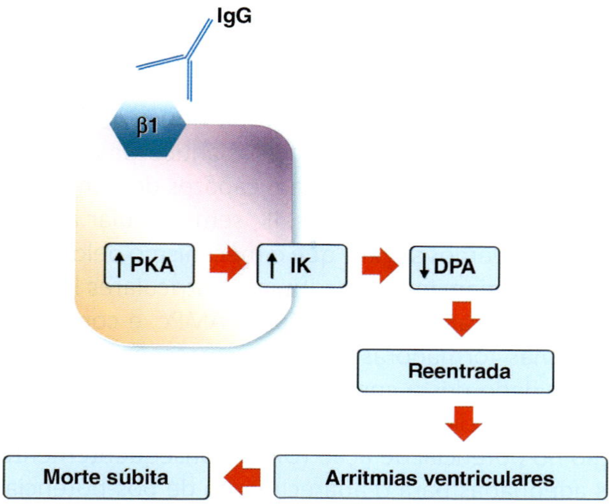

Figura 24.2. Mecanismo proposto para indução de morte súbita associada a fenômeno de reentrada via ativação de receptores β1-adrenérgicos no coração. A ativação do receptor β1-adrenérgico pelos anticorpos dos pacientes chagásicos (IgG) desencadeia a fosforilação do canal iônico de potássio IK, via proteína quinase A (PKA), gerando um aumento da corrente de saída de potássio da célula. Isto leva à diminuição na duração do potencial de ação (DPA), o que pode predispor a um mecanismo de reentrada. A reentrada afeta distintamente os cardiomiócitos no endocárdio e epicárdio, levando a uma maior desorganização da propagação dos potenciais elétricos, e pode acabar por deflagrar arritmias ventriculares, como a fibrilação ventricular que ocasiona a morte súbita.

Fonte: Acervo da autoria.

Os anticorpos com atividade muscarínica

Diferentes pesquisadores têm estudado a contribuição dos anticorpos com atividade muscarínica na fisiopatologia da morte súbita de pacientes chagásicos crônicos. Entre eles, Goin *et al.* (Goin *et al.*, 1994) compararam o efeito do soro de pacientes chagásicos assintomáticos, com eletrocardiograma normal e sem aumento de área cardíaca detectada em raios X, com e sem disfunção do sistema nervoso autônomo, e observaram que o efeito depressor está presente, principalmente, no grupo com disfunção autonômica (Goin *et al.*, 1994). Já Oliveira *et al.*, em 1997, em estudo realizado com o soro de dez pacientes chagásicos, demonstraram que o efeito depressor (diminuição da condução do estímulo elétrico no coração) do soro, em corações isolados de coelhos, estava associado à presença de arritmias complexas no eletrocardiograma dos pacientes (Oliveira *et al.*, 1997). Este grupo de pesquisadores, posteriormente, testou soros de 58 pacientes no mesmo modelo experimental, mostrando um efeito muscarínico em grande parte dos soros testados com a utilização do antagonista muscarínico, atropina, para inibir o efeito dos soros. De modo interessante, entre os 26 soros depressores da condução cardíaca foi identificada uma minoria de soros não inibidos pela atropina. Esses dados sugerem que anticorpos presentes no soro dos pacientes ativar outro(s) tipo(s) de receptor(es) para induzir esse efeito depressor (Costa *et al.*, 2000.)

Medei *et al.* (2007) observaram que a presença desses anticorpos com atividade muscarínica está associada a aumento na dispersão do intervalo QT (que representa a repolarização ventricular no músculo ventricular). Já Salles *et al.* (2003) demonstraram que um aumento nos valores deste parâmetro é marcador independente de morte súbita em pacientes chagásicos crônicos. A dispersão do intervalo QT nos pacientes chagásicos está relacionada com um aumento na duração do intervalo QT corrigido (QTc) induzido no coração isolado de coelho pelos anticorpos presentes nos soros desses pacientes. Esses mesmos anticorpos foram capazes de diminuir uma das correntes repolarizantes de potássio mais importantes, IK, sem modular a corrente Ito (Medei *et al.*, 2008). Desse modo, podemos sugerir que o mecanismo pelo qual os anticorpos com atividade muscarínica poderiam induzir arritmias ventriculares letais seria a ativação do receptor M2 muscarínico gerando diminuição do AMPc, e consequentemente, menor fosforilação das proteínas formadoras do canal correspondente à corrente IK, resultando em menor densidade desta corrente. Esta é uma das principais correntes que determina a fase 3 do potencial de ação ventricular, assim, sua diminuição pode gerar aumento da duração no potencial de ação (DPA). Consequentemente, essa modulação propicia condições adequadas para o aparecimento de pós-potenciais precoces (PP) e aumento na dispersão transmural da repolarização (DTR), ou seja, distúrbios elétricos que potencialmente podem evoluir para arritmias como taquicardia ventricular ou fibrilação ventricular e morte súbita, como mostrado na Figura 24.3.

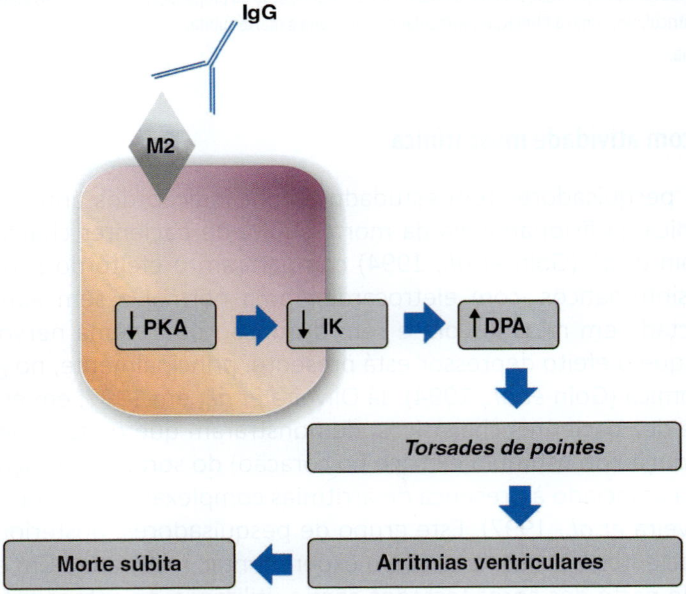

Figura 24.3. Mecanismo proposto para indução de arritmias ventriculares e morte súbita via ativação de receptores muscarínicos no coração. Os autoanticorpos (IgG) com atividade muscarínica podem desencadear a diminuição da fosforilação do canal iônico que compõe a corrente de potássio IK pela inibição da proteína quinase A (PKA). Isto pode gerar um aumento da duração do potencial de ação (DPA), o que se reflete por um aumento tanto na dispersão transmural da repolarização (DTR) como em maior intervalo QT corrigido pela frequência cardíaca (QTc) no eletrocardiograma. Ainda, a diminuição da corrente IK pode acarretar pós-potenciais precoces (PP) nas células cardíacas. Todos os eventos aqui descritos podem gerar Torsade de Pointes (tipo específico de arritmia ventricular) e morte súbita.

Fonte: Acervo da autoria.

Também foi demonstrada, em pacientes com disfunção do nódulo sinusal (chagásico e de outras etiologias), maior prevalência de pacientes (> 70%) cujos soros apresentavam efeito funcional muscarínico, que foi detectado por meio de defeito cronotrópico em culturas de cardiomiócitos neonatais (Chiale *et al.*, 2001).

Estes trabalhos sugerem uma associação desse tipo de autoanticorpo com a presença de arritmias cardíacas e não com disfunção ventricular contrátil. De fato, quando se comparam pacientes com cardiopatia dilatada de origem chagásica e não chagásica, porém com disfunção ventricular similar, observa-se que a mortalidade na doença de Chagas é mais acentuada. Isto se deve à existência das arritmias típicas da patologia chagásica que estão associadas ao pior prognóstico. Este valor prognóstico negativo da doença de Chagas pode estar justamente relacionado com a severidade das arritmias ventriculares, a disautonomia e a ativação neuro-humoral (Pereira Nunes *et al.*, 2010), e todos podem estar associados à presença dos anticorpos anti-M2.

Referências bibliográficas

Brisinda D, Sorbo AR, Venuti A, Ruggieri MP, Manna R, Fenici P G et al. Anti-B-adrenoceptors autoimmunity causing `idiopathic' arrhythmias and cardiomyopathy. Circulation Journal. 2012; 76(6):1345-1353.

Chiale PA, Ferrari I, Mahler E, Vallazza MA, Elizari MV, Rosenbaum MB et al. Differential profile and biochemical effects of antiautonomic membrane receptor antibodies in ventricular arrhythmias and sinus node dysfunction. Circulation. 2001; 103(13):1765-71.

Chiale PA, Rosenbaum MB, Elizari MV, Hjalmarson A, Magnusson Y, Wallukat G et al. High prevalence of antibodies against beta 1- and beta 2-adrenoceptors in patients with primary electrical cardiac abnormalities. Journal of American College of Cardiology. 1995; 26(4):864-9.

Costa PC, Fortes FS, Machado AB, Almeida NA, Olivares EL, Cabral PR et al. Sera from chronic chagasic patients depress cardiac electrogenesis and conduction. Brazilian Journal of Medical and Biological Research 2000; 33(4):439-46.

de Carvalho AC, Masuda MO, Tanowitz HB, Wittner M, Goldenberg RCS, Spray DC. Conduction defects and arrythmias in Chagas' disease: possible role of gap junctions and humoral mechanisms. Journal of Cardiovascular Electrophysiology. 1994; 5:686-69.

Elies R, Ferrari I, Wallukat G, Lebesgue D, Chiale P, Elizari M, Rosenbaum M et al. Structural and functional analysis of the b cell epitopes recognized by anti-receptor autoantibodies in patients with Chagas' disease. Journal of Immunology. 1996; 157(9):4203-11.

Fukuda Y, Miyoshi S, Tanimoto K, Oota K, Fujikura K, Iwata M et al. Autoimmunity against the second extracellular loop of b1-adrenergic receptors induces early after depolarization and decreases in k-channel density in rabbits. Journal of American College of Cardiology. 2004; 43 (6):1090-100.

Gimenez LE, Hernandez CC, Mattos EC, Brandao IT, Olivieri B, Campelo RP et al. DNA immunizations with M2 muscarinic and beta1 adrenergic receptor coding plasmids impair cardiac function in mice. Journal of Molecular and Cellular Cardiology. 2005; 38(5):703-14, 2005.

Goin JC, Borda E, Leiros CP, Storino R, Sterin-Borda L. Identification of antibodies with muscarinic cholinergic activity in human Chagas' disease: pathological implications. Journal of Autonomic Nervous System. 1994; 47(1-2):45-52.

Hernández CC, Barcellos LC, Giménez LE, Cabarcas RA, Garcia S et al. Human chagasic igGs bind to cardiac muscarinic receptors and impair L-type CA2+ currents. Cardiovascular Research. 2003; 58(1):55-65.

Hernández CC et al. Autoantibodies enhance agonist action and binding to cardiac muscarinic receptors in chronic Chagas' disease. Journal of Receptors and Signal Transduction Research. 2008; 28(4): 375-401.

Jahns R, Boivin V, Hein L et al. Direct evidence for a beta 1-adrenergic receptor-directed autoimmune attack as a cause of idiopathic dilated cardiomyopathy. Journal of Clinical Investigation.2004; 113 (10):1419-29.

Kierszenbaum, F. Views on the autoimmunity hypothesis for Chagas disease pathogenesis. FEMS Immunological and Medical Microbiology. 2003; 37 (1) 1:11.

Levin MJ, Mesri E et al. Identification of major *trypanosoma cruzi* antigenic determinants in chronic Chagas' heart disease. American Journal of Tropical Medicine and Hygiene. 1989; 41(5):530-8.

Maciel, L, Pedrosa, RC, et al. Ventricular arrhythmias are related to the presence of autoantibodies with adrenergic activity in chronic chagasic patients with preserved left ventricular function. Journal of Cardiac Failure, 18(5):423-31, 2012.

Magnusson Y, Marullo S, Hoyer S, Waagstein F. Mapping of a functional autoimune epitope on the b1 adrenergic receptor in patients with idiopathic dilated cardiomyopathy. Journal of Clinical Investigation. 1990; 86: 1658-63.

Mahler E, Hoebeke J, Levin Mj. Structural and functional complexity of the humoral response against the *trypanosoma cruzi* ribossomal p2 beta protein in patients with chronic Chagas' heart disease. Clinical and Experimental Immunology. 2004;36(3):527-34.

Masuda MO, Levin M, de Oliveira SF, dos Santos Costa PC et al. Functionally active cardiac antibodies in chronic Chagas' disease are specifically blocked by *trypanosoma cruzi* antigens. FASEB Journal. 1998; 12(14):1551-8.

Medei E, Nascimento JH, Pedrosa RC, Campos de Carvalho AC. G-Type immunoglobulins with muscarinic-like activity from chronic chagasic patients modulate iks current but not ito current. Potassium current modulation by antibodies. Revista Electrofisiologia y Arritmias. 2008;1(1):22-26.

Medei E, Pedrosa Rc et al. Human antibodies with muscarinic activity modulate ventricular repolarization: basis for electrical disturbance. International Journal Of Cardiology. 2007; 115(3):373-80.

Oliveira SF, Pedrosa RC et al. Sera from chronic chagasic patients with complex cardiac arrhythmias depress electrogenesis and conduction in isolated rabbit hearts. Circulation. 1997; 96(6):2031-7.

OMS. Chagas disease in latin america: an epidemiological update based on 2010 estimates. Weekly Epidemiolological Record. 2015; 90(6):33-44.

Pereira Nunes M do C, Barbosa MM et al. Predictors of mortality in patients with dilated cardiomyopathy: relevance of Chagas disease as an etiological factor. Revista Española de Cardiologia. 2010; 63(7): 788-97.

Rassi A Jr., Rassi A, Marin-Neto JA. Chagas' Disease. Lancet. 2010; 375(9723):1388-402.

Salles G, Xavier S, Sousa A et al. Prognostic value of qt interval parameters for mortality risk stratification in Chagas' disease: results of a long-term follow-up study. Circulation. 2003; 108:305-12.

Savio-Galimberti E, dos Santos Costa P, de Carvalho AC, Ponce-Hornos JE. Mechanical and energetic effects of chronic chagasic patients' antibodies on rat myocardium. American Journal of Physiology: Heart Circulatory Physiology. 2004; 287 (3):H1239-45.

Sterin-Borda L, Gorelik G, Borda ES. Chagasic igg binding with cardiac muscarinic cholinergic receptors modifies cholinergic-mediated cellular transmembrane signals. Clinical Immunology and Immunopathology. 1991; 61(3):387-97.

Sterin-Borda L, Gorelik G, Genaro A et al. Human chagasicigg interacting with lymphocyte neurotransmitter receptors triggers intracellular signal transduction. FASEB Journal. 1990;4(6):1661-7.

Sterin-Borda L, Perez Leiros C, Wald M, Cremaschi G, Borda E. Antibodies to beta 1 and beta 2 adrenoreceptors in Chagas' disease. Clinical Experimental Immunology. 1988; 74(3):349-54.

Tanowitz HB, Machado FS, Jelicks LA, Shirani J et al. Perspectives on *trypanosoma cruzi*-induced heart disease (Chagas disease). Progress Cardiovascular Diseases. 2009; 51(6):524-39.

Wallukat G, Wollenberger A. Effects of the serum gamma globulin fraction of patients with allergic asthma and dilated cardiomyopathy on chronotropic β-adrenoceptor function in cultured neonatal rat heart myocytes. Biomedica Biochimica Acta. 1987; 46(8-9): S634-9.

25

Interação entre os Sistemas Cognitivos Imune e Nervoso na Homeostase e na Infecção Plasmodial

Luciana Pereira de Sousa • Flávia Lima Ribeiro-Gomes • Cláudio Tadeu Daniel-Ribeiro

Resumo

Os sistemas imune e nervoso desempenham tarefas de cognição ("conhecer e reconhecer") e mobilizam processos com especificidade e memória e podem, desta forma, ser considerados sistemas cognitivos (Jerne *et al.*, 1984; Cohen 2000; Daniel-Ribeiro & Martins, 2017). Tais sistemas possuem a habilidade de se organizar funcional e estruturalmente, por meio do estabelecimento de novas sinapses e conexões celulares, à medida que vivenciam experiências (Cohen, 2000; Daniel-Ribeiro & Martins, 2017). Desse modo, após uma experiência antigênica ou sensorial, os organismos passam a diferir não só em suas vivências e habilidades, mas também em suas estruturas com relação à sua formatação anterior. Esses atributos permitem que os sistemas cognitivos igualmente sejam definidos como plásticos (Daniel-Ribeiro & Martins, 2017) e validam os animais, dotados de estruturas nervosas e imunes, como organismos, mas não seres, clonáveis (Barcinski, 2017; Daniel-Ribeiro & Martins, 2017).

Além dessas propriedades comuns, os sistemas imune e nervoso estão estreitamente interligados. A influência de estímulos no sistema nervoso sobre a resposta imune, tanto quanto a contribuição de componentes imunes para a homeostasia da função cognitiva, estão bem documentadas e ilustram a forte interação entre os dois sistemas (Ziv *et al.*, 2006; Kivisakk *et al.*, 2009; Kipnis *et al.*, 2012; Nataf, 2018).

No sistema imune, a aquisição de aprendizados (experiências) novos pode se dar por contato natural com agentes estranhos e seus antígenos ou pela imunização induzida. Diferentes estímulos e respostas imunes podem afetar de diversas maneiras a função do sistema nervoso central (SNC) (Nataf, 2018).

Células T e proteínas produzidas por elas (interleucinas) contam com propriedades ativadoras ou supressoras da resposta imune e podem impactar a função cerebral.

As citocinas podem, tanto quanto os neurotransmissores, modular a atividade sináptica e, consequentemente, a habilidade cognitiva, no modelo de sinapse quad-partite (envolvendo neurônios pré-sinápticos e pós-sinápticos, astrócitos e micróglia). A natureza e/ou o contexto dos estímulos imunes pode(m) fazer com que o sistema nervoso seja afetado positiva ou negativamente (Kipnis *et al.*, 2012). De modo geral, uma resposta imune pró-inflamatória é referenciada como lesiva, enquanto uma anti-inflamatória como promotora da cognição (Derecki *et al.*, 2010; Gandini *et al.*, 2012; Kipnis *et al.*, 2012; Brombacher *et al.*, 2018).

Doenças infecciosas, embora promovam aprendizado imune, podem exercer sinais percebidos como desorganizadores da resposta imune e estar associadas a déficits cognitivos (Ruggieri *et al.*, 2018; Martin *et al.* 2018). Podemos citar doenças parasitárias, como a malária e a toxoplasmose, relatadas como promotoras de comprometimento neurocognitivo em humanos e em modelos experimentais murinos (Kannan *et al.*, 2012; Thuilliez *et al.*, 2010; Reverchon *et al.*, 2017; Reis *et al.*, 2010), e a *Leishmania amazonensis* como indutora de ansiede em modelo experimental murino (Portes *et al.*, 2016).

A malária, doença causada por protozoários do gênero *Plasmodium* e um dos principais problemas de saúde pública do mundo, pode causar comprometimento cognitivo-comportamental sobretudo quando associada à sua forma injuriadora da função cerebral, a malária cerebral (MC), em humanos e modelos experimentais murinos (John *et al.*, 2008; Thuilliez *et al.*, 2010; Dai *et al.*, 2010; Reis *et al.*, 2010; Reverchon *et al.*, 2017).

Não será priorizada aqui a análise das incontáveis evidências da mediação exercida pelo sistema nervoso no determinismo e qualidade das respostas imunes. Entretanto, abordaremos neste capítulo o efeito do sistema imune sobre o sistema nervoso e a influência da infecção plasmodial na *performance* neurocognitiva no que concerne tanto à forma comprometedora da função cerebral quanto à condição não complicada da doença em humanos e modelos experimentais murinos dessas respectivas circunstâncias.

Interação entre os sistemas cognitivos imune e nervoso

As respostas imunes inata e adaptativa do sistema imune comportam-se de modo diferente, sob o ponto de vista do reconhecimento de antígenos estranhos (não próprios) ao organismo, embora compartilhem uma prerrogativa básica (não finalística, mas consequente à sua organização e funcionamento): combater os agentes patogênicos, com os quais um organismo saudável se depara diariamente. A resposta imune inata exerce a sua atribuição com um número limitado de receptores que reconhecem padrões moleculares comuns a muitos patógenos, enquanto a imunidade adaptativa dispõe de um processo de rearranjo gênico, produzindo um enorme repertório de receptores de antígenos, capaz de distinguir especificamente moléculas variadas e muito distintas. No entanto, ambas as respostas estão conectadas e operam tanto fornecendo a primeira linha de defesa dos organismos quanto amplificando a capacidade de eliminação de agentes patogênicos quando necessário (Murphy, 2014).

Tal qual no sistema imune, a natureza do sistema nervoso dispõe de características inatas e adaptativas (aprendidas), sendo as inatas compiladas geneticamente e vinculadas ao cérebro e estruturas nervosas; e as adaptativas, definidas como produto da interação entre a experiência e a plasticidade neuronal. O comportamento inato se referiria à condição (estrutura, vocação e instinto) e o adaptativo à aprendizagem (experiência e vivência). Ambas as particularidades são dependentes de circuitos neurais (sobrepostos, compartilhados e evolutivamente comuns) excitados por estímulos intrínsecos e extrínsecos (Kadon *et al.*, 2018). Portanto, podemos considerar que predicados tradicionalmente atribuídos ao sistema imune como característicos deste são igualmente referenciados ao sistema nervoso.

Além de semelhantes sob o ponto de vista estratégico e operacional, os sistemas imune e nervoso são considerados estreitamente interligados estrutural e funcionalmente, compartilhando mecanismos moleculares e ligantes e receptores celulares. Como a interface entre os dois sistemas é robusta, é intuitivo que a atividade em um deles influencie o desempenho do outro (Reardon *et al.* 2018).

Demonstrações primordiais pavimentaram as bases anatômicas e funcionais da "neuroimunologia clássica", como a evidenciação da existência de receptores de neuropeptídeos em linfócitos e de citocinas em neurônios, micróglias e astrócitos (Pert *et al.*, 1985). Recentemente, aprendemos que, além de linfócitos T, células imunes, como linfócitos B, macrófagos e células dendríticas expressam receptores específicos de neurotransmissores que afetam a função dessas células ao recepcionar informações do sistema nervoso (Reardon *et al.*, 2018).

Não surpreende, portanto, que eventos imunes estejam envolvidos na função cerebral e homeostasia neurocognitiva. Os linfócitos T CD4 e micróglias são classicamente descritos como importantes células para a manutenção da neurogênese no hipocampo e associados à capacidade de aprendizado e memória espacial na idade adulta (Ziv *et al.*, 2006).

A teoria dos "superautoantígenos cerebrais" postula a autoimunidade como um processo fisiológico naturalmente envolvido na função cerebral e, portanto, agente impulsionador da evolução cognitiva, protagonizada por células T pró-cognitivas reativas para autoantígenos do SNC (Nataf, 2018). Neurônios expressando antígenos imunogênicos específicos estimulariam um repertório de células T autoimunes promotoras da cognição. Com isso, a geração e a diversidade de células T autoimunes cerebrais teriam impulsionado uma pressão seletiva sobre os genes neurais que compilam os superautoantígenos cerebrais. Tal pressão recíproca estimula a neurocognição – formada por um conjunto composto de neurônios, sinapses e células não neuronais (como as células da glia) – orquestrando a competência cognitiva e favorecendo a ambos os sistemas no sentido da coevolução.

Como referenciado, as células T têm propriedades imprescindíveis à aptidão cognitiva. A reversão de déficits cognitivos em camundongo adulto desprovido de linfócitos, por transferência adotiva de células T, e em camundongos neonatos reconstituídos com células linfoides, mostra a importância da imunidade adaptativa na maturidade do cérebro e na habilidade cognitiva (Brynskikh *et al.*, 2008; Clark *et al.*, 2018). Da mesma forma, a depleção aguda e periférica de células T, induzida pela administração de FTY720 [composto que causa a internalização do receptor 1 da esfingosina 1-fosfato nos timócitos e linfócitos, sequestrando-os nos linfonodos (Brinkmann *et al.*, 2002; Yang *et al.*, 2003)], resulta no comprometimento do aprendizado e da memória em camundongos (Derecki *et al.*, 2010). Além disso, foi relatado que camundongos submetidos ao ambiente enriquecido apresentam aumento de células T CD8 e neurogênese hipocampal, sugerindo que essa subpopulação linfocitária também pode estar associada à plasticidade neuronal e melhoria comportamental (Zarif *et al.*, 2018).

A princípio, quando as células T foram sugeridas como propulsoras da acuidade cognitiva, indagou-se a respeito dos mecanismos envolvidos no alcance dessas células imunes ao compartimento cerebral (Kipnis *et al.*, 2004). É possível que as células T, de fato, penetrem no parênquima do SNC, porém raramente e por períodos muito curtos (Kipnis *et al.*, 2004). Elas podem exercer efeito no SNC por intermédio de citocinas liberadas na circulação sanguínea, conseguindo penetrar a barreira hematoencefálica por difusão de volume ou pelos sistemas de transporte (Dantzer *et al.* 2008). Também, foram consideradas as "estruturas meníngeas" que correspondem às leptomeninges, o plexo coroide e os espaços perivasculares, que são banhadas pelo líquido cefalorraquidiano (LCR) (Kipnis *et al.*, 2004). Além dessas, outras três vias foram propostas para a entrada de informações imunes no cérebro: os órgãos circunventriculares (CVO; do inglês, *circumventrivular organs*), o sistema sensorial vago e o sistema sensorial da coluna vertebral (Dantzer *et al.*, 2008).

Estima-se que o líquido cefalorraquidiano humano contenha até 5×10^5 células T, sendo a maioria de memória ($CD45RO^+$) (Kivisakk *et al.*, 2006; Derecki *et al.*, 2010), que têm a capacidade de retornar aos linfonodos, como sugerido pela expressão do receptor de quimiocina CCL7 (CCR7) e L-selectina (CD62L) (Kivisakk *et al.*, 2003 e 2004). Essas células são separadas do parênquima cerebral pela pia-máter e, de forma extraordinária, parecem influenciar e ser influenciadas por eventos sucedidos no cérebro (Kipnis *et al.*, 2012) (Figura 25.1).

Além das células T, outros componentes imunes, como linfócitos B, granulócitos, macrófagos, mastócitos e células dendríticas estão presentes nas "estruturas meníngeas" do cérebro banhadas pelo LCR (Derecki *et al.*, 2010; Kivisakk *et al.*, 2009). Logo, a supressão ou privação de células T poderia promover um fenótipo pró-inflamatório nas células mieloides, com altos níveis de citocinas IL-1β, IL-12 e TNF-α na circulação periférica e no espaço intracerebroventricular, evento descrito como desencadeador de comprometimento da função cerebral e, consequentemente, da habilidade cognitiva (Dantzer *et al.*, 2008). Já a presença de células T produtoras de citocinas anti-inflamatórias favorece o aprendizado (Figura 25.2). A citocina anti-inflamatória IL-4 tem sido associada à habilidade cognitiva por induzir a expressão do fator neurotrófico derivado do cérebro (BDNF; do inglês, *brain-derived neurotrophic factor*) maduro por astrócito (Derecki *et al.*, 2010). Dessa forma, a IL-4 mantém o fenótipo M2 das células mieloides meníngeas e regula positivamente a expressão de BDNF pelas células neurogliais.

As conexões moleculares e celulares entre os sistemas imune e nervoso podem constituir via de mão dupla e promover homeostasia e benefício imune ou neurocognitivo, além de excitar suscetibilidade peculiar a copatologias e patologias neuroimunes. A resposta imune pode atuar como um dos possíveis gatilhos desencadeadores dessas morbidades (Nataf, 2018).

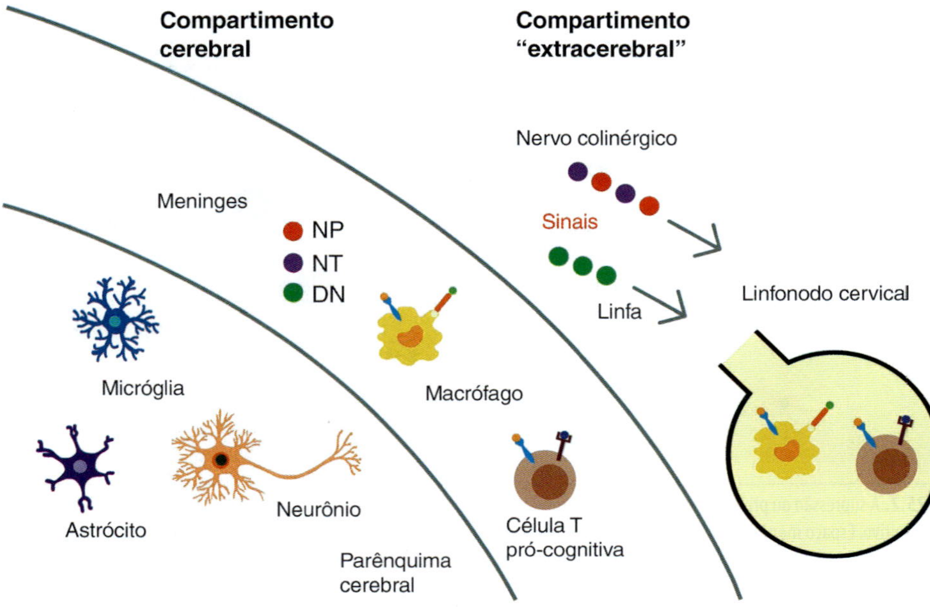

Figura 25.1. As células T podem influenciar ou ser influenciadas por eventos sucedidos no cérebro. O "modelo de perigo" (Matzinger, 1994) postula que o dano tecidual mediado pelo trauma ou pelo patógeno resulta na liberação de sinais inatos que deflagram uma forte resposta imunológica. Com base nesse modelo, Kipnis *et al.* (2012) sugeriram que o estresse associado ao aprendizado e/ou à atividade cerebral liberaria mediadores que direcionam a resposta imune. Assim, existiria um conjunto derivado de pistas moleculares análogo ao conjunto de padrões moleculares associados a danos (DAMP). Esses sinais incluiriam padrões moleculares liberados por neurônios e/ou células gliais, restos de mielina, neurotransmissores e neuropeptídeos derivados de neurônios canônicos. Uma vez liberadas do cérebro para o líquido cefalorraquidiano (LCR) ou para o sangue, essas moléculas de sinalização serviriam como um gatilho para as células mieloides meníngeas, linfócitos e células dendríticas cumprirem "a função pró-cognitiva". Desse modo, após desempenharem tarefas cognitivas ou serem submetidas a condições estressoras, células do sistema nervoso produzem ligantes moleculares [mielina, detritos neurais (DN), neurotransmissores (NT) e neuropeptídeos (NP)] sinalizadores para células meníngeas e linfonodos. NT e NP interagem com as células do sistema imune mediante seus receptores de membrana específicos. A mielina e os DN ativam as células mieloides meníngeas utilizando receptores de reconhecimento de padrões (RRP), além de serem processados por células apresentadoras de antígenos (nas meninges ou nos linfonodos), promovendo a ativação de células T específicas. Modificada de Kipnis *et al.* (2012).

Eventos característicos de processo inflamatório, como a indução de citocinas e ativação de células imunes, assim como disfunções do sistema imune, podem conferir riscos ao desenvolvimento de doenças neurodegenerativas, a exemplo da esclerose múltipla e da doença de Parkinson (de Virgilio *et al.*, 2016; Nataf, 2018; Cai *et al.*, 2018). Relatos nos últimos anos demonstram que transtornos depressivos podem, na ausência de comorbidades somáticas, estar associados ao aumento da concentração central e periférica de citocinas pró-inflamatórias como o TNF-α e as interleucinas IL-1β e IL-6, apoiando a "teoria da depressão induzida por citocinas", de Maes (1999). Esses mediadores inflamatórios impactam o funcionamento cognitivo de indivíduos causando déficit de aprendizado e memória, comprometimento da habilidade visual e espacial, fluência verbal e executiva, déficit de atenção, além de inibição de reação, planejamento e resolução de problemas, vistos mesmo em casos brandos de depressão (Galecki *et al.*, 2015).

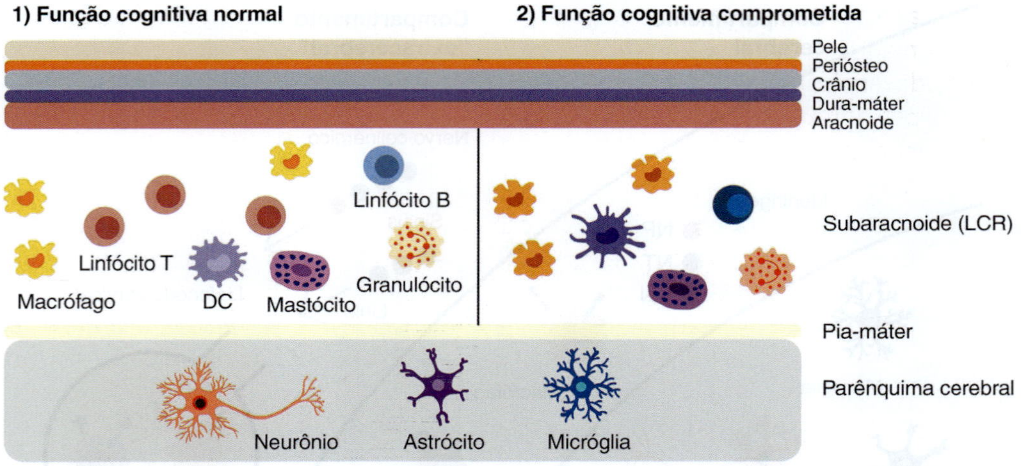

Figura 25.2. A supressão ou privação de células T pode promover um fenótipo pró-inflamatório nas células mieloides e induzir comprometimento cognitivo. Espaço meníngeo com habilidade cognitiva (**1**) e função cognitiva comprometida (**2**). (**1**) Células imunes, como linfócitos B e T, células dendríticas (DC), macrófagos, mastócitos e granulócitos se encontram no espaço subaracnoideo, que é banhado pelo líquido cefalorraquidiano. A presença de células T meníngeas mantém a função cognitiva normal. (**2**) Ausência de células T (p. ex., em camundongos SCID, destituídos de linfócitos) propicia um fenótipo pró-inflamatório das células mieloides meníngeas por causa da ausência de citocinas anti-inflamatórias, prejudicando a habilidade cognitiva. Modificada de Kipnis *et al.* (2012).

Além disso, relatou-se que a estimulação da resposta imune via sistema Geneswitch (ativação de gene envolvido na expressão de peptídeos antimicrobianos por meio do uso do esteroide RU486) que regula positivamente a expressão da proteína de reconhecimento de peptidoglicano LCa (PGRP-LCa, um receptor transmembranar) e simula o processo de reconhecimento de padrão molecular associado ao patógeno (PAMP; do inglês, *pathogen associated molecular pattern*) diminui a qualidade do sono e reduz a habilidade memorial em *Drosophila melanogaster* (Mallon *et al*., 2014) e em abelha (Alghamdi *et al*., 2008). A injeção de IFN-α humano recombinante em ratos Wistar induz o aumento de marcadores circulantes e centrais da inflamação (como IL-6, IL-1β e corticosterona) associados à diminuição do BDNF e da proliferação neuronal no hipocampo, assim como depressão e déficit de memória (Callaghan *et al*., 2017). Também foi mostrado aumento de monócitos na circulação periférica e de macrófagos no cérebro associados a comportamento ansioso em modelo experimental murino de indução de estresse (Wholeb *et al*., 2014).

Alguns aspectos da imunopatologia da malária cerebral em humanos e murinos

Doenças infecciosas, que se destacam na história por impactarem a saúde do *Homo sapiens* desde que este passou a se organizar em sociedade, também são associadas a sequelas neurocognitivas. Kipnis *et al.* (2012) consideram que os agentes infecciosos exercem sinais percebidos como não próprios, diferentemente de uma resposta não autoassociada à infecção (caracterizada como "benigna").

Uma alteração da comunicação neuroimune fisiológica, como decorrência de processos "desorganizadores" da resposta imune desencadeados por doenças infecciosas, como o impaludismo, resultando em alterações cognitivas, corresponde a uma possibilidade e a uma expectativa legítimas. De fato, há uma relação entre episódios de malária e mau desempenho em eventos cognitivos associados à memória e ao aprendizado (Fernando *et al.*, 2003; Vitor-Silva *et al.*, 2003; Reverchon *et al.*, 2017; Tapajós *et al.*, 2019).

A malária, doença transmitida por protozoários do gênero *Plasmodium* transmitidos pela fêmea dos mosquitos *Anopheles*, pode ser causada ao homem por oito espécies de plasmódio: *P. malariae*, *P. vivax*, *P. falciparum*, *P. ovale curtisi* e *P. ovale wallikeri* (Sutherland *et al.*, 2010*)* *P. knowlesi* e, conforme demonstrado mais recentemente, *P. cynomolgi* e *P. simium*, esses três últimos correspondendo a parasitas simianos responsáveis por infecções zoonóticas (Singh *et al.*, 2004; Ta *et al.*, 2014; Brasil *et al.*, 2017). No Brasil, a doença está concentrada na Amazônia, e o *P. vivax* é a espécie mais prevalente (MS, 2017).

O estágio eritrocítico, caracterizado por parasitismo, ruptura e destruição de eritrócitos, acompanha-se de liberação de substâncias parasitárias na circulação causando um processo toxêmico semelhante ao da sepse que explica a sintomatologia da malária. O estágio pré-eritrocítico é considerado assintomático. Os episódios maláricos podem se manifestar da forma tradicional, com sintomas clássicos como febre, sudorese, calafrios e cefaleia intensa, intercalados por períodos de 24 horas (febre terçã, nos dias um e três) ou 48 horas (febre quartã, nos dias um e quatro), ou se expressar como febre contínua associada a qualquer desses ou outros sintomas, muitas vezes confundindo o médico e dificultando o diagnóstico, sobretudo em áreas onde a doença não é endêmica (de Pina-Costa *et al.*, 2014).

A liberação das toxinas parasitárias induz a produção de mediadores imunes inflamatórios que podem resultar na doença, sem complicações clínicas, ou gerar fenômenos imunopatológicos associados ao desenvolvimento de formas complicadas ou graves da doença, como a síndrome nefrótica da malária por impaludismo, *P. malariae*, a esplenomegalia, o edema agudo de pulmão, a insuficiência renal, a anemia grave e a MC, associados, principalmente, às infecções pelo *P. falciparum* (Ghazanfari *et al.*, 2018).

Cerca de 92% dos casos de malária no mundo ocorrem pelo *P. falciparum* e, desses, 1% a 2% evoluem para a MC, que representa, aproximadamente, 80% dos óbitos decorrentes da malária no mundo (OMS, 2017). No homem, os principais eventos celulares da MC são o sequestro de hemácias, em grande parte parasitadas, plaquetas e leucócitos nos vasos sanguíneos cerebrais, desencadeando a obstrução da microvasculatura, inflamação e hemorragia petequial no cérebro e cerebelo (Ghazanfari *et al.*, 2018). O início da MC pode ser gradual ou súbito e o quadro pode evoluir de simples cefaleia ao coma profundo em poucas horas em crianças e adultos não imunes. O paciente adulto com MC pode apresentar sintomatologia semelhante à meningite, encefalite, delírio agudo, insolação, intoxicação ou epilepsia (Martins *et al.*, 2009).

No modelo experimental murino clássico de MC (MCE), representado pela infecção de camundongos C57BL/6 por *P. berghei* ANKA, a evolução e o estabelecimento de MC ocorrem entre o quinto e o sexto dia de infecção (Potter *et al.*, 2010) e o principal evento celular é o acúmulo de leucócitos na microvasculatura cerebral, representado por células T e macrófagos (Carvalho *et al.*, 2015; Ghazanfari *et al.*, 2018), embora hemácias parasitadas também sejam observadas no microambiente cerebral (Khandare *et al.*, 2017). De forma semelhante à doença humana, também ocorrem hemorragia e inflamação, com consequente quebra da barreira hematoencefálica (Figura 25.3), causando dano cerebral em regiões importantes para o desempenho cognitivo, como o fórnice, o córtex e o hipocampo (Martins *et al.*, 2013).

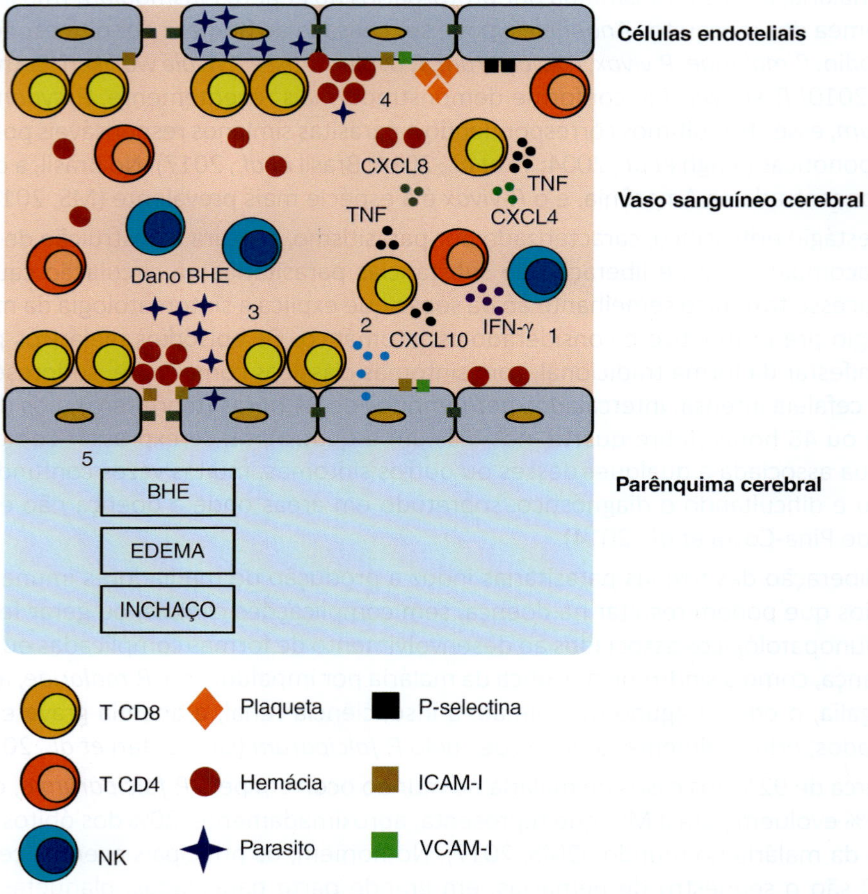

Figura 25.3. Imunopatologia da malária cerebral experimental (MCE). (**1**) Citocinas pró-inflamatórias, como o IFN-γ e o TNF-α, são produzidas por células do sistema imune, promovendo o aumento da expressão de moléculas de adesão em células endoteliais cerebrais. Em seguida, os eritrócitos parasitados são sequestrados na microvasculatura cerebral, ligando-se a receptores nas células endoteliais, como o ICAM-1, por meio de ligantes presentes na membrana dos esquizontes sanguíneos; (**2**) IFN-γ induz a expressão de CXCL10 por células endoteliais cerebrais e aumenta a adesão de células T ao endotélio cerebrovascular, impedindo o seu descolamento na microvasculatura cerebral; (**3**) antígenos de parasitos podem ser transferidos dos eritrócitos para as células endoteliais cerebrais, promovendo a abertura das junções estreitas intercelulares ou a fagocitose e apresentação de forma cruzada aos linfócitos T CD8; (**4**) os eritrócitos parasitados podem ativar diretamente as plaquetas e estimular a liberação de CXCL4 no início da MCE, induzindo a produção de TNF-α pelas células T e macrófagos, causando aderência de plaquetas no endotélio. Eles também podem aumentar a expressão de quimiocinas, como CXCL9, CXCL10 e CXCL4 induzindo a migração de células T para o cérebro no estágio tardio da MCE; (**5**) a obstrução vascular cerebral ocorre por causa do acúmulo de eritrócitos e células imunes, que aumenta a pressão nos vasos sanguíneos e a permeabilidade da BHE, acarretando edema e inchaço cerebral. BHE: barreira hematoencefálica; dano BHE: dano da barreira hematoencefálica. Adaptada de Ghazanfari *et al.* (2018).

Potter *et al.* (2010) designaram a cinética dos eventos histopatológicos da MCE em camundongo C57BL/6. A partir do quarto dia de infecção são observados aumento da parasitemia, hemorragia e edema mínimos restritos a uma área focal do cérebro com a presença ocasional de leucócitos aderidos. No quinto dia de infecção, além do dobro de parasitemia, os eventos apresentam-se em todo o cérebro. A presença de hemorragia generalizada e grave, edema e leucócitos aderidos em todo o cérebro ocorrem no sexto dia de infecção, caracterizando a MCE.

Os processos fisiopatogênicos da MC estão associados à resposta imune do hospedeiro. Howland *et al.* (2015) consideraram as células T CD8 as principais mediadoras do óbito de camundongos na MCE. Aproximadamente 90% dos linfócitos sequestrados no cérebro expressam o CXCR3, e camundongos deficientes desse receptor de quimiocinas apresentam 70%-90% de proteção contra o desenvolvimento de MC e redução do tráfego de células T CD8 para o cérebro. Há forte associação entre a expressão desse receptor com a migração de células T para o órgão e desenvolvimento de MC (Hansen *et al.*, 2007).

Em síntese, altos níveis de recrutamento de células T CD8 incorrem no aumento da expressão de citocinas pró-inflamatórias como IFN-γ, TNF-α e linfotoxina (LT) que promovem a ativação das células endoteliais dos vasos sanguíneos cerebrais com expressão de receptores e ligantes que favorecem a adesão leucocitária na microvasculatura cerebral (Villegas-Mendez *et al.*, 2017) (Figura 25.3).

Khandare *et al.* (2017) definiram a cinética da expressão de fatores imunes regulatórios e citocinas e quimiocinas pró-inflamatórias nos estágios iniciais e tardios que culminam com o surgimento de MC experimental (MCE). As primeiras alterações imunopatológicas foram observadas no terceiro dia após a infecção, antes de qualquer manifestação clínica de MC. Os autores verificaram aumento da expressão de PD-1 no cerebelo, CTLA4 e LAG-3 e redução da expressão de CXCL4 no hipocampo. A partir do quinto dia após a infecção, foram observados aumento de TNF-α, CXCL10, MIP-1β e IL-1RA no cérebro e redução de CXCL4 no hipocampo. No sexto dia após a infecção, houve a diminuição de PD-1, CXCL4 e CTLA4 no hipocampo, aumento de PD-L1 no cerebelo e no hipocampo e aumento de receptores TNFR2, IFN-γ e linfotoxina-β no cérebro.

A malária pode causar comprometimento neurocognitivo em humanos e murinos

Cerca de 10% dos indivíduos diagnosticados com MC evoluem para o óbito e os sobreviventes podem apresentar sequelas neurocognitivas. MC é, portanto, tema fortemente mencionado e consolidado na literatura de MC humana (John *et al.*, 2008; Thuilliez *et al.*, 2010; Reverchon *et al.*, 2017).

Sequelas neurocognitivas da MC podem advir no curto ou longo prazo e incluir: ataxia, hemiparesia, monoparesia, hemiplegia, déficit motor severo, disfasia, dificuldade comportamental, dificuldade severa de aprendizado e comprometimento visual, auditivo e linguístico (Odera *et al.*, 2004). Também têm sido relatados comportamentos agressivo e depressivo e, mesmo, quadro de epilepsia (Odera *et al.*, 2004).

Diversos estudos indicam a prevalência de sequelas neurocognitivas de longo prazo, responsáveis por ineptidão infantil, sobretudo na África, onde a malária e suas complicações são mais prevalentes (John *et al.*, 2008; Thuilliez *et al.*, 2010; Vorasan *et al.*, 2015; Reverchon *et al.*, 2017), principalmente em crianças menores de cinco anos (OMS, 2017).

Níveis aumentados de TNF-α, IL-6, IL-8 e fator estimulador de colônias de granulócitos (G-CSF) mostraram-se aumentados no LCR de crianças ugandenses, em associação a comprometimento neurocognitivo persistente, após episódio de MC (John *et al.*, 2008).

Nos últimos anos, o comprometimento cognitivo, principalmente relacionado com a aprendizagem e memória, também foi observado como resultado de malária não complicada (MnC) em residentes de várias regiões endêmicas do mundo.

Crianças com mais de cinco episódios subsequentes de malária não grave apresentaram rendimento escolar inferior em escrita, linguagem e habilidade em matemática, em comparação àquelas com, no máximo, três episódios no Sri Lanka, onde as espécies mais prevalentes são *P. falciparum* e *P. vivax*. A baixa *performance* cognitiva mostrou-se diretamente proporcional ao número de infecções maláricas prévias, seguido do *status* socioeconômico e nutricional das crianças (Fernando *et al.*, 2003). Além disso, observou-se que a exposição de crianças menores de três anos de idade ao *Plasmodium* atua negativamente no desenvolvimento pré-escolar e educacional na Zâmbia (África subsaariana), indicando que a exposição ao parasito não apenas tem impacto na saúde das crianças, como também em seu desenvolvimento cognitivo (Thuilliez *et al.*, 2010). Ainda foram encontradas evidências de comprometimento neurocognitivo em indivíduos infectados por *Plasmodium* e assintomáticos para malária, relacionado com a capacidade motora e aptidão no teste TEA-Ch (do inglês, *the thest of everyday attention test for children*) na República do Iêmen e Uganda, respectivamente, onde o *Plasmodium falciparum* é a espécie de maior prevalência (Nankabirwa *et al.*, 2013). A primeira evidência de uma associação entre episódios maláricos não graves e déficit de aprendizado na América Latina foi relatada por Vitor-Silva *et al.* (2009) que observaram baixo rendimento escolar (média final em língua portuguesa e matemática) após pelo menos um episódio malárico não grave por *P. falciparum* e/ou *P. vivax*, em crianças infectadas em uma região da Amazônia brasileira. Nesse mesmo cenário, recentemente, foi relatado comprometimento cognitivo de crianças entre dois e sete anos que tiveram pelo menos um episódio malárico por *Plasmodium vivax* com relação às crianças que nunca tiveram malária, avaliado por um indicador da função intelectual (WPPSI-IV; do inglês, *Wechsler Preschool and Primary Scale of Intelligence – IV*) que mensura parâmetros, como compreensão verbal e memória de trabalho (Tapajós *et al.*, 2019).

No modelo murino, a síndrome neurológica de MC, caracterizada por paralisia, ataxia, convulsões e coma, acarreta a morte de 40% a 100% de camundongos C57BL/6 infectados por *Plasmodium berghei* ANKA (Howland *et al.*, 2015). Os animais que conseguem sobreviver apresentam sequelas neurocogntivas, como déficit motor e disfunções relacionadas com a memória, investigadas no curso ou pouco tempo após a infecção (Dai *et al.*, 2010; Reis *et al.*, 2010; Miranda *et al.*, 2015; Campos *et al.*, 2015; Reverchon *et al.*, 2017). Também foi relatado fenótipo de comportamento ansioso no quinto dia de infecção (Guha *et al.*, 2014), o que talvez não represente uma sequela comportamental propriamente dita, uma vez que os animais foram avaliados no curso da infecção.

Como visto, mesmo a doença humana não complicada, causada tanto pela infecção por *P. falciparum* – o parasito que pode matar ou causar malária grave – quanto aquela resultante da infecção pelo *P. vivax*, que, usualmente, não se acompanha de formas complicadas da doença, pode resultar em danos cognitivos de curto ou médio prazo. Apesar dessas evidências, disfunções neurocognitivas não foram registradas em modelos experimentais murinos considerados padrão para o estudo de malária não complicada (MnC), como camundongos BALB/c, C57BL/6 e Swiss infectados por *P. berghei* ANKA, *P. chabaudichabaudi* e *P. yoelii 17NL*, respectivamente (Reis *et al.*, 2010; Guha *et al.*, 2014). Esses animais foram avaliados em tarefas de comportamento como o campo aberto e o reconhecimento de objeto novo que analisam as memórias de curto e longo prazo.

No entanto, de Sousa *et al.* (2018) e Gonçalves-Rosa *et al.* (2022) relataram, recentemente, que um comprometimento cognitivo comportamental relacionado com a memória de longo prazo e fenótipo ansioso podia ser observado tardiamente após um único episódio de malária experimental não complicada, se o modelo clássico de MC (camundongos C57BL/6 infectados por *P. berghei* ANKA) fosse utilizado, tomando-se o cuidado de tratar os animais antes da aparição de qualquer sinal de comprometimento neurológico de MC. Esse mesmo grupo observou que tais déficits neurocognitivos podiam ser atenuados ou mesmo evitados após estímulos imunes impostos de acordo com o perfil (pró-inflamatório ou anti-inflamatório) da resposta imune desencadeada, usando, inclusive, vacinas para seres humanos (de Sousa & Ribeiro-Gomes *et al.*, 2021).

Esses dados indicam que o uso do modelo de infecção por *P. berghei* ANKA com tratamento da infecção antecedendo o aparecimento dos sinais clínicos de MCE ocasiona uma condição experimental que simula a situação da malária humana não complicada por *P. falciparum*, a apresentação clínica de malária mais prevalente no mundo, e mostra-se potencialmente útil para o entendimento mecanístico do comprometimento cognitivo associado à MnC relatado em humanos.

Também deduz-se, do conjunto de informações fornecidas aqui, que a observação de déficits cognitivos em modelos experimentais parece refletir a dependência da interação parasito-hospedeiro, envolvendo tanto o *background* genético do hospedeiro e das espécies e cepas parasitárias quanto a natureza e intensidade da resposta inflamatória para que complicações da malária ocorram, como sugeriu, com pertinência, Li *et al.* (2001).

Como dito no início deste capítulo, os sistemas cognitivos imune e nervoso se relacionam nos dois sentidos. Aqui, repertoriamos evidências de que o sistema imune pode proporcionar benefícios ou prejuízos na resposta-alvo do sistema nervoso, em função da composição e natureza dos estímulos imunes, contribuindo para a homeostasia, perturbação ou melhora da habilidade neurocognitiva. As duas últimas mereceram, de nossa parte, relato mais detalhado e discussão sobre os eventos.

Referências bibliográficas

Alghamdi A, Dalton L, Phillis A, Rosato E, Mallon EB. Immune response impairs learning in free-flying bumble-bees. Biol Letters. 2008; 4:479-481.

Barcinski. Imagens, Micróbios e Espelhos: os sistemas imune e nervoso e nossa relação com o ambiente. Ed. Fiocruz. 2017; 3:161-162.

Brinkmann V, Davis MD, Heise CE, Albert R, Cottens S, Hof R et al. The immune modulator FTY720 targets sphingosine 1-phosphate receptors. J. Biol. Chem. 2002; 277 (24): 21453-7.

Brombacher TM, de Gouveia KS, Cruywagen L, Makena N, Booley F, Tamgue O et al. Nippostrongylus brasiliensis infection leads to impaired reference memory and myeloid cell interference. Nature. 2018; 8:2958.

Brynskikh A, Warren T, Zhu J, Kipnis J. Adaptive immunity affects learning behavior in mice. Brain Behav. Immun. 2008; 22:861-869.

Cai L, Huang. Neurofilament light chain as a biological marker for multiple sclerosis: a meta-analysis study. Neuropsychiatr Dis Treat. 2018; 14:2241-2254.

Callaghan CK, Rouine J, Dean RL, Knapp BI, Bidlack JM, Deaver DR et al. Antidepressant-like effects of 3-carboxamido seco-nalmefene (3CS nalmefene), a novel opioid receptor modulator, in a rat IFN-α-induced depression model. Brain Behav Immunit. 2018; 67:152-162.

Campos AC, Brant F, Miranda AS, Machado FS, Teixeira AL. Cannabidiol increases survival and promotes rescue of cognitive function in a murine model of cerebral malaria. Neuroscience. 2015; 289:166-80.

Cohen I. Tending Adam's Garden: evoluing the cognitive immune self. Academic Press. 2000.

Daniel-Ribeiro CT, Martins YC. Imagens, Micróbios e Espelhos: os sistemas imune e nervoso e nossa relação com o ambiente. Ed. Fiocruz. 2017; 3:161-162.

Dantzer R, O'Connor JC, Freund GG, Johnson RW, Kelley KW. From inflammation to sickness and depression: when the immune system subjugates the brain. Nature Rev Neurosci. 2008; 9:46-56.

de Pina-Costa, Brasil P, di Santi SM, de Araujo MP, Suárez-Mutis MC, Santelli AC et al. Malaria in Brazil: what happens outside the Amazonian endemic region. Mem Inst Oswaldo Cruz. 2014;109(5):618-33.

de Sousa LP, Almeida RF, Ribeiro-Gomes FL, Carvalho LJM, Souza TM, Souza DOG et al. Long-term effect of uncomplicated Plasmodium berghei ANKA malaria on memory and anxiety-like behaviour in C57BL/6 mice. Parasites & Vectors. 2018; 11:191.

de Sousa LP, Ribeiro-Gomes FL, de Almeida RF, Mello e Souza T, Werneck GL, Souza DO, Daniel-Ribeiro CT. Immune system challenge improves recognition memory and reverses malaria-induced cognitive impairment in mice. Scient Report. 2021; 11:1148-57.

de Virgilio, Greco A, Fabbrini G, Inghilleri M, Rizzo MI, Gallo A et al. Parkinson's disease: Autoimmunity and neuroinflammation. Autoimm Rev. 2016; 5 (10):1005-11.

Derecki NC, Cardini AN, Yang CH, Quinnies KM, Crihfield A, Lynch KR et al. Regulation of learning and memory by meningeal immunity: a key role for IL-4. J. Exp. Med. 2009; 207:5.

Fernando SD, Gunawardena DM, Bandara MR, de Silva D, Carter R, Mendis KN et al. The impact of repeated malaria attacks on the school performance of children. Am J Trop Med Hyg. 2003; 69:582-8.

Galecki P, Talarowska M. Inflammatory theory of depression. Psychiatr Pol. 2018; 52(3):437-447.

Gandini SP, Cronk JC, Norris GT, Kipnis J. Interleukin-4: A Cytokine to Remember. J Immunol. 2012; 189(9):4213-4219.

Gonçalves-Rosa P, Ribeiro-Gomes FL, Daniel-Ribeiro CT. Malaria related neurocognitive deficits and behavioral alterations. Front Cell Infect Microbiol. 2022; 12:829413.

Guha SK, Tillu R, Sood A, Patgaonkar M, Nanavaty IN, Sengupta A et al. Single episode of mild murine malaria induces neurinflammation, alters microglial profile, impairs adult neurogenesis, and causes deficits in social and anxiety-like behavior. Brain Behav Immun. 2014; 42:123-37.

Howland SW, Claser C, Poh CM. Pathogenic CD8+ T cells in experimental cerebral malaria. Semin Immunopathol. 2015; 37:221-231.

Jerne NK. Idiotypic networks and other preconceived ideas. Immunol Rev. 1984; 79: 5-24.

John CC, Bangirana P, Byarugaba J, Opoka RO, Idro R, Jurek AM et al. Cerebral malaria in children is associated with long-term cognitive impairment. Pediatrics. 2008; 122:e92-9.

Kadon GCI. State-dependent plasticity of innate behavior in fruit flies. Cur. Op. Neurobiol. 2018; 54:60-65.

Murphy K. Imunobiologia de Janeway. Porto Alegre: Artmed. 8. ed. 2014.

Kipnis J, Gadini S, Derecki N. Pro-cognitive properties of T cells. Nat Rev Immunol. 2012; 12 (9): 663-669.

Kivisäkk P, Mahad DJ, Callahan MK, Trebst C, Tucky B, Wei T, et al. Human cerebrospinal fluid central memory CD4+ T cells: evidence for trafficking through choroid plexus and meninges via P-selectin. Proc Natl Acad Sci U S A. 2003; 100(14):8389-94.

Kivisäkk P, Mahad DJ, Callahan MK, Sikora K, Trebst C, Tucky B, et al. Expression of CCR7 in multiple sclerosis: implications for CNS immunity. Ann Neurol. 2004; 55(5):627-38.

Kivisäkk P, Tucky B, Wei T, Campbell JJ, Ransohoff RM. Human cerebrospinal fluid contains CD4+ memory T cells expressing gut- or skin-specific trafficking determinants: relevance for immunotherapy. BMC Immunol. 2006; 7(7):14.

Kivisakk P et al. Localizing central nervous system immune surveillance: meningeal antigen presenting cells activate T cells during experimental autoimmune encephalomyelitis. Ann Neurol. 2009; 65:457-469.

Li C, Seixas E, Langhorne J. Rodent malaria: the mouse as a model for understanding immune responses and pathology induced by the erythrocytic stages of the parasite. Med Microbiol Immunol. 2001; 189:115-26.

Maes M, Galecki P, Chang YS, Berk M. A review on the oxidative and nitrosative stress (O&NS) pathways in major depression and their possible contribution to the (neuro) degenerative processes in that illness. Prog Neuropsychopharmacol Biol Psychiatry. 2011; 35 (3):676-692.

Matzinger P. Tolerance, danger, and the extended family. Annu Rev Immunol. 1994; 12:991-1045.

Ministério da Saúde. Secretaria de Vigilância em Saúde. Departamento de Vigilância Epidemiológica. Brasília. 2017.

Miranda SA, Lacerda-Queiroz N, Vilela MC, Rodrigues DH, Rachid MA, Quevedo J et al. Anxiety-like behavior and proinflammatory cytokine levels in the brain of C57BL/6 mice infected with Plasmodium berghei (strain ANKA). Neurosc Lett. 2011; 202-206.

Nankabirwa J, Wandera B, Kiwanuka N, Staedke SG, Kamya MR, Brooker SJ. Asymptomatic Plasmodium Infection and Cognition among Primary Schoolchildren in a High Malaria Transmission Setting in Uganda. Am J Trop Med Hyg. 2013; 88(6):1102-1108.

Nataf S. Autoimmunity as a Driving Force of Cognitive Evolution. Front Neurosc. 2018; 11:582.

Odera VM, Snow RW, Newton CRJC. The burden of the neurocognitive impairment associated with Plasmodium falciparum malaria in sub-Saharan Africa. Am J Trop Med Hyg. 2004; 71:64-70.

Pert CB, Ruff MR, Weber RJ, Herkenham M. Neuropeptides and their receptors: a psychosomatic network. J Immunol. 1985;135 (2 Suppl):820-826.

Portes A, Giestal-de-Araujo E, Fagundes A, Pandolfo P, Geraldo AS, Lira MLF et al. Leishmania amazonensis infection induces behavioral and modulates cytokine and neurotrophin production in the murine cerebral cortex. J Neuroimmunol. 2016; 301:65-73.

Potter S, Chan-Ling T, Ball HJ, Mansour H, Mitchell A, Maluish L et al. Perforin mediated apoptosis of cerebral microvascular endotelial cells during experimental cerebral malaria. Int J Parasitol. 2006; 36:485-96.

Reardon C, Murray K, Lomax AE. Neuroimmune Communication in Health and Disease. Physiol Rev. 2018; 98(4):2287-2316.

Reverchon F, Mortaud S, Sivoyon M, Maillet I, Laugeray A, Palomo J et. al. IL-33 receptor ST2 regulates the cognitive impairments associated with experimental cerebral malaria. PloS Pathog. 2017; 13(4):e1006322.

Singh B, Sung LK, Matusop A, Radhakrishnan A, Shamsul SSG, Cox-Singh J, Thomas A et al. A large focus of naturally acquired Plasmodium knowlesi infections in human beings. Lancet. 2004; 363(9414):1017-24.

Tapajós R, Castro D, Gisely Melo G, Balogun S, James M, Pessoa R et al. Malaria impact on cognitive function of children in a periurban community in the Brazilian Amazon. Malar J. 2019; 18:173.

Thuilliez J, Sissoko MS, Toure OB, Kamate P, Berthelemy JC, Doumbo OK. Malaria and primary education in Mali: a longitudinal study in the village of Donéguébougou. Soc Sci Med. 2010; 71:324-34.

Vitor-Silva S, Reyes-Lecca RC, Pinheiro TR, Lacerda MV. Malaria is associated with poor school performance in endemic area of the Brazilian Amazon. Malar J. 2009; 8:230.

Whorl Health Organization. Malaria Report. 2017.

Wohleb ES, McKim DB, Shea DT, Powell ND, Tarr AJ, Sheridan JF et al. Re-establishment of anxiety in stress-sensitized mice is caused by monocyte trafficking from the spleen to the brain. Biological Psychiatry. 2014; 75(12):970-981.

Yang Z, Chen M, Fialkow LB, Ellett JD, Wu R, Brinkmann V et al. The immune modulator FYT720 prevents autoimmune diabetes in nonobese diabetic mice small star, filled. Clin Immunol. 2003; 107:30-35.

Zarif H, Nicolas S, Guyot M, Hosseiny S, Lazzari A, Canali MM et al. CD8+ T cells are essential for the effects of enriched environment on hippocampus-dependent behavior, hippocampal neurogenesis and synaptic plasticity. Brain Behav Immun. 2018; 69:235-254.

Ziv Y, Ron N, Butovsky O, Landa G, Sudai E, Greenberg N et al. Immune cells contribute to the maintenance of neurogenesis and spatial learning abilities in adulthood. Nature Neuroscience. 2006; 2:2.

26

Neuroinflamação e Cognição em Malária Cerebral

Patricia Alves Reis • Tathiany Igreja da Silva • Tamires da Cunha Fernandes • Hugo Caire de Castro Faria Neto

Introdução

Atualmente, quase metade da população mundial está em risco da infecção causada pelos parasitas do gênero *Plasmodium*, a malária. Em especial, o *Plasmodium falciparum* é o responsável pelas formas mais graves de malária. Entre outras formas clínicas, está a malária cerebral (Hansen *et al.*, 2012; WHO, 2018).

Apesar de apenas 1% dos casos de infecção por *Plasmodium falciparum* progredirem para malária cerebral, esta síndrome é fatal em 10%-20% dos pacientes, causando mais de 400 mil mortes ao ano, principalmente entre crianças na África subsaariana. No ano de 2017, 61% dos óbitos registrados derivaram do acometimento infantil (WHO, 2018). Desta forma, a prevenção da infecção, o desenvolvimento de novos agentes terapêuticos mais efetivos e a prevenção contra o aparecimento de resistência aos antimaláricos são de extrema relevância (Blasco *et al.*, 2017; Haldar *et al.*, 2018).

Estudos recentes mostram que pacientes que se recuperam de doenças inflamatórias sistêmicas graves com manifestações cerebrais (como a malária cerebral, a encefalopatia/delírio associado à sepse e a síndrome da imunodeficiência adquirida – AIDS) apresentam sequelas físicas e neurológicas que são reversíveis após vários meses (Watkins & Treisman 2015; Calsavara *et al.*, 2017; Racchiusa *et al.*, 2019). Entretanto, estes mesmos pacientes muitas vezes desenvolvem também um declínio cognitivo de longa duração e potencialmente irreversível (Oluwayemi *et al.*, 2013; Annane, Sharshar, 2015). Dentro deste quadro, destaca-se o desenvolvimento de sequelas neurocognitivas, detectadas em 26% de crianças africanas acompanhadas em estudos de coorte por um período de seis meses a nove anos após a recuperação do quadro de malária cerebral (Boivin *et al.*, 2007; Bangirana *et al.*, 2011; Idro *et al.*, 2016). Os mecanismos moleculares que levam a este dano cognitivo não são conhecidos, e estratégias de reversão desse quadro ainda não estão disponíveis. A compreensão dos mecanismos fisiopatológicos da malária cerebral e dos mecanismos associados ao dano cognitivo é um desafio para pesquisas, principalmente as que incluem a adoção de estratégias terapêuticas adjuvantes que atuem na prevenção do dano tecidual e reversão da sequela neurocognitiva.

Malária

O plasmódio tem um ciclo de vida heteróxeno, mediante o qual a fêmea do mosquito *Anopheles* pica o hospedeiro humano, injetando os esporozoítas em sua derme durante o repasto. Parte desses parasitas conseguem migrar até a corrente sanguínea, direcionando-se ao fígado. Ao alcançarem as células hepáticas, os parasitas se multiplicam e formam assim os merozoítas, que, após romperem a célula infectada, caem novamente na corrente sanguínea e iniciam a fase eritrocítica da infecção ao invadirem as hemácias, onde se dividem (passando diversos ciclos de divisões, formam-se novamente gametas femininos e masculinos; havendo novo repasto pelo hospedeiro invertebrado, um novo ciclo sexuado se inicia – Cowman *et al.*, 2016).

Entre as espécies que infectam o homem, já são bem descritas: o *P. vivax*, o *P. ovale*, o *P. malarie*, o *P. falciparum* e o *P. knowlesi*. Recentemente, o *Plasmodium simium* foi apontado como a sexta espécie capaz de causar a doença em humanos (Brasil *et al.*, 2017). Os sintomas comuns a essas infecções são febre, dores musculares, dores de cabeça, prostração e perda de apetite, cujas características clínicas e o tempo de manifestação variam de acordo com o protozoário associado à infecção (Milner, 2017).

Mais de 90% de todos os casos de malária ocorrem na África, e a maioria é causada pelo *P. falciparum*. Em 2017, essa espécie também teve maior prevalência no Sudeste Asiático, Mediterrâneo Oriental e Pacífico Ocidental. No Haiti e na República Dominicana, ainda é a espécie dominante. Contudo, a maior prevalência de infecções na região das Américas ocorre por *P. vivax*. De fato, essas duas espécies representam a maior ameaça mundial. A doença causada por *P. ovale* e *P. malariae* é relativamente rara (WHO, 2018). No Brasil, as espécies que causam a doença são *P. vivax*, *P. falciparum* e, eventualmente, *P. malariae*. Aproximadamente 99,5% dos casos de malária no Brasil ocorrem na Amazônia Legal, que é composta pelos estados do Acre, Amapá, Amazonas, Pará, Rondônia, Roraima, Tocantins, Mato Grosso e Maranhão (Ministério da Saúde, 2015).

A patogênese da malária é bem compreendida para a infecção pelo *P. falciparum*, cuja gravidade dos sintomas clínicos pode levar ao óbito. Diversos fatores contribuem para a severidade da doença, e as manifestações, caracterizadas por elevada carga parasitária (> 5%), hipoglicemia, convulsões, vômitos repetidos, hiperpirexia, icterícia e distúrbio da consciência, constituem indicadores de pior prognóstico e podem preceder as seguintes formas clínicas da malária grave e complicada: anemia, insuficiência renal, disfunção hepática, edema pulmonar, hemoglobinúria, distúrbios hemorrágicos e de coagulação e malária cerebral (Suh *et al.*, 2004; WHO, 2018).

Fisiopatologia da malária cerebral

A malária cerebral é a pior consequência da infecção pelo *P. falciparum* e a causa da maioria dos quadros de encefalopatia não traumática em regiões endêmicas. Além da alta mortalidade associada a esse quadro clínico, chama a atenção o desenvolvimento do déficit cognitivo de longo prazo.

A Organização Mundial da Saúde propõe como critérios para diagnóstico de malária cerebral: coma após quadro de convulsões ou após correção de hipoglicemia (característica na malária grave), detecção de parasitas em formas assexuais em teste de gota espessa e descarte de outro tipo de encefalopatia (WHO, 2018).

Apesar de a fisiopatologia da malária cerebral ser amplamente estudada, não existe consenso sobre como e quando a doença se desenvolve. A maior parte dos achados são relacionados com modelos experimentais da doença, principalmente em camundongos. Muitos dos dados em humanos foram obtidos em tecidos *post mortem*, o que dificulta a compreensão da patologia.

Com base em observações experimentais, foram propostas hipóteses sobre os mecanismos que levariam ao desenvolvimento da malária cerebral. A primeira hipótese foi formulada em 1894 por Marchiafava e Bignami (Marchiafava, 1894). Por esta teoria, a adesão da hemácia parasitada ao endotélio cerebral levaria a uma menor oxigenação tecidual (hipóxia) e ao desenvolvimento de acidose metabólica. A teoria foi proposta com base principal em achados de necropsia de pacientes cuja causa do óbito foi associada à malária cerebral e que mostravam obstrução de capilares cerebrais por grumos de hemácias parasitadas, um fenômeno denominado *plugging*. A segunda teoria, sugerida em 1948 por Maegraith (Maegraith, 1948), propõe que produtos do metabolismo do parasita ou, em uma terminologia mais recente, padrões moleculares (PAMP; do inglês, *pathogen associated molecular patterns*) associados ao parasita poderiam ser reconhecidos pelo sistema imune do hospedeiro, principalmente por receptores do tipo Toll (*toll-like receptor,* TLR) levando a uma resposta inflamatória sistêmica, que culminaria com falência múltipla de órgãos (sepse associada ao parasita) e morte. Esse padrão molecular (possivelmente o glicofosfatidilinositol, GPI) se ligaria ao seu receptor em células do sistema imune inato (TLR2), ativando a secreção de citocinas pró-inflamatórias por macrófagos, o que inclui a interleucina 1 (IL-1), 6 (IL-6), M-CSF (fator estimulador de crescimento de colônia de macrófagos), TNF-α, linfotoxina, espécies reativas de oxigênio como o superóxido (via síntese pela NADPH oxidase ou por disfunção mitocondrial) e óxido nítrico (NO). Altos níveis de TNF-α levariam ao aumento da expressão de moléculas de adesão intracelular (ICAM-1) e endoteliais (VCAM-1), o que poderia mediar a adesão tanto de leucócitos quanto de hemácias parasitadas ao endotélio [revisado por van der Heyde *et al.*, 2006 (van der Heyde *et al.*, 2006; Storm *et al.*, 2019)]. Essa teoria encontra sustentação parcial em estudos mostrando que as hemácias parasitadas interagem com proteínas de adesão, que incluem o CD36, ICAM-1 e VCAM-1 (Cooke *et al.*, 1994; Ho *et al.*, 1998; Udomsangpetch *et al.*, 1997; Yipp *et al.*, 2000; Chakravorty *et al.*, 2008). Esta interação se dá via ligação à proteína PfEMP1 (do inglês, *plasmodium falciparum erythrocyte protein 1*) expressa na superfície de hemácias parasitadas. A PfEMP1 é ancorada à membrana de hemácias parasitadas mediante sua ligação a proteínas do citoesqueleto (anquirina), e subsequente ligação submembranar a uma estrutura conhecida por KHARP (do inglês, *knob associated histidine rich protein*). Esses *knobs* são visualizados colocalizados a ligantes vasculares (Rug *et al.*, 2006; Ganguly *et al.*, 2015).

A terceira teoria propõe distúrbios da homeostase como causa da malária cerebral. Análises *post mortem* revelaram quadros comuns de sangramento no cérebro e na retina de pacientes que foram a óbito [revisado por van der Heyde *et al.*, 2006]. Diversos estudos clínicos têm mostrado um perfil pró-coagulante em pacientes com malária cerebral (Moxon *et al.*, 2011; Moxon *et al.*, 2013). Paradoxalmente, pacientes com malária falcípara exibem sangramento, com tempo de protrombina e protrombina parcial prolongado, e deficiência na agregação, confirmando a coagulopatia associada à malária, com deficiência nos fatores de cascata de coagulação V, VII e IX. Ainda, a expressão do fator tissular por macrófagos que consome proteínas da cascata de coagulação, o que pode contribuir com a hemorragia associada com malária cerebral [revisado por Francischetti *et al.* (Francischetti *et al.*, 2008)].

As plaquetas parecem participar da fisiopatologia da malária cerebral. Estas células podem participar na ativação do endotélio e provocar a produção de proteínas que degradam a matriz extracelular, o que levaria à quebra da barreira hematoencefálica, com consequente formação de edema cerebral (Grau *et al.*, 2003; Faille *et al.*, 2009).

A ativação do endotélio e de células do sistema imune leva à liberação de pequenas porções de membrana (vesículas membranares), conhecidas como micropartículas, que ainda podem ter como origem corpos apoptóticos. Essas vesículas, que carregam grande quantidade de lipídeos oxidados biologicamente ativos, podem participar na ativação de monócitos, ocasionando a interação destes com o endotélio. As micropartículas promovem a coagulação, ao ativar as plaquetas, e parecem ser também efetoras da ligação de leucócitos ao endotélio (Couper *et al.*, 2010; Nantakomol *et al.*, 2011).

A proteína transportadora ABCA1 (ATP – *binding cassette transporter* A1) modula a distribuição de fosfatidilserina na membrana plasmática. A exposição de fosfatidilserina é um marcador para síntese de micropartículas. A deleção do gene para esta proteína leva a uma proteção da malária cerebral experimental, com uma redução significativa da produção de micropartículas. Segundo Combes *et al.* (2004), estas micropartículas encontram-se aumentadas em crianças com malária cerebral, porém o uso da ABCA1 como alvo terapêutico ainda precisa de amplo estudo (Combes *et al.*, 2005; Combes *et al.*, 2004).

Produtos do metabolismo do parasita podem participar da patogênese da malária cerebral. Heme é um cofator essencial para os organismos aeróbios. É uma porfirina abundante e altamente hidrofóbica que participa de várias funções biológicas do parasita. A replicação do parasita na hemácia provoca a ruptura desta célula, com liberação de heme livre na circulação. O heme é capaz de atravessar membranas celulares aumentando a suscetibilidade celular para morte mediada por mecanismos oxidativos. Esta molécula pode causar a oxidação de lipoproteínas (como a lipoproteína de baixa densidade – LDL), gerando produtos tóxicos para o endotélio, como revisado por Janey *et al.* em 2002 (Jeney *et al.*, 2002; Ke *et al.*, 2014). Em estudos feitos com camundongos, o heme resulta no aumento da permeabilidade vascular, de proteínas de fase aguda, e nas moléculas de adesão, que, por consequência, favorecem a migração e ativação de leucócitos (Belcher *et al.*, 2014). O heme pode ainda ativar macrófagos pela ativação de TLR-4, bem como neutrófilos (Graca-Souza *et al.*, 2002), o que pode levar à amplificação da resposta inflamatória associada à malária cerebral (Figueiredo *et al.*, 2007).

Pamplona *et al.* mostraram em modelo de malária cerebral experimental (Pamplona *et al.*, 2007) que o aumento da expressão da enzima heme-oxigenase 1, que detoxifica o heme em monóxido de carbono (CO), biliverdina (que é convertida em bilirrubina) e ferro livre, leva a uma proteção ao desenvolvimento da malária cerebral. O papel do monóxido de carbono como agente anti-inflamatório tem sido demonstrado (Jeney *et al.*, 2014). Vale ressaltar que biliverdina e bilirrubina são moléculas antioxidantes (Tenhunen *et al.*, 1968), o que sugere que a modulação positiva desta enzima pode potencialmente reduzir o dano tecidual durante a malária cerebral.

Durante o ciclo eritrocítico, o parasita da malária usa a hemoglobina como fonte de nutrientes; isso causa a formação de heme intracelular (Slater *et al.*,1991). O heme não é uma molécula tóxica apenas para o hospedeiro, mas também para o parasita. Desse modo, como uma forma de sobreviver a esse ambiente rico em hemoglobina (que tem como grupo prostético o heme), o plasmódio desenvolveu uma adaptação favorável a sua sobrevivência passando a ser capaz de cristalizar o heme em hemozoína, que é inerte para o parasita. É interessante notar o fato de que esta molécula é capaz de ativar TLR-9 (Coban *et al.*, 2005), o que leva ao aumento da secreção de citocinas e quimiocinas, bem como ao aumento da geração de espécies reativas de oxigênio (Shio *et al.*, 2010); portanto, pode ter um papel na fisiopatologia da malária.

O papel do óxido nítrico na malária cerebral é ainda bastante controverso. Em modelos experimentais, a baixa biodisponibilidade de óxido nítrico tem sido relacionada com o pior prognóstico durante a malária cerebral, e a suplementação com doadores de óxido nítrico parece ter um papel protetor contra esta síndrome (Gramaglia *et al.*, 2006; Bergmark *et al.*, 2012). O papel do óxido nítrico está associado ao aumento da expressão da angiopoietina 1 (Ang1), que modula a atividade de Ang2, que participa da ativação endotelial, permeabilização vascular, aumenta a sensibilidade para o TNF-α e aumenta a expressão de ICAM-1 e VCAM-1 (Maisonpierre *et al.*,1997; Serghides *et al.*, 2011; Carvalho *et al.*, 2014). Em modelos experimentais de malária cerebral, a utilização de nitrito como doador de óxido nítrico levou a uma diminuição nos níveis das citocinas INFγ, TNF-α, da quimiocina MCP-1, da molécula de adesão ICAM-1 e do vWF (fator de von Willebrand, presente no endotélio e nas plaquetas, que atua no processo de coagulação), resultando na diminuição do edema cerebral, da hemorragia e no aumento da sobrevida dos animais (Serghides *et al.*, 2011; Bergmark *et al.*,2012). Porém, a disponibilidade do óxido nítrico deve ser bem regulada, pois em ambientes redox o NO pode se combinar com superóxido, gerando peroxinitrito que, apesar de ter um potente efeito microbicida, pode gerar lesão tecidual e acarretar comprometimento das funções fisiológicas (Raidi, 2013; Yuste *et al.*, 2015). Dados do nosso grupo mostraram que a ausência ou bloqueio de NOS induzível (iNOS) [a maior fonte de NO em condições patológicas (Brown, 2010)], em modelo experimental de malária cerebral protege quanto à disfunção cognitiva associada à doença (manuscrito não publicado).

Os estudos na compreensão da fisiopatologia da malária cerebral mostram que essas três teorias não são suficientes de forma independente para entender completamente a fisiopatologia. Desta forma, o que se postula, hoje, é uma hipótese unificada (Figura 26.1), em que todas essas alterações teriam relevância fisiopatológica dentro de uma sequência de eventos deflagrados por gatilhos ainda não identificados de maneira clara. Assim, torna-se desafiador o estudo de estratégias para conter a sequela decorrente da infecção pelo *Plasmodium falciparum*.

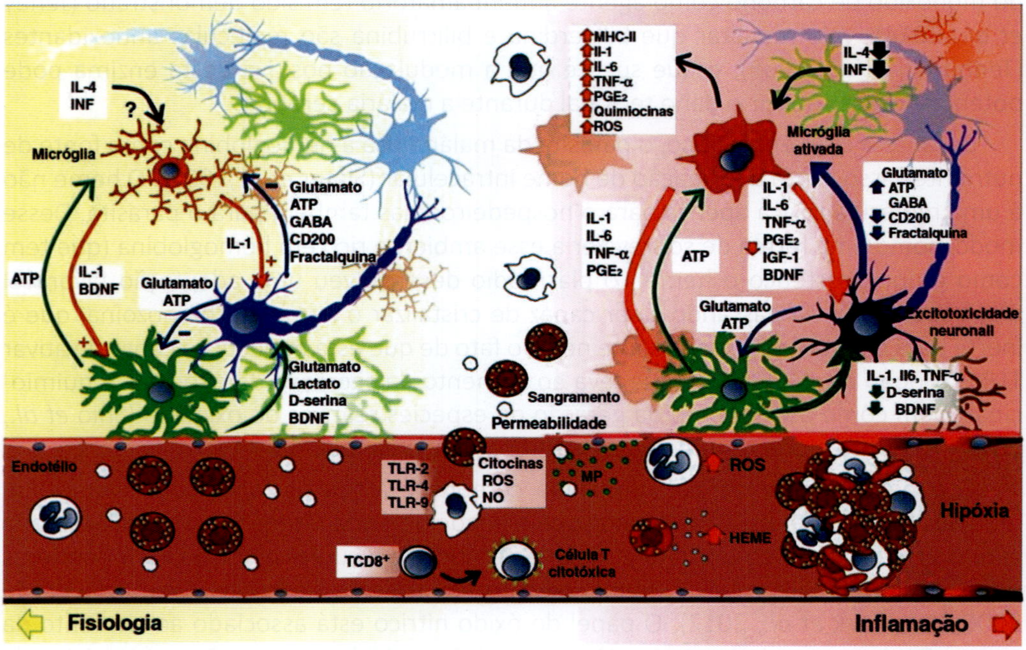

Figura 26.1. Paralelo entre o aspecto fisiológico e o aspecto patológico do quadro de malária cerebral a partir da hipótese unificada para o desenvolvimento da doença. A adesão da hemácia parasitada (o PfEMP1, molécula de adesão do parasita reconheceria ICAM-1 ou CD36) ao endotélio poderia levar a sua ativação, com secreção de citocinas, o que causaria o recrutamento de células inflamatórias, como neutrófilos e macrófagos. O macrófago pode ainda ser ativado via reconhecimento de padrões moleculares do patógenos por seus receptores do tipo Toll (TLR-2: GPI; TLR-4: heme; TLR-9: hemozoína). Tanto o endotélio como os macrófagos poderiam ser ativados, ainda, por micropartículas (MP). A ativação de macrófagos e neutrófilos levaria a um aumento na secreção de citocinas, quimiocinas, óxido nítrico e espécies reativas de oxigênio (ROS), o que amplificaria a resposta inflamatória, levando ao aumento da permeabilidade vascular, extravasamento de plasma para o tecido adjacente, com consequente edema cerebral. Esta resposta inflamatória culminaria na ativação de linfócitos, em especial células do tipo $CD8^+$, que poderiam contribuir com a lesão tecidual pela liberação de granzimas. A ruptura de hemácias parasitadas levariam ainda a uma liberação de heme, molécula tóxica que poderia contribuir tanto na amplificação da resposta inflamatória quanto na lesão do tecido. A ativação de plaquetas pela resposta inflamatória ou sua interação direta com a hemácia parasitada levaria à agregação dessas células, culminando na formação de uma rede contendo hemácias parasitadas e não parasitadas e células inflamatórias. Isso causaria a obstrução dos vasos, levando ao fenômeno de hipóxia (seguida de fenômenos de isquemia e reperfusão, com a ruptura da hemácia pelo parasita) e possíveis hemorragias. Com a fenestração dos capilares, citocinas, produtos citotóxicos gerados pelo parasita ou pela resposta imune podem levar à ativação de astrócitos componentes da barreira hematoencefálica, ocasionando o processo chamado de excitotoxicidade, que, em conjunto com a ativação e secreção de citocinas pela micróglia (célula de origem macrofágica), poderia levar à morte neuronal, possível mecanismo que pode resultar no dano cognitivo de longo prazo associado à malária cerebral.

Fonte: Dr. Filipe Dutra.

Dano cognitivo decorrente da malária cerebral

Estudos recentes mostram que o declínio cognitivo é uma sequela comum em associação a doenças infecciosas graves, como malária, sepse e síndrome da imunodeficiência adquirida (AIDS) (Zimmerman & Castro-Faria-Neto, 2010; Hakkers *et al.*, 2017; Barrichello *et al.*, 2019). Especificamente na sepse, em que os pacientes acometidos são geralmente idosos, o dano cognitivo está associado com a piora na qualidade de vida dessas pessoas. Por outro lado, o dano cognitivo de longo prazo ou permanente associado à malária cerebral pode ter um impacto socioeconômico relevante, mas ainda desconhecido, uma vez que essa patologia é vista de forma abrangente em crianças com idade inferior a cinco anos. Este efeito poderia ser ainda ampliado levando-se em consideração que as áreas endêmicas para malária falcípara são geralmente áreas economicamente fragilizadas e de baixo índice de desenvolvimento social. Como discutido anteriormente, a fisiopatologia da malária cerebral tem sido amplamente estudada, porém poucos estudos têm foco no entendimento da perda da capacidade cognitiva em pacientes sobreviventes acometidos pela malária cerebral.

Compreensivelmente, estes estudos são de difícil realização no cenário clínico, além de eticamente limitados quanto ao poder de fazer abordagens mecanísticas. Desta forma, estudos em modelos experimentais da doença surgem como uma ferramenta para compreensão do mecanismo de formação do dano cognitivo associado à malária cerebral. Como mostrado por Reis *et al.*, utilizando uma espécie de plasmódio capaz de infectar camundongos e levar ao quadro clínico de malária cerebral (*Plasmodium berghei* ANKA), o tratamento com antimaláricos (cloroquina e artemisinina) iniciado logo após os primeiros sinais clínicos de malária cerebral é capaz de curar os animais da doença infecciosa, debelando completamente a parasitemia, mas não é capaz de evitar o aparecimento de dano cognitivo de longa duração nos animais sobreviventes, mimetizando de maneira bastante relevante a situação em humanos. Neste trabalho foram avaliados tanto o aprendizado quanto a formação de memória de curta e longa duração em modelos de memória contextual e aversiva e foi constatado que déficits importantes nessas funções cognitivas estão presentes em animais que apresentaram sinais de malária cerebral e foram tratados com antimaláricos, mas não naqueles animais que, apesar de infectados com plasmódio, não desenvolveram sinais de acometimento cerebral (Reis *et al.*, 2010).

A memória pode ser descrita como capacidade de armazenar informações e invocá-las quando se faz necessário. Estas informações podem ser adquiridas por sensações físicas, táteis, olfativas, visuais ou auditivas. De forma didática, podemos definir o processo de memorização, como aquisição, consolidação e evocação. Não pretendemos descrever neste capítulo as características mais específicas e seus mecanismos de sinalização, mas sim traçar correlações sobre como alguns desses mecanismos são afetados pela malária cerebral.

A memória tem como local de formação e consolidação o hipocampo, que é localizado nos lobos temporais do cérebro humano e é uma importante estrutura do sistema límbico. O hipocampo atua conjuntamente com a amígdala na formação e consolidação de memórias de curta e longa duração. Para evocação da memória participam, ainda, o córtex entorrinal e parietal. O córtex pré-frontal parece estar envolvido no processo de esquecimento ou extinção.

A cascata de sinalização se inicia com a ativação dos receptores do glutamato (que podem ser do tipo metabotrópicos ou ionotrópicos), um dos principais neurotransmissores do sistema nervoso central. Estes receptores compreendem os receptores ionotrópicos NMDA, o AMPA e o cainato. Participam também os receptores GABAérgicos, colinérgicos do tipo muscarínicos, e β-adrenérgicos; mais recentemente, foi sugerida a participação dos receptores serotoninérgicos (Izquierdo & Medina, 1997; Niciu *et al.*, 2012).

Uma vez que o receptor NMDA é ativado pela ligação ao glutamato, ocorre uma mobilização de cálcio para o meio intracelular, que leva à ativação da proteína cálcio calmodulina quinase II (CaMKII), que é responsável pela fosforilação de diversas proteínas, como o fator de transcrição CREB (que atua na ativação da transcrição de proteínas responsáveis pela formação e consolidação de memória, como o BDNF) (Bekinschtein *et al.*, 2014), da proteína quinase A (PKA), e da proteína quinase C (PKC, que também é ativada pela ligação da acetilcolina a seu receptor muscarínico) (Wang, Peng, 2016; Kowiánski *et al.*, 2018).

A questão de como doenças infecciosas graves, e em especial a malária cerebral, podem interferir neste sistema de formação e consolidação da memória, e com isto gerar um déficit cognitivo, ainda está longe de ser bem compreendida. Citocinas pró-inflamatórias, em particular a IL-1β, o TNF-α e a IL-6, têm seus níveis aumentados no sistema nervoso central como manifestação da compartimentalização da resposta sistêmica inata. O aumento dos níveis dessas citocinas poderia perturbar funcionalmente a barreira hematoencefálica permitindo um aumento nos níveis teciduais e levando à ativação da micróglia (células neuronais de linhagem macrofágica). Por sua vez, tais células produziriam estas e outras citocinas pró-inflamatórias e proteases e contribuiriam ainda mais para o influxo de componentes plasmáticos e mediadores, caracterizando a neuroinflamação (Shastri *et al.*, 2013; Di Sabato *et al.*, 2016). A presença de neuroinflamação, por sua vez, teria um impacto direto no metabolismo e na função de neurônios e astrócitos que poderia levar a manifestações neurológicas como *delirium*, convulsões, coma e, potencialmente, a apoptose neuronal e neurodegeneração com perda cognitiva de longa duração (Amor *et al.*, 2014).

Barichello *et al.* mostraram, em modelo de sepse experimental, a perda da capacidade cognitiva após tratamento com antibióticos e recuperação da infecção (Barichello *et al.*, 2007b; Barichello *et al.*, 2005a; Barichello *et al.*, 2005b). Além da resposta inflamatória sistêmica, a perda da capacidade cognitiva foi atribuída a um aumento na síntese de espécies reativas de oxigênio do tecido cerebral, uma vez que o uso de antioxidantes durante a fase aguda da doença preveniu o aparecimento do declínio cognitivo tardio (Barichello *et al.*, 2006).

O aumento na produção de ROS pode estar diretamente relacionado com o aumento de citocinas pró-inflamatórias circulantes que levariam à ativação vascular, quebra de barreira hematoencefálica e ativação da micróglia com produção de ROS. O aumento na produção de ROS também já foi demonstrado para malária cerebral (Reis *et al.*, 2010,

2012; Percário, 2012). Reis *et al.* verificaram que as injúrias cerebrais oriundas do quadro de malária cerebral experimental em camundongos, pela infecção com *Plasmodium berghei* ANKA, foram principalmente derivadas do processo de resposta imune inata, o que desencadeia os fenômenos de neuroinflamação e ativação de células da glia, processos que geram dano e comprometimento neuronal. Esse quadro foi prevenido a partir da combinação de terapia antimalárica com a lovastatina, fármaco comumente utilizado em casos de doenças cardiovasculares, mas que apresenta efeitos bastante promissores no que se refere à contenção da inflamação (Reis *et al.*, 2012).

É interessante mencionar que, para ambos os quadros de infecção (sepse polimicrobiana e malária cerebral), a introdução de terapia utilizando tanto o antioxidante N-acetilcisteína em conjunto com a desferoxamina, bem como o tratamento com os fármacos da classe das estatinas, foram capazes de proteger o desenvolvimento de dano cognitivo, confirmando a relevância do desbalanço redox como efetor da lesão tecidual associada ao dano cognitivo (Barichello *et al.*, 2007a; Reis *et al.*, 2010, 2012).

Dados publicados por Miranda *et al.* (Miranda *et al.*, 2010) mostraram que durante a malária cerebral experimental ocorre aumento dos níveis de glutamato no cérebro dos animais. Uma superativação dos receptores NMDA leva a um aumento do fluxo de cálcio intracelular, o que pode acarretar a disfunção mitocondrial, com consequente produção de espécies reativas de oxigênio e nitrogênio, além de levar à morte celular, mecanismo conhecido como excitotoxicidade (Metha *et al.*, 2013). Porém, estas análises foram realizadas no sexto dia da infecção, ou seja, no período de desenvolvimento de malária cerebral. Em dados ainda não publicados do nosso grupo, a inibição da ativação de receptores NMDA demonstrou proteger a formação da sequela cognitiva, indicando que a via glutamatérgica esteja alterada, mesmo após a recuperação da malária cerebral em médio e longo prazo. Estudos realizados em pacientes mostram que este dano é de longa duração e, potencialmente, permanente. No entanto, pouco se sabe sobre a expressão do receptor NMDA ou dos níveis de glutamato após a recuperação de pacientes ou mesmo em modelos experimentais, sugerindo que maiores investigações ainda precisam ser realizadas quanto à via glutamatérgica de sinalização para formação de memória.

O BDNF (do inglês, *brain derived neurotrofic factor*), membro da família das neurotrofinas, tem sido descrito como um peptídeo de extrema importância no processo de formação e consolidação da memória, além da sua atividade na plasticidade e função sináptica. BDNF é sintetizado como uma pró-proteína, que é clivada em proteína madura pela plasmina (Leal *et al.*, 2017; Kowiánski *et al.*, 2018). O pró-BDNF é capaz de se ligar ao receptor p75NTR, levando a célula a entrar em apoptose, e o BDNF maduro se liga ao receptor de tropomiosina B (TrkB). Uma vez ligado ao receptor TrkB, ocorre a ativação da proteína treonina quinase PI3K (fosfatidilinositol 3 kinase) e da pequena GTPase RAS, induzindo a ativação das vias da AKT e MAPK, respectivamente (Kowiánski *et al.*, 2018). A ativação do receptor TrkB também leva à fosforilação e aumento da atividade do receptor NMDA, potencializando o estímulo em resposta à liberação do glutamato durante o processo de formação de memória (Yamada & Nabeshima, 2003; Leal *et al.*, 2017).

De acordo com Comim *et al.* (2012), camundongos infectados com *Plasmodium berghei* ANKA e tratados com drogas antimaláricas logo após o aparecimento dos sinais clínicos de malária cerebral apresentam perda de memória 15 dias após a cura da doença parasitária e possuem quantidade reduzida de BDNF no hipocampo. Ao mesmo tempo, estes animais apresentam a neurotransmissão colinérgica intacta, como inferido pela medida da atividade da acetilcolinesterase no hipocampo. Este dado sugere um possível mecanismo para perda de memória implicando o controle da produção de BDNF e, possivelmente, o receptor de NMDA, e torna a via de sinalização desta molécula um alvo terapêutico para futuras investigações.

Em resumo, pouco ainda se sabe sobre os mecanismos associados ao dano cognitivo em decorrência de infecções sistêmicas graves com acometimento do sistema nervoso central. A introdução de análises mais robustas (como estudos de ressonância magnética) para identificação da lesão tecidual e as áreas mais afetadas podem ajudar em futuras propostas de terapias de prevenção ou reversão desta sequela. O fato de a malária ser uma doença negligenciada dificulta essa perspectiva, ficando os grandes achados restritos a estudos em modelos experimentais. Estudos que visem ao controle do dano tecidual durante a malária por meio de terapias economicamente acessíveis são urgentes, principalmente no que concerne a grande população de crianças africanas ainda hoje afetadas ou em risco de desenvolver malária *falciparum* grave, com possibilidades de dano cognitivo permanente. O potencial de drogas anti-inflamatórias ou moduladoras da resposta imune inata como estratégias para controlar a neuroinflamação e suas consequências em pacientes com sepse, malária cerebral e outras síndromes inflamatórias e infecciosas graves deve ser explorado com urgência. Dentro deste cenário, drogas como as estatinas, agentes antioxidantes e mesmo anti-inflamatórios clássicos são candidatos imediatos a testes em modelos pré-clínicos, e a etapas translacionais subsequentes.

Referências bibliográficas

Amor S, Peferoen LAN, Vogel DYS, Breur M, vander Valk P, Baker D, van Noort JM. Inflammation in neurodegenerative diseases – an update. Immunology. 2014; 142(2):151-166.

Annane D, Sharshar T. Cognitive decline after sepsis. Lancet Respir Med. 2015.

Bangirana P, Musisi S, Boivin MJ, Ehnval A, John CC, Bergemann TL et al. Malaria with neurological involvement in Ugandan children: effect on cognitive ability, academic achievement and behaviour. Malaria Journal. 2011; 10:334.

Barichello T, Fortunato JJ, Vitali AM, Feier G, Reinke A, Moreira JCF et al. Oxidative variables in the rat brain after sepsis induced by cecal ligation and perforation. CritCare Med. 2006; 34:886-889.

Barichello T, Martins MR, Machado RA, Constantino L, Valvassori SS, Réus GZet al. Antioxidant treatment prevented late memory impairment in an animal model of sepsis. Crit Care Med. 2007a; 35:2186-2190.

Barichello T, Martins MR, Reinke A, Feier G, Ritter C, Quevedo F et al. Cognitive impairment in sepsis survivors from cecal ligation and perforation. Crit Care Med. 2005a; 33:221-223, discussion 262-3.

Barichello T, Martins MR, Reinke, Feier G, Ritter C, Quevedo J A et al. Long-term cognitive impairment in sepsis survivors. Crit Care Med. 2005b; 33:1671.

Barichello T, Sayana P, Giridharan VV, Arumanayagam AS et al. Long-Term Cognitive Outcomes After Sepsis: a Translational Systematic Review. Molecular Neurobiology. 2018.

Bekinschtein P, Cammarota M, Medina JH. BDNF and memory processing. Neuropharmacology. 2014; 76:677-683.

Belcher JD, Chen C, Nguyen J, Milbauer L, Abdulla F, Alayash AI et al. Heme triggers TLR4 signaling leading to endothelial cell activation and vaso-occlusion in murine sickle cell disease. Blood. 2014; 123(3):377-90.

Bergmark B, Bergmark R, Beaudrap PD, Boum Y, Mwanga-Amumpaire J et al. Inhaled Nitric Oxide and Cerebral Malaria. The Pediatric Infectious Disease Journal. 2012; 31(12), e250-e254.

Blasco B, Leroy D, Fidock DA. Antimalarial drug resistance: linking Plasmodium falciparum parasite biology to the clinic. Nat Med. 2017; 23(8): 917-928.

Boivin MJ, Bangirana P, Byarugaba J, Opoka RO et al. Cognitive impairment after cerebral malaria in children: a prospective study. Pediatrics. 2007; 119:e360-366.

Brasil P, Zalis MG, de Pina-Costa A, Siqueira AM, Júnior CB, Silva S et al. Outbreak of human malaria caused by Plasmodium simium in the Atlantic Forest in Rio de Janeiro: a molecular epidemiological investigation. The Lancet. 2007; Global Health, 5(10):e1038-e1046.

Brown GC. Nitric oxide and neuronal death. Nitric Oxide. 2010; 23(3):153-65.

Calsavara AJC, Nobre V, Barichello T, Teixeira AL. Post-sepsis cognitive impairment and associated risk factors: A systematic review. Australian Critical Care. 2018; 31(4):242-253.

Carter JA, Lees JA, Gona JK, Murira G, Rimba K, Neville BG et al. Severe falciparum malaria and acquired childhood language disorder. Dev Med Child Neurol. 2006; 48:51-57.

Carter JA, Mung'ala-Odera V, Neville BG, Murira G et al. Persistent neurocognitive impairments associated with severe falciparum malaria in Kenyan children. J Neurol Neurosurg Psychiatry. 2005; 76:476-481.

Carvalho LJM, Moreira AS, Daniel-Ribeiro CT, Martins YC. Vascular dysfunction as a target for adjuvant therapy in cerebral malaria. Mem Inst Oswaldo Cruz. 2014; 109(5):577-588.

Chakravorty SJ, Hughes KR, Craig AG. Host response to cytoadherence in Plasmodium falciparum. Biochem Soc Trans. 2008; 36(Pt 2):221-8

Coban C, Ishii KJ, Kawai T, Hemmi H et al. Toll-like receptor 9 mediates innate immune activation by the malaria pigmenthemozoin. J Exp Med. 2005; 201:19-25.

Combes V, Coltel N et al. ABCA1 gene deletion protects against cerebral malaria: potential pathogenic role of microparticles in neuropathology. Am J Pathol. 2005; 166:295-302.

Combes V, Taylor TE, Juhan-Vague I, Mege JL, et al. Circulating endothelial microparticles in malawian children with severe falciparum malaria complicated with coma. JAMA. 2004; 291:2542-2544.

Comim CM, Reis PA, Frutuoso VS et al. Effects of Experimental Cerebral Malaria in Memory, Brain-Derived Neurotrophic Factor and Acethylcolinesterase Acitivity in the Hippocampus of Survivor Mice. Neurosci Lett. 2012; 523(2):104-7.

Cooke BM, Berendt AR, Craig AG, MacGregor J et al. Rolling and stationary cytoadhesion of red blood cells parasitized by Plasmodium falciparum: separate roles for ICAM-1, CD36 and thrombospondin. British Journal of Haematology. 1994; 87:162-170.

Couper KN, Barnes T, Hafalla JC, Combes V, Ryffel B et al. Parasite-derived plasma microparticles contribute significantly to malaria infection-induced inflammation through potent macrophage stimulation. PLoS Pathogens. 2010; 6:e1000744.

Cowman AF, Healer J, Marapana D, Marsh K. Malaria: Biology and Disease. Cell. 2016; 167; 167(3):610-624.

de Souza JB, Riley EM. Cerebral malaria: the contribution of studies in animal models to our understanding of immunopathogenesis. Microbes Infect. 2002; 4:291-300.

del Palacio M, Alvarez S, Munoz-Fernandez MA. HIV-1 infection and neurocognitive impairment in the current era. Reviews in Medical Virology. 2012; 22:33-45.

di Sabato DJ, Quan, N, Godbout JP. Neuroinflammation: the devil is in the details. Journal of Neurochemistry. 2016; 139:136-153.

Dobbie M, Crawley J, Waruiru C, Marsh K, Surtees R. Cerebrospinal fluid studies in children with cerebral malaria: an excitotoxic mechanism? Am J Trop Med Hyg. 2000; 62:284-290.

Dondorp AM, Pongponratn E, White NJ. Reduced microcirculatory flow in severe falciparum malaria: pathophysiology and electron-microscopic pathology. Acta Trop. 2004; 89:309-317.

Faille D, El-Assaad F, Alessi MC, Fusai T et al. Platelet-endothelial cell interactions in cerebral malaria: the end of a cordial understanding. Thromb Haemost. 2009; 102:1093-1102.

Figueiredo RT, Fernandez PL, Mourao-Sa DS, Porto BN et al. Characterization of hemeas activator of Toll-like-receptor 4. JB iol Chem. 2007; 282:20221-20229.

Francischetti IM, Seydel KB, Monteiro RQ. Blood coagulation, inflammation, and malaria. Microcirculation. 2008; 15(2):81-107.

Ganguly AK, Ranjan P, Kumar A, Bhavesh NS. Dynamic association of PfEMP1 and KAHRP in knobs mediates cytoadherence during Plasmodium invasion. Sci Rep. 2015; 5:8617.

Gomez MV, Machado FS, Rachid MA, Teixeira AL. Increased levels of glutamate in the central nervous system are associated with behavioral symptoms in experimental malaria. Braz J Med Biol Res. 2010; 43:1173-1177.

Graca-Souza AV, Arruda MA, de Freitas MS, Barja-Fidalgo C, Oliveira, PL. Neutrophil activation by heme: implications for inflammatory processes. Blood. 2002; 99:4160-4165.

Gramaglia I, Sobolewski P, Meays D, Contreras R et al. Low nitric oxide bioavailability contributes to the genesis of experimental cerebral malaria. Nat Med. 2006; 12:1417-1422.

Grau GE, Mackenzie CD, Carr RA et al. Platelet accumulation in brain microvessels in fatal pediatric cerebral malaria. J Infect Dis. 2003; 187(3):461-466.

Hakkers CS, Kraaijenhof JM, van Oers-Hazelzet EB, Visser-Meily AJ et al. HIV and Cognitive Impairment in Clinical Practice: The Evaluation of a Stepwise Screening Protocol in Relation to Clinical Outcomes and Management AIDS. Patient Care and STDs. 2017; 31(9):363-369.

Haldar K, Bhattacharjee S, Safeukui I. Drug resistance in Plasmodium. Nat Rev Microbiol. 2018; 16(3): 156-170.

Hansen DS. Inflammatory Responses Associated with the Induction of Cerebral Malaria: Lessons from Experimental Murine Models. PLoS Pathog. 2012; 8(12):e1003045.

Ho M, Schollaardt T, Niu X, Looareesuwan S et al. Characterization of Plasmodium falciparum-infected erythrocyte and P-selectin interaction under flow conditions. Blood. 1998; 91:4803-4809.

Huber JA, Vales G, Mitulovic M, Blumer R, Schmid JL, Witztum BR et al. Oxidized membrane vesicles and blebs from apoptotic cells contain biologically active oxidized phospholipids that induce monocyte-endothelial interactions. Arteriosclerosis, Thrombosis, and Vascular Biology. 2002; 22:101-107.

Idro R, Kakooza-Mwesige A, Asea B, Ssebyala K, Bangirana P. Cerebral malaria is associated with long-term mental health disorders: a cross sectional survey of a long-term cohort. Malar J. 2016; 3115:184.

Izquierdo I, Medina JH. Memory formation: the sequence of biochemical events in the hippocampus and its connection to activity in other brain structures. Neurobiol Learn Mem. 1997; 68:285-316.

Jeney V, Balla J, Yachie A, Varga Z, Vercellotti GM, Eaton JW et al. Pro-oxidant and cytotoxic effects of circulating heme. Blood. 2002 Aug 1;100(3):879-87.

Jeney V, Ramos S, Bergman ML, Bechmann I, Tischer J, Ferreira A et al. Control of disease tolerance to malaria by nitric oxide and carbon monoxide. Cell Rep. 2014; 8(1):126-36.

John CC, Bangirana P, Byarugaba J, Opoka RO, Idro R, Jurek AM et al. Cerebral malaria in children is associated with long-term cognitive impairment. Pediatrics. 2008;122(1):e92-9.

Kain KC. Inhaled nitric oxide reduces endothelial activation and parasite accumulation in the brain, and enhances survival in experimental cerebral malaria. PLoS One. 2011; 6:e27714.

Kappe SH, Vaughan AM, Boddey JA, Cowman AF. Thatwasthenbutthis is now: malaria research in the time of an eradication agenda. Science. 2010; 328:862-866.

Ke H, Sigala PA, Miura K, Morrisey JM, Mather MW et al. The hemebiosynthesispathwayis essential for Plasmodium falciparum development in mosquito stage but not in blood stages. J Biol Chem. 2014; 289(50):34827-37.

Kowiański P, Lietzau G, Czuba E, Waśkow M et al. BDNF: A Key Factor with Multipotent Impact on Brain Signaling and Synaptic Plasticity. Cellular and Molecular Neurobiology. 2017; 38(3):579-593.

Leal G, Bramham CR, Duarte CB. BDNF and Hippocampal Synaptic Plasticity Neurotrophins. 2017; 153-195.

Maegraith B. Pathological Processes in Malaria and Blackwater Fever. Blackwell. 1948.

Maisonpierre PC, Suri C, Jones PF et al. Angiopoietin-2, a natural antagonist for Tie2 that disrupts in vivo angiogenesis. Science. 1997; 277:55-60.

Marchiafava E a B. SulleFebbri Estivo Aumnali. E Loescher. 1894.

Mehta A, Prabhakar M, Kumar P et al. Excitotoxicity: Bridge to various triggers in neurodegenerative disorders. European Journal of Pharmacology. 2013; 698(1-3), 6-18.

Milner DA. Malaria Pathogenesis. Cold Spring Harbor Perspectives in Medicine. 2017; 8(1):a025569.

Miranda AS, Vieira LB, Lacerda-Queiroz N, Souza AH, Rodrigues DH, Vilela MC et al. Increased levels of glutamate in the central nervous system are associated with behavioral symptoms in experimental malaria. Braz J Med Biol Res. 2010; 43(12):1173-7.

Moreira JC, Quevedo J, Dal-Pizzol F. Behavioral deficits in sepsis-surviving rats induced by cecal ligation and perforation. Braz J Med Biol Res. 2007b; 40:831-837.

Mota MM. Heme oxygenase-1 and carbon monoxide suppress the pathogenesis of experimental cerebral malaria. Nat Med. 2007; 13:703-710.

Moxon CA, Grau GE, Craig AG. Malaria: modification of the red blood celland consequences in the humanhost. Br J Haematol. 2011; 154:670-9.

Moxon CA, Wassmer SC, Milner DA Jr. et al. Loss of endothelial protein C receptors links coagulation and inflammation to parasite sequestration in cerebral malaria in African children. Blood. 2013;122:842-51.

Nantakomol D, Dondorp AM, Krudsood S, Udomsangpetch R, Pattanapanyasat K et al. Circulating Red Cell – derived Microparticles in Human Malaria. The Journal of Infectious Diseases. 2011; 203:700-706.

Neurologic clinics 29:749-763

Niciu MJ, Kelmendi B, Sanacora G. Overview of glutamatergic neurotransmission in the nervous system. Pharmacology Biochemistry and Behavior. 2012; 100(4):656-664.

Oluwayemil O, Brown BJ, Oyedeji OA, Adefiola M. Neurological sequelae insurvivors of cerebral malaria. Pan African Medical Journal. 2013; 15:88.

Pamplona A, Ferreira A , Balla J et al. Oxidative Stress in Malaria. Int J Mol Sci. 2012; 13, 16346-16372

Pro-oxidant and cytotoxic effects of circulating heme. Blood. 100:879-887.

Racchiusa S, Mormina E, Ax A, Musumeci O, Longo M, Granata F. Posterior reversible encephalopathy syndrome (PRES) and infection: a systematic review of the literature. Neurol Sci. 2019; 40(5):915-922.

Radi R. Peroxynitrite, a Stealthy Biological Oxidant. J Biol Chem. 2013; 288:26464-26472.

Reis PA, Comim CM, Hermani F et al. Cognitive dysfunction is sustained after rescue therapy in experimental cerebral malaria, and is reduced by additive antioxidant therapy. PLoS Pathogens. 2010; 6:e1000963.

Reis PA, Estato V, da Silva TI, d'Avila JC, Siqueira LD, Assis EF et al. Statins Decrease Neuroinflammation and Prevent Cognitive Impairment after Cerebral Malaria. PLoS Pathogens. 2012; 8:12.

Rosenthal PJ. Artesunate for the treatment of severe falciparum malaria. N Engl J Med. 2008; 358:1829-1836.

Rug M, Prescott SW, Fernandez KM, Cooke BM, Cowman AF. The role of KAHRP domains in knob formation and cytoadherence of P. falciparum-infected human erythrocytes. Blood. 2006; 108(1):370-378.

Saúde MD. Boletim Epidemiológico 2015; 46:43.

Serghides L, Kim H, Lu Z, Kain DC, Miller C et al. Innate Immunity and Neuroinflammation. Mediators of Inflammation. 2013; 1-19.

Shio MT, Kassa FA, Bellemare M-J, Olivier M. Innate inflammatory response to the malarial pigment hemozoin. Microbes and Infection. 2010; 12(12-13):889-899.

Slater AF, Swiggard WJ, Orton BR et al. An iron-carboxylate bond links the heme units of malaria pigment. Proc Natl Acad Sci USA. 1991; 88:325-329.

Storm J, Jespersen JS, Seydel KB, Szestak T, Mbewe M, Chisala NV et al. Cerebral malaria is associated with differential cytoadherence to brain endothelial cells. EMBO Mol Med. 2019; 11(2).

Suh KN, Kain KC, Keystone JS. Malaria. CMAJ. 2004; 170:1693-1702.

Tenhunen R, Marver HS, Schmid R. The enzymatic conversion of heme to bilirubin by microsomal heme oxygenase. Proc Natl Acad Sci USA. 1968; 61:748-755.

Tuon L, Comim CM, Petronilho F et al. Time-dependent behavioral recovery after sepsis in rats. Intensive Care Med. 2008; 34:1724-1731.

Udomsangpetch R, Reinhardt PH, Schollaardt T et al. Promiscuity of clinical Plasmodium falciparum isolates for multiple adhesion molecules under flow conditions. J Immunol. 1997; 158:4358-4364.

Vander Heyde HC, Nolan J, Combes V, Gramaglia I, Grau GE. Aunified hypothesis for the genesis of cerebral malaria: sequestration, inflammation and hemostasis leading to microcirculatory dysfunction. Trends Parasitol. 2006; 22:503-508.

Wang H, Peng RY. Basic roles of key molecules connected with NMDAR signaling pathway on regulating learning and memory and synaptic plasticity. Mil Med Res. 2016; 31,3(1):26.

Watkins CC, Treisman GJ. Cognitive impairment in patients with AIDS – prevalence and severity. HIV-AIDS (Auckl). 2015; 7:35-47.

World Health Organization (WHO). World Malaria Report Geneva: World Health Organization. 2018; Licence: CC BY-NC-SA 3 0 IGO.

Yamada K, Nabeshima T. Brain-derived neurotrophic factor/TrkB signaling in memory processes. Journal of Pharmacological Sciences. 2003; 91:267-270.

Yipp BG, Anand S, Schollaardt T, Patel KD, Looareesuwan S, Ho M. Synergism of multiple adhesion molecules in mediating cytoadherence of Plasmodium falciparum-infected erythrocytes to microvascular endothelial cells under flow. Blood. 2000; 96:2292-2298.

Yuste JE, Tarragon E, Campuzano CM, Ros-Bernal F. Implications of glial nitric oxide in neurodegenerative diseases. Frontiers in Cellular Neuroscience. 2015; 9.

Zimmerman GA, Castro-Faria-Neto H. Persistent cognitive impairment after cerebral malaria: models, mechanisms and adjunctive therapies. Expert Review of Anti-infective Therapy. 2010; 8:1209-1212.

27

A Retina na Malária Cerebral

Barbarella de Matos Macchi • Chubert Bernardo Castro Sena • Maria Elena Crespo-López • José Luiz Martins do Nascimento

Introdução

Entre a síndrome malárica, a malária cerebral (MC) é a mais grave complicação, resultante da infecção por *Plasmodium falciparum*, e a principal causa de morte em crianças menores de cinco anos (Desruisseaux *et al.*, 2010). Com patogênese complexa, a MC é definida como um estado de coma associado às complicações neurológicas provenientes de eventos hemorrágicos com o sequestro de eritrócitos parasitados na microcirculação cerebral e o consequente dano endotelial que resultam em micro-hemorragias (Desruisseaux *et al.*, 2010; Jensen *et al.*, 2020).

O estado comatoso evolui, geralmente seguido por febre, cefaleia, convulsões, acidose metabólica e hipoglicemia, com índice de mortalidade entre 30%-50%. Os indivíduos que sobrevivem à síndrome podem apresentar desordens de cognição e articulação da palavra (afasias), anormalidades motoras e cegueira cortical como complicações neurológicas permanentes (Lochhead *et al.*, 2010).

Para explicar a complexa patogênese da MC, duas grandes teorias foram propostas. A primeira, teoria da obstrução mecânica, sugere um quadro de hipóxia cerebral como consequência direta da aderência de eritrócitos parasitados no endotélio cerebral com obstrução do fluxo sanguíneo, proposta por Marchiafava e Bignami em 1894 (van der Heyde *et al.*, 2006).

A outra teoria, teoria da inflamação, proposta por Maegraith em 1948 (van der Heyde *et al.*, 2006), sugere uma exacerbação da resposta imunológica, em que citocinas apresentam um papel central, entre elas especialmente o fator de necrose tumoral α (TNF-α) e interferon-γ (INF-γ) (Jensen *et al.*, 2020).

As duas teorias vêm sendo extensivamente estudadas e discutidas ao longo dos anos, com a possibilidade de considerar ambas as hipóteses, uma vez que, isoladas, não são suficientes para explicar toda a patogênese da MC.

No sistema nervoso central (SNC), a MC modifica propriedades da barreira hematoencefálica (BHE) permitindo que citocinas e antígenos maláricos entrem no compartimento cerebral, de onde normalmente são excluídos, provocando alterações estruturais e funcionais no parênquima cerebral, como ativação de micróglia, redistribuição de células astrocitárias e danos em neurônios (Medana *et al.*, 2001; Medana & Turner, 2006; Jensen *et al.*, 2020). Estas alterações morfofuncionais podem comprometer as diversas regiões do SNC, incluindo o tecido retiniano, onde se destaca o aparecimento de uma retinopatia acompanhada da perda de acuidade visual (Lochhead *et al.*, 2010).

A retina, como um importante constituinte do SNC, vem sendo extensivamente estudada, uma vez que trabalhos demonstram um quadro de retinopatia associada à patologia da MC (Lewallen *et al.*, 2008; Barrera *et al.*, 2015; Singh *et al.*, 2016). O uso do tecido retiniano como modelo de análise em doenças, incluindo a MC, se deve ao papel bem definido e facilmente mensurável de sua função visual por meio de testes biofísicos e funcionais de maneira precisa e específica. Além disso, existem modelos experimentais capazes de buscar a elucidação do papel de células como astrócitos e micróglias na imunopatogênese da MC (Ma *et al.*, 1996; Medana *et al.*, 1997).

Neuroinflamação – interação entre o sistema nervoso e o sistema imune

Inflamação caracteriza uma resposta do sistema imunológico inato que visa proteger e defender o organismo, como resultado de uma lesão mecânica ou biológica, esta última geralmente desencadeada por moléculas derivadas de patógenos conhecidas como padrões moleculares associados a patógenos (PAMP; do inglês, *pathogen-associated molecular pattern*) (Khandare *et al.*, 2019). A resposta inflamatória, que é local e sistêmica, e por vezes imediata e de curta duração, envolve mobilização e interação de vários tipos celulares e moléculas de sinalização.

Entre as células envolvidas, as principais são os leucócitos e as células endoteliais. Os leucócitos, incluindo os monócitos, derivados do sistema fagocitário mononuclear, têm capacidade de penetrar nos tecidos para exercer funções como fagocitose e apresentação de antígenos. A resposta inflamatória apresenta diferentes tipos de moléculas de sinalização que vão desde moléculas pequenas, que atuam localmente, por exemplo, óxido nítrico (NO), até produtos lipídicos (prostaglandinas) e proteínas (citocinas) (Khandare *et al.*, 2019; Jensen *et al.*, 2020).

Leucócitos residentes nos tecidos estimulam as células endoteliais a apresentarem moléculas de adesão celular (CAM; do inglês, *cell adhesion molecules*) com mais leucócitos recrutados para o local do dano tecidual. As CAM se ligam aos leucócitos circulantes permitindo sua aderência à sinalização do endotélio, que passa por alterações, tornando-se permeável a essas células, atraídas por níveis elevados de citocinas próximos ao estímulo (Khandare *et al.*, 2019; Jensen *et al.*, 2020). No interior do tecido, monócitos diferenciam-se em macrófagos aptos à fagocitose e secreção de moléculas de sinalização, que mobilizam e recrutam outras células efetoras da periferia. Desse modo, a resposta inflamatória é mantida e amplificada, espalhando-se de um foco local para uma resposta sistêmica.

Embora tenha papel protetor e benéfico, a resposta inflamatória quando exacerbada pode causar danos teciduais ou contribuir para esses danos, e alterar a evolução de doenças. O aumento da resposta inflamatória faz com que as células ativadas, sejam implantadas não apenas no local inicial da inflamação, mas em todos os locais remotos que respondem ao estímulo. Logo, a inflamação periférica desencadeia uma resposta neuroinflamatória prolongada e prejudicial envolvendo BHE, células gliais e neuronais.

Neuroinflamação pode ser utilizada para descrever as interações entre o SNC e o sistema imune que difere da inflamação periférica, especialmente com relação aos principais tipos celulares envolvidos (como glias, e sobretudo, a micróglia) (Cherry *et al.*, 2014). Nesse contexto, as citocinas como TNF-α, interleucinas (como IL-6 e IL-1β) e outras citocinas alteram a integridade da BHE tornando-a permeável a essas moléculas sinalizadoras derivadas da inflamação periférica e permitindo migração leucocitária para o cérebro (de Vries *et al.*, 1996; Bentivoglio *et al.*, 2011). Além das citocinas, outros fatores humorais podem regular a migração leucocitária por meio da BHE, como as quimiocinas. Células gliais, como astrócitos, produzem alguns desses fatores humorais com efeitos sobre a integridade da BHE (Lyman *et al.*, 2014; Vecino *et al.*, 2016). Como consequências da neuroinflamação excessiva e prolongada, podemos observar comprometimento sináptico, morte neuronal e progressão de diversas patologias no cérebro, entre elas MC (Bentivoglio *et al.*, 2011).

Células gliais – papel na neuroinflamação

As micróglias (macrófagos residentes do SNC) desempenham papel importante na neuroinflamação. Análogas aos macrófagos e outras células do SNC (astrócitos), micróglias são capazes de reconhecer estímulos nocivos (substância estranha ou indicativa de dano) e entrar em um estado ativado onde há liberação de mediadores pró-inflamatórios que modulam a imunidade inata do SNC (Cherry *et al.*, 2014; Lyman *et al.*, 2014; Bentivoglio *et al.*, 2011; Yang, Zhou, 2019).

Assim como macrófagos, as micróglias ativadas podem polarizar para perfis diferentes de ativação, M1 ou M2. A ativação clássica, ou M1, pode exercer efeitos citotóxicos com produção de citocinas pró-inflamatórias, como TNF-α, IL-6, IL-1β, interferon-γ (IFN-γ), quimiocinas e espécies reativas de oxigênio (ERO), em resposta a IFN-γ produzido por células Th1 (Cherry *et al.*, 2014; Lyman *et al.*, 2014; Bentivoglio *et al.*, 2011). Micróglias (e também astrócitos) são capazes de produzir IFN-γ, demonstrando capacidade de controlar parcialmente sua própria polarização por meios autócrinos e parácrinos (Kawanokuchi *et al.*, 2006). Em alguns casos, esta resposta poderá ser protetora se o dano ou patógeno for tratado; no entanto, inflamações não reguladas podem gerar destruição tecidual.

Quando os macrófagos são ativados e polarizam para via alternativa ou M2, em resposta a IL-4 produzida por células Th2, micróglias exercem um papel protetor sobre os neurônios por liberação de fatores tróficos, citocinas e/ou quimiocinas anti-inflamatórias, como IL-10, para reparo tecidual e remoção de detritos (Cherry *et al.*, 2014; Lyman *et al.*, 2014; Bentivoglio *et al.*, 2011; Yang, Zhou, 2019).

Os astrócitos compreendem a outra família de células gliais que liberam moléculas sinalizadoras pró-inflamatórias, como o TNF-α (Lyman *et al.*, 2014; Vecino *et al.*, 2016).

A ativação astrocitária gera diversas mudanças que alteram sua função e influenciam neurônios vizinhos e outras células não neuronais (Bentivoglio *et al.*, 2011). É bem conhecido que as micróglias respondem com uma grande produção de citocinas inflamatórias; no entanto, a resposta glial combinada é descrita com especial importância no desenvolvimento neurodegenerativo presente em algumas patologias (Bentivoglio *et al.*, 2011; Vecino *et al.*, 2016).

De modo geral, neuroinflamação envolve uma interação dinâmica entre células endoteliais da BHE, glias e neurônios em que a resposta de um tipo celular influencia diretamente o outro, e pode interferir em processos de neurotransmissão e morte neuronal. Com relação à transmissão sináptica, o papel das células gliais não é totalmente compreendido, mas é provável que essas células modulem a atividade nas sinapses e contribuam para o dano sináptico presente na inflamação (Yang, Zhou, 2019).

A morte neuronal pode ser necrótica, com células destruídas por isquemia aguda ou trauma, ou apoptótica, que é morte celular programada presente em diferentes eventos patofisiológicos. Moléculas de sinalização, produzidas em excesso durante a neuroinflamação, são mediadoras de diversas vias pró-apoptóticas, sugerindo correlação direta entre neuroinflamação e apoptose neuronal (Benarroch, 2010; Yang, Zhou, 2019).

Outro mecanismo de sinalização que implica a neuroinflamação na apoptose neuronal é a produção de NO pela enzima óxido nítrico sintase induzida (iNOS) de astrócitos e micróglia. O NO provoca apoptose por inibir a respiração neuronal, aumento de glutamato, o que promove a morte celular excitotóxica. O aumento de NO pode ser encontrado em diversas patologias cerebrais, entre as quais a MC (Benarroch, 2010).

Malária cerebral – uma doença neuroinflamatória

Malária é uma doença infecciosa aguda ou crônica causada por protozoários intracelulares do gênero *Plasmodium*. Considerada uma das maiores endemias mundiais e um grande obstáculo ao desenvolvimento econômico de comunidades e nações, a malária, apesar de apresentar taxas de morbidade e mortalidade semelhantes às de outras doenças infecciosas, como tuberculose e HIV/AIDS, ainda figura como doença negligenciada. O desenvolvimento do quadro de malária severa está diretamente relacionado com as variáveis como parasitemia e resposta imune do hospedeiro, além da espécie de *Plasmodium*, evidenciando uma interação complexa entre o parasito e o sistema imunológico.

A espécie *P. falciparum* difere de outras espécies de malária humana, uma vez que os eritrócitos parasitados (pRBC; do inglês, *parasitized red blood cells*) aderem às células endoteliais na microcirculação de vários órgãos (condição conhecida como sequestro). O sequestro de pRBC impede a sua destruição pelo baço e retira-os da corrente sanguínea, provocando a diminuição da parasitemia periférica observada. Evidências demonstram que sequestro é resultado de uma interação entre os eritrócitos e o endotélio vascular (citoaderência) (Medana & Turner, 2006).

Malária cerebral (MC), que faz parte da síndrome heterogênea chamada malária grave, é uma síndrome neurológica, resultante da infecção por *P. falciparum*, e uma das encefalopatias mais comuns em todo o mundo, considerada a mais importante doença parasitária do SNC. É clinicamente definida como um nível profundo de inconsciência (coma indolor), com frequência associado a convulsões (particularmente em crianças), na ausência de outros fatores que possam ocasionar inconsciência, como a hipoglicemia e a exclusão de outras encefalopatias, especialmente microbianas, como meningite bacteriana (Medana & Turner, 2006).

O quadro de MC pode ser revertido com tratamento adequado; no entanto, causa morte em aproximadamente 15% a 30% dos casos. Os indivíduos sobreviventes, principalmente crianças, podem apresentar sequelas neurológicas, que podem ser graves e fatais em poucos meses (tetraparesia espástica, estados vegetativos), ou mais sutis, como dificuldades cognitivas e problemas comportamentais.

Assim, a MC é um exemplo de distúrbio acentuado da função neuronal regulada pela sinalização neuroinflamatória, porém com ausência de degeneração evidente de população de células neuronais, diferentemente do observado em outras doenças degenerativas, como esclerose múltipla (Bentivoglio *et al.*, 2011; Mbagwu *et al.*, 2019).

Embora sabendo que a neuroinflamação contribua diretamente para a sua patogênese, por ser uma doença infecciosa, deve-se levar em consideração a resposta do cérebro hospedeiro à infecção, onde qualquer alteração resultante dessa interação pode ser fatal, mesmo após tratamento (Mbagwu *et al.*, 2019).

A citoaderência na microvasculatura cerebral depende da interação entre ligantes codificados por parasitos (a família de proteínas pertencente à proteína de membrana de eritrócito *P. falciparum*, PfEMP-1), permitindo a evasão da resposta imune do hospedeiro e a mediação da adesão a receptores do hospedeiro (CD36, trombospondina e molécula de adesão intercelular, ICAM-1). A obstrução vascular causada pela citoaderência pode levar a processos isquêmicos com surgimento de hemorragias petequiais, que são os principais responsáveis pelo estado de coma na MC (Medana & Turner, 2006).

Vale ressaltar que o *P. falciparum* permanece dentro do espaço vascular, sem entrar no parênquima cerebral; no entanto, o cérebro é o principal tecido afetado pelo sequestro. O comprometimento da vasculatura é agravado pela presença de "rosetas" (aderência entre RBC e pRBC) e 'aglutinação' (aderência entre pRBC), comprometendo o fluxo microcirculatório.

Esse comprometimento da microcirculação pode promover as hemorragias petequiais. A hemorragia do anel é uma característica neuropatológica exclusiva da malária e consiste em uma série de anéis concêntricos circundando um vaso sanguíneo central necrosado. O anel mais externo contém uma mistura de pRBC, pigmentos livres e monócitos hospedeiros, e a camada interna contém RBC e gliose em torno do vaso. Tais hemorragias podem ser resultado da ruptura dos vasos em áreas sem sequestro, onde os parasitos e seus produtos não provocaram uma reação do hospedeiro, em contraste com o granuloma Dürck, característica peculiar da MC. O granuloma, primeiramente atribuído à proliferação de células gliais associada a áreas necróticas hemorrágicas, poderia representar uma reação glial e imunológica no parênquima em função do extravasamento de exsudato, células e parasitas causados por dano celular endotelial, ou poderia representar uma evolução temporal de hemorragias em anel. É bem descrito que a MC está associada a uma resposta imune Th1. Entretanto, não ocorre a migração transendotelial de linfócitos e macrófagos, caracterizando a patologia cerebral essencialmente por eventos inflamatórios intravasculares, diferentemente de outras infecções cerebrais (Medana & Turner, 2006; Bentivoglio *et al.*, 2011; Dunst *et al.*, 2017). A hipertrofia das micróglias perivasculares e parenquimatosas e astrócitos foi observada no cérebro de vítimas tanto de MC quanto de malária não cerebral (Medana *et al.*, 2001; Medana, Turner, 2006).

Modelos experimentais de MC, como o murino, são usados como ferramentas na tentativa de elucidar mecanismos imunopatológicos da doença, no entanto, parecem ampliar a complexidade do processo. Isso se deve a diferenças entre as espécies de plasmódio, uma vez que o *P. falciparum* não infecta hospedeiros murinos. A diversidade de linhagens de camundongos associada à infecção com diferentes espécies de *Plasmodium* tem contribuído para elucidar alguns aspectos envolvidos na imunopatogênese da MC (de Souza & Riley, 2002). O modelo amplamente utilizado é o de camundongos C57BL/6 ou CBA com a cepa *P. berghei* ANKA (PbA), que compartilha algumas semelhanças com doença humana. Os animais morrem na segunda semana de infecção por encefalopatia associada a convulsões (de Souza & Riley, 2002), porém não há evidências de pRBC sequestrados no tecido cerebral; no entanto, leucócitos e plaquetas são encontrados nos capilares cerebrais (Barrera *et al.*, 2015).

As diferenças entre as patologias humana e murina dificultam o entendimento de alguns processos, no entanto, o modelo murino mostra um envolvimento de ativação glial, semelhante ao da malária humana (Medana & Turner, 2006). Um exemplo foi o aumento na permeabilidade da BHE no modelo murino induzindo espessamento dos processos microgliais e a redistribuição da micróglia para a vasculatura (Medana *et al.*, 1997; Dunst *et al.*, 2017).

Entre os possíveis mecanismos de ativação glial, destacam-se adesão entre pRBC e endotélio, com hipóxia localizada, e liberação de moléculas pró-inflamatórias por células endoteliais ativadas, que podem ter efeito na glia perivascular e parenquimatosa (Barrera *et al.*, 2015). Os astrócitos e a micróglia poderiam ser influenciados pelas alterações vasculares do SNC a liberar mediadores inflamatórios durante o processo da doença, que seriam reforçados por citocinas derivadas de monócitos aderidos ao endotélio vascular. Nesse contexto, a retina, como anteriormente descrita, pode funcionar como modelo para estudo de MC (Maude *et al.*, 2014; Barrera *et al.*, 2015).

Retina – uma 'janela para o cérebro'

O difícil acesso ao cérebro em pacientes vivos limita a quantidade e o tipo de informação acerca do SNC, na saúde e na doença. Assim, a retina figura como ferramenta importante, sob dois aspectos importantes.

Primeiro, a retina compartilha com o cérebro muitos atributos embrionários, morfológicos e fisiológicos (Vecino *et al.*, 2016). Segundo, pode ser observada por diversas técnicas não invasivas de alta resolução para avaliações estruturais e/ou funcionais, além de estudos com biomarcadores (MacCormick *et al.*, 2016; Porciatti *et al.*, 2015).

Considerada como uma excelente ferramenta de estudos, alguns descrevem a retina como uma 'janela para o cérebro'[1], sugerindo associações proeminentes que envolvem relações entre parâmetros normais da retina e resultados de várias condições neurológicas de etiologias diversas, incluindo MC (Lewallen *et al.*, 2008; Barrera *et al.*, 2015; Singh *et al.*, 2016; Oliveira *et al.*, 2017).

Todos os tipos celulares presentes no tecido retiniano (neurônios e glias) são provenientes de uma única célula progenitora, que sofre inúmeras divisões e, com progressão do desenvolvimento, origina células diferenciadas. O tipo celular originado segue o mesmo padrão em todos os animais, com maturação gradual, da região central para a periférica (Bringmann *et al.*, 2018).

A retina madura possui organização laminar, composta por três camadas de corpos celulares que estabelecem sinapses entre si em camadas originadas nesse processo (Bringmann *et al.*, 2018). Essa organização primária apresenta-se conservada entre as diferentes espécies de vertebrados, o que facilita a extensão de seus estudos.

Nas três camadas estão presentes diversos tipos e subtipos de neurônios altamente especializados: fotorreceptores (cones e bastonetes, camada nuclear externa), células horizontais, bipolares e amácrinas (camada nuclear interna) e ganglionares (camada de células ganglionares). Além dos neurônios, na camada nuclear interna estão os corpos celulares das células gliais de Müller. Vale destacar que a descrição apresentada é uma visão simplificada da retina, que possui organização funcional complexa com circuitos sinápticos e diversos neuromediadores e seus receptores (Bringmann *et al.*, 2018). Especificamente, a retina de mamíferos, por ser vascularizada, constitui um modelo para estudo de interações, tanto glia-neurônio quanto glia-vasos sanguíneos.

A retina dos vertebrados possui quatro tipos de glia, com características morfológicas, de desenvolvimento e antigênicas diferentes, que compartilham diversas funções no tecido. Entre eles, o tipo mais predominante é a célula glial de Müller, ou célula de Müller, seguida de astrócitos e micróglias. O quarto tipo, oligodendrócito, está presente somente em algumas espécies (Vecino *et al.*, 2016).

Como principal célula glial da retina de vertebrados, a célula de Müller constitui nas retinas avasculares o único tipo de célula macroglial. Funciona como suporte estrutural para os dendritos de neurônios, formando uma ligação anatômica entre os neurônios e os vasos sanguíneos (Bringmann *et al.*, 2018).

Como as células de Müller são o tipo dominante (ou único, em retinas avasculares) de células macrogliais, elas desempenham papéis cruciais no apoio aos neurônios e suas funções que são realizadas pela ação conjunta de astrócitos e células de outras regiões do SNC. A importância das células de Müller para a manutenção da estrutura e função da retina é descrita pela observação de que a destruição seletiva dessas células causa displasia retiniana, apoptose de fotorreceptores e, em um estado final, degeneração da retina (Bringmann & Wiedeman, 2012).

---

[1] London A, Benhar I, Schwartz M. The retina as a window to the brain-from eye research to CNS disorders. Nature Reviews Neurology, 9(1):44-53, 2013.

Dowling, JE. The Retina: An Approachable Part of the Brain. 2nd Edition. Belknap Press; London, UK: 1992.

Sob condições patológicas, as células de Müller tornam-se "ativadas" ou "reativas", com alterações morfológicas, bioquímicas e fisiológicas, que podem modular resposta imune, como produção de citocinas pró-inflamatórias em resposta à infecção (Bringmann & Wiedeman, 2012). Esse processo, chamado de gliose de células de Müller, constitui parte de uma resposta retiniana complexa a estímulos patogênicos (inclui ativação microglial, alterações da vasculatura e migração de leucócitos para o tecido) (Bringmann & Wiedeman, 2012). Em particular, as micróglias modulam a produção de diversos fatores tróficos pelas células de Müller, que podem promover tanto sobrevivência como morte de neurônios (Bringmann & Wiedeman, 2012).

Por isso, acredita-se que a gliose reativa representa uma tentativa de proteção ao tecido retiniano contra danos adicionais, para promover o reparo tecidual e limitar a remodelação tecidual.

Os astrócitos estão correlacionados com a presença e distribuição dos vasos sanguíneos da retina, e residem em quase todas as regiões da retina, mas não existem nas retinas avasculares. Esse tipo de célula glial tem como algumas de suas funções a produção de fatores neurotróficos e o suporte mecânico importante para axônios em degeneração e a manutenção da barreira hematorretiniana. No entanto, em resposta à lesão ou doença, os astrócitos expressam uma série de proteínas que comprometem a integridade da barreira hematorretiniana, a produção de citocinas, quimiocinas e elementos da cascata do complemento e promovem a degeneração da retina (Vecino *et al.*, 2016).

As micróglias, por sua vez, representam uma ponte entre o SNC e o sistema imune. Consistem em uma população de 'macrófagos residentes' dentro do SNC com atividade não só imunológica, mas também como importantes participantes do desenvolvimento e manutenção de redes neurais (Vecino *et al.*, 2016).

Em razão do alto grau de plasticidade, as micróglias podem estar presentes em diferentes estados de ativação e/ou 'quietude', o que explica sua fisiologia complexa, com funções imunológicas especializadas, respondendo a eventos patológicos, secretando citocinas e fatores neurotróficos (Cherry *et al.*, 2014). No entanto, embora esses dois estados sirvam como um ponto de referência, as respostas adaptativas e refinadas das micróglias reforçam a existência de vários fenótipos intermediários e totalmente funcionais.

Nesse contexto, o tecido retiniano oferece uma oportunidade única de observar diretamente a vasculatura do SNC e, portanto, de estudar diretamente a patologia neurovascular da MC, tanto para o diagnóstico clínico como para elucidar mecanismos da fisiopatologia da doença.

Retinopatia associada à malária cerebral

O desenvolvimento de MC está bem caracterizado, associado ao sequestro pRBC e/ou leucócitos no endotélio microvascular cerebral com obstrução do fluxo sanguíneo e diminuição da perfusão tecidual, comprometendo funcionalmente áreas do SNC, incluindo o tecido retiniano (Beare *et al.*, 2011). A retinopatia da malária tem três componentes principais: o clareamento da retina, as alterações dos vasos (exclusivos da malária) e a hemorragia retiniana (Singh *et al.*, 2016; Paquet-Durand *et al.*, 2019).

Embora o sistema visual represente um alvo regular de MC (Maude *et al.*, 2009; Barrera *et al.*, 2015), pouco se sabe sobre mecanismos neuroquímicos envolvidos na lesão retiniana durante a patologia. É bem descrito que o tecido retiniano de pacientes com MC apresenta uma astrogliose intensa, degeneração de astrócitos e ativação da micróglia no decorrer da doença (Medana *et al.*, 2001; Medana & Turner, 2006; Paquet-Durand *et al.*, 2019). O aparecimento da retinopatia também está relacionado com a obstrução dos microvasos e, consequentemente, com o quadro de hipóxia aguda em crianças (Lewallen *et al.*, 2008; Maude *et al.*, 2009; Barrera *et al.*, 2015) e adultos (Maude *et al.*, 2014). Um estudo realizado em crianças africanas com retinopatia resultante de MC mostrou que o quadro de hipóxia aguda leva a alterações nos registros eletrofisiológicos no tecido retiniano (Lochhead *et al.*, 2010), sugerindo que, além de alterar o microambiente retiniano, a doença pode levar ao mau funcionamento desse tecido.

Atualmente, ainda há inúmeras lacunas do conhecimento sobre a fisiopatologia da MC e a retinopatia associada. Embora sejam descritas alterações vasculares e/ou inflamatórias em tecido retiniano, elas são divergentes em humanos (crianças e adultos) e em murinos. A principal diferença entre a doença humana e murina está relacionada com o sequestro de pRBC, como já mencionado, o que está diretamente associado a respostas vasculares e/ou inflamatórias.

Quanto à MC experimental, foram observadas mudanças morfológicas e na distribuição da micróglia da retina durante a progressão da doença, com redistribuição de micróglia "ativada" em direção aos vasos, sugerindo ativação microglial como processo fundamental na patogênese (Medana *et al.*, 1997; Paquet-Durand *et al.*, 2019).

No modelo murino existem indícios do envolvimento retiniano evidenciados por baixa resposta fotópica, que indica alterações funcionais da retina (demonstradas por eletrorretinograma – ERG) (Oliveira *et al.*, 2017; Paquet-Durand *et al.*, 2019). Essas alterações se assemelham a disfunções oftalmológicas observadas em crianças com MC (Lewallen *et al.*, 2008; Lochhead *et al.*, 2010). Apesar do comprometimento funcional da retina na MC, os mecanismos ainda não são totalmente compreendidos, embora a obstrução vascular e a hipóxia pareçam ter importante papel na disfunção visual.

Interessante dizer que não foi observado aumento dos marcadores inflamatórios no modelo murino, como os níveis de TNF e expressão de iNOS no tecido retiniano, diferentemente do que ocorre no cérebro, onde TNF é um importante biomarcador de neuroinflamação. Esses resultados sugerem que o processo de inflamação no cérebro ocorre concomitante com a disfunção eletrofisiológica, mas sem a presença de inflamação no tecido retiniano de camundongos com MC (Oliveira *et al.*, 2017).

Assim, pela primeira vez foi demonstrado que MC induz comprometimento neuroquímico e eletrofisiológico no tecido retiniano, sugerindo que o modelo murino de MC pode representar ferramenta importante para avaliação pré-clínica de substâncias com efeito protetor e/ou reversíveis para retinopatia associada à doença.

Referências bibliográficas

Barrera V, Hiscott PS, Craig AG, White VA et al. Severity of retinopathy parallels the degree of parasite sequestration in the eyes and brains of malawian children with fatal cerebral malaria. The Journal of Infectious Diseases. 2015; 211(12):1977-86.

Benarroch EE. Glutamate transporters: diversity, function, and involvement in neurologic disease. Neurology. 2010; 74(3): 259-64.

Bentivoglio M, Mariotti R, Bertini G. Neuroinflammation and brain infections: historical context and current perspectives. Brain Research Reviews. 2011; 66(1-2):152-73.

Bringmann A, Wiedemann P. Müller Glial Cells In Retinal Disease. Ophthalmologica. 2012; 227:1-19.

Bringmann A, Syrbe S, Görner K, Kacza J, Francke M et al. The primate fovea: structure, function and development. Progress in Retinal and Eye Research. 2018; 66:49-84.

Cherry JD, Olschowka JA, O'banion MK. Neuroinflammation and m2 microglia: the good, the bad, and the inflamed. Journal of Neuroinflammation. 2014; 11: 98.

de Souza JB, Riley EM. Cerebral Malaria: the Contribution of Studies in animal models to our understanding of immunopathogenesis microbes and infection. 2002; 4:291-300.

de Vries HE, Blom-Roosemalen MC, Van Oosten M, De Boer AG, van Berkel TJ, Breimer DD et al. the influence of cytokines on the integrity of the blood-brain barrier in vitro. Journal of Neuroimmunology. 1996; 64:37-43.

Desruisseaux MS, Machado FS, Weiss LM, Tanowitz HB, Golightly LM. Cerebral Malaria: A Vasculopathy. The American Journal of Pathology. 2010;176(3): 1075-8.

Dunst J, Kamena F, Matuschewski K. Cytokines and Chemokines in Cerebral Malaria Pathogenesis. Frontiers in Cellular Infection Microbiology. 2017; 7:1-16.

Jensen AR, Adams Y, Hviid L. Cerebral Plasmodium falciparum malaria: The role of PfEMP1 in its pathogenesis and immunity, and PfEMP1-based vaccines to prevent it. Immunological Reviews. 2020; 293(1):230-252.

Kawanokuchi, J, Mizuno T, Takeuchi H, Kato H, Wang J et al. Production of interferon-γ by microglia. Mult Scler. 2006; 12:558-564.

Khandare AV, Bobade D, Deval M, Patil T, Saha B, Prakash D. Expression of negative immune regulatory molecules, pro-inflammatory chemokine and cytokines in immunopathology of ecm developing mice. Actatropica. 2017;172:58-63.

Lewallen S, Bronzan RN, Beare NA, Harding SP, Molyneux ME, Taylor TE. Using malarial retinopathy to improve the classification of children with cerebral malaria. Transactions of The Royal Society of Tropical Medicine and Hygiene. 2008; 102(11): 1089-94.

Lochhead J, Movaffaghy A, Falsini B, Harding S, Riva C, Molyneux ME. The effects of hypoxia on the Erg in paediatric cerebral malaria. Eye. 2010; 24(2): 259-64.

Lyman M, Lloyd DG, Ji X, Vizcaychipi MP, Ma D. Neuroinflammation: The Role And Consequences. Neuroscience Research. 2014; 79:1-12.

Ma N, Hunt NH, Madigan MC, Chan-Ling T. Correlation between enhanced vascular permeability, up-regulation of cellular adhesion molecules and monocyte adhesion to the endothelium in the retina during the development of fatal murine cerebral malaria. The American Journal of Pathology. 1996; 149(5): 1745-62.

Maccormick IJ, Czanner G, Faragher B. Developing retinal biomarkers of neurological disease: an analytical perspective. Biomarkers in Medicine. 2015; 9(7):691-701.

Maude RJ, Hassan MU, Beare NA. Severe retinal whitening in an adult with cerebral malaria. The American Journal of Tropical Medicine and Hygiene. 2009; 80(6):881.

Maude RJ, Kingston HWF, Josh S, Mohanty S, Mishra SK, White NJ et al. Short report: reversibility of retinal microvascular changes in severe falciparum malaria. The American Journal of Tropical Medicine and Hygiene. 2014; 91(3):493-495.

Mbagwu SI, Lannes N, Walch M, Filgueira L. Pathogens Human Microglia Respond to Malaria-Induced Extracellular Vesicles. Pathogens. 2019; 9(1):21.

Medana IM, Chaudhri G, Chan-Ling T, Hunt NH. Central nervous system in cerebral malaria: "innocent bystander" or active participant in the induction of immunopathology. Immunology and Cell Biology. 2001; 79:101-120.

Medana IM, Hunt NH, Chan-Ling T. Early activation of microglia in the pathogenesis of fatal murine cerebral malaria. Glia; 1997. 19: 91-103.
Medana IM, Turner GD. Human cerebral malaria and the blood-brain barrier. International Journal for Parasitology. 2006; 36(5): 555-68.
Oliveira KRHM, Kauffmann N, Leão LKR, Passos ACF et al. Cerebral malaria induces electrophysiological and neurochemical impairment in mice retinal tissue: possible effect on glutathione and glutamatergic system. Malaria Journal. 2017; 16(1):440.
Paquet-Durand F, Beck SC, Das S, Huber G, Chang L et al. A retinal model of cerebral malaria. Nature Scientific Reports. 2019; 9:3470.
Porciatti V. Electrophysiological assessment of retinal ganglion cell function. Experimental Eye Research. 2015; 141:164-70.
Singh J, Verma R, Tiwari A, Mishra D, Singh HP. Retinopathy as a prognostic marker in cerebral malaria. Indian Pediatrics. 2016; 53(4):315-7.
Van Der Heyde HC, Nolan J, Combes V, Gramaglia I, Grau GE. A unified hypothesis for the genesis of cerebral malaria: sequestration, inflammation and hemostasis leading to microcirculatory dysfunction. Trends in Parasitology. 2006; 22(11): 503-8.
Vecino E, Rodriguez FD, Ruzafa N, Pereiro X, Sharma SC. Glia-Neuron interactions in the mammalian retina. Progress in Retinal and Eye Research. 2016; 51:1-40.
Yang Q-Q, Zhou J-W. Neuroinflammation in the central nervous system: Symphony of glial cells. Glia. 2019; 67(6):1017-1035.

28

Neuropatia Hanseniana

Roberta Olmo Pinheiro • Márcia Maria Jardim Rodrigues • Luciana Silva Rodrigues • Cristiana Santos de Macedo • Maria Cristina Vidal Pessolani • Euzenir Nunes Sarno • Flávio Alves Lara • Milton Ozório Moraes

Neuropatia hanseniana

Hanseníase é uma doença infectocontagiosa crônica, que pode ser causada por *Mycobacterium leprae* e *M. lepromatosis*, que infectam predominantemente macrófagos e células de Schwann. A descrição de *M. lepromatosis* ocorreu há pouco tempo, de modo que não há dados do papel desta bactéria na infecção de células de Schwann, assim, o presente capítulo será dedicado às manifestações clínicas advindas da infecção de *M. leprae* em células de Schwann.

Para além de nervos periféricos, a hanseníase tem manifestações clínicas que incluem lesões na pele e nas mucosas. Um amplo espectro de formas clínicas pode ser observado. A classificação de Ridley e Jopling se baseia em critérios clínicos, histopatológicos e imunológicos do indivíduo e foi proposta na década de 1960 (Figura 28.1). Segundo esta classificação, em um extremo do espectro, encontram-se os pacientes lepromatosos (LL), que apresentam alta carga bacilar – decorrente da resposta celular ineficiente contra a bactéria – e múltiplas lesões. No outro extremo do espectro, estão os pacientes tuberculoides (TT), que apresentam uma forte resposta celular a *M. leprae*. Entre estes dois extremos, encontram-se as formas intermediárias, denominadas *borderline*: *borderline* lepromatoso (BL), *borderline borderline* (BB) e *borderline* tuberculoide (BT), em que a resposta imune celular é maior ou menor, conforme a proximidade ao polo tuberculoide ou lepromatoso, respectivamente.

Aproximadamente metade dos pacientes desenvolve pelo menos um dos chamados episódios reacionais, que constituem episódios de resposta inflamatória aguda que podem ocorrer antes, durante ou após a poliquimioterapia (PQT) específica para hanseníase. Estes quadros reacionais são classificados como reação tipo I ou reação reversa (RR) e reação tipo II, cuja manifestação clínica mais frequente é o eritema nodoso hansênico

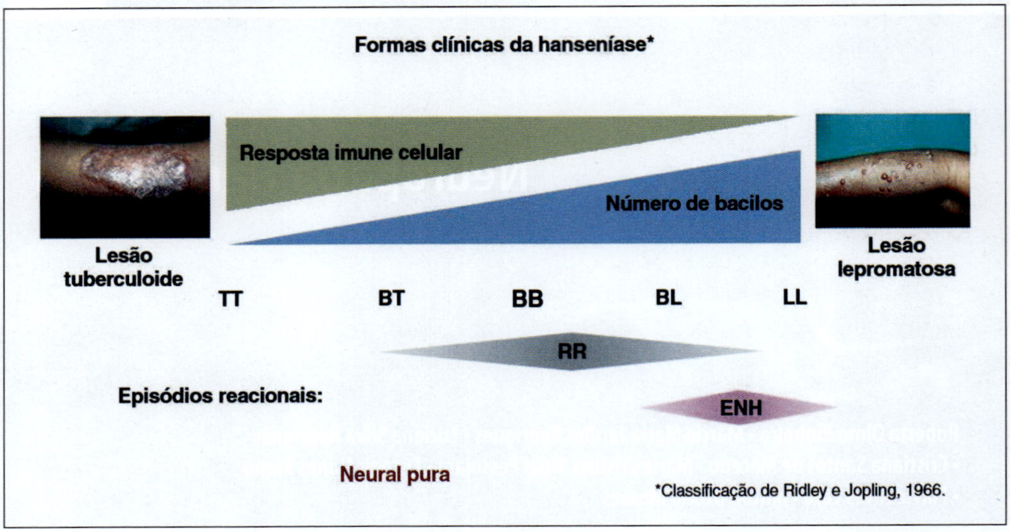

Figura 28.1. Formas clínicas da hanseníase, de acordo com a classificação de Ridley e Jopling (1966). TT: tuberculoide-tuberculoide; BT: *borderline* tuberculoide; BB: *borderline borderline*; BL: *borderline* lepromatosa; LL: lepromatosa-lepromatosa. Episódios reacionais: RR: reação reversa; ENH: eritema nodoso hansênico. A forma neural pura da hanseníase não está descrita na classificação de Ridley e Jopling, mas pode se manifestar em pacientes com dano neural sem comprometimento dermatológico.

Fonte: Acervo da autoria.

(ENH; do inglês, *erythema nodosum leprosum*). Os episódios reacionais podem levar à piora do quadro clínico dos pacientes, aumentando o dano neural e contribuindo para a instalação de incapacidades e deformidades físicas.

A hanseníase é a maior causa de neuropatia periférica tratável em todo o mundo. Estima-se que 50% dos pacientes com hanseníase apresentem algum grau de lesão neural, e 20% permanecem com deformidades e lesões neurológicas irreversíveis. O dano neural pode ocorrer em qualquer forma clínica da doença. Além das formas clínicas de apresentação dermatológica, a forma neural pura ocorrer em 5% a 10% dos pacientes que usualmente apresentam uma neuropatia assimétrica na ausência de bacilos, na análise por coloração e inspeção por microscopia.

O comprometimento dos nervos pode ocorrer de forma insidiosa ou em processos agudos. Em qualquer forma de comprometimento ocorrerá a neurite, descrita como a presença de dor, espontânea ou à palpação, em um tronco nervoso periférico, acompanhada ou não de comprometimento da função; ou, ainda, por comprometimento isolado da função nervosa, detectado no exame sequencial do paciente, com ausência de dor. Esse tipo de comprometimento insidioso, sem dor, tem sido denominado neurite silenciosa. O processo de neurite, seja manifesto ou silencioso, origina o dano do nervo na hanseníase e suas consequências.

O dano neurológico pode ficar limitado a apenas um tronco nervoso, nas chamadas mononeuropatias; comprometer mais de um tronco nervoso de forma assimétrica, caracterizando a mononeuropatia múltipla; ou, em raros casos, comprometer os troncos nervosos distais de forma simétrica, sob a forma de polineuropatia. O comprometimento é inicialmente sensitivo e, quando o processo da lesão neural não é interrompido, há comprometimento das fibras grossas, o que pode acarretar, se não tratada a hanseníase, deformidades físicas incapacitantes permanentes.

O comprometimento motor, em geral, ocorre mais tardiamente, com paresia progressiva que, se não identificada a tempo de ser tratada, evolui para atrofia e perda funcional irreversível. Entretanto, pode ser o único sinal identificado pelos pacientes que evoluem sem dor neural; o paciente pode ser admitido já com atrofia em algum território neural ou mesmo com incapacidade física, como pé caído, garra cubital, garra de mediano, mão caída e, em alguns casos, garra mista. Este comprometimento vai depender do modo de instalação da neurite que está diretamente associada à forma clínica. Nos pacientes paucibacilares ou nos pacientes que apresentem episódios reacionais, a neuropatia evolui de forma mais rápida, com a instalação do comprometimento motor mais intenso, porém mais localizado, geralmente associado à dor, nas chamadas neurites agudas. Nos pacientes multibacilares sem a ocorrência de reação, a neuropatia avança de forma silenciosa, tendo uma evolução lenta e progressiva, com menor incidência de déficit motor.

O espessamento do nervo com característica fusiforme é a anormalidade clínica mais frequente da neuropatia na hanseníase; no entanto, cerca de 50% dos pacientes com neuropatia hanseniana podem não apresentar espessamento dos nervos periféricos (Kumar *et al.*, 2016).

Diagnóstico e tratamento da neuropatia hanseniana

Assim como nos pacientes em investigação de hanseníase com lesões dermatológicas, o diagnóstico da forma neural pura da hanseníase é baseado no estudo histopatológico do nervo sensitivo acometido, sob o ponto de vista clínico e neurofisiológico. Nos quadros com apresentação dermatológica, a presença de sintomatologia sugestiva de dano neural deve ser investigada e tratada de modo a evitar danos irreversíveis. Dada a natureza do aparecimento do comprometimento neural precoce e a ausência de lesões de pele, a forma neural pura é tratada por alguns autores como a forma primária na doença.

Na forma neural pura, um achado relevante para o diagnóstico é a presença de bacilo álcool-ácido resistente (BAAR) e/ou granuloma epitelioide. Entretanto, o pequeno fragmento das amostras dos nervos biopsiados nem sempre apresenta BAAR, de modo que a avaliação de alterações histopatológicas pode ser utilizada de modo complementar. O valor da biópsia de nervo aumenta quando os resultados são interpretados no contexto de dados clínicos, epidemiológicos, neurofisiológicos e laboratoriais (Tabela 28.1).

Estudos têm demonstrado que a detecção de DNA do *M. leprae* por meio da reação em cadeia da polimerase (PCR; do inglês, *polymerase chain reaction*) pode aumentar a sensibilidade para a confirmação diagnóstica. Atualmente, para além das alterações clínicas sugestivas e, de análises bacteriológicas e histológicas, o PCR deve ser considerado uma importante ferramenta complementar no diagnóstico da forma neural pura da hanseníase. Entretanto, ressalte-se que os resultados obtidos com a utilização desta técnica devem sempre ser analisados em associação com achados clínicos e histopatológicos,

Tabela 28.1. Critérios para o diagnóstico da neuropatia hanseniana pela avaliação histopatológica

Probabilidade	*Características*
Certo	Presença de BAAR no interior de macrófagos ou células de Schwann, acompanhado de linfócitos esparsos.
Muito provável	Presença de infiltrado inflamatório granulomatoso com células epitelioides no endoneuro.
Provável	Presença de infiltrado inflamatório linfocítico e macrofágico sem diferenciação para células epitelioides ou células de Virchow ocupando o endoneuro em torno dos vasos e permeando as fibras nervosas.
Possível	Achados histopatológicos que, embora inespecíficos, ocorrem frequentemente na hanseníase, como a fibrose epineural, perineural e endoneural e edema do espaço subperineural com aumento de células mononucleares, podendo ser acompanhados de perda de fibras mielinizadas grandes e pequenas.

pelo risco de um resultado falso-positivo. Também, a detecção de anticorpos contra o glicolipídeo fenólico (anti-PGL-I), um componente específico e majoritário do *M. leprae*, pode ser utilizado, a despeito da baixa especificidade em áreas endêmicas.

As manifestações clínicas características de lesão neural são decorrentes da natureza da interação do patógeno com as células de Schwann. Ao tratamento clínico da neuropatia hanseniana devem ser avaliadas as características de cada paciente, onde corticosteroides (em especial, a prednisona) podem ser utilizados para tratar o dano neural na hanseníase, dado o processo inflamatório na base da doença. Entretanto, as evidências de dois ensaios clínicos randomizados não demonstraram uma efetividade maior no uso de corticosteroides quando comparados ao placebo. Nos casos não responsivos à prednisona, novos regimes de corticoterapia com anti-inflamatórios não hormonais são utilizados. Outros fármacos e mesmo terapia imunossupressora para o controle devem ser testados.

Mecanismos imunopatogênicos associados ao dano neural

O dano neural é responsável pela elevada frequência de incapacidade e dano permanente em pacientes com hanseníase. O entendimento dos mecanismos imunopatológicos associados ao dano neural tem sido objeto de inúmeros estudos. Esses trabalhos investigam a natureza da invasão das células de Schwann, o padrão de alterações celulares, histológicas e imunológicas advindas da interação do *M. leprae* com as células de Schwann, e a subversão e a reprogramação do metabolismo a partir da infecção.

As células de Schwann são capazes de proliferar e diferenciar, contribuindo para a regeneração e remielinização após a injúria do nervo. A célula de Schwann possui uma série de receptores que estão associados ao reconhecimento do bacilo. A laminina-2 e a α-distroglicana são utilizadas por *M. leprae* para interação com a célula de Schwann. Uma das proteínas de *M. leprae* que se liga à laminina foi caracterizada como uma proteína tipo histona (HLP; do inglês, *histone-like protein*). No entanto, estudos que avaliaram mutações no gene de Hlp demonstraram que outras adesinas e/ou vias podem ser utilizadas pelo bacilo durante o processo de adesão. CD209, uma lectina tipo C, já foi descrita como importante para o reconhecimento e internalização do bacilo.

O uso de uma cepa recombinante de *M. bovis* BCG demonstrou que o PGL-I é importante para a adesão e internalização do bacilo. Nesse mesmo estudo também demonstrou-se que PGL-I induz a expressão de receptor de manose (CD206) nas células infectadas e que a associação CD206-PPAR-γ está relacionada com a indução de corpúsculos lipídicos na célula de Schwann.

Os eventos intracelulares que levam à proliferação e/ou diferenciação da célula de Schwann são iniciados pela interação de ligantes, como as neuregulinas via complexo receptor de tirosina quinase (RTK; do inglês, *receptor tyrosine kinase*), ErbB2/ErbB3. Na célula adulta, *M. leprae* modula a sinalização intracelular com o objetivo de manter sua sobrevivência no sistema nervoso periférico. O bacilo se liga diretamente à ErbB2 nas células mielinizadas e ativa RTK, levando a uma ativação não canônica de Erk1/2 e subsequente aumento na proliferação celular, o que contribui para que as células permaneçam em um estado desdiferenciado, prevenindo a remielinização.

Uma questão recorrente nos estudos que buscam entender os mecanismos associados ao dano neural na hanseníase é se o bacilo é capaz de induzir o dano diretamente e/ou se o infiltrado inflamatório desempenha papel relevante no dano neural. Estudo de Rambukkana *et al.* (2002) sugeriu que a desmielinização pode ser induzida diretamente pelo bacilo. Nesse estudo foi observado que as células de Schwann amielínicas carreiam *M. leprae* em proporção maior que as células mielínicas. Apesar de as células mielinizadas serem mais resistentes à internalização do bacilo, a interação *M. leprae*-célula de Schwann leva à desmielinização.

Uma limitação dos estudos envolvendo o entendimento dos mecanismos associados à desmielinização se deve ao fato de não termos uma linhagem de célula de Schwann humana mielinizada. Mesmo nos estudos com células primárias humanas, elas são amielínicas, o que faz com que os estudos tenham de ser baseados em modelos murinos e, mais recentemente, em modelo de *zebrafish*, em que se demonstrou que o dano axonal e a desmielinização não são diretamente iniciados por *M. leprae*, mas por macrófagos infectados que patrulham os axônios. Neste estudo, os autores sugeriram que PGL-I é capaz de induzir a expressão da enzima óxido nítrico sintase (iNOS) em macrófagos, e o aumento resultante nas espécies reativas de nitrogênio lesiona os axônios e induz a desmielinização (Madigan *et al.*, 2017).

Foi demonstrado que *M. leprae* reprograma a célula de Schwann adulta, levando-a a um fenótipo de "célula-tronco/progenitora", associado à disseminação do bacilo. Posteriormente, observou-se que as células reprogramadas possuem a capacidade de atrair macrófagos. Uma vez que *M. leprae* é capaz de ativar a expressão de inúmeros genes associados à imunidade inata nos estágios iniciais da infecção, é possível que mecanismos imunes inatos estejam relacionados com a reprogramação celular e o início da neuropatogênese durante a infecção com *M. leprae* (Masaki *et al.*, 2013). Por outro lado, uma das primeiras hipóteses associadas ao dano neural na hanseníase sugeriu o papel da apoptose da célula de Schwann induzida por *M. leprae* no dano. A apoptose foi associada ao aumento da expressão gênica e proteica de TNF, TGF-β e seus receptores na célula de Schwann, bem como por metaloproteases (MMP) 2 e 9. Em conjunto, a lipoproteína 19 kDa foi capaz de induzir apoptose na célula de Schwann, o que foi revertido na presença de um anticorpo anti-TLR2. Esses dados sugerem que a apoptose da célula de Schwann via TLR2 pode desempenhar um mecanismo pelo qual a ativação da resposta imune inata contribui para a injúria do nervo na hanseníase. Independentemente, a análise das concentrações séricas de TNF em pacientes com neuropatia hanseniana revelou uma correlação positiva entre TNF e desmielinização. O TGF-β também foi associado com a indução de fibrose, sendo a ocorrência de fibrose a principal causa de dano neural irreversível na hanseníase.

O bacilo é capaz de inibir a apoptose de células de Schwann humanas mantidas em condições livres de soro por meio da indução da produção de fator de crescimento semelhante à insulina I (IGF-I) (Rodrigues *et al.*, 2010). Além do efeito antiapoptótico, a indução de IGF-I por *M. leprae* poderia também explicar a proliferação da célula hospedeira induzida pela bactéria (Tapinos & Rambukkana, 2005). Estes dados sugerem que a indução de IGF-I pelo *M. leprae* representa uma estratégia diferente, não descrita antes para interação de patógenos intracelulares, que culmina na proteção e propagação do ambiente intracelular de forma a garantir a sobrevivência e replicação bacteriana (Figura 28.2). Nos últimos anos, o estudo das ações mediadas por IGF-I vem ganhando destaque em função de seu papel neuroprotetor *in vivo* em neuropatias em que a produção excessiva

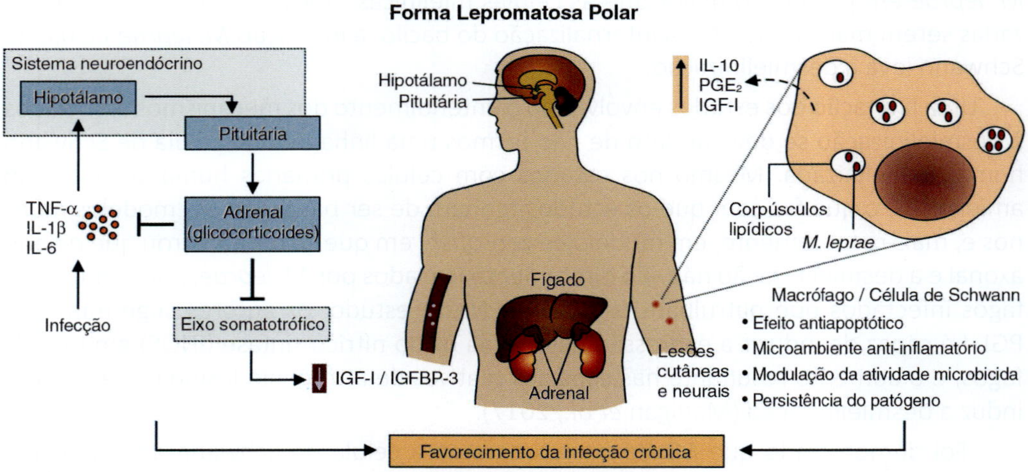

Figura 28.2. Envolvimento de IGF-I no curso da infecção pelo *M. leprae* em pacientes lepromatosos. Embora os níveis do IGF-I sistêmico e da lesão tenham comportamentos opostos, ambos parecem contribuir direta ou indiretamente para a sobrevivência e multiplicação do *M. leprae*, favorecendo a persistência da infecção no hospedeiro. Assim, o IGF-I induzido pelo *M. leprae* no sítio da infecção, tanto no nervo como na pele, poderia promover a sobrevivência da célula hospedeira e contribuir para a atenuação da função efetora dos macrófagos, de forma a garantir a manutenção de um nicho adequado para a replicação do bacilo nas formas multibacilares da doença. Já os níveis de IGF-I sistêmico observados no momento do diagnóstico de hanseníase dos pacientes seriam reflexo do grau de ativação de alças anti-inflamatórias (como o eixo HPA) nesses pacientes, e poderia ser utilizado como biomarcador de risco de evolução do paciente para episódios reacionais. Níveis de IGF-I abaixo da normalidade em pacientes LL indicariam forte ativação dessas alças que inibiriam a reativação da resposta imune favorecendo um quadro imune inflamatório estável nesses pacientes. Ao contrário, a presença de níveis normais de IGF-I em pacientes lepromatosos seria uma indicação de falha na ativação de alças anti-inflamatórias, permitindo a reativação da resposta imune e a ocorrência de quadros reacionais ao longo do curso da infecção.

Fonte: Acervo da autoria.

de citocinas pró-inflamatórias é observada. Vários estudos vêm demonstrando o papel deste hormônio na ativação, produção da bainha de mielina e sobrevivência de células de Schwann. Portanto, o IGF-I pode desempenhar um papel no início da infecção e na progressão da doença garantindo nichos para replicação do *M. leprae*. Provavelmente, com a evolução da doença existe um desequilíbrio pelo aumento da quantidade de bactérias ou do infiltrado inflamatório que, por sua vez, induzem o dano.

Outra hipótese sugere que a lesão nervosa poderia ser induzida por *M. leprae* a partir da regulação por neurotrofinas, como fator de crescimento do nervo (NGF). Alterações na expressão de neurotrofinas foram correlacionadas com perda precoce de nocicepção na hanseníase, e o dano ao nervo parece estar relacionado com o processo decorrente do aumento das neurotrofinas, juntamente com a reação inflamatória adjacente, por meio de citocinas pró-inflamatórias como o TNF, supressoras como TGF-β, bem como com a indução de apoptose da célula de Schwann. Estudos revelaram que concentrações plasmáticas mais elevadas de NGF estão associadas com formas multibacilares e baixas concentrações de NGF com as formas paucibacilares da doença. Adicionalmente, o TNF pode induzir a diferenciação e a maturação neuronal por meio de sua interação com NGF, que, por sua vez, está envolvido no processo de sobrevivência neuronal. A expressão de TNF endógeno induzida por NGF leva a um ciclo de retroalimentação positiva compreendendo a ativação da AKT pelo receptor de TNF (TNFR2).

Imunometabolismo na hanseníase – subversão da resposta em células de Schwann

Embora não seja ainda consenso, as alterações percebidas como a formação dos granulomas e o infiltrado inflamatório são, pelo menos em parte, responsáveis pelo dano neural e incapacidade observada na hanseníase. A habilidade única do *M. leprae* de invadir as células de Schwann do nervo e de regular o metabolismo lipídico e oxidativo pode ser central (ou talvez primária) nesse processo de dano. Atualmente, é consenso que *M. leprae* reside e se replica dentro de fagossomos repletos de corpúsculos lipídicos, indicando dessa forma que a modulação do metabolismo lipídico da célula hospedeira exercida pelo patógeno representa um mecanismo evolutivo desenvolvido pelo bacilo para promover sua sobrevivência e dispersão. Os corpúsculos lipídicos são compostos por fosfolipídeos oxidados e ésteres de colesterol do próprio hospedeiro, oriundos não só do aumento da captação, mas também da síntese *de novo* e representam a ponte entre o metabolismo energético e a resposta imune inata, por converterem o estoque de carbono e poder redutor celular em precursores de importantes mediadores lipídicos derivados de ácidos graxos poli-insaturados.

Durante a infecção por *M. leprae*, um número crescente de corpúsculos lipídicos são atraídos para os bacilos por meio de sinalização dependente de PI3K, envolvendo-os em um manto de lipídeos. Esse encapsulamento lipídico é fundamental para o sucesso da infecção, seja pelo fornecimento de fontes de carbono baseadas em lipídeos seja como blindagem à ação de drogas hidrofílicas, como a rifampicina, e a indução de aquiescência, fenômeno observado em *M. tuberculosis*, que também garante resistência às drogas.

É plausível imaginar que *M. leprae* utilize para o seu metabolismo os lipídeos oriundos dos corpúsculos lipídicos, recrutando-os até o seu vacúolo. Essa hipótese se baseia na manutenção, em seu genoma, de dois genes: um gene relacionado com a atividade lipásica e um gene ligado à atividade fosfatásica. Além disso, estudos metabólicos e proteômicos indicam que a β-oxidação e o ciclo do glioxilato, vias relacionadas com o catabolismo lipídico, encontram-se ativos no patógeno.

A indução de corpúsculos lipídicos ocorre antes mesmo da infecção. Os receptores da família TLR (do inglês, *toll-like receptors*), incluindo TLR6, são capazes de reconhecer padrões moleculares associados a *M. leprae* no meio extracelular, acionando a cascata de sinalização que dá início à formação de corpúsculos lipídicos, envolvendo a expressão de proteínas acessórias e síntese lipídica no complexo de Golgi (Mattos *et al.*, 2010).

M. leprae altera o metabolismo energético celular em vários pontos, por exemplo, reduzindo a β-oxidação lipídica pela redução da atividade mitocondrial. Como estratégia adaptativa na disputa por metabólitos celulares, o patógeno reduz o potencial de ação mitocondrial, possivelmente em função da abertura de poros de transição em decorrência do aumento repentino da concentração de lipídeos no citosol. A perda do potencial de ação e consequente queda na atividade mitocondrial levariam, em longo prazo, à redução da massa mitocondrial mediante o processo de mitofagia. A redução da atividade mitocondrial da célula hospedeira gera várias vantagens adaptativas ao *M. leprae*. A primeira delas consiste na queda da lipólise, ou β-oxidação, processo dependente da atividade mitocondrial, resultando em uma exacerbação ainda maior no acúmulo de lipídeos no citosol da célula hospedeira. A segunda é a redução da geração de espécies reativas de oxigênio, uma ameaça à vida dentro de um espaço rico em lipídeos, sabidamente as moléculas orgânicas mais suscetíveis ao ataque de radicais livres. A terceira vantagem conhecida é a redução no consumo de poder redutor, oriundo da oxidação da glicose, por parte da cadeia respiratória mitocondrial. Todo esse poder redutor acumulado, que antes era consumido visando à geração de ATP, agora está disponível para a manutenção do sistema antioxidante baseado em glutationa. De fato, foi observado que células de Schwann infectadas tornam-se mais resistentes a insultos oxidantes, em virtude dessa proteção adicional conferida pela remodelação do metabolismo e exercida por *M. leprae*.

Uma vez reduzida a respiração mitocondrial, a produção de ATP na célula infectada passa a ser mais dependente da glicólise anaeróbia, com alta atividade da via das pentoses. Para manter os níveis de ATP citoplasmáticos, as células de Schwann infectadas precisam aumentar sua taxa de captação de metabolização de glicose. Esse processo é positivamente modulado pela sinalização de IGF-I, igualmente ativada pelo bacilo, como discutido anteriormente neste capítulo.

A célula de Schwann infectada apresenta baixa respiração mitocondrial, seguida de alta captação de glicose e baixa liberação de lactato (Medeiros *et al.*, 2016). Isso se deve ao fato de a célula de Schwann infectada apresentar um vigoroso aumento na atividade de duas outras grandes fontes regeneradoras de NAD^+: a glutationa redutase e a ácido graxo sintase. Dessa forma, *M. leprae* reorienta o metabolismo da célula de Schwann de modo a destinar o maior montante possível de carbono e poder redutor à síntese de lipídeos.

A remodelação do metabolismo energético da célula de Schwann infectada apresenta alguns efeitos colaterais danosos aos axônios, como a privação da sua principal fonte de carbono e energia, o lactato, sendo talvez este o primeiro insulto relacionado com a neuropatia hanseniana. Além disso, existem outros efeitos que podem afetar a fisiologia axonal no longo prazo, como o acúmulo de lipídeos na célula de Schwann.

Durante a infecção, a enzima fosfolipase A2 é produzida, liberando os ácidos graxos presentes da posição sn-2 de fosfolipídeos, que são mobilizados para a síntese de mediadores lipídicos. Não há um consenso no que se refere à expressão de ciclo-oxigenase 2 em células de lesão de pele de pacientes com hanseníase, e alguns dados apontam um papel de PGE_2 e PGD_2 em processos de resposta do hospedeiro ao dano neural (Amaral *et al.*, 2013), e de lipoxina A4 como neuroprotetora, ao atenuar a reação inflamatória nos pacientes.

É provável que a base molecular para o dano axonal na neuropatia hansênica possa residir em uma adaptação evolutiva do patógeno, baseada em aumentar a taxa de conversão de carbonos oriundos da glicose em lipídeos na célula de Schwann.

Perspectivas para o controle da neuropatia hanseniana

Apesar dos avanços no entendimento dos mecanismos imunopatogênicos associados ao estabelecimento da neuropatia hanseniana, ainda há muitos aspectos que precisam ser investigados. Um aspecto-chave refere-se ao diagnóstico da forma neural pura da doença. Embora a análise histopatológica do fragmento de biópsia de pele seja útil para validar o diagnóstico clínico, o procedimento é invasivo e requer especialistas para a realização do procedimento, uma realidade inacessível nos locais de alta incidência de hanseníase. Assim, o desenvolvimento de estratégias complementares que visem à identificação de biomarcadores de dano neural em amostras de plasma/soro torna-se uma demanda a ser atendida. Outro aspecto importante refere-se ao tratamento. A utilização de corticoterapia é inespecífica e não é eficaz em todos os casos, de modo que existe a necessidade de identificar alvos moleculares para o desenvolvimento de estratégias terapêuticas mais específicas e, consequentemente, efetivas para o controle da neuropatia hanseniana.

Em virtude da inexistência de um modelo experimental para avaliar a neuropatia hanseniana, espera-se que os estudos futuros possam investigar modelos que reflitam os mecanismos moleculares que ocorrem na interação *M. leprae*-célula de Schwann humana e que possam ser utilizados para o desenvolvimento de novas estratégias diagnósticas e terapêuticas de controle da doença.

Referências bibliográficas

Acosta CCD, Dias AA, Rosa T I, Batista-Silva LR et al. Expression in live bacteria allows activation of a CD206/PPRγ cross-talk that may contribute to sucsseful *mycobacterium lepra*e colonization of peripheral nerve. PLoS Pathogens. 2018; 14(7):E1007151.

Amaral JJ, Antunes LC, de Macedo CS, Mattos KA et al. Metabonomics reveals drastic changes in arti-

Neglected Tropical Diseases. 2013; 7(8):E2381.

Andrade PR, Jardim MR, da Silva AC, Manhaes PS et al. Inflammatory cytokines are involved in focal demyelination in leprosy neuritis. Journal of Neuropathology and Experimental Neurology. 2016; 75(3):272-83.

Batista-Silva LR, Rodrigues LS, Vivarini A de C, Costa FM et al. *Mycobacterium Leprae*-Induced Insulin-Like Growth Factor I Attenuates Antimicrobial Mechanisms, Promoting Bacterial Survival In Macrophages. Science Reports. 2016; 6:27632.

de Macedo CS, de Carvalho FM et al. Leprosy and its reactional episodes: serum levels and possible roles of omega-3 and omega-6-derived lipid mediators. Cytokine. 2018; 112:87-94.

Jardim MR, Antunes SL, Santos AR, Nascimento OJ et al. Criteria for diagnosis of pure neural leprosy. Journal of Neurology. 2003; 250(7):806-809.

Lobato LS, Rosa PS, Ferreira J da S, Neumann AS, da Silva Mg, do Nascimento DC et al. Statins increase rifampin mycobactericidal effect. Antimicrobials Agents and Chemotherapy. 2014; 58(10):5766-5774.

Madigan CA, Cambier CJ, Kelly-Scumpia KM, Scumpia PO et al. A macrophage response to *mycobacterium leprae* phenolic glycolipid initiates nerve damage in leprosy. Cell. 2017; 170(5):973-985.E10.

Masaki T, Qu J, Cholewa-Waclaw J, Burr K, Raaum R, Rambukkana A. Reprogramming adult schwann cells to stem cell-like cells by leprosy bacilli promotes dissemination of infection. Cell. 2013; 152(1-2):51-67.

Mattos Ka, D´Avila H, Rodrigues LS, Oliveira VGC, Sarno EN et al. Lipid droplet formation in leprosy: toll-like receptor-regulated organelles involved in eicosanoid formation and *mycobacterium leprae* pathogenesis. Journal of Leukocyte Biology. 2010; 87(3):371-384.

Medeiros RC, Girardi KD, Cardoso FK, Mietto BS et al. Subversion of schwann cell glucose metabolism by *mycobacterium leprae*. Journal of Biological Chemistry. 2016; 291(47):24803.

Ng V, Zanazzi G, Timpl R, Talts JF, Salzer JL, Brennan PJ et al. Role of the cell wall phenolic glycolipid-1 in the peripheral nerve predilection of *mycobacterium leprae*. Cell. 2000; 103(3):511-524.

Rambukkana A, Zanazzi G, Tapinos N, Salzer JL. Contact-dependent demyelination by *mycobacterium leprae* in the absence of immune cells. Science. 2002; 296(5569):927-931.

Ridley DS, Jopling WH. Classification of leprosy according to immunity. a five-group system. International Journal of Leprosy and Other Mycobacterial Diseases. 1966; 34(3): 255-273.

Rodrigues LS, da Silva Maeda E, Moreira ME, Tempone AJ et al. *Mycobacterium leprae* induces insulin-like growth factor and promotes survival of schwann cells upon serum withdrawal. Cellular Microbiology. 2010; 12(1):42-54.

Tapinos N, Rambukkana A. Insights into regulation of human schwann cell proliferation by Erk1/2 via a MEK-independent and p56Lck-dependent pathway from leprosy bacilli. Proceedings of National Academy of Sciences. 2005; 102(26):9188-9193.

Neuroimunomodulação na Paralisia Espástica Tropical, Associada ao Vírus HTLV-1

Wilson Savino • Eduardo Samo Gudo Jr.

Resumo

O vírus linfotrópico humano tipo 1 (HTLV-1) é um retrovírus que infecta tipicamente células T CD4+ e linfócitos T CD8+. Pode ainda infectar células B, monócitos, células dendríticas, células endoteliais, células epiteliais pulmonares, astrócitos e células epiteliais tímicas. A infecção pelo HTLV-1 pode causar duas patologias distintas: a leucemia/linfoma de células T do adulto e a mielopatia associada ao HTLV-1/paraparesia espástica tropical (HAM/TSP). A HAM/TSP é uma doença neurodegenerativa de progressão lenta, que acomete o sistema nervoso central (SNC), e tem como principal característica a presença de infiltrado inflamatório perivascular e no parênquima da medula espinal, com degeneração marcante do trato corticoespinal e desmielinização, envolvendo tanto a mielina quanto os axônios, e levando a um quadro de paralisia periférica. Os mecanismos pelos quais o HTLV-1 causa lesões descritas no SNC ainda são pouco compreendidos. No entanto, há evidências demonstrando que a progressão para HAM/TSP é acompanhada de uma resposta imune crônica e exacerbada, com hiperativação linfocitária persistente, infiltração de células mononucleares no SNC, principalmente de células T CD4+ e células T CD8+ altamente ativadas, proliferação espontânea de células T, e níveis elevados de citocinas pró-inflamatórias, incluindo TNF-α, IFN-γ, IL-1 e IL-6.

A migração destas células para o SNC é governada por interações mediadas por integrinas (p. ex., VLA-4/VCAM-1 e VLA-4/fibronectina) e quimiocinas, como CCL2, CCL3, CCL4 e CCL5. No tecido nervoso, astrócitos parecem ser relevantes no processo fisiopatológico. A interação entre estas células e linfócitos HTLV-1+ resulta em alterações morfológicas e funcionais dos astrócitos, caracterizadas por aumento da adesão a linfócitos T, aumento de sensibilidade à apoptose, e expressão de níveis elevados de transcritos para VCAM-1, TNF-α, CCL2, CXCL1, CXCL2, CXCL3, CXCL8, CXCL10, entre outros. Conjuntamente, estes dados indicam que o HTLV-1 induz modificações morfológicas e funcionais em astrócitos e que estas células, uma vez estimuladas por linfócitos HTLV-1^{+}, secretam substâncias que permitem recrutamento adicional de linfócitos para o SNC, contribuindo, assim, para amplificar e perpetuar o dano inflamatório do SNC iniciado por linfócitos infiltrantes infectados pelo HTLV-1.

De modo mais geral, o bloqueio da entrada de linfócitos T no SNC, por inibidores que atuam em algum dos mecanismos descritos neste capítulo, deverá corresponder a uma alternativa terapêutica no tratamento da HAM/TSP.

Introdução

O vírus linfotrópico humano tipo 1 (HTLV-1) é um retrovírus que infecta particularmente células T CD4^{+} e linfócitos T CD8^{+}, podendo ainda infectar células B, monócitos, células dendríticas, células endoteliais, células epiteliais pulmonares (Nozuma & Steven Jacobson, 2019), astrócitos e células epiteliais tímicas (Gudo *et al.*, 2015; Carvalho *et al.*, 2017). Estima-se que existam no mundo cerca de 5 a 10 milhões de pessoas infectadas pelo HTLV-1 (Euzebio-Ponces *et al.*, 2019).

A infecção pelo HTLV-1 pode causar duas patologias distintas: a leucemia/linfoma de células T do adulto (LTA) e a mielopatia associada ao HTLV-1/paraparesia espástica tropical (HAM/TSP). No entanto, a taxa dos riscos de desenvolvimento destas patologias nos indivíduos infectados pelo HTLV-1, ao longo da vida, é inferior a 5%; portanto, a grande maioria permanece assintomática (Nozuma & Steven Jacobson, 2019).

A razão pela qual um grupo de indivíduos desenvolve doença neurológica, outros desenvolvem leucemia e a maioria permanece assintomática, é ainda desconhecida. No entanto, possíveis explicações para essas diferenças incluem a variabilidade genética do vírus, a constituição do sistema de antígenos leucocitários humanos (HLA; do inglês, *human leukocyte antigen*), carga viral e a resposta imune do indivíduo infectado.

A HAM/TSP é uma doença neurodegenerativa de progressão lenta, acometendo o sistema nervoso central (SNC). Tem como principal característica a presença de infiltrado inflamatório perivascular e no parênquima da medula espinal, com degeneração marcante do trato corticoespinal e desmielinização, envolvendo tanto a mielina quanto os axônios, e levando a um quadro de paralisia periférica. Pacientes com HAM/TSP apresentam um quadro clínico de paraparesia espástica, com perda progressiva da capacidade motora, descontrole dos esfíncteres, dificuldade de deambulação, distúrbios sensoriais, impotência, hiper-reflexia e dor lombar, entre outros sinais e sintomas que culminam com o declínio da qualidade de vida do paciente (Nozuma & Jacobson, 2019).

Entre os fatores de risco para HAM/TSP, incluem-se fatores genéticos que conferem predisposição ou resistência ao desenvolvimento da doença nos indivíduos infectados. Estudos de polimorfismo gênico sugerem que a presença do alelo -863A do gene TNF-α, e mutações no promotor do gene MMP-9, estejam associadas a um aumento de risco em adquirir HAM/TSP entre indivíduos infectados. Além disso, há indícios de associação entre o padrão de expressão de moléculas do complexo HLA de certas populações e o risco de desenvolvimento da HAM/TSP. Por exemplo, foi demonstrado que a presença do alelo HLA-A*02 confere proteção, enquanto o alelo DRB1*0101 confere maior suscetibilidade à doença (Jeffery *et al.*, 1999, 2000).

Patologia da HAM/TSP

A resposta imune desempenha papel crítico na patogênese de HAM/TSP. A maioria dos estudos revela um comprometimento da medula espinal na região torácica, com espessamento de leptomeninge e atrofia medular em diferentes graus. Os achados histopatológicos incluem infiltrado linfocitário perivascular da substância branca e substância cinzenta no nível do segmento torácico, resultando em grave desmielinização, degeneração axonal e gliose (Nagai & Osame, 2003).

Progressivamente, instala-se um processo de degeneração da substância branca, em particular do trato corticoespinal lateral, com pouco acometimento da substância cinzenta. Nos casos mais avançados ou de longa duração, o processo de degeneração predomina sobre o da inflamação, sendo as células inflamatórias, predominantemente linfócitos T CD8+ (Nozuma & Jacobson, 2019).

Os mecanismos pelos quais o HTLV-1 causa lesões descritas no SNC ainda são pouco compreendidos. No entanto, há evidências mostrando que a progressão para HAM/TSP é acompanhada de uma resposta imune crônica e exacerbada, que pode ser detectada por marcadores no sangue periférico e no líquido cefalorraquidiano (Grant & Barmak, 2002). Entre essas evidências, as principais são: 1) hiperativação linfocitária persistente; 2) infiltração de células mononucleares no SNC, especialmente de células T CD4+ e células T CD8+ altamente ativadas e hipersecretoras de citocinas pró-inflamatórias; 3) proliferação espontânea de células T; 4) níveis elevados de citocinas pró-inflamatórias e de quimiocinas no sangue periférico (Figura 29.1).

Três principais mecanismos têm sido descritos como responsáveis pela lesão neurológica, desmielinização e morte de células no SNC observadas nesses pacientes:

1. Lesão citotóxica direta.
2. Autoimunidade envolvendo mimetismo molecular.
3. Mecanismo de lesão do tipo *bystander* (Araujo & Silva 2006).

No primeiro caso, o dano tecidual direto ocorre quando células T citotóxicas ativadas, específicas para proteína viral Tax, atravessam a barreira hematoencefálica, e reconhecem antígenos específicos do HTLV-1, causando dano no parênquima, por lise direta das células do SNC ou pela produção de citocinas. Este modelo propõe que células infectadas pelo HTLV-1, presentes no SNC, apresentem peptídeos ou epítopos imunodominantes virais em sua superfície. A ativação persistente destas células citotóxicas indica a presença de antígenos virais no SNC de maneira contínua.

Estas observações, associadas à detecção de células inflamatórias T CD8+ no SNC e ao aumento na frequência de células T CD8+ específicas para o HTLV-1 no sangue periférico e no líquido cefalorraquidiano de pacientes com HAM/TSP, sugerem fortemente que células T específicas para o HTLV-1 desempenhem papel relevante na fisiopatologia desta doença.

Na hipótese de autoimunidade, as células T periféricas específicas para o HTLV-1 migrariam para o SNC e, por meio de mimetismo molecular, reconheceriam de maneira cruzada alvos antigênicos presentes normalmente nas células gliais que seriam similares às proteínas do HTLV-1, resultando na produção de citocinas, inflamação e destruição tecidual.

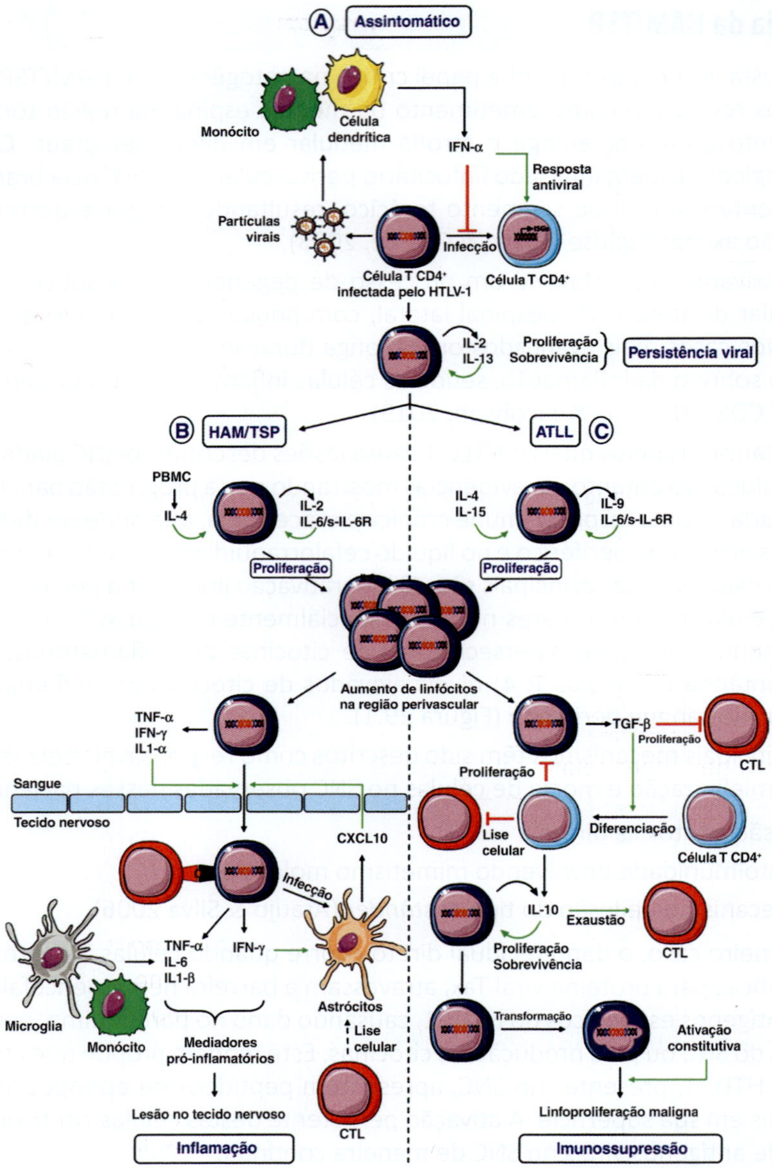

Figura 29.1. Desregulação na rede de citocinas durante a infecção pelo HTLV-1 e doenças associadas ao HTLV-1. Durante a fase assintomática (**A**) que se segue à infecção primária, as citocinas IFN-α, IL-2 e IL-13 influenciam o controle antiviral e a proliferação de células infectadas com persistência do vírus. São duas as doenças distintas que podem progredir na infecção pelo HTLV-1: mielopatia associada ao HTLV-1/paraparesia espástica tropical (HAM/TSP) e leucemia/linfoma de células T do adulto (ATLL), respectivamente, mostradas nos lados (**B**) e (**C**) da figura. Durante a HAM/TSP, citocinas pró-inflamatórias (IFN-γ, IL-1, TNF-α, e CXCL10) permitem a infiltração de células T infectadas com HTLV-1 em tecidos neurais que, juntamente com a citocina IL-6, contribui para o estado inflamatório crônico e danos neurais. (**C**) No desenvolvimento da ATLL, citocinas imunossupressoras (TGF-β e IL-10) contribuem para exaustão de linfócitos T citotóxicos (CTL), permitindo um estado imunossupressor favorável à proliferação maligna de células transformadas pelo vírus. As setas verdes indicam uma função aumentada, as linhas vermelhas sinalizam uma diminuição da função, e a seta curva indica proliferação autócrina. Modificada a partir de Futsch *et al.*, 2018.

Fonte: Acervo da autoria.

Por último, o mecanismo *bystander* envolve dano tecidual no SNC provocado pela liberação de citocinas pró-inflamatórias; neste caso, a lesão não está relacionada com resposta imune antígeno-específica contra células do SNC. A lesão ocorre, então, pela presença de células inflamatórias no local da lesão. Níveis elevados de citocinas, como TNF-α, IFN-γ, IL-1 e IL-6, no líquido cefalorraquidiano de pacientes com HAM/TSP, corroboram a hipótese sobre o envolvimento de citocinas na gênese da inflamação (Figura 29.1).

O próprio vírus, por meio de sua proteína Tax, provavelmente contribui no processo fisiopatológico. A proteína Tax é codificada na região pX do genoma viral, e sua principal função é induzir a transcrição do genoma viral. Além disso, Tax promove aumento da expressão de vários genes relacionados ao crescimento celular (Alefantis *et al.*, 2003). No que diz respeito especificamente à HAM/TSP, estudos mostraram que Tax contribui para a forte ativação da resposta imune, sendo responsável pela geração de uma resposta inflamatória exacerbada, porém ineficiente, na eliminação do vírus e indução de citocinas pró-inflamatórias em células infectadas (Cartier & Ramirez 2005), sugerindo fortemente seu envolvimento na degeneração tecidual que ocorre no SNC durante o desenvolvimento da HAM/TSP.

Migração celular na HAM/TSP

O SNC é um sítio imunologicamente privilegiado, protegido por uma forte barreira biológica que limita a entrada de células e outras moléculas. Em condições fisiológicas, poucas células têm acesso ao líquido cefalorraquidiano. Esta barreira, denominada barreira hematoencefálica, é composta por células endoteliais unidas por junções oclusivas, membrana basal e pericitos. Os astrócitos, por seus prolongamentos citoplasmáticos, fornecem sustentação à barreira, desempenhando, assim, papel importante em sua integridade.

Os mecanismos que governam a migração de células mononucleares do sangue periférico para o SNC são funcionalmente similares àqueles responsáveis pela migração das células do sangue periférico para outros tecidos do organismo, havendo, no entanto, várias particularidades. Sabe-se que tanto as quimiocinas como as integrinas são moléculas essenciais neste processo. De fato, a expressão de várias quimiocinas, como CCL2, CCL3, CCL4, CCL5, CCL11 e MIP-2, tem sido associada com o desenvolvimento de doença inflamatória ou autoimune do SNC. Neste contexto, já foi demonstrado que pacientes com esclerose múltipla apresentam níveis elevados de várias quimiocinas no SNC. Além disso, os leucócitos presentes no SNC destes pacientes apresentam níveis elevados de receptores de quimiocinas que respondem aos respectivos estímulos quimiotáticos. Por exemplo, o CCR5 é superexpresso em linfócitos T, macrófagos, monócitos e micróglia no líquido cefalorraquidiano de lesões ativas de esclerose múltipla (Sorensen *et al.*, 1999).

Por outro lado, as interações entre moléculas de adesão expressas na superfície das células mononucleares do sangue periférico e ligantes na superfície da barreira ou proteínas de ECM no tecido nervoso desempenham papel relevante. Estudos usando modelo experimental de esclerose múltipla demonstraram que a adesão celular ao endotélio e às proteínas de ECM representam etapas iniciais importantes que precedem o desenvolvimento de inflamação e lesão no SNC. A progressão da esclerose múltipla está fortemente correlacionada com o aumento da expressão e frequência de células VLA-4^{+}, e o tratamento com o anticorpo monoclonal anti-VLA-4 (natalizumab) resulta em remissão da doença (McCandless & Klein 2007).

Os poucos estudos sobre integrinas conduzidos no contexto da HAM/TSP foram realizados usando modelos *in vitro* baseados em linhagens celulares. Enquanto alguns autores mostraram que a interação VLA-4/VCAM-1 pode desempenhar papel importante na fisiopatologia da HAM/TSP (Nagai & Osame 2003), outros estudos não detectaram qualquer diferença na frequência de células T VLA-4^{+}, tampouco mostraram impacto do bloqueio de VLA-4 na adesão ou migração de células T *in vitro* (Romero *et al.*, 2000). Alguns autores demonstraram, ainda, que a microvasculatura do SNC nos locais de lesão de HAM/TSP apresenta níveis elevados de VCAM-1 e ICAM-1 (Engelhardt, 2006). Além disso, células infiltrantes no SNC de pacientes com HAM/TSP também expressam níveis elevados de VLA-4 e LFA-1 (Umehara *et al.*, 1996). Estes achados sugerem o envolvimento de interações mediadas por VLA-4/VCAM-1 na regulação de adesão e quimiotaxia de linfócitos T e macrófagos para áreas de lesão do SNC em pacientes com HAM/TSP.

Nesse sentido, investigamos a possível participação dos receptores de ECM na fisiopatologia da HAM/TSP. Observamos que células T VLA-4^{high} representam o fenótipo de células T que se correlaciona mais fortemente com a progressão para HAM/TSP. Tanto a frequência de células T VLA-4^{high} como a densidade de expressão membranar nas células T VLA-4^{high} foram mais elevadas nos pacientes com HAM/TSP, em comparação com os controles saudáveis. Além disso, em termos de células T VLA4^{high} CD4^{+}, encontramos uma correlação positiva com a carga proviral, sabidamente conhecida como marcador de progressão para HAM/TSP (Matavele-Chissumba *et al.*, 2015). Tomados em conjunto, esses achados resgatam a importância da interação VLA-4/VCAM-1 e VLA-4/fibronectina na fisiopatologia da HAM/TSP, particularmente na migração de células T para o SNC.

Com base nesses resultados, procuramos definir melhor as características fenotípicas da subpopulação de linfócitos T VLA-4^{high}. Vimos que entre as células ativadas e as células de memória de pacientes com HAM/TSP há maior frequência de células T VLA-4^{high} em comparação com os controles, sugerindo que as células T VLA-4^{high} possam ser as que preferencialmente migram para o SNC, uma vez que as células infiltrantes no SNC são, na sua maioria, células ativadas e células de memória.

Outro aspecto que reforça a hipótese do envolvimento de linfócitos VLA-4^{high} é o fato de que o endotélio dos locais das lesões ativas de HAM/TSP na medula espinal apresenta-se bastante ativado, com alta expressão de VCAM-1, um dos ligantes naturais de VLA-4 (Umehara *et al.*, 1996).

Estudos prévios demonstraram que em pacientes com HAM/TSP a expressão de citocinas pró-inflamatórias está elevada tanto na periferia quanto no SNC (Santos *et al.*, 2004) e que células aderentes e infiltrantes no SNC têm potencial de produzir elevadas quantidades dessas citocinas (Best *et al.*, 2006). Neste contexto, verificamos que as células T VLA-4^{high} produzem quantidades mais elevadas de TNF-α e INF-γ quando comparadas às células T VLA-4^{low}. Observamos também que as células T VLA-4^{high} de pacientes infectados pelo HTLV-1 secretam quantidades mais elevadas dessas citocinas em comparação com os controles saudáveis.

Por outro lado, observamos uma correlação positiva entre a frequência de células T $CD4^{+}VLA-4^{high}$ e a carga pró-viral do HTLV-1. Assim, é plausível pensar que a frequência dessas células também possa ser utilizada, juntamente com a carga pró-viral, como marcador de progressão para a HAM/TSP. Em termos conceituais, estes dados também indicam que células T $CD4^{+}VLA-4^{high}$ poderiam representar as principais células infectadas pelo HTLV-1, sendo deste modo o principal veículo para a entrada do HTLV-1 no SNC, mas ao mesmo tempo alvo terapêutico potencial.

Envolvimento de astrócitos na fisiopatologia da HAM/TSP

Tanto em modelo de esclerose múltipla quanto de outras doenças neuroinflamatórias, os astrócitos têm sido implicados com uma das principais células envolvidas na inflamação e na produção de quimiocinas, contribuindo para o recrutamento ainda maior de células mononucleares do sangue periférico. Demonstrou-se que os astrócitos são fontes importantes de citocinas TNF-α e IFN-γ, quando modulados por fatores externos, e que essas citocinas, por sua vez, induzem a expressão de receptores específicos para as quimiocinas CCL2, CCL5, CXCL8, CXCL9 e CXCL10 (Croitoru-Lamoury *et al.*, 2003).

Tendo em conta o papel dos astrócitos sobre a barreira hematoencefálica, vários autores sugerem que a lesão dos astrócitos resulta em dano nesta barreira, com aumento da permeabilidade e maior recrutamento de células para o SNC. Por outro lado, considerando o papel dos astrócitos na fisiologia do SNC, o dano dessas células resulta em perda da integridade não só estrutural, mas também funcional do SNC.

Utilizando um modelo *in vitro* de interação entre linfócitos infectados pelo HTLV-1 e astrócitos de uma linhagem de astrocitoma humano, vimos que a interação breve com linfócitos HTLV-1^{+} resultou em alterações morfológicas e funcionais dos astrócitos, caracterizadas por aumento da adesão a linfócitos T, formação de sincício, infecção pelo HTLV-1, aumento de sensibilidade à apoptose, e expressão de níveis elevados de mRNA para TNF-α, CCL2, CXCL1, CXCL2, CXCL3, CXCL8, CXCL10, e ainda MMP-8 e VCAM-1.

Além disso, fatores solúveis secretados por astrócitos previamente ativados pelo HTLV-1 aumentaram a resposta migratória de células infectadas pelo HTLV-1 (Gudo *et al.*, 2015).

Conjuntamente, estes dados sugerem que o HTLV-1 induz modificações morfológicas e funcionais em astrócitos humanos, e que astrócitos estimulados por linfócitos HTLV-1^{+} secretam substâncias que permitem recrutamento adicional de linfócitos para o SNC. Deste modo, os astrócitos contribuiriam para amplificar e perpetuar o dano inflamatório do SNC iniciado por linfócitos infectados pelo HTLV-1 infiltrantes.

De modo mais geral, o bloqueio da entrada de linfócitos T no SNC, por meio de inibidores que atuam em algum dos mecanismos descritos neste capítulo, deverá corresponder a uma alternativa terapêutica no tratamento da HAM/TSP.

Referências bibliográficas

Alefantis T, Barmak K, Harhaj EW, Grant C, Wigdahl B. Characterization of a nuclear export signal within the human T cell leukemia virus type I transactivator protein tax. Journal of Biological Chemistry. 2003; 278(24):21814-21822.

Araujo AQ, Silva MT. The HTLV-1 neurological complex. Lancet Neurology. 2006; 5(12):1068-1076.

Best I, Adaui V, Verdonck K, González E, Tipismana M, Clark D et al. Proviral load and immune markers associated with human t-lymphotropic virus type 1 (HTLV-1)-associated myelopathy/tropical spastic paraparesis (HAM/TSP) in Peru. Clinical and Experimental Immunology. 2006; 146(2):226-233.

Cartier L, Ramirez E. Presence of HTLV-I Tax protein in cerebrospinal fluid from HAM/TSP patients. Archives of Virology. 2005; 150(4):743-753.

Carvalho Barros LR, Linhares-Lacerda L, Moreira-Ramos K, Ribeiro-Alves M et al. HTLV-1-Infected thymic epithelial cells convey the virus to CD4(+) T lymphocytes. Immunobiology. 2017; 222:1053-1063.

Croitoru-Lamoury J, Guillemin GJ, Boussin FD et al. Expression of chemokines and their receptors in human and simian astrocytes: evidence for a central role of TNF alpha and IFN gamma in CXCR4 and CCR5 modulation. Glia. 2003; 41(4):354-370.

Engelhardt B. Molecular mechanisms involved in T cell migration across the blood-brain barrier. Journal of Neural Transmission. 2006; 113(4):477-85.

Eusebio-Ponce E, Candel FJ, Anguita E. Human T-Cell lymphotropic virus type 1 and associated diseases in Latin America. Tropical Medicine International Health. 2019; 24(8):934-953.

Futsch N, Prates G, Mahieux R, Casseb J, Dutartre H. Cytokine networks dysregulation during HTLV-1 infection and associated diseases. Viruses. 2018; 10(12):E691.

Grant C, Barmak K, Alefantis T, Yao J, Jacobson S, Wigdahl B. Human T cell leukemia virus type I and neurologic disease: events in bone marrow, peripheral blood, and central nervous system during normal immune surveillance and neuroinflammation. Journal of Cellular Physiology. 2002; 190(2):133-159.

Gudo ES, Silva-Barbosa SD, Linhares-Lacerda L, Ribeiro-Alves M, Real C et al. HAM/TSP-Derived HTLV-1-Infected T Cell lines promote morphological and functional changes in human astrocytes cell lines: possible role in the enhanced T cells recruitment into central nervous system. Virology Journal. 2015; 12:165.

Jeffery K, Siddiqui AA, Bunce M, Lloyd AL, Vine AM et al. The influence of HLA class I alleles and heterozygosity on the outcome of human T cell lymphotropic virus type I infection. Journal of Immunology. 2000; 165(12):7278-84.

Jeffery KJ, Usuku K, Hall S, Matsumoto W, Taylor GP, Procter J et al. HLA alleles determine human T-lymphotropic virus-I (HTLV-i) proviral load and the risk of HTLV-i-associated myelopathy. Proceedings of the National Academy of Sciences USA. 1999; 96(7):3848-3853.

Matavele-Chissumba R, Silva-Barbosa SD, Augusto Â, Maueia C, Mabunda N et al. CD4(+)CD25(High) Treg cells in HIV/HTLV co-infected patients with neuropathy: high expression of Alpha4 integrin and lower expression of Foxp3 transcription factor. BMC Immunology. 2015; 16:52.

Mccandless EE, Klein RS. Molecular targets for disrupting leukocyte trafficking during multiple sclerosis. Expert Reviews in Molecular Medicine. 2007; 9(20): 1-19.

Nagai M, Osame M. Human T-Cell lymphotropic virus type I and neurological diseases. Journal of Neurovirology. 2003; 9(2):228-35.

Nozuma S, Jacobson S. Neuroimmunology of human T-lymphotropic virus type 1-associated myelopathy/tropical spastic paraparesis. Frontiers in Microbiology. 2019; 10:885.

Romero IA, Prevost MC, Perret E, Adamson P, GreenwoodJ, Couraud PO et al. Interactions between brain endothelial cells and human T-cell leukemia virus type 1-infected lymphocytes: mechanisms of viral entry into the central nervous system. Journal of Virology. 2000; 74(13): 6021-6030.

Santos SB, Porto AF, Muniz AL, Jesus AR, Carvalho EM. Exacerbated inflammatory cellular immune response characteristics of HAM/TSP is observed in a large proportion of HTLV-I asymptomatic carriers. BMC Infectious Diseases. 2004; 4:7.

Sorensen TL, Tani M, Jensen J, Pierce V, Lucchinetti C, Folcik VA et al. Expression of specific chemokines and chemokine receptors in the central nervous system of multiple sclerosis patients. Journal of Clinical Investigation. 1999; 103(6):807-815.

Umehara F, Izumo S, Ronquillo AT, Matsumuro K, Sato E, Osame M. Cytokine expression in the spinal cord lesions in HTLV-I-associated myelopathy. Journal of Neuropathology and Experimental Neurology. 1994; 53(1):72-77.

Umehara F, Izumo S, Takeya M, TakahashiK, Sato E, Osame M. Expression of adhesion molecules and monocyte chemoattractant protein-1 (MCP-1) in the spinal cord lesions in HTLV-I-associated myelopathy. Acta Neuropathologica. 1996; 91(4): 343-350.

Neurotrofinas e Neuropeptídeos VIP e PACAP em Eixos Imunoneuroendócrinos e na Infecção pelo HIV-1

Jairo Ramos Temerozo • Thiago Moreno L. Souza • Dumith Chequer Bou-Habib

Resumo

As neurotrofinas e os neuropeptídeos VIP e PACAP são moléculas que possuem ampla distribuição tecidual, capazes de exercer atividades moduladoras sobre o funcionamento dos sistemas nervoso, endócrino e imunológico. Os receptores de neurotrofinas e de VIP e PACAP estão expressos em todo o organismo, permitindo, assim, o caráter pleiotrópico destes mediadores solúveis. O vírus da imunodeficiência humana tipo 1 (HIV-1), agente causador da síndrome da imunodeficiência adquirida (AIDS), infecta células do sistema imunológico, e a sua replicação é afetada por diversos fatores endógenos que interagem com as células infectadas. As neurotrofinas, especialmente o fator de crescimento do nervo (NGF), e os neuropeptídeos VIP e PACAP podem também influenciar a produção de partículas de HIV-1, ao interagir com seus receptores presentes nas membranas das células infectadas e ativar vias de sinalização que repercutem sobre o ciclo replicativo do HIV-1. A compreensão da fisiopatogenia da AIDS deve considerar os mecanismos pelos quais um patógeno causador de uma morbidade crônica, como HIV-1, é diretamente influenciado por moléculas com amplo espectro de atividades fisiológicas sobre o eixo imunoneuroendócrino, como o NGF e outras neurotrofinas, assim como os neuropeptídeos VIP e o PACAP. Serão discutidos, neste capítulo, os mecanismos pelos quais o NGF e VIP e PACAP interferem na produção viral por macrófagos humanos infectados *in vitro* pelo HIV-1

Neurotrofinas

Fatores tróficos são moléculas fundamentais no desenvolvimento do sistema nervoso. O primeiro fator neurotrófico identificado foi o fator de crescimento do nervo (NGF; do inglês, *nerve growth factor*), por meio dos estudos pioneiros de Rita Levi-Montalcini e Viktor Hamburger realizados no final da década de 1940 e início dos anos 1950, como um fator trófico e neuritogênico para neurônios do gânglio da raiz dorsal e de neurônios simpáticos (Ribatti, 2016). Atualmente, sabemos que existe em mamíferos uma família de neurotrofinas compostas pelo NGF, pelo fator neurotrófico obtido do cérebro de porco (BDNF; do inglês, *brain derived neurotrophic factor*), pela neurotrofina 3 (NT-3) e pelas neurotrofinas 4 e 5 (NT-4/5) e outras moléculas.

Aspectos estruturais e receptores das neurotrofinas

Entre as neurotrofinas já mencionadas, o NGF é a mais estudada. Esta molécula é sintetizada em uma forma precursora com 305 aminoácidos que é então clivada, dando origem à forma básica madura de 118 aminoácidos. O NGF exerce suas funções biológicas sob a forma de um dímero básico de subunidades de aproximadamente 13 kDa. Mediante a interação NGF com seus receptores, células T $CD4^+$ sintetizam e liberam NGF, o que sugere a participação deste fator na sobrevivência e na modulação da função linfocitária. Os mecanismos de sinalização celular do NGF dependem da ativação de duas classes distintas de receptores: o TrK (do inglês, *tropomyosin-related kinase*) e o p75.

Os receptores TrK são do tipo tirosina quinase, apresentam alta afinidade para as neurotrofinas e são capazes de promover a sobrevivência celular; existem três isoformas importantes para ligação das neurotrofinas (Bradshaw *et al.*, 2015). O NGF ativa TrKA, BDNF e NT4/5 ativam TrKB, e NT-3 ativa TrKC. Dada a homologia do NGF com as demais neurotrofinas, e do receptor TrKA com os demais membros da sua família, existe considerável promiscuidade entre ligantes e receptores; por exemplo, em certas situações, NT-3 pode também ativar os receptores TrKA e TrKB. A ligação NGF-TrKA dispara a autofosforilação de resíduos de tirosina deste receptor, iniciando uma cascata de sinalização que resulta na diferenciação e sobrevivência de diversos tipos celulares. Uma vez autofosforilado, o TrKA pode ativar outras proteínas intracelulares, modulando assim diversas vias, como NF-κB, PKC, PKA e MAP quinases.

O receptor p75 é membro da superfamília dos receptores para a citocina TNF (do inglês, *tumor necrosis factor*), capaz de ligar todas as neurotrofinas com baixa afinidade. Contudo, p75 apresenta alta afinidade para as formas precursores das neurotrofinas, as pró-neurotrofinas. A interação proNGF-p75 pode ativar a via extrínseca da apoptose, embora eventos mais raros de sobrevivência celular já tenham sido descritos a partir desta interação.

Efeitos das neurotrofinas sobre o sistema imunoneuroendócrino

As neurotrofinas desempenham um importante papel no estabelecimento da população neuronal durante o período do desenvolvimento denominado morte celular natural (Kumar *et al.*, 2017). De maneira global, as neurotrofinas são produzidas por células-alvo do nervo, e direcionam a migração axonal. Sobretudo durante o desenvolvimento da população neuronal, os neurônios que estabelecem uma sinapse efetiva e captam as neurotrofinas, mediante o transporte axonal retrógrado, tendem a sobreviver. Animais adultos também conseguem sintetizar neurotrofinas, bem como expressar seus receptores, sugerindo uma contribuição desses fatores para homeostasia durante toda a vida. Assim, a injeção de anticorpos anti-NGF em animais adultos produz alterações regressivas em populações sensíveis a esta neurotrofina (Kumar *et al.*, 2017).

Inúmeras evidências indicam que os efeitos dos fatores neurotróficos, sobretudo do NGF, não são restritos ao sistema nervoso central (SNC) e sistema nervoso periférico (SNP), já que células da glia, do sistema imunológico e de outros tecidos periféricos também são sensíveis à estimulação por estas neurotrofinas. Assim, o NGF e outras neurotrofinas influenciam as interações imunoneuroendócrinas pela ativação do eixo hipotálamo-pituitária-adrenal, e modulam respostas inflamatórias. Em situações de estresse crônico, existe uma associação entre os níveis séricos aumentados de NGF e de corticosteroides (Kumar *et al.*, 2017). Durante respostas inflamatórias, nas quais ocorre, em geral, uma produção aumentada de IL-1, IL-6, TNF-α e TGF-β, a síntese de NGF pode ser induzida por estas citocinas (Minnone *et al.*, 2017). O NGF influencia o funcionamento do sistema imunológico, ao promover o crescimento e a maturação de precursores mieloides, induzir a proliferação de linfócitos B e T e a diferenciação de células B em plasmócitos, bem como estimular a produção de imunoglobulina G4 (IgG4) e modular a produção de eicosanoides por basófilos maduros. Além disso, o NGF está relacionado com diversos outros efeitos fisiológicos, como aumento da permeabilidade vascular, atração quimiotática para neutrófilos, acúmulo tecidual e de granulação de mastócitos, diferenciação e indução do potencial citotóxico de monócitos.

As propriedades fisiológicas das neurotrofinas e a adequada sinalização celular por meio dos seus receptores são fundamentais para a completa formação tecidual e para o desenvolvimento da vida adulta, pois demonstrou-se que animais, cujos genes para neurotrofinas ou para seus receptores foram removidos, não conseguem se desenvolver, e morrem ainda no estágio embrionário. Portanto, alterações na ação apropriada das neurotrofinas ou de seus receptores podem estar associadas à origem e à evolução de certas patologias (Rocco *et al.*, 2018). A proteína β amiloide, por exemplo, que se acumula na sua forma oligomérica em pacientes com doença de Alzheimer interage com o receptor p75 e provoca a perda de neurônios; níveis reduzidos de estrogênio e de BDNF são observados em pacientes com doença de Parkinson e/ou doença de Alzheimer. Por outro lado, novas estratégias terapêuticas para as doenças de Parkinson e de Huntington, e para a esclerose múltipla, levam em conta as propriedades antiapoptóticas das neurotrofinas, principalmente NGF e BDNF, que já foram utilizados em ensaios experimentais para atenuar a perda das populações celulares do sistema nervoso que ocorre nestas patologias.

Associa-se também a participação do NGF, BDNF e NT-3 com diversos processos alérgicos (Bonini *et al.*, 2002). Em episódios de asma, células T CD4$^+$, preferencialmente do tipo T *helper* 2 (Th2), produzem e liberam NGF, e expressam o receptor TrkA; o NGF também estimula eosinófilos do sangue periférico a liberar mediadores inflamatórios clássicos, como a histamina; e os receptores TrkA estão expressos em células basais do epitélio e no estroma inflamado em processos de conjuntivite alérgica.

Alguns patógenos influenciam ou são afetados pela ação inata das neurotrofinas. Por exemplo, o vírus respiratório sincicial (RSV; do inglês, *respiratory syncytial virus*), o principal causador de bronquiolite em crianças de até seis meses de idade, e associado com resposta inflamatória alergênica pós-bronquiolite, é um potente indutor da expressão de NGF e de seus receptores (Wu *et al.*, 2017); o vírus herpes simples tipo 1 (HSV-1), que pode provocar lesões mucocutâneas, ceratoconjuntivite e até encefalite nos casos mais graves, estabelece latência por longos períodos nos gânglios do nervo trigêmeo, a qual é dependente de uma constante sinalização NGF-TrKA, que ativa os genes do HSV-1 associados à latência (Suzich & Cliffe, 2018). E o *Trypanosoma cruzi*, protozoário causador da doença de Chagas, possui uma trans-sialidase que pode atuar como neurotrofina, chamada de fator neurotrófico, que é derivado de parasita (PrDNF) (Aridgides *et al.*, 2013). O PrDNF mimetiza os fatores neurotróficos de mamíferos, ligando-se aos receptores TrK, e ativando-os e favorecendo a sobrevivência da célula hospedeira.

Neuropeptídeos VIP e PACAP

Os neuropeptídeos VIP (do inglês, *vasoactive intestinal peptide* – peptídeo intestinal vasoativo) e PACAP (do inglês, *pituitary adenylate cyclase-activating polypeptide* – peptídeo ativador da adenilato ciclase pituitária) são moléculas muito bem caracterizadas, tanto do ponto de vista estrutural como de suas propriedades fisiológicas e farmacológicas. VIP e PACAP apresentam semelhança estrutural entre si e com peptídeos da família secretina/glucagon; são expressos no sistema nervoso central e periférico e estão amplamente distribuídos no organismo, onde agem como neuromoduladores. Os receptores de VIP e PACAP estão igualmente distribuídos por muitos tecidos periféricos, permitindo, assim, que esses peptídeos exerçam inúmeros efeitos biológicos, tendo como alvo os sistemas nervoso, endócrino, gastrointestinal, circulatório e imunológico.

O neuropeptídeo VIP, identificado pela primeira vez no intestino delgado de suínos, é uma molécula de 28 aminoácidos da família secretina/glucagon dotada de potentes e distintos efeitos biológicos, capaz de provocar vasodilatação sistêmica, aumento do débito cardíaco, hipotensão, estimulação respiratória e hiperglicemia (Dickson & Finlayson, 2009). Inúmeras outras propriedades desta molécula já foram relatadas, e, hoje, se sabe que este peptídeo está amplamente distribuído pelo organismo, e atua como um agente anti-inflamatório endógeno e como modulador de ações do sistema imunológico e do sistema nervoso central e periférico.

O neuropeptídeo PACAP foi isolado inicialmente no hipotálamo de ovinos, e recebeu esse nome em função da sua capacidade de ativar a enzima adenilato ciclase e induzir a formação de adenosina monofosfato cíclico (AMPc) em células da pituitária anterior, nas quais PACAP aumenta a liberação dos hormônios do crescimento e luteinizante, prolactina e corticotrofina (Vaudry *et al.*, 2009). PACAP apresenta 68% de homologia na sequência de aminoácidos com o peptídeo VIP, e sua capacidade de ativar a enzima adenilato ciclase é muito superior à de VIP. Existem duas isoformas de PACAP, uma com 27 aminoácidos (PACAP-27), e outra com 38 aminoácidos (PACAP-38), sendo esta a mais frequente nos tecidos. PACAP está amplamente expresso no sistema nervoso central e em tecidos periféricos (como o trato gastrointestinal, pâncreas, hipófise, glândula adrenal, tecidos linfoides etc.), e é capaz de exercer um elevado número de efeitos biológicos, como, entre outros, atividades moduladoras no tecido nervoso e no sistema imunológico.

Receptores de VIP e PACAP

Como consequência natural da alta homologia na sua estrutura peptídica, VIP e PACAP compartilham seus receptores celulares. De fato, ambos os neuropeptídeos exercem seus efeitos fisiológicos por três receptores, designados como VPAC1, VPAC2 e PAC1, de acordo com a afinidade relativa pelos respectivos ligantes (Dickson & Finlayson, 2009). O receptor PAC1 reconhece ambas as isoformas de PACAP com alta afinidade, e possui baixa afinidade para VIP, enquanto VPAC1 e VPAC2 possuem afinidade alta e semelhante para ambos os peptídeos. Portanto, os receptores VPAC1 e VPAC2 podem mediar com a mesma eficiência tanto os efeitos de VIP como os de PACAP, enquanto o receptor PAC1 responde apenas à interação com PACAP.

Os receptores VPAC1, VPAC2 e PAC1 são constituídos por 427, 415 e 448 aminoácidos, respectivamente, e pertencem ao complexo de receptores secretina/glucagon, uma subfamília de receptores acoplados à proteína G (GPCR), também denominada classe B (ou classe II) de GPCR (Dickson & Finlayson, 2009). Os membros desta subfamília compartilham entre si 25% e 50% de homologia na sequência de aminoácidos, e pouca homologia com membros de outras classes de GPCR. Como membros do grupo de receptores acoplados à proteína G, apresentam a conformação típica de sete hélices transmembranares, interconectadas por alças intracelulares e extracelulares.

Os receptores de VIP e PACAP possuem ampla distribuição tecidual, e estão expressos em diversos tipos celulares, característica que explica a série numerosa de efeitos fisiológicos gerados por estes peptídeos (Dickson & Finlayson, 2009). A partir de estudos em modelos murinos e com timócitos humanos, sabe-se que linfócitos T $CD4^+$ e T $CD8^+$ expressam apenas os receptores VPAC1 e VPAC2 enquanto estudos mais recentes demonstram que os três receptores (VPAC1, VPAC2, e PAC1) são expressos em macrófagos humanos. Até o momento, não há estudos que comprovem a expressão dos receptores de VIP e PACAP em linfócitos circulantes, ou em outros tipos celulares do sistema imune, como monócitos e linfócitos B.

A ligação de VIP ou PACAP aos seus receptores desencadeia a ativação de diversas vias de sinalização, sendo as principais a de AMPc/PKA e a de DAG/IP_3/PKC, as quais promovem o recrutamento e a ativação de outras vias (Dickson & Finlayson, 2009). Entre as vias mobilizadas em paralelo, estão as de óxido nítrico, PI3K, src, MAPK, Jak/STAT e NF-κB. A capacidade dos receptores de VIP e PACAP de ativar diversas vias de sinalização celulares, direta ou indiretamente associados às proteínas G, condiz com estes neuropeptídeos e explica como eles modulam uma amplitude de processos fisiológicos (Leceta *et al.*, 2000).

Efeitos de VIP e PACAP sobre eixos imunoneuroendócrinos

VIP e PACAP são produzidos e estão expressos em várias regiões do tecido nervoso central e em nervos periféricos, e também em vários outros tecidos, como o trato gastrointestinal e trato urinário, e tecidos glandulares (Dickson & Finlayson, 2009; Vaudry *et al.*, 2009). Ambos os peptídeos são encontrados em tecidos linfoides, como o timo e o baço, sítios nos quais suas principais fontes são os timócitos e linfócitos T $CD4^+$ do tipo T *helper* 2 (Th2) e células T $CD8^+$. Estes tecidos podem apresentar, simultaneamente, tanto os neuropeptídeos quanto os seus receptores. A elucidação das atividades funcionais de VIP e PACAP recebeu notáveis avanços nos últimos anos, com a realização de estudos em animais que não apresentavam os seus receptores. Assim, a partir destas investigações depreende-se que VIP e PACAP regulam atividades metabólicas e endócrinas, exercem efeitos sobre o tecido gastrointestinal, são agentes imunomoduladores e anti-inflamatórios, participam do desenvolvimento neural e apresentam efeitos neuroprotetores. VIP e PACAP estimulam a secreção de glucagon e de insulina pelas células α e β do pâncreas, regulam o metabolismo de lipídeos, a ingesta de alimentos e o peso corporal, e estimulam a motilidade gastrointestinal. Efeitos neuroprotetores de VIP e PACAP foram também definidos a partir de investigações realizadas em diversos modelos experimentais, que mostram que ambos os peptídeos protegem células do tecido nervoso contra lesões provocadas por agentes neurotóxicos, como etanol, peróxido de hidrogênio e a glicoproteína 120 (gp120) do vírus da imunodeficiência humana tipo 1 (HIV-1), e reduzem o dano tecidual resultante de isquemia cerebral. Demonstrou-se também que VIP e PACAP podem reduzir os danos teciduais decorrentes de patologias neurodegenerativas, como a doença de Parkinson e a doença de Alzheimer.

VIP e PACAP afetam uma ampla variedade de funções no sistema imunológico (Dickson & Finlayson, 2009; Vaudry *et al.*, 2009). Uma das suas propriedades imunomoduladoras mais proeminentes é a de serem agentes anti-inflamatórios naturais, resultado da capacidade de ambos os neuropeptídeos de inibir a atividade ou a produção de diversos agentes pró-inflamatórios endógenos, como quimiocinas, espécies reativas de oxigênio e nitrogênio, e de vários outros moduladores pró-inflamatórias, como IL-12, IL-6, TNF-α, IL-1β e MIF, além de estimular a produção de fatores anti-inflamatórios, como IL-4 e IL-10 (Ganea *et al.*, 2003). VIP e PACAP também participam da diferenciação de células Th2, pela inibição da produção da citocina IL-12, e indução da produção de IL-4 e IL-5 por células dendríticas e macrófagos. Macrófagos tratados com VIP ou PACAP adquirem a capacidade de estimular células T $CD4^+$ a produzir citocinas tipo Th2, como IL-4 e IL-5, em detrimento da síntese de citocinas tipo Th1, como IFN-γ e IL-2. Portanto, VIP e PACAP promovem a sobrevivência e proliferação das células Th2 e inibem as células Th1 pela regulação da síntese de citocinas envolvidas neste processo.

VIP e PACAP podem regular a capacidade das células dendríticas de ativar linfócitos T (Ganea & Delgado, 2002). Estes neuropeptídeos promovem o aumento da expressão da molécula coestimuladora CD86 (B7.2) via receptor VPAC1 em células dendríticas e, por conseguinte, permitem a proliferação e diferenciação de linfócitos com o perfil Th2. Por outro lado, VIP e PACAP diminuem a expressão de CD80 (B7.1) e CD86 em macrófagos ativados (p. ex., por fatores endógenos ou exógenos), dessa forma reduzindo a capacidade destas células de estimular a proliferação de linfócitos T e de liberar citocinas do perfil Th1. Em paralelo a essas funções, células dendríticas diferenciadas *in vitro* na presença de VIP exibem um perfil tolerogênico, caracterizado pela capacidade de liberar grandes quantidades de IL-10 e de promover a diferenciação de linfócitos em células T reguladoras (Treg). A atividade moduladora de VIP e PACAP sobre a função de células dendríticas ocorre pela sua capacidade de inibir a ativação do fator de transcrição NF-κB.

O efeito anti-inflamatório de VIP e PACAP está bem estabelecido, do ponto de vista experimental, em diversas condições patológicas, como em doenças autoimunes (como artrite reumatoide, diabetes tipo 1, uveíte e encefalite autoimunes, síndrome de Sjögren, doença inflamatória do intestino) e infecciosas (choque séptico), assim como na prevenção da síndrome do enxerto *versus* hospedeiro (Moody *et al.*, 2011). Nestas condições, o efeito anti-inflamatório destes peptídeos é marcante, e ocorre de acordo com sua capacidade de modular a síntese e produção de diversos mediadores pró-inflamatórios ou anti-inflamatórios, como descrito anteriormente. A atividade anti-inflamatória de VIP também pode se manifestar por meio da sua propriedade de diminuir a expressão celular dos receptores tipo *toll* (TLR; do inglês, *toll-like receptors*), família de receptores componentes da resposta imune inata cuja ativação, por agonistas oriundos de patógenos ou por ligantes endógenos, resulta em potente resposta celular pró-inflamatória. VIP promove a redução da expressão de TLR2 e TLR4 em células T CD4⁺ de animais portadores de colite experimental, e também em células sinoviais de pacientes com artrite reumatoide, efeitos que possuem potencial terapêutico. VIP reduz a expressão destes receptores em macrófagos ativados pelos próprios agonistas de TLR, evidência adicional do seu papel imunorregulador e anti-inflamatório.

A infecção pelo vírus da imunodeficiência humana tipo 1 (HIV-1)

A infecção pelo HIV-1, agente etiológico da síndrome da imunodeficiência adquirida (AIDS), está associada a uma persistente replicação viral em tecidos linfoides e progressiva queda do número de linfócitos T $CD4^+$; induz progressiva deterioração no funcionamento do sistema imunológico; aumenta a suscetibilidade a infecções oportunistas, e culmina em severo quadro clínico de imunossupressão (Moir *et al.*, 2011). O HIV-1 infecta e se replica em linfócitos T $CD4^+$, macrófagos e células dendríticas. Para entrar na célula-alvo, o vírus utiliza o marcador CD4 como seu receptor principal (Jakobsdottir *et al.*, 2017). Além do CD4, o HIV-1 requer a presença de um correceptor, que pode ser a molécula CXCR4 ou CCR5 (receptores de α e de β-quimiocinas, respectivamente), e o seu ciclo replicativo inicia-se com a interação da glicoproteína 120 (gp120) do envelope viral com estes receptores. Seguem-se, então, várias etapas, como a fusão entre o envelope viral e a membrana celular, a entrada do nucleocapsídeo na célula, e outros eventos críticos para a replicação viral, como a retrotranscrição do RNA viral em cDNA, a migração do cDNA para o núcleo, e a sua integração ao genoma da célula hospedeira (formando o provírus), a produção de novas partículas virais e o brotamento destas para meio extracelular (Jakobsdottir *et al.*, 2017). O processo transcricional do HIV-1 envolve a remodulação da atividade celular e o recrutamento de diversos fatores, sem os quais a replicação viral é iniciada, porém não se completa. Fatores de transcrição, como NF-κB e NFAT, e cofatores, como as proteínas ciclinas e suas CDK associadas, são os principais moduladores celulares envolvidos na transcrição completa do provírus do HIV-1 (Nekhai *et al.*, 2002).

Durante a infecção aguda pelo HIV-1 são estabelecidos reservatórios virais, constituídos, sobretudo, por células T $CD4^+$ de memória e pelos macrófagos residentes no tecido linfoide associado ao trato gastrointestinal (GALT; do inglês, *gut-associated lymphoid tissue*) (Thompson *et al.*, 2017). Estes santuários de células infectadas pelo HIV-1 apresentam uma replicação viral basal, ou mesmo ausente (latente), por longos períodos de tempo, que pode ser reativada por fatores exógenos ou endógenos, afetando, assim, a progressão da infecção e promovendo diversidade genética do HIV-1 em diferentes compartimentos do corpo humano. Portanto, é de fundamental importância definir os fatores que mantêm estes reservatórios vivos e aptos a manter a produção viral, tanto para elucidar mecanismos fisiopatológicos da infecção pelo HIV-1 como para a descoberta de novos alvos terapêuticos.

Várias condições concorrem para elevar a carga viral em indivíduos infectados pelo HIV-1. Por exemplo, coinfecções e a ativação do sistema imunológico por imunógenos diversos ou por produtos microbianos translocados do lúmen intestinal favorecem a replicação do HIV-1 e contribuem para a persistente viremia nesses pacientes. Além disso, várias moléculas endógenas promovem aumento da replicação do HIV-1, como as citocinas TNF-α, IL-1β, IL-6, MIF e NGF. Entretanto, inúmeros outros fatores podem produzir efeitos contrários, isto é, inibir a replicação do HIV-1, por exemplo, as citocinas IL-10, IL-27, IFN tipo 1, β-quimiocinas CCL3 (MIP-1α), CCL4 (MIP-1β) e CCL5 (Rantes), e também os neuropeptídeos VIP e PACAP.

NGF, outras neurotrofinas, e a infecção pelo HIV-1

No final da década de 1990, demonstrou-se que o NGF é secretado por macrófagos infectados pelo HIV-1, que ocorre aumento da expressão do receptor TrKA nas células infectadas, e que o tratamento destas células com anticorpo anti-NGF resulta em acentuada diminuição da expressão de TrKA, com concomitante aumento de p75 e morte apoptótica (Garaci *et al.*, 1999). Esse estudo mostrou que o NGF atua como um fator autócrino de sobrevivência das células infectadas pelo HIV-1. Investigações mais recentes definiram que as neurotrofinas NGF, BDNF e proNGF ativam a replicação do HIV-1 em macrófagos humanos. A interação NGF-TrKA dispara vias de sinalização celular dependentes de PKC, NF-κB, ERK e p38 quinase, e induz o aumento da transcrição do DNA proviral do HIV-1 e, consequentemente, da produção viral em macrófagos primários humanos (Souza *et al.*, 2011). O NGF também inibe a síntese de APOBEC3G, um membro da família de proteínas APOBEC3 (APOBEC3A,-3F,-3G) que restringem a replicação do HIV-1 pela introdução de mutações do tipo guanina para adenina (G $\rightarrow$ A) no genoma viral (Souza *et al.*, 2011). O efeito de APOBEC3G reduz a infectividade da progênie viral, portanto a sua inibição por NGF favorece a replicação do HIV-1 em macrófagos. No seu conjunto, esses estudos estabeleceram que NGF não só é um fator essencial para a sobrevivência de macrófagos infectados pelo HIV-1 e promotor da transcrição viral, como também um mediador que permite que reservatórios celulares de HIV-1 produzam partículas virais com capacidade replicativa preservada (Figura 30.1).

Além disso, é importante destacar que proteínas do HIV-1, como Tat e gp120, podem ser neurotóxicas, e que tanto o NGF quanto o BDNF já foram empregados em modelos experimentais com o objetivo de proteger o tecido nervoso contra os efeitos tóxicos destas proteínas (Ramirez *et al.*, 2001). Esta estratégia está baseada na observação de que os níveis de NGF e BDNF estão aumentados em pacientes com demência associada a AIDS, sugerindo uma possível associação entre as neurotrofinas e a neuropatogênese

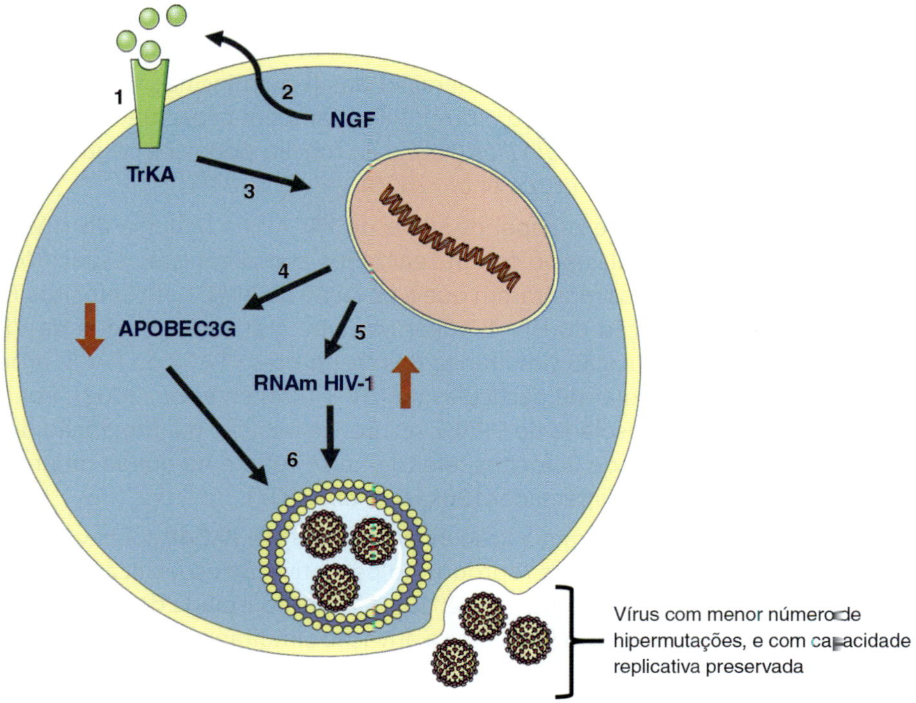

Figura 30.1. Esquema representativo da ação do NGF em macrófagos infectados pelo HIV-1. (**1**) A infecção pelo HIV-1 induz aumento na expressão de TrKA, que promove maior sobrevivência celular. (**2**) O NGF é liberado como fator autócrino por células infectadas, e sinaliza via TrKA. (**3**) A sinalização NGF-TrKA dispara uma cascata de sinalização que converge para o núcleo da célula infectada, causando uma modulação negativa de APOBEC3G (**4**) e aumento da transcrição proviral (**5**), favorecendo, assim, maior produção viral. (**6**) Em função do efeito do NGF, maior número de partículas virais são liberadas, as quais portam quantidade reduzida, ou nula, de moléculas de APOBEC3G.

Fonte: Acervo da autoria.

da AIDS. Embora os resultados desses estudos apontem para um efeito neuroprotetor das neurotrofinas, com óbvios benefícios para pacientes com demência associada a AIDS, seu uso como agentes terapêuticos deve ser examinado com cautela tendo em vista a atividade amplificadora do NGF e de outras neurotrofinas sobre a replicação do HIV-1. Portanto, é essencial realizar estudos para buscar o equilíbrio entre os efeitos neuroprotetores das neurotrofinas e sua ação indutora da replicação do HIV-1.

VIP e PACAP e a infecção pelo HIV-1

Não são ainda numerosos os relatos sobre os efeitos de VIP e PACAP sobre o ciclo replicativo do HIV-1 em suas células-alvo, ou sobre a propagação viral e o progresso da imunodeficiência causada pelo HIV-1. Inicialmente, a ocorrência de uma pequena homologia de cinco aminoácidos entre as sequências peptídicas de VIP e da região variável V2 da gp120 do HIV-1 sugeria que VIP e PACAP tinham alguma participação direta na fisiopatogenia da AIDS, interagindo diretamente com a molécula CD4, porém estudos de ligação descartaram essa hipótese.

Análises experimentais mostram que VIP e PACAP podem proteger o tecido nervoso de efeitos tóxicos provocados pela gp120 do envelope do HIV-1, usando a propriedade destes peptídeos de induzir a síntese e liberação das β-quimiocinas CCL3 (MIP-1α) e CCL5 (Rantes) (Brenneman *et al.*, 2000; 2002). VIP é também capaz de restaurar a atividade citotóxica das células *natural killer* (NK), cuja função pode ser prejudicada pela proteína do envelope do HIV-1 (Peruzzi *et al.*, 2000).

Os primeiros estudos sobre o papel de VIP e de PACAP na biologia do HIV-1 e na replicação viral em suas células-alvo foram realizados com agonistas específicos dos seus receptores. Esses estudos mostraram que a ativação de VPAC1 em linfócitos T $CD4^+$ leva ao aumento da replicação do HIV-1, sugerindo que a ativação isolada de VPAC1, isto é, na ausência de estimulação simultânea dos receptores VPAC2 ou PAC1, promove o aumento da produção celular de partículas de HIV-1 (Branch *et al.*, 2002). Por outro lado, a ativação específica e isolada de VPAC2 resulta na inibição da integração do DNA proviral do HIV-1 no genoma de linfócitos, efeito que se reflete na queda da produção de partículas virais nas células infectadas (Bokaei *et al.*, 2007).

Estudos recentes demonstraram a ação inibitória de VIP e PACAP sobre a replicação do HIV-1 em macrófagos, efeito este reproduzido pela ativação específica e isolada dos receptores VPAC2 e PAC1 (Temerozo *et al.*, 2013). A ativação isolada do receptor VPAC1 promove o aumento da replicação viral, mas a ativação simultânea dos três receptores, por agonistas específicos, resulta em queda da produção de HIV-1 pelos macrófagos (Temerozo *et al.*, 2013). Também já são conhecidos alguns mecanismos moleculares envolvidos na atividade anti-HIV-1 de VIP e PACAP em macrófagos. Por exemplo, a capacidade desses neuropeptídeos de induzir a síntese de AMPc e de ativar as proteínas quinases PKA e PKC leva à inibição da fosforilação da subunidade p65 do fator de transcrição NF-κB, reduzindo, assim, a sua atividade, a qual é crítica para a transcrição gênica do HIV-1 (Temerozo *et al.*, 2018). Além disso, VIP e PACAP promovem a ativação do fator de transcrição CREB, que, ao se ligar à proteína p300-CBP (um dos coativadores de NF-κB), pode reduzir a atividade transcricional de NF-κB (Temerozo *et al.*, 2018).

A atividade de VIP e de PACAP sobre PKA e PKC reduz a expressão de ciclina D1, fator clássico da regulação do ciclo celular e participante do complexo transcricional do HIV-1 (Temerozo *et al.*, 2018). Tais ações resultam na possível redução da transcrição do provírus HIV-1 como um dos mecanismos de inibição da replicação viral. A ativação de PKA e PKC por VIP e PACAP também envolve a produção de IL-10 e β-quimiocinas pelos macrófagos, mediadores endógenos que contribuem para diminuir a replicação do HIV-1 nestas células (Temerozo *et al.*, 2018). No mesmo estudo com macrófagos infectados pelo HIV-1 expostos a VIP e PACAP, foram identificadas mutações do tipo guanina para adenina (G → A) no genoma do vírus, de forma muito semelhante àquelas observadas nos estudos com interferons do tipo 1 (Temerozo *et al.*, 2018). Estas mutações são características do efeito de proteínas da família APOBEC3 (APOBEC3A,-3F,-3G), que, ao introduzi-las no provírus, reduzem a infectividade viral e, assim, restringem a replicação do HIV-1 (V *et al.*, 2018). De forma semelhante, vírus obtidos de macrófagos infectados e expostos ao PACAP apresentaram menor infectividade, apontando a possível participação das proteínas APOBEC no mecanismo de inibição do HIV-1 deste neuropeptídeo (Temerozo *et al.*, 2018) (Figura 30.2).

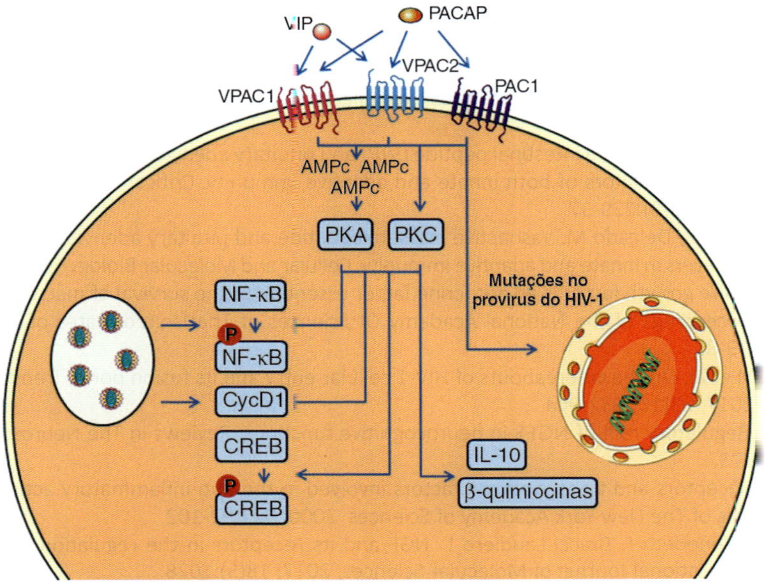

Figura 30.2. A interação de VIP e PACAP com seus receptores específicos em macrófagos infectados pelo HIV-1 leva à ativação de PKA (por indução de AMPc) e de PKC resultando na inibição da replicação viral. A ativação das vias de sinalização está envolvida na inibição da infecção por HIV-1 por VIP e PACAP pela inibição da atividade NF-κB e da redução dos níveis de ciclina D1. Também, a ativação de PKA e PKC por VIP e PACAP promove a fosforilação de CREB e a produção de β-quimiocinas e IL-10. Além da modulação de fatores de transcrição e citocinas, o PACAP promove mutações no provírus do HIV-1 e reduz a capacidade de replicação do HIV-1.

Fonte: Acervo da autoria.

A partir das evidências de que VIP e PACAP reduzem a replicação do HIV-1 ao ativar simultaneamente seus receptores, e de que a estimulação isolada de VPAC2 e PAC1 produz efeito similar, tornam-se relevantes estudos que possibilitem identificar fármacos que ativem apenas esses receptores, com o intuito de diminuir a produção de HIV-1 pelas células infectadas. Terapias anti-HIV-1 baseadas na ativação de um ou mais dos receptores de VIP ou PACAP poderiam restringir a propagação viral sistêmica e abrandar o progresso da infecção para o quadro clínico de imunossupressão característico da AIDS.

Referências bibliográficas

Aridgides D, Salvador R, Pereiraperrin M. Trypanosoma cruzi coaxes cardiac fibroblasts into preventing cardiomyocyte death by activating nerve growth factor receptor TrkA PLoS One. 2013; 8(1):E57450.

Bokaei PB et al. HIV-1 integration is inhibited by stimulation of the VPAC2 Neuroendocrine Receptor. Virology. 2007; 362(1):38-49.

Bonini S et al. Nerve growth factor and asthma. Allergy. 2002; 57(Suppl 72):13-5.

Bradshaw RA et al. NGF and ProNGF: regulation of neuronal and neoplastic responses through receptor signaling. Advances in Biological Regulation. 2015; 58:16-27.

Branch DR et al. VPAC1 is a cellular neuroendocrine receptor expressed on t cells that actively facilitates productive HIV-1 Infection. Aids. 2002; 16(3):309-19.

Brenneman DE et al. Chemokine release is associated with the protective action of PACAP-38 against HIV envelope protein neurotoxicity. Neuropeptides. 2002; 36(4):271-80.

Brenneman DE et al. Chemokines released from astroglia by vasoactive intestinal peptide. Mechanism of neuroprotection from hiv envelope protein toxicity. Annals of The New York Academy of Sciences. 2000; 921:109-14.

Dickson L, Finlayson K. VPAC and PAC receptors: from ligands to function. Pharmacology & Therapeutics. 2009; 121(3):294-316.

Ganea D, Delgado M. Vasoactive intestinal peptide (VIP) and pituitary adenylate cyclase-activating polypeptide (PACAP) as modulators of both innate and adaptive immunity. Critical Reviews in Oral Biology & Medicine. 2002; 13(3):229-37.

Ganea D, Rodriguez R, Delgado M. Vasoactive intestinal peptide and pituitary adenylate cyclase-activating polypeptide: players in innate and adaptive immunity. Cellular and Molecular Biology. 2003; 49(2):127-42.

Garaci E et al. Nerve growth factor is an autocrine factor essential for the survival of macrophages infected with HIV. Proceedings of the National Academy Of Sciences of The United States of America. 1999; 96(24):14013-8.

Jakobsdottir GM et al. On the whereabouts of HIV-1 cellular entry and its fusion ports. Trends in Molecular Medicine. 2017; 23(10):932-944.

Kumar A et al. Regulatory role of NGFS in neurocognitive functions. Reviews in The Neurosciences. 2017; 28(6):649-673.

Leceta J et al. Receptors and transcriptional factors involved in the anti-inflammatory activity of VIP and PACAP. Annals of The New York Academy of Sciences. 2000; 921:92-102.

Minnone G, de Benedetti F, Bracci-Laudiero L. NGF and its receptors in the regulation of inflammatory response. International Journal of Molecular Sciences. 2017; 18(5):1028.

Moir S, Chun TW, Fauci AS. Pathogenic mechanisms of HIV disease. Annual Review of Pathology. 2011; 6:223-48.

Moody TW et al. VIP and PACAP: recent insights into their functions/roles in physiology and disease from molecular and genetic studies. Current Opinion In Endocrinology, Diabetes and Obesity. 2011; 18(1):61-7.

Nekhai S et al. HIV-1 Tat-associated RNA polymerase C-terminal domain kinase, CDK2, phosphorylates CDK7 and stimulates Tat-mediated transcription. Biochemical Journal. 2002; 364(Pt 3):649-57.

Peruzzi M et al. Inhibition of natural killer cell cytotoxicity and interferon gamma production by the envelope protein of HIV and prevention by vasoactive intestinal peptide. Aids Research and Human Retroviruses. 2000; 16(11):1067-73.

Ramirez SH et al. Neurotrophins prevent HIV Tat-induced neuronal apoptosis via a nuclear factor-κ (NF-κ)-dependent mechanism. Journal of Neurochemistry. 2001; 78(4):874-89.

Ribatti D. The failed attribution of the nobel prize for medicine or physiology to viktor hamburger for the discovery of nerve growth factor. Brain Research Bulletin. 2016; 124:306-9.

Rocco ML et al. Nerve growth factor: early studies and recent clinical trials current neuropharmacology. 2018; 16:10, 1455-1465.

Souza TM et al. The nerve growth factor reduces APOBEC3G synthesis and enhances HIV-1 transcription and replication in human primary macrophages. Blood. 2011; 117(10):2944-52.

Suzich JB, Cliffe AR. Strength in diversity: understanding the pathways to herpes simplex virus reactivation: Virology. 2018; 522:81-91.

Temerozo JR et al. Macrophage resistance to hiv-1 infection is enhanced by the neuropeptides VIP and PACAP. PLoS One. 2013; 8(6):E67701.

Temerozo JR et al. The neuropeptides vasoactive intestinal peptide and pituitary adenylate cyclase-activating polypeptide control HIV-1 infection in macrophages through activation of protein kinases A and C. Frontiers in Immunology. 2018; 9:1336.

Thompson CG, Gay CL, Kashuba ADM. HIV persistence in gut-associated lymphoid tissues: pharmacological challenges and opportunities AIDS Research And Human Retroviruses. 2017; 33(6):513-523.

Vaudry D et al. Pituitary adenylate cyclase-activating polypeptide and its receptors: 20 years the discovery. Pharmacological Reviews. 2009; 61(3):283-357.

VDU, de Crignis E, Re MC. Host restriction factors and human immunodeficiency virus (HIV-1): a dynamic interplay involving all phases of the viral life cycle. Current HIV Research. 2018; 16(3):184-207.

Wu X et al. Neutralization of nerve growth factor (NGF) inhibits the Th2 response and protects against the respiratory syncytial virus (RSV) infection. Immunologic Research. 2017; 65(3):721-728.

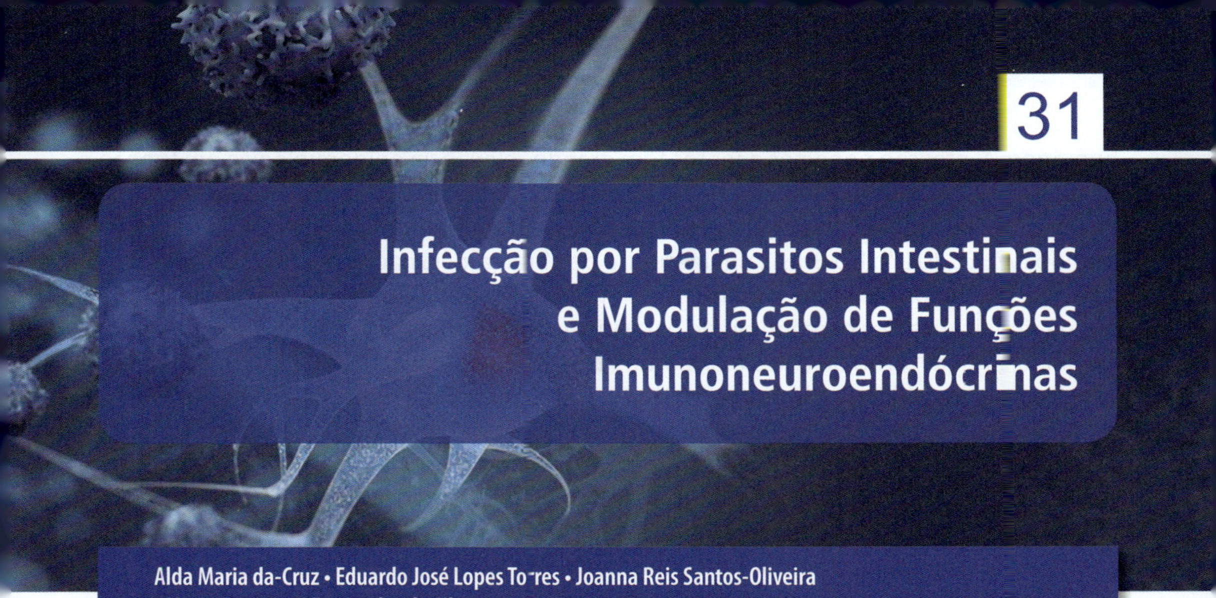

Infecção por Parasitos Intestinais e Modulação de Funções Imunoneuroendócrinas

Alda Maria da-Cruz • Eduardo José Lopes Torres • Joanna Reis Santos-Oliveira • Maria Fantinatti Fernandes da Silva

Resumo

As parasitoses intestinais de importância médica incluem um grupo de doenças causadas por protozoários e helmintos que tem por *habitat* o intestino grosso ou delgado de seres humanos. A infecção por esses agentes tem grande importância epidemiológica em função da alta prevalência e morbidade. O termo "parasitos intestinais" abrange diversas espécies, mas cada binômio parasito-hospedeiro deve ser considerado individualmente, posto que induzem mecanismos fisiopatogênicos diferenciados. O dano à mucosa intestinal pode se dar por necrose direta do tecido (*Entamoeba histolytica*), ser secundário à reação inflamatória induzida por antígenos dos parasitos ou de suas larvas (*Strongyloides stercoralis*), estar relacionado com a laceração do epitélio ou a resposta imune. Entretanto, há evidências crescentes de que enteroparasitos possam causar também repercussões sistêmicas como déficit de processos cognitivos, comprometimento do desenvolvimento físico com prejuízo do crescimento, interferência nos processos de imunização, na evolução clínica de doenças associadas e em distúrbios metabólicos, bem como na gênese de patologias inflamatórias crônicas, como doenças alérgicas e autoimunes. Neste capítulo, abordaremos mecanismos imunopatogênicos envolvidos na interação parasito-hospedeiro com o foco em modelos de infecção por protozoário, *Giardia lamblia*, e helminto, *Trichuris trichiura*. Em paralelo, trazemos elementos para a reflexão sobre como a interação parasito-hospedeiro pode afetar a orquestração do eixo neuroimune, amplificando as consequências do parasitismo para o organismo.

Introdução

As parasitoses intestinais de importância médica incluem um grupo de doenças causadas por protozoários e helmintos que têm por *habitat* o intestino grosso ou delgado de humanos. A infecção por estes agentes tem grande relevância epidemiológica em função da alta prevalência e morbidade. A Organização Mundial de Saúde (OMS/WHO) estima que mais de 880 milhões de crianças necessitam de tratamento para geo-helmintíases no mundo (WHO, 2017). No Brasil, um inquérito de abrangência nacional realizado em escolares de 7-17 anos de idade mostrou que, em relação a estudos anteriores, houve uma queda significativa dos percentuais de parasitismo por geo-helmintos, embora a prevalência ainda gire em torno de cifras alarmantes de 20% de positividade (Katz, 2018). Iniciativas globais para vigilância de diarreia (GEMS e MAL-D, *Global Enteric Multicenter Study* e *Multisite Birth Cohort Study*) mostram que a infecção por *Giardia* e *Cryptosporidium* spp. estão entre as cinco mais frequentes em crianças abaixo de 24 meses de idade (Kotloff *et al.*, 2013; Platts-Mills *et al.*, 2015). No Brasil, os estudos sobre infecção por protozoários intestinais são pontuais e não comparáveis, em consequência disso os dados são variáveis, com a maioria oscilando em prevalências de 20% a 25% de parasitismo (Coelho *et al.*, 2017, Fantinatti *et al.*, 2020, Fantinatti *et al.* 2021). Há evidências crescentes de que essa expressiva carga de infecção traga prejuízos ao desenvolvimento psicomotor das crianças, levando a um impacto grande no desenvolvimento intelectual das comunidades afetadas, com o consequente aumento das desigualdades econômico-sociais.

Os parasitos intestinais abrangem várias espécies de protozoários e helmintos, mas cada binômio parasito-hospedeiro deve ser considerado individualmente. Os protozoários patogênicos incluem *Giardia lamblia* (Gl, *sin. G. intestinalis, G. duodenalis), Entamoeba histolytica* (Eh), *Cryptosporidium* spp. (Cp), *Blastocystis hominis, Isospora belli, Cyclospora catayensis,* microsporideos e *Urbanorum* sp. Dentre os helmintos, incluem-se *Ascaris lumbricoides* (Al), *Trichuris trichiura* (Tt), ancilostomídeos (Anc) e *Strongyloides stercoralis* (Ss), além do *Enterobius vermicularis* (Ev) e as tênias (Tn). Estes têm como *habitat* regiões específicas do intestino delgado ou grosso, podendo: invadir a mucosa intestinal (Eh), estar parcialmente inseridos nela (Cp, Tt, Ss), fixados à camada epitelial (Gl, Anc, Tn), ou estarem livres na luz (Al, proglotes de Tn). O dano à mucosa intestinal pode se dar por necrose direta do tecido (Eh), ser secundária à reação inflamatória induzida por antígenos dos parasitos ou de suas larvas (Ss), laceração do epitélio ou resposta imune. Por outro lado, deve-se considerar também que a circulação de larvas de helmintos, seja durante o ciclo evolutivo (Al, Anc, Ss) ou decorrente de autoinfecção interna (Ss), também pode induzir processos imune inflamatórios, até por extravasamento de conteúdo citoplasmático, resultantes da interação do parasito com diferentes compartimentos imunes, como pele, órgãos linfoides secundários, pulmão e tecido linfático associado ao intestino (GALT; do inglês, *gut-associated lymphoid tissue*).

Os modelos experimentais de tricuríase mostram que uma infecção com alta carga de ovos desencadeia uma resposta inflamatória eficiente para a eliminação do parasito já nos primeiros dias após a ingestão dos ovos. Essa resposta está associada ao grande número de larvas que eclodem no intestino e disparam uma resposta imune pró-inflamatória, modificando a motilidade intestinal, composição de mucinas e secreção de citocinas (Klementowicz *et al.*, 2012). Já os nematoides intestinais transmitidos por penetração ativa cutânea (Anc e Ss) secretam enzimas e invadem o tecido epitelial via folículos pilosos, atingindo os capilares sanguíneos e/ou linfáticos, expondo o hospedeiro a uma alta diversidade antigênica durante a invasão cutânea e passagem por meio dos tecidos hepáticos, pulmonares, bem como durante a chegada e penetração na mucosa intestinal. Estes mecanismos de invasão e estabelecimento parasitário podem promover translocação de bactérias, mas se esse processo pode aumentar a exposição do hospedeiro a moléculas neurotrópicas dos parasitos ou microrganismos oportunistas, segue sendo uma pergunta-chave para ampliar a compreensão do impacto das parasitoses intestinais no desenvolvimento físico, psicomotor e/ou cognitivo em crianças.

A infecção por esses agentes é, na maioria das vezes, assintomática, mas pode causar quadros com sintomatologia moderada, como dor abdominal, diarreia intermitente e síndrome anêmica; ou graves, na dependência da espécie infectante. Entretanto, há evidências crescentes de que enteroparasitos possam causar também repercussões sistêmicas como déficit de processos cognitivos (Eppig *et al.*, 2010; Jardim Botelho *et al.*, 2014), comprometimento do desenvolvimento físico com prejuízo do crescimento (Fantinatti *et al.*, resultados não publicados), interferência nos processos de imunização (Feng *et al.*, 2018), na evolução clínica de doenças associadas (Elias *et al.*, 2007), distúrbios metabólicos (Machado *et al.*, 2018) e gênese de doenças inflamatórias crônicas (Hanevik *et al.*, 2017). Por outro lado, evidências sustentam a hipótese de que infecções por helmintos, ao expor hospedeiros a antígenos, podem induzir uma resposta imune que module mecanismos envolvidos na gênese de doenças alérgicas e autoimunes, a chamada teoria da higiene (Maizels, 2005). Já existem estudos que associam geo-helmintos a comprometimento do estado nutricional (Welch *et al.*, 2017), à progressão da infecção por HIV (Means *et al.*, 2016) ou até mesmo possível proteção contra formas graves de COVID-19, ao modular o sistema imune e evitar um agravamento do quadro provocado pela tempestade de citocinas (Hays *et al.*, 2020). Todas essas inferências ainda carecem de mais investigações e investimento, tanto na área básica quanto na aplicada, estimulando o uso de modelos experimentais e produzindo pesquisa translacional.

Fatores intrínsecos do hospedeiro também podem influenciar o curso da infecção, por exemplo:

1. Giardíase crônica *versus* deficiência de IgA (imunodeficiência comum variável (IDCV).
2. Estrongiloidíase disseminada e tumor de glândula suprarrenal.
3. Espoliação de ferro na infecção por ancilostomídeos *versus* agravamento da anemia na gravidez.

Os mecanismos pelos quais a infecção por parasitos intestinais causa repercussões sistêmicas ainda não são bem compreendidos. A investigação do papel do sistema imune de mucosa e da associação destes patógenos com a microbiota devem ser caminhos cruciais para ampliar a compreensão deste processo, já que a mucosa/microbiota é desafiada tanto pelos parasitos que interagem diretamente com a parede intestinal, como é o caso do Anc, Ss, Tt, Eh e Cp, quanto por aqueles vivem na luz (Al e Gl).

Interação de parasitos intestinais com o sistema imune

Altas frequências de infecção por enteroparasitos são observadas principalmente em áreas de vulnerabilidade social e sanitária, onde crianças até 5 anos de idade são as principais afetadas. Entretanto, diferentemente do que é observado em ambientes com alta qualidade de infraestrutura sanitária, em áreas endêmicas adultos são menos acometidos por infecções por parasitos como *G. lamblia*, *A. lumbricoides* e *T. trichiura* e, quando infectados, são assintomáticos ou apresentam sintomas leves acompanhados de baixa carga parasitária. A mesma redução de manifestações clínicas e de parasitemia são observadas na reinfecção de indivíduos tratados após uma primoinfecção. Esses achados também são observados em modelos experimentais e indicam que há o papel de uma resposta imune protetora, mas o mecanismo pelo qual ela ocorre ainda é desconhecido (Cliffe *et al.*, 2005).

Os estudos com modelos experimentais utilizando parasitos de roedores que mimetizam infecções helmínticas em humanos já demonstraram que, apesar dos inúmeros estágios infectivos e das diferentes localizações anatômicas dos parasitos intestinais, grande parte do tempo de vida se dá no trato gastrointestinal. Ali são elicitados mecanismos da imunidade inata e adaptativa com polarização para a resposta do tipo 2 (Th2), cuja ação fortalece a imunidade de barreira, a expulsão do parasito e o reparo tecidual (Sorobetea *et al.*, 2018). Todavia, pouco se conhece sobre os detalhes da resposta imune de hospedeiros humanos à infecção por enteroparasitos, incluindo fatores associados ao desequilíbrio da microbiota intestinal.

As células epiteliais intestinais são as primeiras a entrarem em contato com os antígenos após a invasão da mucosa. São elas que reconhecem os antígenos derivados dos parasitos, bem como qualquer outra molécula associada a dano celular (DAMP; do inglês, *damage-associated molecular patters*), iniciando a ativação da resposta imune inata por meio de uma cascata inflamatória. As chamadas células Tuft, que também são células epiteliais com capacidade quimiossensorial, tem atividade na indução da resposta do tipo Th2 (Gerbe *et al.*, 2016). Alguns estudos com *T. muris*, *Trichinella spiralis* e *Nippostrongylus brasiliensis* mostraram que camundongos com algum prejuízo nessas células não conseguem eliminar esses parasitos, sugerindo a importância do epitélio na geração e indução da resposta imune protetora (Gerbe *et al.*, 2016; Howitt *et al.*, 2016).

Após reconhecimento e ativação pelas células epiteliais intestinais e células Tuft, ocorre a ativação da cascata inflamatória via fator de transcrição NF-κB, culminando na liberação de citocinas como IL-25, IL-33 e TSLP (do inglês, *thymic stromal lymphopoietin* ou linfopoietina estromal tímica). Estas sinergizam e permitem a liberação de IL-4, IL-5 e IL-13 de várias fontes celulares, em especial pelas células linfoides inatas e células Th2. (Sorobetea *et al.*, 2018). A IL-4 é produzida por basófilos, atuando também na imunidade humoral por influenciar a mudança de classe das imunoglobulinas (Motomura *et al.*, 2014). A IL-5, da mesma maneira que a IL-13, é produzida principalmente pelas células linfoides inatas e atua no recrutamento de eosinófilos que são particularmente abundantes no trato gastrointestinal (Nussbaum *et al.*, 2013). Outras interleucinas, como IL-6 e IL-10, também possuem importante participação na formulação de resposta diante da infecção. A IL-6 estimula granulócitos e células B e T, enquanto a IL-10, junto com a IL-13, inibem a ativação de células Th1. Por fim, IL-13 é importante por suportar a migração de células dendríticas para os linfonodos mesentéricos, onde ativam uma resposta Th2 (Halim *et al.*, 2016).

As células dendríticas do fenótipo $CD11^{+}$ dependentes de IRF-4 (do inglês, *Interferon Regulatory Factor 4* – fator regulatório de interferon -4) são dominantes nesse processo, sendo ativadas não só pelo reconhecimento direto de antígenos parasitários, mas também pelas citocinas secretadas pelas células linfoides inatas, basófilos, eosinófilos e células Tuft como IL-25, IL-33 e a TSLP (Sorobetea *et al.*, 2018).

A função das células B está relacionada com a produção de IgA, IgE e IgG1 (Esser von-Bieren *et al.*, 2013; Hewitson *et al.*, 2015), envolvidas na neutralização de antígenos secretados ou na captura de larvas. A IgE é importante no mecanismo de citotoxicidade celular mediada por anticorpos (ADCC; do inglês, *antibody-dependent cell mediated cytotoxicity*) envolvendo especialmente eosinófilos e seus receptores da porção Fc da IgE (FcR), sendo muito importante para promover danos na parede do corpo de vermes adultos ou de larvas. Estas células B também direcionam a resposta de células T, influenciando o perfil funcional dos linfócitos via secreção de citocinas e apresentação antigênica.

Após a ativação das células efetoras, estas retornam para os sítios de infecção podendo atuar na expulsão parasitária. Entre os mecanismos efetores do parasito, estão o aumento da secreção de muco pelas células caliciformes ativadas pelas citocinas do perfil Th2 (IL-4, IL-5 e IL-13), liberação de proteínas tóxicas pelos eosinófilos, aumento da proliferação de células epiteliais intestinais e mastócitos, bem como aumento do peristaltismo intestinal.

Por fim, após terem sido imobilizados pelo muco e recobertos por anticorpos ou mesmo pelas diversas proteínas tóxicas produzidas, estes parasitos serão expulsos. Essa fase é caracterizada por mecanismos que combinam o peristaltismo intestinal mediado por citocinas como IL-4 e IL-13, que induzem forte contração da musculatura lisa dessa região, mas também pelo aumento da renovação de células epiteliais intestinais a depender do tipo de parasito em questão. Embora a IL-4 também esteja associada a uma imunidade protetora, a presença desta interleucina não é fundamental para determinar a resistência de camundongos Balb/c à infecção por nematódeos. Por outro lado, quando a IL-13 é neutralizada em camundongos Balb/c nocautes para IL-4, os animais se tornaram suscetíveis à infecção, apresentaram dificuldade para a expulsão do parasito e evoluíram para uma infecção crônica, o que corrobora a importância do sinergismo na atuação destas citocinas (Bancroft *et al.*, 2000). Em infecções por *S. stercoralis*, por exemplo, a diminuição destas interleucinas pode facilitar a reinfecção, por autoinfecção interna, já que a redução do ritmo do trânsito intestinal pode viabilizar a transformação de larvas rabditoides em filarioides ainda dentro do intestino, aumentando a gravidade da infecção.

Após a eliminação, iniciam-se os mecanismos de resolução da inflamação e reparo tecidual ainda mediados parcialmente pelas células do perfil Th2 de resposta, bem como por macrófagos e eosinófilos. Estes últimos produzem APRIL (do inglês, *a proliferation-inducing ligand* – proteína da superfamília do TNF, conhecido como ligante indutor de proliferação) e IL-6, que propiciam a sobrevivência de plasmócitos de vida longa na medula óssea (Chu *et al.*, 2011), assim como IL-1β, que é importante para a geração de IgA no intestino delgado (Jung *et al.*, 2015). Eosinófilos também regulam negativamente células Th17 via produção de IL-1RA (Sugawara *et al.*, 2016), assim como promovem a expansão de células T reguladoras pela produção de TGF-β (Chen *et al.*, 2015). Além disso, citocinas do perfil Th2 contribuem para a ativação alternativa de macrófagos, que são importantes para o processo de fibrose e remodelamento tecidual.

A presença de uma inervação colinérgica nos tecidos mucosos chama atenção para a participação de mecanismos neuroimunes na resposta imune de mucosa e nos danos neuronais observados em algumas infecções crônicas por parasitos intestinais. A presença de antígenos parasitários de superfície ou excretados/secretados em contato direto com a mucosa hospedeira pode agir sobre receptores presentes em neurônios sensoriais aferentes, levando informação para o sistema nervoso central (SNC). Essa via neural pode ativar as células microgliais que, por sua vez, secretam várias citocinas de caráter inflamatório no microambiente do SNC. Isso contribui para prejuízos na neurogênese, levando à de aprendizagem, bem como déficit de e/ou distúrbios emocionais e comportamentais, muitos dos quais podem ser consequência de algumas infecções crônicas provocadas por parasitos intestinais (Chengfang *et al.*, 2015; Osakunor *et al.*, 2020; Ramírez-Carrillo *et al.*, 2020; Garrison *et al.*, 2021). Ao mesmo tempo, a secreção de citocinas inflamatórias na mucosa, em consequência da resposta imune elicitada diante do parasito, também pode contribuir para distúrbios neuronais, seja estimulando terminações sensoriais do nervo vago ou mesmo pela circulação sanguínea. Por fim, é importante destacar que o SNC, por sua vez, também pode influenciar a resposta inflamatória periférica por meio dos potenciais de ação de neurônios eferentes. Nesse contexto, a inervação colinérgica na região de mucosa pode culminar na ativação de células do sistema imune e, assim, influenciar o perfil de resposta imune produzida perante o parasito (Cardoso *et al.*, 2017).

Repercussão sistêmica de infecção por parasitos intestinais

Os diferentes seguimentos do intestino têm funções específicas no metabolismo e absorção dos alimentos, que podem ser comprometidas pela infecção parasitária, impactando o *status* nutricional do hospedeiro. O processo digestório se dá no intestino delgado, sendo no duodeno cerca de 80% da metabolização dos alimentos, sobretudo por enzimas contidas no suco resultante da secreção da vesícula biliar, do pâncreas e de glândulas da região proximal do intestino. O intestino delgado é revestido por microvilosidades, que amplificam a superfície intestinal por onde são absorvidos os nutrientes. Os resíduos do processo digestivo restantes seguirão o trânsito intestinal e durante a passagem pelo intestino grosso ocorre a maior parte da absorção de água e a formação do bolo fecal.

Para entendermos como a infecção por parasitos intestinais pode interferir no funcionamento do organismo abordaremos, como exemplos, os aspectos da relação parasito-hospedeiro de um protozoário (*Giardia* spp.) e de um helminto (*Trichuris* spp.), que habitam intestino delgado e grosso, respectivamente.

Nos tricurídeos, a região que permanece inserida no epitélio, a mais afilada (Figura 31.1), rompe a mucosa intestinal, promovendo a liberação do conteúdo citoplasmático das células da mucosa ao meio extracelular, que já pode desencadear uma resposta inflamatória pelo reconhecimento de DAMP, além de permitir o acesso de bactérias que invadem a submucosa epitelial (Schachter *et al.*, 2020). A região proximal do verme que fica inserida na mucosa é provida de aproximadamente 50 mil glândulas bacilares, além de inflações cuticulares e esticócitos, que são estruturas que formam a banda bacilar (Figura 31.2) (Lopes-Torres *et al.*, 2013). A banda bacilar tem sido associada à secreção de

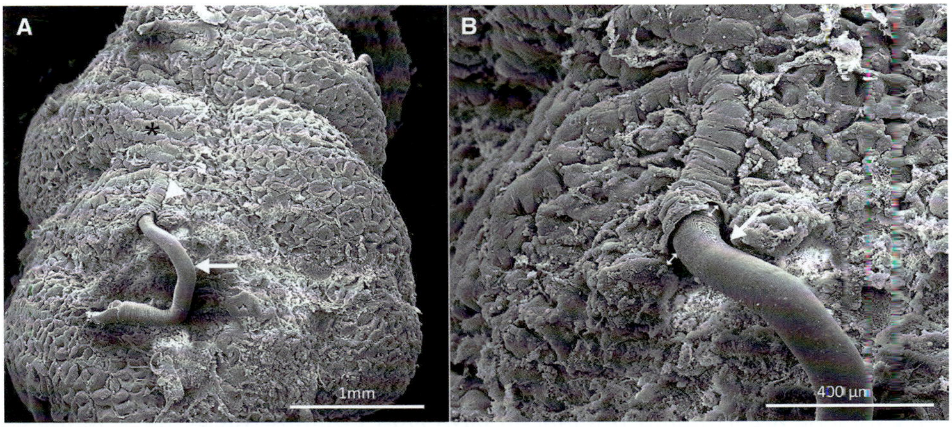

Figura 31.1. Intestino grosso (ceco) de camundongo infectado com *Trichuris muris* (A). Superfície da mucosa epitelial mostrando o nematoide inserido na mucosa (*seta*), a formação do túnel epitelial (cabeça de seta) e as alterações promovidas pelo deslocamento do nematoide (*asterisco*). (**B**). Detalhe da região onde o nematoide está inserido na mucosa (*seta*), promovendo lesões e abrindo acesso para invasão de microrganismos (seta dupla). Imagens de microscopia eletrônica de varredura.

Fonte: Acervo da autoria.

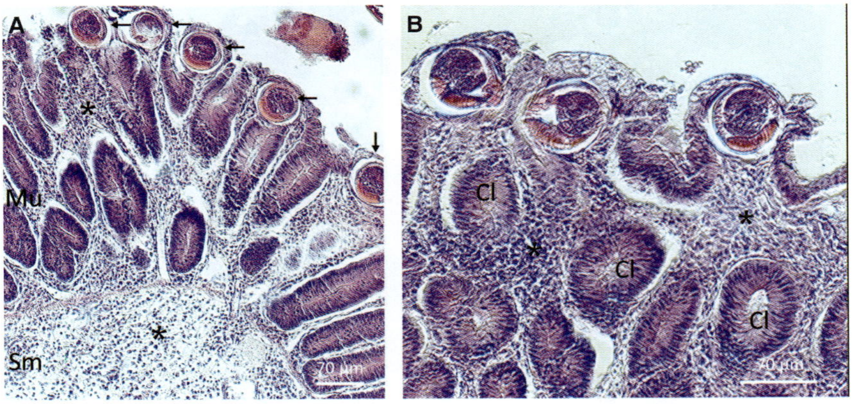

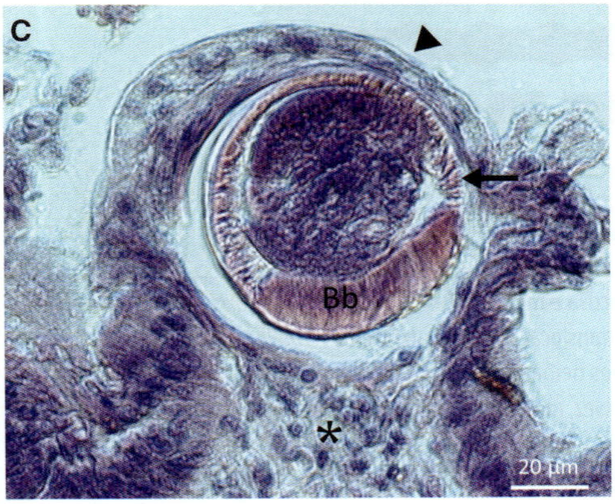

Figura 31.2. Caracterização histológica do intestino grosso (ceco) de camundongo infectado com *Trichuris muris*. (**A**). Nematoides inseridos na superfície do epitélio (setas), promovendo infiltrado inflamatório (asterisco) na mucosa (Mu) e submucosa (Sm). (**B**) Mucosa epitelial com o nematoide inserido, as criptas de Lieberkühn (Cl) e o infiltrado inflamatório (asterisco). (**C**). Detalhe da região anterior do nematoide inserido na mucosa (seta), mostrando o túnel epitelial formado pela interação do parasito com o tecido (cabeça de seta), a banda bacilar do *T. muris* (Bb) e o infiltrado inflamatório muito próximo do helminto (*asterisco*). Microscopia de luz, coloração com hematoxilina e eosina.

Fonte: Acervo da autoria.

moléculas imunomoduladoras e à resistência anti-helmíntica desses nematoides (Hansen *et al.*, 2016; Stroehlein *et al.*, 2017). Já foi mostrado que os produtos de excreção-secreção (ES) de *Trichuris* spp. estão associados à atividade das glândulas bacilares que podem desempenhar atividade de absorção de nutrientes e secreção de produtos que exercem atividade anti-inflamatória, possibilitando a manutenção da infecção, muitas vezes de forma assintomática (Figura 31.3) (Lopes-Torres *et al.*, 2020; Schachter *et al.*, 2020). Esta atividade imunomoduladora dos produtos de ES induz uma redução na capacidade de macrófagos expressarem citocinas pró-inflamatórias em resposta ao estímulo por lipopolissacarídeo (LPS) (Bai *et al.*, 2012).

Em infecção experimental com *T. muris*, os animais infectados apresentam maior quantidade de macrófagos peritoneais ativados. Entretanto, este quadro inflamatório deve ser modulado pelos produtos de ES destes nematoides, uma vez que observamos que macrófagos previamente tratados *in vitro* com produtos de ES de *T. muris* e em seguida estimulados com LPS liberam menos IL-1β em comparação com células não tratadas, indicando um importante potencial de imunomodulação deste produto (Schachter *et al.*, 2020).

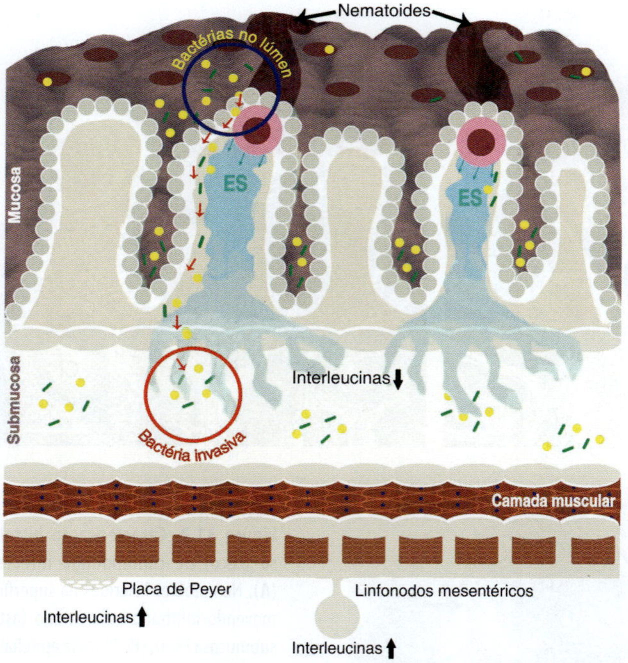

Figura 31.3. Infográfico ilustrando o intestino grosso (mucosa, submucosa e muscular) infectado com *Trichuris muris* (nematoides), liberação de produtos de excreção-secreção (ES – *setas azuis*), processo de translocação bacteriana (*setas vermelhas*) e resposta imunológica (interleucinas). A figura mostra os principais danos teciduais causados pelos nematoides durante a fase crônica da infecção provocada por tricurídeos. Esta infecção promove a invasão bacteriana e o parasito, por sua vez, modula a resposta imunológica no tecido, como consequência da secreção dos produtos de ES.

Fonte: Schachter J *et al.*, 2020.

Dentre as moléculas identificadas nos produtos de ES de nematoides, os inibidores das cisteína proteases, ou cistatinas, são as que apresentam maior ação imunomoduladora. Esses inibidores atuam reduzindo o recrutamento de células dendríticas, a proliferação de monócitos, a expressão de MHC-II, bem como diminuindo a produção de CD40 e CD86. Essa inibição sistêmica impacta diretamente o processo de diferenciação de células T e, consequentemente, a construção de uma resposta imune adaptativa (Dall & Brandstetter, 2016). Em ensaios *in vitro*, os produtos de ES liberados por *Acanthocheilonema vitae* apresentam a capacidade de modular os efeitos pró-inflamatórios de micróglias, indicando a capacidade de interação com células nervosas, alterando a expressão de citocinas (Behrendt *et al.*, 2016). As cistatinas podem induzir uma baixa produção de iNOS e COX-2, ambos mediadores químicos pró-inflamatórios, e estimulam a secreção de IL-10, gerando uma resposta majoritariamente anti-inflamatória de micróglias estimuladas com lipopolissacarídeos em experimentos *in vitro*.

Essa interação, mediada por moléculas, tem um importante papel na ativação de uma complexa rede neuroendócrina e que pode produzir mudanças comportamentais no hospedeiro infectado (Gourbal *et al.*, 2002). Com a evolução da compreensão do sistema neuroendócrino, amplia-se a interpretação deste diálogo mediado por neurotransmissores, hormônios e citocinas (Bottasso & Morales-Montor, 2009).

Em infecções experimentais com *Taenia crassiceps* em camundongos foi mostrado que ocorrem alterações significativas no SNC, principalmente na expressão de genes de proteínas neuronais e receptores de progesterona, indicando que o cérebro sofre influência direta da infecção (Morales-Montor *et al.*, 2004). Nas infecções intestinais, umas das respostas ativamente moduladas pelo SNC é o aumento da motilidade gastrointestinal e a diminuição da absorção de água e eletrólitos, o que desempenha um papel importante na fisiopatologia da diarreia. Este mecanismo, observado em alguns helmintos, também ocorre em protozoários como *C. parvum* e *G. lamblia*.

Os cistos de *Giardia* são a forma evolutiva observada no diagnóstico da infecção (Figura 31.4), mas são os trofozoítos os responsáveis pela patogenia da giardíase. Estes trofozoítos habitam preferencialmente as criptas das microvilosidades do duodeno, fixando-se com a ajuda de flanges e do disco ventral, auxiliado pelos batimentos dos flagelos. A giárdia não invade a parede intestinal, mas antígenos do trofozoíto ou mesmo produtos de sua secreção vêm sendo implicados no dano à mucosa ou a alterações da funcionalidade do intestino. Vários mecanismos, estudados sobretudo em modelos experimentais, têm sido associados à fisiopatogenia da infecção por giárdia (Fink & Singer, 2017), por exemplo: rompimento das junções intercelulares, apoptose de enterócitos, encurtamento das microvilosidades, inibição da atividade de tripsina da borda em escova do enterócito, interferência na bomba de Na/Cl e no metabolismo de glicose e sais biliares, alteração da microbiota, aumento da produção de óxido nítrico e indução de resposta imune da submucosa, entre outros. A interferência na atividade da bile prejudica o metabolismo de lipídeos levando, consequentemente, à redução de vitaminas lipossolúveis (A, D, E e K) e à esteatorreia. Estas alterações podem ter associação com déficit na curva de desenvolvimento de crianças, sobretudo com redução dos índices de altura para a idade, que vem sendo observada em crianças parasitadas por giárdia, mas assintomáticas, em comparação às não parasitadas (Fantinatti *et al.*, resultados não publicados).

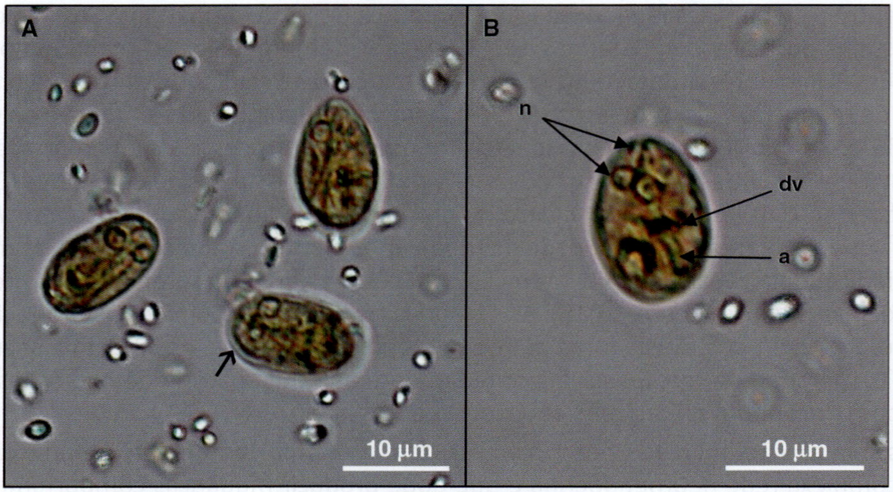

Figura 31.4. **Cistos de *Giardia lamblia*. (A)** Três cistos de *G. lamblia* mostrando a parede cística (seta). **(B)** Cisto de *G. lamblia* com visualização de núcleos (n), axonema (a) e fragmentos do disco ventral (dv). Microscopia de luz com sistema de contraste de fase. Coloração por Lugol, aumento de 100×.

Fonte: Acervo da autoria.

Recentemente, demonstramos, em pré-escolares, que há um aumento dos níveis séricos de I-FABP (do inglês, *intestinal fatty acid-binding protein*), uma proteína marcadora de dano em enterócitos, mostrando que, além da apoptose, há também o rompimento destas células. Os níveis de I-FABP foram positivamente correlacionados com os níveis séricos de TNF e IL-17, sendo que esta última vem sendo implicada no controle da infecção por sua ação na indução de IgA por linfócitos B da mucosa (Cascais-Figueiredo *et al.*, 2020). Além dos níveis elevados de IL-17, também foi verificado uma redução dos níveis de IL-8. Foi demonstrado no modelo experimental que cisteíno-proteinases de giárdia são capazes de clivar quimiocinas (Cotton *et al.*, 2014), levantando a hipótese de que pode haver a passagem de produtos parasitários para a circulação. A quebra da barreira intestinal, em decorrência do processo infeccioso, propiciaria a translocação de produtos microbianos e antígenos parasitários da luz para a submucosa, podendo atingir a corrente circulatória e afetar o hospedeiro de forma sistêmica.

É importante ressaltar que o parasitismo, mesmo na ausência de sinais e sintomas clínicos, pode causar comprometimento do desenvolvimento físico e muito tem se discutido sobre os efeitos da infecção crônica na atenção, memória, aprendizado e comportamento de crianças. O déficit cognitivo e os impactos no crescimento, observados sobretudo em áreas de baixas condições socioeconômicas, tendem a ser atribuídos, principalmente, a fatores nutricionais e distúrbios psíquicos associados à violência, sendo estes fatores confundidores. As evidências de que as parasitoses intestinais podem afetar o sistema nervoso são crescentes e os mecanismos potencialmente envolvidos precisam ser identificados.

Considerações finais

Diante do exposto, fica evidente que abordar o tema parasitoses intestinais como uma simples e única entidade clínica é um equívoco conceitual. A alta prevalência e os efeitos clínicos derivados da complexidade fisiopatológica dessas enfermidades abrem diversas janelas de investigação. Questionamentos ainda persistem: como diferentes helmintos e protozoários conseguem modular e driblar o sistema imune? Como o resultado dessa modulação pode proporcionar o estabelecimento de infeções de baixa morbidade e persistentes e, por vezes, quadros clínicos mais graves e agudos? Quais são os fatores que garantem a suscetibilidade e refratariedade de determinados hospedeiros? Quais são os principais mecanismos de evasão e de resistência aos fármacos existentes? Quais são os aspectos clínicos associados direta ou indiretamente ao desequilíbrio da microbiota intestinal e da translocação bacteriana?

O parasitismo intestinal expõe a mucosa epitelial a um constante desafio, lesionando a superfície do tecido, estabelecendo em paralelo o seu reparo, alterando a composição da microbiota e permitindo a invasão de microrganismos. Estas infecções apresentam ao hospedeiro uma complexidade antigênica cuja interação com o organismo pode levar a consequências sistêmicas graves e que precisam ter os principais mecanismos patogênicos desvendados e descritos em detalhes. A interação do binômio parasito-hospedeiro depende da orquestração neuroimunoendócrina que sustenta o equilíbrio de um processo infeccioso. Os mecanismos coevolutivos desenharam esta relação ao longo de milhares de anos de interação. A hipótese de que a infecção por protozoários e helmintos intestinais tem consequências para o desenvolvimento das crianças, podendo também influenciar o curso de outras patologias e reduzir a proteção vacinal, vem sendo marginalmente abordada nos estudos científicos. A comprovação desta tese implica no reconhecimento de que um contingente expressivo de pessoas está exposto a enteroparasitos, portanto, sob maior risco de prejuízo da saúde física e capacidade cognitiva, sobretudo para aqueles que habitam áreas de mais baixos índices de desenvolvimento humano.

Referências bibliográficas

Bai X, Wu X, Wang X, Guan Z, Gao F, Yu J et al. Regulation of cytokine expression in murine macrophages stimulated by excretory/secretory products from *Trichinella spiralis in vitro*. Mol Cell Biochem. 2012; 360:9-88.

Bancroft AJ, Artis D, Donaldson DD, Sypek JP, Grencis RK. Gastrointestinal nematode expulsion in Il-4 knockout mice is Il-13 dependent. Eur J Immunol. 2000; 30(7):2083-2091.

Behrendt P, Arnold P, Brueck M, Rickert U, Lucius R, Hartmann S et al. Helminth protease inhibitor modulates the lipopolysaccharide-induced proinflammatory phenotype of microglia *in vitro*. Neuroimmunomodulation. 2016; 23:109-121.

Bottasso O, Morales-Montor J. Neuroimmunomodulation during infectious diseases: mechanisms causes and consequences for the host. Neuroimmunomodulation. 2009; 16(2):65-67.

Cardoso V, Chesné J, Ribeiro H, García-Cassani B, Carvalho T, Bouchery T et al. Neuronal regulation of type 2 innate lymphoid cells via neuromedin U. Nature. 2017; 549(7671):277-281.

Chen HH, Sun AH, Ojcius DM, Hu WL, Ge YM, Lin X et al. Eosinophils from murine lamina propria induce differentiation of naïve T cells into regulatory T cells via TGF-β1 and retinoic acid. PLoS One. 2015; 10(11):E0142881.

Chu VT, Fröhlich A, Steinhauser G, Scheel T, Roch T, Fillatreau S et al. Eosinophils are required for the maintenance of plasma cells in the bone marrow. Nat Immunol. 2011; 12(2):151-159.

Cliffe LJ, Humphreys NE, Lane TE, Potten CS, Booth C, Grencis RK. Accelerated intestinal epithelial cell turnover: a new mechanism of parasite expulsion. Science. 2015; 308(5727):1463-1465.

Coelho CH, Durigan M, Leal DAG, Schneider AB, Franco RMB, Singer SM. Giardiasis as a neglected disease in Brazil: systematic review of 20 years of publications. PLoS Negl Trop Dis. 2017; 11(10):E0006005.

Cotton JA, Bhargava A, Ferraz JG, Yates RM, Beck PL, Buret AG. *Giardia duodenalis* cathepsin B proteases degrade intestinal epithelial interleukin-8 and attenuate interleukin-8-induced neutrophil chemotaxis. Infect Immun. 2014; 82(7):2772-2787.

Dall E, Brandstetter H. Structure and function of legumain in health and disease. Biochimie. 2016; 122:126-150.

Elias D, Britton S, Kassu A, Akuffo H. Chronic helminth infections may negatively influence immunity against tuberculosis and other diseases of public health importance. Expert Rev Anti Infect Ther. 2007; 5(3):475-484.

Eppig C, Fincher CL, Thornhill R. Parasite prevalence and the worldwide distribution of cognitive ability. Proc Biol Sci 2010. 277(1701):3801-3808.

Esser-Von Bieren J, Mosconi I, Guiet R, Piersgilli A, Volpe B, Chen F et al. Antibodies trap tissue migrating helminth larvae and prevent tissue damage by driving IL-4rα-independent alternative differentiation of macrophages. PLoS Pathog. 2013; 9(11):E1003771.

Fantinatti M, Gonçalves-Pinto M, Lopes-Oliveira LAP, Da-Cruz AM. Epidemiology of *Giardia duodenalis* assemblages in Brazil: there is still a long way to go. Mem Inst Oswaldo Cruz 2020; 115:e200431.

Feng X, Classon C, Terán G, Yang Y, Li L, Chan S et al. Atrophy of skin-draining lymph nodes predisposes for impaired immune responses to secondary infection in mice with chronic intestinal nematode infection. PLoS Pathog. 2018; 14:E1007008.

Fink MY, Singer SM. The Intersection of immune responses, microbiota, and pathogenesis in giardiasis. Trends Parasitol. 20; 33(11):901-913.

Gerbe F, Sidot E, Smyth DJ, Ohmoto M, Matsumoto I, Dardalhon V et al. Intestinal epithelial tuft cells initiate type 2 mucosal immunity to helminth parasites. Nature. 2016; 529(7585):226-230.

Gourbal BE, Lacroix A, Gabrion C. Behavioural dominance and Taenia crassiceps parasitism in BALB/c male mice. Parasitol Res. 2002; 88(10):912-917.

Halim TY, Hwang YY, Scanlon ST, Zaghouani H, Garbi N, Fallon PG et al. Group 2 innate lymphoid cells license dendritic cells to potentiate memory Th2 cell responses. Nat Immunol. 2016; 17(1):57-64.

Hanevik K, Kristoffersen E, Mørch K, Rye KP, Sornes S, Svärd S et al. *Giardia*-specific cellular immune responses in post-giardiasis chronic fatigue syndrome. BMC Immunology. 2017; 18:5.

Hansen TVA, Hansen M, Nejsum P, Mejer H, Denwood M, Thamsborg SM. Glucose absorption by the bacillary band of *Trichuris muris*. PLoS Negl Trop Dis. 2016; 10 1-22.

Hays R, Pierce D, Giacomin P, Loukas A, Bourke P, McDermott R. Helminth coinfection and COVID-19: An alternate hypothesis. PLoS Negl Trop Dis. 2020; 14(8):e0008628.

Hewitson JP, Filbey KJ, Esser-Von Bieren J, Camberis M, Schwartz C, Murray J et al. Concerted activity of IgG1 antibodies and IL-4/IL-25-dependent effector cells trap helminth larvae in the tissues following vaccination with defined secreted antigens providing sterile immunity to challenge infection. PLoS. 2015; 11(3):E1004676.

Howitt MR, Lavoie S, Michaud M, Blum AM, Tran SV, Weinstock JV et al. Tuft cells taste-chemosensory cells orchestrate parasite Type 2 immunity in the gut. Science. 2016; 351(6279):1329-1333.

Jardim-Botelho A, Raff S, Rodrigues RA, Hoffman HJ, Diemert DJ, Corrêa-Oliveira R, et al. Hookworm, *Ascaris lumbricoides* infection and polyparasitism associated with poor cognitive performance in Brazilian schoolchildren. Trop Med Intern Health. 2014; 13(8):994-1004.

Jung Y, Wen T, Mingler MK, Caldwell JM, Wang YH, Chaplin DD et al. IL-1β in eosinophil-mediated small intestinal homeostasis and IgA production. Mucosal Immunol. 2015; 8(4):930-942.

Klementowicz EJ, Travis AM, Grencis KR. *Trichuris muris*: a model of gastrointestinal parasite infection. Semin Immunopathol. 2012; 34:815-828.

Kotloff KL, Nataro JP, Blackwelder WC, Nasrin D, Farag TH, Panchalingam S et al. Burden and aetiology of diarrhoeal disease in infants and young children in developing countries (The Global Enteric Multicenter Study Gems): a prospective case-control study. Lancet. 2013; 382(9888):209-222.

Lopes-Torres EJ, de Souza W, Miranda K. Comparative analysis of *Trichuris muris* surface using conventional low vacuum environmental and field emission scanning electron microscopy. Vet Parasitol. 2013; 196:409-416.

Lopes-Torres EJ, Girard-Dias W, de Souza W, Miranda K. On the structural organization of the bacillary band of *Trichuris muris* under cryopreparation protocols and three-dimensional electron microscopy. J Struct Biol. 2020; 212(2):107611.

Machado ER, Matos NO, Rezende SM, Carlos D, Silva TC, Rodrigues L et al. Host-parasite interactions in individuals with type 1 and 2 diabetes result in higher frequency of *Ascaris lumbricoides* and *Giardia lamblia* in type 2 diabetic individuals. J Diabetes Res. 2018; 4238435.

Maizels MM. Infections and allergy – helminthes hygiene and host immune regulation. Curr Op n Immunol. 2005; 17:656-661.

Means AR, Burns P, Sinclair D, Walson JL. Antihelminthics in helminth-endemic areas: effects on HIV disease progression. Cochrane Database System Review. 2016; 4:Cd006419.

Morales-Montor J, Chavarria A, de León MA, del Castillo LL, Escobedo EG, Sánchez EN et al. Host gender in parasitic infections of mammals: an evaluation of the female host supremacy paradigm. J Parasitol. 2004; 90(3):531-546.

Motomura Y, Morita H, Moro K, Nakae S, Artis D, Endo TA et al. Basophil-derived interleukin-4 controls the function of natural helper cells a member of ILC2s in lung inflammation. Immunity. 2014; 40(5):758-771.

Naftale K. Inquérito Nacional de Prevalência da Esquistossomose mansoni e Geo-helmintoses Belo Horizonte: CPqRR, 2018.

Nussbaum JC, Van Dyken SJ, Von Moltke J, Cheng LE, Mohapatra A, Molofsky AB et al. Type 2 innate lymphoid cells control eosinophil homeostasis. Nature. 2013; 502(7470):245-248.

Platts-Mills JA, Babji S, Bodhidatta L, Gratz J, Haque R, Havt A et al. Network investigators pathogen-specific burdens of community diarrhoea in developing countries: a Multisite Birth Cohort Study (MAL-ED). Lancet Glob Health. 2015; 3(9):E564-575.

Schachter J, Oliveira DA, da Silva CM, Barros Alencar ACM, Duarte M, Pereira da Silva MM et al. Whipworm Infection promotes bacterial invasion intestine microbiota imbalance and cellular immunomodulation. Infect Immun. 2020; 88 (3):e00642-19

Sorobetea D, Svensson-Frej M, Grencis R. Immunity to gastrointestinal nematode infections. Mucosal Immunol. 2018; 11(2):304-315.

Stroehlein AJ, Young ND, Korhonen PK, Chang BCH, Nejsum P, Pozio E et al. Whipworm kinomes reflect a unique biology and adaptation to the host animal. Int J Parasitol. 2017; 7:857-866.

Sugawara R, Lee EJ, Jang MS, Jeun EJ, Hong CP, Kim JH et al. Small intestinal eosinophils regulate Th17 cells by producing IL-1 receptor antagonist. J Exp Med. 2016; 213(4):555-567.

Welch VA, Ghogomu E, Hossain A, Awasthi S, Bhutta ZA, Cumberbatch C et al. Mass deworming to improve developmental health and wellbeing of children in low-income and middle-income countries: a systematic review and network meta-analysis. Lancet Glo Health. 2017; 5(1):E40-E50.

World Health Organization (WHO) 2017 <http://apps.who.int/neglected_diseases/ntddata/sth/sth.html>. Acessado em 23/01/2020.

32

Neuroimunomodulação na Infecção pelo Vírus Zika

Alexandre Morrot Lima • Wilson Savino

Resumo

O vírus Zika, um flavivírus transmitido por mosquito, foi primeiramente identificado em Uganda e, posteriormente, espalhou-se para a Ásia e as regiões do Pacífico. Entre 2013 e 2014, foi introduzido no Brasil causando uma emergência sanitária em virtude do aumento de sua virulência e rápida disseminação. A infecção pelo vírus Zika pode causar defeitos congênitos graves em recém-nascidos, sem nenhum tratamento efetivo ainda disponível. A transmissão transplacentária da infecção viral por Zika, da mãe para o feto, durante o primeiro trimestre da gravidez, pode resultar na propagação do vírus nas células progenitoras neurais humanas, acarretando efeito citopático direto sobre o sistema nervoso, e uma resposta imunopatológica nos tecidos-alvo da infecção, podendo gerar processos de microcefalia em recém-nascidos e outras neuropatologias pós-natais. O efeito devastador da infecção pelo vírus Zika também é refletido por suas manifestações neurológicas nos indivíduos adultos, podendo induzir a síndrome de Guillan-Barré.

Apesar da preocupação global com relação à epidemia mediada pelo vírus Zika, os mecanismos moleculares responsáveis pela neuropatogênese e imunomodulação ainda não estão bem estabelecidos, assim como o conhecimento dos efeitos deste vírus sobre o sistema imune.

Introdução

A infecção pelo vírus Zika (ZIKV), que até meados de 2013 era considerada sem muita importância médica, tornou-se, a partir de 2015, uma emergência de saúde pública global com efeitos devastadores. Não por acaso, em 11 de dezembro de 2015, o governo brasileiro decretou o aumento do número de casos de microcefalia associada ao ZIKV como emergência em saúde pública de importância nacional, e em fevereiro de 2016 a Organização Mundial da Saúde (OMS) ampliou o conceito para uma escala global.

O ZIKV pertence à família *Flaviviridae*, gênero *Flavivirus*, possuindo uma cadeia simples de RNA, de sentido positivo, sendo transmitido aos seres humanos principalmente por mosquitos infectados, em particular o *Aedes aegypti* (Hamel *et al.*, 2016).

Uma das primeiras evidências de transmissão horizontal da doença surgiu pela detecção do ZIKV no líquido amniótico de mulheres grávidas cujos fetos foram diagnosticados com microcefalia, sugerindo que o vírus é capaz de atravessar a barreira placentária (Calvet *et al.*, 2016). Em modelos experimentais de infecção, utilizando-se camundongos infectados pelo vírus, demonstrou-se que o ZIKV é capaz de infectar células gliais da zona ventricular dorsal dos fetos, afetando o desenvolvimento do cérebro (Wu *et al.*, 2016). Trabalhos independentes demonstraram que a infecção por ZIKV atenua o crescimento de células progenitoras neurais humanas (Tang *et al.*, 2016). Outros estudos determinaram os efeitos do ZIKV em progenitores neurais humanos cultivados ou organoides 3D, derivados de células-tronco pluripotentes induzidas, mostrando que o vírus é capaz de infectar especificamente progenitores neurais, inibindo sua proliferação (Garcez *et al.*, 2016).

Evidências também implicam o ZIKV como agente neuropatológico emergente promovendo patologias graves do sistema nervoso humano, não apenas microcefalia em recém-nascidos, mas também desenvolvimento de lesões cerebrais oculares e fetais (Ventura *et al.*, 2016). Nesse sentido, atualmente, utiliza-se o conceito de síndrome congênita do Zika, que descreve o conjunto de sinais e sintomas que podem ser evidenciados nos bebês nascidos de mães que foram infectadas pelo ZIKV durante a gestação. Nesse sentido, acredita-se que os distúrbios neurológicos do sistema nervoso central e periférico estejam associados às propriedades neurotrópicas do vírus, que tem capacidade de infectar células-tronco neurais, bem como neurônios periféricos (Shaily & Upadhya, 2019).

O desenvolvimento do sistema nervoso central (SNC) humano tem início na terceira semana de gestação, com a formação da placa neural a partir do ectoderma embrionário (Stiles, 2017). Durante esse processo, a diferenciação das células-tronco embrionárias no tecido nervoso ocorre a partir de complexas cascatas de sinalização molecular, resultando na expressão de genes de diferenciação tecidual capazes de serem modulados por diferentes fatores ambientais (Okawa *et al.*, 2016). Esse processo resulta na formação do tubo neural na quarta semana de vida do embrião, contendo células progenitoras neurais inicialmente localizadas adjacentes ao canal central na zona ventricular (ZV) (Stiles, 2017).

A geração de neurônios envolve o aumento da população de células progenitoras neurais, no cérebro em desenvolvimento (Stiles, 2017). Estudos realizados em camundongos infectados com ZIKV demonstraram a presença de danos nas células do sistema nervoso fetal como resultado da transmissão viral materno-fetal por meio da placenta, e tropismo do vírus para células do córtex cerebral, incluindo células progenitoras neurais (Vianna *et al.*, 2018; Cugola *et al.*, 2016; Miner *et al.*, 2016). Sabe-se, ainda, que distúrbios corticais e oculares são observados na infecção pelo ZIKV, sendo a ocorrência dessas e outras malformações dependentes do período gestacional em que a mãe foi infectada (Brasil *et al.,* 2016). Anormalidades neurológicas graves e artrogripose são consequências da destruição cortical pré-natal. Essas anomalias são o resultado de uma sequência de eventos já descritos como a "sequência de ruptura cerebral-fetal", onde a súbita destruição de regiões do cérebro é seguida por um colapso do crânio (Vianna *et al.*, 2018; Jucá *et al.,* 2018; Zhang *et al.*, 2019).

Atualmente, sabe-se que há um espectro de anormalidades menos graves após a infecção congênita pelo ZIKV. Há um número significativo de crianças nascidas com um perímetro cefálico dentro da faixa normal, apresentando uma série de anormalidades, incluindo calcificações cerebrais, anormalidades oftálmicas, convulsões e outras disfunções neurológicas (Vianna *et al.,* 2018). No presente momento, é muito cedo para avaliar as habilidades cognitivas nessas crianças.

Estudos recentes em macacos infectados demonstraram que, mesmo na ausência de microcefalia, a ação teratogênica da infecção pelo ZIKV no cérebro fetal tem efeitos duradouros, com manifestações neurológicas pós-natais. Tais efeitos no cérebro fetal incluem a perda de volume cerebral não cortical, lesão do epitélio ependimário e perda de células progenitoras neuronais fetais, além de anomalias da estrutura cerebral e funções neurológicas, com alterações do padrão de comportamento dos neonatos (Mavigner *et al.*, 2018).

Vírus Zika: possível fator de risco no autismo e outras manifestações neurológicas

O transtorno do espectro do autismo (TEA), um distúrbio neurológico que normalmente é diagnosticado nos primeiros anos de vida, é uma doença de etiologia multifatorial e se manifesta normalmente por deficiências sociais e de comunicação. A doença é resultante de anormalidades cerebrais, tanto no nível anatômico como funcional, com consequente alteração dos processos de maturação neuronal e conectividade cerebral (Vianna *et al.*, 2018; Marchezan *et al.,* 2018; Matta *et al.*, 2019), envolvendo ainda alterações neuroimunes (Gottfried *et al.*, 2015).

Algumas infecções virais congênitas, como a rubéola, por exemplo, podem interferir no desenvolvimento cerebral, e acarretar distúrbios que podem variar desde o comprometimento nos processos do desenvolvimento cerebral a disfunções da sua funcionalidade, levando a quadros clínicos de microcefalias e autismo (Chess, 1977). Estudos sugerem que a infecção congênita do ZIKV poderia desempenhar um papel no desenvolvimento do TEA em bebês, como resultado dos processos de neuroimunomodulação durante a gravidez (Vianna *et al.*, 2018). Isso seria possível em razão da suscetibilidade do processo de neurodesenvolvimento no período gestacional.

Além disso, relatos em áreas endêmicas sugerem que a infecção aguda pelo ZIKV leve a diversas complicações do SNC, observáveis somente no período pós-natal. Recentemente, evidenciou-se uma associação do ZIKV com sintomas psiquiátricos na fase aguda da infecção. Características psicóticas na infecção aguda por ZIKV já foram observadas em casos nos quais os pacientes apresentaram meningoencefalite, com delírios espaciais, alucinações visuais e cinestésicas (Corrêa-Oliveira *et al.*, 2017; Joob & Wiwanitkit, 2018). Esses achados podem contribuir para a elucidação dos estudos dos mecanismos neuroimunes que levam à psicose durante o estresse agudo do SNC.

Associação entre a infecção pelo vírus Zika e a síndrome de Guillain-Barré

A infecção pelo ZIKV também tem sido associada ao desenvolvimento da síndrome de Guillain-Barré (GBS), um distúrbio do sistema nervoso periférico induzido por respostas autoimunes (Savino *et al.*, 2015; da Silva *et al.*, 2017; Nascimento *et al.*, 2017; Cao-Lormeau *et al.*, 2016). Embora a GBS seja uma doença multifacetada que pode ter diferentes etiologias, o mais comum é a presença de anticorpos autorreativos associados à doença neurológica autoimune, frequentemente desencadeados por um agente infeccioso (Cao-Lormeau *et al.*, 2016; Kusunoki, 2000). A síndrome, geralmente associada à neuropatia axonal motora ou polineuropatia desmielinizante inflamatória, ocorre em face de uma infecção prévia, por exemplo, *Campylobacter jejuni*, citomegalovírus, vírus Epstein-Barr (van den Berg *et al.*, 2014).

O mecanismo molecular responsável pela GBS tem sido elucidado para alguns patógenos, como *Campylobacter jejuni*, por exemplo, onde os açúcares que compreendem o lipopolissacarídeo bacteriano (LPS) induzem a geração de anticorpos que reagem de forma cruzada aos componentes de açúcar dos gangliosídeos GM1 expressos nas membranas neuronais (Ang *et al.*, 2002). Os patógenos capazes de desencadear GBS apresentam sequências de carboidratos em comum com o tecido nervoso periférico, e suas infecções estão associadas aos anticorpos antigangliosídeos (Cao-Lormeau *et al.*, 2016; Kusunoki, 2000). Esses mecanismos ainda precisam ser determinados para o ZIKV, além do que ainda não está claro se a GBS desencadeada na infecção é resultado de danos virais diretos às células neurais, ou consequência da geração de autoanticorpos (Nico *et al.*, 2018), conforme mostrado na Figura 32.1.

Os gangliosídeos são estruturas de membrana celular de esfingolipídeos lipofílicos contendo cadeias de carboidrato sialilado, envolvidos no reconhecimento celular, desempenhando papéis cruciais em processos biológicos, incluindo motilidade celular, crescimento e diferenciação de tecidos (Zeller & Marchase, 1992). Esses glicolipídeos são as principais estruturas glicanas encontradas no cérebro dos vertebrados, representando até 12% dos lipídeos membranares da substância cinzenta do cérebro humano, estando concentrados em grandes quantidades nas células ganglionares do SNC (Ledeen & Wu, 2018). Como os gangliosídeos são cruciais no desenvolvimento neurológico, e sua expressão correlaciona-se com a neurogênese (Wang *et al.*, 2014), respostas autoimunes direcionadas aos gangliosídeos podem ter um papel determinante no aumento da incidência de complicações neurológicas relacionadas, por exemplo, com a infecção pelo vírus Zika. De fato, foi sugerido que respostas autoimunes direcionadas aos gangliosídeos podem contribuir para as complicações neurológicas associadas à infecção pelo ZIKV (*Nico et al.*, 2018). Demonstrou-se, por exemplo, que pacientes infectados com ZIKV na fase aguda, mesmo que não apresentem distúrbios autoimunes, frequentemente desenvolvem baixos níveis de anticorpos autorreativos contra gangliosídeos e, em particular, contra o gangliosídeo GD3 (Nico *et al.*, 2018). Baixos títulos

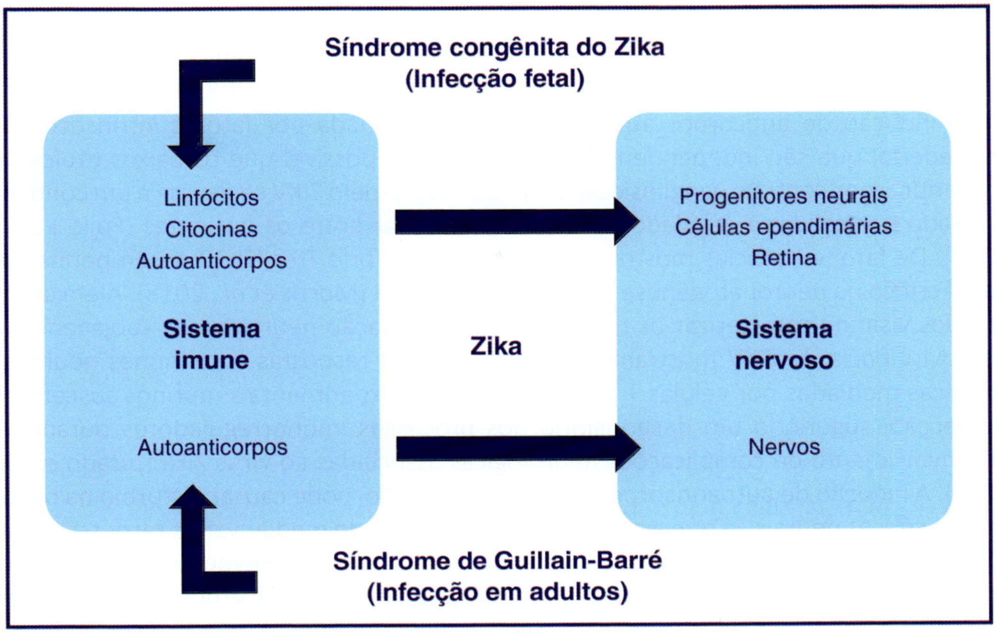

Figura 32.1. Mecanismos imunopatológicos da infecção pelo vírus Zika. A infecção pelo vírus Zika tem sido associada a várias lesões do sistema nervoso central e periférico, incluindo, entre outras manifestações, a síndrome congênita do Zika e meningoencefalite, alterações oculares e microcefalia fetal, além de outras complicações neurológicas pós-natais. Em adultos, o vírus Zika pode induzir a síndrome de Guillain-Barré. Interações hospedeiro-patógeno têm sido apontadas como possíveis mecanismos responsáveis pelo desenvolvimento de condições neurológicas autoimunes associadas à infecção pelo vírus Zika. O vírus apresenta um tropismo para o SNC, induzindo forte resposta inflamatória, com presença de células T citotóxicas infiltradas. Essas respostas imunes controlam a expansão viral, mas também podem desempenhar um papel no desenvolvimento das alterações patológicas no sistema nervoso.

Fonte: Acervo da autoria.

desses anticorpos também são encontrados em pacientes com infecções moderadas de *C. jejuni*, sem patologia neurológica associada, sugerindo que a autorreatividade é uma reação frequente a ambas as infecções. Formas graves de patologia em pacientes que apresentam anticorpos autorreativos ao gangliosídeo são desenvolvidas apenas em uma minoria de indivíduos infectados (Ang *et al.*, 2002). É possível que os baixos títulos de autoanticorpos anti-GD3 na infecção aguda pelo ZIKV possam ser decorrentes do tempo de exposição dos pacientes à infecção (Nico *et al.*, 2018).

A presença de autoanticorpos contra gangliosídeos tem papel crítico na etiopatogenia da GBS, e em uma série de diferentes distúrbios neurológicos. Os gangliosídeos GD3 são altamente expressos em células-tronco neurais, atuando nos processos de proliferação dessas células no sistema nervoso (Wang & Yu, 2013). A indicação de que pacientes na fase aguda da infecção pelo ZIKV, sem nenhum sinal neurológico, apresentam níveis aumentados de autoanticorpos IgG contra esse gangliosídeo levanta especulações a respeito da sua possível participação na etiopatogenia das manifestações clínicas associadas à infecção. É possível que um limiar patológico destes anticorpos seja adquirido apenas em infecções subsequentes do ZIKV. À luz dessas evidências, podemos imaginar que respostas autoimunes anti-GD3 possam ter consequências na neuropatia e no comprometimento do processo de neurogênese observados na infecção pelo ZIKV (Nico *et al.*, 2018).

A indução de anticorpos autorreativos é influenciada por fatores intrínsecos do hospedeiro, que são independentes da carga viral. É possível que os baixos títulos de autoanticorpos contra o gangliosídeo GD3 na infecção pelo ZIKV se devam a um controle mediado por células T reguladoras, capazes de variar entre os pacientes (Fujio *et al.*, 2012). De fato, evidências mostram que um desequilíbrio Treg/Th17 desempenha um papel crítico na neuropatogênese da infecção pelo Zika (Morris *et al.*, 2018). Além disso, estudos visando caracterizar os mecanismos de interação neuroimunes subjacentes à neurovirulência do ZIKV mostram o envolvimento de respostas autoimunes neuropatológicas mediadas por células T $CD8^+$ em modelos experimentais murinos suscetíveis à infecção, sugerindo um desequilíbrio dos processos imunorreguladores durante o desenvolvimento de complicações neurológicas associadas ao vírus Zika (Jurado *et al.*, 2017). A indução de autoanticorpos contra GD3, de fato, pode causar distúrbio na biologia das células neurais, já que esse gangliosídeo é capaz de mediar várias respostas celulares, como proliferação, diferenciação e apoptose (Goldman & Reynolds, 1996; Malisan & Testi, 2003). Nesse sentido, é possível que a ligação de autoanticorpos ao gangliosídeo GD3 induza um desequilíbrio homeostático das células neurais, afetando a neurogênese durante o desenvolvimento embrionário/fetal.

A síndrome congênita do Zika também pode incluir lesões de retina nos recém-nascidos (Aleman *et al.*, 2018). Tendo em vista que o gangliosídeo GD3 desempenha um papel importante durante o desenvolvimento da retina (Daniotti *et al.*, 1990; Sparrow & Barnstable, 1988; Wang *et al.*, 2014), a demonstração de que a infecção está associada à presença de anticorpos anti-GD3 em pacientes grávidas infectadas pelo ZIKV sugere uma possível função destes autoanticorpos na patogênese da lesão ocular (Nico *et al.*, 2018).

Além disso, demonstrou-se que o gangliosídeo GD3 regula a resposta pró-inflamatória da micróglia induzida pela interleucina-15 (IL-15). A ligação do gangliosídeo à IL-15 inibe a proliferação de células T, bem como a produção de óxido nítrico e atividade do fator nuclear kappa B (Gomez-Nicola *et al.*, 2006). Como as células da microglia desempenham papel importante nos eventos inflamatórios do SNC, é possível que a ligação de autoanticorpos a GD3 iniba a interação desse gangliosídeo com IL-15, potencializando os processos inflamatórios característicos da infecção pelo ZIKV (Nico *et al.*, 2018). Embora ainda não esteja confirmado se as células-tronco neurais são infectadas em pacientes com Zika, demonstrou-se que essas células são alvos da infecção viral *in vitro* e em camundongos (Garcez *et al.*, 2016; Li *et al.*, 2016). É plausível pensar que, durante a eliminação viral de células neurais infectadas expressando gangliosídeo GD3, o ZIKV incorpore esses glicolipídeos a partir da membrana celular do hospedeiro, durante o processo de brotamento viral (Nico *et al.*, 2018). O reconhecimento do autoantígeno GD3 pelo sistema imune no contexto de padrões moleculares associados a patógenos levaria a uma quebra da tolerância periférica ao gangliosídeo GD3, resultando na produção de autoanticorpos e aumentando a probabilidade de desenvolvimento de reações imunes autodestrutivas (Nico *et al.*, 2018).

Considerações finais

A epidemia de Zika, ocorrida no Brasil entre 2015 e 2016, teve efeitos graves sobre a homeostasia, com o sistema nervoso o principal alvo de ação viral. Embora em pouco tempo muito tenha sido aprendido, ainda há muito trabalho a ser feito, no sentido de melhor compreender os mecanismos moleculares induzidos pelo ZIKV em diversos tipos de células e tecidos, incluindo, entre outras, as interações tanto no sistema nervoso quanto no sistema imune e as interações estes dois sistemas (Figura 32.1).

Referências bibliográficas

Adams Waldorf KM, Nelson BR, Stencel-Baerenwald JE et al. Congenital zika virus infection as a silent pathology with loss of neurogenic output in the fetal brain. Nature Medicine. 2018; 24(3):368–374.

Aleman TS, Ventura CV, Cavalcanti MM et al. Quantitative assessment of microstructural changes of the retina in infants with congenital zika syndrome. Jama Ophthalmology. 2018; 135:1069-1076.

Ang CW, Laman JD, Willison HJ et al. Structure of *campylobacter jejuni* lipopolysaccharides determines antiganglioside specificity and clinical features of guillain-barre and miller-fisher patients. Infection And Immunity. 2002; 70:1202-1208.

Brasil P, Pereira JP Jr, Moreira ME et al. Zika virus infection in pregnant women in Rio de Janeiro. New England Journal of Medicine. 2016; 375(24):2321-2334.

Calvet G, Aguiar RS, Melo ASO et al. Detection and sequencing of zika virus from amniotic fluid of fetuses with microcephaly in brazil: a case study. Lancet Infectious Diseases. 2016; 16(6):653-660.

Cao-Lormeau VM, Blake A, Mons S et al. Guillain-Barre Syndrome outbreak associated with Zika virus infection in french polynesia: a case-control study. Lancet. 2016; 387:1531-1539.

Chess S. Follow-Up report on autism in congenital rubella. Journal of Autism and Child Schizophrenia. 1977; 7(1):69-81.

Corrêa-Oliveira GE, Amaral JLD, Fonseca BAL et al. Zika virus infection followed by a first episode of psychosis: another flavivirus leading to pure psychiatric symptomatology. Brazilian Journal of Psychiatry. 2017; 39(4):381-382.

Cugola FR, Fernandes IR, Russo FB et al. The Brazilian Zika Virus strain causes birth defects in experimental models. Nature. 2016; 534(7606):267-271.

da Silva IRF, Frontera JA, Bispo de Filippis AM, Nascimento OJMD; RIO-GBS- ZIKV Research Group. Neurologic Complications Associated With the Zika Virus in Brazilian Adults. JAMA Neurol. 2017. 74(10):1190-1198.

Daniotti JL, Landa CA, Gravotta D et al. GD3 ganglioside is prevalent in fully differentiated neurons from rat retina. Journal of Neuroscience Research. 1990; 26:436-46.

Fujio K, Okamura T, Sumitomo S et al. Regulatory T cell-mediated control of autoantibody-induced inflammation. Frontiers In Immunology. 2012; 3:28.

Garcez P, Loiola EC, Madeiro da Costa R et al. Zika Virus impairs growth in human neurospheres and brain organoids. Science. 2016; 352:816-818.

Goldman JE, Reynolds R. A reappraisal of ganglioside gd3 expression in the CNS. Glia. 1996; 16:291-295.

Gomez-Nicola D, Doncel-Perez E, Nieto-Sampedro M. Regulation by GD3 of the proinflammatory response of microglia mediated by interleukin-15. Journal of Neuroscience Research. 2006; 83:754-762.

Gottfried C, Bambini-Junior V, Francis F, Riesgo R, Savino W. The Impact of Neuroimmune Alterations in Autism Spectrum Disorder. Front Psychiatry. 2015;6:121.

Hamel R, Dejarnac O, Wichit S et al. Biology of zika virus infection in human skin cells. Journal of Virology. 2016; 89:8880-8896.

Joob B, Wiwanitkit V. Zika Virus infection and psychosis. Brazilian Journal of Psychiatry. 2018; 40(1):113.

Jucá E, Pessoa A, Ribeiro E et al. Hydrocephalus associated to congenital zika syndrome: does shunting improve clinical features? Childs Nervous System. 2018; 34(1):101-106.

Jurado KA, Yockey LJ, Wong PW et al. Antiviral CD8 T cells induce zika-virus-associated paralysis in mice. Nature Microbiology. 2017; 3:141-147.

Kusunoki S. Antiglycolipid antibodies in Guillain-Barré syndrome and autoimmune neuropathies. American Journal Medical Science. 2000; 319(4):234-239.

Ledeen R, Wu G. Gangliosides of the nervous system. Methods in Molecular Biology. 2018; 1804:19-55.

Li H, Saucedo-Cuevas L, Regla-Nava JA et al. Zika Virus infects neural progenitors in the adult mouse brain and alters proliferation. Cell Stem Cell. 2016; 19:593-598.

Malisan F, Testi R. GD3 Ganglioside and Apoptosis. Biochimica et Biophysica Acta. 2003; 1585:179-87.

Marchezan J, Winkler dos Santos EGA, Deckmann I et al. Immunological dysfunction in autism spectrum disorder: a potential target for therapy. Neuroimmunomodulation, 2018; 25(5-6):300-319.

Matta SM, Hill-Yardin EL, Crack PJ. The influence of neuroinflammation in autism spectrum disorder. Brain Behaviour & Immunity. 2019; 79:75-90.

Mavigner M, Raper J, Kovacs-Balint Z et al. Postnatal Zika virus infection is associated with persistent abnormalities in brain structure, function, and behavior in infant macaques. Science Translational Medicine. 2018; 10(435):eaao6975.

Miner JJ, Cao B, Govero J et al. Zika Virus infection during pregnancy in mice causes placental damage and fetal demise. Cell. 2016; 165(5):1081-1091.

Morris G, Barichello T, Stubbs B et al. Zika Virus as emerging neuropathogen: mechanisms of neurovirulence and neuroimmune interactions. Molecular Neurobiology. 2018; 55(5):4160-4184.

Nascimento OJM, da Silva IRF. Guillain-Barré syndrome and Zika virus outbreaks. Curr Opin Neurol. 2017; 30(5):500-507.

Nico D, Conde L, Rivera-Correa JL et al. Prevalence of IGg autoantibodies against GD3 ganglioside in acute zika virus infection. Frontiers in Medicine (Lausanne). 2018; 9(5):25.

Okawa S, Nicklas S, Zickenrott S et al. A generalized gene-regulatory network model of stem cell differentiation for predicting lineage specifiers. Stem Cell Reports. 2016; 7(3):307-315.

Savino W, Messias CV, Mendes-da-Cruz DA et al. Zika Virus Infection in the Elderly: Possible Relationship with Guillain-Barré Syndrome. Gerontology. 2017;63(3):210-215.

Shaily S, Upadhya A. Zika Virus: molecular responses and tissue tropism in the mammalian host. Review of Medical Virology. 2019; 16:E2050.

Sparrow JR, Barnstable CJ. A gradient molecule in developing rat retina: expression of 9-o-acetyl GD3 in relation to cell type, developmental age, and GD3 ganglioside. Journal of Neuroscience Research. 1988; 21:398-409.

Stiles J. Principles of brain development. Wiley Interdisciplinary Review of Cognitive Sciences. 2017; 8(1-2):10.1002/Wcs.1402.

Tang H, Hammack C, Ogden SC et al. Zika Virus infects human cortical neural progenitors and attenuates their growth. Cell Stem Cell. 2016;18:587-590.

van den Berg B, Walgaard C, Drenthen J et al. Guillain-Barre Syndrome: Pathogenesis, Diagnosis, Treatment and Prognosis. Nature Reviews in Neurology. 2014; 10:469-482.

Ventura CV, Fernandez MP, Gonzalez IA et al. First travel-associated congenital zika syndrome in the us: ocular and neurological findings in the absence of microcephaly. Ophthalmic Surgery Lasers Imaging Retina. 2016; 47:952-955.

Vianna P, Gomes JDA, Boquett JA et al. Zika Virus as a possible risk factor for autism spectrum disorder: neuroimmunological aspects. Neuroimmunomodulation. 2018; 25(5-6):320-327.

Wang J, Cheng A, Wakade C et al. Ganglioside GD3 is required for neurogenesis and long-term maintenance of neural stem cells in the postnatal mouse brain. Journal of Neuroscience. 2014; 34(41):13790-13800.

Wang J, Yu RK. Interaction of ganglioside GD3 with an EGF receptor sustains the self-renewal ability of mouse neural stem cells *in vitro*. Proceedings of the National Academy Of Sciences USA. 2013; 110:19137-19142.

Wu KY, Zuo GL, Li XF et al. Vertical transmission of Zika virus targeting the radial glial cells affects cortex development of offspring mice. Cell Research. 2016; 26:645-654.

Zeller CB, Marchase RB. Gangliosides as modulators of cell function. American Journal of Physiology. 1992; 262(6 Pt 1):C1341-55.

Zhang W, Tan YW, Yam WK et al. *In utero* infection of Zika virus leads to abnormal central nervous system development in mice. Scientific Reports. 2019; 13;9(1):7298.

Neuroimunomodulação na Infecção pelo Novo Coronavírus (SARS-CoV-2)

Ícaro Raony • Camila Saggioro de Figueiredo • Priscilla Oliveira-Silva Bomfim • Wilson Savino

Resumo

A doença do Coronavírus 2019 (COVID-19) é causada pelo Coronavírus 2 da Síndrome Respiratória Aguda Grave (SARS-CoV-2). Os impactos causados por essa patologia estão muito além dos danos provocados ao sistema respiratório. Nesse sentido, evidências científicas apontam para o comprometimento do sistema nervoso, podendo afetar a saúde mental dos indivíduos. Baseado na similaridade entre o SARS-CoV-2 e outros coronavírus, acredita-se que alterações nas respostas imune, endócrina e do sistema nervoso estejam envolvidas na associação entre a COVID-19 e prejuízos psiquiátricos. Portanto, neste capítulo, discutiremos a hipótese de que a infecção por SARS-CoV-2 pode induzir alterações imunoneuroendócrinas, que resultam em impactos negativos na saúde mental.

Em dezembro de 2019, um novo surto de Síndrome Respiratória Aguda Grave (SARS; do inglês, *severe acute respiratory syndrome*) emergiu em Wuhan, na China. Causada pelo Coronavírus-2 (SARS-CoV-2), a doença do Coronavírus 2019 (COVID-19) rapidamente espalhou-se pelo mundo, abrangendo todos os continentes, à exceção da Antártida (World Health Organization, 2020). Os sintomas mais comuns da COVID-19 na fase inicial da doença são febre, tosse seca e fadiga, os quais aparecem após um período de incubação de aproximadamente 5 a 7 dias (Rothan & Byrareddy, 2020). A diminuição ou perda do olfato (hiposmia/anosmia), bem como a perda do paladar (ageusia), também são outros sintomas e, por vezes, os únicos observados no início da doença (Vaira *et al.*, 2020). A produção de escarro, rinorreia, cefaleia, mialgia e dispneia também podem estar presentes na COVID-19 (Rothan & Byrareddy, 2020).

Os coronavírus que infectam humanos (HCoV) e causam infecções do trato respiratório também podem invadir e causar danos ao sistema nervoso central (SNC)

(Desforges *et al.*, 2020). Dois mecanismos podem explicar as injúrias cerebrais associadas a estes vírus:

1. A capacidade que alguns deles possuem em infectar células do SNC, causar a morte celular e/ou gerar uma resposta inflamatória local (neuropatologia do vírus); e/ou
2. Uma resposta imune exacerbada e inespecífica decorrente de infecção, e que resulta na produção massiva de citocinas pró-inflamatórias na periferia (neuroimunopatologia induzida pelo vírus). Algumas dessas citocinas podem aumentar a permeabilidade da barreira hematoencefálica (BHE), permitindo a passagem desses mediadores inflamatórios e de partículas virais para o SNC, podendo ambos, então, causarem danos no encéfalo (Desforges et *al.*, 2020).

É importante salientar que o SARS-CoV-2 apresenta semelhanças com outros HCoV no que diz respeito ao genoma, estrutura viral e vias de infecção. Portanto, é plausível que o SARS-CoV-2, assim como outros HCoV, possa causar alterações psiquiátricas em indivíduos infectados. Este capítulo, por meio de uma abordagem multidisciplinar, à luz das interações entre os sistemas nervoso, endócrino e imune, vai ao encontro da literatura científica mais recente, propondo uma reflexão acerca dos possíveis mecanismos envolvidos no impacto da infecção pelo SARS-CoV-2 na saúde mental.

Potencial neuroinvasivo e neuropatológico do SARS-CoV-2

A sequência do genoma do SARS-CoV-2 é 79,5% idêntica à do SARS-CoV, de maneira que esses vírus possuem moléculas semelhantes em termos estruturais e funcionais (Guo *et al.*, 2020). Consequentemente, a maioria dos mecanismos de infecção detalhados para SARS-CoV pode, em princípio, ser aplicada para o SARS-CoV-2. Ambos os vírus entram nas células hospedeiras por meio da ligação da glicoproteína S (glicoproteína das espículas) presente na superfície do vírus à enzima conversora de angiotensina 2 (ACE2) presente na superfície das células humanas (Guo *et al.*, 2020).

Os coronavírus podem entrar no SNC utilizando duas vias distintas:

1. Por meio da corrente sanguínea (via hematogênica); ou
2. Da disseminação neuronal retrógrada (via nervo olfatório) (Desforges *et al.*, 2020).

Um estudo experimental usando camundongos transgênicos K18-hACE2 para a expressão de hACE2 humana mostrou que o SARS-CoV, quando administrado por via nasal, invade o encéfalo provavelmente por meio dos nervos olfatórios (Netland *et al.*, 2008). Por outro lado, a via hematogênica parece não estar envolvida na entrada desse vírus no encéfalo, uma vez que não foram detectadas partículas virais em células não neuronais do SNC no estágio inicial da infecção (Ding *et al.*, 2004; Gu *et al.*, 2005; Xu *et al.*, 2005). No entanto, recentemente, o RNA do SARS-CoV-2 foi detectado pela primeira vez no líquido cefalorraquidiano de um paciente com COVID-19, sugerindo que este vírus também pode invadir o SNC (Moriguchi *et al.*, 2020). Portanto, a via exata responsável pela entrada do SARS-CoV-2 no sistema nervoso ainda não foi estabelecida, logo é importante que futuros estudos avaliem os mecanismos envolvidos na neuroinvasão por esse vírus.

O córtex cerebral e o hipotálamo, até o momento, foram as únicas áreas encefálicas de humanos nas quais as sequências genômicas do SARS-CoV foram detectadas (Ding *et al.*, 2004; Gu *et al.*, 2005). No entanto, estudos pré-clínicos utilizando camundongos infectados com SARS-CoV demonstram a presença de partículas virais durante a fase aguda também em outras regiões encefálicas, tais como: cerebelo, mesencéfalo (p. ex., núcleo dorsal da rafe e substância nigra), tálamo, amígdala, hipocampo, núcleos da base (p. ex., caudado-putâmen e núcleo *accumbens*), córtex (frontal, infralímbico e cingulado) e bulbo olfatório (McCray *et al.*, 2007; Netland *et al.*, 2008). No encéfalo desses animais, observa-se uma rápida disseminação do vírus acompanhada por morte neuronal significativa nos córtices cingulado, infralímbico e no núcleo olfatório anterior, bem como um aumento significativo nos níveis de várias citocinas e quimiocinas, com uma magnitude maior para a interleucina-6 (IL-6) e para o interferon, gama (INF-γ) (McCray *et al.*, 2007; Netland *et al.*, 2008). Apesar do aumento nos níveis desses mediadores inflamatórios, as análises histológicas e de imuno-histoquímica não mostraram sinais de inflamação local (p. ex., inflamação perivascular, meningite, ativação astrocitária ou microglial) nem de apoptose ou necrose (Netland *et al.*, 2008). Portanto, não se sabe ainda como o SARS-CoV pode induzir à morte neuronal. Entretanto, processos de morte celular não inflamatórios, como a autofagia, são uma possível explicação (Netland *et al.*, 2008).

Impactos da infecção pelo SARS-CoV-2 na saúde mental

Durante a fase aguda, pacientes com SARS podem apresentar diversas manifestações psiquiátricas, com aumento nos níveis de estresse, prejuízo na memória, psicose, sintomas de depressão e transtorno de estresse pós-traumático (TEPT), ansiedade e até comportamento suicida (Cheng *et al.*, 2004; Chua *et al.*, 2004; Lee *et al.*, 2004; Lee *et al.*, 2007; Sheng *et al.*, 2005). Mesmo meses ou anos após a infecção, esses indivíduos ainda podem apresentar déficits na memória, distúrbios do sono, depressão, ansiedade, sintomas do TEPT e níveis aumentados de estresse (Hong *et al.*, 2009; Lam *et al.*, 2009; Lee *et al.*, 2007; Mak *et al.*, 2009; Moldofsky & Patcai, 2011; Wu *et al.*, 2005).

Corroborando os dados observados nos pacientes com SARS, um estudo realizado com 714 pacientes diagnosticados com COVID-19 mostrou uma prevalência de 96,2% para sintomas do TEPT durante a fase aguda da doença (Bo *et al.*, 2020), enquanto em outro estudo, realizado com 144 pacientes com COVID-19, verificou-se uma prevalência de 34,72% para sintomas de ansiedade e de 28,47% para sintomas de depressão (Kong *et al.*, 2020). É evidente, então, que a infecção pelos coronavírus, especialmente pelo SARS-CoV-2, pode ter impacto negativo, no curto e longo prazos, sobre a saúde mental.

Muitos fatores podem influenciar os sintomas ou desenvolvimento de transtornos psiquiátricos em pacientes com SARS ou COVID-19. Dentre eles, podemos destacar:

1. Ser profissional de saúde.
2. Apresentar histórico familiar de doenças psiquiátricas.
3. Menor apoio social.
4. Idade avançada.

5. Isolamento social; e
6. Uso de altas doses de esteroides (Cheng *et al.*, 2004; Hong *et al.*, 2009; Chua *et al.*, 2004; Lam *et al.*, 2009; Lee *et al.*, 2004; Lee *et al.*, 2007; Mak *et al.*, 2009; Moldofsky & Patcai, 2011; Sheng *et al.*, 2005; Wu *et al.*, 2005).

Esses fatores conduzem ao seguinte questionamento: será que as alterações psiquiátricas observadas nesses pacientes são resultantes da infecção viral, ou estão apenas relacionadas com fatores externos ligados à doença? Sintomas e transtornos psiquiátricos, ao contrário de doenças infectocontagiosas, não envolvem causa única, sendo multifatoriais. A resposta mais adequada é que, provavelmente, todos esses fatores estejam envolvidos nos desfechos psiquiátricos decorrentes da COVID-19. Além disso, evidências sugerem que as infecções por esses coronavírus também possam levar, ou pelo menos contribuir, para esses desfechos. Nesse contexto, viu-se que alguns sobreviventes da SARS exibem manifestações psiquiátricas desproporcionais à extensão da infecção pulmonar ou aos efeitos colaterais do tratamento com corticosteroides, porém estas estão associadas a danos no encéfalo (Cheng *et al.*, 2004; Lau *et al.*, 2004; Xu *et al.*, 2005). Em um estudo de relato de caso, observaram-se sintomas neuropsiquiátricos progressivos, que incluem disforia e delírios em um médico infectado por SARS, 28 dias após o início da doença. Trinta e três dias após o início do quadro clínico, o paciente entrou em estado comatoso e, dois dias depois, foi a óbito. Na autópsia, foi identificada a presença do vírus no encéfalo, bem como necrose neuronal, hiperplasia glial e edema (Xu *et al.*, 2005). Dessa maneira, esses estudos sugerem que as manifestações psiquiátricas observadas, pelo menos em alguns pacientes, podem ser um efeito direto da infecção pelo SARS-CoV, destacando, assim, a importância de se investigar os possíveis desfechos psiquiátricos associados à infecção pelo SARS-CoV-2.

"Tempestade de citocinas" em pacientes portadores de COVID-19

Diversos estudos demonstram que pacientes com SARS ou COVID-19 apresentam aumento nos níveis séricos ou plasmáticos de várias citocinas. Esse fenômeno é conhecido como "tempestade de citocinas" e está diretamente relacionado com os danos pulmonares e a letalidade da COVID-19 (Mehta *et al.*, 2020). Por exemplo, pacientes com SARS em estado grave apresentam níveis séricos de citocinas pró-inflamatórias (IL-6 e INF-γ) mais elevados, em comparação a pacientes com SARS sem complicações (Chien *et al.*, 2006; Wong *et al.*, 2004; Zhang *et al.*, 2004). Resultados semelhantes foram relatados em pacientes com COVID-19 (Huang *et al.*, 2020; Qin *et al.*, 2020). Dessa maneira, uma "assinatura imune", caracterizada pelo aumento nos níveis de citocinas pró-inflamatórias, pode desempenhar papel relevante na fisiopatologia do SARS-CoV e SARS-CoV-2.

Paralelamente, durante a fase aguda em pacientes infectados por SARS-CoV, observou-se que algumas das alterações psiquiátricas (p. ex., psicose, déficits cognitivos, sintomas de depressão e ansiedade) também poderiam estar associados à gravidade dos sintomas da infecção (Cheng *et al.*, 2004). Assim, se tanto o aumento nos níveis de citocinas quanto prejuízos psiquiátricos podem estar relacionados com a gravidade dos sintomas da infecção por SARS-CoV, seguindo um raciocínio hipotético-dedutivo, é plausível pensar que a "tempestade de citocinas" também possa estar relacionada com as "trovoadas na saúde mental", ou seja, aos desfechos psiquiátricos observados em pacientes com COVID-19.

Interações neuroimunes na COVID-19

Alterações nos níveis de citocinas circulantes que atingem o encéfalo ou nos níveis de citocinas locais podem influenciar a síntese, liberação e recaptação de vários neurotransmissores, incluindo monoaminas, como a dopamina, noradrenalina e serotonina (Miller *et al.,* 2013). Por sua vez, alterações no metabolismo dos neurotransmissores estão envolvidas na fisiopatologia de vários transtornos psiquiátricos, como depressão, ansiedade, TEPT e transtorno obsessivo-compulsivo (Bandelow *et al.*, 2017; Grace, 2016). Uma vez que alterações nos níveis de citocinas podem levar a disfunções no metabolismo de neurotransmissores, desencadeando déficits comportamentais, o sistema imune pode representar o elo entre a infecção por coronavírus e os prejuízos na saúde mental.

Outro aspecto importante é que as citocinas também desempenham papel fundamental nos processos de aprendizado e memória. Em condições fisiológicas, enquanto a IL-1β está relacionada com manutenção da LTP, aquisição de aprendizado e consolidação da memória, a IL-6 produz efeitos exatamente opostos. Porém, durante condições patológicas em que os níveis encefálicos de IL-1β e IL-6 encontram-se aumentados, ambas as citocinas tendem a inibir a plasticidade sináptica, o aprendizado e a memória (Besedovsky & Del Rey, 2011). Paralelamente, níveis elevados de IL-6 têm sido encontrados no sangue de pacientes infectados com SARS-CoV e SARS-CoV-2 (Chien *et al.*, 2006; Wan *et al.*, 2020; Wong *et al.,* 2004; Zhang *et al.,* 2004) e no encéfalo de camundongos infectados por SARS-CoV (McCray *et al.*, 2007; Netland *et al.*, 2008). além disso, prejuízos na memória têm sido observados durante a fase aguda e convalescente de indivíduos com SARS (Sheng *et al.*, 2005). Portanto, é possível que o aumento nos níveis da IL-6 esteja de fato relacionado com os déficits cognitivos observados nesses indivíduos, aspecto importante a ser avaliado no futuro.

O eixo imunoneuroendócrino na COVID-19

Durante processos imunes/inflamatórios, incluindo infecções virais, as citocinas pró-inflamatórias produzidas por células do sistema imune podem levar a um aumento na atividade do eixo hipotálamo-hipófise-adrenal (HPA), o que, por sua vez, causa um aumento na produção de glicocorticoides pelo córtex da glândula adrenal, os quais agem sobre células do sistema imune, inibindo a produção de citocinas inflamatórias (Figura 33.1). Essa resposta fisiológica, já tratada em capítulos anteriores, evita os efeitos deletérios da produção excessiva e inespecífica desses mediadores inflamatórios (del Rey & Besedovsky, 2017). Portanto, é plausível imaginar a possiblidade de haver um aumento na atividade do eixo HPA em pacientes infectados com SARS-CoV-2 em razão da "tempestade de citocinas" observada nestes indivíduos. No entanto, e em contraste com a hipótese anterior, um estudo que avaliou prospectivamente a presença de mudanças hormonais em 61 sobreviventes da SARS (sem doenças endócrinas preexistentes),

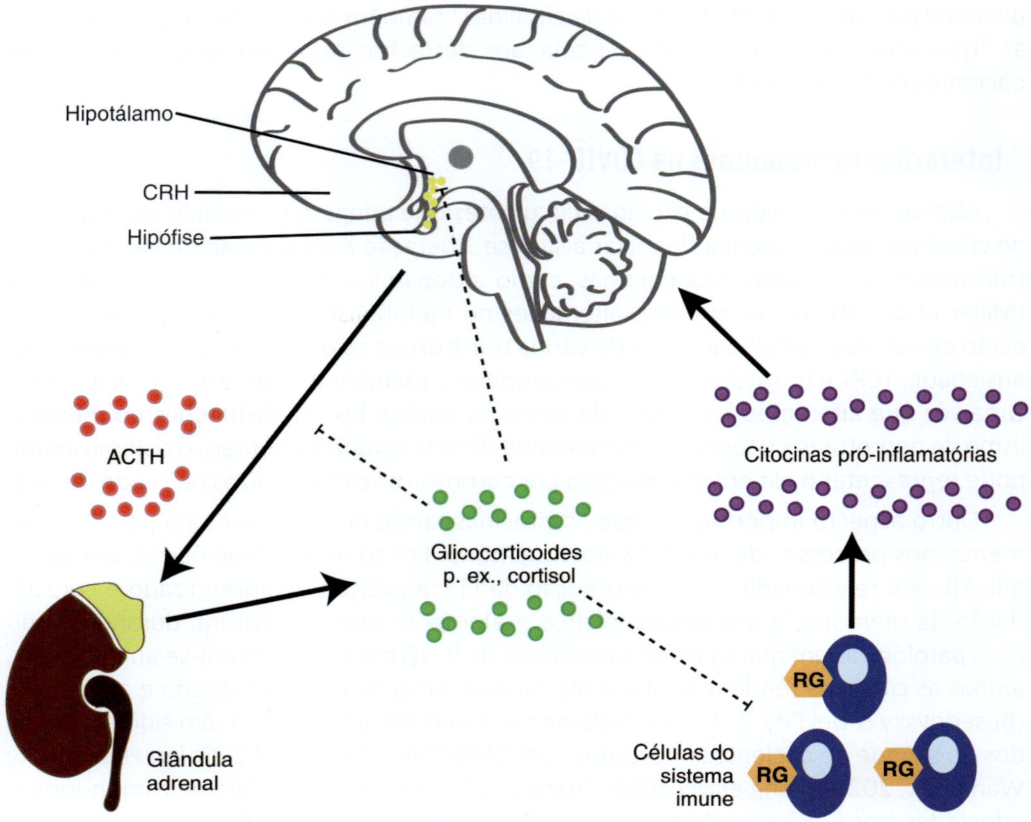

Figura 33.1. Interações entre o eixo HPA e citocinas pró-inflamatórias. A ativação do eixo HPA inicia-se pela produção e liberação do hormônio liberador de corticotrofina (CRH) pelos núcleos paraventriculares do hipotálamo. O CRH estimula a secreção do hormônio adrenocorticotrófico (ACTH) pela porção anterior da hipófise (adenohipófise). Uma vez secretado, o ACTH é transportado pela circulação periférica até o córtex das glândulas adrenais, induzindo a liberação de glicocorticoides, como o cortisol, para a corrente sanguínea. O cortisol, por sua vez, inibe a secreção de CRH e ACTH, um mecanismo de *feedback* negativo. Durante uma infecção, citocinas pró-inflamatórias são liberadas por células do sistema imune presentes na periferia, como os macrófagos, linfócitos T e B, e/ou no SNC pelas micróglias. Essas citocinas podem agir em três níveis do eixo HPA (hipotálamo-hipófise-adrenal), estimular o aumento da atividade deste eixo e, consequentemente, resultar no aumento da liberação de glicocorticoides. Os glicocorticoides, por sua vez, se ligam a seus receptores (RG) presentes nas células do sistema imune, suprimindo a síntese e liberação das citocinas pró-inflamatórias. Assim, essa interação entre o sistema imune e o eixo HPA são fundamentais para proteger o organismo dos efeitos deletérios de uma resposta imune exacerbada.
Fonte: Acervo da autoria.

três meses após a recuperação, mostrou que 24 pacientes (39,3%) apresentaram uma hipoatividade do eixo HPA, com hipocortisolismo (Leow *et al*., 2005). Essa alteração, provavelmente, foi um efeito patológico do SARS-CoV, uma vez que aproximadamente dois terços dos pacientes não utilizaram esteroides e que a maioria era jovem e previamente saudável (Leow *et al.,* 2005). Considerando que o aumento da atividade do eixo HPA leva ao aumento na liberação de glicocorticoides pela adrenal e, assim, à redução na produção de citocinas pró-inflamatórias, é plausível pensar que o hipocortisolismo apresentado por alguns pacientes com SARS poderia estar associado à produção massiva de citocinas observada nesses indivíduos. Entretanto, até o momento, esse mecanismo não é o mais provável, pois dados retrospectivos dos sobreviventes da SARS não indicam mudanças na atividade do eixo HPA durante a fase aguda (Leow *et al.*, 2005), período no qual ocorre a "tempestade de citocinas".

Apesar de citocinas pró-inflamatórias classicamente aumentarem a atividade do eixo HPA (um mecanismo já discutido anteriormente de infrarregulação da resposta inflamatória), em algumas condições, determinadas citocinas como o TNF-α e o fator de crescimento transformante beta (TGF-β) podem induzir hipoatividade desse eixo (Morris *et al.*, 2017). Dessa maneira, é possível que algumas citocinas que estão em concentrações elevadas nos pacientes com SARS, como o próprio TNF-α e o TGF-β, possam levar à hipoatividade do eixo HPA. Uma vez que tanto a hiperatividade como a hipoatividade desse eixo neuroendócrino estão relacionadas com a depressão (Maripuu *et al.*, 2014; Penninx *et al.*, 2007), o hipocortisolismo pode também estar envolvido nos sintomas depressivos encontrados em sobreviventes da SARS.

Considerações finais

Um último aspecto importante a ser discutido é o impacto do isolamento social sobre a saúde mental, uma vez que durante a pandemia os pacientes infectados permanecem isolados durante todo o tratamento e recuperação. Nesse sentido, o isolamento social é capaz de levar a alterações em vários sistemas de neurotransmissores (por exemplo, sistemas dopaminérgico, adrenérgico, serotoninérgico, gabaérgico, glutamatérgico, nitrérgico e opioide), causar uma hiperatividade do eixo HPA, resistência aos glicocorticoides, neuroinflamação e alterações em vias de sinalização relacionadas à neuroplasticidade (Mumtaz *et al.*, 2018). Todos esses sistemas interagem entre si, mediando alterações cognitivas, sintomas de ansiedade e depressão causadas pelo estresse do isolamento social.

Em resumo, propõe-se no presente capítulo que níveis aumentados de citocinas observados em pacientes com SARS-CoV-2 podem estar relacionados com os sintomas psiquiátricos observados nesses indivíduos. De fato, as citocinas são capazes de modular o metabolismo de vários neurotransmissores, vias de sinalização relacionadas com a plasticidade sináptica e a atividade do eixo HPA, mecanismos que estão envolvidos na regulação de uma gama complexa de comportamentos. É possível também que uma disfunção no *feedback* negativo entre o eixo HPA e a produção de citocinas pró-inflamatórias esteja associada aos desfechos psiquiátricos observados na infecção pelo SARS-CoV-2, demonstrando que alterações nos sistemas imune, nervoso, endócrino, além do sistema respiratório, possam estar envolvidas na fisiopatologia da COVID-19 (Figura 33.2).

Por fim, estudos com modelos animais poderão fornecer pistas mais consistentes para definir uma relação causal entre a infecção pelo SARS-CoV-2 e déficits comportamentais. Esses estudos permitem melhor controle de variáveis que também podem afetar essa associação, como o isolamento de pacientes infectados, uma vez que o isolamento social por si só pode levar a disfunções imunoneuroendócrinas associadas a prejuízos na saúde mental.

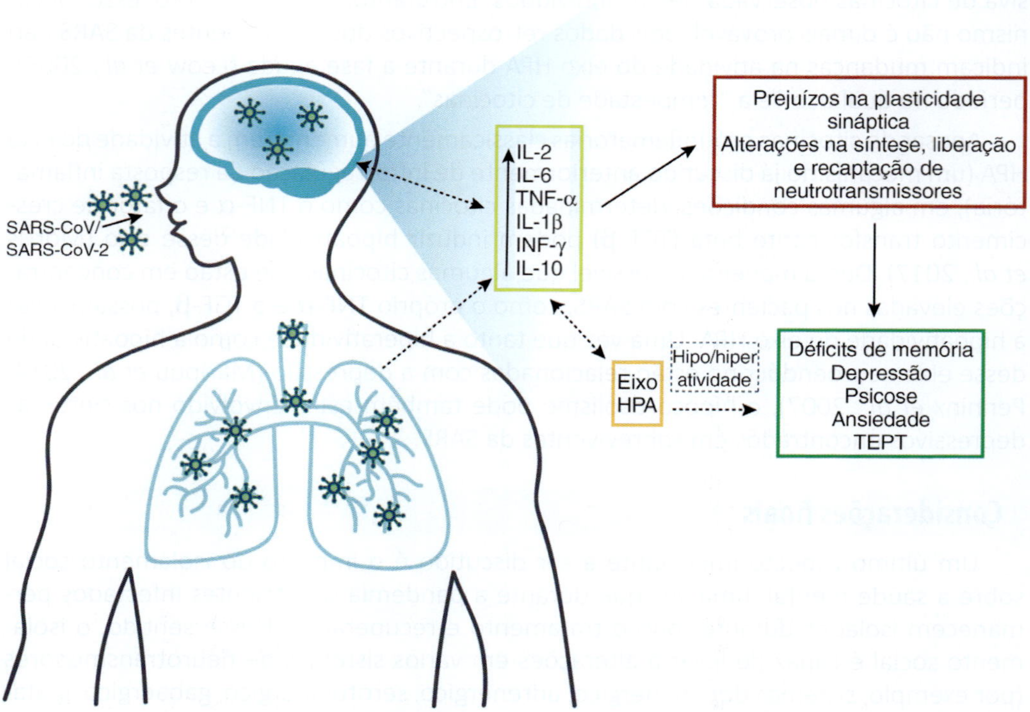

Figura 33.2. Possível envolvimento de interações imunoneuroendócrinas nas alterações psiquiátricas relacionadas com a COVID-19. Com base na similaridade entre o SARS-CoV-2 (vírus causador da COVID-19) e o SARS-CoV (vírus causador da síndrome respiratória aguda grave), as rotas de disseminação hematogênica e neuronal (via nervo olfatório) podem estar relacionadas com a entrada do SARS-CoV-2 no sistema nervoso central (SNC). Este vírus pode levar a um aumento na produção e liberação de citocinas (p. ex., IL-2, IL-6, TNF-α, IL-1β e IL-10) tanto na periferia como no SNC. No encéfalo, a "tempestade de citocinas" pode levar a 1) prejuízos em vias de sinalização relacionadas com a plasticidade sináptica, as quais são importantes para processos de aprendizagem e memória; a 2) disfunções no metabolismo de neurotransmissores, os quais regulam o nosso comportamento; e a 3) alterações na atividade do eixo HPA, que está diretamente associado à resposta ao estresse. Acredita-se que, por meio desses mecanismos envolvendo os sistemas imune, nervoso e endócrino, a infecção pelo SARS-CoV-2 possa levar a prejuízos na saúde mental, tais como: déficits de memória, depressão, psicose, ansiedade e sintomas do transtorno de estresse pós-traumático (TEPT).

Fontre: Acervo da autoria.

Referências bibliográficas

Bandelow B, Baldwin D, Abelli M, Bolea-Alamanac B, Bourin M, Chamberlain SR, et al. Biological markers for anxiety disorders OCD and PTSD: a consensus statement part II: neurochemistry neurophysiology and neurocognition. The World Journal of Biological Psychiatry. 2017; 18(3):162-214.

Besedovsky HO, del Rey A. Central and peripheral cytokines mediate immune-brain connectivity neurochemical. Research. 2011; 36(1):16.

Bo HX, Li W, Yang Y, Wang Y, Zhang Q, Cheung T et al. Posttraumatic stress symptoms and attitude toward crisis mental health services among clinically stable patients with COVID-19 in china. Psychological Medicine. 2020; 27:17. Disponível em: https://Doi Org/10 1017/S0033291720000999 (05 fev 2022).

Cheng SKW, Tsang JSK, Ku KH, Wong CW, Ng YK. Psychiatric complications in patients with severe acute respiratory syndrome (SARS) during the acute treatment phase: a series of 10 cases. The British Journal of Psychiatry. 2004; 184(4):359-360.

Chien JY, Hsueh PR, Cheng WC, Yu CJ, Yang PC. Temporal Changes in cytokine/chemokine profiles and pulmonary involvement in severe acute respiratory syndrom Respirology. 2006; 11(6):715-722.

Chua SE, Cheung V, MCalonan GM, Cheung C, Wong JW, Cheung EP et al. Stress and psychological impact on SARS patients during the outbreak. The Canadian Journal of Psychiatry. 2004; 49(6):385-390.

del Rey A, Besedovsky HO. Immune-neuro-endocrine reflexes circuits and networks: physiologic and evolutionary implications. In: Savino W, Guaraldi F. Endocrine immunology frontiers of hormone research. Basel: Karger, 2017; 48:118.

Desforges M, le Coupanec A, Dubeau P, Bourgouin A, Lajoie L, Dubé M et al. Human coronaviruses and other respiratory viruses: underestimated opportunistic pathogens of the central nervous system? Viruses. 2020; 12(1):14.

Ding Y, He L, Zhang Q, Huang Z, Che X, Hou J et al. Organ distribution of severe acute respiratory syndrome (SARS) associated coronavirus (SARS-Cov) in sars patients: implications for pathogenesis and virus transmission pathways. The Journal of Pathology. 2004; 203(2):622-630.

Grace A. A dysregulation of the dopamine system in the pathophysiology of schizophrenia and depression. Nature Review Neuroscience. 2016; 17(8):524.

Gu J, Gong E, Zhang B, Zheng J, Gao Z, Zhong Y et al. Multiple organ infection and the pathogenesis of SARS. Journal of Experimental Medicine. 2005; 202(3):415-424.

Guo YR, Cao QD, Hong ZS, Tan YY, Chen SD, Jin HJ et al. The Origin transmission and clinical therapies on coronavirus disease 2019 (COVID-19) outbreak – an update on the status. Military Medical Research. 2020; 7(1):110.

Hong X, Currier GW, Zhao X, Jiang Y, Zhou W, Wei J. Posttraumatic stress disorder in convalescent severe acute respiratory syndrome patients: a 4-year follow-up study. General Hospital Psychiatry. 2009; 31(6):546-554.

Huang C, Wang Y, Li X, Ren L, Zhao J, Hu Y et al. Clinical features of patients infected with 2019 novel Coronavirus in Wuhan China. Lancet. 2020; 395:497-506.

Kong X, Zheng K, Tang M, Kong F, Zhou J, Diao L et al. Prevalence and factors associated with depression and anxiety of hospitalized patients with covid-19. medrxiv. Disponível em: https://Doi Org/10.1101/2020 03 24 20043075.

Lam MHB, Wing YK, Yu MWM, Leung CM, Ma RC et al. Mental morbidities and chronic fatigue in severe acute respiratory syndrome survivors: long-term follow-up. Archives of Internal Medicine. 2009; 169(22):2142-2147.

Lee AM, Wong JG, MCalonan GM, Cheung V, Cheung C, Sham PC et al. Stress and psychological distress among sars survivors 1 year after the outbreak. The Canadian Journal of Psychiatry. 2007; 52(4):233-240.

Lee DT, Wing YK, Leung HC, Sung JJ, Ng YK, Yiu GC et al. Factors associated with psychosis among patients with severe acute respiratory syndrome: a case-control study. Clinical Infectious Disease. 2004; 39(8):1247-1249.

Leow MKS, Kwek DSK, Ng AWK, Ong KC, Kaw GJL, Lee LSU. Hypocortisolism in survivors of severe acute respiratory syndrome (SARS). Clinical Endocrinology. 2005; 63(2):197-202.

Mak IWC, Chu CM, Pan PC, Yiu MGC, Chan VL. Long-Term psychiatric morbidities among SARS survivors. General Hospital Psychiatry. 2009; 31(4):318-326.

Maripuu M, Wikgren M, Karling P, Adolfsson R, Norrback KF. Relative hypo-and hypercortisolism are both associated with depression and lower quality of life in bipolar disorder: a cross-sectional study. PLos One. 2014; 9(6):E98682.

McCray PB, Pewe L, Wohlford-Lenane C, Hickey M, Manzel L, Shi L et al. Lethal infection of K18-hACE2 mice infected with severe acute respiratory syndrome Coronavirus. Journal of Virology. 2007; 81(2):813-821.

Mehta P, Mcauley DF, Brown M, Sanchez E, Tattersall RS, Manson JJ. Covid-19: consider cytokine storm syndromes and immunosuppression. Lancet. 2020; 395:1033-1034.

Miller AH, Haroon E, Raison CL, Felger JC. Cytokine targets in the brain: impact on neurotransmitters and neurocircuits. Depression & Anxiety. 2013; 30(4):297-306.

Moldofsky H, Patcai J. Chronic widespread musculoskeletal pain fatigue depression and disordered sleep in chronic post-SARS syndrome. A case-controlled study. BMC Neurology. 2011; 11(1):37.

Moriguchi T, Harii N, Goto J, Harada D, Sugawara H, Takamino J et al. A first case of meningitis/encephalitis associated with SARS-Coronavirus-2. International Journal of Infectious Disease. 2020; Disponível em: https://Doi Org/10 1016/J Ijid 2020 03 062.

Morris G, Anderson G, Maes M. Hypothalamic-pituitary-adrenal hypofunction in myalgic encephalomyelitis (ME)/chronic fatigue syndrome (CFS) as a consequence of activated immune-inflammatory and oxidative and nitrosative pathways. Molecular Neurobiology. 2017; 54(9):6806-6819.

Mumtaz F, Khan MI, Zubair M, Dehpour AR. Neurobiology and consequences of social isolation stress in animal model-a comprehensive review. Biomedicine & Pharmacotherapy. 2018; 105:1205-1222.

Netland J, Meyerholz DK, Moore S, Cassell M, Perlman S. Severe acute respiratory syndrome coronavirus infection causes neuronal death in the absence of encephalitis in mice transgenic for human ACE2. Journal of Virology. 2008; 82(15):7264-7275.

Penninx BW, Beekman AT, Corsi AM, Bremmer M, Hoogendijk WJ, Guralnik JM, et al. Late-Life depressive symptoms are associated with both hyperactivity and hypoactivity of the hypothalamo-pituitary-adrenal axis. The American Journal of Geriatric Psychiatry. 2017; 15(6):522-529.

Qin C, Zhou L, Hu Z, Zhang S, Yang S, Tao Y et al. In Wuhan China. SSRN 2020 Feb 17. Disponível em: https://Dx Doi Org/10 2139/Ssrn 3541136.

Rothan HA, Byrareddy SN. The epidemiology and pathogenesis of coronavirus disease (COVID-19) outbreak. Journal of Autoimmunity. 2020; 26:102433.

Sheng B, Cheng SKW, Lau KK, Li HL, Chan ELY. The effects of disease severity use of corticosteroids and social factors on neuropsychiatric complaints in severe acute respiratory syndrome (SARS) patients at acute and convalescent phases. European Psychiatry. 2005; 20(3):236-242.

Vaira LA, Salzano G, Deiana G, De Riu G. Anosmia And ageusia: common findings in COVID-19 patients. Laryngoscope. 2020; Disponível em: https://Doi Org/10 1002/Lary 28692.

Wan S, Yi Q, Fan S, LV J, Zhang X, Guo L et al. Characteristics of lymphocyte subsets and cytokines in peripheral blood of 123 hospitalized patients with 2019 novel coronavirus pneumonia (NCP). Medrxiv. 2020 Jan 1.

Wong CK, Lam CW, Wu AK, Ip WK, Lee NLS, Chan IHS et al. Plasma inflammatory cytokines and chemokines in severe acute respiratory syndrome. Clinical And Experimental Immunology. 2004; 136(1):95-103.

World Health Organization (WHO). Coronavirus Disease (COVID-19): situation dashboard [internet]. 2020 Disponível em: https://Who Sprinklr Com/.

Wu KK, Chan SK, Ma TM. Posttraumatic Stress anxiety and depression in survivors of severe acute respiratory syndrome (SARS). Journal of Traumatic Stress. 2005; 18(1):39-42.

Xu J, Zhong S, Liu J, Li L, Li Y, Wu X, et al. Detection of severe acute respiratory syndrome coronavirus in the brain: potential role of the chemokine mig in pathogenesis. Clinical Infectious Disease. 2005; 41(8):1089-1096.

Zhang Y, Li J, Zhan Y, Wu L, Yu X, Zhang W, et al. Analysis of serum cytokines in patients with severe acute respiratory syndrome. Infection and Immunity. 2004; 72(8):4410-4415.

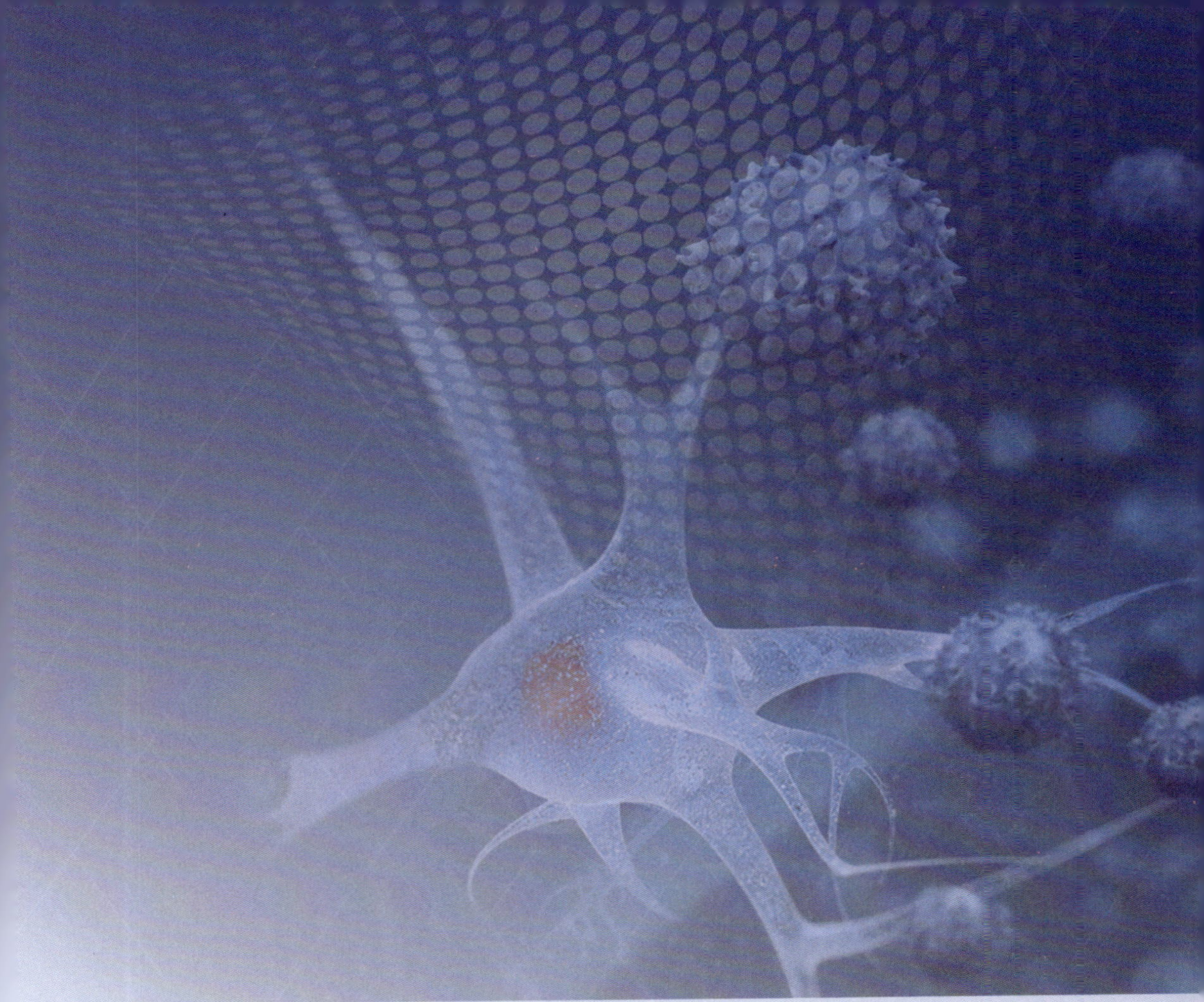

SEÇÃO 3

Neuroimunomodulação em Doenças Metabólicas e Doenças Autoimunes

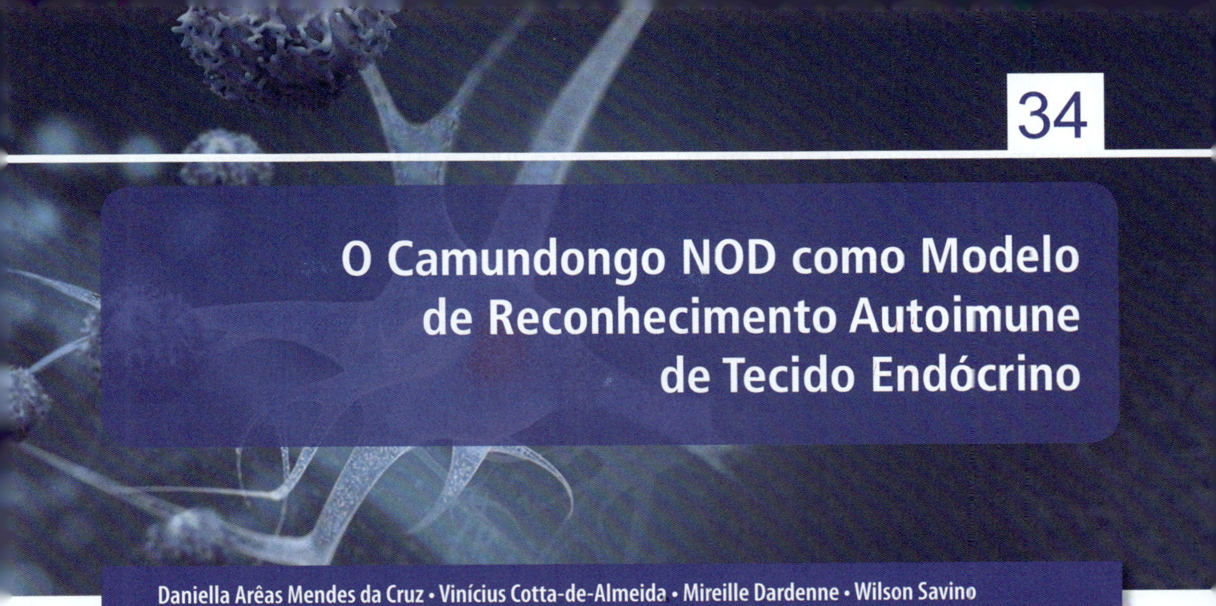

34

O Camundongo NOD como Modelo de Reconhecimento Autoimune de Tecido Endócrino

Daniella Arêas Mendes da Cruz • Vinícius Cotta-de-Almeida • Mireille Dardenne • Wilson Savino

Resumo

O emprego de modelos animais no estudo do diabetes tipo 1 (DT1) tem sido um importante aliado na compreensão da fisiopatologia da doença. Entre os modelos utilizados, que incluem a indução da doença por drogas e a alteração genética das células produtoras de insulina, destaca-se o camundongo NOD (diabético não obeso). Essa linhagem desenvolve espontaneamente o processo autorreativo que culmina na destruição das células produtoras de insulina no pâncreas e na consequente hiperglicemia característica da doença. Neste capítulo, abordamos o camundongo NOD como o principal modelo de estudo do DT1, ressaltando os componentes fundamentais presentes no microambiente das ilhotas de Langerhans, as células infiltrantes que formam o foco inflamatório e o processo patológico de instalação da doença. Discutimos, ainda, estudos que associam as metodologias de modificação gênica animal ao conhecimento acumulado sobre as funções de diversas moléculas e células efetoras e reguladoras do sistema imune, e que contribuem para uma melhor compreensão da autoimunidade no camundongo NOD.

O diabetes corresponde a um grupo de doenças metabólicas resultantes da quebra da homeostasia no metabolismo da glicose. Esta homeostasia, predominantemente mantida pelo hormônio insulina (produzida pelo pâncreas endócrino), quando desregulada conduz à hiperglicemia e consequente disfunção e, a longo termo, falência de diversos órgãos. Segundo a Organização Mundial de Saúde, hoje, aproximadamente 422 milhões de pessoas têm diabetes no mundo (World Health Organization, 2021), particularmente em países de baixa e média renda, sendo que este número em 1980 era de 180 milhões de pessoas. No Brasil, o número estimado de diabéticos, atualmente (2019), é de 13 milhões de pessoas (Sociedade Brasileira de Diabetes, 2021).

Este número aumentou 61,8% em 10 anos, entre 2006 e 2016, quando a doença passou a atingir 8,9% da população de acordo com a pesquisa de Vigilância de Fatores de Risco e Proteção para Doenças Crônicas por Inquérito Telefônico do Ministério da Saúde (Ministério da Saúde, 2021).

Existem três principais tipos de diabetes: o tipo 1, o tipo 2 e gestacional (World Health Organization, 2019). O tipo mais comum é o tipo 2, conhecido também como diabetes insulino-independente, na qual se desenvolve uma resistência à insulina. O tipo 2 compreende 90% dos casos de diabetes e tem causa relacionada com maus hábitos alimentares, obesidade e sedentarismo. O diabetes gestacional ocorre durante a gravidez e seu mecanismo de desenvolvimento ainda é desconhecido. O diabetes tipo 1 (DT1), ou diabetes insulino-dependente, compreende cerca de 5% a 10% dos casos de diabetes, e ocorre como resultado da destruição de células β produtoras de insulina no pâncreas. Neste caso, há deficiência na quantidade de insulina circulante e incapacidade de metabolização de glicose. O DT1 é uma das enfermidades crônicas mais frequentes em crianças e representa um importante fator de risco de mortalidade precoce por acidente cardiovascular.

Autoimunidade no diabetes tipo I

A destruição das células β pancreáticas envolve um complexo processo de reconhecimento imunológico de antígenos presentes na própria célula. Assim, o DT1 é uma doença autoimune e o seu desenvolvimento ocorre a partir de alterações genéticas, ambientais e reguladoras do sistema imune, que, em conjunto, causam a quebra de tolerância imunológica.

Estudos mostram que a suscetibilidade ao DT1 está ligada a diversos *loci* gênicos. Os mais importantes descritos até o momento são os genes do complexo principal de histocompatibilidade (MHC; do inglês, *major histocompatibility complex*) relacionados com a apresentação antigênica, principalmente a células T CD4$^+$ (Brezar *et al.*, 2011).

As alterações de causas ambientais incluem, por exemplo, infecções virais. A homologia molecular entre antígenos virais e antígenos presentes nas células β pancreáticas foi relatada, o que poderia resultar, consequentemente, em respostas de reação cruzada de células T.

As alterações reguladoras envolvem diversos mecanismos que serão discutidos ao longo do capítulo. Os processos autoimunes direcionados a células β pancreáticas podem ser identificados anos antes dos sintomas clínicos da doença, principalmente a partir da detecção de autoanticorpos com especificidade para insulina, descarboxilase do ácido glutâmico (GAD65) e proteína semelhante à tirosino fosfatase (IA-2). Esses autoanticorpos específicos para antígenos presentes no pâncreas são utilizados como marcadores de risco de DT1 e encontrados na grande maioria (cerca de 90%) dos pacientes.

Ainda na fase assintomática do DT1, ocorre a infiltração de células mononucleares nas ilhotas de Langerhans do pâncreas. Este infiltrado pancreático em humanos é composto, majoritariamente, por linfócitos T CD8$^+$ e CD4$^+$, sendo que há prevalência de células T CD8$^+$ desde o início do processo com aumento no pico de infiltração, enquanto os números de células T $CD4^+$ parecem não variar. Linfócitos B, células dendríticas e macrófagos também estão presentes, mas células T de fenótipo regulador $CD4^+Foxp3^+$ raramente são encontradas no pâncreas dos pacientes (Willcox *et al.*, 2009).

Os sintomas clínicos do DT1 aparecem quando cerca de 70% das ilhotas estão destruídas. Após o pico de infiltração, quando há destruição praticamente total das células β e ausência da produção de insulina, observa-se diminuição significativa do infiltrado, sugerindo que as células permaneçam nas ilhotas somente quando seu alvo, as células β, está presente. Este fato sugere ainda que, entre os mecanismos de autoimunidade no DT1, estejam envolvidos fatores ou moléculas expressos pelas células β.

O camundongo NOD como modelo de diabetes tipo I

Diversos avanços no conhecimento dos mecanismos da patogenia do DT1 foram obtidos por meio de estudos em modelos animais, dentre eles, o camundongo NOD (do inglês, *non obese diabetic* ou diabético não obeso). Esta linhagem foi criada por Sumusu Makino *et al.*, em 1980, a partir de um subgrupo de camundongos da linhagem não isogênica "Swiss" que desenvolviam espontaneamente DT1 (Anderson & Bluestone, 2005). Análises histopatológicas revelaram que, por volta de 3 a 4 semanas de idade, é observado um infiltrado inflamatório de células mononucleares no pâncreas de camundongos NOD machos e fêmeas. Inicialmente, o infiltrado envolve as ilhotas pancreáticas até que as invade, o que caracteriza o processo de insulite (Figura 34.1) A doença se instala quando há a destruição de aproximadamente 70% das ilhotas, o que ocorre a partir de 12 a 14 semanas de idade, podendo variar dependendo das condições da colônia e do biotério (Pozzilli *et al.*, 1993). A doença acomete cerca de 80% das fêmeas de camundongos NOD, enquanto nos machos este índice é significativamente inferior; esse acometimento diferencial entre os gêneros mostra similaridade com os achados em pacientes com DT1.

De fato, o camundongo NOD é o modelo animal mais utilizado para o estudo do DT1 por desenvolver a doença espontaneamente e por apresentar diversas características semelhantes à doença humana. Além disso, esses animais têm sido utilizados ainda como modelo de doenças autoimunes e para o estudo de mecanismos de quebra de tolerância do sistema imune.

Mediadores e mecanismos de autoimunidade no camundongo NOD

Os camundongos NOD apresentam diversas alterações no sistema imune que contribuem para a geração da autoimunidade que resulta no DT1. Essas alterações são complexas e não estão completamente elucidadas. Entretanto, sabe-se até o momento que envolvem a função de linfócitos B, linfócitos T, macrófagos e células dendríticas, e ainda, a ausência do fator C5a do complemento.

No camundongo NOD, de maneira semelhante ao observado em humanos, o infiltrado causador da insulite é constituído, principalmente, por linfócitos T $CD4^+$ e $CD8^+$, mas também por células dendríticas, macrófagos e linfócitos B.

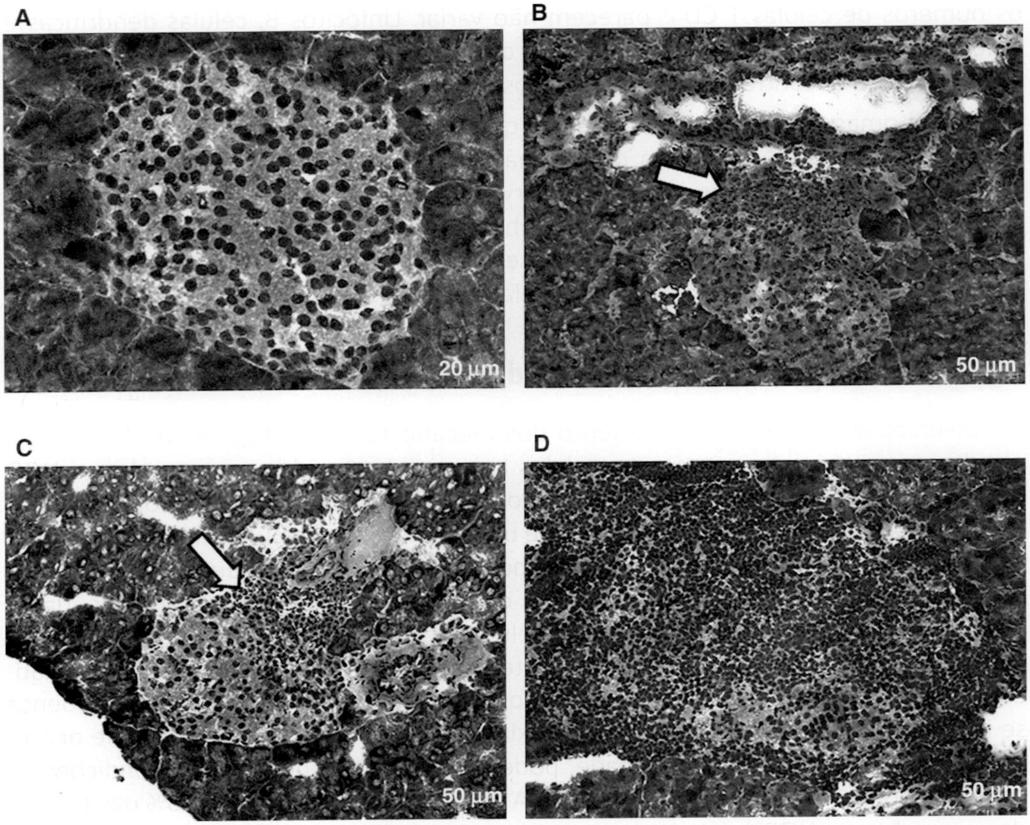

Figura 34.1. Destruição das ilhotas de Langerhans pancreáticas no curso do diabetes tipo I em camundongos NOD. (A) Ilhota íntegra do pâncreas de camundongo NOD. (**B** e **C**) Infiltrado celular adjacente (setas brancas) começando a invadir as ilhotas pancreáticas de camundongos NOD. (**D**) Ilhota extensamente destruída, com presença de intenso infiltrado inflamatório. Secções histológicas coradas pela técnica de hematoxilina-eosina.

Fonte: Fotografias gentilmente cedidas por Julia Pereira Lemos (Laboratório de Pesquisas sobre o Timo, Instituto Oswaldo Cruz, Fundação Oswaldo Cruz).

Macrófagos e células dendríticas são importantes iniciadores da resposta autoimune, sendo as primeiras células a serem encontradas no infiltrado pancreático. Os macrófagos de camundongos NOD apresentam alterações relacionadas com sua maturação, fagocitose e apresentação antigênica, incluindo bloqueio da capacidade de ativação de células reguladoras. A importância dos macrófagos foi evidenciada quando a depleção destas células foi capaz de prevenir o DT1. Ambos (macrófagos e células dendríticas) estão implicados no início da resposta e na ativação de componentes da resposta imune adaptativa como as células T e B. Estas células produzem ainda quimiocinas, entre outros fatores, responsáveis pela atração de outros leucócitos às ilhotas (Geutskens *et al.*, 2004).

As células B estão envolvidas na produção de autoanticorpos, por exemplo, anti-GAD65. Tais anticorpos são encontrados em camundongos pré-diabéticos, mas a princípio não constituem o principal mecanismo de autoimunidade, visto que a transferência destes anticorpos não induz a doença em animais não diabéticos adultos. Por outro lado, a eliminação de autoanticorpos transmitidos pelas mães às suas crias impede o desenvolvimento de DT1 em camundongos NOD, sugerindo que a transmissão de autoanticorpos pela mãe possa afetar a suscetibilidade dos filhos à doença (Greeley *et al.*, 2002).

O papel crucial de células T no desenvolvimento do DT1 foi confirmado pelo fato de que a doença pode ser transferida para animais não diabéticos por transferência de células T $CD4^+$ e $CD8^+$ do infiltrado. Além disso, timócitos maduros simples-positivos para CD4 ou CD8, gerados pós-seleção positiva em culturas organotípicas de timos fetais, também são capazes de destruir células β pancreáticas. Esses achados reforçam os postulados sobre o envolvimento direto de células T nos processos autoimunes presentes na patogenia do DT1. É interessante salientar que diversos clones de células T específicos para autoantígenos pancreáticos foram isolados de camundongos NOD, incluindo clones reativos para insulina, GAD65, e IA-2, descritos anteriormente como antígenos-alvo de autoanticorpos. Além disso, quando linfócitos T específicos e não específicos para autoantígenos foram transferidos para camundongos saudáveis, somente clones específicos se acumularam nas ilhotas, sugerindo que a entrada de células infiltrantes nas ilhotas seja um evento controlado, e não aleatório, exigindo especificidade antigênica (Lennon *et al.*, 2009). Os mecanismos de destruição das células β mediados pelas células T incluem a produção de citocinas como IL1-β e TNF-α indutoras de apoptose, além da ação de perforina e granzimas.

O fato de haver uma resposta autoimune envolvendo as células descritas, juntamente ao fato de a patogenia da doença durar semanas nos camundongos (e até anos em humanos), sugere que haja, em paralelo, mecanismos reguladores que poderiam estar envolvidos em controlar (ainda que parcialmente) a resposta autoimune. Este fato poderia explicar ainda por que nem todos os camundongos ficam diabéticos. Além disso, a timectomia pós-nascimento (3 semanas de idade pós-natal) de camundongos NOD leva ao aumento da incidência do DT1, fornecendo uma evidência direta da existência de mecanismos reguladores timo-dependentes (Dardenne *et al*, 1989; Kwon *et al.*, 2005).

Neste sentido, células de fenótipo regulador têm sido estudadas em camundongos NOD. A transferência de células de fenótipo $CD4^+CD62L^+$ bem como de $CD4^+CD25^+$ suprimem o desenvolvimento da doença (Lepault & Gagnerault, 2000). Essas células são de origem tímica e o seu efeito protetor parece estar associado à capacidade migratória das células para os linfonodos pancreáticos e ilhotas pancreáticas. Atualmente, os linfócitos de perfil regulador mais bem estudadas são as células de fenótipo $CD4^+CD25^{+-}$ $Foxp3^+$, conhecidas como Treg. Estas células estão presentes em números reduzidos em órgãos linfoides periféricos, embora essa diminuição possa variar entre colônias, e encontram-se acumuladas no timo de camundongos NOD.

O timo de camundongos NOD apresenta diversas alterações. O microambiente tímico encontra-se alterado, com anormalidades fenotípicas e estruturais em células epiteliais tímicas corticais e medulares, além de aumento de deposição de moléculas constituintes da rede de matriz extracellular (ECM, do inglês, *extracellular matrix*). Observam-se aglomerados de células B no parênquima e a formação progressiva de espaços perivasculares gigantes (EPG) ao redor de vasos sanguíneos medulares, com acúmulo de linfócitos T maduros $CD4^+$, $CD8^+$ e ainda de células Treg (Savino *et al.*, 1991; Savino *et al.*, 1993; Mendes-da-Cruz *et al.*, 2008).

A formação dos EPG não é dependente do componente epitelial intratímico, e sim das células de origem hematopoiética. Essas células apresentam defeito na expressão de integrinas, receptores essenciais para a migração celular. Os precursores de células T no timo apresentam defeito na expressão da integrina $\alpha5\beta1$ (ou VLA-5; do inglês. *very late antigen*-5), e consequentemente, apresentam resposta migratória comprometida ante um de seus ligantes naturais, a fibronectina. Este defeito de migração ocorre também perante outras moléculas, como as quimiocinas, se a fibronectina estiver presente. O defeito de expressão da integrina $\alpha5\beta1$ também é observado em células B e Treg obtidas do timo, sugerindo que possa ter papel na retenção destas células no órgão (Cotta-de-Almeida *et al.*, 2004; Mendes-da-Cruz *et al.*, 2008).

A expressão da integrina $\alpha5\beta1$ também está diminuída em células T periféricas, incluindo as Treg, embora neste caso a diminuição seja menos evidente quando comparada ao que ocorre nos timócitos. Ensaios funcionais *ex-vivo* sugerem que as células capazes de migrar e sair do timo são aquelas que expressam níveis mais elevados da integrina $\alpha5\beta1$, enquanto as que expressam níveis mais baixos deste receptor ficam retidas.

Além do defeito migratório dos timócitos estar relacionado com o acúmulo destas células no órgão, ele pode estar conectado à estimulação defeituosa dos precursores por meio do contato prolongado com o microambiente. Essas alterações podem, consequentemente, afetar os processos seletivos intratímicos, o que favorece a geração de um repertório mais suscetível à autoimunidade. Neste sentido, embora a formação dos EPG não seja mediada pelo epitélio, estudos demonstraram que o contato de precursores de camundongos normais (e que não desenvolvem lesões espontaneamente) com o epitélio tímico de camundongos NOD é suficiente para promover a diferenciação de um repertório de células T capazes de induzir insulite.

Além disso, o acúmulo de células Treg no timo e a consequente diminuição da quantidade destas células na periferia pode favorecer a expansão das células autorreativas periféricas.

De maneira semelhante ao observado em humanos, moléculas de MHC de classe II estão associadas à suscetibilidade ao DT1 também no camundongo NOD. Neste caso, moléculas de classe II $I\text{-}A^{g7}$ estão associadas à alta frequência de células T $CD4^+$ autorreativas nestes camundongos. Como exemplo da associação entre genes de MHC com suscetibilidade ao DT1, a deficiência da expressão da serino-protease timo-específica (TSSP; do inglês, *thymus-specific serine protease*), codificada por um gene do MHC, previne o desenvolvimento do DT1 em camundongos NOD. A resistência ao DT1 neste caso foi associada a um defeito na diferenciação intratímica de células T $CD4^+$ específicas para antígenos pancreáticos (Viret *et al.*, 2011). Além desta evidência, diversos dados sugerem que os processos seletivos intratímicos em camundongos NOD estejam anormais, incluindo a seleção de células Treg. O repertório de Treg originadas do timo destes camundongos se encontra significativamente reduzido. A redução da variedade do repertório, somada à redução do número de Tregs na periferia, podem contribuir de maneira significativa para a perda de controle imunológico e consequente favorecimento de eventos autoimunes observados durante o desenvolvimento do DT1.

Após amadurecerem e sofrerem os processos seletivos no timo, os linfócitos T migram para os órgãos linfoides periféricos, como os linfonodos pancreáticos, os quais interagem com as células apresentadoras de antígeno e, sendo ativadas, proliferam. As células potencialmente autorreativas ativadas migram em seguida para o pâncreas onde vão encontrar e destruir células β produtoras de insulina (Figura 34.2). Essa migração de células T para o pâncreas, e também a migração de células apresentadoras de antígeno, como macrófagos e células dendríticas, nos dois sentidos, é dependente de uma série de moléculas e receptores, como as integrinas, receptores de quimiocinas e o receptor tipo 1 de esfingosina-1-fosfato (S1P1) (Mendes-da-Cruz *et al.*, 2008; Lemos *et al.*, 2018).

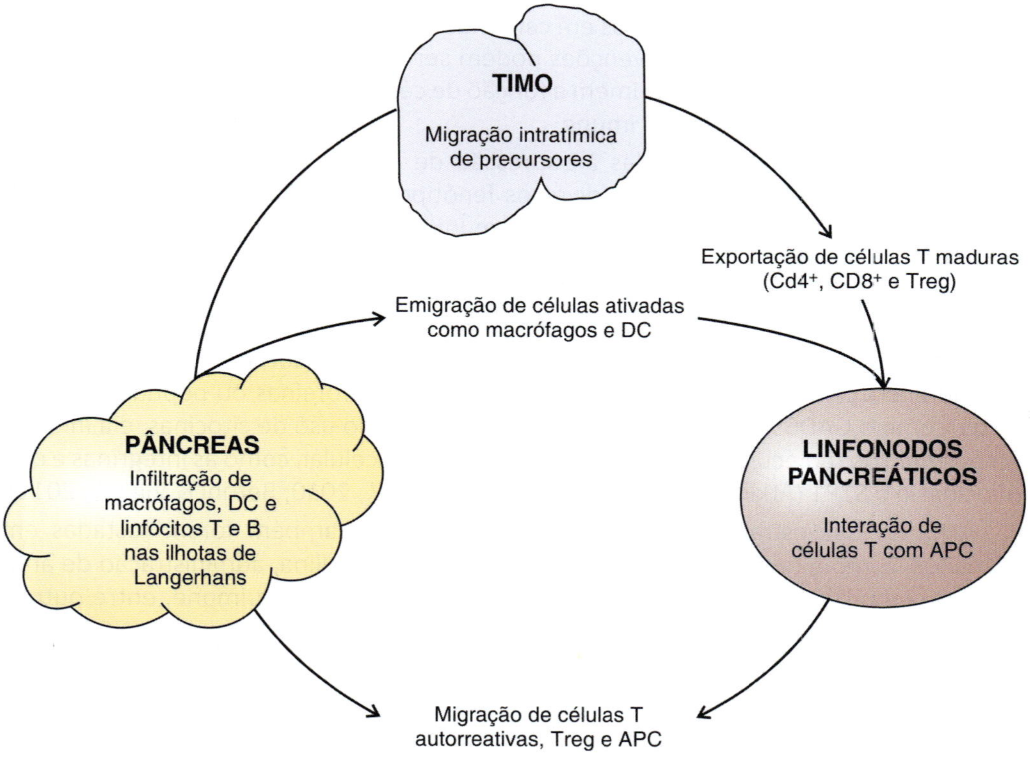

Figura 34.2. Eventos celulares indutores do diabetes tipo I em camundongos NOD. Células T autorreativas e reguladoras derivadas do timo saem do órgão e migram para os linfonodos pancreáticos. Células dendríticas ativadas migram do pâncreas para os linfonodos de drenagem onde ativam células T, levando à migração destas células para as ilhotas de Langerhans no pâncreas. Células T, em conjunto com macrófagos, células dendríticas e células B, formam o infiltrado inflamatório que, posteriormente, será responsável pela destruição das células β produtoras de insulina.

Fonte: Acervo da autoria.

Terapias e novas perspectivas no controle do diabetes tipo I utilizando o camundongo NOD como modelo

Em humanos, a terapia mais utilizada para o controle do DT1 ainda é a injeção de insulina para repor sua diminuição antes fisiologicamente liberada pelas células β. Embora eficaz para manter os níveis de glicemia, a terapia com insulina não é uma cura. Outras terapias envolvem o transplante de pâncreas ou de ilhotas de Langerhans, e neste caso são geralmente capazes de restaurar o controle do metabolismo de glicose, diminuindo a velocidade da progressão das complicações derivadas do DT1.

Desta forma, além de importantes para o estudo e conhecimento da patogênese do DT1, as alterações imunológicas observadas em camundongos NOD são também essenciais para a identificação de potenciais alvos terapêuticos para intervenção e prevenção do DT1 humano. Como a cinética da patogênese da doença é constante nos camundongos, mesmo que dependendo da colônia, o modelo se torna interessante pela possibilidade de se estudar em que ponto da patogênese determinado alvo terapêutico deve ser utilizado.

Diversas terapias foram testadas em camundongos NOD no sentido de se intervir na resposta autoimune. Essas intervenções podem ser divididas, principalmente, em dois grupos: as intervenções que suprimem a função de células T e as que suprimem a comunicação entre células do sistema imune.

Entre as terapias direcionadas à supressão de células T, podemos citar a transferência de células reguladoras de diversos fenótipos e a depleção de células T $CD4^+$ e/ou $CD8^+$. As terapias relacionadas com a comunicação entre células do sistema imune incluem as que inibem o segundo sinal, necessário para a ativação linfocitária T. Estes sinais, quando inibidos com o uso de anticorpos anti-B7-1, anti-CD28 e anti-CTLA-4, por exemplo, conduzem à tolerância ou bloqueio de resposta imune celular. Podemos citar, ainda, a inibição de apresentação antigênica por meio de anticorpos anti-MHC, indução de tolerância central e periférica pelo tratamento com proteínas ou peptídeos antigênicos, como o GAD65, modulação da resposta imune pelo uso de citocinas, e a inibição ou estímulo de moléculas relacionadas com a migração celular, como as integrinas e quimiocinas e o S1P1 (Atkinson & Leiter, 1999; Thayer *et al.*, 2010; Bettini & Vignali, 2011).

Algumas das estratégias terapêuticas supracitadas também foram testadas em humanos, como a tentativa de indução de tolerância à insulina, administração de anticorpos, como o anti-CD3, na tentativa de se modular a resposta imune, entre outros. No entanto, apesar de os tratamentos terem sido eficazes em camundongos NOD, a resposta em pacientes não foi satisfatória.

A tecnologia transgênica tem sido amplamente empregada na geração de modelos para estudos de doenças humanas, o que permite a análise funcional de moléculas, células e tecidos específicos em diversas condições fisiológicas e patológicas. Para melhor compreensão da imunopatogênese do DT1, o camundongo NOD também tem sido alvo da introdução de alterações genômicas com expressão de transgenes e inativação da expressão de genes específicos. As alterações genéticas em camundongos NOD incluem a manipulação gênica direta de seus embriões e o cruzamento com camundongos transgênicos preestabelecidos.

Entre os vários estudos, observamos que as abordagens abrangem a alteração da expressão de moléculas que apresentam expressão ubíqua e, principalmente, expressão específica no tecido-alvo de interesse – como as células produtoras de insulina e as células do sistema imune. Além disso, as estratégias podem ser analisadas quanto à intenção de alcançar grupos de moléculas com funções distintas no quadro da imunopatogênese, como os autoantígenos e as moléculas do MHC, e as diversas proteínas efetoras e reguladoras da resposta imune.

No DT1, como descrito anteriormente, os genes do MHC são os mais significativos em conferir predisposição à doença, e os genes que codificam a molécula HLA-DQ8 (alelos DQA 1*0301 e DQB1*0302 de genes do MHC de classe II humano, que formam as cadeias α e β da molécula, respectivamente) apresentam o maior risco relativo para o desenvolvimento da doença. Igualmente, os alelos I-A^{g7}, que compõem o haplótipo do MHC de classe II no camundongo NOD, são essenciais para o desenvolvimento do diabetes. A suscetibilidade se deve à troca do ácido aspártico por alanina na posição 57 da cadeia β de DQ8 nos alelos de pacientes com DT1, ou por serina em I-A^{g7}. A presença de aminoácidos neutros leva a alterações na ancoragem e seleção de peptídeos processados pelas células apresentadoras de antígenos. Essas conclusões foram observadas em análises de camundongos NOD expressando I-A^{g7} contendo ácido aspártico na posição 57, resistente ao diabetes, e do camundongo "humanizado" NOD.DQ8 I-$A\beta^{-/-}$, deficiente em moléculas de MHC classe II e transgênico para a expressão do HLA-DQ8 (Quartey-Papafio *et al.*, 1995; Suri & Unanue, 2005).

Em outro modelo de camundongo NOD com TCR transgênico foi demonstrado efeito regulador sobre a autorreatividade. O TCR transgênico 2H6, específico para a insulina, protege contra o diabetes (os transgênicos não se tornaram diabéticos mesmo após sete meses de idade). Essa inibição do diabetes espontâneo nos animais NOD parece estar relacionada com a atividade de potentes células T reguladoras produtoras de TGF-β1 (Du *et al.*, 2006).

Além disso, camundongos NOD deficientes em moléculas de MHC de classe I ou classe II mostraram resistência na formação da insulite e do diabetes.

Camundongos NOD geneticamente modificados, deficientes em CCL3, uma quimiocina com potente efeito de recrutamento de monócitos e células T, apresentam inibição da formação da insulite e são protegidos do diabetes (Cameron *et al.*, 2000).

A introdução insular-específica de transgenes codificantes para distintas moléculas imunorreguladoras também revelou inibição do processo inflamatório com diminuição da incidência e da gravidade do diabetes nesses animais (Goudy *et al.*, 2008; Yantha *et al.*, 2010).

Em conjunto, estes e vários outros estudos não citados no presente capítulo revelam que a associação de transgênicos e nocautes com o modelo de estudo do diabetes autoimune no camundongo NOD representa uma relevante ferramenta metodológica visando novas abordagens terapêuticas.

Atualmente, a terapia utilizando células-tronco também tem sido estudada e aplicada no DT1, conforme poderemos ver detalhadamente no Capítulo 36. A transferência de células-tronco de diversas origens, como as embrionárias, as derivadas da placenta e as mesenquimais, obteve resultados distintos e na sua maioria promissores. Como exemplo, a transferência de células-tronco mesenquimais foi capaz de reverter o quadro de diabetes recente em camundongos NOD, e está sendo avaliada em ensaios clínicos. O tratamento com células-tronco derivadas de cordão umbilical facilitou a geração de células Treg e a consequente reversão da alta glicemia em camundongos. Contudo, embora tenha favorecido a geração de células Tregs também em pacientes, neste caso, a reversão da glicemia não foi evidente. Por outro lado, a terapia com células-tronco hematopoiéticas não apresentou resultados tão positivos em camundongos, mas foi capaz de reverter a glicemia em pacientes (Fiorina *et al.*, 2011).

Embora o camundongo NOD seja considerado um dos melhores, senão o melhor modelo para o estudo da doença em humanos, diferenças entre as duas espécies não podem ser desconsideradas. Alguns autores discutem o fato de o camundongo NOD ser uma linhagem isogênica, que não traduz a variedade genética observada em humanos. Esta crítica torna-se importante pelo fato de a doença estar ligada a diversos grupos gênicos, e este ponto pode explicar diferenças encontradas entre as doenças murina e humana. Porém, como discutido aqui, diversos avanços no conhecimento da patogênese do DT1 foram alcançados utilizando-se o camundongo NOD como modelo, e estes avanços continuam promissores na descoberta de novos alvos terapêuticos.

Referências bibliográficas

Anderson M, Bluestone J. The NOD mouse: a model of immune dysregulation. Annual review of immunology. 2005; 23:447-532.

Atkinson M, Leiter E. The NOD mouse model of type 1 diabetes: as good as it gets? Nature medicine. 1999; 5 (6):601-605.

Bettini M, Vignali DA. T cell-driven initiation and propagation of autoimmune diabetes. Current opinion in immunology. 2011; 23 (6):754-814.

Brezar V, Carel JC, Boitard C, Mallone R. Beyond the hormone: insulin as an autoimmune target in type 1 diabetes. Endocrine reviews. 2011; 32 (5):623-692.

Cameron MJ, Arreaza GA, Grattan M, Meagher C, Sharif S, Burdick MD et al. Differential expression of CC chemokines and the CCR5 receptor in the pancreas is associated with progression to type I diabetes. J Immunol. 2000; 165 (2):1102-10.

Cotta-de-Almeida V, Villa-Verde DM, Lepault F, Pleau JM, Dardenne M, Savino W. Impaired migration of NOD mouse thymocytes: a fibronectin receptor-related defect. Eur J Immunol. 2004; 34 (6):1578-87.

Dardenne M, Lepault F, Bendelac A, Bach JF. Acceleration of the onset of diabetes in NOD mice by thymectomy at weaning. Eur J Immunol. 1989; 19 (5):889-95.

Du W, Wong FS, Li MO, Peng J, Qi H, Flavell RA et al. TGF-beta signaling is required for the function of insulin-reactive T regulatory cells. J Clin Invest. 2006; 116 (5):1360-70.

Fiorina P, Voltarelli J, Zavazava N. Immunological applications of stem cells in type 1 diabetes. Endocrine reviews. 2011; 32 (6):725-779.

Geutskens SB, Mendes-da-Cruz DA, Dardenne M, Savino W. Fibronectin receptor defects in NOD mouse leucocytes: possible consequences for type 1 diabetes. Scand J Immunol. 2004; 60 (1-2):30-8.

Goudy KS, Wang B, Tisch R. Gene gun-mediated DNA vaccination enhances antigen-specific immunotherapy at a late preclinical stage of type 1 diabetes in nonobese diabetic mice. Clin Immunol. 2008; 129 (1):49-57.

Greeley SA, Katsumata M, Yu L, Eisenbarth GS, Moore DJ, Goodarzi H et al. Elimination of maternally transmitted autoantibodies prevents diabetes in nonobese diabetic mice. Nat Med. 2002; 8 (4):399-402.

Kwon H, Jun HS, Yang Y, Mora C, Mariathasan S, Ohashi PS et al. Development of autoreactive diabetogenic T cells in the thymus of NOD mice. J Autoimmun. 2005; 24 (1):11-23.

Lennon GP, Bettini M, Burton AR, Vincent E, Arnold PY, Santamaria P et al. T cell islet accumulation in type 1 diabetes is a tightly regulated, cell-autonomous event. Immunity. 2009; 31 (4):643-53.

Lepault F, Gagnerault MC. Characterization of peripheral regulatory CD4+ T cells that prevent diabetes onset in nonobese diabetic mice. J Immunol. 2000; 164 (1):240-7.

Mendes-da-Cruz DA, Smaniotto S, Keller AC, Dardenne M, Savino W. Multivectorial abnormal cell migration in the NOD mouse thymus. J Immunol. 20008; 180 (7):4639-47.

Ministério da Saúde, 2021. Disponível em: https://bvsms.saude.gov.br/diabetes.

Pozzilli P, Signore A, Williams AJ, Beales PE. NOD mouse colonies around the world – recent facts and figures. Immunol Today. 1993; 14 (5):193-6.

Quartey-Papafio R, Lund T, Chandler P, Picard J, Ozegbe P et al. Aspartate at position 57 of nonobese diabetic I-Ag7 beta-chain diminishes the spontaneous incidence of insulin-dependent diabetes mellitus. J Immunol. 1995; 154 (10):5567-75.

Savino W, Boitard C, Bach JF, Dardenne M. Studies on the thymus in nonobese diabetic mouse. I. Changes in the microenvironmental compartments. Lab Invest. 1991; 64 (3):405-17.

Savino W, Carnaud C, Luan JJ, Bach JF, Dardenne M. Characterization of the extracellular matrix-containing giant perivascular spaces in the NOD mouse thymus. Diabetes. 1993; 42 (1):134-40.

Suri A, Unanue ER. The murine diabetogenic class II histocompatibility molecule I-Ag7: structural and functional properties and specificity of peptide selection. Adv Immunol. 2005; 88 235-65.

Sociedade Brasileira de Diabetes, 2021. Disponível em: https://diabetes.org.br.

Thayer T, Wilson S, Mathews C. Use of nonobese diabetic mice to understand human type 1 diabetes. Endocrinology and metabolism clinics of North America. 2010; 39 (3):541-602.

Viret C, Leung-Theung-Long S, Serre L, Lamare C, Vignali DA, Malissen B et al. Thymus-specific serine protease controls autoreactive CD4 T cell development and autoimmune diabetes in mice. The Journal of clinical investigation. 2011; 121 (5):1810-1831.

World Health Organization, 2019. Disponível em: https://apps.who.int/iris/handle/10665/325182).

World Health Organisation, 2021: Disponível em: https://www.who.int/health-topics/diabetes.

Willcox A, Richardson S, Bone A, Foulis A, Morgan N. Analysis of islet inflammation in human type 1 diabetes. Clinical and experimental immunology. 2009; 155 (2):173-254.

Yantha J, Tsui H, Winer S, Song A, Wu P, Paltser G et al. Unexpected acceleration of type 1 diabetes by transgenic expression of B7-H1 in NOD mouse peri-islet glia. Diabetes. 2010; 59 (10):2588-96.

35

Impacto Cerebral do Diabetes *Mellitus* e Distúrbios Metabólicos Associados – O Hipocampo como Órgão-alvo

Angeles Vinuesa • Françoise Homo Delarche • Alejandro F. De Nicola • Juan Beauquis • Flavia Saravia

Resumo

O reconhecimento dos efeitos dos distúrbios do metabolismo da glicose no cérebro é relativamente recente. No entanto, os pacientes com diabetes tipo 1 e tipo 2 apresentam risco significativo de doenças neurodegenerativas, como doença de Alzheimer, alta incidência de depressão e diferentes graus de comprometimento cognitivo.

Este capítulo descreve as alterações no hipocampo de camundongos com alterações compatíveis com diabetes tipo 1 ou expostos à dieta hiperlipídica como fator de risco para o desenvolvimento de obesidade e diabetes tipo 2, que se assemelham às alterações encontradas durante o envelhecimento. Em ambos os modelos de alterações metabólicas, a capacidade neurogênica do giro denteado está muito reduzida, o que envolve uma quantidade menor de novos neurônios granulares. A árvore dendrítica dos neurônios piramidais adultos apresenta baixo desenvolvimento, bem como diminuição na densidade das espinhas dendríticas em animais diabéticos em comparação aos controles, e níveis mais baixos de expressão da neurotrofina BDNF (do inglês, *brain-derived neurotrophic factor*). No mesmo sentido, espinhas dendríticas imaturas predominam no hipocampo de animais expostos a uma dieta hiperlipídica (HFD; do inglês, *high fat diet*), sugerindo diminuição da conectividade sináptica. Associado a essas alterações hipocampais, tanto os animais diabéticos quanto os HFD apresentam déficit de aprendizagem e memória quando avaliados por meio de testes comportamentais específicos.

Esses achados, juntamente com outros publicados na literatura, demonstram claramente o impacto relevante das doenças metabólicas em vários parâmetros do hipocampo e evidenciam algumas das vias de dano comuns entre as patologias associadas aos distúrbios da sinalização da insulina e ao envelhecimento.

Diabetes *mellitus* e resistência à insulina

O diabetes *mellitus* é uma das doenças metabólicas mais comuns e é caracterizado pela presença de hiperglicemia crônica, causada por defeitos na secreção de insulina, em sua ação ou em ambas (Selvagem *et al.*, 2004). O diabetes tipo 1 (DM1) denomina-se juvenil por seu aparecimento precoce e é, em grande parte, causado pela destruição autoimune das células β (produtoras de insulina) das ilhotas de Langerhans do pâncreas e seu tratamento consiste na administração de insulina por toda a vida. Já o diabetes tipo 2 (DM2) é caracterizado por resistência periférica à ação da insulina e relativa falha em sua produção e representa 85% dos pacientes. Seu tratamento é realizado, em estágios iniciais, com fármacos normoglicêmicos orais, podendo exigir insulina em estágios mais avançados.

Por outro lado, entre os fatores que predispõem à resistência à insulina, reconhecem-se o sobrepeso e a obesidade, bem como os hábitos alimentares que os promovem. Nas últimas décadas, a prevalência de obesidade e sobrepeso aumentou drasticamente em todo o mundo (WHO, 2018), da mesma maneira que o consumo de dietas ricas em gorduras e açúcares, que compõem a chamada dieta ocidental (Simopoulos, 2006). Classicamente, a resistência à insulina e o DM2 foram considerados distúrbios associados à idade adulta, mas, atualmente, são diagnosticados com frequência crescente em crianças e adolescentes (Cho *et al.*, 2018).

Existem inúmeras complicações crônicas relacionadas com a resistência à insulina e ao diabetes, sendo os tecidos mais vulneráveis aqueles que não respondem adequadamente aos aumentos da glicose plasmática e sofrem danos associados ao aumento da produção de espécies reativas de oxigênio. A vasculopatia é a causa da maioria das complicações crônicas, como retino, nefro, neuro e cardiomiopatia.

Diabetes e sistema nervoso central

Mais recentemente, tem-se dado atenção à associação entre distúrbios metabólicos e alterações em nível do sistema nervoso central (SNC) (Stranahan, 2015). Sabe-se que, em nível periférico, a insulina desempenha papel crucial na regulação da homeostase metabólica, estimulando a captação de glicose em órgãos periféricos. No SNC, a insulina promove a formação de circuitos neurais e conexões sinápticas desde os estágios iniciais de desenvolvimento, o que facilita a neuroplasticidade cerebral. No hipotálamo, o receptor de insulina está classicamente associado a um papel fundamental na regulação da ingestão, peso corporal e metabolismo. A presença do receptor também foi encontrada em regiões do sistema límbico, principalmente no hipocampo, e está associada à regulação de processos cognitivos (Grilo *et al.*, 2019).

Entre os distúrbios do SNC associados ao diabetes e à resistência à insulina estão maior tendência a sofrer de distúrbios de memória e aprendizagem e patologias graves, como demência, depressão, acidente vascular cerebral e doença de Alzheimer. A encefalopatia diabética é caracterizada por comprometimento cognitivo e alto risco de demência e distúrbios cerebrovasculares e alterações do SNC, que se assemelham àquelas encontradas no envelhecimento e após o estresse, sendo verificadas tanto em humanos quanto em modelos animais da doença (Biessels & Gispen, 2005; Holscher, 2019). Da mesma maneira, obesidade e diabetes correlacionam-se com pacientes com pior desempenho em exames funcionais neuropsicológicos, distúrbios de aprendizagem, memória e alta incidência de depressão e distúrbios afetivos (Koekkoek *et al.*, 2015). Consequentemente, distúrbios cognitivos também foram descritos em modelos animais das diferentes patologias metabólicas associadas (Alvarez *et al.*, 2009; Arnold *et al.*, 2014).

Hipocampo, diabetes e dieta

O hipocampo é uma das estruturas cerebrais mais vulneráveis aos sinais ambientais, incluindo alterações metabólicas e hormonais que ocorrem em contextos patológicos associados ao desenvolvimento do diabetes. Diminuição da plasticidade sináptica, astrogliose do hipocampo, alterações na neurotransmissão, neurotoxicidade do glutamato, maior apoptose dos neurônios do hipocampo e maior estresse oxidativo foram descritos (Saravia *et al.*, 2002; Revsin *et al.*, 2005; Grilo *et al.*, 2011). Consistente com e como parte de uma estratégia terapêutica, a administração de insulina intranasal está associada à melhora cognitiva em pacientes com diagnóstico de doença de Alzheimer (Chapman *et al.*, 2018). Um dos principais fatores que regula negativamente a função hipocampal no contexto de várias doenças, incluindo diabetes e o consumo de uma dieta rica em gordura, é a inflamação. Mediadores inflamatórios, como citocinas, espécies reativas de oxigênio e múltiplas moléculas associadas a danos (DAMP; do inglês, *damage-associated molecular patters*), fazem parte da resposta inflamatória do sistema nervoso, que é coordenada principalmente pelas células da micróglia e da astróglia. Essas células desempenham um papel importante na defesa e manutenção da homeostase do sistema nervoso contra lesões, microrganismos, estressores metabólicos, entre outros. Porém, quando sua resposta é exacerbada ou crônica, eles são capazes de amplificar e disseminar o dano, afetando a função neuronal e os comportamentos associados. Dadas as mudanças inflamatórias que foram descritas em modelos de diabetes e obesidade (Grilo *et al.*, 2019) e seu potencial impacto no SNC, o estudo da atividade glial como fator regulador da função hipocampal é de grande importância.

Neurogênese no hipocampo

Uma característica do hipocampo que se destaca é que a região do giro denteado retém a capacidade de gerar novos neurônios durante a idade adulta, sendo uma das duas estruturas cerebrais onde esse evento, denominado neurogênese adulta, ocorre (Gonçalves *et al.*, 2016). A partir de progenitores celulares que se dividem e se diferenciam, principalmente em neurônios e, em menor extensão, em astrócitos, são gerados novos neurônios granulares que são integrados ao circuito preexistente do hipocampo. Esse processo foi descrito em animais e humanos (Gonçalves *et al.*, 2016; Tobin *et al.*, 2019) e consiste em diferentes estágios: proliferação, diferenciação e sobrevivência e integração definitiva dos novos neurônios ao circuito hipocampal. Em relação ao seu papel funcional, vários estudos o relacionam com a aprendizagem dependente do hipocampo, de tipo espacial, e a memória associativa (Marin-Burgin & Schinder, 2012).

Múltiplas circunstâncias e moléculas possuem a capacidade de modular a neurogênese hipocampal adulta. Assim, por exemplo, a neurogênese, que diminui acentuadamente com o envelhecimento e sob condições de inflamação e estresse, é estimulada positivamente por exercícios físicos, ambiente enriquecido e estrogênios (Lucassen *et al.*, 2015; Eisinger & Zhao, 2018), entre outros fatores. Em modelos experimentais de DM1 (induzido farmacologicamente pela estreptozotocina e no camundongo NOD, que desenvolve a doença espontaneamente), observou-se que a neurogênese é significativamente reduzida (Saravia *et al.*, 2004; 2006; Beauquis *et al.*, 2008; Alvarez *et al.*, 2009; Beauquis, Homo-Delarche 2010; Beauquis, Roig, *et al.*, 2010). Da mesma maneira, em diferentes modelos animais de obesidade induzida pela dieta, verifica-se uma diminuição da capacidade neurogênica no giro denteado (Boitard *et al.*, 2012).

Neurogênese reduzida em diabetes e dieta hiperlipídica

A fase inicial do processo de neurogênese adulta, a proliferação celular na zona subgranular (ZSG) do giro denteado, pode ser avaliada por diferentes métodos. A Figura 35.1 mostra que a proliferação no nicho neurogênico se encontra drasticamente reduzida, tanto no modelo experimental de diabetes quanto no modelo de exposição a uma dieta hiperlipídica. Em particular, no primeiro caso, foi estudada a incorporação de um nucleotídeo modificado em células em divisão (bromodeoxiuridina, BrdU), onde o fenótipo dessas células BrdU$^+$ também foi corroborado por microscopia confocal e colocalização com o marcador neuronal βIII-tubulina, compatível com neurônios recentemente divididos (Figura 35.1A e B). No modelo de exposição à dieta hiperlipídica (HFD), o fenômeno foi estudado a partir de uma imuno-histoquímica para o marcador de proliferação Ki67, que revelou uma grande diminuição nas células em divisão na zona subgranular (Figura 35.1C e D).

Com relação à diferenciação de neurônios recentemente divididos, em ambos os casos foi estudada por imuno-histoquímica para a doublecortin (DCX), um marcador de neurônios jovens, constatando que o número de neurônios DCX$^+$ em camundongos diabéticos com estreptozotocina (STZ) foi menor na zona subgranular do giro denteado (Figura 35.2A) em relação aos controles. Além disso, ao determinar o comprimento dos processos dendríticos positivos para DCX$^+$, uma diminuição significativa foi encontrada nos neurônios de animais diabéticos (Figura 35.2B e C). Da mesma maneira, os animais alimentados com HFD apresentaram menor número de neurônios DCX$^+$ no giro denteado (Figura 35.2D). Com relação ao grau de diferenciação dos neurônios DCX$^+$ jovens, foi realizada uma categorização morfológica, distinguindo entre os neurônios de menor grau de maturidade, denominados tipo AD, sem processos aparentes ou com processos curtos, ou neurônios do tipo EF, de maior grau de maturidade, com um processo primário e uma árvore dendrítica desenvolvida. A análise da caracterização morfológica indicou que nos animais HFD houve uma proporção significativamente menor de neurônios AD, ou seja, nos primeiros estágios de diferenciação, em comparação com camundongos da dieta controle.

Quanto à capacidade de sobrevida das novas células, analisada pela detecção de BrdU administrada 11 dias antes da eutanásia, foi observada uma nítida diminuição do

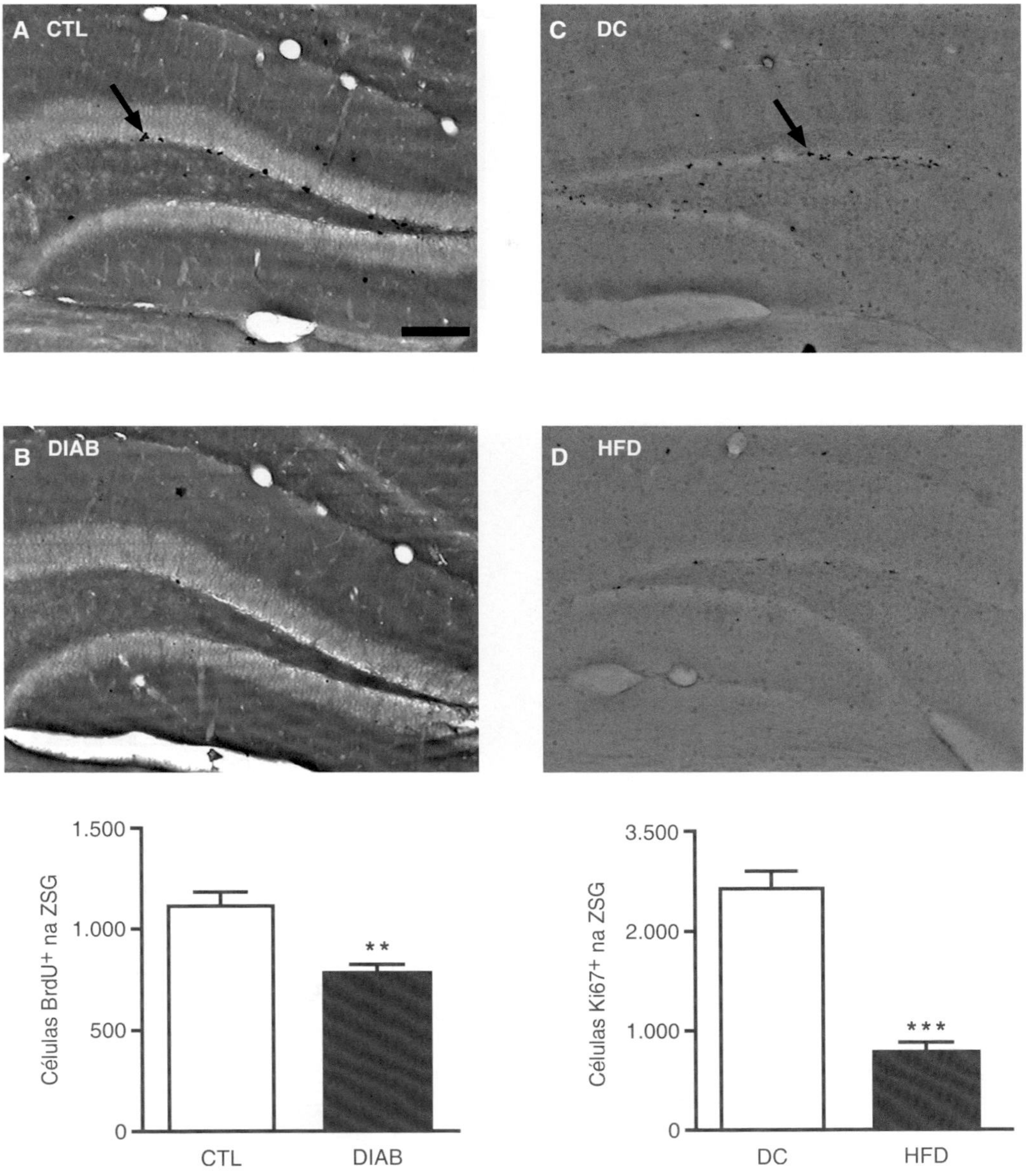

Figura 35.1. (**A**) Imagens correspondentes à imunodetecção de BrdU na zona subgranular (ZSG) do giro denteado do hipocampo em cortes contrastados com violeta cresil. Grupos experimentais: Controle (CTL) e Diabético (DIAB). A seta indica um agrupamento de células imunopositivas. A barra de escala corresponde a 100 μm. (**B**) Quantificação do número de células positivas para BrdU no GD em cada grupo experimental. ** $p < 0{,}01$ *vs*. CTL. (**C**) Imagens correspondentes à imuno-histoquímica para Ki67 no ZSG do giro denteado do hipocampo. Grupos experimentais: Dieta controle (DC) e dieta rica em gordura (HFD). (**D**) Quantificação do número de células $Ki67^+$ nos grupos DC e HFD. *** $p < 0{,}001$ *vs*. DC.

Fonte: Acervo da autoria.

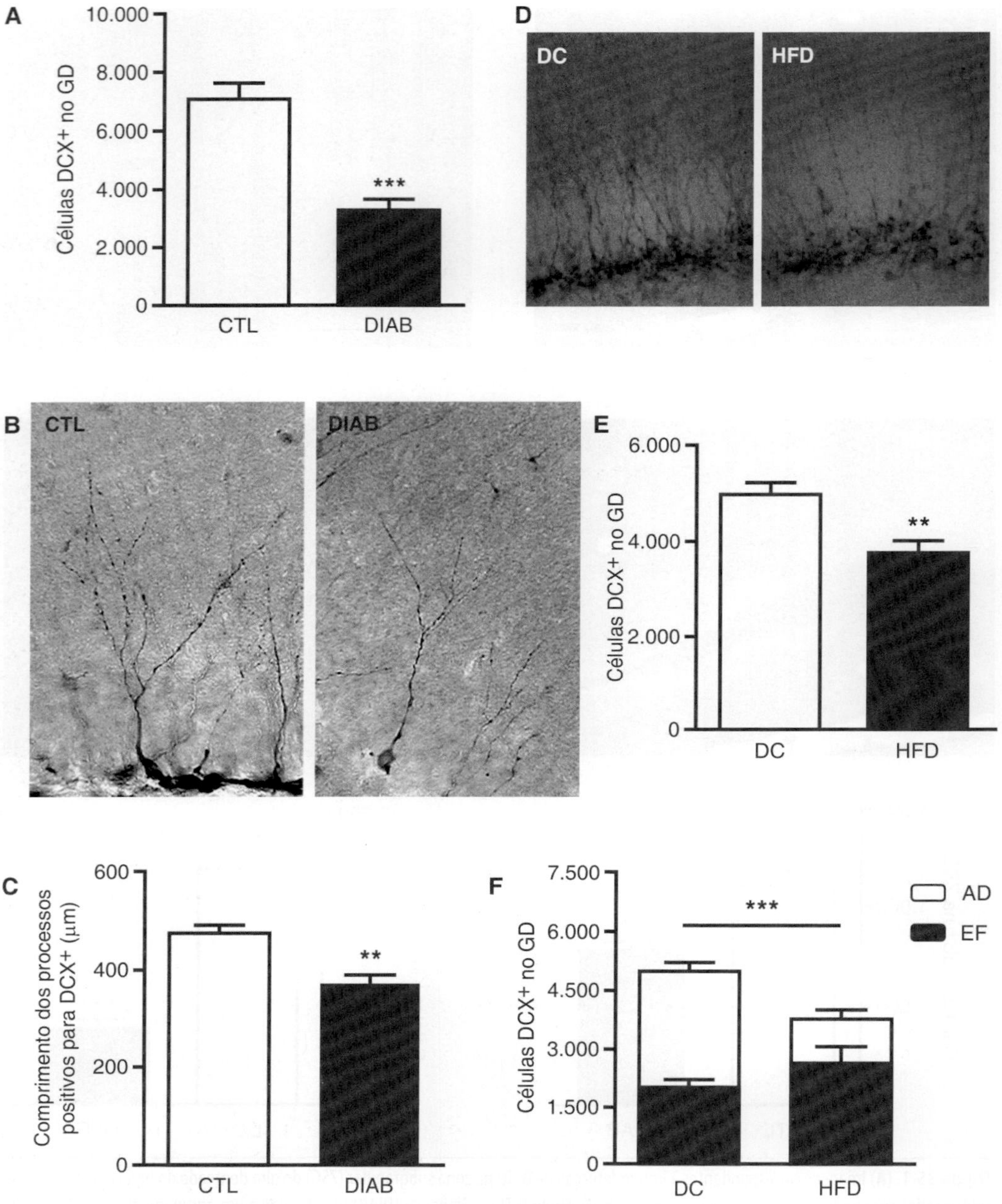

Figura 35.2. (**A**) Quantificação de células de doublecortin (DCX$^+$) no giro denteado na ZSG e na camada granular em controles (CTL) e diabéticos (DIAB). (**B**) Imagens representativas da imuno-histoquímica. (**C**) Quantificação do comprimento dos processos dendríticos DCX$^+$. ** $p < 0{,}01$ *vs*. CTL. (**D**) Fotomicrografias representativas da imunomarcação DCX$^+$ nos grupos DC e HFD. (**E-F**) Quantificação de células DCX$^+$ totais (**E**) ou discriminadas em AD ou EF (**F**). *** $p < 0{,}001$ *vs*. DC.

Fonte: Acervo da autoria.

número de células marcadas por STZ em camundongos diabéticos (Beauquis *et al.*, 2010). Assim, pode-se concluir que, em animais jovens com distúrbios metabólicos de diferentes modelos experimentais, a neurogênese adulta do giro denteado é notoriamente acometida. Esse fato pode ajudar a explicar o mau desempenho desses camundongos em testes comportamentais e a evidenciar as alterações do SNC que acompanham essas doenças metabólicas (Alvarez *et al.*, 2009).

Menor complexidade dendrítica em diabetes e dieta hiperlipídica

Em relação aos neurônios piramidais maduros do hipocampo, por um lado, observou-se que a conectividade da árvore dendrítica é afetada em decorrência do diabetes. Usando coloração de Golgi e análise de Sholl (Figura 35.3A), a arborização neuronal foi estudada, encontrando uma menor complexidade dendrítica em camundongos STZ diabéticos, com uma diminuição mais evidente em áreas próximas ao soma (Figura 35.3B e C). Em concordância, a menor arborização foi acompanhada por uma menor densidade de espinhas dendríticas (Figura 35.3D e E). Com relação às alterações na conectividade neuronal induzidas pela dieta rica em gordura, uma análise da densidade e morfologia das espinhas dendríticas em neurônios piramidais CA1 foi realizada a partir de uma coloração com o corante lipofílico DiI (perclorato de 1,1′, dioctadecil-,3,3′3′-tetrametilindocarbocianina) em seções coronais dos cérebros de camundongos alimentados com a dieta controle ou HFD. Neste último, foi encontrada uma nítida predominância de espinhas dendríticas imaturas em comparação com os resultados obtidos nos camundongos correspondentes à dieta controle (DC), com ausência de alterações na densidade geral dos botões sinápticos (Figura 35.3F a H).

Juntos, esses dados mostram a complexidade subjacente às alterações metabólicas do SNC. O empobrecimento da conectividade neuronal no hipocampo do camundongo diabético ou no modelo HFD indicaria uma diminuição na capacidade de receber e enviar informações no nível sináptico.

Menor expressão do fator neurotrófico derivado do cérebro em animais diabéticos

Os processos neurodegenerativos são acompanhados por alterações na expressão de fatores neurotróficos que regulam o crescimento, manutenção e sobrevivência dos neurônios. Entre eles, está o fator neurotrófico derivado do cérebro (BDNF), neurotrofina de vital importância para essas funções, que atua tanto nos neurônios maduros, sustentando sua atividade e sinapses, quanto em novos neurônios, promovendo crescimento e diferenciação (Halbach, 2010). Usando a técnica de hibridização *in situ* isotópica para o RNAm do BDNF no hipocampo e subsequente medição da densidade óptica, observou-se uma expressão mais baixa desta neurotrofina nos neurônios granulares do giro denteado de animais diabéticos em comparação com os controles (Figura 35.4).

Os resultados dos testes comportamentais forneceram evidências de que as alterações celulares e moleculares presentes nos modelos experimentais estavam associadas à baixa capacidade cognitiva. Camundongos diabéticos apresentaram baixa eficiência

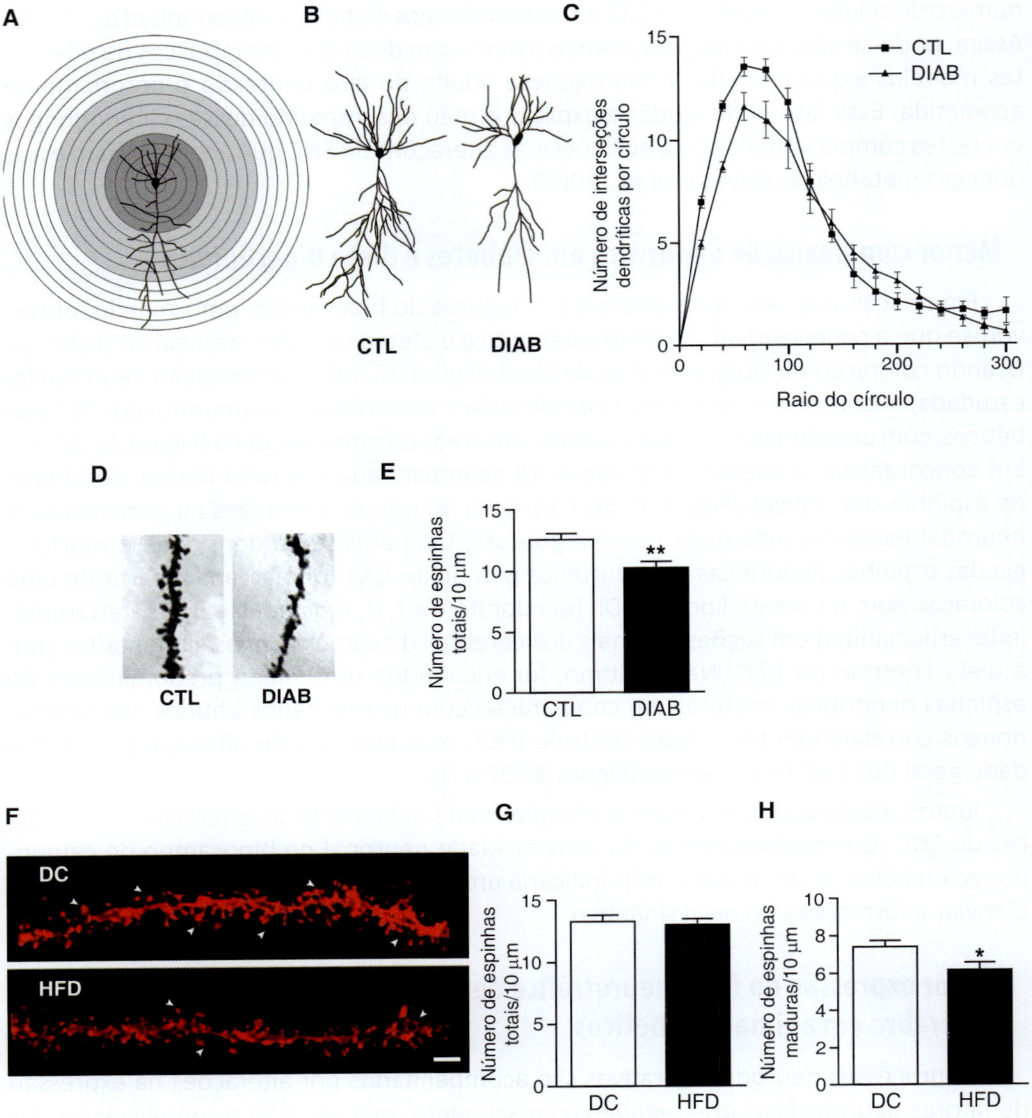

Figura 35.3. (**A**) Desenho de um neurônio piramidal com círculos sobrepostos da análise de Sholl. O raio dos círculos variou de 20 µm a 300 µm (**B**) Imagens digitalizadas de desenhos de neurônios piramidais CA1 obtidos com a câmera lúcida. (**C**) Análise de Sholl de neurônios piramidais na região CA1. O gráfico mostra o número de interseções dendríticas para cada círculo na análise de Sholl. Grupos: CTL- (■), DIAB- (▲)*, (**D**) Microfotografias de dendritos detectados com a técnica de impregnação com prata representativas de cada grupo experimental. (**E**) Densidade de espinhas em dendritos de neurônios piramidais de CA1. ** $p < 0,01$ *vs*. CTL. (**F**) Reconstruções de segmentos dendríticos Dil⁺ representativos de cada grupo experimental. As pontas das setas brancas mostram espinhas maduras. A barra de escala corresponde a 2 µm. (**G** e **H**) Quantificação da densidade das espinhas dendríticas totais (G) e maduras (H) nos grupos DC e HFD. * $p < 0,01$ *vs*. DC.

Fonte: Acervo da autoria.

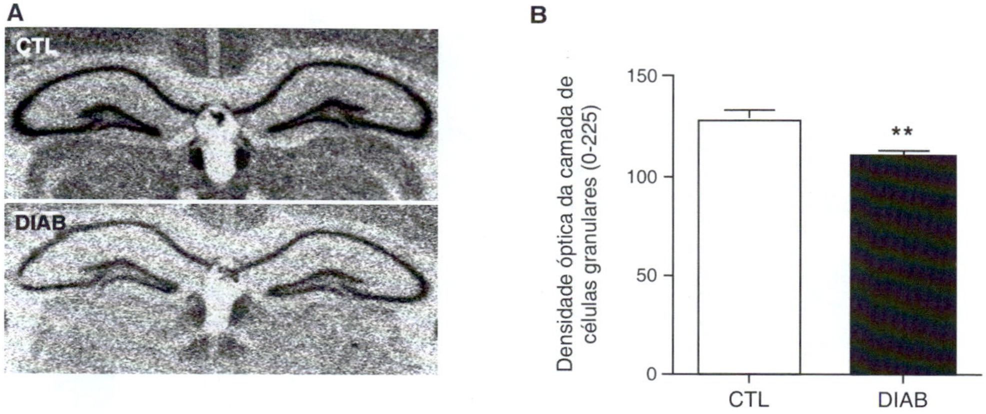

Figura 35.4. Hibridização isotópica in situ para RNAm do BDNF. (**A**) Fotografias de placas radiográficas expostas a tecido hibridizado. A marca específica é encontrada principalmente na camada de células granulares e neurônios piramidais. (**B**) Quantificação da densidade óptica da zona correspondente à camada de células granulares. ** $p < 0,01$ *vs*. CTL.

Fonte: Acervo da autoria.

cognitiva na resposta ao teste de evitação ativa induzida por choque elétrico (Alvarez *et al.*, 2009), enquanto os camundongos alimentados com a dieta hiperlipídica tiveram um desempenho ruim tanto no labirinto em Y quanto no teste de reconhecimento da nova localização de um objeto, dependente da função hipocampal. Por sua vez, os camundongos que consumiram HFD apresentaram perda da capacidade de construção do ninho, um evento altamente conservado em roedores, que é assimilado às atividades da vida diária em humanos e que constitui um dos primeiros sintomas em pacientes com doença de Alzheimer (Vinuesa *et al.*, 2016, 2019).

Ativação glial e citocinas pró-inflamatórias em diabetes e dieta hiperlipídica

Conforme mencionado anteriormente, entre os possíveis mecanismos responsáveis por alterações na plasticidade hipocampal, os mediadores de danos derivados de células gliais são de grande relevância. Com relação a isso, parâmetros de ativação das células da astroglia e micróglia foram avaliados nos diferentes modelos. A partir da imuno-histoquímica para o marcador astroglial GFAP, foi encontrado um aumento nas células $GFAP^+$ no hipocampo de camundongos diabéticos (Figura 35.5A e B), que está associado a um estado de astrogliose ou reatividade astroglial. No caso dos animais expostos à dieta hiperlipídica, verificou-se a presença de um importante estado inflamatório no nível do hipocampo. Por um lado, foi evidenciado a partir de alterações morfológicas nas células $Iba1^+$ micróglia que apresentaram sinais de reatividade associada a uma expansão de seu soma (Figura 35.5C e D). Por outro lado, verificou-se que os níveis de expressão de citocinas pró-inflamatórias, como TNF-α e IL-1β (Figura 35.5E e F), estavam aumentados em homogenatos de HFD do hipocampo.

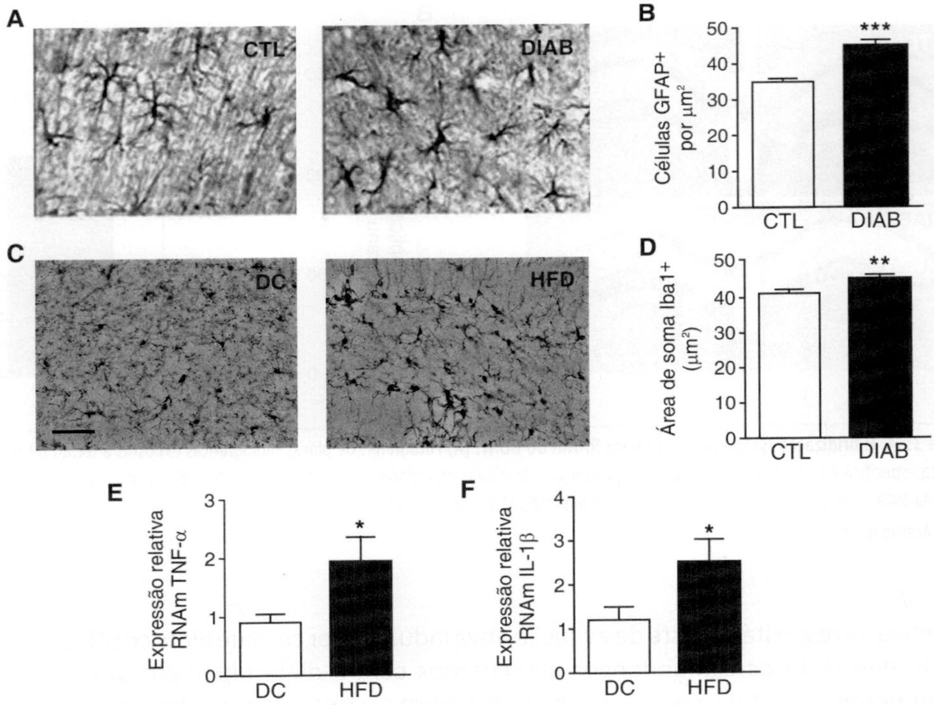

Figura 35.5. (**A**) Imagens representativas de imunocoloração para GFAP na região do estrato *radiatum* do hipocampo em camundongos controle ou diabéticos. (**B**) Quantificação da densidade celular GFAP$^+$ (número de células por μm^2) em cada grupo experimental. *** $p < 0,001$ *vs*. CTL. (**C**) Imagens imuno-histoquímicas representativas para o marcador microglial Iba1 no hilo do giro dentado do hipocampo de camundongos DC e HFD. A barra de escala representa 50 μm. (**D**) Quantificação da área de soma das células Iba1$^+$ em cada grupo experimental. ** $p < 0,01$ *vs*. DC. (**E-F**) Quantificação dos níveis relativos de expressão das citocinas TNF-α (**E**) e IL-1β (**F**) no hipocampo de camundongos DC e HFD. * $p < 0,05$ *vs*. DC.

Fonte: Acervo da autoria.

Considerações finais

Os resultados apresentados fornecem evidências sobre o impacto substancial que os distúrbios metabólicos associados à dieta e ao diabetes experimental exercem sobre o hipocampo. Nos modelos experimentais descritos, constatou-se que a plasticidade estrutural do hipocampo foi acometida, o que evidencia um comprometimento da capacidade neurogênica do giro dentado e menor complexidade dendrítica dos neurônios jovens. Dessa forma, os neurônios piramidais maduros apresentaram uma menor complexidade da árvore dendrítica e uma redução na densidade ou estabilidade das espinhas dos neurônios piramidais, o que afetaria a conectividade sináptica. Um dos fatores neurotróficos mais estudados com relação à sua capacidade de regular o crescimento celular, a sobrevivência neuronal e a função sináptica é o BDNF, cuja expressão foi encontrada significativamente afetada no hipocampo de camundongos diabéticos, podendo representar um fenômeno subjacente às alterações neuronais e cognitivas associadas à patologia. Em ambos os modelos experimentais, foram encontradas evidências de maior

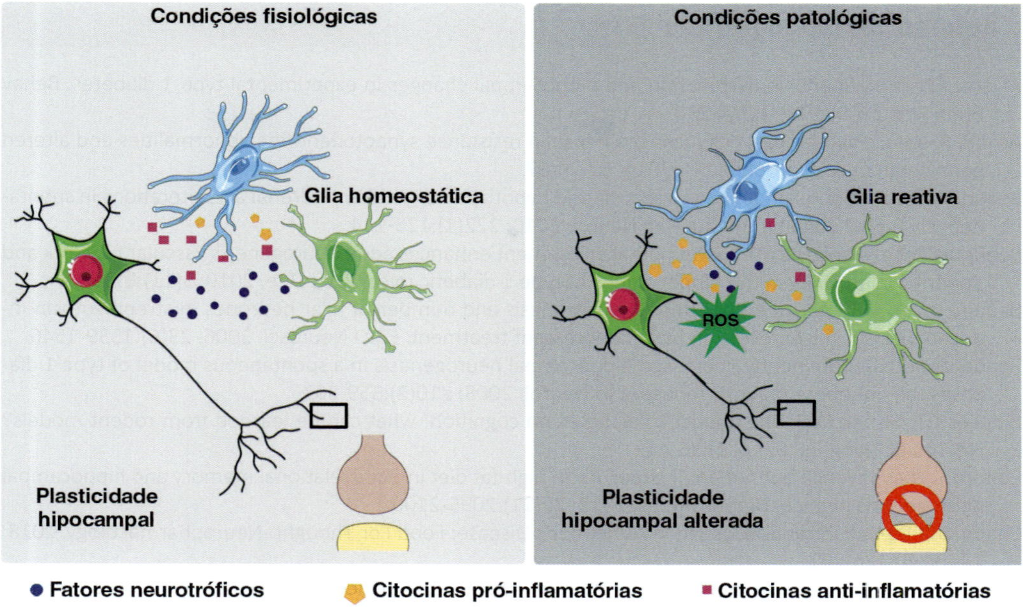

Figura 35.6. Neste diagrama, dois cenários possíveis são exemplificados no SNC. O painel esquerdo mostra as condições fisiológicas nas quais a glia estaria desempenhando papel fundamental na manutenção da homeostase hipocampal, favorecendo fenômenos de plasticidade neuronal necessários à função cognitiva. O painel à direita esquematiza as condições patológicas que podem estar presentes no sistema nervoso no contexto de diabetes e distúrbios associados. A glia é capaz de ser ativada por vários estímulos, como espécies reativas de oxigênio (ROS), mediadores inflamatórios, produtos de glicosilação avançada, entre outros, e reage perdendo suas capacidades homeostáticas e produzindo vários mediadores que amplificam a resposta inflamatória e afetam diretamente a plasticidade neuronal, impactando negativamente as funções do sistema nervoso.

Fonte: Acervo da autoria.

reatividade glial, acompanhada em camundongos HFD por aumentos significativos nos níveis hipocampais de citocinas pró-inflamatórias, indicando que haveria um cenário de inflamação cerebral com consequências importantes na plasticidade neuronal.

Tomados em conjunto, os resultados do nosso grupo, em consonância com dados da literatura, sugerem que o dano metabólico relacionado com a obesidade, a resistência à insulina e o diabetes são acompanhados por encefalopatia, com múltiplas semelhanças com o processo de neurodegeneração observado no envelhecimento cerebral. Níveis elevados sustentados de glicocorticoides circulantes, alterações vasculares ligadas à hiperglicemia, dano oxidativo concomitante, fatores inflamatórios e baixa expressão de neurotrofinas são subjacentes às alterações patológicas encontradas no diabetes e em distúrbios metabólicos, contribuindo para a compreensão da fisiopatologia da encefalopatia diabética (Figura 35.6).

Subsídios e Organizações: Agência Nacional de Promoção Científica e Tecnológica (PICT 2011-1012, 2014-1168, 2016-1046, 2016-1572) - UBACyT - CONICET PIP.

Referências bibliográficas

Alvarez EO et al. Cognitive dysfunction and hippocampal changes in experimental type 1 diabetes. Behav Brain Res. 2009; 198(1):224-230.

Arnold SE et al. High fat diet produces brain insulin resistance synaptodendritic abnormalities and altered behavior in mice. Neurobiol Dis. 2014; 67:79-87.

Beauquis J et al. Hippocampal neurovascular and hypothalamic-pituitary-adrenal axis alterations in spontaneously type 2 diabetic GK rats. Exp Neurol. 2010; 222(1):125-134.

Beauquis J et al. Short-Term environmental enrichment enhances adult neurogenesis vascular network and dendritic complexity in the hippocampus of type 1 diabetic mice. PLos One. 2010; 5(11):E13993.

Beauquis J et al. Reduced hippocampal neurogenesis and number of hilar neurones in streptozotocin-induced diabetic mice: reversion by antidepressant treatment. Eur J Neurosci. 2006; 23(6):1539-1546.

Beauquis J et al. Prominently decreased hippocampal neurogenesis in a spontaneous model of type 1 diabetes the nonobese diabetic mouse. Exp Neurol. 2008; 210(2):359-367.

Biessels GJ, Gispen WH. The impact of diabetes on cognition: what can be learned from rodent models? Neurobiol Aging. 26(Suppl 1):36-41.

Boitard C et al. Juvenile but not adult exposure to high-fat diet impairs relational memory and hippocampal neurogenesis in mice. Hippocampus. 2012; 22(11):2095-2100.

Chapman CD et al. Intranasal Insulin In Alzheimer's Disease: Food For Thought. Neuropharmacology. 2018; 136(Pt B):196-201.

Cho NH et al. Idf diabetes atlas: global estimates of diabetes prevalence for 2017 and projections for 2045. Diabetes Res Clin Pract. 2018; 138:271-281.

Eisinger BE, Zhao X. Identifying molecular mediators of environmentally enhanced neurogenesis. Cell Tissue Res. 2018; 371(1):7-21.

Goncalves JT, Schafer ST, Gage FH. Adult neurogenesis in the hippocampus: from stem cells to behavior. Cell. 2016; 167(4):897-914.

Grillo CA et al. Obesity/hyperleptinemic phenotype impairs structural and functional plasticity in the rat hippocampus. Physiol Behav. 2011; 105(1):138-44.

Grillo CA et al. Insulin resistance and hippocampal dysfunction: disentangling peripheral and brain causes from consequences. Exp Neurol. 2019; 318:71-77.

Halbach OB. Involvement of BDNF in age-dependent alterations in the hippocampus. Front Aging Neurosci. 2010; 2:36.

Holscher C. Insulin signaling impairment in the brain as a risk factor in alzheimer's disease. 2019; Front Aging Neurosci. 2019; 11:88.

Koekkoek PS et al. Cognitive function in patients with diabetes mellitus: guidance for daily care. Lancet Neurol. 2015; 14(3):329-40.

Lucassen PJ et al. Regulation of adult neurogenesis and plasticity by (early) stress glucocorticoids and inflammation. Cold Spring Harb Perspect Biol. 2015; 7(9):A021303.

Marin-Burgin A, Schinder AF. requirement of adult-born neurons for hippocampus-dependent learning. Behav Brain Res. 2012; 227:391-9.

Revsin Y et al. Neuronal and astroglial alterations in the hippocampus of a mouse model for type 1 diabetes Brain Research. 2005; 1038:22-31.

Saravia FE et al. Increased astrocyte reactivity in the hippocampus of murine models of type 1 diabetes: the nonobese diabetic (NOD) and streptozotocin-treated mice. Brain Research. 2002; 957:345-353.

Saravia FE et al. Oestradiol restores cell proliferation in dentate gyrus and subventricular zone of streptozotocin-diabetic mice. Journal of Neuroendocrinology. 2004; 16:704-710.

Simopoulos AP. Evolutionary aspects of diet. The omega-6/omega-3 ratio and genetic variation: nutritional implications for chronic diseases. Biomed Pharmacother. 2006; 60(9):502-7.

Stranahan AM. Models and mechanisms for hippocampal dysfunction in obesity and diabetes. Neuroscience. 2015; 309:125-39.

Tobin MK et al. Human Hippocampal neurogenesis persists in aged adults and Alzheimer's disease patients. Cell Stem Cell. 2019; 24(6):974-982.e3.

Vinuesa A et al. Early exposure to a high-fat diet impacts on hippocampal plasticity: implication of microglia-derived exosome-like extracellular vesicles. Mol Neurobiol. 2019; 56(7):5075-94.

Vinuesa A et al. Juvenile exposure to a high fat diet promotes behavioral and limbic alterations in the absence of obesity. Psychoneuroendocrinology. 2016; 72:22-33.

Who. Obesity and Overweight. 2018. Disponível na Internet: http://Www Who Int/Mediacentre/Factsheets/Fs311/En/(09 fev 2022).

Wild S et al. Global prevalence of diabetes: estimates for the year 2000 and projections for 2030. Diabetes Care. 2004; 27(5):1047-1053.

36

Perspectivas do Uso de Ilhotas Pancreáticas, Células-tronco e Arcabouços Biológicos como Alternativas Terapêuticas para o Diabetes *Mellitus* Tipo I

Camila Leal-Lopes • Marluce C. Mantovani • Patricia M. Kossugue • Fernando H. Lojudice • Mari C. Sogayar

Resumo

O diabetes *mellitus* tipo 1 (DM1) é caracterizado pela destruição autoimune das células β produtoras de insulina, presentes no pâncreas. A terapia com insulina exógena (insulinoterapia) reduz significativamente os riscos relacionados com as complicações crônicas secundárias ao DM1. Porém, essa terapia está associada à dificuldade de mimetizar perfeitamente a cinética de secreção de insulina em função da glicemia (taxa de açúcar no sangue), promovida por células β, sendo este controle especialmente difícil para uma coorte de pacientes, denominados hiperlábeis, que apresentam episódios frequentes de hipoglicemia, provocando risco de vida e motivando a busca por alternativas terapêuticas para o DM1. Neste capítulo, são discutidos os principais avanços ocorridos nas últimas décadas na terapia do DM1, ressaltando a transferência de conhecimentos adquiridos na pesquisa básica e pré-clínica para a clínica. Apesar de o transplante de pâncreas órgão sólido ser realizado com sucesso desde a década de 1980, os riscos associados a esta intervenção cirúrgica invasiva, além da necessidade de imunossupressão crônica dos pacientes, limitam essa prática terapêutica. O transplante de ilhotas pancreáticas tem sido aperfeiçoado, com o objetivo de repor as células β produtoras de insulina em pacientes portadores de DM1, por meio de um procedimento menos invasivo que elimina o risco causado pela imunossupressão crônica, quando associado a alternativas que dispensam o uso de imunossupressores, tais como o microencapsulamento de células, a indução de imunotolerância ou imunomodulação. Uma limitação importante do transplante de ilhotas é a escassez de pâncreas doados. As células-tronco apresentam a vantagem de rápida e ilimitada expansão em cultura, como é o caso das células-tronco embrionárias (ESC; do inglês, *embryonic stem cells*) e das células-tronco pluripotentes induzidas (iPSC; do inglês, *induced pluripotent stem cells*), as quais podem ser induzidas a se diferenciar em células produtoras de insulina, constituindo, assim, uma fonte virtualmente inesgotável para a terapia de reposição de células β. A combinação dessas células com moléculas biologicamente ativas (fatores peptídicos de crescimento e diferenciação celular na forma recombinante) em um *scaffold,* como o pâncreas descelularizado, tem sido o alvo principal do nosso grupo de pesquisa e de outros, constituindo-se em uma alternativa atraente para a terapia do DM1 no futuro próximo.

Diabetes *mellitus*

Diabetes *mellitus* (DM) consiste em um grupo heterogêneo de alterações metabólicas, caracterizado por hiperglicemia persistente, provocada pela falta ou por ação deficiente da insulina, ou ambos. Estima-se que existam mais de 425 milhões de adultos no mundo sofrendo de DM (International Diabetes Federation, 2017). O Brasil possui a quarta maior incidência mundial de DM (International Diabetes Federation, 2017) e a Pesquisa Nacional de Saúde estima que, em 2013, 6,2% da população brasileira acima dos 18 anos de idade era diabética (Pesquisa Nacional de Saúde – PNS, 2013).

O diabetes *mellitus* tipo 1 (DM1) é caracterizado pela destruição autoimune das células β produtoras de insulina do pâncreas por linfócitos T auxiliares ($CD4^+$), T citotóxico ($CD8^+$) e macrófagos infiltrados nas ilhotas. Atualmente, a terapia com insulina exógena reduz significativamente os riscos de desenvolvimento das complicações crônicas secundárias ao DM1, especialmente as micro- e macroangiopatias, que causam retinopatia, neuropatia, doenças cardiovasculares, falência renal e, consequentemente, aumento da morbidade, redução da qualidade de vida e elevação da taxa de mortalidade.

Entretanto, essa terapia ainda está associada à dificuldade de mimetizar a cinética de secreção de insulina oferecida por células β em resposta aos estímulos fisiológicos. Além disso, em uma coorte menor de pacientes de DM1, o controle da glicemia é difícil e lábil, com episódios frequentes de hipoglicemia despercebida pelo paciente, provocando risco de vida e motivando a busca por alternativas terapêuticas para o DM1.

Transplante de pâncreas órgão sólido *versus* transplante de ilhotas pancreáticas

O transplante de pâncreas é realizado, com sucesso, desde a década de 1980. Atualmente, a taxa de aceitação dos pâncreas transplantados (pega do enxerto) nos pacientes diabéticos tem se igualado àquela de outros transplantes heterólogos, como o de rim. Após o transplante, ocorre o restabelecimento da euglicemia, requerendo, porém, a administração de imunossupressores pelo resto da vida. O fato de submeter o paciente à uma intervenção cirúrgica invasiva, além dos efeitos da imunossupressão crônica, faz com que esta não seja uma opção alternativa de ampla aplicação, sendo utilizada, principalmente, em casos de pacientes com falência renal, nos quais, geralmente, é realizado o transplante conjunto de pâncreas e rim.

Nas últimas duas décadas, o transplante de ilhotas vem sendo utilizado em diversos centros no mundo, tendo sido implantado no Brasil em 2002 (Eliaschewitz *et al.*, 2004). Esta técnica baseia-se no isolamento das ilhotas do pâncreas de um doador apresentando morte encefálica, por um processo de digestão enzimática (colagenase), purificação por meio de gradiente de densidade e implante das ilhotas purificadas, as quais representam apenas de 1% a 2% da massa pancreática total, no fígado do receptor. Ao contrário do transplante de pâncreas órgão total, o transplante de ilhotas é um procedimento menos invasivo, que envolve apenas a introdução de um cateter em um dos três principais ramos da veia porta hepática.

Apesar de até 80% dos pacientes atingirem a normoglicemia após o transplante de ilhotas pancreáticas (*Collaborative Islet Transplant Registry* [CITR], 2016), a independência de insulina não é durável no longo prazo e a maioria dos pacientes retoma o uso de alguma quantidade de insulina. As principais razões para a perda de funcionalidade do enxerto estão associadas à rejeição imune e à recorrência de autoimunidade ou à exposição crônica a agentes imunossupressores diabetogênicos (Pepper *et al.*, 2013), que são necessários para a manutenção do alotransplante. Alternativas que dispensem o uso de imunossupressores em associação ao transplante de ilhotas pancreáticas, como o microencapsulamento das células com materiais imunoprotetores (Leal-Lopes *et al.*, 2019, Campanha Rodrigues *et al.*, 2013; Campos-Lisbôa *et al.*, 2008), indução de imunotolerância ou imunomodulação, eliminam o risco envolvido na imunossupressão crônica.

Uma limitação importante do transplante de ilhotas é a escassez de órgãos (pâncreas) e a manutenção adequada dos doadores, dificultando a obtenção de massa suficiente de ilhotas a partir de um único pâncreas e restringindo a aplicabilidade desta terapia celular (Shapiro *et al.*, 2017). Muitos avanços têm sido alcançados nesta área, porém a necessidade de grande quantidade de ilhotas viáveis continua sendo o maior desafio. Deste modo, tem-se buscado, intensivamente, técnicas que permitam a expansão de células *in vitro* e fontes alternativas para sua obtenção e melhora de sua funcionalidade.

Expansão de células β pancreáticas *in vitro*

A busca por alternativas de obtenção de um maior número de células β para transplante levou à tentativa de expansão das ilhotas *in vitro*. Porém, com exceção dos períodos de alta demanda metabólica, como a gravidez ou a obesidade, em que ocorre o aumento da massa de células β, principalmente por autorreplicação e hipertrofia celular, em condições fisiológicas, as células β possuem uma taxa de renovação extremamente baixa. Moléculas envolvidas no ciclo celular, como ciclinas e quinases dependentes de ciclinas, têm sido consideradas como possíveis alvos para estimulação da proliferação de células β. Porém, existe um balanço entre a funcionalidade de células β e sua habilidade de expansão, portanto, a regeneração de células β baseada na indução da replicação das células preexistentes tem aplicabilidade limitada.

Diversos grupos buscam novas estratégias de cultivo para células β, envolvendo seu crescimento em biorreatores (Mantovani *et al.*, 2009) e o uso de diversos fatores indutores de proliferação (Labriola *et al.*, 2007a; 2007b). Um destes fatores é a prolactina, hormônio normalmente produzido durante a gestação, o qual apresenta atividade mitogênica sobre células β de ilhotas humanas cultivadas *in vitro*, induzindo a proliferação destas células, além de aumentar tanto a produção como a secreção de insulina pelas mesmas (Labriola *et al.*, 2007a; 2007b). Apesar disso, com as diferentes passagens, as células β perdem a capacidade de produzir insulina. Diversos estudos procuram desenvolver protocolos baseados em expansão e rediferenciação das células *in vitro*, porém sem muito sucesso até o momento. Apesar de ter sido bastante questionado, este fenômeno de desdiferenciação durante a expansão das células oriundas das ilhotas isoladas, é chamado de transição epitélio-mesênquima. De acordo com esta teoria, células epiteliais de origem pancreática são levadas a um estágio indiferenciado (mesenquimal), podendo ser expandidas e, então, rediferenciadas para serem utilizadas como precursoras pancreáticas (Ouziel-Yahalom *et al.*, 2006).

Células-tronco como fonte de células produtoras de insulina

Uma fonte promissora de células β, que tem sido exaustivamente estudada, são as células-tronco, as quais, por definição, são células capazes de se renovarem e diferenciarem em diversos tipos celulares.

Células-tronco embrionárias (ESC)

As ESC, derivadas da massa celular interna do blastocisto, são pluripotentes e podem gerar células dos três folhetos embrionários (endoderme, ectoderme e mesoderme). Inicialmente, a obtenção de células β pancreáticas a partir de ESC era realizada pela agregação de ESC em estruturas esferoides denominadas corpos embrioides (CE), de forma a ativar a diferenciação, mimetizando os estágios iniciais da embriogênese, e pela posterior seleção de células nestina-positivas (Lumelsky *et al.*, 2001). A estratégia de seleção de células nestina-positivas, seguida da expansão, diferenciação e maturação em células produtoras de insulina (IPC; do inglês, *insulin producing cells*), é capaz de gerar agregados celulares que secretam insulina em resposta à glicose, porém, em níveis insuficientes para a reversão do diabetes em camundongos diabetizados. Essa estratégia foi posteriormente aprimorada pela dissociação dos CE e cultivo das células individualizadas, de forma a maximizar a exposição ao meio de diferenciação, o qual passou a conter outros fatores de diferenciação, incluindo altas concentrações de glicose, hormônios (como insulina, prolactina), fatores de crescimento (como *fibroblast growth factors* (FGF), *endothelial growth factor* (EGF), *hepatocyte growth factor* (HGF)), proteínas componentes de matriz extracelular (como fibronectina, laminina, Matrigel™), fatores neuronais (como suplementos N2 e B27), nicotinamida, indutores de diferenciação endodérmica (como activina A, Nodal, *bone morphogenetic protein 4* (BMP4)), entre outros.

Posteriormente, a diferenciação em células β passou a ser realizada em cultura de monocamada pela diferenciação direta, mimetizando os passos da organogênese pancreática, na qual, primeiramente, ocorre a diferenciação em células precursoras da endoderme definitiva, e, posteriormente, em precursoras pancreáticas, precursoras endócrinas e, finalmente, ocorre a diferenciação e maturação em células produtoras de insulina, porém, muitas ainda expressavam mais de um tipo hormonal, sugerindo que ainda eram imaturas. Uma alternativa empregada foi a combinação da diferenciação *in vitro* seguida pela diferenciação *in vivo*, onde a maturação completa das células diferenciadas *in vitro* em células β responsivas a glicose ocorreria *in vivo*. As ESC passaram a ser diferenciadas em endoderme pancreática e implantadas em camundongos para que, de 3 a 6 meses pós-implante, fossem obtidas células endócrinas maduras capazes de secretar insulina em resposta à glicose (Rezania *et al.*, 2012). Apesar de gerar células β maduras, a maturação *in vivo* não é uma estratégia viável do ponto de vista prático e clínico, e a obtenção de células β pancreáticas maduras *in vitro* continuou a ser de grande interesse para a comunidade científica.

Um grande avanço na área de diferenciação de ESC em células produtoras de insulina foi obtido em 2014, quando dois grupos de pesquisa independentes foram capazes de estabelecer culturas de células β mono-hormonais *in vitro* (Pagliuca *et al.*, 2014; Rezania *et al.*, 2014). Essas células β são muito similares às células β maduras, apesar de não serem idênticas no nível transcricional, sendo capazes de responder ao estímulo de glicose e de reverter o diabetes 40 dias pós-implante em camundongos diabetizados. Além de os protocolos atuais serem capazes de gerar células β maduras *in vitro*, também são adaptados para a diferenciação de ESC em larga escala. Entretanto, o conhecimento acerca da função e heterogeneidade das células β e das culturas de células produtoras de insulina derivadas a partir de células-tronco ainda é limitado. Além disso, diversos grupos continuam a somar forças no sentido de aperfeiçoar os protocolos de diferenciação, pois o custo para a reprodução do *status quo* ainda é proibitivamente alto. Algumas empresas já estão realizando testes clínicos com células progenitoras pancreáticas, obtidas a partir de ESC, inseridas em dispositivo imunoprotetor (Viacyte Inc., <https://viacyte.com/>) (Kohn *et al.*, 2009) ou ilhotas porcinas encapsuladas (Living Cells Technologies, <http://www.lctglobal.com/) para a reversão do DM1>.

Células-tronco adultas (ASC)

As células-tronco adultas (ASC; do inglês, *adult stem cells*) são encontradas em praticamente todos os tecidos. Diferentes populações de ASC já foram identificadas a partir de diversos tecidos adultos, incluindo a medula óssea, tecido neural, pele, retina, tecido muscular, pâncreas etc. Apesar de sua menor capacidade de proliferação e serem comprometidas com certas linhagens celulares, as ASC têm a vantagem de possibilitar um transplante autólogo. Estudos recentes têm demonstrado uma grande plasticidade destas células, sendo possível diferenciá-las em linhagens diferentes daquelas às quais já estão naturalmente comprometidas.

- ### Precursoras pancreáticas

Células multipotentes são descritas nas ilhotas pancreáticas, nos ductos pancreáticos e nas junções entre ácinos e as terminações ductais (Kopp *et al.*, 2016). Precursoras pancreáticas contribuem para a formação de células endócrinas *in vivo*, em condições normais e quando ocorre a necessidade de regeneração. Células ductais formam pequenos agregados endócrinos adjacentes aos ductos pancreáticos. Essas células progenitoras facultativas constituem um dos principais mecanismos de regeneração pancreática após injúria.

A identificação de ASC pancreáticas apresenta a vantagem de possibilitar um transplante autólogo, permitindo indução da expansão compensatória *in vivo*, porém, além de sua própria existência ser questionável, essas células possuem menor capacidade de proliferação e a baixa taxa de reparo pancreático *in vivo* indica que não sejam uma boa fonte de obtenção celular para a terapia de reposição. Por esses motivos, diversos grupos de pesquisa buscam utilizar outros tipos de ASC mais abundantes e ubiquamente presentes no organismo.

- **Células-tronco mesenquimais (MSC)**

As células-tronco mesenquimais (MSC; do inglês, *mesenchymal stem cells*) são ASC abundantes e ubiquamente presentes no organismo, sendo rotineiramente isoladas e expandidas a partir do estroma de medula óssea, do tecido adiposo e do cordão umbilical. As características que definem as MSC são a morfologia semelhante à de fibroblastos, a capacidade de se diferenciar em gordura, cartilagem e osso, assim como a presença de marcadores como: CD105 (*cluster of differentiation 105*), CD90 (*cluster of differentiation 90*) e CD73 (*cluster of differentiation 73*). Porém, as populações de MSC já estabelecidas são heterogêneas, com diferentes taxas de proliferação e presença de marcadores celulares e epigenéticos diversos. Além disso, MSC e células β não compartilham a mesma origem embriológica, o que limita a aplicabilidade das MSC. Dessa forma, ainda não foi estabelecido um método otimizado para a diferenciação de MSC que resulte em células β maduras e apenas sucesso parcial é descrito para a diferenciação de MSC de diferentes fontes, incluindo MSC obtidas a partir de tecido pancreático acinar e ductal, gordura, fluido aminiótico, sangue de cordão umbilical e placenta, medula óssea, endométrio e até mesmo de ilhotas pancreáticas, em células produtoras de insulina (Domínguez-Bendala & Ricordi, 2012).

Atualmente, acredita-se que as MSC encontrem maior aplicabilidade em função de sua capacidade imunomoduladora e angiogênica. Estudos em modelos murinos demonstram que o transplante singeneico de MSC, juntamente com ilhotas alogênicas, prolonga a sobrevivência do enxerto. As MSC inibem: a proliferação, a citotoxicidade e a ativação de células *natural killer*, que são importantes na imunidade inata; a diferenciação de monócitos a células dendríticas, que são importantes para apresentação de antígenos; e as células T $CD4^+$, T $CD8^+$ e B, envolvidas na rejeição de células alogênicas.

Levando em conta, ainda, que o DM1 é uma doença autoimune, outra opção terapêutica busca a conservação das ilhotas ainda presentes em pacientes recém-diagnosticados. Da mesma forma que o transplante de células-tronco hematopoiéticas da medula óssea tem sido aplicado na terapia em pacientes diagnosticados com leucemia mieloide crônica, após ablação da medula, esta mesma técnica pode ser aplicada em pacientes recém-diagnosticados com DM1. Em uma pesquisa pioneira, realizada no Brasil, células-tronco hematopoiéticas mobilizadas foram coletadas de pacientes recém-diagnosticados, e transplantadas após ablação total da medula óssea mediante tratamento imunossupressor drástico. Após o tratamento, alguns pacientes passaram a produzir insulina, dentre os quais, alguns alcançaram a normoglicemia sem a necessidade de administrar insulina exógena. Porém, após um ano, todos apresentaram hiperglicemia, necessitando retornar à insulinoterapia (Voltarelli *et al.*, 2007).

Células-tronco pluripotentes induzidas (iPSC)

Apesar das ESC apresentarem um alto potencial proliferativo e de diferenciação em diversos tecidos, o transplante alogênico de ESC pode causar a ativação do sistema imune e, assim, demandar o uso de imunossupressores. Além disso, a aplicabilidade de ESC é limitada em razão de aspectos éticos envolvendo o uso de embriões humanos. Por outro lado, as ASC têm a vantagem de possibilitar o transplante autólogo, evitando a imunorrejeição, porém sua menor potencialidade faz com que sejam células com pouca plasticidade, dificultando ainda mais sua diferenciação.

Em vista destes problemas, Takahashi e Yamanaka publicaram, em 2006, um protocolo de indução de fibroblastos murinos adultos em células-tronco pluripotentes, utilizando vetores virais contendo os genes *oct3/4* (*octamer-binding transcription factor 4*), *sox2* (*sex determining region Y-box 2*), *c-myc* (*v-Myc avian myelocytomatosis viral oncogene homolog*) e *klf4* (*Kruppel-like factor 4*). Essas células, designadas iPSCs (do inglês, *induced pluripotent stem cells*), possuem características similares às células-tronco embrionárias. No ano seguinte, este mesmo grupo publicou um novo trabalho sobre a indução de fibroblastos humanos da derme em iPSC, utilizando os mesmos genes como indutores e obtendo células similares às ESC humanas quanto à morfologia, proliferação, antígenos de superfície, expressão gênica, características epigenéticas, atividade telomérica e capacidade de diferenciação em células dos três folhetos germinativos (Takahashi *et al.*, 2007).

Da mesma forma que as ESC têm sido induzidas à diferenciação em células produtoras de insulina, as iPSC também podem ser induzidas à diferenciação, obtendo-se resultados semelhantes. Apesar de as iPSC apresentarem a vantagem de possibilitar um transplante autólogo, sua maior desvantagem é a forma como são geradas, envolvendo a expressão de oncogenes e o uso de vetores virais que modificam o genoma da célula. Atualmente, busca-se viabilizar a aplicação clínica de iPSC pelas tecnologias, hoje, disponíveis para indução de pluripotência, utilizando adenovírus (tipo viral que não integra seu DNA no genoma do hospedeiro), agentes químicos, proteínas com domínio de transdução, plasmídeos, RNA sintético, entre outras estratégias, além de empregar células mais acessíveis, como as células sanguíneas, e o desenvolvimento de protocolos de expansão em larga escala e diferenciação adequados para a prática clínica.

Enquanto o uso das iPSC em terapias não se torna viável, alguns grupos, inclusive o nosso, têm utilizado esta técnica para gerar iPSC de pacientes de diversos tipos de enfermidades, incluindo de pacientes diabéticos. A obtenção de iPSC de pacientes DM1 permite diferenciá-las em células β pancreáticas e células do sistema imune, as quais, de fato, contribuem para o desenvolvimento do DM1. Desta forma, será possível compreender as causas primárias envolvidas no aparecimento da doença, e por fim, desenvolver novas estratégicas terapêuticas mais efetivas.

Transdiferenciação e reprogramação direta

Outra forma de se obter células produtoras de insulina seria por meio da reprogramação direta de células adultas. Da mesma forma como se pode induzir fibroblastos a um estágio de pluripotência, tem sido demonstrado, também, que a indução da expressão de três fatores de transcrição β pancreáticos, Pdx1 (*pancreatic and duodenal homeobox 1*), Ngn3 (*neurogenin 3*) e MafA (*v-maf musculoaponeurotic fibrosarcoma oncogene homologue*), no pâncreas exócrino de camundongos, é suficiente para converter ácinos em células β (Zhou *et al.*, 2008). Células ductais também podem ser reprogramadas *in vivo* pela indução da expressão do fator de transcrição Pax4 (*paired box 4*), importante regulador da diferenciação de células β (Al-Hasani *et al.*, 2013).

Uma fonte celular mais óbvia para a obtenção de células β é a própria ilhota pancreática, pois suas células constituintes compartilham muitas etapas de desenvolvimento. Após injúria e ablação total das células β, células α podem se converter em células β *in vivo* pela superexpressão induzida de Pax4 (Thorel *et al.*, 2010), mecanismo que pode ser mimetizado quimicamente, por exemplo, por meio de tratamento com ácido gama-aminobutírico (Al-Hasani *et al.*, 2013). Células hepáticas também são excelentes candidatas para transdiferenciação, visto que compartilham uma mesma progenitora endodérmica. Os fatores Ngn3, NeuroD (*neurogenic differentiation transcription factor*), Pdx1 e Pax4 já foram descritos como essenciais para a transdiferenciação de células hepáticas em células β.

Outra possibilidade seria a desdiferenciação de uma célula adulta diferenciada para um estágio de maior potencialidade, com posterior reprogramação direta em células produtoras de insulina. Células acinares *in vitro* adotam espontaneamente um fenótipo similar ao de células progenitoras, adquirindo a habilidade de se diferenciarem em células β. O tratamento com EGF (do inglês, *epidermal growth factor*), LIF (do inglês, *leukemia inhibitory factor*) ou a superexpressão de Pdx1, MafA, Ngn3 e Pax4 possibilitam a diferenciação de células acinares desdiferenciadas em células β (Demcollari *et al.*, 2017).

As estratégias de obtenção de células β pancreáticas a partir de tecidos adultos estão esquematizadas na Figura 36.1.

As principais fontes de células de origem não pancreática e diferentes estratégias de geração de células β pancreáticas *in vitro* estão esquematizadas na Figura 36.2.

Arcabouços biológicos

A Engenharia Tecidual permite o desenvolvimento de tecidos e órgãos para o reparo de tecidos danificados. Tendo em vista que órgãos e tecidos são compostos de uma matriz extracelular (MEC) de composição única, arcabouços biológicos (*bioscaffolds*) constituídos de material da matriz extracelular (MEC) e moléculas biologicamente ativas – *bioscaffolds* tridimensionais – desempenham um papel crítico na Medicina Regenerativa. Idealmente, o arcabouço biológico fornece um nicho microambiental igual ou semelhante à MEC nativa. A MEC influencia a mitogênese, quimiotaxia e diferenciação celular e também induz a remodelação tecidual (Cortiella *et al.*, 2010). É provável que a ultraestrutura tridimensional, a topologia da superfície e a composição da MEC contribuam para estes efeitos.

A utilização da Bioengenharia para o desenvolvimento de um pâncreas artificial, por meio da combinação de células, *scaffold* e moléculas biologicamente ativas, constitui uma alternativa atraente para a terapia do DM1. Estudos recentes demonstraram que

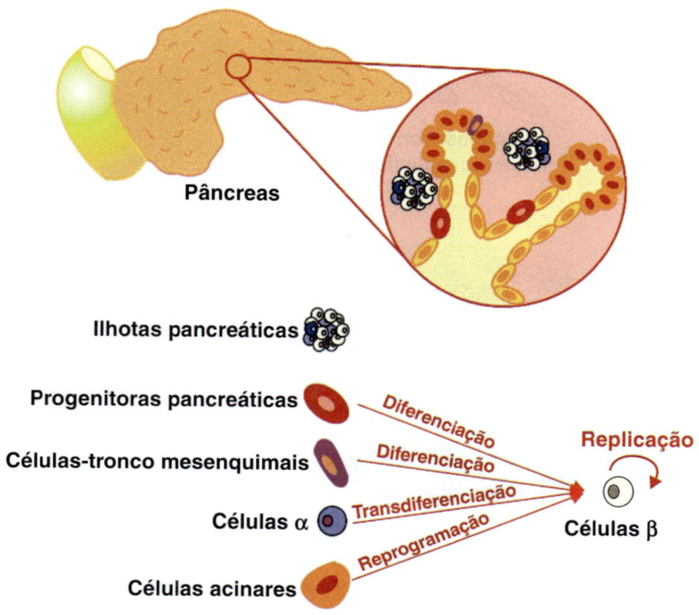

Figura 36.1. Estratégias de obtenção de células β pancreáticas a partir de tecidos adultos: ilhotas pancreáticas isoladas e purificadas a partir de pâncreas de doadores de órgãos, replicação de células β *in vitro*, diferenciação de células progenitoras e de células-tronco mesenquimais, transdiferenciação de células α e reprogramação de células acinares.

Fonte: Acervo da autoria.

o pâncreas pode ser descelularizado, tornando-se um esqueleto de MEC ou *bioscaffold*, utilizado como base para adesão de vários tipos celulares e para reconstituir ou "engenheirar" o órgão, visando ao desenvolvimento do tecido pancreático e a restauração, principalmente, de sua função endócrina. Dentre os tipos celulares testados, pode-se destacar as células-tronco humanas derivadas de líquido aminiótico (Mirmalek-Sani *et al.*, 2013), células produtoras de insulina derivadas de iPSC (Wan *et al.*, 2017), células-tronco pancreáticas fetais humanas (Elebring *et al.*, 2017), células-tronco mesenquimais e células hepáticas modificadas em células produtoras de insulina induzidas por glicose (Chaimov *et al.*, 2017) e células progenitoras endoteliais (Guo *et al.*, 2018).

A Figura 36.3 ilustra os diferentes tipos celulares e arcabouço biológico de matriz extracelular descelularizada utilizados como fontes de células β e/ou com intuito de melhorar sua funcionalidade.

Apesar do progresso notável, ainda existem desafios significativos, por exemplo, escalonar as técnicas para os órgãos humanos, encontrar tipos de células clinicamente relevantes para a recelularização, além de se reconstruir completamente a vasculatura e o parênquima dos *bioscaffolds* recelularizados para funcionamento em longo prazo após o transplante.

As principais estratégias de descelularização e utilização de arcabouços biológicos de matriz extracelular pancreática estão resumidas na Figura 36.4.

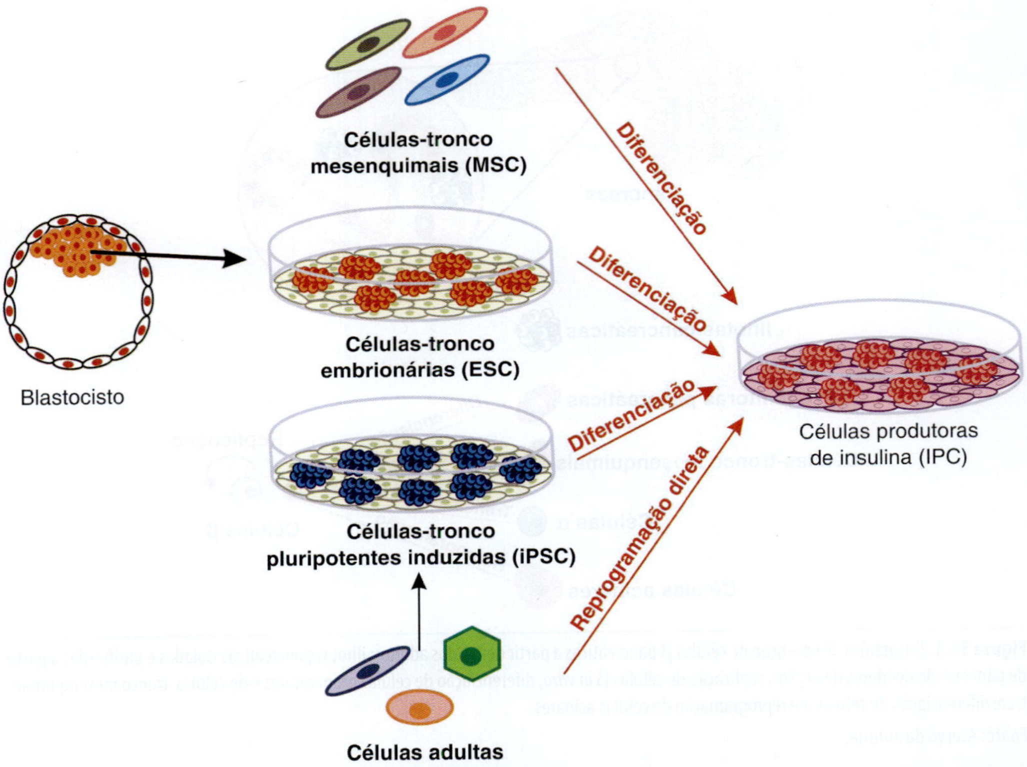

Figura 36.2. Principais fontes de células de origem não pancreática e diferentes estratégias de geração de células β pancreáticas *in vitro*: diferenciação de células-tronco mesenquimais, células embrionárias e células pluripotentes induzidas, e/ou reprogramação direta de células adultas.
Fonte: Acervo da autoria.

Conclusões e perspectivas

Nas últimas décadas, inúmeros avanços ocorreram na terapia do DM, tanto do ponto de vista médico, com o desenvolvimento de novas formulações para administração eficiente da insulina, como na área de pesquisa translacional, com a transferência de conhecimentos adquiridos na pesquisa básica para a clínica. O transplante de ilhotas é um ótimo exemplo de tecnologia que tem sido aperfeiçoada visando à obtenção de maior quantidade de ilhotas com a melhor qualidade e funcionalidade possível. Uma das maiores limitações ao transplante de ilhotas é a quantidade necessária de ilhotas para reversão do DM1, exigindo de dois a quatro doadores para um receptor. Esforços têm sido direcionados para o aumento da massa de célula β *in vitro*, entretanto, sua expansão é limitada em face da tendência destas células à perda de sua funcionalidade (produção e secreção de insulina) durante as progressivas passagens em cultura. Neste panorama, surgiram as células-tronco, que apresentam a vantagem de rápida e até ilimitada expansão em cultura, como é o caso das ESC e iPSC. A perspectiva de se utilizar

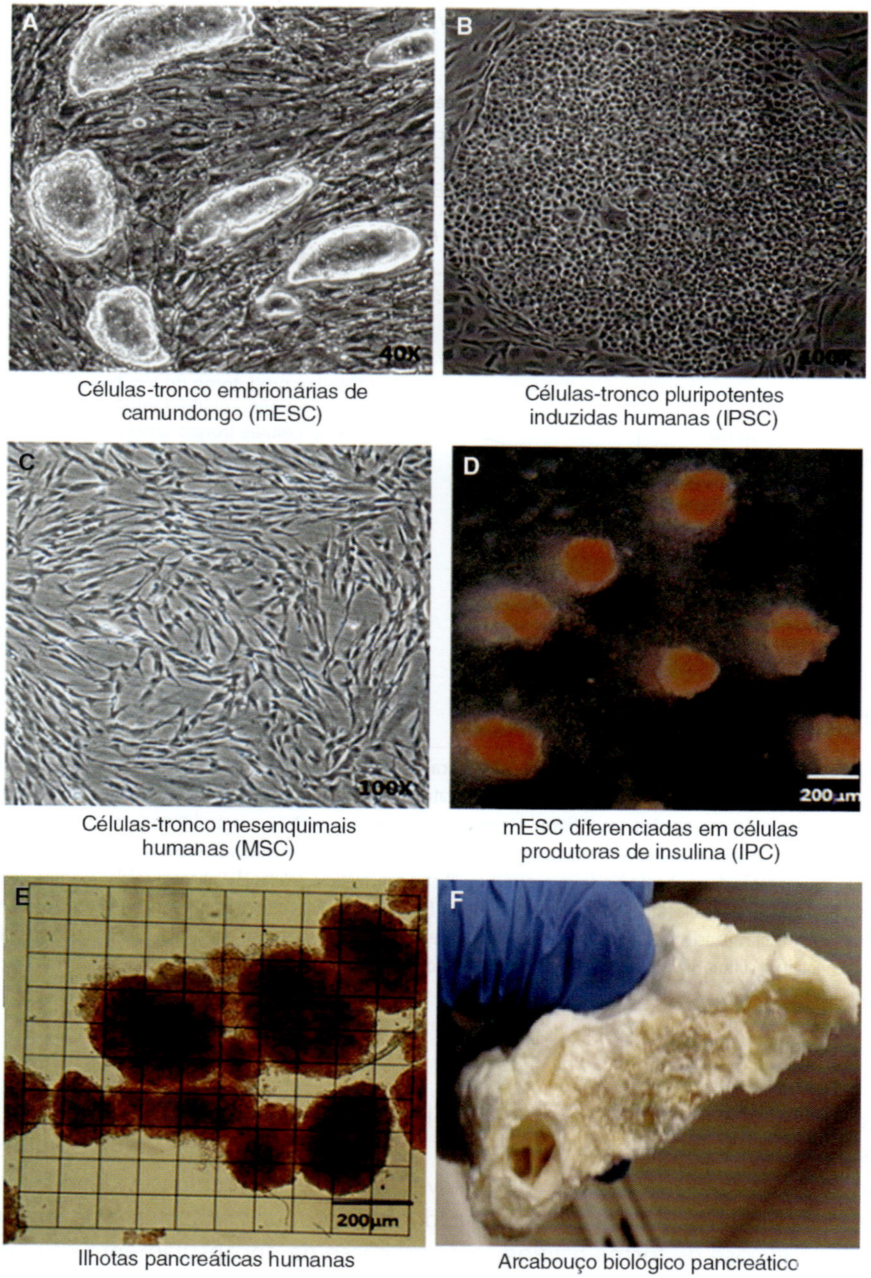

Figura 36.3. Diferentes tipos celulares e arcabouço biológico de matriz extracelular descelularizada. (**A**) Colônias de células-tronco embrionárias de camundongo (mESC). (**B**) Colônia de células-tronco pluripotentes induzidas humanas (iPSC). (**C**) Células-tronco mesenquimais de polpa dentária humana. (**D**) Células-tronco embrionárias de camundongo diferenciadas em células produtoras de insulina coradas com ditizona, corante vermelho que se liga à insulina. (**E**) Ilhotas pancreáticas humanas adultas purificadas e coradas com ditizona. (**F**) Arcabouço biológico pancreático composto de matriz extracelular descelularizada humana.

Fonte: Acervo da autoria.

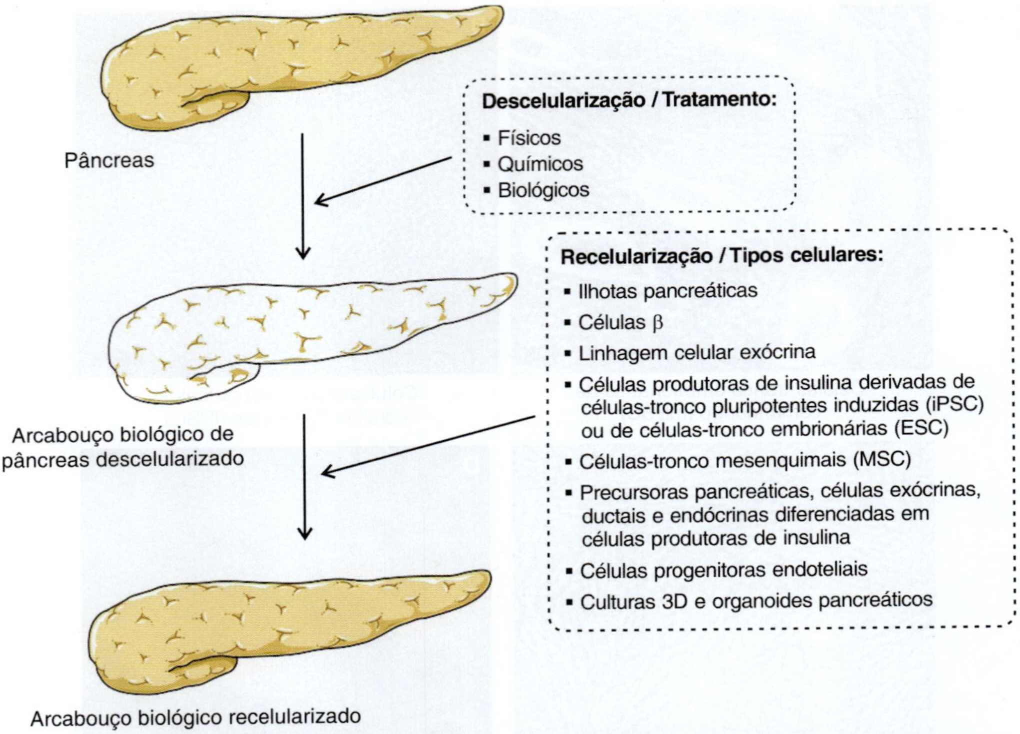

Figura 36.4. Estratégias de descelularização e utilização de arcabouços biológicos de matriz extracelular pancreática. Os agentes utilizados para descelularização de órgãos vão depender de alguns fatores: celularidade do tecido, densidade, conteúdo lipídico e espessura. Os tratamentos de descelularização podem ser: a) físicos – temperatura, força/pressão, eletroporação; b) químicos – ácidos e bases, soluções hipotônicas e hipertônicas, álcool, solventes e detergentes; e c) biológicos – enzimas e agentes não enzimáticos. Diferentes tipos celulares utilizados na recelularização do arcabouço biológico pancreático: ilhotas pancreáticas, células β, linhagem celular exócrina, células produtoras de insulina derivadas de células-tronco pluripotentes induzidas (iPSC) ou de células-tronco embrionárias (ESC), células-tronco mesenquimais (MSC), precursoras pancreáticas, células exócrinas, ductais e endócrinas diferenciadas em células produtoras de insulina, células progenitoras endoteliais, cultura 3D de células pancreáticas e organoides pancreáticos.

Fonte: Acervo da autoria.

células que permitam um transplante autólogo, como no caso iPSC, tornam o uso das células-tronco uma alternativa ainda mais atraente. Entretanto, independentemente do tipo de células-tronco, sua maior desvantagem é a dificuldade de diferenciação *in vitro* em células maduras que têm capacidade de produzir altas doses de insulina e de responder à glicose de forma fisiológica. O processo de encapsulamento celular surgiu como alternativa atraente para evitar o uso de imunossupressores, outra limitação ao transplante de ilhotas pancreáticas e outros tipos celulares não autólogos.

Nos últimos anos, estudos mostraram que órgãos e tecidos são compostos de uma MEC de composição única, capaz de influenciar a funcionalidade e a viabilidade celular, sendo que a combinação de células e moléculas biologicamente ativas em um *scaffold* adequado constitui uma alternativa extremamente atraente para a terapia do DM1.

Em vista disto, estudos moleculares buscam mimetizar a organogênese pancreática e identificar fontes ilimitadas e financeiramente viáveis de células produtoras de insulina, como aquelas derivadas de células-tronco e de progenitoras pancreáticas, e a combinação dessas células com *bioscaffolds* pancreáticos descelularizados e com fatores peptídicos de crescimento e diferenciação tem sido o alvo principal do nosso e de outros grupos de pesquisa.

Agradecemos o apoio financeiro da Fundação de Amparo à Pesquisa do Estado de São Paulo (FAPESP), do Banco Nacional de Desenvolvimento Econômico e Social (BNDES), da Coordenação de Aperfeiçoamento de Pessoal de Nível Superior (CAPES), do Conselho Nacional de Desenvolvimento Científico e Tecnológico (CNPq), do Ministério da Ciência e Tecnologia e do Ministério da Saúde – Departamento de Ciência e Tecnologia (DECIT).

Referências bibliográficas

Al-Hasani K et al. Adult Duct-lining cells can reprogram into β-like cells able to counter repeated cycles of toxin-induced diabetes. Developmental Cell. 2013; 26:1, 86-100.

Campanha-Rodrigues A L et al. Therapeutic potential of laminin-biodritin microcapsules for type 1 diabetes mellitus. Cell Transplantation. 2013; 24(2):247-261.

Campos-Lisbôa ACV et al. Biodritin microencapsulated human islets of langerhans and their potential for type 1 diabetes mellitus therapy. Transplantation Proceedings. 2008; 40(2):433-435.

Chaimov D et al. Innovative encapsulation platform based on pancreatic extracellular matrix achieve substantial insulin delivery. Journal of Controlled Release: Official Journal of The Controlled Release Society. 2017; 257:91-101.

Collaborative Islet Transplant Registry (CITR). Collaborative Islet Transplant Registry, 2016.

Cortiella J et al. Influence of Acellular Natural Lung Matrix On Murine Embryonic Stem Cell Differentiation And Tissue Formation. Tissue Engineering. Part A 2010; 16(8):2565-2580.

Demcollari TI, Cujba AM, Sancho R. Phenotypic plasticity in the pancreas: new triggers, new players. Current Opinion In Cell Biology. 2017; 49:38-46.

Domínguez-Bendala J, Ricordi C. Present and future cell therapies for pancreatic beta cell replenishment. World Journal of Gastroenterology. 2012; 18(47):6876-6884.

Elebring E et al. Cold-perfusion decellularization of whole-organ porcine pancreas supports human fetal pancreatic cell attachment and expression of endocrine and exocrine markers. Journal of Tissue Engineering. 2017; 8:2041731417738145.

Eliaschewitz FG et al. First brazilian pancreatic islet transplantation in a patient with type 1 diabetes mellitus. Transplantation Proceedings. 2004; 36(4):1117-1118.

Guo Y et al. Vascularization of Pancreatic Decellularized Scaffold With Endothelial Progenitor Cells. Journal of Artificial Organs. 2018; 21(2):230-237.

International Diabetes Federation. Diabetes Atlas. Disponível na Internet: https://diabetesatlas.org/resources/(09 fev 2022). Acesso em: 17 Fev. 2015.

Kohn DB, Candotti, F. Gene therapy fulfilling its promise. The New England Journal Of Medicine. 2009; 360(5):518-521.

Kopp JL., Grompe M, Sander M. Stem cells versus plasticity in liver and pancreas regeneration. Nature Cell Biology. 2016; 18(3):238.

Labriola L et al. Beneficial effects of prolactin and laminin on human pancreatic islet-cell cultures. Molecular and Cellular Endocrinology. 2007a; 263(1-2):120-133.

Labriola L et al. Prolactin-induced changes in protein expression in human pancreatic islets. Molecular and Cellular Endocrinology. 2007b; 264(1-2):16-27.

Leal-Lopes C, Grazioli G, Mares-Guia TR, Coelho-Sampaio T, Sogayar MC. Polymerized laminin incorporation into alginate-based microcapsules reduces pericapsular overgrowth and inflammation. J Tissue Eng Regen Med. 2019; 13, 1912– 1922. https://doi.org/10.1002/term.2942

Lumelsky N et al. Differentiation of embryonic stem cells to insulin-secreting structures similar to pancreatic islets. Science. 2001; 292(5520):1389-1394.

Mantovani M da C et al. Immobilization of primary cultures of insulin-releasing human pancreatic cells. Islets. 2009; 1(3):224-231.

Mirmalek-Sani S-H et al. Porcine pancreas extracellular matrix as a platform for endocrine pancreas bioengineering. Biomaterials. 2013; 24(22):5488-5495.

Ouziel-Yahalom L et al. Expansion and redifferentiation of adult human pancreatic islet cells. Biochemical and Biophysical Research Communications. 2006; 341(2):291-298.

Pagliuca FW et al. Generation of functional human pancreatic β cells in vitro. Cell. 2014; 159(2):428-439.

Pepper AR et al. Current status of clinical islet transplantation. World Journal of Transplantation. 2013; 3(4):48-53.

PNS – Pesquisa Nacional de Saúde. Disponível em: <Https://Www.Pns.Icict.Fiocruz.Br/Index.Php?Pag=Resultados> (12 set 2017).

Rezania A et al. Maturation of human embryonic stem cell-derived pancreatic progenitors into functional islets capable of treating pre-existing diabetes in mice. Diabetes. 2012; 61(8):2016-2029.

Rezania A et al. Reversal of diabetes with insulin-producing cells derived in vitro from human pluripotent stem cells. Nature Biotechnology. 2014; 32(11):1121-33.

Shapiro AMJ, Pokrywczynska M, Ricordi C. Clinical pancreatic islet transplantation. Nature Reviews. Endocrinology. 2017; 3(5):268-277.

Takahashi K et al. Induction of pluripotent stem cells from adult human fibroblasts by defined factors. Cell. 2007; 131(5):861-872.

Thorel F et al. Conversion of adult pancreatic alpha-cells to beta-cells after extreme beta-cell loss. Nature. 2010; 7292(46422):149-1154.

Voltarell JC et al. Autologous nonmyeloablative hematopoietic stem cell transplantation in newly diagnosed type 1 diabetes mellitus. JAMA. 2007; 297(14):1568-1576,

Wan J et al. Culture of IPSCs derived pancreatic β like cells in vitro using decellularized pancreatic scaffolds: a preliminary trial. Biomed Research International. 2017; 2017:4276928.

Zhou Q et al. In Vivo Reprogramming of adult pancreatic exocrine cells to β-cells. Nature. 2008; 455(7213):627-32.

37

O Sistema VIP/VPAC na Manutenção da Homeostase Imunológica – Uma Abordagem Neuroimune para a Patogenia da Síndrome de Sjögren

Vanesa Hauk • Daniel Paparini • Esteban Grasso • Guillermina Calo • Mario Calafat • Lucila Gallino • Fátima Merech • Rosanna Ramhorst • Claudia Pérez Leirós

Resumo

Os macrófagos (M∅) têm papel central na manutenção da homeostase do tecido em face de sua função fagocítica de remoção de produtos de degradação e células apoptóticas, função que desempenham "silenciosamente" e de maneira rápida evitando uma resposta inflamatória deletéria. O controle da homeostase do tecido requer um equilíbrio entre os processos apoptóticos, autofágicos e inflamatórios. Por outro lado, a resposta celular a estímulos estressantes está sujeita a uma regulação estrita com a expressão de várias proteínas cuja superexpressão induz apoptose.

O peptídeo intestinal vasoativo (VIP; do inglês, *vasoactive intestinal peptide*) é um neurotransmissor autônomo pró-secretor e vasodilatador, que tem efeito trófico sobre os ácinos e, juntamente com seus receptores VPAC, está localizado nas células imunes com acentuado efeito anti-inflamatório e imunomodulador. A presença e atividade do sistema VIP/VPAC em células diversas revelam seu papel fisiológico e seu possível valor como *biomarcador* em processos patológicos.

A síndrome de Sjögren (SS) é uma doença autoimune crônica caracterizada por um grave déficit na função secretora salivar e lacrimal. Não há evidências claras sobre sua patogenia e o tratamento é sintomático, com alívio apenas marginal. Neste trabalho, evidências sobre o papel do VIP na manutenção da homeostase glandular são descritas em um modelo experimental da doença, os camundongos diabéticos não obesos (NOD). Os resultados obtidos no modelo NOD sugerem que maior conhecimento dos mecanismos que condicionam a função de Mo/M∅ e sua plasticidade funcional no diálogo com as células secretoras – e a possível participação do VIP nesses mecanismos – pode contribuir para a identificação de alvos e/ou marcadores terapêuticos nesta e em outras patologias inflamatórias.

A síndrome de Sjögren (SS) é uma doença autoimune crônica que acomete 0,3% a 1% da população adulta, a segunda mais comum depois da artrite reumatoide (AR) e com impacto econômico semelhante à AR nos sistemas de saúde (Vivino *et al.* 2019). Este impacto desfavorável é descrito em países europeus e norte-americanos com consequências no emprego e nas taxas de aposentadoria por invalidez. A doença acomete mulheres na proporção de 9:1, em geral aquelas de meia-idade, embora possa acometer pacientes de todas as idades.

É caracterizada por uma perda progressiva da função secretora salivar (xerostomia) e lacrimal (ceratoconjuntivite seca) em associação com outras manifestações exócrinas e extraglandulares, entre as quais uma fadiga crônica incapacitante que acomete aproximadamente metade dos pacientes. Entre as consequências mais graves da SS, cerca de 5% dos pacientes podem desenvolver linfoma não Hodgkin de grau B baixo ou intermediário que se origina no tecido linfoide associado à mucosa. A doença apresenta-se como distúrbio primário (SSp) ou associada à AR ou lúpus eritematoso sistêmico (LES), entre outras doenças autoimunes. Em pacientes diagnosticados precocemente, mas particularmente naqueles diagnosticados após anos de desenvolvimento de complexo *Sicca*, a deterioração dos tecidos oculares e do epitélio orofaríngeo em razão do déficit funcional do parênquima secretor compromete a qualidade de vida por interferir nas funções básicas do cotidiano como falar, comer e dormir. Embora menos frequente, o envolvimento do epitélio do trato respiratório superior e inferior produz lesões que podem resultar em tosse crônica.

Sua patogenia é desconhecida e o tratamento até o momento é, principalmente, sintomático com estresse ambiental (físico e/ou emocional) e hormonal, o que, em indivíduos geneticamente suscetíveis, daria origem a uma resposta autoimune. Na última década, foram desenvolvidos abordagens e modelos mais propícios para compreender os mecanismos patogênicos, com base em uma observação que foi central durante o curso da doença: a infiltração moderada por células mononucleares nas glândulas não se correlaciona com a gravidade da hipofunção secretora. Com base nesses dados clínicos obtidos no momento do diagnóstico, propõe-se que eventos precoces que contribuem para a perda da homeostase nas glândulas (defeitos na sinalização intracelular, aumento da apoptose de ácinos, liberação de autoantígenos ou ativação aberrante do epitélio secretor) podem aumentar a suscetibilidade do tecido a uma resposta autoimune (Goules *et al.*, 2017).

Assim, uma abordagem integrada dos mecanismos patogênicos da SS tem sido proposta, com foco na confluência de sinais nervosos, endócrinos e mediadores locais sintetizados por células imunes e epiteliais secretoras, essenciais na manutenção da homeostase glandular. A proposta sustenta que mais de um mecanismo homeostático é acometido no início da SS e que, *a posteriori* da falha funcional da glândula, a tolerância imunológica é perdida e segue-se uma resposta autoimune. Essa resposta não explicaria o dano funcional no início da doença, mas contribuiria para sua perpetuação e aprofundamento da hipofunção secretora.

Manutenção da homeostase do tecido nas glândulas salivares

Uma característica essencial para a manutenção da homeostase tecidual é um equilíbrio adequado entre os processos apoptótico, autofágico e inflamatório. A constituição e manutenção da interface materno-placentária nas primeiras fases da gestação ou as glândulas salivares nos estágios embrionário e pós-natal inicial são exemplos desse equilíbrio. Compatível com isso, as rupturas da integridade anatômica e da homeostase do tecido são identificadas como eventos precoces associados à perda da tolerância imunológica e, dependendo das condições, o início da apresentação do antígeno e respostas autoimunes.

A apoptose e a autofagia constituem dois processos de eliminação homeostática de células ou organelas danificadas, respectivamente. Por sua vez, inflamação e autofagia são processos pelos quais as células de um tecido se adaptam e respondem ao colapso da homeostase. A resposta inflamatória surge da ação concertada de células e mediadores contra uma lesão local (necrose, entrada de patógenos, apoptose aberrante) que visa eliminar a noxa e controlar a homeostase do tecido. Em outro nível, a autofagia é uma resposta celular ao estresse diante da falta de nutrientes extracelulares, por redução na concentração de metabólitos intracelulares (déficit de fatores de crescimento ou sua sinalização), ou do estresse reticular. A relação funcional entre apoptose e autofagia é complexa, pois, em termos gerais, ambas podem ser induzidas pelos mesmos estímulos ou se desenvolverem de maneira mutuamente exclusiva dependendo do contexto. Finalmente, formas especializadas de autofagia podem ser induzidas por patógenos virais em uma nova via de apresentação antigênica no contexto de MHC de classe I com respostas T $CD8^+$ aumentadas. Da mesma maneira, evidências recentes indicam que a autofagia é crucial para a modulação da resposta T $CD4^+$ contra patógenos fagocitados.

A manutenção da homeostase do tecido requer uma resposta celular rigidamente controlada a estímulos estressantes, envolvendo processos-chave como parada do ciclo celular, reparo de DNA, senescência replicativa e apoptose quando o dano excede a capacidade de reparo. Inúmeras proteínas induzidas por estresse foram descritas, incluindo a proteína TP53INP1 em suas duas isoformas α e β. O TP53INP1 é um dos alvos do p53, sua superexpressão induz apoptose e, por sua vez, é o principal mediador da função antioxidante do p53. Essas proteínas têm meia-vida curta e, juntamente com outras proteínas do estresse, são de particular interesse em tecidos exócrinos, uma vez que são induzidas seletivamente em células acinares de camundongo contra estímulos estressantes como a inflamação (Tomasini *et al.*, 2005).

Foram descritas várias moléculas que participam do controle da função secretora (canais iônicos, aquaporinas, receptores muscarínicos de acetilcolina) ou estruturais do parênquima glandular (colágeno tipo IV) que podem perder sua localização celular, alterar seu estado de ativação, afetar a estrutura do tecido ou gerar respostas autoimunes agindo como autoantígenos (Konttinen *et al.*, 2006). Consistente com isso, a presença de autoanticorpos circulantes no soro de pacientes com SS que reconhecem receptores muscarínicos de acetilcolina nas glândulas e modulam sua atividade foi descrita na década de 1990 (Pérez Leirós *et al.*, 1999) e, posteriormente, confirmada em outras coortes de pacientes e em modelos murinos de SS (Nguyen *et al.*, 2000; Park *et al.*, 2011).

Macrófagos no controle da homeostase dos tecidos

Os macrófagos (M∅) têm papel central na manutenção da homeostase do tecido em face de sua função fagocítica de remoção de produtos de degradação e células apoptóticas. Um aspecto-chave de seu envolvimento é a maneira "silenciosa" e rápida pela qual os macrófagos removem "resíduos celulares" para prevenir uma resposta inflamatória deletéria.

A nomenclatura binária para classificar o MØ em M1 e M2, que imita as células T, não nos permite descrever sua multiplicidade funcional (Mosser & Edwards, 2008). Atualmente, é proposto que os MØ são células plásticas que variam suas respostas e conjuntos de mediadores de acordo com as condições microambientais alternando entre populações fenotipicamente diferenciáveis: uma população de MØ "inflamatórios" para defesa contra patógenos e morte celular em razão de necrose; outra população para cicatrização e reparo de tecidos; e a terceira, os macrófagos "reguladores", que regula a resposta adaptativa com efeito imunossupressor. Os primeiros liberam, principalmente, TNF-α, IL-12 e altos níveis de óxido nítrico (NO) a partir da arginina contra estímulos inflamatórios; os últimos derivam arginina para a produção de ornitina e poliaminas que irão favorecer a produção de matriz extracelular e o reparo e seu principal estímulo é a IL-4. Os terceiros liberam altos níveis de IL-10, TGF-β e PGE2 e baixos níveis de IL-12, mas mantêm alta expressão de moléculas coestimulatórias CD-80/CD-86. Entre essas populações, existem outras bem definidas, como os MØ associados a tumores. Atualmente, há um debate sobre se os monócitos circulantes (Mo) já são diferenciados nesses perfis quando recrutados em tecidos, com diferenças em camundongos e humanos em termos da abundância relativa dos diferentes fenótipos de Mo (Mosser & Edwards, 2008).

Entre os sinais emitidos pelas células apoptóticas e detectadas pelo macrófago ao se aproximar e ingerir corpos apoptóticos, estão a secreção de lisofosfatidilcolina e a expressão superficial de fosfatidilserina, juntamente com níveis elevados de ATP. Propôs-se que a autofagia mantém altos níveis de ATP até o ponto em que a inibição da autofagia não afetaria a apoptose, mas inibiria a remoção de corpos apoptóticos pelas células fagocíticas vizinhas: em camundongos com deficiência de um intermediário de autofagia precoce (Atg5 $^{-/-}$), observa-se um déficit na remoção de corpos apoptóticos na retina e no pulmão. Ou seja, a alteração na sequência autofágica-apoptótica-fagocítica poderia causar uma resposta inflamatória que afeta tanto o desenvolvimento embrionário quanto os tecidos adultos diante de um estímulo patogênico.

Remoção de células apoptóticas e controle da homeostase do tecido

A remoção de células apoptóticas é a etapa final e, provavelmente, o objetivo final do programa apoptótico. Atualmente, se reconhece que proteínas endógenas, como riboproteínas e chaperonas, translocam-se para a superfície de células apoptóticas e podem atuar como neoantígenos. Consequentemente, o sistema imunológico poderia reagir contra eles e ativar uma resposta imunológica local. Portanto, um aspecto fundamental do processo de remoção é que esta etapa seja rápida e eficiente para prevenir necrose secundária nos tecidos e evitar a exposição a neoantígenos, mantendo a homeostase durante o desenvolvimento embrionário, reparo pós-lesão e remodelação tecidual (Skopouli & Katsiougiannis, 2017). Sua importância é demonstrada pelas consequências observadas quando essa etapa falha, com o desenvolvimento de inflamação e autoimunidade.

Nos últimos anos, foram identificados sinais pelos quais as próprias células em processo de apoptose atraem e facilitam sua ingestão por fagócitos profissionais, como os macrófagos. A remoção das células apoptóticas deve começar nos primeiros estágios do programa apoptótico para evitar a perda de conteúdo celular pelas células danificadas que promoveriam a inflamação. Nesse sentido, a exposição de moléculas como a fosfatidilserina, ou a liberação de fatores solúveis como a lisofosfatidilcolina que atraem monócitos, são identificadas como os primeiros sinais.

Recentemente, Mosser e Edwards (2008) ampliaram a ideia de "plasticidade funcional" dos MØ com base em seu papel central na manutenção da homeostase do tecido. Na verdade, o conceito desenvolvido sobre os MØ como células imunes efetoras na defesa do hospedeiro é limitado, em vista de outras funções do MØ no controle homeostático relacionado com sua capacidade fagocítica. No mesmo sentido, sua função fagocítica os coloca entre as principais células sentinelas em tecidos para a retirada de corpos apoptóticos, funções que ocorrem independentemente de sinais imunológicos e que não envolvem o MØ em uma produção excessiva de citocinas.

A necrose como resultado de lesão ou estresse celular também gera detritos que devem ser removidos pelos MØ. Em contraste ao que foi mencionado, a remoção desses detritos altera significativamente a fisiologia dos MØ já que, em alguns casos, é acompanhada por sinais de dano (DAMP; do inglês, *damage-associated molecular patters*), como proteínas de choque térmico, histonas, HMGB1, DNA e componentes da matriz extracelular clivada por proteases. Nesse caso, nos MØ a expressão de moléculas de superfície é alterada, o que poderia servir potencialmente como marcadores funcionais.

VIP: um peptídeo pleiotrópico com potencial clínico

O peptídeo intestinal vasoativo (VIP) pertence à família de peptídeos glucagon-GRF-secretina e foi, inicialmente, descrito como um neurotransmissor autônomo. No sistema nervoso periférico, o VIP tem um efeito pró-secretor e vasodilatador por ação nos receptores VPAC nos ácinos e no músculo liso vascular (Månsson *et al.*, 1990). Por outro lado, VIP/VPAC está abundantemente localizado em células do sistema imunológico com um efeito anti-inflamatório e imunomodulador acentuado, que promove respostas anti-inflamatórias e tolerogênicas, como foi demonstrado em modelos murinos e células humanas em AR, doença de Crohn, entre outros (Juarranz *et al.*, 2008; Martinez *et al.*, 2014).

Três tipos de receptores de alta afinidade para VIP foram descritos por sua sequência, perfil de afinidade, expressão e sinalização intracelular. Dois destes, VPAC1 e VPAC2, reconhecem VIP, PHI e PACAP com afinidade semelhante e são expressos em Mo/MØ humanos e murinos na forma constitutiva ou diante de estímulos inflamatórios. O receptor PAC1 reconhece VIP com menor afinidade. VIP reduz a produção de NO induzido por iNOS, IL-12 e TNF-α em Mo/MØ e aumenta a IL-10 favorecendo um fenótipo regulatório (Mosser & Edwards, 2008; Rosignoli *et al.*, 2006). Os receptores VPAC1 sinalizam para o interior da célula por meio de vias mediadas por cAMP/PKA, PLC e MAPK, VPAC2 principalmente por meio de cAMP/PKA e ambos os receptores medeiam o efeito inibitório de VIP na ativação de NF-κB (Onoue *et al.*, 2008).

A presença e atividade do sistema VIP/VPAC em células diversas revelam não somente seu papel fisiológico, como seu possível valor como *biomarcador* em processos patológicos. Da mesma maneira, está sendo indicado para desenvolvimentos terapêuticos e foi inserido em ensaios clínicos como um medicamento candidato para tratar a inflamação relacionada com a hipertensão pulmonar. Embora resultados pré-clínicos e baseados em células de pacientes *in vitro* sejam promissores, em virtude de sua baixa biodisponibilidade, estratégias farmocoquímicas estão sendo realizadas para adaptar a molécula ou gerar novos análogos para possível uso terapêutico.

Efeitos do VIP e modulação do sistema VIP/VPAC na inflamação crônica

Aos efeitos nervosos do VIP descritos por seus descobridores Sami Said e Viktor Mutt em 1970, somam-se os inúmeros relatórios que descrevem os efeitos imunomoduladores do VIP e o colocam como uma molécula de grande interesse em Neuroimunologia. Demonstrou-se um efeito anti-inflamatório do VIP atuando, principalmente, em monócitos e macrófagos, e como promotor de um perfil tolerogênico e supressor por ação sobre linfócitos T, indução de células T regulatórias e células dendríticas tolerogênicas. Certamente, estudos pré-clínicos forneceram evidências de seu efeito anti-inflamatório em projetos *in vitro* com células humanas e murinas, como também com a utilização de modelos animais de infecções virais, inflamação e autoimunidade (Delgado *et al.*, 2008; Yadav & Goetzl, 2008). Da mesma maneira, demonstrou-se que o VIP também atua nas células dos pacientes isoladas de locais inflamados, como as células sinoviais na artrite reumatoide e na osteoartrite (Juarranz *et al.*, 2008).

Embora haja evidências acumuladas do efeito do VIP em diferentes doenças inflamatórias, no entanto, poucos estudos exploraram o potencial do sistema VIP/VPAC como um marcador em patologias inflamatórias. A base para este conceito é o possível envolvimento do VIP endógeno na perda da homeostase do tecido e subsequente desenvolvimento de inflamação ou autoimunidade. Juarranz *et al.* relataram em 2008 que fibroblastos sinoviais isolados de pacientes com artrite reumatoide (AR) e osteoartrite diferem na expressão de receptores VIP, com menor razão VPAC1/VPAC2 na AR. Esta observação foi confirmada com ensaios de ativação do receptor, nos quais observaram menor ativação da adenilil ciclase mediada por VPAC2 e produção de citocinas e quimiocinas. Mais recentemente, uma diminuição na expressão de VPAC1 foi relatada como um marcador biológico em pacientes com artrite inicial, que está associada a um aumento na inflamação e na atividade da doença (Seoane *et al.*, 2016). Por outro lado, a atividade da doença está inversamente correlacionada com os níveis séricos de VIP (Martínez *et al.*, 2014).

Com base nessas evidências de VIP como um polipeptídeo imunomodulador, e seu conhecido efeito pró-secretor como um neuropeptídeo autônomo, na última década, diferentes grupos exploraram seu papel na síndrome de Sjögren (Rosignoli & Pérez Leirós, 2002; Rosignoli *et al.*, 2005; *Calafat et al.*, 2007). A maior contribuição para esses estudos até o momento foi feita usando o modelo de SS de camundongos NOD. Mulheres dessa linhagem, no estágio pré-diabético, desenvolvem espontaneamente uma perda de secreção salivar que modela a doença humana em vários aspectos (Roescher *et al.*, 2012; Jonsson *et al.*, 2006).

Os resultados do laboratório que serão discutidos posteriormente apontam para o papel potencial do VIP na disfunção secretora do modelo NOD, assim como contribuíram para o conceito do sistema VIP/VPAC como um marcador de patologia. Na mesma linha, os resultados em pacientes com SS são promissores em termos de alterações do sistema VIP/VPAC.

VIP como fator de crescimento

Já em 1990, Månsson *et al.* propuseram que o VIP liberado dos terminais nervosos das glândulas salivares de ratos, além de promover a secreção de proteínas, tinha um efeito trófico nos ácinos, levando a uma hipótese posteriormente explorada sobre o papel dos neurotransmissores peptídicos como fatores tróficos em longo prazo. Esse conceito aplicado ao parênquima salivar é a justificativa para um dispositivo recente para a estimulação reflexa da secreção salivar em pacientes com SS, cujo ensaio clínico multicêntrico foi conduzido por Yrjö T. Konttinen com resultados encorajadores (Strietzel *et al.*, 2011). Foram justamente Konttinen *et al.* que descreveram em 1992 uma inervação por fibras contendo VIP alterada nas glândulas salivares de pacientes com SS, em comparação com controles saudáveis. Compatível com essa observação, demonstrou-se recentemente que o VIP estimula a neuritogênese em uma linha de neuroblastoma por meio de mecanismos mediados por AMPc/ERK e p38MAPK com expressão aumentada da proteína antiapoptótica Bcl-2. Esta é uma etapa necessária na formação de neurônios durante o desenvolvimento e a regeneração neuronal após a lesão.

Com relação ao desenvolvimento pré-natal, os níveis de VIP aumentam na interface materno-placentária murina com um pico entre os dias 9 e 12 de gestação e uma expressão mais elevada na decídua (Lim *et al.*, 2008; Spong *et al.*, 1999). VIP estimula a diferenciação neuronal em embriões de camundongo e o tratamento VIP no dia E9 aumentou o crescimento embrionário. Fêmeas VIP (+/–) produzem filhos com peso menor ao nascer e distúrbios de aprendizagem em comparação com filhos de fenótipo selvagem ou natural (+/+) de mães (+/+); no entanto, gestações de fêmeas homozigotas (–/–) para VIP não foram relatadas (Lim *et al.*, 2008). Recentemente, relatamos em um modelo murino com deficiência na expressão de VIP em células trofoblásticas, que altera a placentação, que está associada à prole de menor peso. Este efeito é compensado pelo tratamento *in vivo* com uma dose de VIP (Hauk *et al.*, 2019).

Efeitos do VIP no modelo NOD da síndrome de Sjögren

É de particular interesse estudar o VIP na SS, uma vez que, além de seus efeitos secretores e vasodilatadores, seu efeito imunomodulador poderia prevenir alguns sinais de inflamação crônica. Evidências clínicas conclusivas sustentam a ideia de que a resposta autoimune na SS ocorre muito depois da perda da secreção salivar e lacrimal. Inclusive, como mencionado anteriormente, a resposta inflamatória moderada nas glândulas não se correlaciona com a gravidade da disfunção secretora, sugerindo defeitos funcionais nas glândulas no início da SS.

O obstáculo para estudar os eventos iniciais que levam à sintomatologia *Sicca* em pacientes é que, no momento do diagnóstico de SS, a doença geralmente está avançada e os eventos precoces não podem ser detectados. No quadro da hipótese de que uma falha funcional precoce nas glândulas aumentaria sua suscetibilidade a uma resposta autoimune, usamos o modelo experimental de SS em camundongos NOD de diferentes idades. Os resultados laboratoriais indicam falhas funcionais, menor atividade neural da NOS, alteração da sinalização intracelular em ácinos, perda de ácinos por apoptose e diminuição da resposta secretora ao VIP, entre outros eventos anteriores ao aparecimento da resposta autoimune (Rosignoli & Pérez Leirós, 2002; Rosignoli *et al.*, 2005; Calafat *et al.*, 2007). Além disso, uma expressão precoce das proteínas de estresse TP53INP1s foi observada em ácinos de camundongos NOD já na semana 8 de vida, muito antes do início da disfunção secretora e dano tecidual nas glândulas (Calafat *et al.*, 2009). Essas proteínas já haviam sido descritas em outras células no câncer e em ácinos pancreáticos no curso de pancreatite inflamatória em camundongos, mas não em glândulas salivares em contexto inflamatório nem com aquele alto nível de expressão. A Figura 37.1 esquematiza esses resultados.

Para avaliar o efeito de VIP no curso da resposta imune, camundongos NOD foram tratados com o neuropeptídeo. Uma mudança em direção a um perfil tolerogênico foi observada em camundongos NOD tratados *in vivo* com VIP a partir da semana 4 de vida no estágio pré-diabético, com aumento de TGF-β, GATA-3 e Foxp3, e diminuição de citocinas pró-inflamatórias no soro (Rosignoli *et al.*, 2006). De maneira semelhante, macrófagos de camundongos NOD tratados *in vitro* com VIP mudaram o perfil inflamatório que expressavam no momento do seu isolamento, para um perfil regulatório que envolve a síntese de IL-10 e PGE2 (Larocca *et al.*, 2007; 2011). Outros autores relataram que o tratamento VIP não apenas modula a resposta imune, mas também melhora a função glandular graças a um aumento na expressão da aquaporina 5 (Li *et al.*, 2017).

Expressão do sistema VIP/VPAC no epitélio secretor e seu potencial como biomarcador

Na hipótese de que o VIP liberado pelos terminais nervosos nas glândulas promova efeitos tróficos de longo prazo, e que uma falha neste processo poderia estar por trás da perda de ácinos em razão da apoptose nas glândulas de SS, os resultados de nosso laboratório indicaram uma perda progressiva da atividade de uma enzima de localização neuronal (NOS 1) nas glândulas de camundongos NOD com o avanço da idade e a resposta autoimune (Rosignoli *et al.*, 2005) e, recentemente, comprovou-se uma perda de expressão de VIP sem alterações na expressão de seus receptores VPAC medidos por RT-PCR em tempo real nas glândulas desses camundongos (Hauk *et al.*, 2011).

Dentro da mesma hipótese, ácinos de glândulas salivares de camundongos NOD e controles foram isolados para avaliar sua sensibilidade à apoptose, a expressão de proteínas de estresse celular e o efeito do VIP. Os ácinos de camundongos NOD são mais sensíveis à apoptose induzida por TNF-α do que os de camundongos normais. Com base no fato de que nos estágios iniciais, antes do início da disfunção secretora, as glândulas já

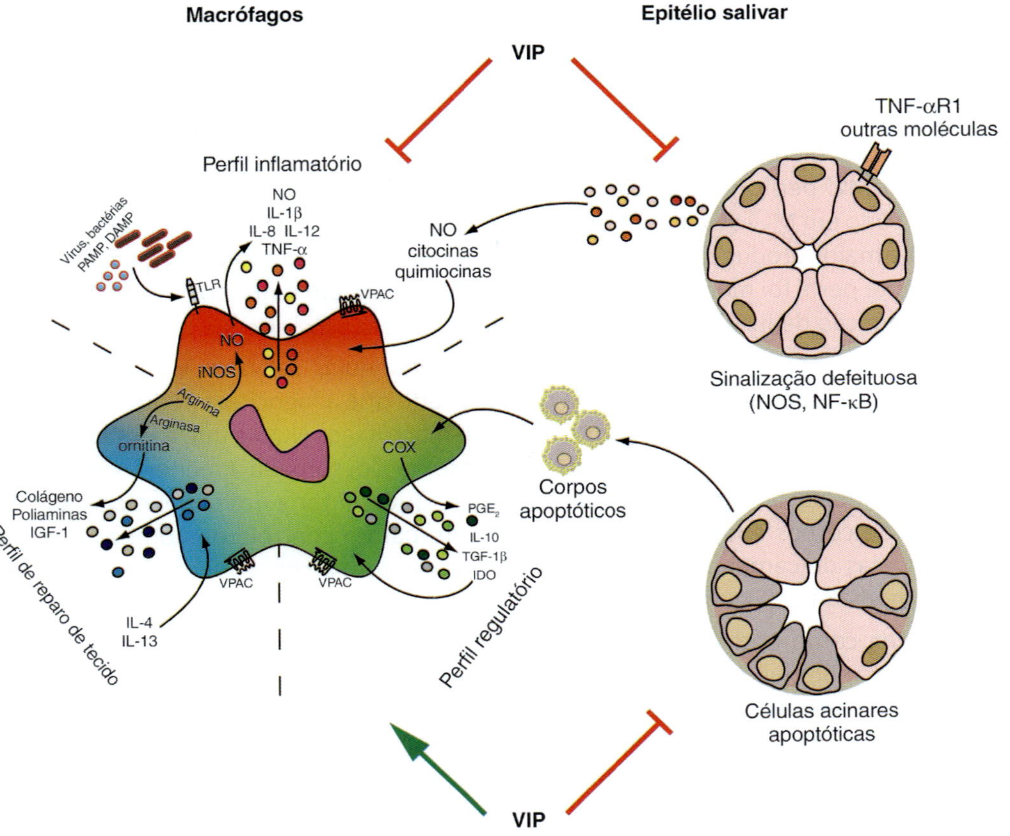

Figura 37.1. Participação do sistema VIP/VPAC na interação de células epiteliais salivares e macrófagos no modelo NOD. É proposto que o VIP liberado nas glândulas inibe (linhas vermelhas) a apoptose de ácinos e a produção de mediadores inflamatórios por células epiteliais e macrófagos, promovendo (seta verde) um perfil regulatório em macrófagos com síntese de IL-10 e PGE2. O esquema é baseado em resultados obtidos no modelo NOD de SS (referido no texto) e outros sobre a plasticidade funcional de macrófagos (Mosser & Edwards, 2008), cujos perfis mais definidos são o perfil regulatório (*regulatory*), inflamatório (*inflammatory*) e de reparação de tecidos (*wound healing*). NO: óxido nítrico; NOS: óxido nítrico sintase; TNF-αR1: receptor 1 do fator de necrose tumoral α; NF-κB: fator nuclear κB; PAMP: padrões moleculares associados a patógenos; DAMP: padrões moleculares associados a danos aos tecidos; IDO: indolamina dioxigenase; VPAC: receptores de VIP; corpos apoptóticos: corpos apoptóticos.

Fonte: Acervo da autoria.

expressam proteínas de estresse celular como TP53INP1 em níveis muito mais elevados do que nos controles, também foi possível verificar que a referida expressão aumenta ainda mais quando se induz apoptose dos ácinos com TNF-α (Calafat *et al.*, 2009).

VIP induziu um efeito antiapoptótico em células secretoras acinares de glândulas salivares de camundongos NOD e controles por meio da ativação de receptores VPAC1 e sinalização por meio de AMPc/PKA. O efeito antiapoptótico do VIP foi evidenciado na inibição da atividade da caspase 3, na expressão de mediadores pró-apoptóticos, na porcentagem de células apoptóticas e na redução da expressão de TP53INP1-α. Veja o diagrama na Figura 37.1.

Interação de macrófagos com células secretoras e perspectivas futuras

Com base no papel central dos MØ como fagócitos profissionais e sua capacidade de fagocitose "silenciosamente", era de interesse analisar a fagocitose de células apoptóticas por MØ peritoneais de camundongos NOD e controles. Um perfil "inflamatório" foi observado em MØ de camundongos NOD como modelo de SS, com menor produção de IL-10 e maior produção de IL-12, TNF-α e NO quando cocultivado com células apoptóticas. Este perfil foi modulado durante a gestação para um fenótipo "regulatório" com maior produção de IL-10 e PGE2 (Larocca *et al.*, 2011).

Particularmente na interação de ácinos de glândulas salivares e macrófagos de camundongos NOD, foi recentemente demonstrado que a fagocitose reduz os níveis de citocinas pró-inflamatórias e aumenta IL-10 em macrófagos NOD e que esses efeitos são favorecidos por VIP (Hauk *et al.*, 2011). Esta observação, somada à menor expressão de VIP nas glândulas de camundongos NOD, sugere que VIP teria um papel modulador na remoção de corpos apoptóticos silenciosamente para o controle da homeostase que, nas glândulas de camundongos NOD, seria afetado com a consequente perda do controle homeostático (Figura 37.1).

Por fim, como possível contribuição para a avaliação clínica de pacientes com SS, e na hipótese de que os monócitos/macrófagos desses pacientes pudessem expressar um perfil diferencial na resposta ao VIP, analisamos a participação do sistema VIP/VPAC nessas células. Nossos resultados indicam diferenças na expressão de marcadores de ativação com maior produção de IL-12 modulada por VIP e alterações na expressão do sistema VIP/VPAC (Hauk *et al.*, 2014). Por outro lado, descobrimos que esses monócitos têm uma capacidade fagocítica reduzida de células epiteliais apoptóticas da glândula submaxilar humana (Hauk *et al.*, 2014). Em consonância com nossa observação, outros grupos relataram mecanismos de esferocitose deficiente em pacientes com SS (Fragoulis *et al.*, 2014, Manoussakis *et al.*, 2014). Os mecanismos da interação Mo/M ainda precisam ser explorados com células secretoras, em particular a possível indução de apoptose por Mo/MØ envolvendo proteínas de estresse e outros fatores que podem servir como marcadores de patologia no futuro.

Embora tenha havido progresso, os mecanismos celulares e moleculares para a plasticidade de Mo/MØ no diálogo com as células secretoras na SS, o papel de moléculas de síntese local, como o VIP, nesses mecanismos, são desconhecidos e não há marcadores associados a tais perfis nessa patologia. Uma das questões em aberto é sobre os efeitos induzidos ou modulados por Mo/MØ em processos como apoptose, autofagia e diferenciação de células do epitélio secretor.

Os resultados comentados sugerem que um maior conhecimento dos mecanismos que condicionam a função de Mo/MØ e sua plasticidade funcional no diálogo com as células secretoras – e a possível participação do VIP nesses mecanismos – pode contribuir para a identificação de marcadores doença e/ou alvos terapêuticos.

Agradecemos a Florencia Rosignoli, Valeria Roca, Luciana Larocca que fizeram suas teses de doutorado no modelo NOD de SS sob a direção do CPL da Faculdade de Ciências Exatas e Naturais da Universidade de Buenos Aires; a Roberto Meiss, da Academia Nacional de Medicina de Buenos Aires; Ana Franchi da Faculdade de Medicina da UBA e Rosa Gomariz da Universidade Complutense de Madrid pela colaboração e discussão nos trabalhos com camundongos NOD; e a Osvaldo Hubscher e Alicia Eimon do CEMIC, Buenos Aires, pelo acompanhamento e seleção dos pacientes. Os trabalhos citados foram financiados com recursos da UBA, CONICET, Ministério da Saúde da Nação e ANPCyT obtidos pela CPL (1999-2018).

Referências bibliográficas

Calafat M et al. Nod mice exocrinopathy: towards a neuroimmune link. Neuroimmunomodulation. 2007:175-181.

Calafat M et al. Research article vasoactive intestinal peptide inhibits TNF-α-induced apoptotic events in acinar cells from nonobese diabetic mice submandibular glands. Cell. 2009; 11(2):1-10.

Delgado M et al. In vivo delivery of lentiviral vectors expressing vasoactive intestinal peptide complementary DNA as gene therapy for collagen-induced arthritis. Arthritis and Rheumatism. 2008; 58(4):1026-37.

Goules AV et al. Insight into pathogenesis of Sjögren's syndrome: dissection on autoimmune infiltrates and epithelial cells. Clinical Immunology. 2017; 182:30-40.

Hauk V et al. Trophoblast vip deficiency entails immune homeostasis loss and adverse pregnancy outcome in mice. FASEB Journal. 33(2):1801-1810.

Hauk V et al. Monocytes from Sjögren's syndrome patients display increased vasoactive intestinal peptide receptor 2 expression and impaired apoptotic cell phagocytosis. Clinical and Exprimental Immunology. 2014; 177:662-70.

Hauk, V et al. Vasoactive intestinal peptide/vasoactive intestinal peptide receptor relative expression in salivary glands as one endogenous modulator of acinar cell apoptosis in a murine model of Sjögren's Syndrome. Clinical and Experimental Immunology. 2011; 166(3):309-16.

Jonsson MV et al. Impaired salivary gland function in nod mice: association with changes in cytokine profile but not with histopathologic changes in the salivary gland. arthritis and rheumatism. 2006; 54(7):2300-5.

Juarranz Y et al. Differential expression of vasoactive intestinal peptide and its functional receptors in human osteoarthritic and rheumatoid synovial fibroblasts. Arthritis and Rheumatism. 2008; 58(4):1086-95.

Konttinen YT et al. Immunohistopathology of Sjögren's Syndrome. Autoimmunity Reviews. 2006; 6(1):16-20.

Larocca L et al. VIP limits LPS-induced nitric oxide production through IL-10 in NOD mice macrophages. Annals of the Rheumatic Diseases. 2007; 7:1343-1349.

Larocca L et al. Modulation of Macrophage Inflammatory Profile In Pregnant Nonobese Diabetic (NOD) Mice. Molecular And Cellular Endocrinology. 2011; 333(2):112-8.

Li C et al. Vasoactive Intestinal Peptide Protects Salivary Glands Against Structural Injury And Secretory Dysfunction Via IL-17A and AQP5 Regulation In A Model Of Sjögren Syndrome. Neuroimmunomodulation. 2017; 24(6):300-309.

Lim MA et al. Regardless of genotype, offspring of vip-deficient female mice exhibit developmental delays and deficits in social behavior. International Journal Of Developmental Neuroscience: The Official Journal of The International Society For Developmental Neuroscience. 2008; 26(5):423-34.

Månsson B, Nilsson BO, Ekström J. Effects of repeated infusions of substance P and vasoactive intestinal peptide on the weights of salivary glands subjected to atrophying influences in rats. British Journal of Pharmacology. 1990; 101(4):853-8,.

Mosser DM, Edwards JP. Exploring the full spectrum of macrophage activation. Nature Reviews Immunology. 2008; 8(12):958-69.

Nguyen KH et al. Evidence for antimuscarinic acetylcholine receptor antibody-mediated secretory dysfunction in nod mice. Arthritis and Rheumatism. 2000. 43(10):2297-306.

Onoue S, Misaka S, Yamada S. Structure-activity relationship of vasoactive intestinal peptide (VIP): potent agonists and potential clinical applications. Naunyn-Schmiedeberg´s Archives of Pharmacology. 2008; 377(4-6):579-90.

Park K et al. Antibodies interfering with the type 3 muscarinic receptor pathway inhibit gastrointestinal motility and cholinergic neurotransmission in Sjögren's syndrome. Arthritis and Rheumatism. 2001; 63(5):1426-34.

Pérez Leirós C et al. Activation of nitric oxide signaling through muscarinic receptors in submandibular glands by primary Sjögren's syndrome antibodies. Clinical Immunology (Orlando). 1999; 90(2):190-5.

Roescher N et al. Temporal changes in salivary glands of non-obese diabetic mice as a model for Sjögren's syndrome. Oral Diseases. 2012; 18(1):96-106.

Rosignoli F et al. Defective signalling in salivary glands precedes the autoimmune response in the non-obese diabetic mouse model of sialadenitis. Clinical and Experimental Immunology. 2005; 142:3, 411-8.

Rosignoli F et al. Vip And Tolerance Induction In Autoimmunity. Ann N Y Acad Sci. 2006; 1070:525-30.

Rosignoli F, Pe C. Nitric oxide synthase I and VIP-activated signaling are affected in salivary glands of NOD mice. Nitric Oxide. 2002; 130:109-116.

Seoane IV et al. Clinical relevance of VPAC1 receptor expression in early arthritis: association with IL-6 and disease activity. PLos One. 2016; 11(2):e0149141.

Skopouli FN, Katsiougiannis S. How stress contributes to autoimmunity–lessons from Sjögrens syndrome. FEBS Letters. 2017; 592(1):5-14.

Spong CY et al. Maternal regulation of embryonic growth: the role of vasoactive intestinal peptide. Endocrinology. 1999; 140(2):917-24.

Strietzel FP et al. Efficacy and safety of an intraoral electrostimulation device for xerostomia relief: a multicenter, randomized trial. Arthritis and Rheumatism. 2011; 63(1):180-90.

Vivino F et al. Sjogren´s syndrome: an update on disease pathogenesis, clinical manifestations and treatment. Clinical Immunolology. 2019; 203:81-121.

Yadav M, Goetzl EJ. Vasoactive intestinal peptide-mediated Th17 differentiation: an expanding spectrum of vasoactive intestinal peptide effects in immunity and autoimmunity. Annals of The New York Academy of Sciences. 2008; 1144:83-9.

38

Anti-inflamatórios Esteroidais e o Controle da Asma

Patrícia Machado Rodrigues e Silva • Marco Aurélio Martins

Resumo

A asma é uma síndrome complexa caracterizada por inflamação crônica e obstrução reversível das vias aéreas pulmonares. A asma abrange um espectro de doenças de perfil brando à extremamente grave, afeta indivíduos de todas as faixas etárias e pode ser fatal. Ao contrário da asma branda e moderada, a grave é mal controlada pela terapia disponível. Os anti-inflamatórios da classe dos glicocorticoides (GC) são de longe os medicamentos mais eficazes no controle da doença, embora a refratariedade evidenciada por alguns pacientes e os muitos efeitos adversos limitem a eficácia da terapia. Nesta revisão são abordados aspectos centrais da fisiopatologia da asma e os principais eixos regulatórios derivados da ação dos hormônios GC endógenos e sintéticos.

Introdução

A asma é uma síndrome complexa marcada por inflamação pulmonar crônica reversível, hiper-reatividade das vias aéreas e broncoconstrição, remodelamento do tecido pulmonar e produção exagerada de muco. Episódios recorrentes de falta de ar, sibilo e tosse constituem seus principais sintomas clínicos, afetando indivíduos de ambos os sexos e todas as idades (Enilari & Sinha, 2019). A asma é um dos maiores problemas globais de saúde pública e não tem cura, atingindo cerca de 300 milhões de pessoas no mundo, com mais de 250 mil óbitos anuais. A prevalência da asma no Brasil (cerca de 10%) é comparável àquela observada nos países mais afetados, incluindo Estados Unidos, Canadá, Reino Unido e Austrália (Ebmeier *et al.*, 2017). O Brasil possui aproximadamente 20 milhões de asmáticos, em que 57% deles controlam mal a doença, 30% têm mais que uma crise por semana e seis pessoas morrem de asma diariamente no país (Neffen *et al.*, 2005).

Os esteroides constituem uma ampla família de lipídeos endógenos de grande importância fisiológica, que têm em comum a cadeia de 17 carbonos do núcleo ciclopentanoperidrofenantreno. Com reconhecido papel na regulação de funções homeostáticas diversas, o hormônio esteroide cortisol (Figura 38.1), sintetizado pela suprarrenal, foi identificado como potente agente anti-inflamatório e antiasmático por Schwartz (1951). Desenvolvidos com base na estrutura química do cortisol, os GC sintéticos inalados são de longe a melhor opção terapêutica para o controle da asma. Entretanto, alguns asmáticos são resistentes à ação dos GC. Apesar de minoritários, são eles que demandam a maior parte dos gastos oficiais relativos às emergências e hospitalizações relacionadas com a asma (Enilari & Sinha, 2019).

Aqui revisamos os aspectos centrais da patogenia da asma e a importância dos esteroides endógenos e exógenos na modulação da resposta asmática. Neste capítulo são abordados o estado de ativação do eixo hipotálamo-hipófise-adrenal (HPA) e a influência dos hormônios esteroides na sintomatologia clínica da doença. Enfatizam-se, também, o papel e modo de ação dos GC sintéticos na terapia antiasmática, suas limitações e potenciais alternativas terapêuticas para superar o estado de refratariedade aos GC, limitante maior da eficácia desta importante classe de medicamentos.

Fisiopatologia da asma

A asma é uma doença heterogênea causada por estímulos ambientais em indivíduos predispostos geneticamente. Vários agentes são reconhecidamente causadores da doença, incluindo ácaros, esporos de fungos, pólens e pelos de animais. O efeito dos alérgenos, como são denominados esses agentes, é frequentemente amplificado na intercorrência com poluentes ambientais (p. ex., fumaça de cigarro, diesel e microparticulados), ou infecções por vírus e/ou bactérias (Enilari & Sinha, 2019). A asma apresenta diversos fenótipos e pode ser classificada de acordo com a frequência e intensidade dos

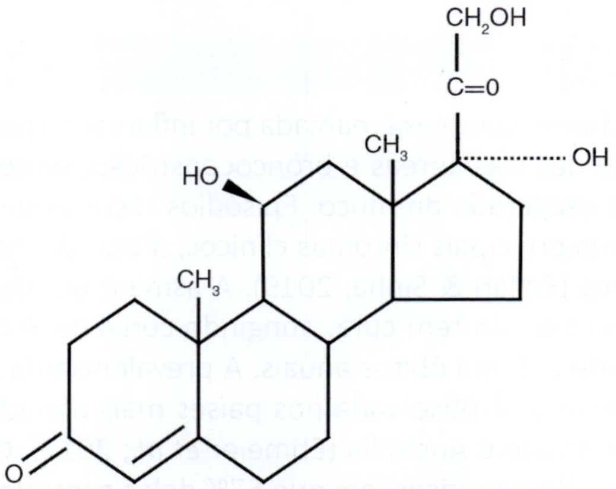

Figura 38.1. Estrutura química do cortisol.

Fonte: Acervo da autoria.

sintomas em branda, moderada e grave. No Brasil, estima-se que aproximadamente 60% dos pacientes apresentam asma branda, 25% a 30% têm asma moderada e 5% a 10%, asmáticos graves. Os pacientes de asma grave são aqueles cujos sintomas são de difícil controle, mesmo com tratamento supostamente adequado, requerem altas dosagens de medicação, e apresentam exacerbações frequentes, ou obstrução do fluxo aéreo, apesar da terapia agressiva (Ray *et al.*, 2016).

Para cumprir a sua função essencial de viabilizar a troca gasosa, o trato respiratório limita ao máximo o acesso de proteínas, bactérias e vírus por meio do epitélio respiratório. Entretanto, nos indivíduos propensos à asma, por motivos ainda não totalmente compreendidos, as barreiras estabelecidas pela estrutura epitelial e pelo sistema imunológico tornam-se mais vulneráveis (Barnes, 2017).

A inflamação pulmonar tem papel central na fisiopatologia da asma. Na sua grande maioria, os asmáticos são indivíduos atópicos, ou seja, respondem à exposição de substâncias antigênicas presentes no ambiente, com a produção exacerbada de imunoglobulina E (IgE), levando à sensibilização de mastócitos e basófilos (Barnes, 2017). Além do componente humoral, a reação inflamatória é fortemente influenciada pela resposta imune celular. Ainda na fase de sensibilização, o alérgeno, presente nas vias aéreas, é endocitado por células apresentadoras de antígeno (APC; do inglês, *antigen presenting cells*), principalmente células dendríticas, e transportado a linfonodos de drenagem. Na região paracortical dos linfonodos mediastinais, o alérgeno processado é apresentado pelas APC a linfócitos T CD4 virgens (Th0). Dependendo do antígeno e do microambiente, as APC provêm sinais coestimulatórios e citocinas variáveis, que resultam na diferenciação da célula Th0 em distintas linhagens de linfócitos, denominados Th1, Th2, Th17. Tais células determinam padrões de respostas inflamatórias fenotipicamente particulares, conforme o perfil de citocinas que podem produzir (Ray *et al.*, 2016). Além disso, a célula Th0 pode diferenciar-se na célula T regulatória (Treg) que suprime a resposta imune e tem papel essencial na manutenção da homeostasia dos pulmões. Estudos recentes do nosso laboratório demonstram relação inversa entre responsividade alérgica e presença de células Treg no tecido pulmonar (Azevedo *et al.*, 2021). A Treg secreta citocinas anti-inflamatórias, principalmente IL-10, e expressa moléculas inibitórias que interferem no mecanismo de apresentação antigênica, diminuindo a expressão de MHC de classe II e as moléculas coestimulatórias CD80 e CD86 (Lloyd & Hessel, 2010; Shalaby & Martin, 2010).

No caso da linhagem Th1, as citocinas IL-12 e IL-18, produzidas pela APC, estimulam a liberação de IFN-γ que leva à expressão do fator de transcrição T-bet e à produção de citocinas de perfil Th1. Quando a célula T CD4 virgem é ativada na presença de IL-4, ocorre a estimulação de STAT6, que induz a ativação do fator de transcrição GATA-3, o qual é responsável pela produção das citocinas de perfil Th2 (IL-4, IL-5, IL-9 e IL-13). Quando as células T virgens são estimuladas na presença de TGF-β, IL-6, IL-21 ou IL-23, ocorre a indução dos fatores de transcrição RORγt e RORα que promovem a diferenciação da Th0 na Th17, que se caracteriza pela produção das citocinas IL-17 e IL-22. Estudos recentes indicam que a célula Th17 pode exibir também características típicas da célula Th1 ou Th2, dependendo da intercorrência do estímulo com IFN-γ ou IL-13, respectivamente (Figura 38.1).

Os linfócitos Th2 orquestram, em grande parte, a reação inflamatória pulmonar encontrada em pacientes com asma. Tal resposta inicia-se quando da reexposição do alérgeno em indivíduos sensibilizados. Nesta etapa, denominada fase efetora da lesão, o alérgeno encontrado nas vias aéreas é fagocitado por APC e apresentado a células Th2 efetoras de memória, presentes no tecido pulmonar. Estas células proliferam e secretam citocinas-chave (IL-4, IL-5, IL-9, IL-13) que, juntamente com outras citocinas e quimiocinas produzidas no microambiente epitelial, promovem o infiltrado inflamatório eosinofílico e as demais mudanças patológicas características da asma, incluindo a hipersecreção de muco, remodelamento, hiper-reatividade e constrição das vias aéreas (Lambrecht *et al.*, 2019).

A citocina IL-4 é também crucial indutora da mudança de classe de imunoglobulinas em linfócitos B, favorecendo a síntese de IgE. A IgE-antígeno específica alcança a circulação sanguínea e liga-se a receptores de alta afinidade (FcεRI) presentes na superfície de mastócitos teciduais e basófilos sanguíneos. A sensibilização humoral faz com que na reexposição o antígeno seja reconhecido pela IgE ligada na superfície de mastócitos e basófilos, o que resulta na ligação cruzada dos receptores FcεRI e liberação de vários mediadores, incluindo histamina, prostanoides, leucotrienos, citocinas e quimiocinas, que amplificam as alterações patológicas observadas na asma (Lambrecht *et al.*, 2019; Page *et al.*, 2017).

Estudos recentes demonstram que a regulação imunológica na asma grave, particularmente naqueles pacientes parcial ou totalmente refratários à terapia esteroidal, é diferente daquela observada em pacientes com asma branda ou moderada. As evidências sugerem que a resposta imune mediada majoritariamente por células Th2 não seria a principal reguladora na patogenia associada a pacientes com a asma grave. Nesses casos, prevaleceria um infiltrado inflamatório com dominância de neutrófilos em vez de eosinófilos, em um cenário linfocitário misto, envolvendo linfócitos Th1, Th2 e Th17. Neste cenário, seriam também identificadas citocinas de perfil não Th2, como IFN-γ, IL-8, IL-18 e IL-17 (Barnes, 2018; Godar *et al.*, 2018; Lambrecht *et al.*, 2019) (Figura 38.2).

Desempenha também papel relevante na patogenia da asma um subtipo das chamadas células linfoides inatas (ILC; do inglês, *innate lymphoid cells*), linhagem que diverge dos linfócitos T e B, por meio da alta expressão do fator de inibição de diferenciação (Klose & Artis, 2016). Trata-se da célula inata do tipo 2 (ILC2), presente em grande número nas mucosas, onde medeia alterações fisiopatológicas em doenças alérgicas e parasitárias, sendo fonte alternativa de citocinas do tipo 2 (IL-4, IL5, e IL13, entre outras). Estudos recentes sugerem que células ILC2 poderiam contribuir para a resistência a GC em pacientes com doenças inflamatórias do tipo 2 (Liu *et al.*, 2018).

Hormônios esteroidais endógenos

Os hormônios esteroidais constituem uma classe de mensageiros químicos com função integrativa no organismo, atuando na regulação do metabolismo e modulação da resposta imunológica, sempre visando à homeostasia (Cain & Cidlowski, 2017).

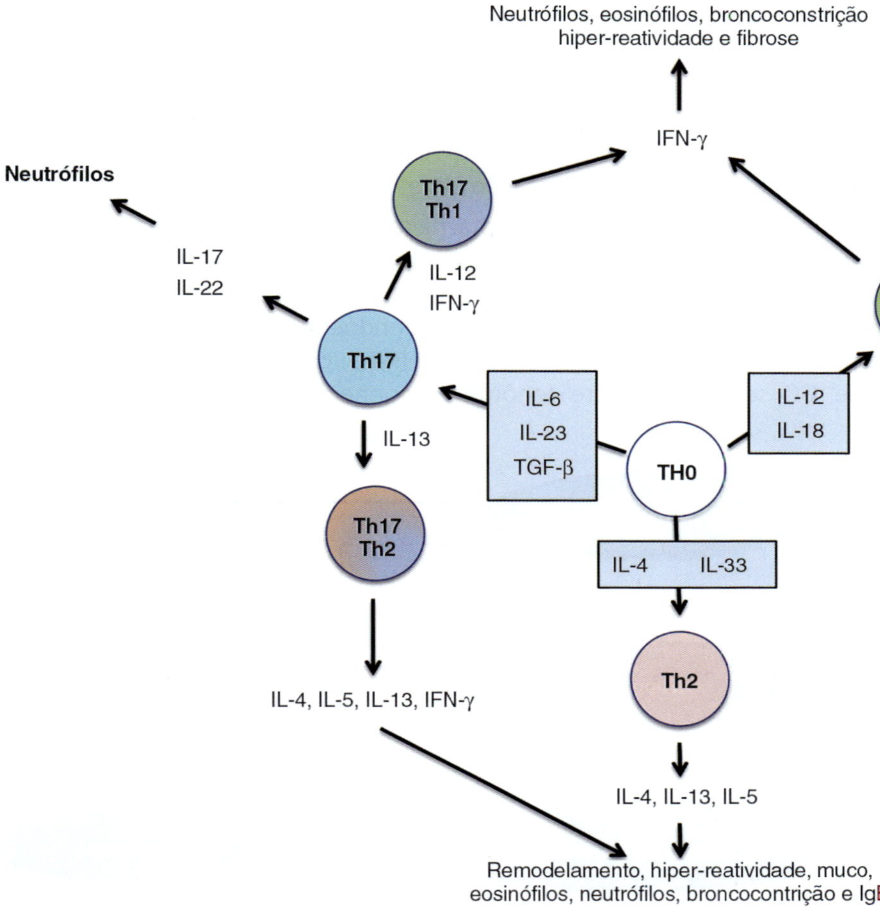

Figura 38.2. Diferenciação de células T virgens (Th0) e o complexo quadro de citocinas formadas no contexto da asma de difícil tratamento. (Adaptada de Poon *et al.*, 2012.)

A cascata biossintética desses agentes tem como principal molécula precursora o colesterol captado da circulação. A síntese acontece no córtex da suprarrenal por meio de reações enzimáticas sequenciadas que, em humanos, culminam na secreção dos hormônios cortisol e aldosterona, denominados GC e mineralocorticoide, respectivamente. Em roedores a corticosterona é o GC prevalente. Os hormônios esteroides são transportados, desde o local de produção até aos tecidos-alvo, na forma acoplada a proteínas carreadoras, albumina ou globulina, sempre em equilíbrio dinâmico entre as frações ligada (inativa) e livre (ativa). Apenas uma pequena parte do cortisol secretado (aproximadamente 5%) encontra-se na forma livre e, portanto, capaz de atravessar passivamente a membrana celular (Cain & Cidlowski, 2017).

O eixo HPA constitui o principal elemento regulador da ação do GC que se dá virtualmente em todas as células do organismo. A atividade do eixo é regulada pela secreção do hormônio de liberação de corticotropina (CRH) pelo hipotálamo que, juntamente com a vasopressina, ativa a liberação do hormônio adrenocorticotrófico (ACTH) pela glândula pituitária. O ACTH, por sua vez, estimula a secreção de GC pela córtex da suprarrenal (Cain & Cidlowski, 2017). Por meio da ligação a receptores específicos, presentes em diferentes tecidos incluindo o eixo HPA, os GC regulam a liberação de ACTH e de CRH pelo mecanismo de retroalimentação negativa (Figura 38.3).

O eixo HPA desempenha papel fundamental na resposta do organismo à ação de estímulos endógenos e exógenos (estresse), e anormalidades em sua função têm sido relacionadas com a modificação na capacidade dos GC circulantes, de regular negativamente o processo de secreção hormonal. Estudos neuroendócrinos mostram que situações de estresse podem causar hiperativação do eixo HPA e, consequentemente, aumento dos níveis de GC secretados. Este fenômeno, conhecido como hipercorticolismo,

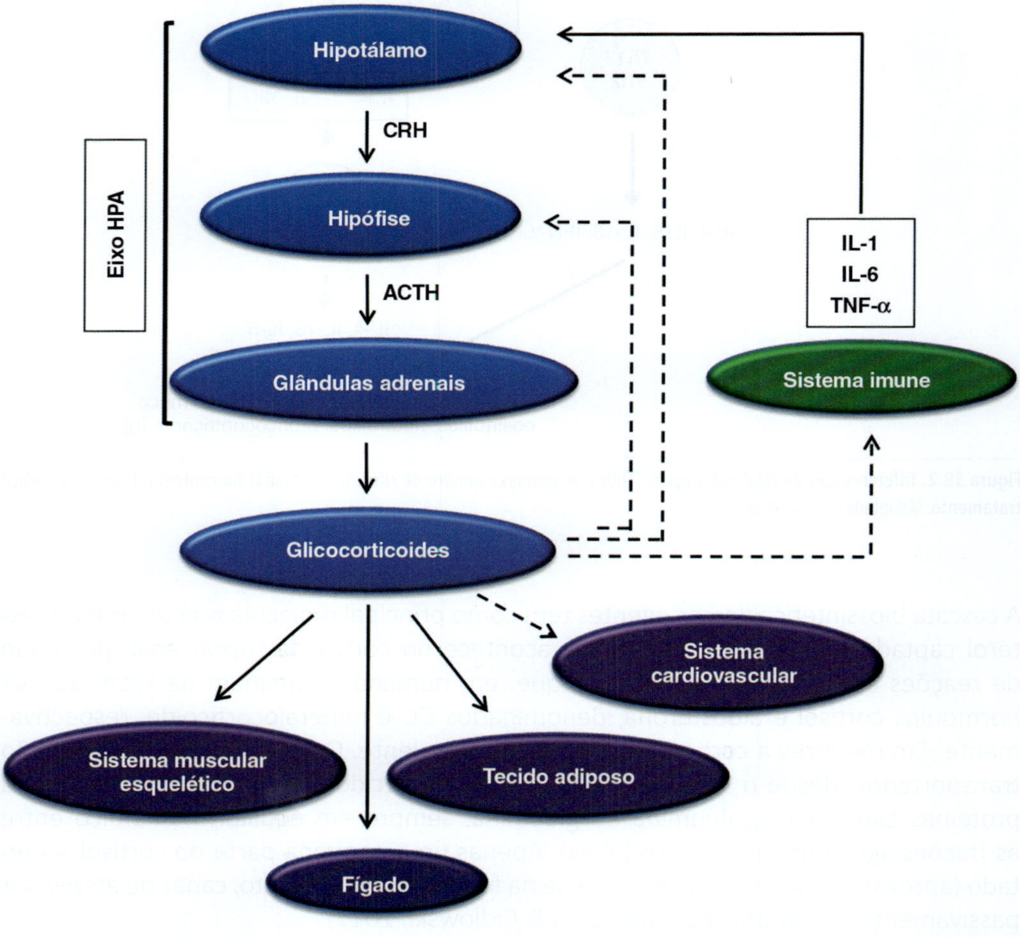

Figura 38.3. Eixo hipotálamo-hipófise-adrenal (HPA) e interação com o sistema imune e outros tecidos afetados pelos hormônios glicocorticoides. Linhas contínuas denotam estimulação e linhas tracejadas denotam inibição (Adaptada de Rhen *et al*., 2005.)

leva ao desenvolvimento de disfunções generalizadas, incluindo hiperglicemia, resistência à insulina, hiperlipidemia, hipertensão, osteoporose e glaucoma. Por outro lado, o estresse crônico pode levar à menor produção de GC (hipocorticolismo), que parece secundário à resposta adaptativa inicial ao hipercorticolismo, em uma estratégia do sistema que visa à autopreservação da maquinaria metabólica. A sinalização inadequada e/ou a falha na ação dos GC em seus receptores podem contribuir também para as variações detectadas na condição de estresse (Cain & Cidlowski, 2017; Ramamoorthy & Cidlowski, 2016).

Atividade do eixo HPA em asmáticos

A interação entre os sistemas neuroendócrino e imunológico tem como base a ativação do eixo HPA por citocinas pró-inflamatórias, incluindo IL-1, IL-6 e fator de necrose tumoral-α (TNF-α). Essas citocinas, geradas no âmbito da resposta inflamatória alérgica, aumentam a liberação de cortisol que leva à consequente supressão da resposta imune (Cain & Cidlowski, 2017) (Figura 38.3). Em linha com esses achados, camundongos nocautes para CHR apresentaram, em paralelo à menor liberação de GC endógenos, uma importante exacerbação da resposta asmática, com aumento na celularidade e produção de IL-4, IL-5 e eotaxina nas vias aéreas (Barnes, 2018; Lambrecht *et al.*, 2019). Além disso, camundongos sensibilizados e desafiados antigenicamente, quando submetidos à condição de estresse agudo, apresentam menor hiper-reatividade das vias aéreas e acentuada diminuição do infiltrado inflamatório pulmonar comparados aos não estressados. O tratamento dos animais com antagonista de receptor de GC (mifepristone) ou inibidor da síntese de GC (metirapone) impede o efeito do estresse, reforçando o papel supressor do GC endógeno na reatividade asmática (Georen *et al.*, 2005).

O tipo de agente indutor e o tempo de duração do estresse podem determinar alterações no efeito dos GC. Inúmeros trabalhos demonstram a menor atividade do eixo HPA em pacientes alérgicos. Muito embora estudos iniciais tenham revelado esta condição em indivíduos asmáticos submetidos ao tratamento prolongado com GC inalados, fenômeno similar tem sido observado em pacientes não tratados. Evidências indicam que crianças asmáticas submetidas à condição de estresse crônico apresentam níveis de cortisol reduzidos em comparação aos controles saudáveis. Mais ainda, uma associação inversa foi evidenciada entre a reatividade das glândulas adrenais e vias aéreas em crianças asmáticas, sugerindo a existência de menor funcionalidade das adrenais de indivíduos asmáticos graves quando comparados àqueles portadores da forma branda da doença (Priftis *et al.*, 2008). Quando submetidos a teste de estimulação com ACTH, pacientes asmáticos mostram níveis de cortisol bastante reduzidos, o que reforça achados prévios indicativos da menor atividade e/ou reatividade do eixo HPA na condição da asma. Estudos recentes propõem que as alterações em genes relacionados com o eixo HPA poderiam contribuir para menor reatividade. Evidências indicam que indivíduos com polimorfismo apresentam diminuição da liberação de cortisol em resposta à estimulação com CRH ou ACTH, com níveis basais mantidos inalterados (Cain & Cidlowski, 2017; Miller & O'Callaghan, 2002; Ramamoorthy & Cidlowski, 2016).

Muito embora tenha sido demonstrado que o estresse pode dificultar o controle da asma, estudos adicionais avaliaram o potencial efeito modulador direto do estresse sobre a função imune na condição da alergia. Evidências demonstram que a produção da quimiocina TARC, a partir de macrófagos e células dendríticas, encontra-se aumentada na condição de estresse (Berin *et al.*, 2001). TARC é regulada pelas citocinas IL-13 e IL-4, e compõe parte da resposta imune associada a linfócitos Th2. Já que a produção desta quimiocina ocorre na ausência de estimulação antigênica, considera-se a possibilidade de que alterações na função de células envolvidas na resposta imune inata podem atuar mediando os efeitos do estresse sobre a inflamação das vias aéreas. Corroborando estes achados, Elsas *et al.* (2004) verificaram que camundongos submetidos ao estresse cirúrgico apresentaram um quadro de eosinopoiese medular associada a níveis aumentados de corticosterona sérica. O tratamento com o antagonista de receptor de GC mifepristone ou adrenalectomia aboliu ambos os fenômenos. Considerando os eosinófilos células cruciais no contexto da asma, estes achados ressaltam o papel relevante do estresse na regulação deste tipo celular na medula óssea, como também indicam ser este efeito um possível mecanismo pelo qual o estresse poderia agravar reações alérgicas e a asma.

Agentes GC sintéticos na terapia antiasmática

Estudos pioneiros de Solis-Cohen (1900) descreveram as propriedades antiasmáticas do extrato de adrenal administrado por via oral. A atividade foi associada à presença de catecolaminas, impulsionando o desenvolvimento da adrenalina e agentes simpatomiméticos como broncodilatadores. Entretanto, a caracterização do cortisol como produto do córtex adrenal, somado à constatação de que a adrenalina é muito pouco absorvida por via oral, deixou claro que a atividade antiasmática do extrato de Solis-Cohen estava, na verdade, associada ao conteúdo de cortisolo em vez de à adrenalina. ACTH e cortisol foram isolados e sintetizados em trabalhos independentes de Kendall e Reichstein, rendendo-lhes o Prêmio Nobel de Medicina em 1950. O ACTH foi, inicialmente, empregado no tratamento da asma em estudos iniciais, logo substituído pelo uso do cortisol oral no início da década de 1950.

A destacada eficácia terapêutica dos GC no tratamento da asma e de outras condições clínicas associadas à inflamação crônica, a exemplo da artrite reumatoide, lúpus eritematoso, dentre inúmeras outras, consolidou-se a partir da segunda metade do século XX. Curiosamente, os fisiólogos defenderam por décadas o conceito de que as ações hormonais do GC endógeno eram distintas das ações anti-inflamatórias, farmacológicas, dos agentes esteroidais exógenos, que para eles seriam, essencialmente, um artefato das altas dosagens empregadas terapeuticamente. Tal interpretação desvinculou, por mais de 35 anos, a fisiologia dos GC das suas maiores aplicações clínicas (Munck, 2005).

Os efeitos adversos associados ao uso oral crônico dos anti-inflamatórios esteroidais foram rapidamente notados, sobretudo em função do uso disseminado e do desenvolvimento de esteroides sintéticos cada vez mais potentes. O passo seguinte foi a introdução na prática clínica dos esteroides inalados, inicialmente como uma tentativa de reduzir as dosagens dos GC orais, mas que logo se transformou na terapia de escolha por diminuir acentuadamente a relação risco/benefício para esta classe de medicamentos (Barnes, 2018; Lambrechtl *et al.*, 2019). A partir desse ponto, a evolução da terapia antiasmática foi relativamente rápida, beneficiando-se não apenas da descoberta de derivados esteroidais sintéticos mais potentes, mas, também, do desenvolvimento de dispositivos inaladores mais eficientes. Os novos dispositivos permitiram significativa redução no tamanho das partículas do GC no aerossol, aumentando o acesso e depósito do medicamento em vias aéreas distais. A administração tópica do GC reduziu sensivelmente as dosagens necessárias, com controle efetivo dos sintomas, diminuindo a mortalidade e melhorando a qualidade de vida da grande maioria dos pacientes com asma.

O GC inalado é o único tratamento capaz de inibir de forma efetiva a resposta inflamatória característica do processo asmático, independentemente do fenótipo e da gravidade da doença. Este efeito resulta da ampla diversidade de alvos celulares que são sensíveis aos GC, incluindo as células do sistema imune, infiltradas no foco da lesão, e também as células estruturais (Tabela 38.1). Entretanto, a interrupção da terapia resulta no retorno dos sintomas, deixando claro que a despeito da alta eficácia, os agentes esteroidais não curam definitivamente a (asma.) Em geral, os pacientes respondem bem a baixas doses do esteroide inalado, mas cerca de 5% a 10% dos asmáticos podem apresentar graus variados de insensibilidade ao tratamento. Estes precisam de dosagens mais elevadas e, muitas vezes, dependem também do reforço indispensável do GC oral, aumentando os riscos de efeitos adversos, especialmente quando os tempos de tratamento são longos. Além disso, uma parcela minoritária dos asmáticos (cerca de 1%) é completamente refratária aos anti-inflamatórios esteroidais, apesar das altas dosagens empregadas (Barnes, 2017).

Mecanismo de ação dos anti-inflamatórios esteroidais

Os múltiplos efeitos do GC dependem de receptores denominados GR-α e GR-β, que vão dirigir ações genômicas e não genômicas dos agentes esteroidais (Tabela 38.2). O GC atravessa facilmente a membrana da célula-alvo para ligar-se e ativar o receptor GR-α localizado no citoplasma. Após translocação para o núcleo, o complexo GC-GR-α

Tabela 38.1. Principais alvos e efeitos celulares na ação anti-inflamatória dos GC

Células imunes	*Efeito*	*Células estruturais*	*Efeito*
Eosinófilo	↓Número ↓Citocinas	Célula epitelial	↓Citocinas
Linfócito T	↓Número ↓Citocinas	Célula muscular lisa	↑Receptores $\beta 2$ ↓Citocinas
Mastócito	↓Citocinas	Célula endotelial	↓Exsudação
Macrófago	↓Número ↓Citocinas	Célula caliciforme	↓Muco
Célula dendrítica	↓Número ↓Citocinas		

Tabela 38.2. Efeitos genômicos e não genômicos dos receptores de glicocorticoide

	Ações genômicas	*Ações não genômicas*
Receptor de GC alfa (GR-α)	Ligação a GC	Ativação da via PI3K-Akt-eNOS
	Formação de homodímeros ativos	Diminuição da estabilidade de RNA mensageiro de genes pró-inflamatórios
	Ligação ao DNA	
	Ligação e inativação de NF-κB e outros fatores de transição	
Receptor de GC beta (GR-β)	Ausência de ligação a GC	
	Ligação ao DNA	
	Formação de heterodímeros inativos com GR-α	

forma homodímeros e liga-se a elementos responsivos do GC (GRE) no DNA, para onde recruta moléculas ativadoras, adquirindo propriedades de enzima histona acetiltransferase (HAT). Assim o complexo acetila o DNA, diminuindo seu adensamento, e promovendo a transcrição de genes de proteínas anti-inflamatórias, no mecanismo denominado transativação (Barnes, 2011) (Figura 38.4). O GR-β não tem afinidade pelo GC, mas pode ligar-se ao DNA ou formar heterodímeros com GR-α, modulando negativamente as ações do GC (Barnes, 2017; Cain & Cidlowski, 2017).

Com menor frequência, homodímeros de GR-α podem ligar-se a GRE negativos, levando à inibição da transcrição gênica. Este mecanismo é ainda pouco compreendido, mas está associado a muitos dos efeitos adversos dos agentes esteroidais, como a desmineralização óssea. Alternativamente, o complexo não dimerizado pode ligar-se a fatores de transcrição, como NF-κB e AP1, e moléculas correpressoras para recrutar a enzima histona desacetilase-2 (HDAC2) (Barnes, 2018; Lambrecht *et al.*, 2019). Dessa forma, o complexo torna-se apto a reduzir acetilações de histonas hiperacetiladas, promovendo o adensamento da cromatina, e consequentemente, inibindo a transcrição de genes inflamatórios. Esse mecanismo de transrepressão é o mais importante no bloqueio da inflamação pelos GC. Também contribuem para a efetividade anti-inflamatória desses agentes os efeitos pós-transcricionais, que estão associados com a capacidade dos GC de diminuir a estabilidade de RNA mensageiro de genes inflamatórios (Cain & Cidlowski, 2017) (Figura 38.4).

Dois mecanismos adicionais são também de grande importância na ação anti-inflamatória dos GC, ambos relacionados com a atividade do fator de transcrição GATA-3. Fosforilado e importado para o núcleo, o GATA-3 é crucial na regulação positiva da expressão de citocinas pró-asmáticas de perfil Th2. O complexo GC-GR-α pode impedir a translocação nuclear de GATA-3 fosforilado, já que com ele compete pela mesma molécula transportadora presente na membrana nuclear, denominada importina-α. Além disso, via transativação gênica, o complexo esteroidal ativa a síntese da enzima MKP-1, que causa a desfosforilação de MAPK, incluindo p-38 e GATA-3, inativando-as (Cain & Cidlowski, 2017).

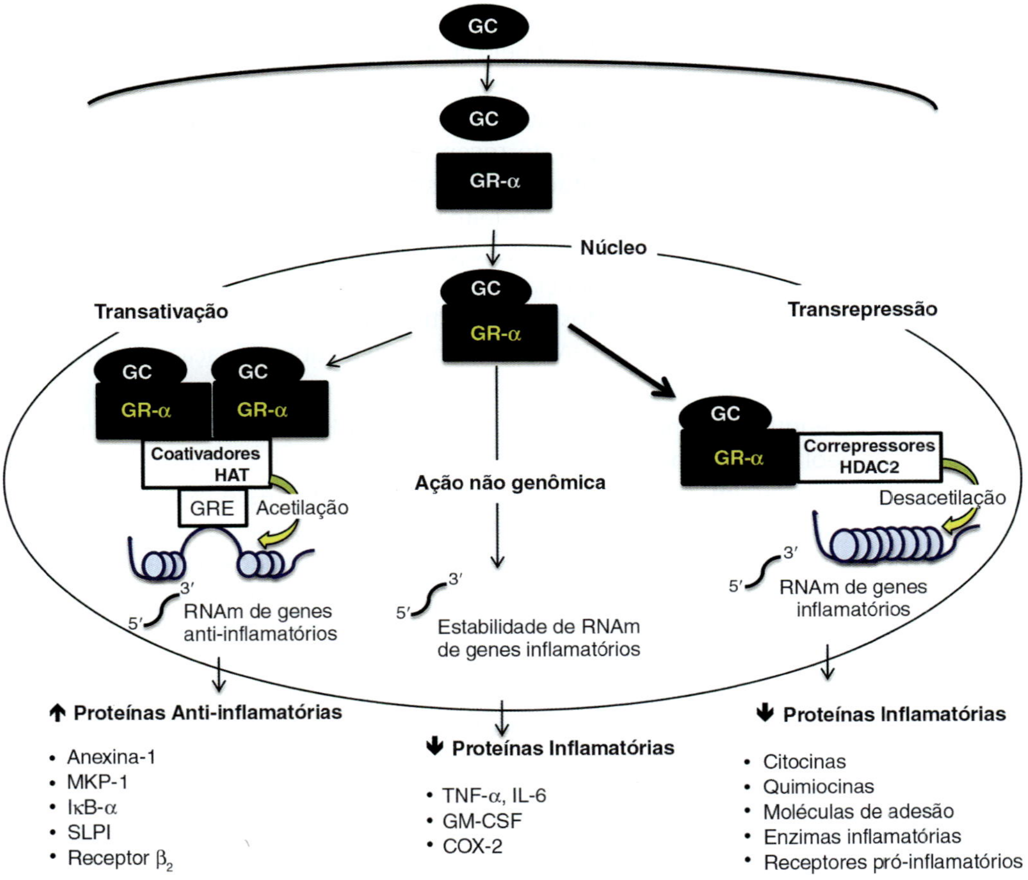

Figura 38.4. Ações anti-inflamatórias dos glicocorticoides. (Adaptada de Barnes, 2011.)

Resistência ao GC e potenciais vias de reversão

Alguns pacientes com asma grave, particularmente asmáticos fumantes, controlam mal os sintomas da doença, mesmo recebendo altas dosagens de GC. O grau de resistência é variável podendo atingir a completa refratariedade, o que acontece com um subgrupo minoritário desses indivíduos (1%). Várias alterações têm sido vinculadas ao estado de insensibilidade, mas os mecanismos de resistência aos esteroides, aparentes na asma e em outras doenças inflamatórias, permanecem pouco compreendidos (Poon *et al.*, 2012).

A perda da atividade anti-inflamatória do agente esteroide tem forte componente de estresse oxidativo. Os defeitos mais importantes estão associados a alterações na funcionalidade do GR e à redução nos níveis e atividade da enzima HDAC2. Após o tratamento sistêmico com GC, linfócitos T, obtidos do sangue ou do lavado broncoalveolar, permanecem ativados quando provenientes de asmáticos resistentes, mas não de asmáticos sensíveis ao GC. Curiosamente, as células persistentemente ativadas apresentam acentuada redução na afinidade do GR-α pelo ligante GC, indicando estreita correlação entre a perda de afinidade do receptor e o estado de insensibilidade (Kam *et al.*, 1993). Este tem sido, também, associado à inibição na translocação do complexo GC-GR, que ocorre como resultado da fosforilação do receptor provocada por p38 MAPK e JNK. Outro mecanismo de importância destacada na resistência ao GC é a redução dos níveis e da atividade de HDAC2, o que prejudica o efeito inibitório do GC sobre a transcrição de genes inflamatórios (transrepressão). As alterações na HDAC2 em asmáticos fumantes estão bem documentadas e são essencialmente provocadas por estresse oxidativo e nitrativo. O primeiro ativa PI3Kδ que fosforila e inativa HDC2, enquanto o segundo leva à nitração de resíduos de tirosina da HDAC2, causando a sua ubiquitinação e degradação (Rhen & Cidlowski, 2005).

Além disso, enquanto o nocauteamento do gene da HDAC2 induz resistência em macrófagos alveolares, a superexpressão desse gene restaura a sensibilidade ao GC (Cosio *et al.*, 2004). Assim, substâncias capazes de inibir o estresse oxidativo, ou suas consequências, têm potencialidade para proteger a HDAC2, preservando o efeito anti-inflamatório do GC. Vale ressaltar que a incubação de macrófagos de pacientes com asma, ou doença pulmonar obstrutiva crônica (DPOC), com baixas concentrações de teofilina restaurou a função anti-inflamatória do GC, regenerando HDAC2 por meio de um mecanismo dependente da inibição de PI3K (Cosio *et al.*, 2004). Contudo, a possibilidade de que a teofilina em baixa dose, ao reverter o quadro de resistência ao GC, pudesse ganhar importante aplicação como adjuvante na terapia anti-inflamatória com agentes GC não pode ser confirmada em estudos clínicos recentes (Devereux *et al.*, 2018), deixando evidente que novos estudos são urgentemente necessários para obter-se um controle farmacológico mais eficaz e seguro de doenças respiratórias como a asma e DPOC.

Relevância dos estudos em modelos animais complexos

A importância do desenvolvimento de novos modelos animais para investigar mecanismos implicados na patogenia da asma insensível aos GC tem sido enfatizada. Substanciais avanços no entendimento dos mecanismos responsáveis pela instalação do quadro de resistência aos GC têm sido obtidos mediante uso de ensaios *in vitro* (Barnes, 2018; Cosio *et al.*, 2004; Lambrecht *et al.*, 2019). Entretanto, a complexidade desta condição parece requerer mais estudos *in vivo*, o que tem sido limitado pela escassez de modelos capazes de reproduzir os aspectos críticos da asma resistente ao GC.

Em estudos recentes, demonstrou-se que camundongos da cepa A/J, submetidos a mais de duas provocações com alérgeno em dias consecutivos, diferentemente de outras cepas, montam uma resposta asmática que se mostra insensível ao tratamento local ou sistêmico com GC (Serra *et al.*, 2018). Neste modelo, como em humanos, o estado de resistência ao tratamento com agentes GC está associado a:

1. Menor biodisponibilidade do receptor de GC (GR-α).
2. Menor produção das proteínas reguladoras anti-inflamatórias MKP-1 e GILZ.

3. Incapacidade de regular negativamente a MAPK P38 e o fator de transcrição GATA-3, proteínas com reconhecido papel na produção de citocinas pró-inflamatórias (Serra *et al.*, 2018).

A expectativa é que modelos *in vivo* mais complexos, que mimetizem a condição de resistência ao tratamento com GC, possam auxiliar no melhor entendimento dos fatores determinantes da resistência, e conduzir ao desenvolvimento de terapias antiasmáticas inovadoras, eficazes e seguras.

Referências bibliográficas

Azevedo CT, Cotias AC, Arantes ACS, Ferreira MA, Martins MA, Olsen PC. Assessment of Allergen-Responsive Regulatory T Cells in Experimental Asthma Induced in Different Mouse Strains. Mediators of inflammation. 2021; 2021:7584483.

Barnes PJ. Glucocorticosteroids: current and future directions. British Journal of Pharmacology. 2011; 163(1):29-43.

Barnes PJ. Cellular and molecular mechanisms of asthma and COPD. Clinical Science. (London). 2017; 131(13):1541-1558.

Barnes PJ. Targeting cytokines to treat asthma and chronic obstructive pulmonary disease. Nature Reviews: Immunology. 2018; 18(7):454-466.

Berin MC, Eckmann L, Broide DH, Kagnoff MF. Regulated production of the T helper 2-type T-cell chemoattractant TARC by human bronchial epithelial cells in vitro and in human lung xenografts. American Journal of Respiratory Cell and Molecular Biology. 2001; 24(4):382-389.

Cain DW, Cidlowski JA. Immune regulation by glucocorticoids. Nature Reviews: Immunology. 2017; 17(4):233-247.

Cosio BG, Mann B, Ito K, Jazrawi E, Barnes PJ, Chung KF et al. Histone acetylase and deacetylase activity in alveolar macrophages and blood mononocytes in asthma. American Journal of Respiratory and Critical Care Medicine. 2004; 170(2):141-147.

Devereux G, Cotton S, Fielding S, McMeekin N, Barnes PJ, Briggs A et al. Effect of theophylline as adjunct to inhaled corticosteroids on exacerbations in patients with COPD: A randomized clinical trial. JAMA. 2018; 320(15):1548-1559.

Ebmeier S, Thayabaran D, Braithwaite I, Benamara C, Weatherall M, Beasley R. Trends in international asthma mortality: analysis of data from the WHO Mortality Database from 46 countries (1993-2012). Lancet. 2017; 390(10098):935-945.

Elsas PX, Neto HA, Cheraim AB, Magalhães ES, Accioly MT, Carvalho VF et al. Induction of bone-marrow eosinophilia in mice submitted to surgery is dependent on stress-induced secretion of glucocorticoids. British Journal of Pharmacology. 2004; 143(5):541-548.

Enilari O, Sinha S. The Global Impact of Asthma in Adult Populations. Annals of Global Health. 2019; 85(1):7.

Georen S, Ahnblad P, Stjarne P, Wikstrom AC, Stierna P. Significance of endogenous glucocorticoid sensitivity for airway eosinophilia in a murine model of allergy. Acta Oto-Laryngologica. 2005; 125(4):378-385.

Godar M, Blanchetot C, de Haard H, Lambrecht BN, Brusselle G. Personalized medicine with biologics for severe type 2 asthma: current status and future prospects. MAbs. 2018; 10(1):34-45.

Kam JC, Szefler SJ, Surs W, Sher ER, Leung DY. Combination IL-2 and IL-4 reduces glucocorticoid receptor-binding affinity and T cell response to glucocorticoids. Journal of Immunology. 1993; 151(7):3460-3466.

Klose CS, Artis D. Innate lymphoid cells as regulators of immunity, inflammation and tissue homeostasis. Nature Immunology. 2016; 17(7):765-774.

Lambrecht BN, Hammad H, Fahy JV. The Cytokines of Asthma. Immunity. 2019; 50(4):975-991.

Liu S, Verma M, Michalec L, Liu W, Sripada A, Rollins D et al. Steroid resistance of airway type 2 innate lymphoid cells from patients with severe asthma: The role of thymic stromal lymphopoietin. Journal of Allergy and Clinical Immunology. 2018; 141(1):257-268 e256.

Lloyd CM, Hessel EM. Functions of T cells in asthma: more than just T(H)2 cells. Nature Reviews: Immunology. 2010; 10(12):838-848.

Miller DB, O'Callaghan JP. Neuroendocrine aspects of the response to stress. Metabolism: Clinical and Experimental. 2002; 51(6 Suppl 1):5-10.

Munck A. Glucocorticoid receptors and physiology: a personal history. Steroids. 2005; 70:335-344.

Neffen H, Fritscher C, Schacht FC, Levy G, Chiarella P, Soriano JB et al. Asthma control in Latin America: the Asthma insights and reality in Latin America (AIRLA) survey. Revista Panamericana de Salud Publica. 2005; 17(3):191-197.

Page C, O'Shaughnessy B, Barnes P. Pathogenesis of COPD and Asthma. Handbook of Experimental Pharmacology. 2017; 237:1-21.

Poon AH, Eidelman DH, Martin JG, Laprise C, Hamid Q. Pathogenesis of severe asthma. Clinical and Experimental Allergy. 2012; 42(5):625-637.

Priftis KN, Papadimitriou A, Nicolaidou P, Chrousos GP. The hypothalamic-pituitary-adrenal axis in asthmatic children. Trends in Endocrinology and Metabolism. 2008; 19:32-38.

Ramamoorthy S, Cidlowski JA. Corticosteroids: Mechanisms of Action in Health and Disease. Rheumatic Diseases Clinics of North America. 2016; 42(1):15-31, vii.

Ray A, Raundhal M, Oriss TB, Ray P, Wenzel SE. Current concepts of severe asthma. Journal of Clinical Investigation. 2016; 126(7):2394-2403.

Rhen T, Cidlowski JA. Antiinflammatory action of glucocorticoids--new mechanisms for old drugs. New England Journal of Medicine. 2005; 353(16):1711-1723.

Schwartz E. Oral cortisone in intractable bronchial asthma; preliminary report. Journal of Allergy. 1951; 22(1):1-3.

Serra MF, Cotias AC, Pao CRR, Daleprane JB, Jurgilas PB, Couto GC et al. Repeated Allergen Exposure in A/J Mice Causes Steroid-Insensitive Asthma via a Defect in Glucocorticoid Receptor Bioavailability. Journal of Immunology. 2018; 201(8):851-860.

Shalaby KH, Martin JG. Overview of asthma: The place of the T cell. Current Opinion in Pharmacology. 2010; 10(3):218-225.

Solis-Cohen S. The use of adrenal substances in the treatment of asthma. JAMA. 1900; 34:1164-1169.

Alergias e Transtornos de Comportamento

João Palermo-Neto • Viviane Ferraz-de-Paula

> *G.L. buscou ajuda médica em função dos acessos de raiva. Com 5 anos e um mês de idade ela apresentava comunicação pobre, alterações eletroencefalográficas e comportamento irascível. Testes para detecção de alergia apontaram reação positiva para chocolate, leveduras e leite. Sete semanas após ser colocada em dieta livre destes alérgenos, seu comportamento estava melhor e seu EEG normal. Ela foi, então, desafiada com os alérgenos por uma semana. Durante este período, seu EEG voltou a apresentar alterações indicativas de disfunção cerebral leve e seu comportamento tornou-se novamente incontrolável* (Kittler, 1970).

A citação que inaugura este capítulo fala *per se.* Relatos, como este, permaneceram esquecidos durante anos na literatura médica por serem considerados anedóticos ou, quiçá, de difícil explicação. Nos anos 1950-1960, considerou-se ser o edema cerebral a causa das alterações de comportamento induzidas por reações alérgicas; no entanto, um edema generalizado deixava muito a desejar como explicação de uma sintomatologia tão específica. Campbell chegou a sugerir o envolvimento do sistema límbico com as alterações comportamentais induzidas pelas alergias, mas não forneceu informações sobre que tipo de envolvimento ocorria (Campbell, 1970). Na ocasião, a explicação mais lógica para estes episódios de alterações de humor e transtornos psiquiátricos era aquela que considerava a possibilidade de os sintomas serem decorrência de um angioedema "não inflamatório" circunscrito a algumas regiões do sistema nervoso central (SNC), edema esse que seria semelhante ao que se observava na pele quando da presença de uma reação alérgica.

Na realidade, mais de 20 anos se passaram antes que uma explicação mais coerente e lógica pudesse ser formulada na tentativa de entender as alterações comportamentais induzidas por antígenos. Em 1975, o grupo de Besedovsky mostrou que a imunização de ratos e camundongos com diferentes antígenos era capaz de alterar os níveis séricos de determinados hormônios, especialmente dos glicocorticoides; e que mediadores solúveis liberados por células do sistema imune ativadas *in vitro* eram capazes de aumentar os níveis séricos de corticosterona (Besedovsky *et al.,* 1981). O mesmo grupo mostrou, mais adiante, que a imunização com hemácias de carneiro induzia um aumento na atividade elétrica de áreas hipotalâmicas, atribuindo-o a uma alteração no metabolismo de noradrenalina (NA) que ocorria de modo concomitante ao pico de produção de anticorpos; mostraram também que a redução do conteúdo de NA no hipotálamo podia ser reproduzida por mediadores solúveis liberados por células do sistema imune ativadas *in vitro*. Ainda, este grupo demonstrou, e de forma pioneira, que a injeção de interleucina 1 (IL-1), promovia um aumento dos níveis plasmáticos do hormônio adrenocorticotrófico (ACTH) e, também de corticosterona, via ativação do eixo HPA (do inglês, *hypothalamic-pituitary-adrenal* ou *hipotálamo-hipófise-adrenal*) em ratos e camundongos, sendo que as ações da IL-1 se faziam por meio da ativação de neurônios produtores do fator liberador de corticotrofina (CRF; do inglês, *corticotropin releasing factor*) (Berkenbosch *et al.,* 1987). Outros trabalhos posteriores correlacionariam as alterações observadas no metabolismo da NA com a ativação do eixo HPA induzida pela IL-1 (Dunn, 1988).

Desta forma, as hipóteses explicativas das alterações comportamentais observadas em indivíduos alérgicos antes dos estudos desenvolvidos pelo grupo de Besedovsky não são aceitas atualmente. O melhor e mais aprofundado entendimento da participação do sistema imune (SI) no desenvolvimento e expressão das reações alérgicas, e das complexas interações existentes entre o SNC e o SI, fornece, na atualidade, os conhecimentos mais relevantes para esta compreensão.

Reação alérgica

O termo **alergia** foi utilizado pela primeira vez em 1906 por Clemens von Pirquet para descrever uma alteração na reatividade do sistema imune contra proteínas estranhas, independentemente do fato de esta reação resultar em imunidade ou em efeito nocivo ao organismo. Nos anos 1920, introduziu-se o termo **atopia**, considerada um conjunto de respostas de hipersensibilidade anormais com influência hereditária, que ocorria somente em um pequeno grupo de pacientes (atópicos), clinicamente caracterizada naquela época como asma brônquica e febre do feno (Coca & Cooke, 1923). Trinta anos mais tarde, mostrou-se estreita associação da atopia com outras manifestações alérgicas, como rinite, dermatite atópica e alergias alimentares em crianças. Posteriormente, demonstrou-se que pacientes que apresentavam estes sintomas possuíam maiores níveis de imunoglobulinas séricas do tipo IgE, sendo estas específicas para os diferentes tipos de alérgenos (Ohman & Johansson, 1974).

A nomenclatura clássica para as reações alérgicas ou hipersensibilidades do tipo I – IV foi introduzida em 1968 por Gell e Coombs; desde então, as alergias são frequentemente enquadradas como pertencentes ao grupo das reações de hipersensibilidade do tipo I. No entanto, somente na década de 1970, Pepys denominou a clássica reação alérgica induzida por alérgenos e mediada por IgE de **alergia atópica**; atualmente, o termo atopia é utilizado como sinônimo para as alergias mediadas por IgE. A partir deste ponto da história, os conhecimentos sobre as alergias desenvolveram-se rapidamente e, nos últimos 50 anos, têm aumentado sobremaneira a compreensão dos mecanismos imunológicos e dos efeitos de fármacos nas respostas alérgicas.

De maneira simplificada, no desenvolvimento da resposta imune alérgica o indivíduo suscetível entra em contato com baixas quantidades de um antígeno inócuo (alérgeno) que é processado pelas células apresentadoras de antígenos das mucosas; estas células são, então, ativadas promovendo a diferenciação de células T *helper* (Th) $CD4^+$ *naïve* em células Th2, que desencadeiam uma resposta imune humoral com consequente produção de IgE específica pelos plasmócitos (para revisão, ler Simons, 2010).

As células Th2 secretam IL-4, IL-5, IL-9, IL-10 e IL-13, importantes para a geração da resposta imune humoral; estas citocinas são responsáveis pela mudança de isotipo de células B, bem como pela proliferação e diferenciação em **plasmócitos**, as células secretoras de anticorpos. Em particular, a IL-4 e a IL-13 estão envolvidas com a **mudança do isotipo** de imunoglobulina, de IgM para IgE, que é o anticorpo clássico da resposta alérgica, intimamente implicado na patofisiologia das diversas doenças atópicas, por exemplo, asma, dermatite atópica e rinite. Além disso, as citocinas IL-4 e IL-10 inibem a atividade de citocinas do perfil Th1, enquanto a IL-5 ativa eosinófilos recrutados da medula óssea pela IL-4. A IgE específica contra o alérgeno ao qual o indivíduo foi exposto liga-se com alta afinidade aos receptores FcεRI presentes nas superfícies dos mastócitos nos tecidos, dos basófilos, na circulação sanguínea ou de eosinófilos ativados. No momento em que o indivíduo sensibilizado é reexposto ao alérgeno, ocorre a ligação cruzada do antígeno com a IgE ligada ao receptor FcεRI nos diferentes granulócitos especializados. Esta interação resulta em ativação destas células e consequente liberação dos mediadores inflamatórios estocados, como as aminas vasoativas, mediadores lipídicos, pró-inflamatórios e nociceptivos, que incluem a histamina, IL-6, IL-8, IL-13, prostaglandina D2, leucotrieno C4, TNF-α, triptase e fator de crescimento endotelial vascular (VEGF; do inglês, *vascular endothelial growth fator*). Estes mediadores irão promover os sintomas e sinais específicos da reação inflamatória alérgica, dentre os quais se incluem aqueles ligados à atividade do SNC e, via de consequência, ao comportamento.

Reações alérgicas e transtornos psiquiátricos em humanos

Uma série de trabalhos na literatura tem mostrado a existência de correlação positiva entre as doenças alérgicas e as alterações comportamentais em humanos. Dados recentes mostraram que indivíduos atópicos são mais tímidos, ansiosos, depressivos, emocionalmente instáveis, desconfiados e mais interessados em obter poder e influência social (Kittler, 1970; Ferro *et al.*, 2016). Observou-se, em especial, que a frequência de depressão é alta em pacientes com histórico de doenças alérgicas, principalmente em mulheres que possuem histórico de alergia em parentes de primeiro grau (Timonen *et al.*, 2002). Mostrou-se, também, que mulheres com doença atópica eram mais ansiosas que homens atópicos; e que mulheres com idade entre 18 e 20 anos apresentavam graus de ansiedade maiores que aqueles observados em outras idades e, ainda, que possuíam maiores índices de correlação positiva com depressão (Pauls-Jenssen & Cockroft, 2003).

Um fato relevante observado subsequentemente foi o de que as alterações comportamentais em indivíduos atópicos ocorrem de forma sazonal, dependendo do tipo de atopia. A rinite alérgica, por exemplo, está entre as alergias mais comuns, sendo o pólen o principal aeroalérgeno sazonal. De fato, demonstrou-se a existência de uma associação positiva entre alterações de humor de estudantes e crises de rinite induzidas pela presença de altas quantidades de pólen na atmosfera em determinadas épocas do ano (Gusman *et al.*, 2007).

A possível relação entre exposição a alérgenos, manifestações alérgicas e suicídio, tem sido muito avaliada em estudos epidemiológicos. Acredita-se que o histórico prévio de alergia e suas interações com os transtornos de humor estejam relacionados com o suicídio. Neste sentido, Timonen *et al.* mostraram que a taxa de suicídio entre não atópicos é bem distribuída ao longo do ano, sendo aquela de indivíduos atópicos, sazonal (Timonen *et al.*, 2004). De modo geral, tem sido também relatado que as doenças respiratórias alérgicas prejudicam o sono, um fator de risco importante para a instabilidade emocional observada em transtornos de humor recorrentes e comportamento suicida (Fang *et al.*, 2010). Entretanto, as hipóteses explicativas mais aceitas na atualidade, para o entendimento das alterações comportamentais induzidas por reações alérgicas, envolvem sinalização por citocinas (Vitkovic *et al.*, 2000).

Apesar de a resposta alérgica ser predominantemente mediada por citocinas do tipo Th2, como IL-4, IL-5, IL-3 e IL-13, uma cascata de mediadores pró-inflamatórios, incluindo citocinas do tipo Th1 (TNF, IL-1, IL-6), também são liberadas quando da reação alérgica, e alcançam o SNC por meio do plexo coroide e órgãos circuventriculares, que são estruturas desprovidas de barreira hematoencefálica, por um mecanismo pouco conhecido; e/ou ativam fibras nervosas aferentes primárias, como o nervo vago, que se projetam para o núcleo do trato solitário (NTS) e de lá para estruturas cerebrais envolvidas com o controle das emoções e dos comportamentos, como núcleo parabraquial, núcleo paraventricular e supraóptico do hipotálamo, núcleo central da amígdala, núcleo da estria terminal e substância cinzenta periaquedutal (Dantzer *et al.*, 2008). Desta forma, as citocinas promovem alterações funcionais no eixo HPA, no sistema nervoso simpático (SNS) e em áreas do SNC, que têm sido associadas a manifestações comportamentais como agressividade, timidez, ansiedade, depressão e transtornos bipolares (Dantzer *et al.*, 2008; Kallen *et al.*, 2008). De fato, têm sido confirmadas sinalizações de áreas do SNC por citocinas e a possibilidade de propagação desta sinalização para outras áreas do SNC. Há evidências, advindas de experimentos em humanos, que sugerem ser a ativação do sistema imune e da cascata de citocinas relacionadas, pelo menos em parte, com a depressão (Anisman *et al.*, 2005).

Estudos epidemiológicos que envolvem análise das relações neuroimunes em humanos, no entanto, sempre apresentam restrições quanto à pureza dos dados obtidos e analisados uma vez que não se tem controle preciso de inúmeras variáveis na amostra populacional, por exemplo, diagnóstico preciso da alergia, severidade da manifestação alérgica, exposição concomitante a substâncias psicoativas ou medicamentos, presença de estresse e histórico familiar, dentre muitos outros que seguramente influenciam as hipóteses e conclusões advindas de estudos epidemiológicos. Neste contexto, os estudos conduzidos em animais de experimentação ganham destaque como ferramentas extremamente importantes para a elucidação das relações entre as alergias e as alterações comportamentais.

Reações alérgicas e alterações comportamentais em animais de experimentação

Estudos recentes conduzidos com roedores têm sugerido a existência de relacionamento direto entre alergias e alterações de atividade do SNC, por exemplo, manifestações de ansiedade e aumento de reatividade emocional (Mirorri *et al.*, 2010). Cara, em 1994 mostrou, de forma pioneira, alterações comportamentais decorrentes da alergia em um estudo de preferência ao sabor em animais com alergia alimentar induzida por ovalbumina (OVA) em relação a animais não alérgicos (Cara *et al.*, 1994). Neste teste de preferência ao sabor, sem condicionamento prévio ou aprendizado por parte dos animais, duas garrafas eram oferecidas por 24 horas aos animais: uma com água e outra com uma solução de sacarose acrescida de OVA, como demonstrado na Figura 39.1A. Foi observado que camundongos tornados alérgicos à OVA evitavam beber da solução aquosa de sacarose contendo OVA, solução esta que era preferida por animais não imunizados (Figura 39.1B); de relevância, mostrou-se que a quantidade de líquido ingerido

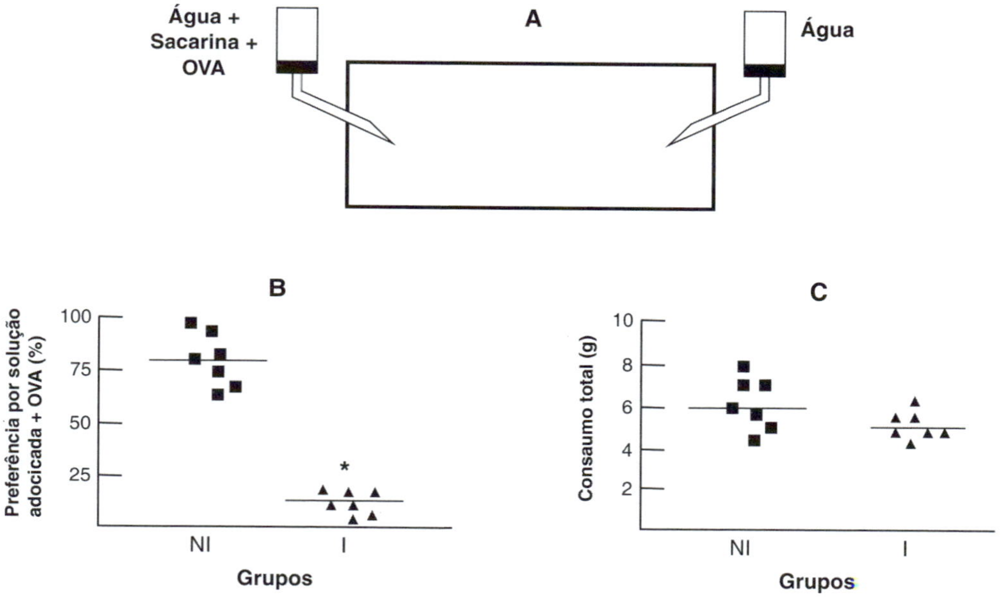

Figura 39.1. Desenvolvimento de aversão a uma solução contendo antígeno (OVA) em camundongos alérgicos (OVA sensibilizados). (**A**) Esquema da gaiola experimental. (**B**) Enquanto os camundongos não imunizados (NI) preferem ingerir a solução adocicada contendo OVA, os animais imunizados (I) desenvolvem aversão à dieta que contém o antígeno, preferindo água à solução adocicada contendo OVA. (**C**) O consumo total de líquido pelos animais dos dois grupos (NI e I) mostra valores estatisticamente semelhantes. As barras horizontais representam as medianas de 7 animais. * $p < 0,05$ teste U de Mann Whitney. (Modificada de Basso, 2004.)

Fonte: Acervo da autoria.

pelos animais dos dois grupos era semelhante (Figura 39.1C). Mostrou-se, em sequência, que esse fenômeno de aversão alimentar era:

1. Abolido pela indução de tolerância imunológica.
2. Transferido passivamente de um animal alérgico à OVA para um camundongo não imunizado, por meio de injeção de soro hiperimune ou por transferência de células do baço.
3. Específico, uma vez que não era desencadeado por outros tipos de alérgenos.

Estes achados permitiram supor a existência de uma comunicação entre o sistema digestivo de animais OVA sensibilizados e desafiados e o SNC (Cara *et al.*, 1997).

De fato, concordando com esta hipótese, Basso *et al.* mostraram que camundongos OVA sensibilizados e forçados a ingerir OVA por *gavage*, apresentavam níveis de ansiedade maiores quando avaliados no labirinto em cruz elevado, e que esta alteração na ansiedade era acompanhada de uma forte marcação em áreas específicas do SNC, como evidenciado pelo aumento da expressão de c-Fos no núcleo paraventricular do hipotálamo (PVN; do inglês, *paraventricular nucleus*), núcleo central da amígdala (CeA; *central nucleus of the amygdala*) (Basso *et al.*, 2003) e núcleo do trato solitário (Basso *et al.*, 2004). Neste contexto, PVN e CeA são áreas do SNC intimamente relacionadas com a expressão de comportamentos afetivo e emocional e que contêm neurônios que regulam a produção/liberação de CRH, um peptídeo-chave nas respostas comportamentais, neuroendócrinas ao estresse envolvido com manifestações de depressão e ansiedade.

No mesmo trabalho, procurou-se avaliar o papel da IgE na modificação da atividade cerebral dos animais OVA sensibilizados e desafiados. Administrando-se anticorpos não anafiláticos anti-IgE aos camundongos OVA sensibilizados, observou-se reversão da aversão alimentar à solução aquosa adocicada de OVA e prevenção da marcação c-Fos em áreas específicas do SNC (Basso *et al.*, 2003). Esses importantes achados experimentais mostraram a relevância da resposta alérgica nas alterações neurais/comportamentais observadas em camundongos OVA-sensibilizados e desafiados.

Sabe-se que a ativação de mastócitos mediante a ligação cruzada do antígeno à IgE ligada ao receptor FcεRI do mastócito causa a secreção de mediadores pré-formados e a síntese e secreção de outros mediadores oriundos de outros tipos celulares. Mostrou-se que o pré-tratamento de camundongos OVA sensibilizados com uma mistura contendo antagonistas de receptores serotoninérgicos do tipo 5-HT2 (metisergide) e H1 histaminérgicos (mepiramina) inibiu o edema intestinal produzido pela ingestão forçada de OVA em animais OVA sensibilizados, mas a aversão alimentar foi mantida (Cara *et al.*, 1997). O pré-tratamento dos camundongos OVA sensibilizados e desafiados com glicocorticoides (dexametasona), por outro lado, inibia estes dois tipos de manifestação. Resultados semelhantes foram obtidos em ratos (Zarzana *et al.*, 2009). Em seu conjunto, estes resultados sugerem que os efeitos mediados pelos sistemas serotoninérgicos e histaminérgicos centrais não sejam essenciais para o desenvolvimento da aversão alimentar; os efeitos da dexametasona, por outro lado, não podem ser atribuídos diretamente a um bloqueio da aversão uma vez que os glicocorticoides têm outros efeitos imunológicos e anti-inflamatórios relevantes e, ainda, efeitos na esfera comportamental.

As citocinas liberadas por células imunes ativam neurônios aferentes. Desta forma, o tratamento de camundongos OVA sensibilizados e desafiados com capsaicina, uma neurotoxina que promove disfunção seletiva de fibras sensoriais do tipo C, aboliu completamente a expressão de c-Fos no PVN e diminui a aversão alimentar (Basso *et al.*, 2001). Observou-se, ainda, que o tratamento com antagonistas de receptores serotoninérgicos 5-HT3 expressos em fibras C de ratos OVA sensibilizados e desafiados diminui a expressão da aversão alimentar (Zarzana *et al.*, 2009). A presença de mastócitos em íntimo contato com terminações nervosas sugere que a desgranulação destas células estimularia as terminações nervosas das fibras C que carreariam as informações aferentes do trato digestivo de camundongos OVA sensibilizados e desafiados diretamente ao SNC.

Os efeitos comportamentais de um processo alérgico instalado no trato respiratório foram também intensamente estudados. Empregando-se uma caixa de esquiva passiva, do tipo claro × escuro (Figura 39.2A) mostrou-se que camundongos OVA sensibilizados, ao contrario de outros não sensibilizados, evitavam entrar na parte escura da caixa (supostamente a mais segura para eles) se nela fosse nebulizada uma solução aquosa de OVA (Figura 39.2B); preferindo o lado claro da mesma caixa (o lado mais aversivo). De importância, mostrou-se neste estudo que não há diferença na atividade locomotora dos animais dos dois grupos (Figura 39.2C) (Costa-Pinto *et al.*, 2005). Também neste

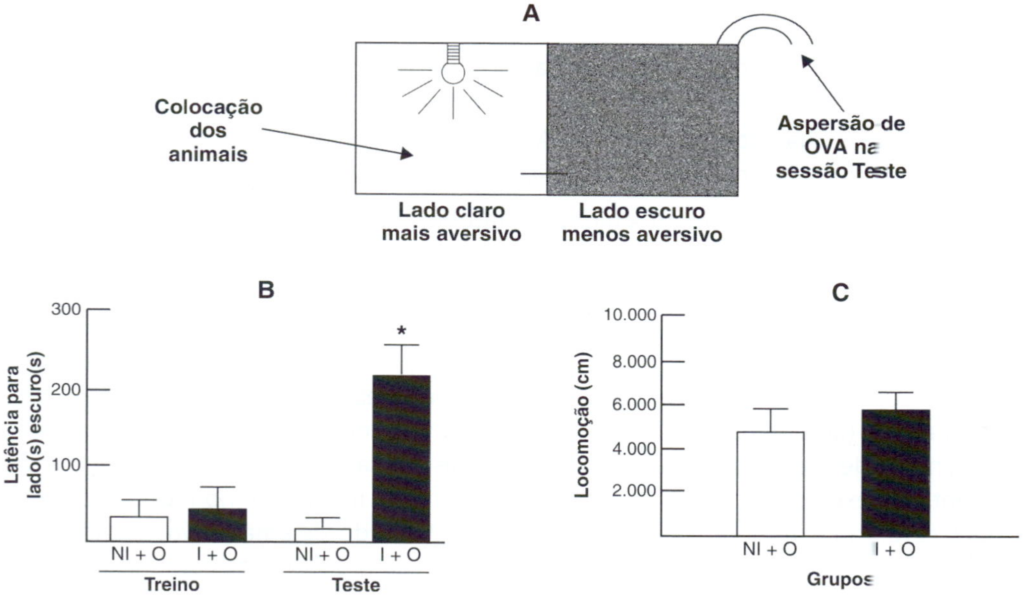

Figura 39.2. Teste de esquiva em caixa de claro × escuro. (**A**) Esquema da gaiola experimental. (**B**) Durante a sessão de treino (sem o aerossol de OVA), os animais não imunizados (NI + 0) e imunizados (I + 0) se comportam de forma semelhante na caixa, preferindo o lado escuro dela (menos aversivo). Durante a sessão de teste, quando há nebulização de OVA no lado escuro, os animais do grupo I + 0 permanecem por mais tempo no lado claro da caixa (mais aversivo) que os animais NI + 0. (**C**) Notar que não há diferença na atividade locomotora dos animais dos grupos I + 0 e NI + 0 avaliados em um campo aberto. As colunas mostram as médias e os respectivos desvios-padrão de 9 animais por grupo. * $p < 0,05$ em relação aos demais grupos (ANOVA de uma via, seguida do teste de Dunn).

Fonte: Modificada de Costa-Pinto, 2007.

caso observou-se nos animais OVA sensibilizados e desafiados um aumento de marcação c-Fos no PVN e no CeA.

Empregando-se camundongos OVA sensibilizados e desafiados por meio da instilação intranasal de OVA, observou-se que as alterações comportamentis eram:

1. Dependentes de IgE, sendo reduzidas por tratamento com anti-IgE.
2. Mediadas por desgranulação de mastócitos, sendo bloqueadas pelo uso de cromoglicato de sódio.
3. Não relacionadas com a inflamação das vias aéreas uma vez que camundongos C3H/HeJ sensibilizados (que não apresentam infiltrado pulmonar) exibiram alterações comportamentais semelhantes aos camundongos BALB/c (Costa-Pinto *et al.*, 2007).

Dados do grupo de Tonelli *et al.* confirmam a ocorrência de alterações comportamentais induzidas imunologicamente em roedores e trazem informações adicionais. Esses autores sensibilizaram camundongos com OVA e ratos com pólen; após o desafio com o antígeno correspondente, observaram:

1. Aumento tanto em ratos como em camundongos dos níveis de ansiedaade avaliados no campo aberto e no labirinto em cruz elevado.
2. Diminuição das interações sociais nas duas espécies, sem sinais ou sintomas de doenças.
3. Indução da expressão de citocinas do tipo Th2 no bulbo olfatório e no córtex pré-frontal.
4. Aumento da expressão de mRNA para CRF no córtex pré-frontal dos animais, sem alterações nos níveis de corticosterona circulantes (Tonelli *et al.*, 2009).

Esses resultados confirmam a hipótese anterior de que a sensibilização e o desafio com alérgenos induzem ansiedade em roedores e sugerem que esses efeitos se correlacionem positivamente com aumento da expressão de citocinas do tipo Th2 e de CRF no córtex pré-frontal.

A Figura 39.3 resume os dados apresentados; tomados em seu conjunto, eles mostram que reações alérgicas produzem em roedores e humanos, alterações comportamentais (ansiedade, depressão, agressividade, timidez, instabilidade emocional, baixos níveis de afetividade), neurais (aumento de marcação c-Fos no PVN, CeA e NTS), aumento da expressão de mRNA para citocinas (IL-1β, IL-6 e TNF no hipocampo e no tronco cerebral) e aumento da atividade do eixo HPA e do sistema nervoso autônomo; indicando, assim, a existência de um intrincado e delicado sistema de comunicação neuroimune que é colocado em atividade quando ocorre uma reação alérgica, ativação esta que antecede e subsidia as modificações comportamentais dela decorrentes.

Considerações finais

Tem sido sugerido que as respostas alérgicas tenham se mantido e se aperfeiçoado de forma evolutiva em função da importância que têm na defesa contra eventos que

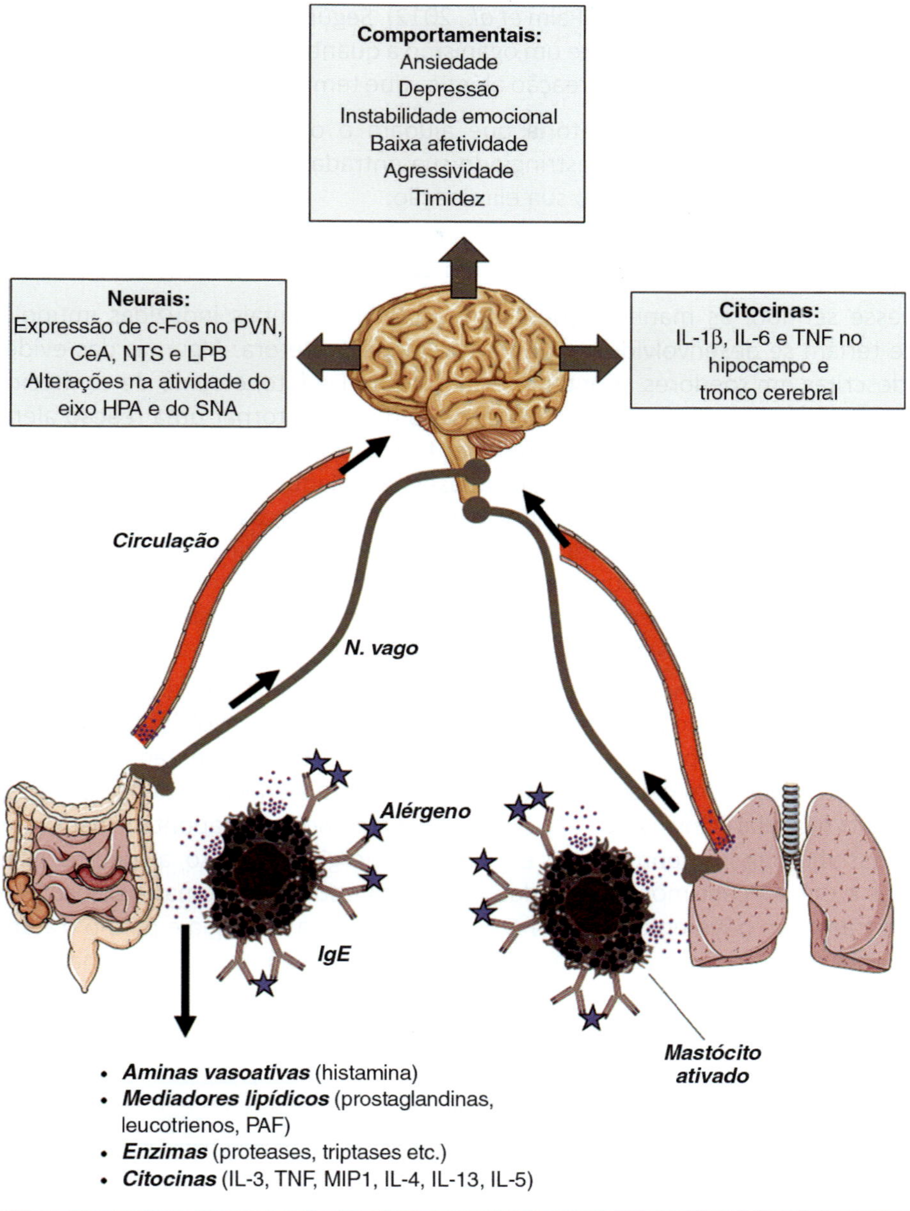

Figura 39.3. Resposta alérgica e seus efeitos sobre o SNC e o comportamento. O organismo sensibilizado a um alérgeno específico quando reexposto a este alérgeno apresenta uma resposta inflamatória que é iniciada pela ligação do alérgeno às IgE ligadas ao mastócito, que é ativado e se desgranula liberando mediadores inflamatórios. Citocinas liberadas durante este processo induzem alterações comportamentais por modificar a atividade do SNC por meio de duas vias: 1) Neural – aferências vagais que sinalizam em diversas regiões do SNC (PVN, CeA, NTS, LPB); e 2) Humoral – por meio dos órgãos circuventriculares, que são estruturas desprovidas de BHE, modificando a atividade do SNC por uma ação direta e/ou por induzir a produção de citocinas por células da glia. SNC: sistema nervoso central; PVN: núcleo paraventricular do hipotálamo; CeA: núcleo central da amígdala; NTS: núcleo do trato solitário; LPB: núcleo parabraquial lateral; BHE: barreira hematoencefálica; HPA: hipotálamo-hipófise-adrenal; SNA: sistema nervoso autônomo.

Fonte: Acervo da autoria.

desafiam a integridade orgânica (Palm *et al.*, 2012). Segundo os autores, uma vez sensibilizado à exposição subsequente de um oganismo a quantidades até mesmo diminutas de um alérgeno desencadeará uma reação alérgica que tem, basicamente, duas finalidades:

1. Induzir resposta inflamatória que ajudará o organismo a minimizar o dano potencial do alérgeno, restringindo sua entrada e propagação pelo organismo, aumentando e facilitando sua eliminação.
2. Desencadear resposta comportamental que levará o organismo a se afastar de um ambiente ou de um alimento em que se encontre o alérgeno.

Nesse sentido, as manifestações comportamentamentais induzidas imunologicamente teriam se desenvolvido com uma finalidade protetora. Algumas das evidências aqui descritas em roedores apontam nesta direção. De fato, e como de conhecimento de qualquer pessoa alérgica, a melhor maneira de se contornar uma reação alérgica é evitar a exposição ao alérgeno. De qualquer forma, ao produzir secreção de mediadores pré-formados (aminas vasoativas, proteases), mediadores lipídeos pró-inflamatórios e secreção de outros mediadores (citocinas, quimiocinas), as manifestações alérgicas, como descrito anteriormente, carreiam potencial para induzir um conjunto de alterações comportamentais em humanos e em animais de experimentação que vão além de uma simples reação aversiva. De fato, elas podem induzir instabilidade emocional, e pelo menos alguns dos sintomas de depresssão e de ansiedade.

A incidência de doenças alérgicas tem aumentado nos últimos anos. Estima-se que 10% a 15% da população de países desenvolvidos ou em desenvolvimento tenha asma. Nos últimos 30 anos, a prevalência de dermatite atópica tem aumentado, atingindo 15% a 24% da população em países industrializados; a rinite alérgica afeta de 10% a 25% da população mundial (Onyinye *et al.*, 2018). Dados como estes apontam para a importância das abordagens neuroimunes em doenças alérgicas. De fato, a compreensão das relações e dos mecanismos básicos das interações entre os sistemas nervoso e imune poderá trazer um novo enfoque para o entendimento da etiologia e para o tratamento não apenas das alergias, mas, quiçá, dos transtornos psiquiátricos. Esta demanda é relevante e, por isso mesmo, urgente.

Os autores agradecem à FAPESP e ao CNPq pelo apoio.

Referências bibliográficas

Anisman H, Merli Z, Poulter MO, Hayley S. Cytokines as a precipitant of depressive illness: animal and human studies. Curr Pharm Des. 2005; 11(8):963-972.

Basso AS, Costa-Pinto FA, Russo M, Britto LR, Sá-Rocha LC, Palermo-Neto J. Neural correlates of Ige-mediated food allergy. J Neuroimmunol. 2003; 140(1-2):69-77.

Basso AS, Costa-Pinto FA, Russo M, Britto LR, Sá-Rocha LC, Palermo-Neto J. neural pathways involved in food allergy signaling in the mouse brain: role of capsaicin-sensitive afferents. Brain Res. 2004; 1009(1-2):181-188.

Basso AS, Sá-Rocha LC, Palermo-Neto J. Immune-induced flavor aversion in mice: modification by neonatal capsaicin treatment. Neuroimmunomodulation. 2001; 9(2):88-94.

Berkenbosch F, van Oers J, Del Rey A, Tildders F, Besedovsky HO. Corticotropin-releasing factor-producing neurons in the rat activated by interleukin-1. Science. 1987; 238(4826):524-526.

Besedovsky HO, del Rey A, Sorkin E. Lymphokine-containing supernatants from con a-stimulated cells increase corticosterone blood levels. J Immunol. 1981; 126(1):385-387.

Campbell MB. Allergy and behavior: neurologic and psychic syndromes. In: Thomas C, Speer F ed. Allergy of the nervous system. Springfield, Illinois. 1970; 28-46.

Cara DC, Conde AA, Vaz NM. Immunological induction of flavor aversion in mice. Braz J Med. Biol Res 1994; 27(6):1331-1341.

Cara DC, Conde AA, Vaz NM. Immunological induction of flavour aversion in mice. II. Passive/adoptive transfer and pharmacological inhibition. Scand J Immunol. 1997; 45(1):16-20.

Coca AF, Cooke RA. On the classification of the phenomena of hypersensitiveness. J Immunol. 1923; 8(3):163-182.

Costa-Pinto FA, Basso AS, Britto LR, Matucelli BE, Russo M. Avoidance behavior and neural correlates of allergen exposure in a murine model of asthma. Brain Behav Immun. 2005; 19(1):52-60.

Costa-Pinto FA, Basso AS, Russo M. Role of mast cell degranulation in the neural correlates of the immediate allergic reaction in a murine model of asthma. Brain Behav Immun. 2007; 21(6):783-790.

Dantzer R, O'connor JC, Freund GG, Johnson RW, Kelley KW. From inflammation to sickness and depression: when the immune system subjugates the brain. Nat Rev Neurosci. 2008; 9(1):46-56.

Dunn AJ. Systemic interleukin-1 Administration stimulates hypothalamic norepinephrine metabolism parallelling the increased plasma corticosterone. Life Sci. 1988; 43(5):429-435.

Fang BJ, Tonelli LH, Soriano JJ, Postolache TT. Disturbed sleep: linking allergic rhinitis mood and suicidal behavior. Front Biosc (Schol Ed). 2010; 1(2):30-46.

Ferro MA, Van Lieshout RJ, Ohayon J, Scott JG. Emotional and behavioral problems in adolescents and young adults with food allergy. Europ J of Allergy. 2016; 71(4):532-540.

Gusman A, Torell LH, Roberts D, Stiller JW, Jackson MA, Rohan KJ et al. Mood-worsening with high-pollen-counts and seasonality: a preliminary report. J Affect Disord. 2007; 101(1-3):269-274.

Kallen VL, Tulen JH, Utens EM, Treffers PD, de Jong FH, Ferdinand RF. Associations between hpa axis functioning and level of anxiety in children and adolescents with an anxiety disorder. Depress Anxiety. 2008; 25(2):131-141.

Kittler Fj. The effect of allergy on children with minimal brain damage. In: Thomas C, Speer F. (ed.). Allergy of Nervous System. Springfield, Illinois, 1970; 126-139.

Mirotti L, Castro J, Costa-Pinto FA,Russo M. Neural pathways in allergic inflammation. J Allergy (Cairo). 2011; 2010: 491928.

Ohman S, Johansson SG. Allergen-specific ige in atopic dermatitis. Acta Derm Venereol. 1974; 54(4):283-290.

Onyinye II, Choudhary SK, Commins SP. Food Allergy. Curr Gastroenterol Rep. 2018; 20(5):17-35.

Palm NW, Rosenstein RK, Medzhitov R. Allergic host defences. Nature. 2012; 484(7395):465-472.

Paulsjenssen ES, Cockcroft DW. Sex differences in asthma, atopy, and airway hyperresponsiveness in a university population. Ann Allergy Asthma Immunol. 2003; 91(1):34-37.

Simons FE. Anaphylaxis. J Allergy Clin Immunol. 2010; 125(2 Suppl 2):S161-S181.

Timonen M, Jokelainen J, Heva A, Zitting P, Xu B, Rasanen P. Association between skin test diagnosed atopy and professionally diagnosed depression: a northern finland 1966 birth cohort study. Biol Psychiatry. 2002; 52(4):349-355.

Timonen M, Vilo K, Hakko H, Sarkioja T, Mayer-Rochow VB, Vaisanen E, Rasanen P. Is seasonality of suicides stronger in victims with hospital-treated atopic disorders? Psychiatry Res. 2004; 126(2):167-175.

Tonelli LH, Katz M, Kovacisics CE, Gould TD, Joppy B, Hoffman G, Postolache TT. Allergic rhinitis induces anxiety-like behavior and altered social interaction in rodents. Brain Behav Immun. 2009; 23(6):784-793.

Vitkovic L, Konsman JP, Beckaert J, Dantzer R, Homburger V, Jacque C. Cytokine signals propagate through the brain. Mol Psychiatry. 2000; 5(6):604-615.

Zarzana EC, Basso AS, Costa-Pinto FA, Palermo-Neto J. Pharmacological manipulation of immune-induced food aversion in rats. Neuroimmunomodulation. 2009; 16(1):19-27.

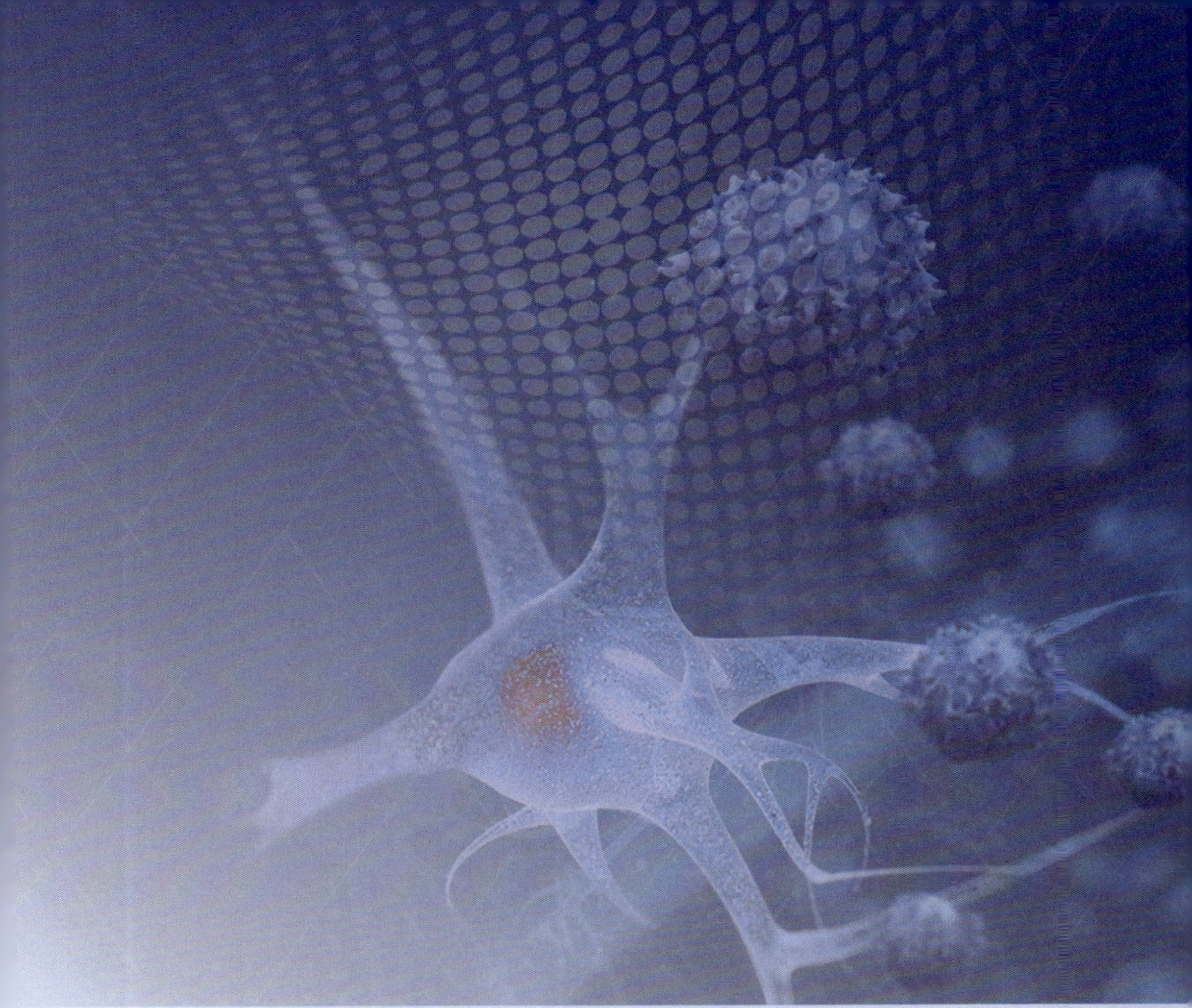

SEÇÃO 4

Neuroimunomodulação em Transtornos do Sistema Nervoso

40

Imunomodulação no Transtorno do Espectro Autista

Carmem Gottfried • Victorio Bambini-Junior • Rudimar Riesgo • Vinicius de Frias Carvalho • Moisés Evandro Bauer • Wilson Savino

Resumo

O transtorno do espectro autista (TEA) integra um grupo complexo de transtornos do neurodesenvolvimento caracterizado por prejuízo na comunicação e interação social e apresenta comportamentos estereotipados ou repetitivos. Estudos já realizados não deixam dúvidas quanto ao aspecto multifatorial do espectro, indicando uma complexa interface entre fatores genéticos, ambientais e imunológicos. Embora a associação entre resposta imunológica alterada e TEA já tenha sido relatada há mais de quarenta anos, evidências recentes reforçam a hipótese de que eixos neuroimunoendócrinos possam estar envolvidos na etiologia do TEA. De fato, pacientes com TEA apresentam um quadro de neuroinflamação, envolvendo elevado perfil de citocinas pró-inflamatórias, bem como aumento de autoanticorpos específicos para diversas proteínas, incluindo antígenos neurais. Assim, pode-se supor que dificuldades na interação social e na comunicação sejam consequência de uma disfunção imunológica precoce, com subsequente comprometimento neural. Neste cenário, eixos neuroimunoendócrinos podem ser vistos como alvos potenciais para investigações futuras relacionadas com a fisiopatologia do TEA.

Apresentação

A ampla literatura existente sobre o transtorno do espectro autista (TEA) inclui dados clínicos, epidemiológicos e experimentais (*in vivo* e *in vitro*). No presente capítulo, para simplificar a leitura, o termo "autismo" ou a sigla TEA serão empregados aqui representando todo o espectro. Os tópicos abordados sintetizam aspectos relevantes sobre fatores que possam estar relacionados com o aumento no número de casos de TEA, juntamente com a discussão de uma interface neuroimunológica na fisiopatologia do autismo.

Introdução

O termo autismo, derivado do radical grego *autos* (de si mesmo), foi utilizado pela primeira vez por Eugen Bleuler, em 1911, referindo-se à limitação das relações humanas e à perda de contato com a realidade apresentada por pacientes com esquizofrenia. Em 1943, Leo Kanner utilizou a definição "distúrbios autistas do contato afetivo" para descrever 11 crianças que apresentavam comportamento marcado pela dificuldade em estabelecer contato afetivo e interpessoal. De forma quase concomitante, Hans Asperger, em 1944, descreveu casos em que havia algumas características semelhantes ao autismo em relação às dificuldades de comunicação social, porém em crianças sem perda cognitiva (Gottfried *et al.*, 2015).

Em 1980, o autismo foi inserido pela primeira vez no Manual Diagnóstico e Estatístico de Transtornos Mentais III (DSM; do inglês, *Diagnostic and Statistical Manual*). Em 1994 (DSM-IV), novos critérios são incluídos em face da necessidade de identificação de subgrupos homogêneos de indivíduos com autismo, tanto para finalidades práticas quanto de pesquisa. Na versão de 2000 (DSM-IV-TR), os critérios diagnósticos permanecem os mesmos do DSM-IV, os quais nos possibilitam o diagnóstico de TEA com suas subdivisões: autismo típico, transtorno invasivo do desenvolvimento não especificado e síndrome de Asperger. O critério diagnóstico atual, definido na quinta edição do DSM e publicado pela Associação Americana de Psiquiatria, agrupa todo o espectro sob a terminologia TEA (American Psychiatric Association, 2013).

O transtorno apresenta alterações qualitativas na comunicação e interação social, assim como comportamentos estereotipados ou repetitivos, sendo o gênero masculino mais acometido que o gênero feminino, em uma proporção que se aproxima de 4:1.

Estudos realizados pelos Centros de Controle e Prevenção de Doenças dos Estados Unidos mostram que o número de casos de autismo está crescendo. Levantamentos epidemiológicos mais recentes estimam 1 caso a cada 44 crianças até 8 anos de idade nos Estados Unidos, afetando 4,2 vezes mais o sexo masculino em relação ao feminino (Maenner *et al.*, 2021). Essa alta prevalência indica a necessidade de medidas emergenciais em razão do elevado custo econômico, social e familiar. Há, portanto, um inequívoco crescimento no número de casos identificados, que pode se justificar pelo avanço no conhecimento dos sintomas, associado com melhora nos critérios diagnósticos, mas também pelo aumento de fatores ambientais de risco durante o período gestacional e mudanças nos hábitos de vida da sociedade. Fatores ambientais de risco incluem infecções (Abib *et al.*, 2018) e alguns medicamentos, como o antiepiléptico ácido valproico (VPA; do inglês, *valproic acid*) (Deckmann *et al.*, 2018).

Se, no campo diagnóstico, surgiram definições e aprimoramento, no aspecto etiológico do autismo ainda permaneciam muitas dúvidas acerca da complexa interface entre fatores genéticos, epigenéticos, ambientais e sistema imunológico presentes no transtorno. Observa-se nos pacientes maior produção e liberação de autoanticorpos, de citocinas e de quimiocinas, juntamente com aumento na permeabilidade de barreiras entre o sangue e o sistema nervoso (Hallmayer *et al.*, 2011). As modificações epigenéticas, como acetilação e metilação das histonas, desempenham um papel fundamental na regulação da expressão gênica. Estas características são cruciais para processos biológicos importantes, como a ação do sistema imunológico (Deckmann *et al.*, 2018).

Atividade imunológica no autismo

Por muito tempo, o sistema nervoso central (SNC) e o sistema imune foram considerados compartimentos que operam separada e independentemente. Entretanto, estudos recentes demonstram uma comunicação ativa entre esses dois sistemas. Em um estudo histórico, demonstrou-se a presença de vasos linfáticos no SNC (Louveau *et al.*, 2015).

Os vasos sanguíneos do SNC, por meio de uma barreira hematoencefálica (BHE), interagem com células neurais e células infiltradas, oriundas do sistema imunológico. A BHE é formada pela ação conjunta das células endoteliais, pericitos e pés astrocíticos. Os pericitos desempenham papéis cruciais na formação e manutenção da BHE, interagindo com as células endoteliais e com os astrócitos, podendo secretar, juntamente com os astrócitos, proteínas envolvidas na formação da matriz extracelular e deposição da membrana basal.

Durante uma condição inflamatória, as células do sistema imunológico podem infiltrar-se no SNC. Sob condições patológicas, a ativação da micróglia, bem como o aumento nos níveis de citocinas e quimiocinas, podem desencadear aumento na permeabilidade de barreiras hematoneurais, permitindo um infiltrado celular substancial, amplificando a resposta inflamatória. Células do sistema imune periférico infiltradas no SNC também podem secretar citocinas e quimiocinas, aumentando, assim, o quadro neuroinflamatório.

Resposta imune sistêmica no autismo

Infecções por meio de vírus ou bactérias podem interferir na imunidade celular mediante alteração na expressão de proteínas de superfície celular, influenciando o estado de ativação da célula ou a função neuroendócrina. De fato, já se tem evidências de que a autoimunidade que surge após infecções virais ou bacterianas também pode estar relacionada com o desenvolvimento do TEA e pode ter correlação com alterações no sistema imunológico.

A análise de moléculas no plasma de pacientes com autismo mostra níveis aumentados de citocinas, em grande parte, as pró-inflamatórias (IL-1β, IL-6, IL-12p40 e TNF-α), quimiocinas (CCL2, CCL5, CXCL8), níveis reduzidos de imunoglobulinas (IgM e IgG), e níveis aumentados de anticorpos contra diferentes proteínas, por exemplo, receptores de serotonina, proteína básica de mielina, proteínas de choque térmico e proteína ácida fibrilar glial (GFAP; do inglês, *glial fibrillary acidic protein*). Todas estas alterações podem refletir em aumento de permeabilidade de barreiras hematoneurais e influenciar plasticidade e função neural, com comprometimento na interação social, na comunicação e no comportamento destes pacientes (Figura 40.1).

Resposta imune adaptativa no autismo

Moléculas de adesão celular (CAM; do inglês, *cell adhesion molecules*) desempenham importante papel como mediadoras para a passagem de células T por meio de barreiras

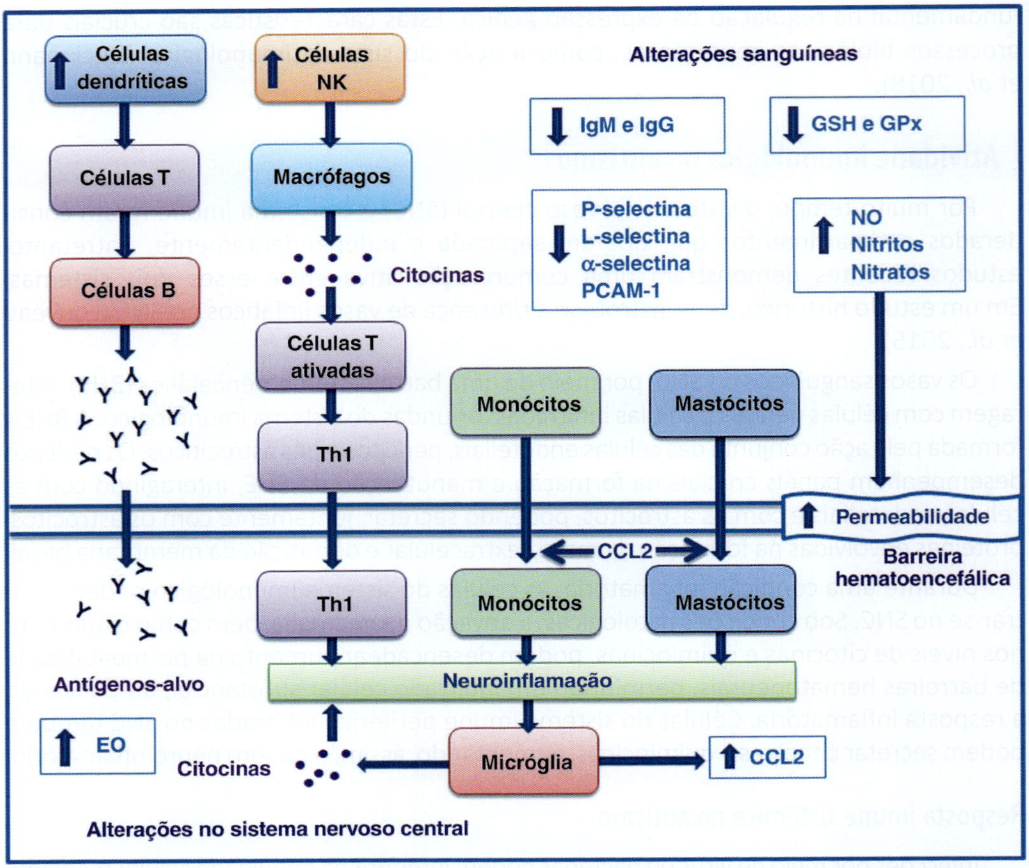

Figura 40.1. Evidências para uma interação neuroimune no autismo. A figura mostra a correlação entre eventos encontrados no sangue e no encéfalo de pacientes com TEA, incluindo: produção de anticorpos no sangue contra antígenos neurais; infiltração encefálica de linfócitos

ção de defesas antioxidantes; alterações nos níveis de citocinas; diminuição de moléculas de adesão celular, tais como selectinas e PCAM-1, e aumento de estresse oxidativo. Todas essas alterações podem promover neuroinflamação, seguida de uma resposta neuronal e glial com disfunção da conectividade neural. GSH: glutationa; GPx: glutationa peroxidase; NO: óxido nítrico; Th: T-*helper*; EO: estresse oxidativo; CCL: proteína de quimiotaxia de monócitos e mastócitos.

Fonte: Modificada de Gottfried *et al.*, 2015.

endoteliais. Além disso, demonstrou-se que níveis circulantes de P-selectina (CD62-P), L-selectina (CD62-L) e molécula de adesão celular de plaquetas (PCAM-1) refletem com precisão os níveis destas moléculas nas células endoteliais, facilitando uma análise do conteúdo intracelular, pela quantificação de moléculas de adesão circulantes. Pacientes com autismo de alto funcionamento (*high functioning autism*) apresentam baixos níveis circulantes de PCAM-1, CD62-P e CD62-L. Ademais, baixos níveis de CD62-P parecem estar associados com deficiência na interação social. Estes dados indicam que a modulação da passagem de células T para o encéfalo em pacientes com autismo pode vir a ser uma estratégia terapêutica importante, já que alguns trabalhos mostram uma correlação entre moléculas de adesão e comportamento (Hughes *et al.*, 2018).

A imunidade adaptativa parece ser realmente importante para o comportamento social. Camundongos imunodeficientes em células B e T (SCID) ou deficientes em IFN-γ exibem déficits sociais importantes e uma hiperconectividade de regiões frontocorticais (Filiano *et al.*, 2016). Foi observado que neurônios inibitórios respondem ao IFN-γ e aumentam transmissão GABAérgica em neurônios em projeção, sugerindo que o IFN-γ seria um *link* molecular entre a imunidade meningeal e circuitos corticais envolvidos com o comportamento social. Além disso, o papel da imunidade adaptativa no desenvolvimento do TEA foi demostrado em modelos experimentais de ativação imune materna durante o período gestacional. Nestes modelos, as proles desenvolvem distúrbios sociais importantes que lembram o TEA. Em um modelo de ativação imune materna com poly(I:C), foi observado que o comportamento autista das proles era consequência da presença de células Th17 (RORγt$^+$) maternas (Choi *et al.*, 2016). Houve um aumento significativo de IL-17R no cérebro fetal associado com um desenvolvimento cortical anormal. O pré-tratamento com anti-IL-17 nas fêmeas prenhas impedia o desenvolvimento de filhotes autistas (Choi *et al.*, 2016). Um estudo posterior definiu o mecanismo envolvido na imunopatogênese deste modelo de TEA: uma perda de interneurônios inibitórios dependente de Th17 levava a uma hiperativação cortical no córtex primário somatossensorial (Shin *et al.*, 2017). Dessa maneira, esses dados sugerem que déficits sociais observados em vários transtornos neuropsiquiátricos (p. ex., TEA, demência frontotemporal, esquizofrenia) podem resultar de um prejuízo na circuitaria cerebral influenciada por uma imunidade adaptativa ineficiente.

Resposta imune inata no autismo

As células *natural killer* (NK) fazem parte da imunidade inata e correspondem a cerca de 10% a 20% dos linfócitos circulantes. A partir de experimentos *in vitro*, demonstrou-se que indivíduos com autismo apresentam células NK com menor capacidade de matar células-alvo K562, e, portanto, podem ser consideradas parte do complexo de alterações imunes observadas em pacientes com TEA.

Os monócitos circulantes, importantes precursores para macrófagos, células dendríticas e micróglia, além de estarem aumentados em indivíduos com autismo, estão correlacionados com o infiltrado inflamatório no encéfalo, juntamente com maior quantidade de macrófagos perivasculares e maior produção de IL-12p40, TNF-α, IL-1β e IL-6 (Ashwood *et al.*, 2011; Deckmann *et al.*, 2018). A ativação imune materna, induzida por infecções ou estímulos durante o período gestacional, pode influenciar o neurodesenvolvimento pré-natal em modelos de TEA. Por exemplo, a IL-6 foi identificada como uma citocina central nos efeitos neuroinflamatórios durante o desenvolvimento fetal do cérebro (Smith *et al.*, 2007).

Considerando a influência ambiental durante a gestação para o desencadeamento do autismo, estas alterações na resposta imunológica, tanto adaptativa quanto inata, podem ter correlação com estresse oxidativo e com mecanismos epigenéticos, visto que mudanças hormonais características do estresse oxidativo podem induzir um processo inflamatório, ativando o eixo hipotálamo-hipófise-adrenal (HPA) e modificando, expressão gênica.

Eixo HPA, estresse oxidativo e autismo

O eixo HPA é um sistema neuroendócrino finamente regulado que mantém a homeostase, ativa-se em resposta ao estresse e restaura os níveis basais por mecanismos de retrocontrole negativo. O cortisol é liberado pelo córtex das adrenais para fins homeostáticos com o intuito de manter um ritmo diurno, com níveis mais altos pela manhã, seguidos de um declínio constante até atingir um nadir à noite. O cortisol é um hormônio central para a resposta fisiológica ao estresse físico ou psicológico, porém sua ação prolongada pode ter efeitos deletérios, como observado no estresse crônico, incluindo a supressão do sistema imunológico.

Embora crianças e adolescentes com TEA não apresentem alterações significativas na quantidade total de secreção diária de cortisol, existem evidências substanciais de níveis elevados de cortisol à noite, bem como valores mais baixos pela manhã nestes pacientes. Sabe-se que níveis noturnos de cortisol elevados e/ou declínio diurno no conteúdo circulante deste hormônio podem estar associados ao acúmulo de estresse durante o dia ou à dificuldade em tolerar mudanças. De fato, muitas crianças com TEA apresentam cortisol elevado em resposta à interação social, além de uma resposta não adaptativa e debilitada perante este hormônio durante uma ameaça avaliativa social. Os mecanismos pelos quais os pacientes com TEA apresentam um funcionamento atípico do eixo HPA estão correlacionados com baixos níveis iniciais de liberação de cortisol em resposta à estimulação com ACTH e atrasos no retrocontrole negativo deste eixo neuroendócrino (Muscatello & Corbett, 2018; Taylor & Corbett, 2014).

A exposição pré-natal a fatores ambientais de risco pode induzir estresse oxidativo (Gottfried *et al.*, 2015). De fato, pacientes com autismo apresentam elevados níveis sanguíneos de óxido nítrico e de nitritos e nitratos (Figura 40.1). Estas moléculas podem aumentar a permeabilidade de barreiras encefálicas e a permeabilidade intestinal, muito frequentes no autismo. Além disso, também possuem sistemas antioxidantes diminuídos no plasma, incluindo menor quantidade de glutationa (GSH), vitaminas (A, C e E) e enzimas antioxidantes (glutationa peroxidase e superóxido dismutase). O aumento no estresse oxidativo também pode induzir disfunções no sistema imune, na plasticidade e funções do timo, e ainda, estimular infiltrado inflamatório neural. Este conjunto de disfunções pode causar anormalidades comportamentais, desordens do sono e distúrbios gastrointestinais presentes no autismo.

Timo e autismo

O timo oferece um ambiente adequado para a timopoiese, envolvendo migração, proliferação, diferenciação e seleção de linfócitos T. A timopoiese é um processo altamente dinâmico que envolve interações recíprocas entre os linfócitos em diferenciação e células do microambiente, incluindo células epiteliais, macrófagos, células dendríticas e fibroblastros. Em mamíferos, o tecido funcional tímico diminui com a idade, mas esta involução pode ser antecipada por fatores como estresse oxidativo e glicocorticoides, podendo assim comprometer o sistema imune (Savino & Dardenne, 2000).

Por meio de modelo animal de autismo induzido por exposição pré-natal ao ácido valproico (Bambini-Junior *et al.*, 2011), demonstrou-se redução no tamanho do timo, indicando uma possível atrofia e disfunção do órgão, e consequente disfunção de células T maduras nos órgãos linfoides periféricos e sítios de atividade imunológica efetora (Baronio *et al.*, 2018). Assim, fatores ambientais de risco durante a gestação poderiam induzir na mãe o aumento de moléculas com efeito sobre a involução do timo ou que desfavoreçam a timopoiese.

Sistema nervoso central e entérico no autismo

Embora o sistema nervoso central (SNC) tenha sido considerado um órgão imunologicamente privilegiado, estudos recentes têm mostrado que este conceito não representa a real intercomunicação neuroimune, e consequente influência sobre função e plasticidade neural decorrente das interações entre os dois sistemas.

As células que fazem parte do SNC – neurônios, astrócitos, oligodendrócitos e micróglia – sinalizam desde a morfogênese, por meio de citocinas de forma parácrina e autócrina, o direcionamento de eventos relacionados com desenvolvimento. No SNC, as células microgliais atuam como elementos de vigilância, com capacidade para responder com diferentes graus de ativação, a flutuações no microambiente ou estímulos por danos transitórios ou crônicos, podendo chegar ao estado fagocítico em caso de morte celular. Também participam da poda sináptica durante o desenvolvimento neural. A análise *post mortem* do tecido encefálico indicou que indivíduos com autismo apresentam maior número de células microgliais, quando comparados a indivíduos controle.

Em se tratando de função neural, não se pode deixar de incluir o sistema nervoso entérico (SNE), que faz parte do sistema nervoso periférico vegetativo, integrando o trato gastrointestinal, o pâncreas e a vesícula biliar. As células do SNE são organizadas em pequenos gânglios, constituindo os plexos mioentérico e da submucosa. No interior dos gânglios, as células glioentéricas estabelecem comunicação com neurônios, com vasos sanguíneos e com os enterócitos, participando, dessa forma, da modulação de funções neuronais, do controle da barreira seletiva hematoentérica, classicamente alterados no TEA.

Correlação entre alterações no sistema imunoneuroendócrino e disfunção nos sistemas nervoso central e entérico no autismo

O encéfalo está protegido por distintas barreiras neurais, incluindo as barreiras hematoencefálica, hematorretiniana e hematoliquórica, as quais restringem a passagem de muitos tipos celulares e moléculas do sangue para o tecido encefálico. Assim, fatores ambientais que possam influenciar a resposta do sistema imune durante períodos críticos do desenvolvimento fetal podem desencadear uma resposta inflamatória localizada ou sistêmica, juntamente com liberação de moléculas imunomodulatórias e hormonais, influenciando plasticidade e função neuroglial, promovendo o desenvolvimento de alterações características de TEA (Figura 40.1), uma vez que citocinas, anticorpos e outros produtos de ativação imune poderiam estar afetando a comunicação e plasticidade celular, especialmente em períodos críticos do desenvolvimento neural (Matta *et al.*, 2019).

Estudos recentes sugerem um papel importante de astrócitos e de células microgliais na fisiopatologia do autismo, fundamentado pelo aumento nos níveis circulantes, assim como pelo aumento encefálico de citocinas pró-inflamatórias.

Além disso, no autismo há uma correlação positiva entre mediadores inflamatórios e ativação de astrócitos e micróglia, envolvendo modulação de compostos pró-inflamatórios e anti-inflamatórios no tecido encefálico. Como já foi citado anteriormente, indivíduos com autismo apresentam uma acentuada neuroinflamação, incluindo ativação microglial e aumento de óxido nítrico, de quimiocinas e de citocinas pró-inflamatórias (Tabela 40.1), além de interferon-γ (IFN-γ), IL-1β, IL-6, IL-10, IL-12p40, IL-17 e fator de necrose tumoral α (TNF-α). Existem evidências de que um aumento de TNF-α esteja associado a comportamentos estereotipados, de modo semelhante aos encontrados em indivíduos com autismo. Ainda, análises de tecido encefálico de pacientes com autismo mostram aumento de IL-6, citocina presente no estado microglial ativado, indicando reatividade glial (Abdallah *et al.*, 2012; Abdallah *et al.*, 2013; Al-Ayadhi *et al.*, 2012; Ashwood *et al.*, 2011; Deckmann *et al.*, 2018; Emanuele *et al.*, 2010; Hughes *et al.*, 2018; Jyonouch *et al.*, 2002; Li *et al.*, 2009; Manzardo *et al.*, 2012; Ricci *et al.*, 2013; Suzuki *et al.*, 2011; Tostes *et al.*, 2012; Vargas *et al.*, 2005; Wei *et al.*, 2011).

Tabela 40.1. Citocinas alteradas em pacientes com autismo

Fonte	*Idade (anos)*	*Resultado*	*Referência*
Líquido amniótico	neonatal	↑ MCP-1, IL-4, IL-10, TNF-α, TNF-β	(Abdallah *et al.*, 2013)
Soro	2-21	↑ IL-1, IL-6, IL-12, IL-23, TNF-α	(Ricci *et al.*, 2013)
	18-44	↑ IL-1β, IL-6	(Emanuele *et al.*, 2010)
	6-11	↑ IL-17A (aumento proporcional ao grau de severidade do TEA)	(Al-Ayadhi, Mostafa, 2012)
Tecido encefálico *post mortem*	5-44	↑ IL-6, IL10, TGF-β1 (giro cingulado)	(Vargas *et al.*, 2005)
	4-37	↑ IFN-γ, IL-6, IL-8, TNF-α (córtex frontal)	(Li *et al.*, 2009)
	4-14	↑ IL-6 (cerebelo)	(Wei *et al.*, 2011)
Plasma	7-15	↑ IL-1β, IL-1RA, IL-5, IL-8, IL-12 (p70), IL-13, IL-17	(Suzuki *et al.*, 2011)
	3-4.5	↑ MCP-i1, Eotaxina	(Ashwood *et al.*, 2011)
	4.7-10.1	↑ IFN-γ	(Tostes *et al.*, 2012)
	5-10	↑ IL-1α ↓ IL-6	(Manzardo *et al.*, 2012)

IFN: interferon; IL: interleucina; MCP: proteína quimioatratora de monócitos, TGF: fator de crescimento e transformação; TNF: fator de necrose tumoral.
Fonte: Modificada de Deckmann et al.*, 2018.*

Além disso, a atividade do sistema imune pode refletir em mudanças comportamentais. Já foi demonstrado que aumento de IL-2 pode gerar comportamentos repetitivos mediados por processo inflamatório e que IL-1β altera padrões de sono e promove retração social.

A Tabela 40.2 contém alguns dos genes candidatos que apresentam importante correlação com função imunológica. Os genes MET, PTEN, TSC1 e TSC2, por exemplo, codificam proteínas relacionadas com a cascata da fosfoinositidio-3-quinase (PI3K), a qual tem uma função importante na produção de IL-12, uma citocina pró-inflamatória. As proteínas codificadas pelos genes do complexo principal de histocompatibilidade (MHC) de classe II, complemento 4 (C4B) e fator de inibição de migração de macrófagos (MIF) são importantes no direcionamento e controle de resposta imune. Alterações na expressão do gene MET, importante para o desenvolvimento encefálico, particularmente no neocortex e no cerebelo, duas regiões frequentemente comprometidas no autismo, podem estar correlacionadas com resposta imune envolvendo aumento de citocinas pró-inflamatórias, como IL-12 (Campbell *et al.*, 2006).

Foi demonstrado, também, que durante processos inflamatórios no intestino a glia entérica expressa endotelina-1 (ET-1), juntamente com aumento na expressão de receptores para ET-1. Essa molécula é classicamente descrita como um potente modulador da vasoconstrição, porém, recentemente, está sendo alvo de estudos relacionados com resposta imune e papel da glia entérica em processos inflamatórios intestinais, por meio de secreção de diferentes citocinas.

Além disso, na mucosa intestinal de crianças com autismo, há maior frequência de linfócitos T TNF-α^+ e baixa frequência de células T IL-10$^+$. Estes estudos indicam um direcionamento do ambiente intracelular para um perfil pró-inflamatório, corroborando com o encontrado no plasma e no encéfalo de pacientes com TEA.

Tabela 40.2. Genes alterados no autismo, correlacionados com função imune

Gene	*Proteína*	*Sigla*	*Função*
MET	Receptor tirosina quinase MET	MET	
PTEN	Fosfatase homóloga à tensina (*phosphatase and tensin homolog*)	PTEN	
TSC1	Proteína da esclerose tuberosa 1 ou hamartina (*tuberous sclerose protein-1*)	TSC1	Aumento de IL-12 e conversão de fenótipo de macrófagos para M2
TSC2	Proteína da esclerose tuberosa 2 ou tuberina (*tuberous sclerose protein-2*)	TSC2	
HLA-DRB4	Complexo principal de histocompatibilidade de classe II (*major histocompatibility complex type II*)	MHC-II	
MIF	Fator de inibição de migração de macrófagos (*macrophage migration inhibitory factor*)	MIF	Direcionamento e controle da resposta imune
C4B	Proteína do complemento 4B	C4B	

Fonte: Campbell et al., *2006; Davis* et al., *2015; Hughes* et al., *2018.*

Outra questão bastante importante é a forte associação entre autismo e resposta alérgica. Os mastócitos estão relacionados com diversos processos celulares, incluindo reações alérgicas e remodelamento tecidual e podem influenciar resposta neural tanto no SNC quanto no SNE. Já foi demonstrado que pacientes com autismo possuem níveis elevados da quimiocina CCL2 no liquor e nas células microgliais (Figura 40.1).

Assim, uma resposta imune na periferia, decorrente de estímulos ambientais durante o período gestacional, poderia influenciar resposta neural não somente central, mas também periférica, particularmente via sistema nervoso entérico (SNE), de maneira gradativa e com subsequente comprometimento na função e plasticidade neural.

Além disso, um distúrbio genético com alta prevalência no TEA envolve o complexo de esclerose tuberosa (TSC) (Davis *et al.*, 2015). A esclerose tuberosa resulta em conectividade neural aberrante em vários níveis no SNC, levando a sintomas de TEA. Assim, estudos relacionados com essa doença podem contribuir para a compreensão da fisiopatologia do TEA. Já foram encontrados genes alterados de TSC no TEA (Tabela 40.2).

Uma área muito recente e promissora, também relacionada com sistema imunológico, são os microRNA, com cerca de 20-22 nucleotídeos, resultantes da clivagem de um RNA maior não codificante (Chandradoss *et al.*, 2015). Até o momento, cerca de 2.600 microRNA maduros já foram detectados em humanos. A expressão alterada de microRNA tem sido correlacionada com um número crescente de doenças de natureza genética e mais recentemente epigenética, com importante papel na resposta imune.

Os microRNA podem influenciar o fenótipo de linfócitos ou afetar pontos-chave durante a hematopoiese. No caso do autismo, a presença de um conjunto de microRNA alterado na corrente sanguínea poderia dar pistas sobre etiologia da doença, e ainda, contribuir para o diagnóstico. Em pacientes com autismo já foram detectados mais de 20 microRNA alterados. Interessante salientar que o miR-132, aumentado tanto no autismo quanto na esquizofrenia, pode ser induzido por endotoxinas e participa da modulação da plasticidade do córtex cerebral, sendo também relevante na regulação da resposta imunológica.

Dados obtidos recentemente em nosso laboratório mostram significativo aumento de miR-34c no soro de pacientes com autismo clássico. Sabe-se que um dos principais alvos deste microRNA é o oncogene MYC, cuja proteína myc regula importantes eventos celulares, como ciclo celular, diferenciação, crescimento celular, apoptose, instabilidade genômica e angiogênese, sendo, portanto, indispensável durante o desenvolvimento embrionário. Assim, maior expressão de miR-34c desde o período fetal pode ocasionar uma série de alterações neurais presentes no espectro autista.

Desafios em estudos futuros no TEA

Desde a década de 1940 quando o autismo foi descrito, quase 80 anos se passaram e ainda permanecem muitas perguntas sobre o TEA, pois como foi salientado, ainda não se conhece sua etiologia, não se tem marcadores clínicos específicos e não existe tratamento para sintomas que caracterizam o TEA. Esses aspectos são de extrema relevância, indicando que devemos ampliar estudos translacionais e integrados com diferentes áreas de pesquisa, para que se possa avançar em conhecimento, em formação de novos profissionais e em descobertas sobre a etiologia, sobre geração de *kits* de diagnóstico e sobre tratamento dos sintomas associados ao autismo.

Finalmente, a Figura 40.2 ilustra uma hipótese envolvendo interação de fatores ambientais de risco durante o período gestacional e alterações neuroimunes como possíveis agentes para o desencadeamento do TEA. Influências imunológicas pré-natais podem causar mudanças diretas e/ou epigenéticas na expressão gênica, levando a impactos no neurodesenvolvimento. É importante considerar que fatores neuroimunoendócrinos interferem no desenvolvimento neural desde o período gestacional e que processos inflamatórios ou respostas imunológicas decorrentes de interações ambientais adversas podem ser fatores críticos para o desenvolvimento do autismo. Assim, a compreensão de alteração no sistema neuroimunoendócrino na patogênese do TEA terá grande relevância clínica e terapêutica.

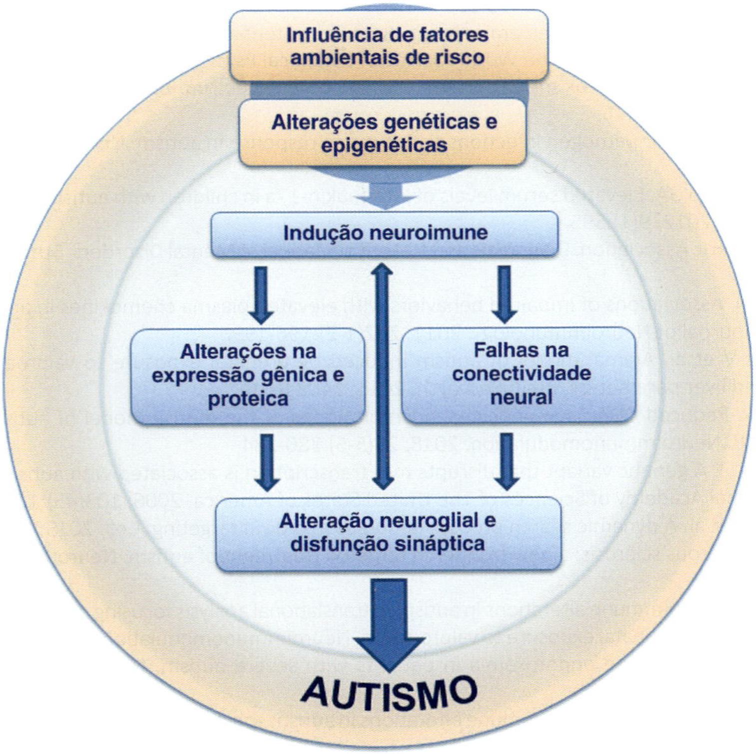

Figura 40.2. Hipótese para o envolvimento de interações neuroimunes no desenvolvimento do autismo. Esta hipótese considera a presença de fatores de risco ambientais durante a gestação, seguidos da resposta imunoneuroendócrina materna, podendo afetar o desenvolvimento do embrião/feto. Os fatores de risco (como o VPA) podem influenciar respostas neurais centrais e periféricas inter-relacionadas com o sistema imunológico, seguido por mudanças gradativas na plasticidade e função neural, resultando em alterações comportamentais durante o desenvolvimento observadas no TEA.

Fonte: Modificada de Gottfried *et al.*, 2015.

Uma questão crucial a ser desvendada é se a disfunção imune está envolvida na causa e/ou na consequência de sintomas do TEA. A origem da disfunção imune observada em muitos indivíduos com TEA e o papel que ela desempenha nos comportamentos alterados ainda são desconhecidos, embora muitos desses estudos discutidos nesta revisão apoiem uma associação de prejuízos comportamentais com função imune alterada. As interações entre as diferentes células imunes que causam inflamação e produção alterada de citocinas em indivíduos com TEA podem estar contribuindo diretamente para o desenvolvimento e sinalização anormais no encéfalo. À medida que estudos futuros melhorarem nossa compreensão acerca desses sistemas complexos e interconectados, alcançaremos maior desenvolvimento de novas terapias voltadas para a disfunção imunológica no TEA.

Referências bibliográficas

Abdallah MW et al. Neonatal levels of cytokines and risk of autism spectrum disorders: an exploratory register-based historic birth cohort study utilizing the danish newborn screening biobank. Journal of Neuroimmunology. 2012; 252(1-2):75-82

Abdallah MW et al. Amniotic fl uid infl ammatory cytokines : potential markers of immunologic dysfunction in autism spectrum disorders. The World Journal of Biological Psychiatry. 2013; 528-538.

Abdallah MW, Michel TM. Matrix metalloproteinases in autism spectrum disorders. Journal of Molecular Psychiatry. 2013; 11(1):16.

Abib RT et al. Intracellular pathogen infections and immune response in autism. Neuroimmunomodulation. 2018; 25:5-6.

Al-Ayadhi LY, Mostafa GA. Elevated serum levels of interleukin-17a in children with autism. Journal of Neuroinflammation. 2012; 9(1):595.

American Psychiatric Association. Diagnostic and statistical Manual of Mental Disorders. 5th Edition (DSM-5). APA, 2013.

Ashwood P et al. Associations of impaired behaviors with elevated plasma chemokines in autism spectrum disorders. Journal of Neuroimmunology. 2011; 232(1-2):196-199.

Bambini-Junior V et al. Animal model of autism induced by prenatal exposure to valproate: behavioral changes and liver parameters. Brain Research. 2011; 1408:8-16.

Baronio D et al. Reduced CD4 T lymphocytes in lymph nodes of the mouse model of autism induced by valproic acid. Neuroimmunomodulation. 2018; 25(5-6):280-284.

Campbell DB et al. A genetic variant that disrupts met transcription is associated with autism. Proceedings of the National Academy of Sciences of The United States of America. 2006; 103(45):16834-9.

Chandradoss SD et al. A dynamic search process underlies microrna targeting. Cell. 2015; 162(1):96-107.

Davis PE et al. Tuberous sclerosis: a new frontier in targeted treatment of autism. Neurotherapeutics. 2015; 12(3):572-583.

Deckmann I et al. Neuroimmune alterations in autism: a translational analysis focusing on the Animal model of autism induced by prenatal exposure to valproic acid. Neuroimmunomodulation. 2018; 25(5-6):285-299.

Emanuele E et al. Low-Grade endotoxemia in patients with severe autism. Neuroscience Letters. 2010; 471(3):162-5.

Gottfried C et al. The impact of neuroimmune alterations in autism spectrum disorder. Frontiers in Psychiatry. 2015; 6:121.

Hallmayer J et al. Genetic heritability and shared environmental factors among twin pairs with autism. Archives of General Psychiatry. 2011; 68(11):1095-102.

Hughes HK et al. Immune dysfunction and autoimmunity as pathological mechanisms in autism spectrum disorders. Frontiers in Cellular Neuroscience. 2018; 12:405.

Jyonouchi H, Sun S, Itokazu N. Innate immunity associated with inflammatory responses and cytokine production against common dietary proteins in patients with autism spectrum disorder. Neuropsychobiology. 2002; 46(2):76-84.

Li X MM et al. Elevated Immune response in the brain of autistic patients. 2009; 207(1-2):111-116.
Louveau A et al. Structural and functional features of central nervous system lymphatic vessels. Nature. 2015; 523(7560):337-341.
Maenner MJ et al. Prevalence and Characteristics of Autism Spectrum Disorder Among Children Aged 8 Years – Autism and Developmental Disabilities Monitoring Network, 11 Sites, United States, 2018. MMWR Surveill Summ. 2021; 70:1-16. Disponível na Internet: https://www.cdc.gov/mmwr/volumes/70/ss/ss7011a1.htm?s_cid=ss7011a1_w.
Manzardo AM et al. Plasma cytokine levels in children with autistic disorder and unrelated siblings. International Journal of Developmental Neuroscience. 2012; 30(2):121-127.
Matta SM, Hill-Yardin EL, Crack PJ. The influence of neuroinflammation in autism spectrum disorder. Brain, Behavior, and Immunity. 2019; 18: 30702-5.
Muscatello RA, Corbett BA. Comparing the effects of age, pubertal development, and symptom profile on cortisol rhythm in children and adolescents with autism spectrum disorder. Autism Research. 2018; 11(1):110-120.
Ricci S et al. Altered cytokine and bdnf levels in autism spectrum disorder. Neurotoxicity Research. 2013; 24(4):491-501.
Savino W, Dardenne M. Neuroendocrine control of thymus physiology. Endocrine Reviews. 2000; 21(4):412-443.
Suzuki K et al. Plasma cytokine profiles in subjects with high-functioning autism spectrum disorders. PLoS One. 2011; 6(5):E20470.
Taylor JL, Corbett BA. A review of rhythm and responsiveness of cortisol in individuals with autism spectrum disorders. Psychoneuroendocrinology. 2014; 49(1):207-228.
Tostes MHFS et al. Altered neurotrophin, neuropeptide, cytokines and nitric oxide levels in autism. Pharmacopsychiatry. 2012; 45(6):241-243.
U.S. Department of Health and Human Services. Prevalence of autism spectrum disorder among children aged 8 years- autism and developmental disabilities monitoring network, 11 Sites, United States, 2010. MMWR Surveill Summ. 2014; 63(2):1-21.
Vargas DL et al. Neuroglial activation and neuroinflammation in the brain of patients with autism. Annals of Neurology. 2005; 57(1):67-81.
Wei H et al. Il-6 is increased in the cerebellum of autistic brain and alters neural cell adhesion, migration and synaptic formation. Journal of Neuroinflammation. 2011; 8(1):52.

Estresse Pós-traumático e Imunidade

Andrea Wieck • Carine H. do Prado • Izabela G. Barbosa • Antonio Lucio Teixeira • Rodrigo Grassi-Oliveira • Moisés Evandro Bauer

Introdução

Há 3.000 anos, um veterano de guerra egípcio chamado Hori escreveu que antes de uma batalha *"você fica determinado a seguir em frente... você estremece por inteiro, seu cabelo fica arrepiado e sua alma na sua mão"*. Posteriormente, Heródoto relatou a história de um soldado de Atenas que, apesar de não ter sofrido nenhum ferimento durante a Batalha de Maraton, ficou permanentemente cego após testemunhar a morte do amigo. Ao longo da história, diversas descrições de reações emocionais intensas relacionadas com traumas de guerra podem ser encontradas.

No século XVII, após o Grande Incêndio de Londres, um dos primeiros relatos de sintomas pós-traumáticos é descrito no diário de Samuel Pepys (1666). Seis meses após Pepys sobreviver ao incêndio ele registrou o seguinte:

> *é estranho pensar como ainda hoje eu não consigo dormir à noite sem um grande terror do fogo; nessa noite, eu não consegui dormir antes das duas da manhã por causa desse medo (...) tão grande foi nosso medo que foi suficiente para nos tirar o juízo.*

Esses sintomas foram, posteriormente, denominados "neuroses traumáticas" pelo neurologista Herman Oppenheim (1889), que propôs que problemas funcionais seriam causados por mudanças sutis no sistema nervoso central. Assim, após a proposição formal do diagnóstico de Transtorno de Estresse Pós-traumático (TEPT) pela Associação Psiquiátrica Norte-americana, a busca por essas "mudanças sutis" se intensificou.

Clinicamente, o TEPT é caracterizado por medo e ansiedade patológicos associados a reações exageradas de medo desencadeadas por estímulos específicos relacionados com o trauma inicial. Acredita-se, então, que o TEPT seja desencadeado por um evento estressor grave – evento traumático – que resulta em alterações fisiológicas de longo prazo em sistemas importantes do organismo do indivíduo, como o sistema imune e o neuroendócrino. De fato, o sistema imune está intimamente relacionado com as reações de estresse, uma vez que contribui diretamente para a regulação do eixo hipotálamo-hipófise-adrenal (HPA; do inglês, *hypothalamic-pituitary-adrenal*), assim como de outros processos neurobiológicos envolvidos no processamento emocional durante a exposição a evento estressor.

Na última década, várias evidências foram acumuladas sobre o papel das alterações imunes na patofisiologia de diversos transtornos psiquiátricos, incluindo o TEPT. Em face da forte associação entre TEPT e depressão maior, boa parte dos mecanismos envolvidos na depressão parece ser relevante para o TEPT. Apesar de existirem inúmeros estudos sobre imunidade e transtornos de humor, os estudos com TEPT ainda são incipientes. O presente capítulo visa apresentar as relações entre imunidade e TEPT.

Inflamação basal crônica

Semelhantemente aos transtornos do humor e esquizofrenia, o TEPT está associado à inflamação crônica sistêmica. Diversos marcadores pró-inflamatórios, como proteína C-reativa (PCR), interleucina-2 (IL-2), interleucina-6 (IL-6), fator de necrose tumoral alfa (TNF-α) e seus receptores solúveis, interferon gama (IFN-γ) e interleucina-1 beta (IL1-β), são encontrados em níveis circulantes elevados em indivíduos com TEPT (von Kanel *et al.*, 2007; Bauer *et al.*, 2010; Vidovic *et al.*, 2011; Newton *et al.*, 2014; Michopoulos *et al.*, 2017). Paralelamente ao aumento em citocinas pró-inflamatórias, existe redução em citocinas anti-inflamatórias como interleucina-4 (IL-4) (von Kanel *et al.*, 2007). Essas alterações sugerem desequilíbrio imune na produção e secreção de citocinas, resultando em um perfil basal inflamatório nos indivíduos acometidos por TEPT.

Interessantemente, níveis elevados de citocinas pró-inflamatórias antes da exposição ao evento traumático são preditores para o desenvolvimento do transtorno, aumentando o risco de TEPT. Panagiota Pervanidou *et al.* (2007) demonstraram que o aumento nos níveis de IL-6 observado logo após a exposição a eventos traumáticos foi associado ao desenvolvimento de TEPT seis meses após o trauma (Pervanidou *et al.*, 2007). Estudos com militares demonstraram que níveis elevados de PCR aumentam o risco de desenvolvimento de TEPT quando estes retornam das missões (Eraly *et al.*, 2014). O aumento da citocina pró-inflamatória IL-8, concomitantemente à redução de TFG-β (normalmente relacionado com a imunossupressão), também se mostraram preditores para o desenvolvimento de TEPT (Cohen *et al.*, 2011). A expressão de genes associados à imunidade inata antes da exposição ao evento traumático também foi relacionada com o aumento no risco de desenvolvimento de TEPT (Breen *et al.*, 2015). Além disso, o perfil inflamatório crônico observado em indivíduos com TEPT pode ser associado à gravidade da doença. Por exemplo, Grassi-Oliveira *et al.*, 2009 mostraram que pacientes com depressão maior e sintomas de estresse pós-traumático apresentam níveis elevados da forma solúvel dos receptores de TNF-α (sTNFR1 e sTNFR2), sendo que os níveis de sTNFR1 correlacionaram-se com a gravidade desses sintomas, corroborando o conceito de inflamação crônica relacionada com TEPT (Grassi-Oliveira *et al.*, 2009).

O mecanismo relacionado com a inflamação basal crônica no TEPT permanece desconhecido. Uma possibilidade envolveria a falta de inibição da atividade inflamatória pela disfunção do HPA, representada por hipocortisolismo persistente dos pacientes com TEPT.

Alterações genéticas e epigenéticas no TEPT

Estudos que avaliam marcadores epigenéticos e de expressão gênica apontam para alterações, tanto na metilação do DNA quanto na ativação e na expressão de genes relacionados com o controle e a ativação da resposta imune em pacientes TEPT. Genes de fatores de transcrição cruciais para a ativação da expressão de citocinas, como o fator de transcrição nuclear-κB (NF-κB), a molécula transdutora de sinal e ativadora da transcrição 5B e o fator nuclear I/A, possuem atividade aumentada no TEPT (Pace *et al.*, 2012; Guardado *et al.*, 2016). Por outro lado, a expressão da citocina pró-inflamatória IL-18 e seu receptor, IL-18R1, está reduzida em pacientes com TEPT. Essa alteração está associada ao aumento da metilação da região promotora do gene, que foi associada ao desenvolvimento de TEPT em soldados enviados para combate (Zieker *et al.*, 2007; Rusiecki *et al.*, 2013). A expressão de IL-16 também está reduzida no TEPT crônico, enquanto a expressão do receptor de IL-8 está aumentada (Zieker *et al.*, 2007).

Alterações na expressão gênica em pacientes TEPT seriam resultado direto de modificações de marcadores epigenéticos, já que perfis de metilação relacionados com genes do sistema imune estão alterados no TEPT (Zannas *et al.*, 2016; Kang *et al.*, 2019). Por exemplo, a metilação de manosidade classe α-2C, membro 1 (MAN2C1), fosfatase ácida 5 (ACP5) e o receptor do tipo *toll*-8 (TLR-8) estão alteradas no TEPT (Uddin *et al.*, 2010). Redução no padrão de metilação dos genes de TLR-1 e TLR-3 também foi observada, estando associada à gravidade do evento traumático que deu origem ao TEPT (Uddin *et al.*, 2010). Análises de microRNA também revelaram alterações, por exemplo, redução de microRNA-125a (MiR-125a), cuja função está relacionada com a redução da secreção de IFN-γ por células mononucleares periféricas (PBMC; do inglês, *peripheral blood mononuclear cell*), explicando em parte os altos níveis de IFN-γ observados em pacientes com TEPT (Zhou *et al.*, 2014).

Um estudo de associação genômica ampla (GWAS; do inglês, *genome-wide-association*) para TEPT envolvendo pacientes do sexo feminino demonstrou aumento de genes envolvidos em respostas inflamatórias (Guffanti *et al.*, 2013). Outro estudo mostrou que o polimorfismo de nucleotídeo único (SNP; do inglês, *single nucleotide polynorphism*) do gene da PCR, rs1130864, relacionado com o aumento nas concentrações periféricas de PCR, está associado a maior sintomatologia do TEPT e maior probabilidade de diagnóstico de TEPT após um evento traumático.

Pacientes com TEPT também apresentam alterações na transcrição de genes que se relacionam com a regulação de neurotransmissores, como genes de receptores gabaérgicos e serotoninérgicos, assim como de genes responsáveis pela regulação da resposta endócrina e imune (Zieker *et al.*, 2007). A desmetilação de DNA foi observada em diversos genes envolvidos com resposta inflamatória e cascatas de ativação celular, como genes que regulam a expressão de leptina, bloqueadores dos canais de cálcio e de receptores do tipo *toll* (TLR, do inglês, *toll-like receptors*). Esses dados indicam que alterações epigenéticas possam ser desencadeadas pela exposição ao trauma e mantidas ao longo da vida, resultando no perfil inflamatório crônico (Uddin *et al.*, 2010).

Ativação da imunidade celular no TEPT

As alterações observadas nos níveis de citocinas, tanto pró-inflamatórias quanto anti-inflamatórias, podem refletir modificações na função e distribuição de células imunes nos indivíduos acometidos por TEPT. De um modo geral, o TEPT foi relacionado com aumento da resposta imune celular e perfil imune preferencialmente pró-inflamatório (Boscarino & Chang, 1999; Sommershof *et al.*, 2009; Pace & Heim, 2011; Michopoulos *et al.*, 2017). Foi documentado aumento no número total de células mononucleares do sangue periférico (PBMC), assim como aumento nas células T periféricas (Boscarino & Chang, 1999; Vidovic *et al.*, 2011). Subpopulações das células T $CD4^+$ do tipo Th1 e Th17, caracteristicamente pró-inflamatórias, também estão aumentadas, além da redução de células T regulatórias (Treg). Essas alterações correlacionaram-se com níveis periféricos de IFN-γ e IL-17 (Boscarino & Chang, 1999; Glover *et al.*, 2005; Zhou *et al.*, 2014; Michopoulos *et al.*, 2017).

Como os linfócitos expressam receptores de membrana para vários neuropeptídeos e substâncias bioativas, como adrenalina, acetilcolina e histamina, que aumentam de concentração durante o período de estresse, isso poderia explicar as alterações quantitativas e qualitativas observadas durante e após eventos estressores. Por exemplo, aumento de células T ativadas ($CD2^+HLADR^+$), células B ($CD20^+CD23^+$) e células NK ($CD16^+CD71^+$) foi observado em mulheres com TEPT (Sabioncello *et al.*, 2000). Anette Sommershof *et al.* (2009) evidenciaram aumento na porcentagem de células T de memória central ($CD45RA^-CCR7^+$) e memória efetora ($CD45RA^-CCR7^-$) em pacientes com TEPT, especialmente aqueles associados à história de abuso sexual na infância, além de diminuição de aproximadamente 50% de células T regulatórias ($CD4^+CD25^+FoxP3^+$) em comparação a controles saudáveis (Sommershof *et al.*, 2009). Aumentos na expressão de CD4 e CD5 em células T (marcadores de ativação precoce da resposta imune) está positivamente correlacionado com sintomas de TEPT em mulheres (Lemieux *et al.*, 2008).

Alterações imunoneuroendócrinas

As pesquisas biológicas do TEPT têm focado nos dois principais sistemas envolvidos com a resposta fisiológica ao estresse: o eixo HPA e o sistema simpático. As alterações imunes presentes no TEPT estão possivelmente relacionadas com os distúrbios na regulação e função neuroendócrina, em especial, o do eixo HPA (Figura 41.1).

Eixo hipotálamo-hipófise-adrenal (HPA)

O eixo HPA pode ser considerado o principal sistema neuroendócrino que regula não só a resposta ao estresse, mas também outros processos fisiológicos. Por ser responsável pelo elo entre reatividade ao estresse, percepção e extinção de memórias traumáticas e

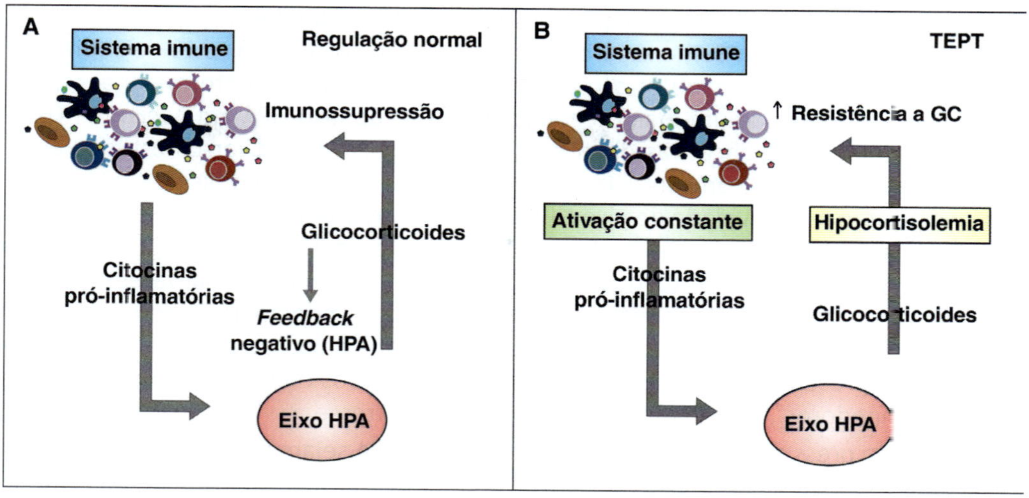

Figura 41.1. Comunicação bidirecional entre o sistema imune e o eixo hipotálamo-hipófise-adrenal (HPA). (**A**) Em uma situação homeostática normal, a resposta inflamatória (ou infecção) ativa o eixo HPA, que, por sua vez, aumenta a secreção de glicocorticoides (cortisol), possibilitando o controle (freio) das respostas imunes. (**B**) A constante revivência dos eventos traumáticos em indivíduos acometidos por TEPT é interpretada como estresse crônico. Dessa forma, a intercomunicação entre eixo HPA e sistema imune está desequilibrada, resultando em hipocortisolemia, resistência celular aos glicocorticoides e consequente ativação do sistema imune (inflamação).

Fonte: Acervo da autoria.

inflamação, o eixo HPA possui grande relevância na patofisiologia do TEPT. A resposta ao estresse ocorre, basicamente, por meio do aumento da liberação do hormônio cortisol. Além de seus efeitos de *feedback* negativos sobre o eixo HPA, o cortisol exerce inúmeros efeitos sobre o metabolismo, a imunidade, a liberação de noradrenalina, e as funções cerebrais, especialmente a memória.

Apesar de alguns resultados contraditórios, a maioria dos estudos envolvendo níveis de cortisol periférico (plasmáticos, salivares ou urinários) indica que os níveis de cortisol em pacientes com TEPT estão reduzidos em relação a controles (Schumacher *et al.*, 2019). Os resultados discordantes podem decorrer de diferenças metodológicas, especialmente relacionadas com critérios de inclusão, como: depressão comórbida, gravidade dos sintomas de TEPT, tempo decorrido desde o evento traumático, duração da exposição ao trauma, tipo de evento traumático. O hipocortisolismo descrito no TEPT pode ser compreendido pelos modelos de estresse crônico, explicando que a atividade do eixo HPA estaria exacerbada nos estágios iniciais após o trauma, mas diminuiria durante uma exposição crônica do estressor, atingindo, posteriormente, um estado de hipocortisolismo.

Apesar de o cortisol ser o hormônio central da resposta ao estresse, o hormônio esteroide dehidroepiandroesterona (DHEA) também é importante na elucidação do funcionamento do eixo HPA no TEPT. Por ser secretado em paralelo ao cortisol e possuir efeitos neuroprotetores (antiglicocorticoide), o estudo das concentrações do mesmo em pacientes TEPT é bastante informativo. De forma geral, os níveis de DHEA estão aumentados em indivíduos com TEPT.

Estudos iniciais demonstraram que pacientes com TEPT também apresentam hipersensibilidade ao cortisol, com exacerbada supressão do cortisol no teste de supressão de dexametasona (McFarlane *et al.*, 2010). Entretanto, uma recente metanálise não confirmou a hipótese de um maior *feedback* negativo do eixo HPA em pacientes TEPT. A justificativa seria significativas diferenças metodológicas nos diversos estudos além de heterogeneidade das amostras (Schumacher *et al.*, 2019). Além disso, alguns estudos investigaram a reatividade do eixo HPA ante um estressor natural psicológico, como o Teste de Estresse Psicossocial de Trier (TSST). Diante do TSST, as pessoas saudáveis respondem com um aumento dos níveis de cortisol plasmáticos/salivares. Embora não seja ainda consensual, os estudos que utilizaram o modelo TSST demonstraram que existem endofenótipos de pacientes com TEPT: um grupo de sujeitos "respondedores", que apresentam níveis aumentados de cortisol após o estresse, e um grupo de "não respondedores", com níveis diminuídos após o estresse.

Apesar do pressuposto de que alterações no eixo HPA sejam resultado da exposição ao trauma e, consequentemente, desenvolvimento de TEPT, é possível que tais alterações sejam preexistentes e mesmo fator de risco para o desenvolvimento do transtorno uma vez que o indivíduo enfrente uma situação traumática. Nesse sentido, dois alelos de risco para desenvolvimento de TEPT foram identificados. Um deles, o alelo FKBP5 (proteína 5 de ligação a FK506), codifica uma proteína que se liga aos receptores de glicocorticoides (GR), modulando a sensibilidade desses receptores ao glicocorticoide durante eventos estressores. FKBP5 é considerada uma das principais proteínas regulatórias do eixo HPA (Klengel *et al.*, 2013; Zannas *et al.*, 2016). Assim, o aumento na expressão de FKBP5 está associado à redução da sensibilidade de GR e, consequentemente, alterando o *feedback* negativo do eixo HPA e a resposta ao estresse crônico (Vermeer *et al.*, 2003; Kang *et al.*, 2019). A presença de um SNP no gene de FKBP5 faz com que portadores do alelo T sejam mais suscetíveis ao desenvolvimento de TEPT após um evento traumático (Klengel *et al.*, 2013). Mais recentemente, um estudo de Jee In Kang *et al.* (2019) demonstrou maior metilação no gene FKBP5 em indivíduos portadores do alelo T e com TEPT, o que indica a participação de fatores epigenéticos no risco/patofisiologia do TEPT (Kang *et al.*, 2019)

Pacientes com TEPT apresentam redução no volume hipocampal em razão, possivelmente, da perda neuronal induzida por níveis elevados de cortisol nos estágios iniciais de exposição ao trauma (Felmingham *et al.*, 2009). É reconhecido o papel do hipocampo não somente no eixo HPA, mas também no aprendizado de novas informações. Por outro lado, redução do volume hipocampal pode resultar em maior reatividade da amígdala e, consequentemente, maior reatividade diante de situações aversivas ou estressantes, como observado em pacientes com TEPT (Jones & Moller, 2011). Portanto, ainda não é reconhecido se um menor tamanho no hipocampo tornaria os pacientes mais suscetíveis ao TEPT ou se seria o TEPT o fator responsável redução do hipocampo e consequente alteração comportamental.

Sistema simpático

O TEPT quase sempre está associado a sintomas de hiperativação do sistema simpático, como elevação na frequência cardíaca, na pressão arterial e reações exageradas de alarme. A liberação de catecolaminas (como a adrenalina e a noradrenalina) desencadearia a reação de "luta ou fuga" e, conforme revisto por Thaddeus Pace e Christine Heim (2011), pacientes com TEPT apresentam aumento nos níveis centrais e periféricos (plasma e urina) de catecolaminas.

Considerações finais

O termo *stress* foi primeiramente utilizado por Hans Selye (1936), descrevendo o estresse como uma resposta não específica do organismo diante de agentes ameaçadores de sua integridade (homeostase). O organismo é constantemente desafiado por eventos estressores que são considerados uma ameaça a sua homeostase, e a resposta fisiológica ao estresse é um mecanismo adaptativo que tem o intuito de restabelecer a homeostase do organismo pela ativação de diversas respostas fisiológicas adaptativas mediadas pelo SNC, endócrino e imune. Um conceito mais moderno e preciso do estresse está na descrição de alostase e carga alostática. Diante de uma situação física ou psicossocial adversa, o indivíduo é obrigado a adaptar-se para manter a sua sobrevivência. Alostase se refere aos processos de adaptação, decorrentes de um estressor agudo, utilizados para a manutenção da estabilidade de um organismo (sua homeostase). Quando a resposta alostática é excessiva, o organismo desenvolve uma "carga alostática" que, por sua vez, está associada a inúmeras morbidades, como os distúrbios metabólicos, cardiovasculares, imunológicos entre outros.

A exposição a um evento traumático irá desencadear respostas alostáticas ao ativar o sistema simpático, o eixo HPA e o sistema imune, com intuito de manter a sobrevivência do indivíduo. A produção de citocinas pró-inflamatórias resultantes, por sua vez, poderá manter a ativação do eixo HPA e alterar funções cerebrais associadas às emoções e ao comportamento. Em indivíduos saudáveis, a ativação do eixo HPA pode ser benéfica já que irá modular a resposta imune de forma que não seja prejudicial ao organismo. Uma vez terminado o estresse, ambos os sistemas voltam ao estado basal ou fisiológico. Uma vez que o indivíduo é exposto a estresse crônico, a constante ativação da resposta ao estresse acaba por desregular os sistemas envolvidos (sistema imune e eixo HPA), resultando em uma contínua ativação de ambos.

Um dos sintomas marcantes do TEPT é a revivência dos episódios traumáticos que levaram ao desenvolvimento do transtorno. Fisiologicamente, essas revivências são interpretadas como estresse crônico, resultando em uma constante ativação da resposta fisiológica ao estresse e consequente carga alostática. A ativação constante de uma resposta imune inflamatória pode resultar no desbalanço persistente do eixo HPA e células imunes mais resistentes à ação de glicocorticoides.

Assim como os transtornos de humor, não se sabe claramente se as alterações comportamentais são um resultado das alterações neuroimunoendócrinas ou o oposto. No entanto, acredita-se que essas alterações não sejam apenas um epifenômeno do TEPT, mas estejam implicadas na patofisiologia desse transtorno. As estratégias terapêuticas atuais para o TEPT deverão incluir esse novo conhecimento, visando atenuar o desgaste nas vias neuroimunoendócrinas.

Referências bibliográficas

Bauer ME et al. Interplay between neuroimmunoendocrine systems during post-traumatic stress disorder: a minireview. Neuroimmunomodulation. 2010; 17(3):192-195.

Boscarino JA, Chang J. Higher abnormal leukocyte and lymphocyte counts 20 years after exposure to severe stress: research and clinical implications. Psychosomatic Medicine. 1999; 61(3):378-386.

Breen MS et al. Gene Networks specific for innate immunity define post-traumatic stress disorder. Molecular Psychiatry. 2015; 20(12):1538-1545.

Cohen M et al. Cytokine levels as potential biomarkers for predicting the development of posttraumatic stress symptoms in casualties of accidents. International Journal of Psychiatry Medicine. 2011; 42(2):117-131.

Eraly SA et al. Assessment Of plasma c-reactive protein as a biomarker of posttraumatic stress disorder risk. Jama Psychiatry. 2014; 71(4):423-431.

Felmingham K et al. Duration of posttraumatic stress disorder predicts hippocampal grey matter loss. Neuroreport. 2009; 20(16):1402-1406.

Glover DA et al. Preliminary Evidence for lymphocyte distribution differences at rest and after acute psychological stress in ptsd-symptomatic women. Brain Behavior And Immunity. 2005; 19(3):243-251.

Grassi-Oliveira R et al. Increased soluble tumor necrosis factor-alpha receptors in patients with major depressive disorder. Psychiatry Clinical Neurosciences. 2009; 63(2):202-208.

Guardado P et al. Altered gene expression of the innate immune, neuroendocrine, and nuclear factor-kappa B (NF-kappab) systems is associated with posttraumatic stress disorder in military personnel. Journal of Anxiety Disorders. 2016; 38:9-20.

Guffanti G et al. Genome-Wide association study implicates a novel rna gene, the lincRNA AC068718.1, as a risk factor for post-traumatic stress disorder in women. Psychoneuroendocrinology. 2013; 38(12):3029-3038.

Jones T, Moller MD. Implications of hypothalamic-pituitary-adrenal axis functioning in posttraumatic stress disorder. Journal of American Psychiatry Nurses Association. 2011; 7(6):393-403.

Kang JI et al. Allele-specific DNA methylation level of FKBP5 is associated with post-traumatic stress disorder. Psychoneuroendocrinology. 2019; 103:1-7.

Klengel T et al. Allele-specific FKBP5 dna demethylation mediates gene-childhood trauma interactions. Nature Neurosciences. 2013; 16(1):33-41.

Lemieux A, Coe CL, Carnes M. Symptom severity predicts degree of t cell activation in adult women following childhood maltreatment. Brain Behavior and Immunity. 2008; 22(6):994-1003.

McFarlane AC et al. Cortisol response to acute trauma and risk of posttraumatic stress disorder. Psychoneuroendocrinology. 2010; 36(5):720-727.

Michopoulos V et al. Inflammation In fear- and anxiety-based disorders: ptsd, gad, and beyond. Neuropsychopharmacology. 2017; 42(1):254-270.

Newton TL et al. Interleukin-6 and soluble interleukin-6 receptor levels in posttraumatic stress disorder: associations with lifetime diagnostic status and psychological context. Biological Psychology. 2014; 99:150-159.

Pace TW, Heim CM. A Short review on the psychoneuroimmunology of posttraumatic stress disorder: from risk factors to medical comorbidities. Brain Behavior and Immunity. 2011; 25(1):6-13.

Pace TW et al. increased peripheral NF-kappab pathway activity in women with childhood abuse-related posttraumatic stress disorder. Brain Behavior and Immunity. 2012; 26(1):13-17.

Pervanidou P et al. Elevated morning serum interleukin (IL)-6 or evening salivary cortisol concentrations predict posttraumatic stress disorder in children and adolescents six months after a motor vehicle accident. Psychoneuroendocrinology. 2007; 32(8-10):991-999.

Rusiecki JA et al. PTSD and DNA methylation in select immune function gene promoter regions: a repeated measures case-control study of US Military Service Members. Frontiers in Psychiatry. 2013; 4:56.

Sabioncello A et al. Immune, endocrine, and psychological responses in civilians displaced by war. Psychosomatic medicine. 2000; 62(4):502-508.

Schumacher S et al. HPA axis regulation in posttraumatic stress disorder: a meta-analysis focusing on potential moderators. Neuroscíense & Biobehavioral Reviews. 2019; 100:35-57.

Sommershof A et al. Substantial reduction of naive and regulatory T cells following traumatic stress. Brain, Behavior and Immunity. 2009; 23(8):1117-1124.
Uddin M et al. Epigenetic and immune function profiles associated with posttraumatic stress disorder. Procedures of the National Academy of Science USA. 2010; 107(20):9470-9475.
Vermeer H et al. Glucocorticoid-Induced increase in lymphocytic FKBP51 messenger ribonucleic acid expression: a potential marker for glucocorticoid sensitivity, potency, and bioavailability. The Journal of Clinical Endocrinology and Metabolism. 2003; 88(1):277-284.
Vidovic A et al. Repeated assessments of endocrine- and immune-related changes in posttraumatic stress disorder. Neuroimmunomodulation. 2011; 18(4):199-211.
von Kanel R et al. Evidence for low-grade systemic proinflammatory activity in patients with posttraumatic stress disorder. Journal of Psychiatric Research. 2007; 41(9):744-752.
Zannas AS et al. Gene-Stress-Epigenetic regulation of FKBP5: clinical and translational implications. Neuropsychopharmacology. 2016; 41(1):261-274.
Zhou J et al. Dysregulation in microrna expression is associated with alterations in immune functions in combat veterans with post-traumatic stress disorder. PLoS One. 2014; 9(4):E94075.
Zieker J et al. Differential gene expression in peripheral blood of patients suffering from post-traumatic stress disorder. Molecular Psychiatry. 2007; 12(2):116-118.

Interações Psiconeuroimunoendócrinas nos Transtornos de Humor e Esquizofrenia

Moisés Evandro Bauer • Carine H. do Prado • Andrea Wieck • Izabela G. Barbosa • Rodrigo Grassi-Oliveira • Antonio Lucio Teixeira

Introdução

Os transtornos de humor e a esquizofrenia causam um impacto considerável sobre a saúde do indivíduo. Além das implicações psicossociais desses transtornos, a grande incidência de comorbidades clínicas resulta em um desequilíbrio da homeostase do organismo. Pesquisas na área de Psiconeuroimunologia apontam falhas na comunicação bidirecional entre os sistemas nervoso, imune e endócrino nesses transtornos, ressaltando a importância da manutenção do equilíbrio do organismo para o bem-estar físico e emocional.

Alterações na função e regulação do eixo hipotálamo-hipófise-adrenal (HPA) contribuem para a sintomatologia dos transtornos de humor. Além disso, os pacientes com transtornos do humor e esquizofrenia têm várias disfunções imunológicas, que não são apenas epifenômeno, e possivelmente, desempenham um papel na patofisiologia dessas condições. Em geral, os pacientes com transtornos de humor e esquizofrenia apresentam um aumento de marcadores inflamatórios sistêmicos. Esse perfil pró-inflamatório parece alterar diretamente a bioquímica e a plasticidade cerebral, contribuindo, assim, para a progressão clínica desses transtornos. Em longo prazo, o estado inflamatório sistêmico persistente pode resultar em ativação imune ou imunossupressão, envelhecimento acelerado, e aumento na suscetibilidade a infecções, câncer e doenças crônicas.

A tarefa da Psiconeuroimunologia de compreender a associação entre alterações imunes e transtornos psiquiátricos contribuiu para a reaproximação definitiva da Psiquiatria com a Medicina Geral, mediante a abertura de interessantes e promissoras perspectivas terapêuticas.

Alterações neuroendócrinas

Acredita-se que anormalidades no funcionamento e responsividade do eixo hipotálamo-hipófise-adrenal (HPA) desempenham papel importante na patogênese e sintomatologia de diversos transtornos psiquiátricos. Essas anormalidades são evidenciadas de diversas maneiras, tais como: hiper- ou hipocortisolemia, alterações na expressão de receptores de glicocorticoides (GR) de forma periférica ou central, resposta alterada no teste da dexametasona (DST) – com diminuição na secreção cortisol após a ingestão oral de uma dose desse glicocorticoide. Distúrbios funcionais no eixo HPA estão associados a alterações no sistema imune e podem contribuir para neurotoxicidade e prejudicar a neuroplasticidade (Figura 42.1). Com efeito, alterações neuroimunoendócrinas têm sido implicadas em diversas condições associadas com estresse crônico, incluindo os transtornos do humor e a esquizofrenia.

Os pacientes com depressão maior (DM) apresentam geralmente níveis plasmáticos elevados de cortisol (hipercortisolemia), aumento de CRH no liquor e resistência central e periférica aos glicocorticoides (Furtado & Katzman, 2015). A hipercortisolemia também foi associada à intensidade de sintomas depressivos e a um "desgaste" geral de várias funções fisiológicas, incluindo cognição e sistema imune. O cortisol é conhecido por regular a sobrevida e a excitabilidade neuronal, assim como a neurogênese e a aquisição de memória. A melhora clínica observada após o tratamento com antidepressivos se relaciona geralmente com reversão ou atenuação dessas alterações neuroendócrinas na DM. Por outro lado, alguns trabalhos verificaram hipofunção do eixo HPA em pacientes deprimidos, especialmente naqueles com sintomas melancólicos (forma mais grave de DM) e associados a estresse pós-traumático. Demonstramos que pacientes com DM recorrente com história de trauma na infância apresentavam níveis de cortisol persistentemente reduzidos durante o dia em comparação a controles saudáveis (Lopes *et al.*, 2012). Dessa forma, alterações funcionais do eixo HPA podem estar associadas com subtipos de depressão, podendo ser, eventualmente, consideradas endofenótipos.

De forma semelhante aos pacientes com DM, os pacientes com transtorno bipolar (TB) – marcado por alternância de períodos depressivos e maníacos, estes caracterizados por sintomas opostos à depressão, como euforia e aumento da energia – apresentam níveis basais de cortisol e pós-dexametasona elevados (Belvederi Murri *et al.*, 2016). Na esquizofrenia, os dados sobre aspectos funcionais do eixo HPA são conflitantes, com estudos iniciais relatando níveis de cortisol comparáveis a controles, e estudos mais recentes mostrando hiper-reatividade do eixo (Coulon *et al.*, 2016).

A hipótese atual é que a cortisolemia observada na depressão seja responsável pela resistência central e periférica aos glicocorticoides. Essa resistência levaria à imunorregulação inapropriada, com pouco "freio hormonal" que atue sobre as células, e consequentemente, ative células imunes e eleve a secreção de marcadores pró-inflamatórios na circulação (Horowitz & Zunszain, 2015). Veremos nas próximas seções as principais alterações imunes observadas nesses transtornos.

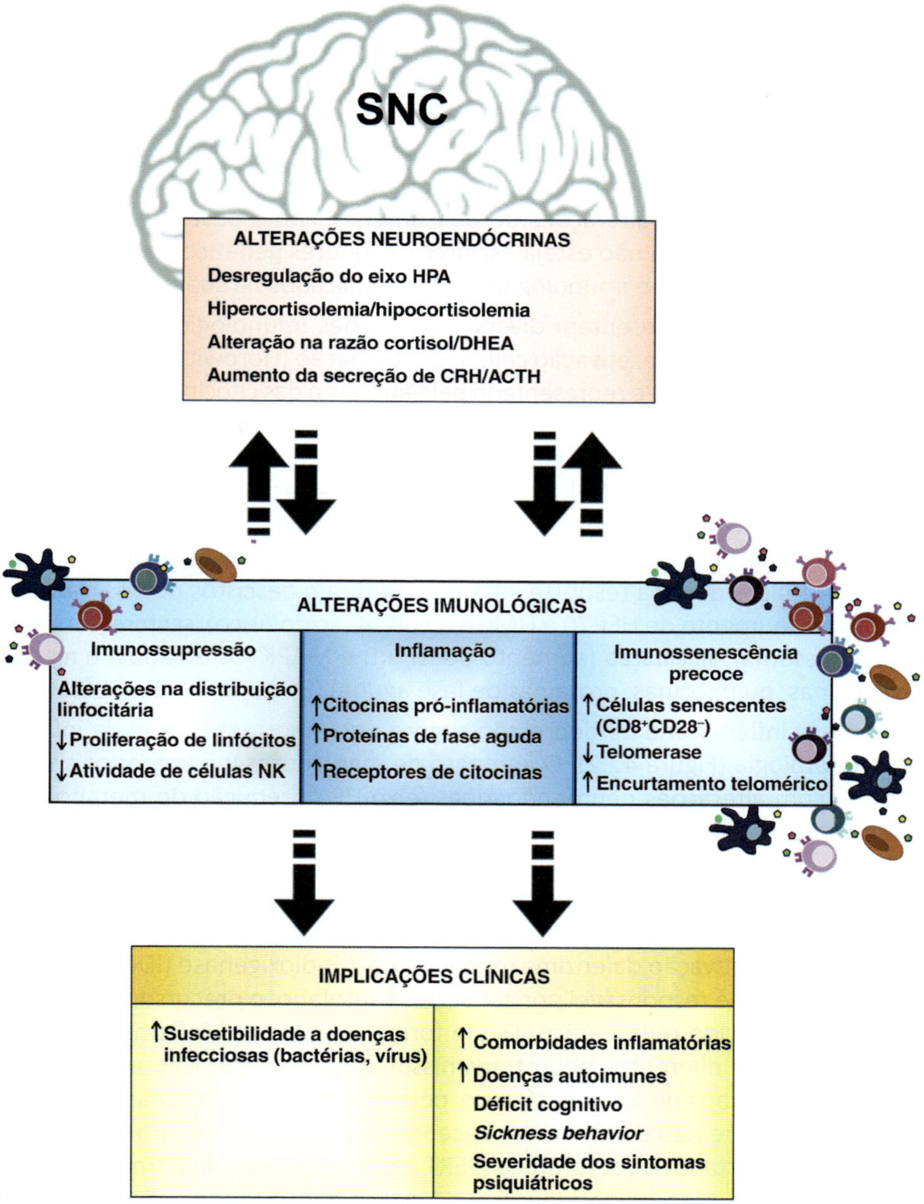

Figura 42.1. Interações neuroimunoendócrinas nos transtornos de humor e esquizofrenia. Alterações imunológicas, correlatas de uma desregulação do eixo hipotálamo-hipófise-adrenal (HPA), desempenham um papel importante na patofisiologia dos transtornos de humor. As alterações imunes podem retroalimentar a desregulação do sistema neuroendócrino, perpetuando a disfunção do mesmo. Por outro lado, as alterações imunes estão associadas a uma maior incidência de doenças infecciosas e de patologias frequentemente relacionadas com o processo de envelhecimento, como as doenças cardiovasculares, autoimunes (diabetes), déficit cognitivo e demência. As alterações imunes podem também influenciar a progressão clínica dos transtornos.

Fonte: Acervo da autoria.

Alterações imunes na depressão maior

A depressão maior (DM) é uma doença crônica altamente prevalente, variando entre 10% e 25%, para mulheres, e entre 5% e 12%, para os homens. A DM causa prejuízos funcionais significativos e está altamente associada a suicídios. Caracteriza-se por humor triste, falta de interesse e anedonia, acompanhados por alterações de sono, apetite, energia, libido e motivação. Além disso, o paciente pode manifestar lentificação psicomotora ou agitação e alterações de pensamento, como desesperança e ideação suicida. Embora a sua causa não esteja esclarecida, fatores genéticos, psiconeuroendócrinos (estresse e eixo HPA) e imunológicos estão implicados na sua patogênese.

Pacientes com DM apresentam diversas alterações imunológicas associadas com estados de imunossupressão, ativação celular e inflamação (Horowitz & Zunszain, 2015). O estado inflamatório na DM é representado pelo aumento das citocinas pró-inflamatórias (TNF-α, IL-1, IL-6, IL-33 e IL-8) na circulação (e intracerebrais), assim como aumento da proteína C reativa (PCR), haptoglobina, quimiocinas e receptores solúveis dos receptores de citocinas (como sTNFR1 e sTNFR2). Acredita-se que essas alterações não constituem apenas um epifenômeno da depressão. Veremos mais adiante que um estado inflamatório sistêmico também é descrito com frequência no TB e na esquizofrenia. De fato, todos os componentes típicos de uma resposta inflamatória foram descritos nesses transtornos: **indutores** (p. ex., aumento de HSP70 e HMGB1, sCD14, ácido úrico), **sensores** (ativação de TLR e inflamassoma), **sinalização** (aumento de NF-κB e MAPK fosforilados) e **mediadores** (p. ex., citocinas, quimiocinas, proteínas de fase aguda) (Bauer & Teixeira, 2019).

A hipótese inflamatória da depressão sugere um importante papel da inflamação na sua fisiopatologia (Figura 42.2). O aumento de marcadores inflamatórios sistêmicos se relaciona com alterações neuroendócrinas (eixo HPA), redução do metabolismo de monoaminas (p. ex., diminuição de serotonina), excitotoxicidade (aumento de glutamato) e redução da neuroplasticidade na DM, como evidenciado pelos baixos níveis centrais ou periféricos de neurotrofinas (Miller *et al.*, 2009). Estudos com modelos animais demonstram que as citocinas inflamatórias reduzem a disponibilidade de serotonina por meio da ativação da enzima indoleamina 2,3-dioxigenase (IDO) (Miller *et al.*, 2009). A enzima IDO é responsável por converter triptofano, o precursor da serotonina, em quinurenina e ácido quinurênico. Dessa forma, as citocinas inflamatórias alteram a disponibilidade de diferentes neurotransmissores no cérebro. Não apenas o metabolismo dos neurotransmissores é afetado pelo aumento de citocinas inflamatórias, como também a expressão de diferentes receptores de serotonina. Um dos receptores afetados é o transportador de serotonina (SERT; do inglês, *serotonine transporter*). SERT é o principal alvo da ação de antidepressivos que inibem a recaptação de serotonina (p. ex., fluoxetina) e é expresso não somente em neurônios, mas também em leucócitos. Estudos experimentais demonstraram que a exposição excessiva ao IFN-α, IL-1β, IL-6 e TNF-α resulta no aumento da expressão de SERT, reduzindo os níveis extracelulares de serotonina e, consequentemente, afetando a neurotransmissão serotoninérgica (Miller *et al.*, 2009). A maior atividade inflamatória associada à DM poderia justificar também os maiores índices de morbidade (como síndrome metabólica e doenças cardiovasculares) e de mortalidade observados nos pacientes deprimidos.

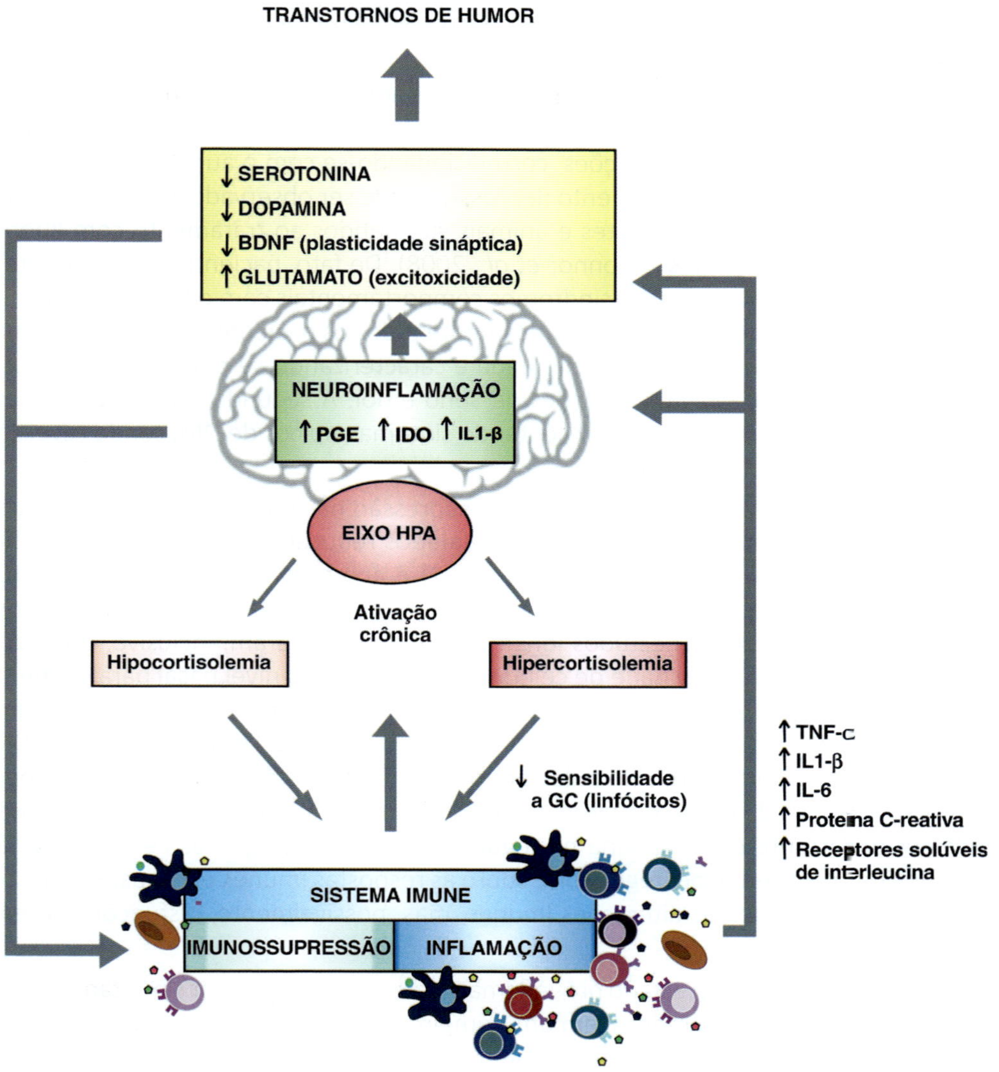

Figura 42.2. Comunicação bidirecional entre o eixo hipotálamo-hipófise-adrenal (HPA), sistema imune e sistema nervoso central. A ativação crônica do eixo HPA, resultando em hipo- ou hipercortisolemia, está associada com maior resistência das células imunes aos glicocorticoides. A imunossupressão pode ser explicada pela hipercortisolemia ou pelo próprio perfil pró-inflamatório sistêmico. O aumento de inflamação periférica se relaciona com neuroinflamação, afetando o metabolismo de monoaminas, promovendo a excitoxicidade e reduzindo os níveis de neurotrofinas (BDNF). Por exemplo, citocinas inflamatórias reduzem a disponibilidade de serotonina pela ativação da enzima indoleamina 2,3-dioxigenase (IDO). A neuroinflamação acarreta efeitos importantes sobre a etiologia e agravamento dos transtornos de humor.

Fonte: Acervo da autoria.

A influência das citocinas pró-inflamatórias nas alterações de comportamento vem sendo observada por intermédio de uma resposta adaptativa conhecida como comportamento doentio ou *sickness behavior* (Dantzer *et al.*, 2008). O comportamento doentio compreende sintomas muito semelhantes aos da DM, como humor deprimido, redução de sono e de hábitos alimentares, e está comumente associado a respostas inflamatórias secundárias a infecções, correlacionando-se com o aumento de citocinas pró-inflamatórias. Tal comportamento depressivo pode ser observado em pacientes tratados com citocinas recombinantes e animais submetidos ao tratamento com lipopolissacarídeo (LPS) (Dantzer & O'connor *et al.*, 2008). De fato, pacientes com hepatite C crônica podem desenvolver duas síndromes comportamentais com o tratamento com o IFN-α. A primeira se desenvolve em praticamente todos os pacientes nas primeiras duas semanas de tratamento, sendo autolimitada e caracterizando-se por sintomas vegetativos, como anorexia, fadiga, alterações de sono e dor. A segunda síndrome acomete entre 30% e 50% dos pacientes, apresentando sintomas típicos de DM, sendo revertida com antidepressivos.

Outra linha de resultados aponta imunossupressão na DM, com inibição da imunidade celular. Mais especificamente, foram relatados redução da proliferação das células T, diminuição das citocinas Th1 (IFN-γ e IL-2) e aumento de citocinas Th2 (IL-10), diminuição da atividade citotóxica das células NK e redução da sensibilidade periférica aos glicocorticoides. Alguns estudos longitudinais demonstraram, inclusive, que parâmetros imunes, como a atividade de células NK, retornam ao nível basal paralelamente à melhora clínica após o tratamento com antidepressivos. Também foi verificada uma redução do número de células T regulatórias ($CD4^+CD25^+FoxP3^+$) em pacientes com DM, que está inversamente correlacionada com o estado inflamatório e ativação de monócitos (Grosse *et al.*, 2016). Isso sugere que o estado inflamatório associado à depressão pode ser decorrente de uma falha na regulação imune, visto que as células Treg são reconhecidas pelo seu papel regulatório sobre as respostas imunes efetoras. São desconhecidas as causas dessas alterações imunes, mas, possivelmente, disfunções do eixo HPA estão implicadas.

Mas como conciliar um estado pró-inflamatório e imunossupressor simultaneamente na DM? Embora pareça paradoxal em um primeiro olhar, esses estados aparentemente antagônicos podem ser explicados por alterações na comunicação neuroimunoendócrina. Vimos anteriormente que as células T de pacientes com DM são menos suscetíveis à supressão por dexametasona (Bauer *et al.*, 2003), sugerindo um estado de resistência adquirida. Como os pacientes com DM apresentam uma resistência adquirida aos glicocorticoides, ou seja, a ação de glicocorticoides sobre as células do sistema imune está reduzida, há aumento da produção de marcadores pró-inflamatórios.

Mais recentemente, DM, TB e esquizofrenia foram associados a um processo de "envelhecimento acelerado" (Rizzo *et al.*, 2014; Czepielewski *et al.*, 2018). Isso foi particularmente evidenciado por uma imunossenescência precoce. Os leucócitos dos pacientes com transtorno do humor e esquizofrenia apresentam telômeros mais curtos, maior expansão de células T senescentes ($CD8^+CD28^-$) que foi inversamente relacionado com um aumento no estresse oxidativo e na inflamação na DM (níveis mais altos de IL-6). É possível que alterações do eixo HPA também estejam envolvidas nesse processo de envelhecimento acelerado da DM. Um estudo prévio relacionou resistência central aos glicocorticoides na depressão (baixos níveis de cortisol após o DST) com uma redução telomérica nos leucócitos (Wikgren *et al.*, 2012). Pacientes deprimidos apresentam uma maior incidência de várias doenças características do envelhecimento, como as doenças cardiovasculares, cerebrovasculares, síndrome metabólica, diabetes, osteoporose e demência. Dessa forma, a DM vem sendo entendida como uma doença sistêmica, que necessita de uma abordagem terapêutica multidimensional – não apenas direcionada à "mente" do paciente.

Alterações imunes no transtorno bipolar

O TB caracteriza-se pela alternância entre estados de humor depressivo e de humor maníaco (tipo I) ou hipomaníaco (tipo II). O TB tem prevalência que varia entre 1% e 5% da população mundial, estando associado à elevada morbidade e mortalidade. O início dos sintomas geralmente ocorre na adolescência com um quadro depressivo, e as alterações de humor ocupam cerca de dois terços do tempo de vida do paciente. A expectativa de vida em pacientes com o diagnóstico de TB é reduzida como resultado de elevadas taxas de suicídio e prevalência de comorbidades clínicas. A fisiopatologia do TB ainda não é conhecida, mas evidências apontam que o TB surge a partir da complexa interação entre múltiplos genes, fatores ambientais e disfunção em diversos circuitos cerebrais, mecanismos de neuroplasticidade e alterações neuroimunológicas (Schloesser *et al.*, 2008).

O TB parece associar-se a aumento da frequência de doenças autoimunes e aumento dos títulos de autoanticorpos circulantes (Barbosa *et al.*, 2009). Os pacientes bipolares apresentam aumento do risco relativo de uma série de doenças autoimunes, principalmente, doença de Graves, esclerose múltipla, doença de Crohn, colite ulcerativa, hepatite autoimune, psoríase vulgar e artrite reumatoide (Eaton *et al.*, 2010).

Vários biomarcadores inflamatórios estão aumentados na circulação de pacientes com TB. Os pacientes com TB apresentam elevação dos níveis de citocinas pró-inflamatórias, sendo mais marcante durante episódios de exacerbação do humor, ou seja, em episódios de mania e/ou de depressão (Fries *et al.*, 2019). A elevação de citocinas pró-inflamatórias durante esses episódios de humor poderia explicar parte dos efeitos "tóxicos" ao SNC dos episódios de mania e depressão no TB, ou seja, piora da evolução clínica e evidências de alterações estruturais relacionadas com inúmeros episódios de humor. Outro possível papel das citocinas pró-inflamatórias no TB poderia ser suas relações com alterações cognitivas, particularmente déficits frontais, observados no TB e que são considerados um endofenótipo do transtorno (Fries *et al.*, 2019). Em uma tentativa de explicar a fonte celular produtora de citocinas aumentadas no TB, demonstramos que linfócitos de pacientes com TB tipo I (em eutimia ou humor estável) estimulados *in vitro* produziam níveis muito aumentados de citocinas Th1/Th17 com relação aos controles saudáveis (do Prado *et al.*, 2013).

Ressalta-se que outras moléculas relacionadas com o sistema imune no TB também vêm sendo investigadas, como proteínas inflamatórias ligadas ao recrutamento leucocitário, as quimiocinas (Brietzke *et al.*, 2009; Barbosa *et al.*, 2012); proteínas inflamatórias produzidas pelo tecido adiposo, as adipocinas (Barbosa *et al.*, 2012); e proteínas inflamatórias produzidas pelo endotélio como o fator de crescimento do endotélio vascular (VEGF; do inglês, *vascular endothelial growth factor*) (Lee & Kim, 2012). O uso de medicamentos anti-inflamatórios tem sido avaliado como possível tratamento adjuvante no tratamento de episódios de humor do TB (Nery *et al.*, 2008).

Várias alterações celulares foram igualmente relatadas no TB. Breunis *et al.* (2003) demonstraram que pacientes com TB apresentaram elevações na porcentagem de células T ativadas ($CD3^+HLADR^+$, $CD3^+CD25^+$ e $CD3^+CD71^+$) e células B ($CD19^+CD20^+$) em comparação com indivíduos controles (Breunis *et al.*, 2003). Pacientes bipolares possuem ativação do sistema fagocitário mononuclear. Isso foi documentado por meio do aumento da expressão de genes inflamatórios em monócitos, expansão de monócitos ($CD14^+$) no sangue e maior produção de IL-6 por monócitos estimulados *in vitro*. Além disso, os monócitos dos pacientes com TB apresentam maior polarização para assinatura M1 (indicando um "bias" para inflamação) e diminuição de marcadores M2 (IL-10 e CCL11) (Brambilla *et al.*, 2014). Estudos transversais também indicaram que não existem diferenças entre as frequências de células Th ($CD4^+$) entre pacientes bipolares e controles, embora vários estudos apontaram aumento de células T ativadas ($CD4^+CD25^+$) (do Prado *et al.*, 2013). Observamos previamente diminuição de células T regulatórias naturais (Treg) ($CD4^+CD24^+FoxP3^+$) em indivíduos com TB tipo I, quando comparados com controles saudáveis (do Prado *et al.*, 2013). Esse dado sugere que o estado inflamatório associado ao TB pode ser decorrente de falha de regulação imune, visto que as células Treg são reconhecidas pelo seu papel regulatório sobre as respostas imunes efetoras.

A grande maioria dos estudos avaliou respostas neuroimunoendócrinas no período basal, e pouco se sabe sobre as flutuações fisiológicas que ocorrem nos pacientes submetidos ao estresse. Realizamos um estudo para avaliar respostas neuroimunoendócrina em pacientes TB tipo I e controles submetidos a um modelo de estresse agudo experimental (TSST; do inglês *trier social stress test*). Após o estresse, os pacientes apresentavam respostas atenuadas de cortisol salivar com relação aos controles saudáveis (Wieck *et al.*, 2013). Também vimos que, após o estresse, os pacientes bipolares expressão níveis ainda mais elevados de células T ativadas ($CD4^+CD25^+$) e reduções mais intensas de células Treg em comparação com respostas opostas nos controles: ou seja, uma redução de células ativadas e aumento de Treg após o estresse. Essas diferenças fisiológicas podem ser explicadas pela maior resistência linfocitária a glicocorticoides observada nos pacientes com TB.

Destaca-se a grande incidência de condições comórbidas, tais como obesidade, doenças cardiovasculares, diabetes *mellitus*, tabagismo, uso de álcool em pacientes com TB, podendo influenciar os parâmetros imunes. Barbosa *et al.* (2012) demonstraram que pacientes com sobrepeso e TB, quando comparados a controles com sobrepeso, apresentaram elevação nos níveis de adipocinas e receptores solúveis de fator de necrose tumoral (TNF), indicando alteração dos parâmetros imunes independentemente das condições associadas. Estudos que avaliaram esses parâmetros sob a influência de drogas também não demonstraram alterações significativas, corroborando a noção de que as alterações imunes seriam intrínsecas ao TB (Barbosa *et al.*, 2009).

Alterações imunes na esquizofrenia

A esquizofrenia é um transtorno psicótico crônico grave, de grande impacto social, sendo encontrado em todas as sociedades, classes sociais e regiões geográficas do mundo. A esquizofrenia e seus transtornos psicóticos relacionados (como transtorno psicótico breve e os transtornos delirantes) afetam aproximadamente 2% a 3% da população mundial. Os sintomas da esquizofrenia geralmente se iniciam na adolescência tardia ou no início da idade adulta e se perpetuam durante a vida. Os sintomas da esquizofrenia incluem alucinações auditivas (geralmente vozes que conversam com ou sobre o paciente) e delírios (muitas vezes a crença de que forças externas estão conspirando contra o paciente). Além de sintomas psicóticos, ou sintomas "positivos", ocorrem os sintomas "negativos" ou deficitários, que incluem apatia, abulia, déficits atencionais, empobrecimento afetivo e isolamento social. Os sintomas positivos e negativos podem variar em intensidade no decorrer do tempo. Vários fatores genéticos e ambientais parecem atuar em conjunto para determinar esse complexo transtorno. Estudos epidemiológicos têm demonstrado que infecções maternas estão associadas a um risco aumentado de esquizofrenia na prole (Brown & Derkits, 2010). Além disso, diversas alterações imunes são observadas em pacientes com o diagnóstico de esquizofrenia.

Alguns estudos têm investigado os níveis de citocinas no SNC e no sangue periférico de pacientes com esquizofrenia. Em uma metanálise, Potvin *et al.* mostraram que pacientes com esquizofrenia apresentam elevação dos níveis plasmáticos de receptor solúvel de interleucina 2 (sIL-2R), antagonista do receptor de interleucina 1 (IL-1Ra) e interleucina 6 (IL-6), e redução nos níveis de interleucina 2 (IL-2) (Potvin *et al.*, 2008). Alguns autores têm advogado, inclusive, que as alterações nos níveis de citocinas poderiam ser observadas durante o período fetal, o que ocasionaria desenvolvimento anormal cerebral e determinaria os sintomas característicos da esquizofrenia (Watanabe *et al.*, 2010). Corroborando essa hipótese, Ellman *et al.* (2010) acompanharam mulheres no segundo e terceiro trimestres de gestação e, posteriormente, avaliaram os filhos após cerca de 40 anos de idade (Ellman *et al.*, 2010). Os pesquisadores demonstraram que, entre os pacientes com esquizofrenia, a exposição fetal ao aumento de IL-8 circulante na mãe associou-se ao aumento significativo no líquido cefalorraquidiano ventricular, redução significativa no volume do córtex entorrinal, do cíngulo posterior direito, do caudado direito, do putâmen e do giro superior temporal direito (Ellman *et al.*, 2010). Dados mais recentes sugerem que níveis de quimiocinas circulantes podem estar associados com uma pior sintomatologia da esquizofreina. Foi demonstrado, por exemplo, que níveis elevados de CCL11 (eotaxina-1) e maior erosão telomérica estavam associados a pior desempenho cognitivo e redução da matéria cinzenta em pacientes com esquizofrenia (Czepielewski *et al.*, 2018).

A esquizofrenia vem sendo associada a várias alterações em leucócitos circulantes. Foi verificado aumento do número de células NK, células B, monócitos circulantes ($CD14^+$) e células T de memória na esquizofrenia (Fernandez-Egea *et al.*, 2016) (Tabela 42.1). Outro estudo verificou que pacientes com esquizofrenia tinham aumento significativo nas porcentagens de células T ativadas ($CD4^+CD25^+$), células $Th17^+$ e $CD4^+CD25^{high}FoxP3^+$ (Treg) com relação a controles saudáveis (Drexhage *et al.*, 2011).

Tabela 42.1. Principais alterações imunológicas nos transtornos de humor e na esquizofrenia

	Depressão maior	*Transtorno bipolar*	*Esquizofrenia*
Leucócitos	↑ Neutrófilos ↑ Monócitos ↓ Linfócitos ↑ $CD8^+$ ↑ NK ↑ $CD4^+$ ↑ B e $CD5^+$ ↓ $CD4^+CD25^+FoxP3^+$	↓ Linfócitos (mania) ↓ NK ↑ $CD3^+HLADR^+$ ↑ $CD3^+CD25^+$ ↑ B ($CD19^+CD20^+$) ↓ $CD4^+CD25^+FoxP3^+$	↑ Monócitos ↑ $CD4^+CD25^+$ ↑ Linfócitos $Th17^+$ ↑ $CD4^+CD25^+FoxP3^+$
Funções celulares	↓ Proliferação de linfócitos ↓ Atividade NK ↓ Fagocitose	↓ Proliferação de linfócitos (mania)	↓ Proliferação de linfócitos ↓ Produção de IL-2 e IFN-γ ↓ Reação cutânea
Mediadores circulantes	↑ TNF-α, IL-1β, IL-6, IL-10 IL-17 ↑ sTNFR1 e sTNFR2 ↓ IFN-γ ↑ PCR ↑ CCL11	↑ TNF-α, IL-4, IL-6, IL-8, IL-33 ↑ sTNFR1 e sIL2R ↑ PCR ↑ CCL11	↑ IL-6, IL-1Ra, sIL-2R, IL-17 ↑ IL-10 ↑ PCR ↑ CCL11
Imunossenescência	Encurtamento telomérico ↑ Estresse oxidativo	Encurtamento telomérico ↑ $CD8^+CD28^-$	Encurtamento telomérico ↓ Telomerase

Alterações funcionais também foram observadas na esquizofrenia. Pacientes com este transtorno apresentam uma redução da proliferação de células T, redução na resposta de hipersensibilidade tardia (DTH; do inglês, *delayed-type hypersensitivity*). Esses dados foram associados com uma menor produção *in vitro* de IL-2 e IFN-γ (Th1), sugerindo um desvio Th1 para Th2 na esquizofrenia (Avgustin *et al.*, 2005).

As alterações nos processos imunes observados na esquizofrenia têm instigado pesquisas com o uso de anti-inflamatórios como adjuvantes do tratamento de sintomas positivos em pacientes com esquizofrenia com boa resposta terapêutica (Akhondzadeh *et al.*, 2007).

Considerações finais

Os transtornos do humor e a esquizofrenia estão claramente associados com alterações neuroimunoendócrinas. Embora o significado dessas alterações ainda seja discutível, existem boas evidências que sugerem que tais mudanças não são apenas um epifenômeno, mas estão efetivamente relacionadas com o desenvolvimento do transtorno psiquiátrico. Vimos que existem alterações imunológicas em comum entre os transtornos do humor e a esquizofrenia, como a

1. Redução da imunidade celular.
2. Inflamação sistêmica.
3. "Envelhecimento acelerado" (Tabela 42.1).

Até o momento, não sabemos exatamente as possíveis relações causais entre essas mudanças. Especula-se que os mediadores inflamatórios e estresse oxidativo sejam importantes na patofisiologia dessas condições, bem como possivelmente envolvidos com o maior desgaste telomérico e redução da imunidade celular. No entanto, conhecemos bem as repercussões clínicas dessas disfunções imunológicas como maior suscetibilidade às infecções, câncer, doenças metabólicas (diabetes) e cardiovasculares.

No século V a.C., a medicina hipocrática definia a saúde como equilíbrio entre quatro humores corporais: sangue, fleuma, bile amarela e bile negra. O estado de melancolia era definido como aumento na secreção pelo baço de bile negra no organismo. Séculos seguintes, a ciência tem confirmado essa ideia por intermédio da descoberta dos mediadores imunes (a "bile negra") implicados na patogênese e no agravamento dos transtornos de humor e esquizofrenia. O melhor entendimento da relação entre sistema imune e sistema nervoso poderá, portanto, abrir interessantes perspectivas terapêuticas. Nesse sentido, ensaios clínicos envolvendo drogas anti-inflamatórias em adição às estratégias terapêuticas convencionais na DM, no TB e na esquizofrenia vêm apresentando resultados promissores.

Referências bibliográficas

Akhondzadeh S et al. Celecoxib as adjunctive therapy in schizophrenia: a double-blind, randomized and placebo-controlled trial. Schizophr Res. 2007; 90(1-3):179-85.

Avgustin B, Wraber B, Tavcar R. Increased Th1 and Th2 immune reactivity with relative Th2 dominance in patients with acute exacerbation of schizophrenia. Croat Med J. 2005; 46(2):268-74.

Barbosa IG et al. Imunologia do transtorno bipolar. jornal brasileiro de psiquiatria. 2009; 58(1):52-59.

Barbosa IG et al. Chemokines in bipolar disorder: trait or state? Eur Arch Psychiatry Clin Neurosci. 2012; 2013; 263(2):159-65.

Barbosa IG et al. Increased levels of adipokines in bipolar disorder. J Psychiatr Res. 2012; 46(3):389-93.

Bauer ME et al. Altered glucocorticoid immunoregulation in treatment resistant depression. Psychoneuroendocrinology. 2003; 28(1):49-65.

Bauer ME, Teixeira AL. Inflammation In psychiatric disorders: what comes first? Ann N Y Acad Sci. 2019; 1437(1):57-67.

Belvederi Murri M et al. The HPA axis in bipolar disorder: systematic review and meta-analysis. Psychoneuroendocrinology. 2016; 63:327-42.

Brambilla P et al. Increased M1/Decreased M2 Signature and signs of Th1/Th2 shift in chronic patients with bipolar disorder, but not in those with schizophrenia. Transl Psychiatry. 2014; 4:E406.

Breunis MN et al. High Numbers of circulating activated T cells and raised levels of serum il-2 receptor in bipolar disorder. Biol Psychiatry. 2003; 53(2):157-65.

Brietzke E et al. Abnormalities in serum chemokine levels in euthymic patients with bipolar disorder. Brain Behav Immun. 2009; 23(8):1079-82.

Brown AS, Derkits EJ. Prenatal infection and schizophrenia: a review of epidemiologic and translational studies. Am J Psychiatry. 2010; 167(3):261-800.

Coulon N et al. Altered circadian patterns of salivary cortisol in individuals with schizophrenia: a critical literature review. J Physiol Paris. 2016; 110(4 Pt B):439-447.

Czepielewski LS et al. Telomere length and CCL11 levels are associated with gray matter volume and episodic memory performance in schizophrenia: evidence of pathological accelerated aging. Schizophr Bull. 2018; 44(1):158-167.

Dantzer R et al. From inflammation to sickness and depression: when the immune system subjugates the brain. Nat Rev Neurosci. 2008; 9(1):46-56.

do Prado CH et al. Reduced regulatory t cells are associated with higher levels of Th1/Th17 cytokines and activated mapk in type 1 bipolar disorder. Psychoneuroendocrinology. 2013; 38(5):667-76.

Drexhage RC et al. An activated set point of t-cell and monocyte inflammatory networks in recent-onset schizophrenia patients involves both pro- and anti-inflammatory forces. Int J Neuropsychopharmacol. 2011; 14(6):746-55.

Eaton WW et al. Autoimmune diseases, bipolar disorder, and non-affective psychosis. Bipolar Disord. 2010;12(6):638-46.

Ellman LM et al. Structural brain alterations in schizophrenia following fetal exposure to the inflammatory cytokine interleukin-8. Schizophr Res. 2010; 121(1-3):46-54.

Fernandez-Egea E et al. Peripheral immune cell populations associated with cognitive deficits and negative symptoms of treatment-resistant schizophrenia. PLoS One. 2016; 11(5):E0155631.

Fries GR et al. Revisiting inflammation in bipolar disorder. Pharmacol Biochem Behav. 2019;177:12-19.

Furtado M, Katzman MA. Examining the role of neuroinflammation in major depression. Psychiatry Res. 2015;229(1-2):27-36.

Grosse L et al. Deficiencies of the T and natural killer cell system in major depressive disorder: T regulatory cell defects are associated with inflammatory monocyte activation. Brain Behav Immun. 2016;54:38-44.

Horowitz MA, Zunszain PA. Neuroimmune and neuroendocrine abnormalities in depression: two sides of the same coin. Ann N Y Acad Sci. 2015; 1351:68-79.

Lee BH, Kim YK. Increased Plasma VEGF levels in major depressive or manic episodes in patients with mood disorders. J Affect Disord. 2012; 136(1-2):181-4.

Lopes RP et al. Neuroimmunoendocrine interactions in patients with recurrent major depression, increased early life stress and long-standing posttraumatic stress disorder symptoms. Neuroimmunomodulation. 2012; 19(1):33-42.

Miller AH, Maletic V, Raison CL. Inflammation and its discontents: the role of cytokines in the pathophysiology of major depression. Biol Psychiatry. 2009; 65(9):732-41.

Nery FG et al. Celecoxib as an adjunct in the treatment of depressive or mixed episodes of bipolar disorder: a double-blind, randomized, placebo-controlled study. Hum Psychopharmacol. 2008; 23(2):87-94.

Potvin S et al. Inflammatory cytokine alterations in schizophrenia: a systematic quantitative review. Biol Psychiatry. 2008;63(8):801-8.

Rizzo LB et al. The theory of bipolar disorder as an illness of accelerated aging: implications for clinical care and research. Neurosci Biobehav Rev. 2014;42:157-69.

Schloesser RJ et al. Cellular plasticity cascades in the pathophysiology and treatment of bipolar disorder. Neuropsychopharmacology. 2008; 33(1):110-33.

Watanabe Y, Someya T, Nawa H. Cytokine hypothesis of schizophrenia pathogenesis: evidence from human studies and animal models. Psychiatry Clin Neurosci. 2010; 64(3):217-30.

Wieck A et al. Differential neuroendocrine and immune responses to acute psychosocial stress in women with type 1 bipolar disorder. Brain Behav Immun. 2013; 34:47-55.

Wikgren M et al. Short telomeres in depression and the general population are associated with a hypocortisolemic state. Biol Psychiatry. 2012; 71(4):294-300.

43

Comportamento do Sistema Imune nos Transtornos de Ansiedade

Cleonice Alves de Melo Bento • Joana Hygino

Resumo

Os transtornos de ansiedade são considerados distúrbios psiquiátricos mais comuns na população mundial e têm sido associados a graus variados de imunodeficiência e suscetibilidade às reações de hipersensibilidade. Os mecanismos por trás dessas relações adversas são complexos e ainda pouco explorados, mas estudos atuais em modelos experimentais e em pacientes apontam para distúrbios na resposta imune celular mediada pelas células Th1, Th17 e T $CD8^+$ citotóxicas, assim como inadequada produção de anticorpos. Por outro lado, o estado de hiperativação imune no qual esses pacientes são condicionados tem sido associado à expansão de subtipos de células T patogênicos e danos no compartimento das células T reguladoras. De forma interessante, modulação na expressão de receptores do tipo *toll* pode estar atrelada à quebra de homeostase imune observada nestes transtornos.

Transtornos de ansiedade

Os transtornos de ansiedade podem ter início na infância ou em qualquer momento da vida do indivíduo mediante exposição a um evento de grande estresse. Considerados os distúrbios psiquiátricos mais comuns na população mundial, com prevalência variando de 2% a 5%, esses transtornos podem ser clinicamente diagnosticados nos seguintes subtipos: síndrome do pânico (SP), fobias específicas (FE) e transtorno de ansiedade generalizada (TAG). Enquanto a SP é caracterizada por crises inesperadas de medo intenso, de manifestação súbita e de curta duração, os ataques agudos de desespero nos pacientes que sofrem de FE são disparados por objetos específicos, animais ou situações que não representam nenhum perigo real. Por outro lado, o TAG é caracterizado por uma preocupação excessiva, com duração mínima de seis meses, com questões normalmente relacionadas com a rotina da vida, como saúde, relacionamento, trabalho e finanças.

Independentemente do subtipo, as crises de ansiedade são sempre acompanhadas de sintomas físicos, como fadiga, tremores incontroláveis, insônia, tensão muscular, dores no peito, boca seca e mãos úmidas. Portanto, todos os transtornos de ansiedade devem compartilhar padrões neurobiológicos. Ademais, esses distúrbios normalmente apresentam comorbidades psiquiátricas, como depressão e transtorno do estresse pós-traumático. Aproximadamente 70% dos pacientes com transtorno depressivo maior fecham também o diagnóstico de ansiedade. Sendo a sexta causa geral de incapacidade, os transtornos de ansiedade, se não tratados, podem elevar o risco de neoplasias e doenças cardiovasculares, infecciosas, alérgicas e autoimunes. Essas condições clínicas estão associadas a anormalidades imunes. Consequentemente, em razão da elevada prevalência, esses transtornos de humor têm grande impacto econômico tendo em vista o uso constante do sistema de saúde.

Alterações imunes em pacientes com transtornos de ansiedade

Como o sistema nervoso regula a função do sistema imunológico, é razoável prever que pacientes com transtorno de ansiedade exibam alterações nos mecanismos de defesa. De fato, esses indivíduos têm, por exemplo, menor resistência a patógenos e respostas a vacinas virais e bacterianas comprometidas (Arranz *et al.*, 2007; Besedovsky & del Rey, 2007; Butts & Sternberg, 2008). Por outro lado, vários marcadores inflamatórios têm sido identificados nesses indivíduos, sugerindo falhas na regulação e homeostase imune (Calcagni & Elenkov, 2006; Besedovsky & del Rey, 2007; Butts & Sternberg, 2008). Os mecanismos por trás dessas anormalidades no sistema imune são complexos e ainda pouco entendidos. Entretanto, a grande maioria dos estudos tem descrito vários defeitos na ativação e função das células T, as principais células do sistema de defesa.

Impacto dos transtornos de ansiedade – ativação e função dos linfócitos T

Na dinâmica da resposta imune, as células apresentadoras de antígeno (APC; do inglês, *antigen presenting cells*) imunogênicas, em especial as células dendríticas (DC; do inglês, *dendritic cells*) maduras (mDC), são capazes de ativar células T antígeno (Ag)-específicas por meio de sua habilidade em apresentar diferentes peptídeos antigênicos acoplados às moléculas do complexo principal de histocompatibilidade (MHC; do inglês, *major histocompatibility complex*). Ademais, sinais acionados a partir das interações entre membros da família B7 (CD80 e CD86), expressos nas mDC, com a molécula CD28 das células T, estabilizam várias vias de sinalização que induzem a produção da interleucina (IL-2) e expressão de CD25, garantindo a proliferação desses linfócitos. A expansão clonal das células T Ag-específicas é um evento fundamental no curso de uma resposta imune contra os patógenos, e reduzida produção de IL-2 pelas células T de pacientes com TAG e SP tem sido descrita (Arranz *et al.*, 2007). Outro mecanismo que pode contribuir para menor proliferação das células T desses pacientes é maior susceptibilidade à morte apoptótica que tem sido associada à elevada produção de radicais livres derivados do oxigênio, associada à menor capacidade de reparar danos ao DNA (Arranz *et al.*, 2007).

Na hierarquia das funções imunes, os linfócitos T $CD4^+$ ocupam uma posição de destaque por colaborar com todas as células da imunidade natural/inata, bem como com os linfócitos T $CD8^+$ e as células B. Portanto, a diferenciação das células T $CD4^+$ em diferentes fenótipos capazes de coordenar diferentes frentes de combate aos patógenos é fundamental na eliminação do invasor. Esse evento é, principalmente, mediado por citocinas secretadas pelas mDC durante a sinapse imunológica com os linfócitos T Ag-específicos. Todavia, inúmeros hormônios e neurotransmissores parecem favorecer a expansão de diferentes fenótipos de células T.

Nesse sentido, a capacidade das mDC de produzir IL-12, por exemplo, induz o fenótipo T auxiliar (Th – T *helper*) do tipo 1 (Th1). A presença de células linfoides inatas (ILC; do inglês, *innate lymphoid cells*) do tipo 1 (ILC-1), por liberar a citocina interferon-γ (IFN-γ), potencializa a diferenciação desse subtipo de célula T $CD4^+$.

Os linfócitos Th1, quando ativados, secretam grandes quantidades de IL-2 e IFN-γ, e medeiam uma resposta conhecida como imunidade celular. Enquanto o IFN-γ aumenta o poder microbicida dos fagócitos (macrófagos e neutrófilos), amplifica a função lítica das células NK e ajuda na produção de anticorpos das classes IgG1 e IgG3 pelos linfócitos B humanos, a IL-2 parece ser capital para auxiliar subtipos de DC na ativação das células T $CD8^+$ em linfócitos T citotóxicos (CLC; do inglês, *cytotoxic T lymphocytes*). Os CTL eliminam células infectadas ou neoplásicas liberação de proteínas líticas, entre elas, perforinas e granzimas, que induzem a morte da célula-alvo por apoptose. Por liberar IFN-γ, os CTL amplificam a resposta imune celular.

Alguns estudos têm documentado deficiência no fenótipo Th1 em pacientes com transtornos de ansiedade. Quando comparado a indivíduos saudáveis, culturas de células T de indivíduos com TAG têm menor capacidade de produzir IL-2 e IFN-γ. Esse dano no compartimento Th1 deve impactar a funcionalidade e sobrevida dos CTL (Calcagni & Elenkov, 2006). De fato, um maior risco de reativação do vírus Epstein-Barr (EBV), observado em pacientes que sofrem desses transtornos, tem sido relacionado com uma queda na frequência de células T $CD8^+$ EBV-específicas.

Além de comprometer a imunidade celular, pacientes que sofrem de transtornos de ansiedade podem apresentar deficiências na produção de anticorpos. Estudos têm demonstrado que o estresse psicológico crônico prejudica a produção desses anticorpos contra vacinas bacterianas (pneumococo e meningococo) e virais (hepatite B, rubéola e influenza). No contexto de uma resposta imune contra vírus, reduzidos títulos de anticorpos têm sido também relacionados com a baixa produção de IFN-γ por células Th1. Entretanto, estudos atuais têm demonstrado que a produção de anticorpos com capacidade elevada de neutralizar antígenos depende da geração de plasmócitos de longa-vida a partir de células B de memória, ambos os eventos dependentes das células T $CD4^+$ foliculares (TFH; do inglês, *folicular helper T cells*) (Schmitt *et al.*, 2014). As células T_{FH} são responsáveis por promover todos os eventos relacionados com a formação dos centros germinativos nos folículos dos órgãos e tecidos linfoides secundários (Schmitt *et al.*, 2014). Apesar de essas células produzirem IL-21, sua citocina de assinatura, alguns subtipos chamados de $T_{FH}1$ também liberam simultaneamente IFN-γ. Embora nenhum estudo tenha sido conduzido até o presente momento, é muito provável que estados crônicos de ansiedade impactem negativamente a sobrevida e/ou a função das células T_{FH}.

Ainda sobre a resposta imune humoral específica, intensa produção diária de IgA é detectada em nível de mucosa, o principal sítio de entrada dos patógenos. A produção deste isotipo de imunoglobulina depende do equilíbrio local na produção de citocinas relacionadas com os fenótipos Th17 (IL-17, IL-22 e IL-21), T_{FH}17 e pelas células T reguladoras clássicas que expressam FoxP3 e CD25 (Treg), e produzem o fator transformador de crescimento β (TGF-β). Em situações de homeostase, a IL-17, IL-21 e o TGF-β favorecem a formação de plasmócitos produtores de IgA de mucosa (mIgA) (Cao *et al.*, 2013; Gutzeit *et al.*, 2014; Cong & Li, 2019). Ademais, a transferência desse anticorpo para a luz das mucosas depende da integridade física e funcional do epitélio, que, por sua vez, é dependente da produção local de IL-22. Por produzir TGF-β, as células epiteliais contribuem também para equilíbrio imune local e indução de tolerância imune.

Sabe-se que estado crônico de estresse psicológico prejudica a produção de mIgA (Campos-Rodriguez *et al.*, 2013). Os mecanismos por trás dessa relação adversa não são conhecidos, mas pode envolver danos à mucosa epitelial e aos subtipos de linfócitos T capazes de produzir IL-17, IL-22 e TGF-β. Recentes evidências têm apontado uma relação complexa entre a ocorrência de disbiose intestinal, translocação microbiana e desregulação imune como eventos adversos que rompem homeostase imune nos pacientes que sofrem de transtornos psiquiátricos.

Disbiose, transtorno de ansiedade e distúrbios imunes

Em pacientes que sofrem de transtornos de humor, sintomas intestinais são comuns, e isso pode estar associado a um desequilíbrio da microbiota intestinal, ou disbiose.

O intestino humano abriga aproximadamente 100 trilhões de bactérias distribuídas em aproximadamente mil espécies e 7 mil cepas. Apesar da composição variar entre os indivíduos, as espécies dos gêneros *Bacterioides* e *Firmicutes* são dominantes, enquanto os representantes dos filos Protobacteria, Actinobacteria, Fusobacteria e Verrucomicrobacteria são minoria no intestino humano. A disbiose intestinal é caracterizada por um desequilíbrio da microbiota local com repercussão negativa na capacidade de absorção dos nutrientes, na síntese de vitaminas e no estado inflamatório do indivíduo. Disbiose foi documentada em pacientes com TAG por Jiang *et al.* (2018). Quando comparado a indivíduos saudáveis, a microbiota intestinal dos pacientes com TAG apresentou menor quantidade de *Eubacterium rectale*, *Lachnospera*, *Butyricicoccus* e *Sutterella*, bactérias capazes de sintetizar os ácidos graxos de cadeias curtas (SCFA; do inglês, *short chain fatty acids*), acetato, propionato e butirato, que são fundamentais na manutenção da integridade física e imunológica da mucosa intestinal (Jiang *et al.*, 2018; Bhaskaran *et al.*, 2018). Uma menor frequência dessas bactérias na microbiota intestinal facilita, portanto, maior translocação microbiana, que, em condições de desequilíbrio, conta com quantidade elevada de espécies promotoras de inflamação. De fato, no intestino dos pacientes com TAG tem sido observado um supercrescimento de representes dos gêneros *Escherichia-Shigella*, *Fusobacterium,* que são bactérias Gram-negativas anaeróbias consideradas patobiontes, e *Raminococcus gnavus*, com capacidade de degradar mucina (Jiang *et al.*, 2018). O desequilíbrio da microbiota intestinal deve ser um dos grandes fomentadores do estado inflamatório crônico no qual os pacientes com transtornos de ansiedade são condicionados. Como a disbiose não é resolvida após resposta terapêutica adequada com ansiolíticos e/ou antidepressivos (Jiang *et al.*, 2018), é provável que novas intervenções, como suplementação com probióticos, ajudem no manejo terapêutico dos transtornos de humor por favorecer reconstituição do equilíbrio imune local e sistêmico.

Em pacientes com predisposição genética e epigenética, maior translocação microbiana intestinal tem repercussão sistêmica na saúde por favorecer o desenvolvimento de reações de hipersensibilidades, como alergias e autoimunidade. Evidências na literatura se acumulam sugerindo uma relação entre reações de hipersensibilidades com elevada expressão de receptores de padrão, tais como os membros da família de receptores do tipo *toll* (TLR; do inglês, *toll-like receptors*). Classicamente, é por meio da sinalização via TLR induzida por padrões moleculares associadas a patógenos (PAMP; do inglês, *pathogen-associated molecular pattern*) e ao dano (DAMP; do inglês, *damage-associated molecular pattern*) que as células da imunidade inata modulam o *status* funcional das células T. Por exemplo, o lipopolissacarídeo (LPS), um importante PAMP das bactérias Gram-negativas capaz de sinalizar via TLR4, é considerado um dos mais potentes indutores de citocinas inflamatórias pelas APC maduras. De forma interessante, Hung *et al.* (2015) demonstraram uma relação entre a elevada expressão de TLR4 e gravidade dos sintomas de ansiedade em pacientes com depressão maior. O mesmo foi observado por Femenia *et al.* (2018).

Incrementos na produção das citocinas IL-1β, IL-6, TNF-α e IL-8 por células da imunidade inata ativadas por ligantes de TLR em pacientes com ansiedade e depressão devem ajudar a explicar, ao menos em parte, por que transtornos mentais têm sido associados a doenças autoimunes (Nerry *et al.*, 2007; Liu & Tang, 2018; Vallerand *et al.*, 2018), patologias envolvendo, principalmente subtipos de células Th17. Ademais, a descoberta da expressão de TLR em células T cronicamente ativadas sugere que PAMP e DAMP podem modular diretamente o comportamento das células T humanas (Rahman *et al.*, 2009). Nesse sentido, estudo de Ferreira *et al.* (2017) demonstrou uma correlação direta entre a gravidade da esclerose múltipla (EM), doença autoimune desmielinizante do sistema nervoso central (SNC), com aumento na frequência de células Th17 que expressam TLR2 e TLR4 funcionais. Recente estudo por Sales *et al.* (2021) demonstrou que esse fenômeno foi particularmente evidente entre os pacientes com diagnóstico de depressão maior, a maioria também apresentando sintomas de TAG. Como elevados níveis de LPS foram identificados nos plasmas destes pacientes pelo mesmo grupo (2013), é provável que disbiose intestinal, associada à maior translocação microbiana, represente um importante fator de risco de novas recaídas clínicas por favorecer diretamente a expansão de células T encefalitogênicas.

Ademais, a presença de PAMP circulantes oriundos da microbiota intestinal em pacientes com transtornos de humor acelera os processos metabólicos relacionados com a imunossenescência, comprometendo, em diferentes níveis, os mecanismos de defesa contra diferentes patógenos. Finalmente, a disbiose deve agravar, por meio da produção de citocinas inflamatórias (IL-1β e IL-6), os sintomas de ansiedade por desregular a circuitaria neuroendócrino envolvida na resposta biológica ao estresse (Berczi *et al.*, 2009; Michopoulos *et al.*, 2017).

Além de favorecer a expansão de diferentes subtipos de células T efetoras, estudos têm demonstrado deficiências nas células T reguladoras em pacientes com transtornos de depressão e ansiedade. Nos pacientes com depressão maior, elevados níveis de IL-6 foram diretamente associados a danos funcionais das células Treg circulantes (Kimura & Kishimoto, 2010; Sales *et al.*, 2021). Portanto, quebra nos mecanismos de tolerância imune é outro evento adverso que deve aumentar o risco de desenvolvimento de reações de hipersensibilidades em pacientes com transtorno de ansiedade (Calcagni & Elenkov, 2006; Arranz *et al.*, 2007; Besedovsky & Rey, 2007; Butts & Sternberg, 2008).

Impacto dos transtornos de ansiedade na desregulação imune e suscetibilidade às reações de hipersensibilidade

Apesar de estudos terem demonstrado que indivíduos com transtornos de ansiedade apresentam deficiência em vários mecanismos da resposta imune protetora contra diferentes patógenos, elevados níveis de marcadores inflamatórios são identificados nesses pacientes, tais como as citocinas IL-1β, IL-6, TNF-α e proteína C (Arranz *et al.*, 2007; Elenkov & Cheousos, 2002). Em excesso, essas citocinas têm sido associadas a doenças cardiovasculares, à diabetes do tipo 2, à fadiga crônica, à síndrome metabólica e à autoimunidade (Elenkov & Chrousos, 2002). Os mecanismos pelos quais essas citocinas representam fatores de risco para o desenvolvimento de distúrbios inflamatórios têm sido amplamente investigados, e a maioria dos achados aponta para uma associação entre o dano no compartimento das células Treg e a expansão de subtipos de células Th17 (Elenkov & Cheousos, 2002; Arranz *et al.*, 2007; Vieira *et al.*, 2010).

Na ausência de TGF-β, a produção das citocinas IL-23 e IL-1β pelas mDC induz a diferenciação das células T $CD4^+$ em linfócitos Th17 patogênicos em humanos. Essas células expressam elevados níveis de receptor para IL-23 (IL-23R) e respondem a essa citocina produzindo altas quantidades de IL-17, TNF-α e IL-1β. Enquanto a IL-17 induz, de forma indireta, o recrutamento de neutrófilos para o local de lesão, as citocinas IL-1β e IL-6 são capazes de ativar, nesses fagócitos, o inflamassoma NLRP3, garantindo a produção contínua de IL-1β e IL-8. No contexto da autoimunidade, como na esclerose múltipla (EM), uma infiltração maciça de monócitos pode também acompanhar uma resposta mediada pelas células Th17, e isso se deve à capacidade de alguns subtipos desses linfócitos T de produzir o fator estimulador de colônia para granulócitos e macrófago (GM-CSF; do inglês, *Granulocyte-macrophage colony-stimulating fator*) (Muls *et al.*, 2017). Como previamente mencionado, independentemente do subtipo de células T efetora envolvido, o estabelecimento de distúrbios inflamatórios tem sido associado às deficiências funcionais das células T reguladoras.

As células T reguladoras humanas, que são majoritariamente $CD4^+$, consistem em uma população relativamente heterogênea que tem em comum a capacidade de inibir respostas inflamatórias. Dentre elas, se destacam as células Treg naturais (nTreg) e induzidas (iTreg) e os linfócitos T reguladores do tipo 1 (Tr-1). Tanto as nTreg quanto as iTreg são fenotipicamente identificadas pela expressão do fator transcricional FoxP3 (*forkhead box P3*) e da cadeia α do receptor da IL-2 (CD25) associada à ausência do receptor para IL-7 (CD127). Essas células, induzidas pelas DC tolerogênicas (tDC), são capazes de suprimir a proliferação e a função dos linfócitos T CD4⁺ e T CD8⁺ efetores por diversos mecanismos, por exemplo, por meio da produção das citocinas anti-inflamatórias IL-10, IL-35 e TGF-β. Por outro lado, os linfócitos Tr-1 são identificados pela coexpressão de CD49b e CD223/LAG-3 e pela produção de elevados níveis de IL-10.

Alguns estudos têm demonstrado que o excesso de IL-6 e IL-21 inibe a expressão de FoxP3 e da IL-10. Em modelo experimental, a gravidade dos sintomas de ansiedade associado a elevados níveis de citocinas (IL-6, TNF-α e IL-17) e deficiência das Treg (Wu *et al.*, 2015). De forma interessante, estudo realizado por Thaís Ferreira *et al.* (2011) demonstrou expansão de células T circulantes capazes de produzir IL-17 e TNF-α, associada a um comprometimento na síntese de IL-10, em pacientes com TAG.

Nesse cenário, a tendência a estados inflamatórios persistentes pode comprometer a sobrevida das células Th1. Sabe-se que as células Th1 são particularmente suscetíveis ao aumento da expressão de Fas/CD95, quando ativadas cronicamente via receptores de antígenos (TCR; do inglês, *T cell receptors*), o que as tornam alvos fáceis da indução de morte por ativação das caspases, mediante reconhecimento do ligante de CD95, o CD178/FasL. Além disso, durante uma inflamação persistente, o TNF-α é importante na indução da expressão da enzima indoleamina 2,3 dioxigenase (IDO) em DC estimuladas pelo IFN-γ. A IDO é responsável pela quebra do triptofano, gerando as quinureninas, diminuindo, assim, a disponibilidade desse aminoácido essencial à função das células Th1 e síntese de serotonina, um neurotransmissor com funções imunomoduladoras.

A queda da resposta Th1, associada à elevada produção de IL-1β, IL-6 e TNF-α, pode alterar o curso clínico de doenças infecciosas no contexto dos transtornos de humor. Por exemplo, no caso de pacientes infectados pelo vírus da imunodeficiência humana do tipo 1 (HIV-1), níveis elevados de ansiedade foram diretamente associados a uma maior velocidade de progressão para a síndrome da imunodeficiência adquirida (AIDS) (Coles, 2008). Nesses pacientes, elevadas concentrações de IL-1β e TNF-α aumentam não apenas a replicação viral nas células infectadas, particularmente nos linfócitos T CD4⁺, como também contribui para exaustão e imunossenescência características da AIDS (Sodora & Silvestri, 2008).

Estados de grande estresse emocional também têm sido atrelados à progressão clínica de doenças autoimunes, tais como psoríase, EM e artrite reumatoide (AR). Nos pacientes com EM, a ocorrência de transtornos de humor foi considerada um fator de risco para maior número e maior gravidade de recaídas clínicas (Briones-Buixassa *et al.*, 2015). Essa relação adversa deve envolver, ao menos em parte, uma tendência desses pacientes com ansiedade em apresentar maior expansão de subtipos de células Th17 envolvidas nas lesões cerebrais. Na AR, por exemplo, a destruição das articulações afetadas depende da produção de metaloenzimas que são liberadas por várias células locais em resposta às citocinas IL-17, IL-6, IL-1β e TNF-α. A ocorrência de transtornos de ansiedade nesses pacientes foi associada a um maior dano articular diretamente correlacionado a uma maior produção de IL-17, TNF-α e IL-6 pelas células T CD4⁺ (Hassett, Clauw & 2010).

Finalmente, a disfunção no compartimento regulador do sistema imune em pacientes com transtornos de ansiedade deve impactar negativamente as reações de hipersensibilidades do tipo I.

Reações alérgicas imediatas são classicamente mediadas pelas células Th2 e envolvem a produção de IgE dirigidas contra substâncias ambientais inócuas. No contexto da asma alérgica, por exemplo, a colaboração entre as células epiteliais da mucosa com as DC produz um ambiente que favorece a diferenciação de linfócitos T $CD4^+$ alérgenos-específicos em clones de células capazes de produzir IL-4, IL-5 e IL-13. Sabe-se que elevados níveis de ansiedade em pacientes atópicos correlaciona-se com a gravidade dos sintomas alérgicos por amplificar a produção de IL-4 e IL-13, duas citocinas conhecidas em induzir a produção de IgE e síntese de lipídeos pró-inflamatórios e broncoconstritoras, os leucotrienos e o fator de ativação plaquetário, por eosinófilos locais (Wright *et al.*, 2005; Miyasaka *et al.*, 2018). Mais recentemente, estudos têm demonstrado o envolvimento de subtipos de células Th17, alguns deles capazes de produzir simultaneamente IL-17 e IL-4, nas formas mais graves das reações alérgicas (Chien *et al.*, 2013; Irvin *et al.*, 2014). Na asma alérgica (AA) dos endotipos Th17 ou Th17 $IL\text{-}4^+$, a fisiopatologia envolve intensa infiltração de neutrófilos no pulmão associado à maior resistência ao tratamento com os glicocorticoides (Mukherjee *et al.*, 2017). Nesse sentido, recente estudo de Oyamada *et al.* (2021) demonstrou uma correlação direta entre o aumento na frequência de células T $CD4^+$ $IL\text{-}17^+$ e T $CD4^+$ $IL\text{-}17^+IL\text{-}4^+$ circulantes com os sintomas de ansiedade em pacientes deprimidos e com asma alérgica. Ainda neste estudo, os níveis de IL-5 e IL-17, quantificados em culturas de células T ativadas, foram fortemente correlacionados com a gravidade dos sintomas de ansiedade. Finalmente, a adição de serotonina às culturas reduziu a hiperresponsividade das células T destes pacientes. Assim como na depressão, a ansiedade tem sido associada não apenas a um aumento na produção de vários mediadores biológicos do estresse, como também a um prejuízo na síntese da serotonina (Zangrossi *et al.*, 2020).

Transtornos de ansiedade e desregulação imune: impacto dos mediadores biológicos do estresse

Estresse significa todo fenômeno diante do qual o organismo não consegue com facilidade uma adaptação; tudo aquilo que possa manter o indivíduo em tensão e inquietude, em mal-estar e sofrimento. Portanto, em resposta ao estresse, diferentes regiões do SNC, em especial o sistema límbico, são acionadas para preparar o indivíduo para "luta" ou "fuga". Para tanto, circuitos bioquímicos são ativados, garantido a liberação de grandes quantidades de noradrenalina (NA) e de glicocorticoides (GC). Apesar da NA e do GC representarem os dois principais produtos da resposta ao estresse, a síntese de outros neuromediadores é também amplificada. Essas substâncias são fundamentais na preservação da espécie diante de um perigo real. Entretanto, a persistência do estresse, principalmente quando este é percebido de forma exagerada pelo indivíduo, pode levar à produção sustentada desses mediadores, alguns dos quais têm sido implicados nos distúrbios imunes observados em pacientes com transtornos de ansiedade (Figura 43.1).

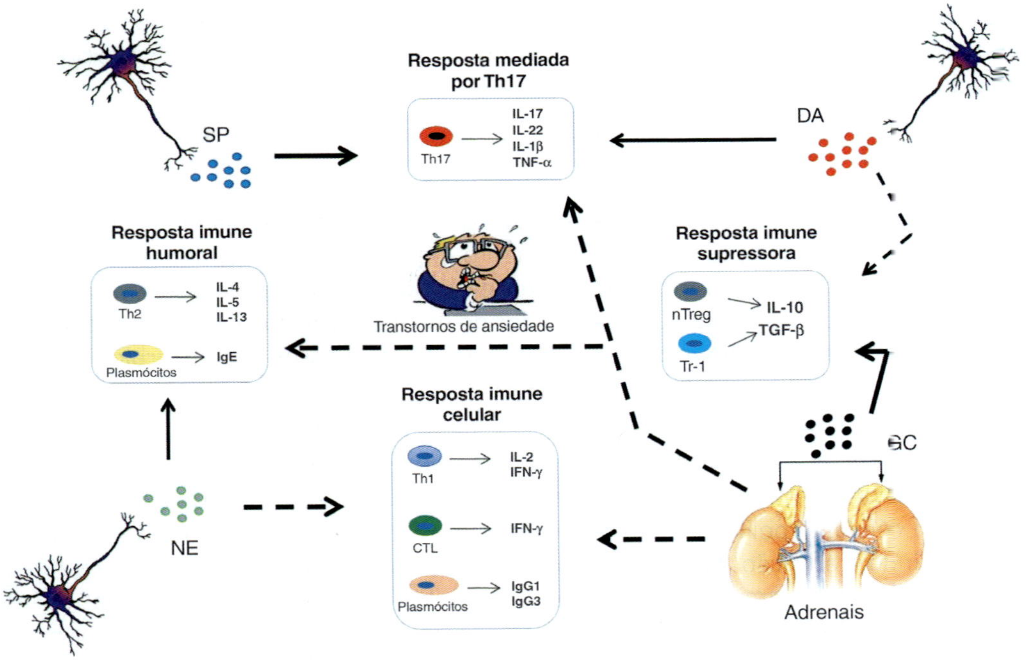

Figura 43.1. Impacto da noradrenalina (NA), dopamina (DA), substância P (SP) e dos glicocorticoides (GC) na função das células T de indivíduos com transtornos de ansiedade. Durante o estresse psicológico, a produção elevada e persistente de neuromediadores compromete a função imune por diferentes mecanismos. Nesse cenário, a NE inibe a resposta Th1 por, majoritariamente, atenuar a produção de IL-12, enquanto os glicocorticoides inibem todos os fenótipos envolvidos em respostas inflamatórias, assim como favorecem a diferenciação das células T CD4+ em Tr-1. Deficiência no fenótipo Th1 eleva o risco de doenças infecciosas e desenvolvimento de tumores. Por outro lado, em pacientes com predisposição genética a reações de hipersensibilidade, a NE potencializa o fenótipo Th2 envolvido nas reações alérgicas mediadas por IgE (como asma), enquanto a SP e a DA favorecem o desenvolvimento de subtipos de células Th17 relacionados com várias doenças autoimunes. Adicionalmente, a DA, por inibir IL-10, favorece indiretamente as respostas inflamatórias. Finalmente, persistente exposição ao cortisol pode acarretar a dessensibilização de receptores para GC (GR), o que amplifica o estado de hiperativação imune no qual os pacientes com transtorno de ansiedade são condicionados. Setas cheias: ativação; setas tracejadas: inibição.

Fonte: Acervo da autoria.

Noradrenalina

A Noradrenalina (NA), uma catecolamina liberada pelo sistema nervoso autônomo simpático, exerce seus efeitos imunes primariamente por meio dos receptores adrenérgicos do tipo β2 ($AR_{\beta 2}$) expressos em todas as células do sistema imune. Em altas concentrações, a NE inibe a função dos neutrófilos e a produção de IL-12, comprometendo, desta forma, a resposta imune mediada pelas células Th1. Porém, a liberação excessiva e duradora de NA, associada à modulação na expressão de diferentes subtipos de receptores adrenérgicos, pode agravar quadros de hipersensibilidades. Alguns estudos têm demonstrado que uma longa exposição a altos níveis de NA reduz a expressão $AR_{\beta 2}$ e aumenta a expressão da isoforma $AR_{\alpha 1}$ nas células do sistema imune. Agonistas de $AR_{\alpha 1}$ induzem a produção de IL-1α, IL-6 e TNF-β pelas células mononucleares do sangue periférico (Laurel *et al.*, 2011). Nesse cenário, e como previamente mencionado, a produção sustentada dessas citocinas inflamatórias tem sido associada aos distúrbios imunes em pacientes que sofrem de transtornos de humor por favorecer a expressão de células Th17 patogênicas e danificar as células Treg.

Dopamina

A dopamina (DA) é um neurotransmissor do grupo das catecolaminas que exerce muitas funções no SNC, tais como: movimento, percepções álgicas, dependência química, secreção hormonal, motivação, prazer e funcionamento cardiovascular. A produção de DA também aumenta durante estados de estresse crônico, e alguns estudos têm sugerido uma participação importante desse neurotransmissor nos distúrbios imunes em indivíduos com transtornos de ansiedade.

Doses de DA relacionadas com o estresse inibem a produção de IL-2 e, consequentemente, a proliferação *in vitro* de células T humanas. Estudo realizado por Manik Ghosh *et al.* (2003) demonstrou que a DA reduz a expressão das proteínas tirosina quinases Lck e Fyn em células T policlonalmente ativadas, proteínas necessárias para a síntese de IL-2 seguindo a ativação das células T via TCR. Ademais, Marco Cosentino *et al.* (2004) também demonstraram que estimulação das células T na presença de elevadas doses de DA induziu a morte apoptótica de uma fração significativa desses linfócitos por meio do estresse oxidativo.

Com relação ao perfil de citocinas, elevada dose da DA foi capaz de diminuir a produção da citocina definidora do fenótipo Th1, a IL-12. Por outro lado, estudo por Thaís Ferreira *et al.* (2011) demonstrou que a DA foi capaz de amplificar *in vitro* a produção de citocinas relacionadas com o fenótipo Th17 e de reduzir a liberação de IL-10 e TGF-β pelas células T de pacientes com TAG. Em conjunto, esses resultados sugerem que a DA pode contribuir para a desregulação imune documentada em indivíduos que sofrem de transtornos de ansiedade.

Substância P

A substância P (SP) é um peptídeo produzido pelos terminais dos nervos aferentes do sistema nervoso periférico cutâneo, gastrointestinal, respiratório e geniturinário, e participa na nocicepção e na neuroimunomodulação.

Estudos em modelos experimentais e em humanos têm sugerido que a SP potencializa várias funções imunes, tais como: proliferação linfocitária, produção de anticorpos e secreção de citocinas pelos linfócitos, monócitos, macrófagos, mastócitos e células NK. Com relação à resposta imune celular, a SP, por aumentar a produção de IL-12, é um componente importante da inflamação via Th1, e sua falta afeta negativamente a resolução de várias doenças infecciosas (Levite, 1998).

Todavia, a produção persistente de SP, como ocorre nos pacientes com transtornos de ansiedade, pode favorecer reações de hipersensibilidades em indivíduos com predisposição genética ou epigenética. A SP, por exemplo, é capaz de exacerbar a gravidade de doenças autoimunes mediadas pelas células Th17 em modelos experimentais de artrite reumatoide, alopecia arreata e doença inflamatória intestinal. Estudo publicado por Priscila Barros *et al.* (2011) demonstrou que a SP é capaz de potencializar *in vitro* a produção de citocinas relacionadas com o fenótipo Th17 em culturas de células T de pacientes com TAG. Essa relação entre elevados níveis de SP e indução do fenótipo Th17 deve estar vinculada à capacidade desse neurotransmissor em induzir a produção de IL-23 pelas mDC. Por fim, no contexto das reações alérgicas, o grau de ansiedade tem sido ligado à produção de SP na asma. Em culturas de células mononucleares do sangue periférico desses pacientes alérgicos, a SP aumenta a produção de IgE por amplificar o fenótipo Th2. Esses resultados sugerem que esse neuropeptídeo deve potencializar a produção de citocinas por diferentes fenótipos efetores de células T.

Glicocorticoides

Considerado o hormônio do estresse, os GC ativam respostas orgânicas diante de emergências. Em associação às catecolaminas, os GC aumentam a pressão arterial e os níveis sanguíneos de glicose e ácidos graxos, maximizando, assim, os mecanismos de defesa do hospedeiro diante de uma ameaça.

Normalmente, a produção diária de cortisol, o principal glicocorticoide humano, segue um ritmo circadiano, com níveis mais altos pela manhã e mais baixos à noite. Entretanto, quando comparados a indivíduos saudáveis, pacientes que sofrem de transtornos de ansiedade produzem níveis inferiores de cortisol pela manhã e quantidades superiores à noite. Esse rompimento do ritmo circadiano normal do cortisol tem sido atrelado a vários distúrbios imunes.

Muitos dos efeitos do cortisol sobre o sistema imune é estudado *in vitro* e *in vivo* utilizando sua forma sintética, a hidrocortisona, um potente anti-inflamatório utilizado no controle de doenças inflamatórias. Os mecanismos de ação dos GC são amplos e afetam, em diferentes níveis, todas as células do sistema imune. Sabe-se que os GC, por se ligarem ao seu receptor majoritário, o GCR-α, inibe a atividade do fator de transcrição chamado de fator nuclear da cadeia kapa da célula B (NF-κB; do inglês, *nuclear factor*), suprimindo a produção de várias citocinas inflamatórias, tais como IL-1β, IL-6 e TNF-α. Ademais, por inibir NF-κB, os GC reduzem a capacidade fagocítica e microbicida dos fagócitos. Por inibir a produção de IL-12, IL-2 e IFN-γ, estes esteroides comprometem as respostas imunes mediadas pelo fenótipo Th1. Por outro lado, os GC favorecem a indução de tDC e de células Treg.

Além dos seus efeitos diretos sobre as células do sistema imune, os GC podem igualmente danificar os mecanismos de defesa contra diferentes patógenos por vias indiretas, por exemplo, reduzindo a síntese do hormônio do crescimento (GH; do inglês, *growth hormone*). O GH estimula o sistema imune e confere resistência a infecções. Estudos em modelos experimentais demonstraram que o GH amplifica a resposta medida por células Th1 por aumentar a produção de IL-12, IL-2 e IFN-γ (Murphy & Longo, 2000). A produção de GH é elevada durante o sono, e a maioria dos indivíduos com transtornos de ansiedade sofre de insônia provocada pela elevada produção noturna de cortisol (Marshall & Born, 2002). Dada a importância das células Th1, a privação de sono está relacionada com o declínio funcional das células NK e das células T $CD8^+$, diminuindo a resistência a infecções virais.

Entretanto, acredita-se que, após longos períodos de exposição ao estresse, a resistência imune ao cortisol se estabeleça em virtude da redução na expressão do GCR-α e aumento na expressão da isoforma GCR-β. O GCR-β é incapaz de se ligar aos corticoides, mas é um regulador negativo da atividade transcricional do GCR-α (Grzanka *et al.*, 2011). Um aumento na expressão dessa isoforma tem sido associada à manutenção de um estado de ativação imune crônico, particularmente dentro do compartimento das células Th17.

De forma interessante, a produção de citocinas relacionadas com o fenótipo Th17, em culturas de células T de pacientes com TAG, foi mais refratária à inibição pelos GC quando comparado às culturas de células T dos indivíduos saudáveis (Vieira *et al.*, 2010). Apesar de mais estudos serem necessários, esse resultado sugere que, além de aumentar a produção de citocinas inflamatórias, o estado de ansiedade crônico pode impactar o tratamento de doenças autoimunes e alérgicas com GC sintéticos.

Considerações finais

A sobrevivência do homem depende de sua capacidade em manter a homeostase, mesmo vivendo em um ambiente tão hostil. Nesse contexto, existe uma grande interação entre os fatores psicológicos, endócrinos e imunológicos, que permitem otimizar a integridade física emental diante de diversos desafios. Falhas nesta rede de comunicação, como observado em indivíduos que sofrem de transtornos de ansiedade, aumenta o risco de várias patologias imunomediadas.

Muitos dos efeitos adversos do estresse no sistema imune têm sido relacionados com a produção alterada de hormônios e neuromediadores. Portanto, o conhecimento acerca dos eventos associados à quebra de homeostase imune no contexto das doenças do comportamento é fundamental para que possamos intervir.

Felizmente, o reconhecimento da disbiose como um grande fomentador da quebra de homeostase imune em pacientes com transtornos de ansiedade abre novas linhas de pesquisa objetivando desenvolver manobras que visem reequilibrar a microbiota intestinal dos indivíduos, o que vai impactar o manejo clínico das reações de hipersensibilidades.

Referências bibliográficas

Arranz L et al. Impairment of several immune functions in anxious women. Journal of Psychosomatic Research. 2007; 62 (1):1-8.

Barros P et al. Substance P enhances Th17 phenotype in individuals with generalized anxiety disorder: an event resistant to glucocorticoid inhibition. Journal of Clinical Immunol. 2011; 31:51-59.

Berczil et al. neuroimmune regulation in immunocompetence, acute illness, and healing. Annals of the New York Academy of Sciences. 2009; 1153:220-39.

Besedovsk HO, del Rey A. Physiology of psychoneuroimmunology: a personal view. Brain, Behavior, and Immunity. 2007; 21:34-4.

Bhaskaran N, Quigley C, Paw C, Butala S, Schneider E, Pandiyan P. Role of Short Chain Fatty Acids in Controlling Tregs and Immunopathology During Mucosal Infection. *Front Microbiol.* 2018; 9:1995.

Briones-Buixassa L et al. Stress and multiple sclerosis: a systematic review considering potential moderating and mediating factors and methods of assessing stress. Health Psychology Open. 2015; 2(2).

Butts CL, Sternberg EM. Neuroendocrine factors alter host defense by modulating immune function. Cellular Immunology. 2008; 252 (1-2):7-15.

Calcagni E, Elenkov I. Stress system activity, innate and T helper cytokines, and susceptibility to immune-related diseases. Annals of the New York Academy of Sciences. 2006; 1069:62-76.

Campos-Rodríguez R et al. Stress modulates secretory immunoglobulin A. Frontiers In Integrative Neuroscience. 2013; 7:86.

Cao AT et al. Th17 Cells upregulate polymeric Ig receptor and intestinal Iga and contribute to intestinal homeostasis. Journal of Immunology. 2012; 189(9):4666-4673.

Chien J-W, Lin C-Y, Yang KD, Lin C-H, Kao J-K, Tsai Y-G. Increased IL-17A secreting CD4+ T cells, serum IL-17 levels and exhaled nitric oxide are correlated with childhood asthma severity. Clin Exp Allergy. 2013; 43(9):1018-26.

Cole SW. Psychosocial influences on Hiv-1 disease progression: neural, endocrine, and virologic mechanisms. Psychosomatic Medicine. 2008; 70:562-568.

Cong Y, Li Y. Different flavors of IL-21 in regulation of intestinal Iga to commensals. Mucosal Immunolgy. 2019; 12(1):36-38.

Cosentino M et al. Dopaminergic modulation of oxidative stress and apoptosis in human peripheral blood lymphocytes: evidence for a D1-like receptor-dependent protective effect. Free Radical Biology and Mediciner. 2004; 36 (10): 1233-40.

Elenkov IJ, Chrousos GP. Stress Hormones, proinflammatory and antiinflammatory cytokines, and autoimmunity. Annals of the New York Academy of Sciences. 2002; 966:290.

Femenia T, Qian Y, Arentsen T, Forssberg H, Diaz Heijtz R. Toll-like receptor-4 regulates anxiety-like behavior and DARPP-32 phosphorylation. Brain Behav Immun. 2018; 69:273-282.

Ferreira TB et al. Dopamine up-regulates Th17 phenotype from individuals with generalized anxiety disordes. Journal of Neuroimmunology. 2011; 238(1-2):58-66.

Ferreira TB, Hygino J, Wing AC, Kasahara TM, Sacramento PM, Camargo S et al. Different interleukin-17-secreting Toll-like receptor+ T-cell subsets are associated with disease activity in multiple sclerosis. Immunology. 2018; 154(2):239-252.

Ghosh MC et al. Dopamine inhibits cytokine release and expression of tyrosine kinases, Lck and Fyn in activated T cells. International Immunopharmacology. 2003; 3:1019-1026.

Grzanka A et al. Molecular mechanisms of glucocorticoids action: implication for treatment of rhinosinusitis and nasal polyposis. European Archives of Otorhinolaryngol. 2011; 268(2):247-253.

Gutzeit C et al. Intestinal iga production and its role in host-microbe interaction. Immunological Review. 2014; 260(1):76-85.

Hassett AL, Clauw DJ. The role of stress in rheumatic diseases. Arthritis Research & Therapy. 2010; 12(3):123.

Hung Y-Y. et al. Association between toll-like receptor 4 expression and symptoms of major depressive disorder. Neuropsychiatric Disease and Treatment. 2015; 11:1853-7.

Irvin C, Zafar I, Good J, Rollins D, Christianson C, Gorska MM et al. Increased frequency of dual-positive Th2/Th17 cells in bronchoalveolar lavage fluid characterizes a population of patients with severe asthma. J Allergy Clin Immunol. 2014; 134(5):1175-1186.e1177.

Jiang Hy et al. Altered gut microbiota profile in patients with generalized anxiety disorder. Journal of Psychiatric Research. 2018; 104:130-136.

Kimura A, Kishimoto T. IL-6: regulator of Treg/Th17 balance. Eur J Immunol. 2010;40: 1830-5.

Laurel A et al. Modulation of immune cell function by α1-adrenergic receptor activation. Current Topics in Membranes. 2011; 67:113-138.

Levite M. Neuropeptides, by direct interaction with t cells, induce cytokine secretion and break the commitment to a distinct T helper phenotype. Proc Natl Acad Sci USA. 1998; 95:12544-9.

Marshall L, Born J. Brain-Immune interactions in sleep. International Review Neurobiology. 2002; 52:93-131.

Michopoulos V et al. Inflammation in fear- and anxiety-based disorders: ptsd, gad, and beyond. Neuropsychopharmacology. 2017; 42(1): 254-270.

Miyasaka T et al. The interplay between neuroendocrine activity and psychological stress-induced exacerbation of allergic asthma. Allergollergology International. 2108; 67(1):32-42.

Mukherjee M, Svenningsen S, Nair P. Glucocortiosteroid subsensitivity and asthma severity. Curr Opin Pulm Med. 2017; 23(1):78-88.

Muls N et al. IL-22, GM-CSF And IL-17 in peripheral CD4+ T cell subpopulations during multiple sclerosisrelapses and remission. Impact of Corticosteroid Therapy. Plos One. 2017; 12(3):E0173780.

Murphy WJ, Longo DL. Growth hormone as an immunomodulating therapeutic agent. Trends In Immunology. 2000; 21 (5):211-213.

Rahman AH, Taylor DK, Turka LA. The contribution of direct TLR signaling to T cell responses. Immunol Res. 2009; 45(1):25-36.

Sales MC, Kasahara TM, Sacramento PM, Rossi ÁD, Cafasso MOSD, Oyamada HAA et al. Selective serotonin reuptake inhibitor attenuates the hyperresponsiveness of TLR2$^+$ and TLR4$^+$ Th17/Tc17-like cells in multiple sclerosis patients with major depression. Immunology. 2021; 162(3):290-305.

Schmitt N, Bentebibel S-E, Ueno H. phenotype and functions of memory tfh cells in human blood. Trends in Immunology. 2014; 35(9):436-442.

Sodora DL, Silvestri G. Immune activation and AIDS pathogenesis. AIDS. 2008; 22:439-46.

Teixeira B, Bittencourt VC, Ferreira TB, Kasahara TM, Barros PO, Alvarenga R et al. Low sensitivity to glucocorticoid inhibition of in vitro Th17-related cytokine production in multiple sclerosis patients is related to elevated plasma lipopolysaccharide levels. Clin Immunol. 2013; 148(2):209-18.

Vieira MM et al. Enhanced Th17 phenotype in individuals with generalized anxiety disorder. Journal of Neuroimmunology. 2010; 15;229(1-2):212-8.

Wright RJ et al. The impact of stress on the development and expression of atopy. Current Opinion in Allergy and Clinical and Clinical Immunology. 2005; 5(1):23-9.

Wu MK, Huang TL, Huang KW, Huang YL, Hung YY. Association between toll-like receptor 4 expression and symptoms of major depressive disorder. Neuropsychiatr Dis Treat. 2015;11:1853-1857.

Zangrossi H, Del-Ben CM, Graeff FG, Guimarães FS, Serotonin in panic and anxiety disorders. In: Müller CP, Cunningham KA (eds.). Handbook of Behavioral Neuroscience. Elsevier, 2020. p. 611-33. v. 31.

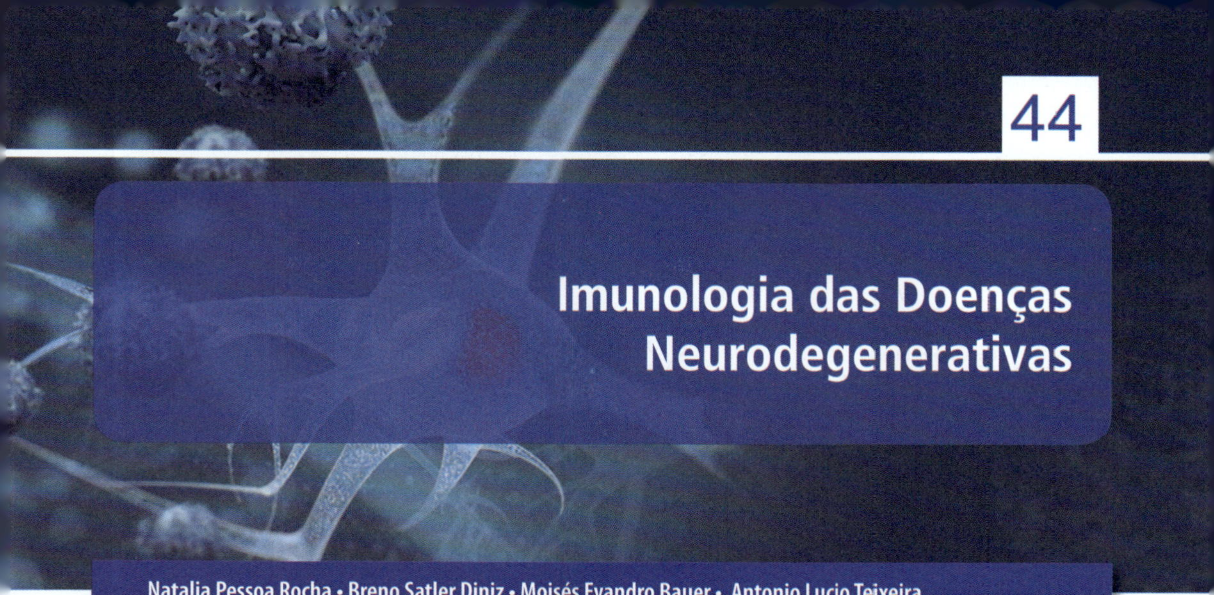

44

Imunologia das Doenças Neurodegenerativas

Natalia Pessoa Rocha • Breno Satler Diniz • Moisés Evandro Bauer • Antonio Lucio Teixeira

Introdução

O envelhecimento populacional é um fenômeno demográfico mundial e nas últimas décadas tem ocorrido de forma acelerada, especialmente em países em desenvolvimento. Esse processo de transição demográfica associa-se a mudanças no perfil de morbidade médica da população, resultando no aumento da incidência e da prevalência de doenças crônicas não transmissíveis, como as doenças cardiovasculares e as doenças neurodegenerativas. O envelhecimento populacional é considerado um dos desafios sociais mais significativos do século XXI, aumentando a demanda por cuidados, serviços e tecnologias para prevenir e tratar condições crônicas associadas ao envelhecimento.

A doença de Alzheimer (DA) e a doença de Parkinson (DP) são as doenças neurodegenerativas mais comuns na população idosa mundial. A prevalência dessas doenças aumenta consideravelmente com o envelhecimento. Estima-se que a prevalência global da DA e outras demências seja de 1,52% para a população na faixa etária entre 65 e 69 anos. Esse número sobe para 8,63% para a população com 70 anos de idade ou mais. A DP acomete 0,49% da população entre 65 e 69 anos e 1,23% dos idosos com 70 anos ou mais (GHDx, 2017).

Os mecanismos fisiopatológicos envolvidos na DA e na DP não são completamente descritos. Alterações no metabolismo do peptídeo β-amiloide (Aβ) e da proteína tau, e do metabolismo da proteína α-sinucleína parecem ser eventos centrais na fisiopatologia da DA e da DP, respectivamente. No entanto, observa-se uma série de alterações em outras cascatas biológicas, por exemplo, alterações inflamatórias, de cascatas neurotróficas, da função mitocondrial e de estresse oxidativo em ambas as doenças (Figura 44.1).

Neste capítulo, abordaremos as alterações inflamatórias e as suas implicações para os mecanismos fisiopatológicos e como alvos terapêuticos tanto na DA quanto na DP.

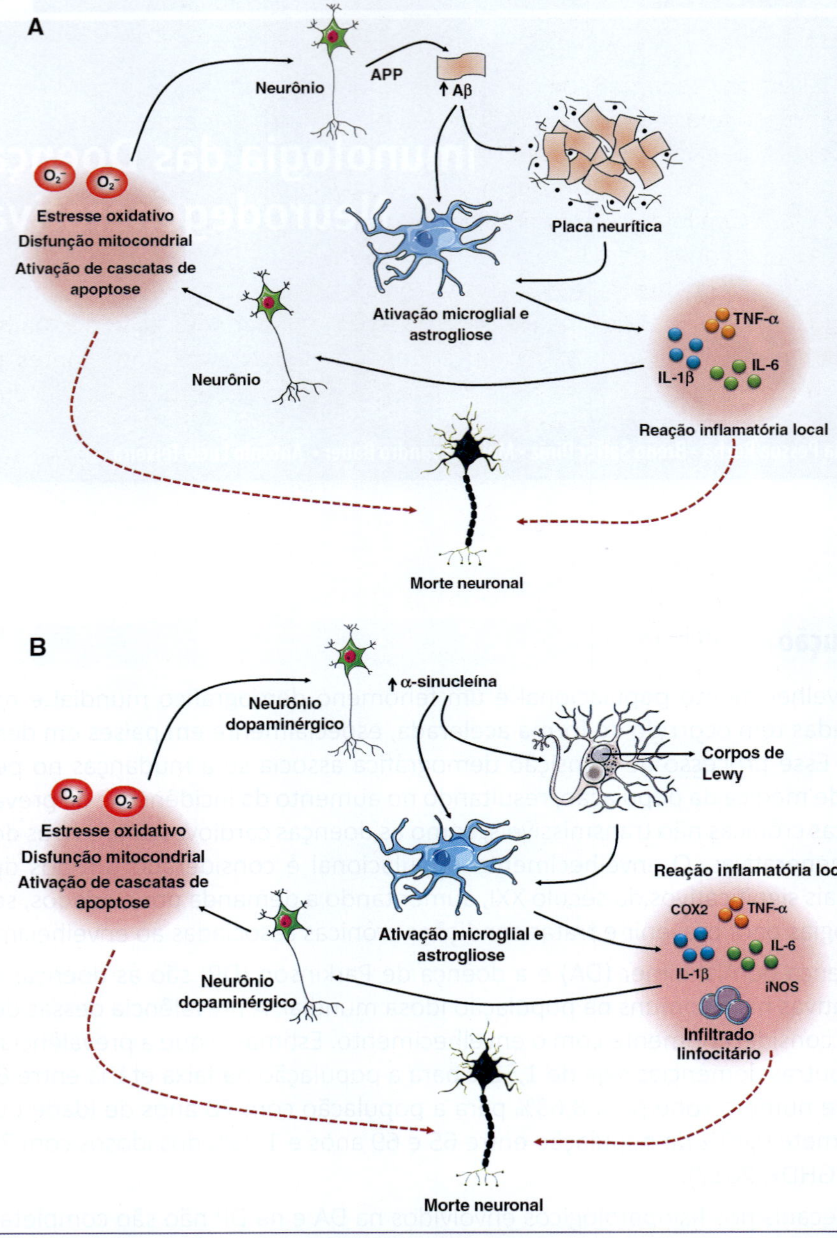

Figura 44.1. Mecanismos imunoinflamatórios envolvidos nas doenças de Alzheimer (**A**) e Parkinson (**B**). APP: proteína precursora amiloide; Aβ: peptídeo amiloide β: COX, ciclo-oxigenase; IL: interleucina; iNOS: óxido nítrico sintase induzível; TNF: fator de necrose tumoral.

Fonte: Acervo da autoria.

Doença de Alzheimer – alterações imunes/inflamatórias

A DA é caracterizada patologicamente pela presença de placas amiloides formadas pelo acúmulo anormal do peptídeo beta-amiloide (Aβ) nos espaços extracelulares, e pela presença de emaranhados neurofibrilares compostos, principalmente, por agregados da proteína tau hiperfosforilada dentro dos neurônios (Braak & Braak, 1996). Embora as placas amiloides e emaranhados neurofibrilares sejam considerados os principais fatores que contribuem para a neurodegeneração na DA, as intervenções farmacológicas especificamente focadas nesses alvos apresentaram resultados modestos quanto à modulação da trajetória clínica da doença ou na modificação de sua história natural. Embora o Aβ e a proteína tau continuem sendo alvos importantes para o desenvolvimento de terapias modificadoras da DA, mecanismos adicionais devem estar envolvidos no desenvolvimento e/ou progressão da doença. Uma série de evidências sugerem que alterações imunes/processos inflamatórios estejam envolvidos na patologia da DA desde os estágios iniciais da doença, quando as terapias modificadoras podem ser mais eficazes (Lai *et al.*, 2017).

Estudos *post mortem* demonstraram aumento da expressão de mediadores inflamatórios no cérebro de pacientes com DA. Os primeiros estudos mostraram a presença de proteínas do complemento (Eikelenboom & Stam, 1982) e a expressão de moléculas do complexo principal de histocompatibilidade (MHC) classe II na micróglia circundando as placas amiloides (McGeer *et al.*, 1988). Não apenas ativação microglial, mas também reação astrocitária foi observada no entorno das placas amiloides (Wyss-Coray, 2006). Esses achados foram corroborados por estudos posteriores que encontraram aumento da expressão de citocinas, quimiocinas e proteínas do complemento em cérebros com DA. Além de estudos baseados em imunohistoquímica, avaliações por Western Blot, ELISA e mRNA confirmaram o aumento de mediadores imunes/inflamatórios no cérebro de pessoas que sofreram de DA (Akiyama *et al.*, 2000). Mais recentemente, estudos usando técnicas de tomografia por emissão de pósitrons (PET) demonstraram *in vivo* um aumento da ativação microglial em pacientes com DA, mesmo em fases precoces do comprometimento cognitivo (Calsolaro & Edison, 2016). A ativação microglial e resposta inflamatória secundária à ativação podem ser vistas, inicialmente, como mecanismos protetores, necessários para remoção do Aβ. No entanto, a ativação contínua de células microgliais e astrócitos resulta em lesão neuronal e progressão das alterações patológicas características da DA.

As alterações imunes/inflamatórias no sistema nervoso central (SNC) foram confirmadas por estudos que avaliaram amostras de liquor de pacientes com DA. Os níveis de vários mediadores inflamatórios, incluindo as citocinas fator de necrose tumoral (TNF)-α, interleucina (IL)-6, IL-8 e o fator estimulador de colônias de macrófagos e granulócitos (GM-CSF), mostraram-se aumentados no liquor de pacientes com DA em comparação a controles (Calsolaro & Edison, 2016). As alterações imunoinflamatórias na DA não estão restritas ao SNC, sendo também demonstradas em estudos que avaliaram níveis periféricos (plasma ou soro) de mediadores imunes/inflamatórios. Estudos transversais verificaram que os níveis circulantes da proteína C-reativa (PCR)

(Noble *et al.*, 2010), citocinas pró-inflamatórias, como IL-1β (Forlenza *et al.*, 2009) e TNF-α (Holmes *et al.*, 2009), e seus receptores (Diniz *et al.*, 2010) estão aumentados em pacientes com comprometimento cognitivo e demência, especialmente DA. As alterações do perfil inflamatório parecem estar associadas à gravidade dos déficits cognitivos e funcionais. Por exemplo, um aumento nos níveis séricos de IL-1β está associado a pior desempenho cognitivo global medido pelo Miniexame do Estado Mental e também a pior desempenho em testes de memória episódica recente, sugerindo um importante papel da IL-1β no desempenho cognitivo de idosos (Forlenza *et al.*, 2009). Uma metanálise demonstrou que os níveis periféricos de IL-1β, IL-2, IL-6, IL-18, sTNFR1, sTNFR2, homocisteína, PCR de alta sensibilidade, interferon (IFN)-γ e CXCL-10 estão aumentados em pacientes com DA em comparação com controles saudáveis (Lai *et al.*, 2017), enfatizando o papel da inflamação periférica na DA. Estudos de imunofenotipagem também forneceram evidências de alterações imunológicas periféricas na DA. Pacientes com DA apresentam uma menor porcentagem de linfócitos B ($CD19^+$) no sangue periférico ao serem comparados com controles. O número de linfócitos B positivos para o antígeno leucocitário humano (HLA)-DR ($CD19^+HLA\text{-}DR^+$) também encontra-se reduzido na DA. HLA-DR é uma molécula de MHC classe II expressa por células apresentadoras de antígenos, como monócitos/macrófagos $CD14^+$ e células B $CD19^+$, para ativar as células T. Além disso, foram observadas alterações no subtipos células T $CD4^+$ e $CD8^+$ de memória/*naïves* em pacientes com DA (Busse *et al.*, 2017).

A elevação dos marcadores inflamatórios não está restrita aos pacientes nos estágios demenciais da DA e pode ser identificada em idosos com comprometimento cognitivo leve (CCL). O CCL é diagnosticado quando o paciente apresenta desempenho cognitivo pior que o esperado para indivíduos na mesma faixa etária e de escolaridade, porém os déficits cognitivos não são suficientemente intensos para determinar prejuízo nas atividades de vida diária. Idosos que apresentam CCL possuem maior risco de desenvolver quadros demenciais, e em muitos casos, o CCL pode ser considerado uma fase prodrômica da DA. Idosos com CCL, especialmente aqueles com déficits cognitivos mais graves, apresentam aumento significativo dos níveis séricos da IL-1β em comparação a idosos sem comprometimento cognitivo. Os níveis séricos de IL-1β nos pacientes com CCL são comparáveis com os observados nos pacientes com DA (Forlenza *et al.*, 2009). Além disso, os pacientes com CCL que progrediram para estágios clínicos da DA apresentaram níveis aumentados do receptor solúvel do TNF tipo 1 (sTNFR1) em comparação a indivíduos com CCL que não progrediram para DA (Diniz *et al.*, 2010). A elevação dos marcadores inflamatórios em pacientes com CCL em comparação com indivíduos idosos sem comprometimento cognitivo sugere que a inflamação pode ser um marcador precoce das cascatas neurodegenerativas associadas à DA. Essa hipótese é reforçada pelas evidências que pacientes com CCL que progrediram para DA apresentam níveis aumentados de mediadores inflamatórios quando comparados a pacientes que não progrediram.

Doença de Parkinson – alterações imunes/inflamatórias

As alterações neuropatológicas características da DP incluem as inclusões intracelulares denominadas corpos de Lewy (onde se acumulam proteínas como a α-sinucleina), os neuritos de Lewy e a morte de neurônios dopaminérgicos na substância negra compacta do mesencéfalo. Isso acarreta deficiência de dopamina no circuito nigroestriatal, principal responsável pela manifestação dos sintomas característicos da DP, como bradicinesia (lentificação dos movimentos) e rigidez.

Os mecanismos fisiopatológicos que determinam a degeneração dos neurônios dopaminérgicos não são completamente esclarecidos, porém, provavelmente, envolvem a interação de fatores genéticos e ambientais. Mutações nos genes relacionados com a α-sinucleina (PARK1 e PARK4) e DJ-1 (PARK7) estão associadas a casos de DP familiar (Gasser, 2009). Neurotoxinas ambientais, como o MPTP (1-metil-4-fenil-1,2,3,6-tetraidropiridina), também estão associadas ao surgimento de quadros parkinsonianos secundários à morte de neurônios dopaminérgicos, mesmo sem evidência de alterações no metabolismo da α-sinucleína (Glass *et al.*, 2010).

Assim como na DA, uma série de evidências sugere o envolvimento de alterações imunoinflamatórias na DP. As primeiras evidências de alterações inflamatórias na DP foram descritas por James Parkinson no início do século XIX, no trabalho original em que ele descreve as características da doença que mais tarde levaria o seu nome (*An essay on the shaking palsy* ou *Um ensaio sobre a paralisia agitante*) (Parkinson, 2002). Evidências mais concretas foram obtidas muito anos depois, já no final do século XX, quando estudos *post mortem* demonstraram aumento de micróglia reativa na substância negra de pacientes que sofreram de DP. De forma interessante, os autores descreveram a presença de micróglia ativada no hipocampo de pacientes com DP que apresentavam demência (McGeer *et al.*, 1988). Estudos posteriores demonstraram sistematicamente micróglia ativada e astrogliose na substância negra e em outras áreas dos núcleos da base na DP (Braak *et al.*, 2007; Damier *et al.*, 1993; McGeer & McGeer, 2008). Os achados patológicos comumente descrevem a presença micróglia ativada associada a depósitos de α-sinucleína (corpos de Lewy) (Croisier *et al.*, 2005). Mais recentemente, estudos *in vivo* utilizando PET com ligantes da proteína translocadora (TSPO; do inglês, *translocator protein*) reforçaram os achados relacionados com a ativação microglial na DP. Os radioligantes da TSPO, como [11C]PK-11195, [11C]DPA713 e [11C]PBR28, são marcadores de ativação microglial e neuroinflamação, e pacientes com DP apresentam aumento da captação cerebral dessas moléculas, sobretudo no tronco encefálico, nos núcleos da base e em regiões corticais temporais e frontais (Roussakis & Piccini, 2018).

Além de ativação microglial, os estudos com cérebros de pacientes com DP também descreveram aumento nos níveis/expressão de mediadores inflamatórios, como citocinas e quimiocinas, óxido nítrico-sintase induzida (iNOS), e ciclo-oxigenases (Rocha *et al.*, 2015). Corroborando a hipótese da ocorrência de um processo neuroinflamatório na DP, estudos demonstraram aumento nos níveis liquóricos de IL-1β, IL-2, IL-4, IL-6, fator de transformação do crescimento (TGF)-α, em pacientes com DP em comparação a controles (Blum-Degen *et al.*, 1995; Mogi *et al.*, 1996).

Assim como na DA, as alterações imunes/inflamatórias na DP não estão restritas ao SNC. Os níveis periféricos de marcadores inflamatórios também se encontram alterados na DP. Por exemplo, os níveis da citocina IL-6 estão consistentemente elevados na circulação periférica de pacientes com DP (Qin *et al.*, 2016) e o aumento desta citocina se correlacionou significativamente com a gravidade dos sintomas motores parkinsonianos (Scalzo *et al.*, 2010). Os pacientes com DP também apresentam alterações no sistema de sinalização do TNF-α (Qin *et al.*, 2016), com aumento significativo tanto desta citocina pró-inflamatória quanto dos seus receptores solúveis, principalmente o sTNFR1. De forma interessante, níveis aumentados de receptores solúveis de TNF-α, sobretudo o sTNFR1, estão associados a pior desempenho cognitivo em pacientes com DP (Rocha *et al.*, 2014).

Portanto, assim como na DA, há evidências significativas do envolvimento de processos imunoinflamatórios na DP. Essas alterações parecem constituir uma resposta ao insulto tecidual determinado pela presença do peptídeo Aβ e a formação das placas neuríticas e dos emaranhados neurofibrilares na DA e dos corpos de Lewy na DP. Por sua vez, essas alterações contribuem para a perpetuação do dano neuronal e consequente progressão clínica das doenças neurodegenerativas (Figuras 44.1A-B). Nesse contexto, os mecanismos inflamatórios têm sido considerados potenciais alvos para o tratamento sintomático e para a redução da progressão da DA e da DP.

Alterações inflamatórias – alvo terapêutico nas doenças de Alzheimer e de Parkinson?

Com base na evidência de que a DA e a DP estão associadas a alterações imunológicas/inflamatórias, estudos têm investigado se estratégias anti-inflamatórias e imunológicas são eficazes no tratamento delas. Nesse sentido, estudos epidemiológicos e observacionais descreveram um efeito protetor do uso crônico de anti-inflamatórios não esteroidais (AINEs) em pacientes com DA, reduzindo o risco ou retardando o desenvolvimento da doença (Calsolaro & Edison, 2016), assim como na DP (Gagne & Power, 2010; Rocha *et al.*, 2015).

As evidências da associação entre o uso de AINEs e o menor risco de DA em estudos observacionais, e a redução das alterações patológicas e melhora dos déficits cognitivos em modelos animais, estimularam a realização de ensaios clínicos para investigar o potencial dessas drogas para o tratamento e prevenção da DA. No entanto, a eficácia dos AINEs no tratamento da DA não foi comprovada em ensaios clínicos randomizados (Calsolaro & Edison, 2016). Uma hipótese para explicar essa aparente discrepância é que os AINEs funcionariam apenas nos estágios prodrômicos ou muito precoces da doença, não exercendo efeitos clinicamente significativos após diagnóstico da DA, quando o processo patológico já se encontra bastante avançado.

A imunoterapia tem sido considerada um grande avanço no desenvolvimento de tratamentos modificadores da doença para DA e DP. A imunização com Aβ_{42} resultou no desaparecimento de placas amiloides em um modelo animal de DA (camundongos transgênicos). No entanto, os estudos usando as vacinas de primeira geração em pacientes com DA leve a moderada tiveram que ser interrompidos em razão de efeitos adversos graves, incluindo meningoencefalite. Apesar disso, a imunoterapia ainda tem potencial para ser mais explorada. Vacinas de última geração visando a epítopos mais específicos e induzindo uma resposta imune mais controlada estão, atualmente, em desenvolvimento (Kulshreshtha & Piplani, 2016).

No caso da DP, vários estudos com modelos animais relataram efeitos neuroprotetores utilizando tanto imunização passiva quanto imunização ativa tendo como alvo os oligômeros da proteína α-sinucleína. O sucesso desses estudos pré-clínicos resultou no desenvolvimento de ensaios clínicos, cujo objetivo é a imunização contra a α-sinucleína. Um ensaio clínico de fase I utilizando PRX002, um anticorpo monoclonal contra a α-sinucleína, demonstrou que o tratamento foi seguro e tolerável. Além disso, esse estudo evidenciou a ligação do anticorpo à α-sinucleína periférica, além de penetração do anticorpo no liquor. Um estudo clínico de fase II está em andamento. Estudos futuros devem centrar-se na redução de oligômeros da α-sinucleína, conhecidos por serem a espécie mais tóxica da proteína. Nesse sentido, o consórcio europeu SYMPATH foi formado há alguns anos para aumentar ainda mais o desenvolvimento clínico das vacinas tendo como alvo a α-sinucleína (Elkouzi *et al.*, 2019).

Considerações finais

Várias linhas de evidências sugerem o envolvimento de alterações imunoinflamatórias na DA e na DP (Figuras 44.1A-B). Essas alterações podem ser consideradas reações secundárias aos processos fisiopatológicos subjacentes a essas doenças. Apesar de aparentemente benéfica nos momentos iniciais (p. ex., a ativação microglial é importante na remoção do peptídeo Aβ e da proteína α-sinucleína do SNC), a resposta inflamatória parece contribuir para o dano neuronal com a progressão dos processos neurodegenerativos.

O controle dessas alterações imunoinflamatórias nos pacientes com DA e DP poderia ser uma alternativa terapêutica de neuroproteção e redução da taxa de progressão dessas doenças, tanto do ponto de vista patológico quanto do clínico. Porém, apesar de resultados encorajadores em estudos observacionais e em modelos animais, ensaios clínicos controlados não mostraram benefício de drogas anti-inflamatórias em doenças neurodegenerativas. Alguns estudos envolvendo imunização ativa e passiva estão em andamento. Uma grande dificuldade na condução de ensaios clínicos para a DA e DP é a dificuldade de seleção de pacientes em estágios iniciais ou idealmente em fases pré-clínicas das doenças, quando terapias modificadoras poderiam se mostrar eficazes. Estudos futuros são necessários para melhor compreensão da dinâmica das alterações imunes/inflamatórias com relação às alterações fisiopatológicas primárias na DA e DP, assim como para o aprimoramento do desenho de ensaios clínicos, com a inclusão de pacientes em estágios iniciais ou pré-clínicos das doenças. A inclusão sistemática de biomarcadores dos processos patológicos primários e de marcadores inflamatórios é de suma importância nesse sentido.

Referências bibliográficas

Akiyama H, Barger S, Barnum S, Bradt B, Bauer J, Cole GM et al. Inflammation and Alzheimer's disease. Neurobiol Aging. 2000; 21:383-421.

Blum-Degen D, Muller T, Kuhn T, Gerlach M, Przuntek H, Riederer P. Interleukin-1 beta and interleukin-6 are elevated in the cerebrospinal fluid of Alzheimer's and de novo Parkinson's disease patients, Neurosci Lett. 1995; 202:17-20.

Braak H, Braak E. Evolution of the neuropathology of Alzheimer's disease. Acta Neurol Scand Suppl. 1996; 165:3-12.

Braak H, Sastre M, Del Tredici K. Development of alpha-synuclein immunoreactive astrocytes in the forebrain parallels stages of intraneuronal pathology in sporadic Parkinson's disease. Acta Neuropathol. 2007; 114:231-41.

Busse M, Michler E, von Hoff F, Dobrowolny H, Hartig R, Frodl T et al. Alterations in the Peripheral Immune System in Dementia. J Alzheimers Dis. 2017; 58:1303-13.

Calsolaro V, Edison P. Neuroinflammation in Alzheimer's disease: Current evidence and future directions. Alzheimers Dement. 2016; 12:719-32.

Croisier E, Moran LB, Dexter DT, Pearce RK, Graeber MB. Microglial inflammation in the parkinsonian substantia nigra: relationship to alpha-synuclein deposition. J Neuroinflammation. 2005; 2:14.

Damier P, Hirsch EC, Zhang P, Agid Y, Javoy-Agid F. Glutathione peroxidase, glial cells and Parkinson's disease. Neuroscience. 1993; 52:1-6.

Diniz BS, Teixeira AL, Ojopi EB et al. Higher serum sTNFR1 level predicts conversion from mild cognitive impairment to Alzheimer's disease. J Alzheimers Dis. 2010; 22:1305-11.

Eikelenboom P, Stam FC. Immunoglobulins and complement factors in senile plaques. An immunoperoxidase study. Acta Neuropathol. 1982; 57:239-42.

Elkouzi A, Vedam-Mai V, Eisinger RS, Okun MS. Emerging therapies in Parkinson disease – repurposed drugs and new approaches. Nat Rev Neurol. 2019; 15:204-23.

Forlenza OV, Diniz BS, Talib LL et al. Increased serum IL-1beta level in Alzheimer's disease and mild cognitive impairment. Dement Geriatr Cogn Disord. 2009; 28:507-12.

Gagne JJ, Power MC. Anti-inflammatory drugs and risk of Parkinson disease: a meta-analysis. Neurology. 2010; 74:995-1002.

Gasser T. Molecular pathogenesis of Parkinson disease: insights from genetic studies. Expert Rev Mol Med. 2009; 11:e22.

GHDx. Global Health Data Exchange. 2017. Disponível na Internet em: http://ghdx.healthdata.org/gbd-results-tool. Data de acesso: 14 Jun 2019.

Glass CK, Saijo K, Winner B, Marchetto MC, Gage FH. Mechanisms underlying inflammation in neurodegeneration. Cell. 2010; 140:918-34.

Holmes C, Cunningham C, Zotova E et al. Systemic inflammation and disease progression in Alzheimer disease. Neurology. 2009; 73:768-74.

Kulshreshtha A, Piplani P. Current pharmacotherapy and putative disease-modifying therapy for Alzheimer's disease. Neurol Sci. 2016; 37:1403-35.

Lai KSP, Liu CS, Rau A, Lanctot KL et al. Peripheral inflammatory markers in Alzheimer's disease: a systematic review and meta-analysis of 175 studies. J Neurol Neurosurg Psychiatry. 2017; 88(10):876-82.

McGeer PL, Itagaki S, Boyes BE, McGeer EG. Reactive microglia are positive for HLA-DR in the substantia nigra of Parkinson's and Alzheimer's disease brains. Neurology. 1988; 38:1285-91.

McGeer PL, McGeer EG. Glial reactions in Parkinson's disease. Mov Disord. 2008; 23:474-83.

Mogi M, Harada M, Narabayashi H et al. Interleukin (IL)-1 beta, IL-2, IL-4, IL-6 and transforming growth factor-alpha levels are elevated in ventricular cerebrospinal fluid in juvenile parkinsonism and Parkinson's disease. Neurosci Lett. 1996; 211:13-6.

Noble JM, Manly JJ, Schupf N, Tang MX, et al. Association of C-reactive protein with cognitive impairment. Arch Neurol. 2010; 67:87-92.

Parkinson J. An essay on the shaking palsy. 1817. J Neuropsychiatry Clin Neurosci. 2002; 14(2):223-36; discussion 22.

Qin XY, Zhang SP, Cao C et al. Aberrations in Peripheral Inflammatory Cytokine Levels in Parkinson Disease: A Systematic Review and Meta-analysis. JAMA Neurol. 2016; 73:1316-24.

Rocha NP, de Miranda AS, Teixeira AL. Insights into Neuroinflammation in Parkinson's Disease: From Biomarkers to Anti-Inflammatory Based Therapies. Biomed Res Int. 2015; 2015:628192.

Rocha NP, Teixeira AL, Scalzo PL, Barbosa IG et al. Plasma levels of soluble tumor necrosis factor receptors are associated with cognitive performance in Parkinson's disease. Mov Disord. 2014; 29:527-31.

Roussakis AA, Piccini P. Molecular Imaging of Neuroinflammation in Idiopathic Parkinson's Disease. Int Rev Neurobiol. 2018; 141:347-63.

Scalzo P, Kummer A, Cardoso F Teixeira AL. Serum levels of interleukin-6 are elevated in patients with Parkinson's disease and correlate with physical performance. Neurosci Lett. 2010; 468:56-8.

Wyss-Coray T. Inflammation in Alzheimer disease: driving force, bystander or beneficial response? Nat Med. 2006; 12:1005-15.

Esclerose Múltipla e Encefalomielite Autoimune Experimental

Alessandro S. Farias • Antonio Lucio Teixeira • David Henrique Rodrigues • Felipe von Glehn • Leonilda M. B. Santos

Introdução

A esclerose múltipla (EM) é a mais comum doença desmielinizante inflamatória do sistema nervoso central (SNC) e a principal causa de incapacidade em adultos jovens, excluindo traumatismos cranioencefálicos (Al-Omaishi *et al.*, 1999). A idade média de manifestação da EM é em torno dos 30 anos (Al-Omaishi *et al.*, 1999). No Brasil, a prevalência nacional não é conhecida. No entanto, alguns estudos regionais indicam que essa prevalência pode variar bastante entre as regiões equatoriais (1,36/100 mil) e a Região Sudeste (18/100 mil).

As primeiras descrições clinicopatológicas da esclerose múltipla foram feitas pelo neurologista francês Jean Martin Charcot, no final do século XIX. Desde então, a doença é definida pela presença de lesões desmielinizantes inflamatórias focais na substância branca encefálica ou da medula espinhal, que determinariam os sintomas clínicos observados nos pacientes. Mais recentemente, reconhece-se que lesões na substância cinzenta também ocorrem em pacientes com EM; essas lesões se correlacionam com as incapacidades físicas e distúrbios cognitivos. Ressalta-se também que as lesões corticais ocorrem tanto na síndrome clínica isolada (SCI) como nas formas remitentes/recorrentes (EMRR), e primária progressiva (EMPP) da doença, e aumentam em número e tamanho com a progressão da doença. De acordo com estudos neuropatológicos, lesões na substância cinzenta correspondem a 26% de todas as lesões identificadas no SNC e são descritas mais frequentemente no córtex frontal e temporal, afetando as áreas motoras (30%-40%) e do cíngulo (10%). A substância cinzenta profunda pode também ser afetada, envolvendo tálamo, núcleos da base, hipotálamo, hipocampo, cerebelo e medula espinhal (Henry *et al.*, 2008).

A atrofia cerebral da EM parece estar relacionada com um conjunto de fatores como degeneração walleriana que ocorre após desmielinização recorrente com transecção axonal, danos causados pela produção excessiva de espécies reativas de oxigênio e óxido nítrico, e falha energética decorrente de disfunção mitocondrial. Embora a inflamação da substância cinzenta seja menos evidente que a da substância branca, não se pode excluir também uma causa imunomediada para a neurodegeneração que acompanha a EM. Por exemplo, existe a descrição de linfócitos T CD8 nos espaços perivasculares em biópsias da substância cinzenta de pacientes com EM (Lucchinetti *et al.*, 2011). Além disso, autoimunidade mediada por células T diretamente contra contactina-2, que está presente especificamente na substância cinzenta, foi identificada como fator de risco para a patologia cortical na EM (Derfuss *et al.*, 2009).

Do ponto de vista clínico, a EM pode apresentar-se de forma bastante heterogênea. Os sintomas neurológicos podem ser sensitivos (dormência, anestesia, dor), sensoriais (baixa acuidade visual), motores (fraqueza, espasticidade), cerebelares (ataxia), esfincterianos (retenção urinária e fecal), cognitivos (bradipsiquismo, depressão), refletindo, principalmente, a topografia do processo desmielinizante. Além dessa variabilidade do fenótipo clínico, a EM exibe distintos padrões ou formas de evolução, como EMRR, EMPP, progressiva com surtos e progressiva secundária. A EMRR ou surto-remissão é a forma mais comum da doença, acometendo aproximadamente 80% dos portadores de EM. No surto, o paciente apresenta um único sintoma focal ou vários sintomas multifocais com duração superior a 24 horas. Após um período variável, entre uma a seis semanas, os sintomas podem remitir. A ocorrência dos surtos coincide geralmente com a presença de novas lesões desmielinizantes no SNC.

Embora os mecanismos que iniciam e participam do desenvolvimento da doença não estejam totalmente compreendidos, as evidências sugerem um processo autoimune direcionado aos componentes da mielina do SNC, resultante da combinação de predisposição genética e fatores ambientais. Entre os fatores ambientais, destacam-se baixa exposição à luz solar, deficiência de vitamina D, exposição a vírus, como o vírus Epstein-Barr, obesidade e tabagismo. Fatores genéticos também são relevantes na fisiopatologia da EM, especialmente os relacionados com a resposta imune, como os genes do sistema antígeno leucocitário humano (HLA; do inglês, *human leukocyte antigen*), receptor de IL-7 e receptor de IL-2 (Svejgaard, 2008). Ainda, quanto mais próximo o parentesco com um paciente, maior o risco de desenvolver a doença (Sadovnick *et al.*, 2009).

Muito do conhecimento adquirido sobre os mecanismos imunológicos e fisiopatológicos da EM é proveniente de estudo realizado em seu modelo experimental, a encefalomielite autoimune experimental (EAE), que é um dos modelos experimentais de doença autoimune mais estudado, e provavelmente, o mais bem caracterizado. A EAE apresenta características clínicas e imunopatológicas muito similares à EM humana (Baxter, 2007).

A EAE foi primeiramente descrita por Rivers *et al.* em 1933. Curiosamente, os estudos que levaram à descrição da EAE foram baseados em episódios adversos da vacinação antirrábica de Louis Pasteur (Stuart & Krikorian, 2016). Ao utilizar uma formulação mais virulenta de sua vacina, Pasteur observou casos esporádicos de paralisias pós-vacinais. Uma parte dos pacientes desenvolveu paralisia ascendente, problemas de deglutição e respiratórios e, nos casos mais graves, óbito (Stuart & Krikorian, 2016). Estudos *post mortem* demonstraram que esses pacientes apresentavam infiltrados leucocitários perivasculares acompanhados de desmielinização com relativa preservação das fibras nervosas. Esse quadro não é comum na infecção pelo vírus da raiva, mas exatamente o observado nos animais com EAE (Baxter, 2007; Farias *et al.*, 2013).

Rivers *et al.* (1933) tinham a intenção de investigar os episódios pós-vacinais de paralisia ascendente em indivíduos tratados com a vacina de Pasteur. A hipótese inicial era de que essas complicações neurológicas estariam ligadas às infecções virais que sabidamente afetam o SNC, como varíola, vaccínia e sarampo. No protocolo experimental desenvolvido em macacos, Rivers adicionou como controle uma formulação de medula espinhal de coelhos não infectados. De maneira surpreendente, dois de oito animais que receberam a injeção da medula não infectada desenvolveram um quadro de deficiência motora. A análise *post mortem* do SNC desses animais revelou infiltração leucocitária perivascular e desmielinização. O aperfeiçoamento do protocolo resultou no desenvolvimento da EAE em 75% dos macacos estudados (Baxter, 2007; Mix *et al.*, 2008; Rivers *et al.*, 1933). O protocolo de indução da EAE foi rapidamente otimizado com o uso de adjuvantes, principalmente após a descrição do adjuvante completo de Freund (CFA; do inglês, *complete Freund's adjuvant*). A EAE foi replicada em diversas espécies animais, especialmente roedores, mas também caprinos, caninos e até aves (galinhas). Mais recentemente, o modelo foi induzido, inclusive em peixe-zebra (Buckley *et al.*, 2008).

Uma das principais contribuições da EAE para o mecanismo da doença humana foi o entendimento de que a doença é mediada por células. A transferência de células de linfonodos de animais doentes é capaz de induzir passivamente a doença em animais saudáveis. Posteriormente, demonstrou-se que a transferência de linfócitos CD4⁺ pré-sensibilizados era suficiente para desencadear a doença em animais saudáveis (Ben-Nun & Cohen, 1982; Ben-Nun *et al.*, 1981). A EAE tem sido de suma importância para desvendar os mecanismos imunológicos da EM e para desenvolvimento e teste de fármacos para o tratamento da doença humana.

Em busca dos mecanismos etiopatogênicos da esclerose múltipla

O conceito de que a EM é uma doença mediada por linfócitos T se deve às evidências no modelo experimental EAE e, mais recentemente, ao efeito do natalizumabe, anticorpo monoclonal que beneficia os pacientes impedindo que linfócitos migrem para o SNC.

A EAE foi primeiramente descrita como uma doença mediada por linfócitos T $CD4^+$, principalmente do perfil Th1. Esses achados foram reforçados pelo fato de o tratamento com IFN-γ, que é a principal citocina liberada por linfócitos Th1, exacerbar os sinais clínicos da EM (Panitch *et al.*, 1987). No entanto, estudos realizados no final dos anos 1990 e começo dos anos 2000 demonstraram que animais *knockout* para IFN-γ ou para o receptor de IFN-γ eram não apenas suscetíveis à EAE; por vezes, desenvolviam uma doença mais grave (Ferber *et al.*, 1996). Esse estudo, juntamente com outros realizados em modelos experimentais, descreveu um novo perfil para os linfócitos T $CD4^+$, o qual tem a IL-17 como sua principal citocina liberada (Th17). As células Th17 apresentam grande importância na patologia da EAE e de diversas doenças autoimunes mediadas por linfócitos T $CD4^+$. Mais recentemente, no entanto, foi demonstrado que os linfócitos Th17 também não são essenciais para o desenvolvimento da EAE e os estudos sugerem que os perfis Th1 e Th17 atuam de forma sinérgica e coordenada durante o desenvolvimento da doença (Bettelli *et al.*, 2007; Wang *et al.*, 2014).

Ainda não se conhece como se inicia o processo autoimune na EM: se na periferia, por mimetismo molecular entre antígenos de um agente infeccioso ou de retrovírus endógeno que começa a se expressar (teoria *outside in*), ou no SNC secundária à disfunção do oligodendrócito que começaria a se degenerar, iniciando uma resposta inflamatória (teoria *inside out*).

A barreira hematoencefálica impede a entrada da maioria das células do sistema imune (Larochelle *et al.*, 2011). Apesar disso, linfócitos T e B, células NK e células de linhagem monocitária são encontrados no SNC em condições normais, mesmo na ausência de inflamação. Contudo, é improvável que essa pequena migração "fisiológica" seja suficiente para ativar fagócitos a secretarem fatores que promovam quebra da barreira hematoencefálica para a entrada maciça de linfócitos e outras células fagocitárias.

No modelo da EAE, mostrou-se que a entrada de linfócitos no SNC, especialmente linfócitos do tipo Th17, é facilitada no segmento L5 da medula espinhal. A barreira hematoencefálica nesse segmento torna-se permeável às células em um processo que depende de participação da noradrenalina. A noradrenalina secretada nas proximidades das células endoteliais na região de L5 parece estar envolvida na fragilização da barreira hematoencefálica, além de estimular a secreção de CCL20, uma quimiocina que atrai linfócitos (Arima *et al.*, 2012).

De modo alternativo, as células do sistema imune poderiam ter acesso ao SNC pelo líquido cefalorraquidiano. Como mostraram Reboldi *et al.* (2008), fatores quimiotáticos como a CCL20 são liberados por células do plexo coroide no liquor e se ligam aos receptores CCR6 de linfócitos ativados, atraindo-os para o parênquima cerebral. De modo interessante, Kebir *et al.* demonstraram que os linfócitos T $CD4^+$ autorreativos apresentam a capacidade de expressar granzima B, e podem ser responsáveis pela quebra da barreira hematoencefálica (Kebir *et al.*, 2007).

A importância da migração de células periféricas do sistema imune na EM é comprovada a partir do mecanismo de ação do natalizumabe. O natalizumabe é um anticorpo monoclonal humanizado que bloqueia a molécula CD49d, presente em linfócitos ativados (Bielekova *et al.*, 2010). Ao bloquear essa molécula, que compõe a integrina $\alpha 4\beta 1$(VLA-4) cuja função consiste em auxiliar o linfócito no processo de migração, o natalizumabe impede o acesso de células periféricas do sistema imune ao SNC e, consequentemente, evita ou minimiza os mecanismos relacionados à destruição da mielina. Em pacientes com EM tratados com natalizumabe, verificou-se diminuição da subunidade alfa 4 da integrina VLA-4 em vários tipos de leucócitos (Harrer *et al.*, 2011). No entanto, alguns pacientes que receberam o natalizumabe desenvolveram leucoencefalopatia multifocal progressiva em função da ativação do vírus JC latente no SNC. Cogita-se que o bloqueio à entrada de leucócitos no encéfalo seja o responsável por esse quadro, salientando a importância da migração leucocitária na "imunovigilância" no SNC.

Mecanismos de desmielinização

Tanto na EAE quanto na EM verifica-se que as respostas pró-inflamatórias do tipo Th1 e Th17 são as principais responsáveis pela evolução clínica da doença (Fletcher *et al.*, 2010), enquanto a resposta do tipo Th2 teria um efeito anti-inflamatório, evitando a destruição da mielina. Na EM, a importância da resposta Th1/Th17 para o dano tecidual é evidenciada pelo mecanismo de ação das drogas imunomoduladoras, como o acetato de glatirâmer e o interferon-β, empregadas na prática clínica. Essas estratégias parecem promover a mudança da resposta do tipo Th1 e Th17 para o tipo Th2 e, com isso, diminuir o número de surtos (episódios de desmielinização) nos pacientes (Goverman, 2009) (Figura 45.1).

Estudos recentes mostraram que há contato de células de perfil Th17 com neurônios. Esse contato é dinâmico, observando-se movimentação de células Th17 sobre os axônios, especialmente em áreas onde ocorrem varicosidades axonais e corpos elipsoi-

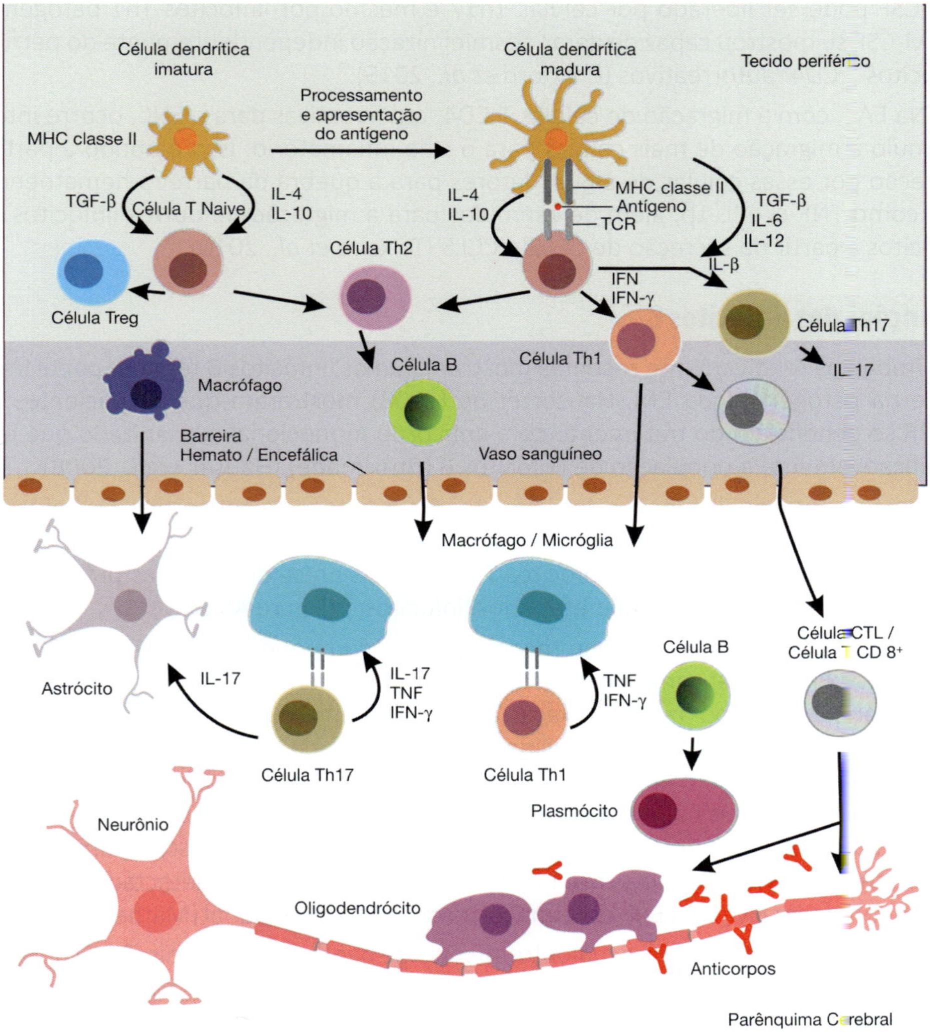

Figura 45.1. Modelo de migração de linfócitos no sistema nervoso central. Na primeira onda de migração celular, apenas células de perfil Th17 e Th1 atingem o parênquima do sistema nervoso central e passam a secretar IL-17 e IFN-γ, respectivamente. No parênquima do SNC, essas citocinas irão ativar células residentes, principalmente, astrócitos e micróglia. A liberação das citocinas e quimiocinas por parte dos linfócitos e das células residentes proporciona um ambiente inflamatório. Esse ambiente atrai outros leucócitos para o parênquima do SNC.

Fonte: Acervo da autoria.

des, ambos sinais neuropatológicos de bloqueio de transporte axonal. Aparentemente, esse tipo de interação é específico de células de perfil Th17, já que células Th1 exibem movimentos aleatórios sobre os neurônios. Verificou-se ainda envolvimento direto de células Th17 no processo de atrofia e morte neuronal, embora não se tenham definidos claramente os mecanismos subjacentes (Siffrin *et al.*, 2010). Assim, além de participar do recrutamento de células do tipo Th1, células Th17 também parecem apresentar função efetora de lesão neuronal.

Mais recentemente, tem sido demonstrada a função patológica da citocina GM-CSF. GM-CSF pode ser liberado por células Th17 e mesmo por linfócitos Th1 patogênicos. O GM-CSF se mostrou capaz de gerar desmielinização independentemente do perfil dos linfócitos T $CD4^+$ autorreativos (Croxford *et al.*, 2015).

Na EAE, com a migração de células T $CD4^+$ autorreativas para o SNC, ocorre intenso estímulo à migração de mais células para o sítio inflamatório. Isso é obtido a partir da secreção por essas células de alguns fatores para a quebra da barreira hematoencefálica, como TNF-α e IL-1β, além de estímulos para a migração de outros linfócitos e de fagócitos a partir da secreção de CCL2 e CCL5 (Teixeira *et al.*, 2010).

Funções dos linfócitos B

Trabalhos relativamente recentes mostram que os linfócitos B têm um papel importante na patogênese da EM. Hauser *et al.* (2008) mostraram que os pacientes com EMRR se beneficiam do tratamento com anticorpo monoclonal humanizado que reduz significativamente a população de linfócitos B (rituximabe) (Hauser *et al.*, 2008).

Uma das principais funções dos linfócitos B é a síntese de anticorpos. Os linfócitos B contribuem para a patogênese da EM pela produção de autoanticorpos, na apresentação dos neuroantígenos aos linfócitos T CD4 e na síntese de citocinas pró-inflamatórias que amplificam a resposta efetora dos linfócitos T (Figura 45.2).

A produção de anticorpos que reconhecem os componentes da mielina, axônios e neurônios contribui ativamente para a patogênese da EM. Os autoanticorpos podem causar dano tecidual por meio da fixação do complemento ou por meio de citotoxicidade mediada por anticorpos. Essa possibilidade foi comprovada em estudos histopatológicos do SNC de pacientes com EM, onde foram demonstrados depósitos de autoanticorpos e complemento sobre as bainhas de mielina, indicando o papel dessas moléculas na patogênese da doença (Colombo *et al.*, 2000). Anticorpos antineurofascina, uma proteína localizada na interface mielina-axônio (nódulo de Ranvier), foram detectados no sangue de pacientes com EM, e na EAE esse anticorpo causou injúria axonal (Mathey *et al.*, 2007).

Outro dado importante é a maior frequência de bandas oligoclonais (BOC) no líquido cefalorraquiano (LCR) de pacientes com EM. Um dos primeiros biomarcadores reconhecidos na EM, porém não específico, é a presença de BOCs restritas ao LCR em paralelo ao soro. BOCs restritas ao LCR indicam produção intratecal de imunoglobulinas contra diversos antígenos encontrados no SNC por plasmócitos que evoluíram de linfócitos B ativados, um sinal de inflamação compartimentalizada ao SNC. Apesar de não serem específicas da EM, BOCs de IgG do LCR estão presentes em 90%-95% dos pacientes diagnosticados com EMRR (Brandão *et al.*, 2005). Alguns trabalhos na literatura suge-

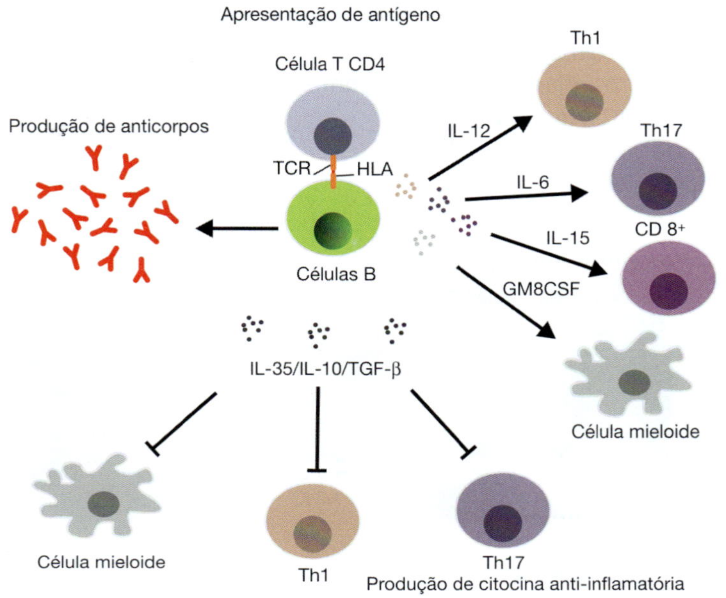

Figura 45.2. Funções biológicas dos lifócitos B. Os linfócitos B apresentam importantes funções ativadoras e reguladoras da resposta imune, além de dar origem aos plasmócitos e à consequente produção dos anticorpopos. Os linfócitos B são potentes apresentadores de antígenos, e liberam citocinas que atuam diretamente na qualidade da resposta inata, assim como na resposta imune adaptativa.

Fonte: Acervo da autoria.

rem que, clinicamente, pacientes que apresentam BOCs no LCR evoluem com mais surtos e incapacidades quando comparados aos pacientes que não as apresentam. Punções lombares repetidas demonstram que, uma vez detectadas, as BOCs nunca desaparecem; e mesmo os casos inicialmente negativos tornam-se positivos ao longo do tempo em 43% dos casos. O fenômeno de não negativação das BOCs no decorrer do tempo é único da EM e apenas o natalizumabe consegue negativar essas bandas de IgG (Glehn *et al.*, 2012). Esse mecanismo, no entanto, ainda não é muito bem compreendido. Nenhum outro tratamento determina a negativação das BOCs do LCR, por exemplo, drogas imunossupressoras, imunomoduladores, transplante autólogo de medula óssea e mesmo as terapias anti-CD20, como o rituximabe e ocrelizumabe.

Vale a pena ressaltar que o arsenal terapêutico para a EM aumentou sensivelmente na última década e o uso dos anticorpos monoclonais tem posição de destaque entre os novos tratamentos para a doença. Vários anticorpos monoclonais humanizados estão sendo utilizados, como o natalizumabe, que se liga com a porção $\alpha 4$ da integrina $\alpha 4\beta 1$, o alemtuzumabe, que reage com a molécula CD52; o daclizumabe, que se liga à subunidade alfa do receptor de IL-2; e rituximabe e ocrelizumabe, que se ligam à molécula CD20 presente principalmente nos linfócitos B.

Além da produção de anticorpos, os linfócitos B podem apresentar antígenos para os linfócitos T CD4. Os linfócitos B são apresentadores de antígenos muito mais eficientes que os macrófagos e as células dendríticas, pois há reconhecimento prévio do antígeno pelos receptores de antígeno dos linfócitos B (BCR; do inglês, B-*cell receptor*) (Figura 45.3). Além do reconhecimento e da apresentação de antígenos, os linfócitos B também produzem citocinas pró-inflamatórias que estimulam os linfócitos Th1, o que amplificará o dano tecidual no SNC (Figura 45.4).

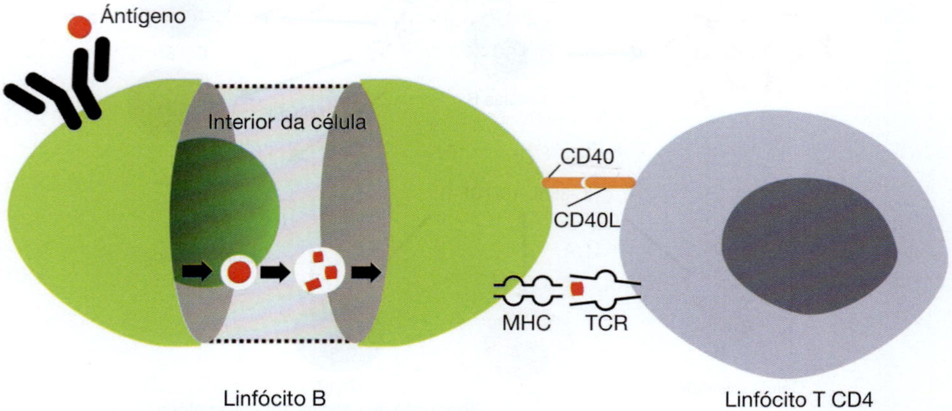

Figura 45.3. Modelo de apresentação de antígenos por linfócitos B. Os linfócitos B tem a capacidade de capturar o antígeno através de sua imunoglobulina de superfície (BCR) e posteriormente processá-los no interior da célula. Os peptídeos resultantes do processamento são expostos via MCH-II. Dessa forma, a combinação peptídeo-MHC-II pode ser reconhecida por linfócitos T $CD4^+$ específicos.

Fonte: Acervo da autoria.

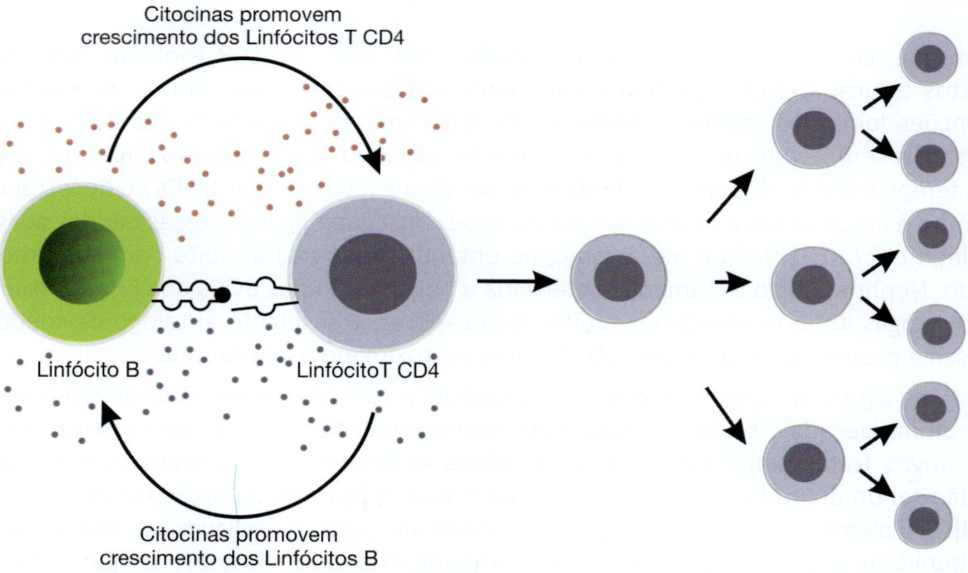

Figura 45.4. Cooperação celular T e B. A interação entre os linfócitos B e T $CD4^+$, tanto via MHC como via CD40/CD40L, irá proporcionar diversos estímulos nas duas populações, principalmente mediado pela liberação de citocinas. Uma resultante importante dessa interação será a expansão clonal dos linfócitos T $CD4^+$ específicos.

Fonte: Acervo da autoria.

O estudo dos linfócitos B na patogênese da EM assume ainda uma importância inquestionável diante da descrição da formação de tecidos linfoides terciários, que contêm centros germinativos com células B e células dendríticas (mieloides e plasmocitoides) nas meninges dos pacientes, principalmente na fase progressiva da EM. A presença desses folículos também foi observada na fase inicial da EM e está associada com uma evolução mais grave da doença (Serafini *et al.*, 2003; Lucchinetti *et al.*, 2011). Por outro lado, vários estudos indicam que as células B podem exercer função imunomoduladora nas doenças autoimunes desmielinizantes. Já foram descritas subpopulações de linfócitos B que podem tanto modular como exacerbar a resposta imune. Dentro da função reguladora dos linfócitos B, foi observado que essas células facilitam o recrutamento das Treg para o SNC na EAE (Fillatreau *et al.*, 2002). No modelo da EAE, demonstrou-se que os linfócitos B secretores de IL-10 são importantes para a recuperação da doença. A administração *in vivo* de ODN-CpG, um agonista do TLR 9, que está presente nos linfócitos B, reduziu de forma significativa a gravidade da EAE pelo aumento de linfócitos B produtores de IL-10 (Longhini *et al.*, 2014).

Processo inflamatório meníngeo crônico está relacionado com a atrofia cerebral progressiva

A EMRR corresponde a 85% de todos os casos iniciais de EM. Em 10 anos, 50% destes pacientes evoluirão para a forma secundariamente progressiva; em 25 anos, o número de casos aumenta para 90%. A fase progressiva da doença se caracteriza por déficits neurológicos permanentes e progressivos, resultado do predomínio de neurodegeneração sobre neuroinflamação, levando o paciente a uma dependência física cada vez maior, além do desenvolvimento de déficits cognitivos.

Estudos neuropatológicos recentes indicam um papel importante de células B e do sistema imune inato para essa fase de neurodegeneração na EM, e que está associada a uma meningite crônica autoimune. Necropsias revelaram a presença de tecido linfoide terciário ou agregados de células B na pia-máter em 20 de 34 pacientes (54%) com a forma secundariamente progressiva. Estudando biópsias do tecido nervoso central, os autores demonstraram também que a inflamação nas meninges já está presente em pacientes com EM no início da doença (SCI). Estes tecidos linfoides terciários, onde predominam células B, estão associados à desmielinização subpial e atrofia cortical adjacente, com a formação de um gradiente de perda neuronal e astrocitária entre as camadas I a VI do córtex encefálico, principalmente nas camadas mais superficiais. Essas lesões se localizam mais frequentemente na profundidade dos sulcos e giros cerebrais, área de baixa circulação de LCR e, diante de uma ausência de infiltrado inflamatório no córtex adjacente, levam à hipótese de que fatores solúveis, como citocinas e anticorpos produzidos nos folículos se difundiriam e lesariam o parênquima (Figura 45.5). O desenvolvimento e aprimoramento de novas técnicas de neuroimagem trouxeram maior poder de análise de lesões estruturais e descoberta de lesões cerebrais corticais e alterações da substância branca aparentemente normais, antes não detectadas com as técnicas convencionais, confirmando os achados histopatológicos e identificando lesões precoces corticais desde o início da doença, na fase recorrente-remitente.

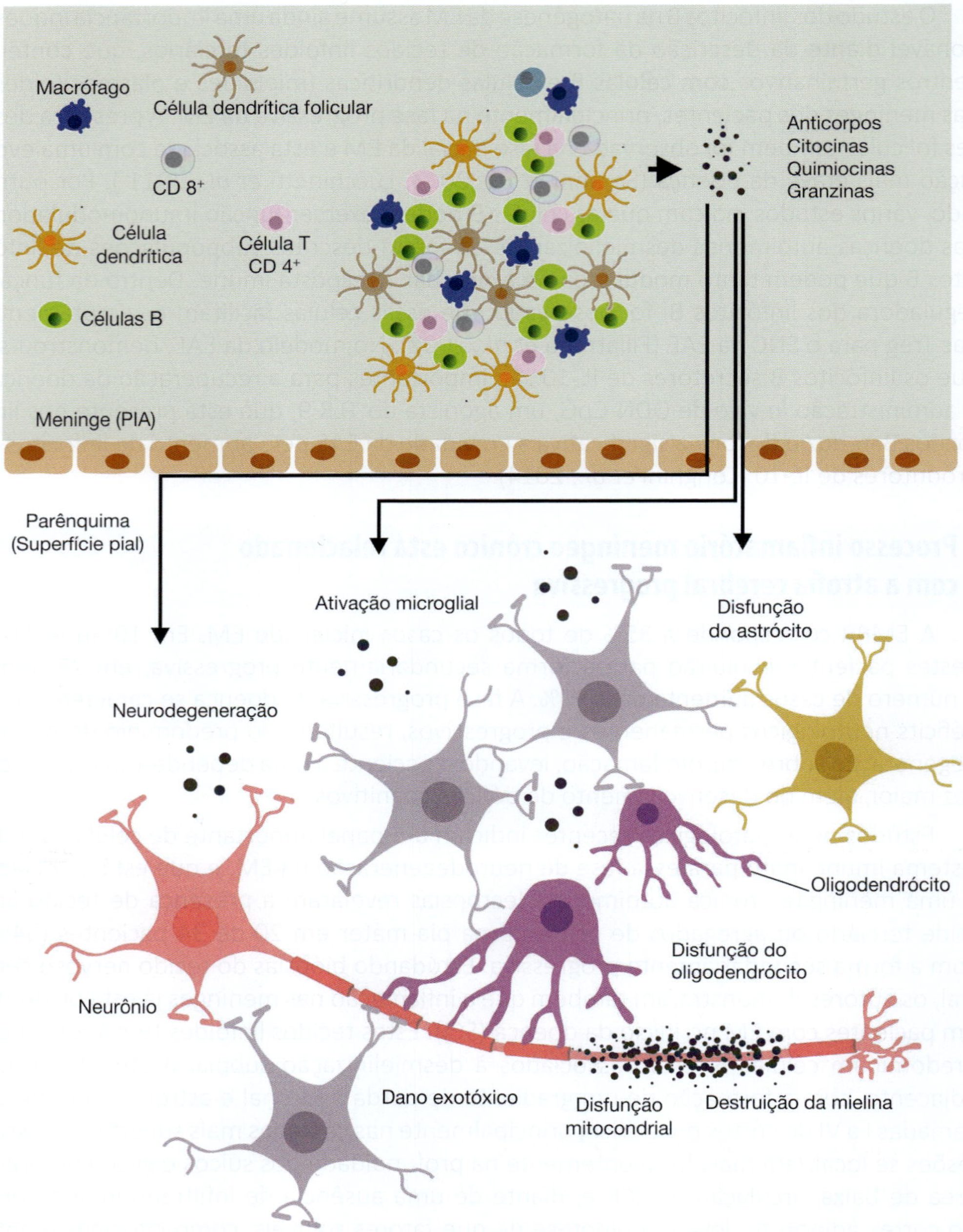

Figura 45.5. Modelo de inflamação meníngea. Geralmente a pós alguns anos do diagnóstico os pacientes de EM podem apresentar o acúmulo de células linfoides nas meninges. Essas células formarão folículos linfoides ectópicos ou terciários. Esse acúmulo de leucócitos pode proporcionar uma inflamação compartimentalizada no SNC. Ainda, essas células podem liberar fatores solúveis não identificados que se difundem ao córtex causando lesão direta neuronal e/ou no oligodendrócito ou indiretamente, ativando micróglias e astrócitos que adquirem um fenótipo pro-inflamatório, secretando citocinas citotóxicas como IL-1α, TNF-α. Este fenômeno ocorre mais em áreas com baixa circulação liquórica como no interior de sulcos e giros cerebrais.

Fonte: Acervo da autoria.

Infecções de células B e o influxo de células Th17 autorreativas podem contribuir para perpetuar a resposta inflamatória da EM. Observações sugerindo associação entre células B, infecção pelo vírus Epstein-Bar e EM vêm da detecção do vírus em uma grande quantidade de células B e plasmócitos que infiltram o cérebro de pacientes com EM. Além disso, as células Th17 são efetivas células B-*helpers* induzindo fortemente a proliferação de células B, a formação de centros germinativos e a produção de anticorpos no modelo murino de EM.

Considerações finais

Apesar da complexidade dos mecanismos envolvidos na esclerose múltipla, o avanço no conhecimento da fisiopatologia da doença resultou nas estratégias terapêuticas disponíveis atualmente. Há ainda vários desafios no entendimento da etiopatogênese da EM e espera-se que a compreensão desses processos contribua para o desenvolvimento de estratégias terapêuticas ainda mais eficazes e seguras.

Referências bibliográficas

Al-Omaishi J, Bashir R, Gendelman HE. The cellular immunology of multiple sclerosis. Journal of Leukocyte Biology. 1999; 65(4):444-452.

Arima Y et al. Regional neural activation defines a gateway for autoreactive t cells to cross the blood-brain barrier. Cell. 2012; 148(3):447-457.

Baxter AG. The origin and application of experimental autoimmune encephalomyelitis Nature Reviews Immunology. 2007; 7(11):904-912.

Ben-Nun A, Cohen IR. Experimental autoimmune encephalomyelitis (EAE) mediated by t cell lines: process of selection of lines and characterization of the cells. The Journal of Immunology. 1982; 129(1):303-308.

Ben-Nun A, Wekerle H, Cohen IR. The rapid isolation of clonable antigen-specific t lymphocyte lines capable of mediating autoimmune encephalomyelitis. European Journal of Immunology. 1981; 11(3):195-199.

Bettelli E, Oukka M, Kuchroo VK. T(H)-17 cells in the circle of immunity and autoimmunity. Nature Immunology. 2007; 8(4):345-350.

Bielekova B, Becker BL. Monoclonal Antibodies in MS: Mechanisms of Action. Neurology. 2010; 74(Suppl 1):S31-40.

Brandão CO et al. Cytokines and intrathecal igg synthesis in multiple sclerosis patients during clinical remission. 2005; 63(4):914-919.

Buckley CE, Goldsmith P, Franklin RJM. Zebrafish myelination: a transparent model for remyelination? Disease Models & Mechanisms. 2008; 1(4-5):221-228.

Colombo M et al. Accumulation of clonally related b lymphocytes in the cerebrospinal fluid of multiple sclerosis patients. J Immunol. 2000; 164(5):2782-2789.

Croxford AL et al. The Cytokine GM-CSF drives the inflammatory signature of ccr2+ monocytes and licenses autoimmunity. Immunity. 2015; 43(3):502-514.

Derfuss T et al. Contactin-2/Tag-1-Directed autoimmunity is identified in multiple sclerosis patients and mediates gray matter pathology in animals. Proceedings of the National Academy of Sciences. 2009; 106(20):8302-8307.

Farias AS et al. Vitamin D3 Induces Ido+ Tolerogenic DCS and enhances treg, reducing the severity of EAE CNS. Neuroscience & Therapeutics. 2013; 19(4):269-277.

Ferber IA et al. Mice with a disrupted ifn-gamma gene are susceptible to the induction of experimental autoimmune encephalomyelitis (EAE). The Journal of Immunology. 1996; 156(1):5-7.

Fillatreau S et al. B cells regulate autoimmunity by provision of il-10. Nature Immunology. 2002; 3(10):944-950.

Fletcher JM et al. T Cells in multiple sclerosis and experimental autoimmune encephalomyelitis. Clinical & Experimental Immunology. 2010; 162(1):1-11.

Glehn Von F et al. Disappearance of cerebrospinal fluid oligoclonal bands after natalizumab treatment of multiple sclerosis patients. Multiple Sclerosis. 2012; 18(7):1038-1041.

Goverman J. Autoimmune T cell responses in the central nervous system. Nature Reviews Immunology. 2009; 9(6):393-407.

Harrer A et al. Natalizumab therapy decreases surface expression of both VLA-heterodimer subunits on peripheral blood mononuclear cells. Journal of Neuroimmunology. 2011; 234(1-2):148-154.

Hauser SL et al. B-Cell depletion with rituximab in relapsing-remitting multiple sclerosis. New England Journal of Medicine. 2008; 358(7):676-688.

Henry RG et al. Regional grey matter atrophy in clinically isolated syndromes at presentation. Journal of Neurology, Neurosurgery & Psychiatry. 2008; 79(11):1236-1244.

Kebir H et al. Human Th17 lymphocytes promote blood-brain barrier disruption and central nervous system inflammation. Nature Medicine. 2007; 13(10):1173-1175.

Larochelle C, Alvarez JI, Prat A. How do immune cells overcome the blood-brain barrier in multiple sclerosis? Febs Letters. 2011; 585(23):3770-3780.

Longhini ALF et al. In vivo administration of TLR9 agonist reduces the severity of experimental autoimmune encephalomyelitis the role of plasmacytoid dendritic cells and B lymphocytes. CNS Neuroscience & Therapeutics. 2014; 20(8):787-790.

Lucchinetti CF et al. Inflammatory cortical demyelination in early multiple sclerosis. New England Journal of Medicine. 2011; 365(23):2188-2197.

Mathey EK et al. Neurofascin as a novel target for autoantibody-mediated axonal injury. The Journal of Experimental Medicine. 2007; 204(10):2363-2372.

Mix E, Meyer-Rienecker H, Zettl UK. Animal models of multiple sclerosis for the development and validation of novel therapies – potential and limitations. Journal of Neurology. 2008; 255(Suppl 6):7-14.

Panitch HS et al. Treatment of multiple sclerosis with gamma interferon: exacerbations associated with activation of the immune system. Neurology. 1987; 37(7):1097-1102.

Rivers TM, Sprunt DH, Berry GP. Observations on attempts to produce acute disseminated encephalomyelitis in monkeys. Journal of Experimental Medicine. 1933; 58(1):39-53.

Sadovnick AD et al. Age of onset in concordant twins and other relative pairs with multiple sclerosis. American Journal of Epidemiology. 2009; 170(3):289-296.

Serafini B et al. Detection of ectopic B-cell follicles with germinal centers in the meninges of patients with secondary progressive multiple sclerosis. Brain Pathology. 2004; 14(2):164-174.

Siffrin V et al. In vivo imaging of partially reversible th17 cell-induced neuronal dysfunction in the course of encephalomyelitis. Immunity. 2010; 33(3):424-436.

Stuart G, Krikorian KS. The neuro-paralytic accidents of anti-rabies treatment. Annals of Tropical Medicine & Parasitology. 2016; 22(3):327-377.

Svejgaard A. The immunogenetics of multiple sclerosis. Immunogenetics. 2008; 60(6):275-286.

Teixeira MM et al. Using intravital microscopy to study the role of chemokines during infection and inflammation in the central nervous system. Journal of Neuroimmunology. 2010; 224(1-2):62-65.

Wang Y et al. The transcription factors t-bet and runx are required for the ontogeny of pathogenic interferon-γ-producing T helper 17 cells. Immunity. 2014; 40(3):355-366.

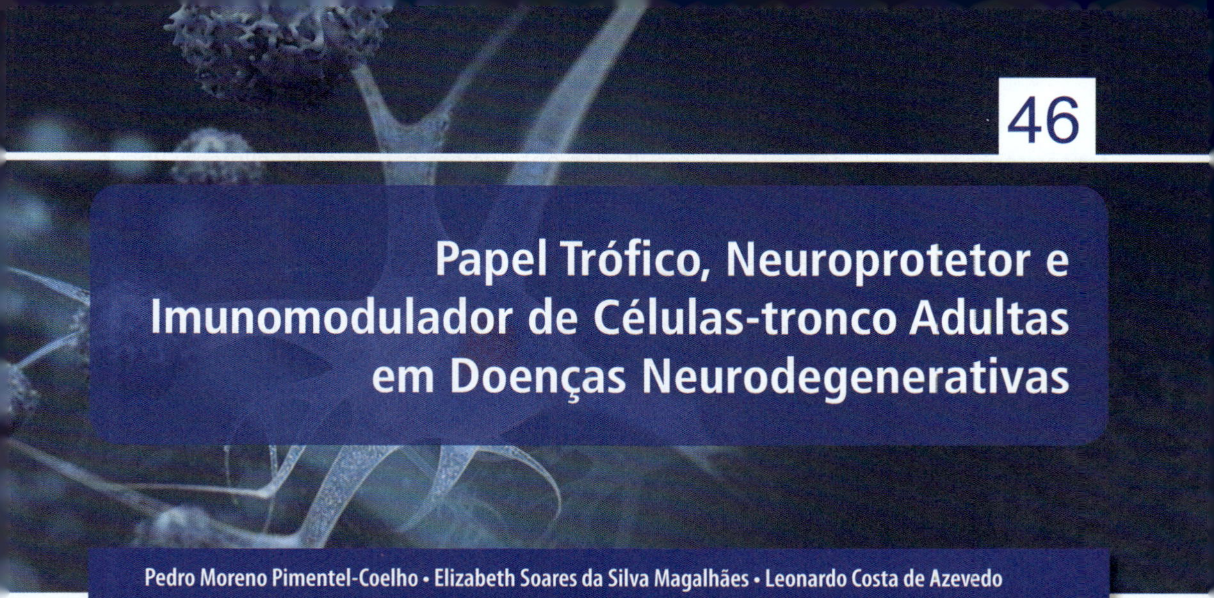

46

Papel Trófico, Neuroprotetor e Imunomodulador de Células-tronco Adultas em Doenças Neurodegenerativas

Pedro Moreno Pimentel-Coelho • Elizabeth Soares da Silva Magalhães • Leonardo Costa de Azevedo • Rosalia Mendez-Otero

Resumo

Com o crescente envelhecimento populacional, a incidência das doenças neurodegenerativas tem aumentado no mundo, representando uma importante causa de sequelas neurológicas que progridem ao longo de vários anos. Neste capítulo, são discutidos os principais mecanismos envolvidos nos efeitos terapêuticos do transplante de células-tronco adultas, como células estromais mesenquimais e células-tronco/progenitoras hematopoiéticas, em modelos animais de doenças neurodegenerativas, com enfoque nos efeitos trófico, neuroprotetor e imunomodulador dessas terapias. Em seguida, são discutidos alguns dos principais estudos pré-clínicos que avaliaram a utilização de terapias celulares na doença de Alzheimer, a principal causa de demência no mundo.

Introdução

As doenças neurodegenerativas são caracterizadas pela perda de função e/ou degeneração de neurônios do sistema nervoso central (SNC) ou periférico. O processo degenerativo apresenta um caráter progressivo/crônico, resultando na disfunção ou morte de determinadas populações neuronais e em importantes alterações funcionais em células gliais. Essas doenças desencadeiam processos regenerativos que, no entanto, não são suficientes para recuperar completamente ou compensar as alterações morfológicas e funcionais decorrentes da degeneração neural. Assim, os pacientes evoluem com uma gama de sequelas motoras, sensoriais e/ou cognitivas que avançam ao longo de alguns anos e, em determinados casos, são letais.

Apesar dos grandes avanços obtidos nas últimas décadas, relacionados com a elucidação dos aspectos fisiopatológicos e a identificação de possíveis alvos terapêuticos para inúmeras doenças neurodegenerativas, centenas de estudos clínicos falharam ao tentar reproduzir nos pacientes os resultados obtidos em estudos pré-clínicos. Recentemente, as terapias utilizando células-tronco adultas têm mostrado resultados promissores em modelos animais de diversas doenças neurodegenerativas, reduzindo a morte neuronal, modulando a resposta inflamatória e promovendo mecanismos de reparo e regeneração. No entanto, a transferência desses resultados para a prática clínica ainda está condicionada à investigação da segurança e da eficácia das terapias celulares em pacientes, e à necessidade de se entender melhor os mecanismos pelos quais essas células exercem seus efeitos terapêuticos.

Células-tronco adultas

Diferentemente das células-tronco embrionárias e das células pluripotentes induzidas (geradas a partir da reprogramação de células somáticas adultas), consideradas pluripotentes, as células-tronco adultas apresentam um potencial de diferenciação mais restrito: são multipotentes, dando origem a um número limitado de tipos celulares, restritos a uma das três camadas germinativas. Apesar disso, a facilidade de isolamento, a ausência de dilemas éticos, o menor risco de formação de tumores e os bons resultados obtidos em inúmeros estudos promoveram uma grande expectativa em relação ao potencial terapêutico das células-tronco adultas (Rosado-de-Castro *et al.*, 2013).

As terapias celulares que utilizam células-tronco obtidas a partir de tecidos adultos são, principalmente, desenvolvidas com células-tronco/progenitoras hematopoiéticas (CTH) e células estromais mesenquimais (CM), que podem ser isoladas de tecidos do próprio paciente, permitindo o transplante autólogo, o que eliminaria o risco de rejeição das células transplantadas. No caso das CTH, o transplante pode ser realizado imediatamente após o isolamento das células desejadas, que são facilmente obtidas de tecidos como a medula óssea, o sangue periférico (após a indução da mobilização das células que se encontram na medula óssea), ou o sangue de cordão umbilical. Já para o transplante autólogo de CM, existiria um pequeno atraso entre o isolamento/extração e o transplante autólogo, em função da necessidade de expansão *in vitro* dessas células, embora exista a possibilidade de constituição de bancos de células que armazenem células congeladas. No entanto, o transplante alogênico de CM parece ser bem tolerado, não havendo necessidade de busca por compatibilidade HLA (do inglês, *human leukocyte antigen*) nem de tratamento com drogas imunossupressoras.

Células-tronco/progenitoras hematopoiéticas

As CTH, responsáveis pela formação dos diversos tipos celulares encontrados na circulação sanguínea, podem ser obtidas da medula óssea ou do sangue de cordão umbilical. Também podem ser isoladas do sangue periférico, após a administração de drogas, como o fator estimulador de colônias de granulócitos (G-CSF), que induzem a mobilização de CTH para o sangue.

Vários estudos demonstraram o efeito terapêutico das CTH em modelos animais de diversas doenças neurodegenerativas (Mesentier-Louro *et al.*, 2016; Rosado-de-Castro *et al.*, 2016). Têm sido empregados tanto o transplante de CTH isoladas (identificadas e isoladas a partir da utilização de um painel de marcadores fenotípicos), como o transplante do conjunto de células presentes na fração mononuclear da medula óssea ou do sangue de cordão umbilical (fração rica em CTH, porém contendo outros tipos celulares). Curiosamente, terapias utilizando a fração mononuclear da medula óssea ou do sangue de cordão umbilical também são benéficas, mesmo após a depleção das CTH. Dessa forma, não só as CTH, mas também precursores hematopoiéticos ou mesmo algumas células diferenciadas poderiam contribuir para os efeitos terapêuticos observados nesses estudos (Womble *et al.*, 2014). Entre essas células, linfócitos T reguladores (Treg) são células caracterizadas pela expressão dos antígenos CD4, CD25 e do fator de transcrição Foxp3, constituindo cerca de 5% a 10% da população de linfócitos T $CD4^+$. Essas células são capazes de suprimir a proliferação e a produção de citocinas por células T $CD4^+$ e $CD8^+$ efetoras, sendo fundamentais para a manutenção da tolerância imunológica e prevenindo doenças autoimunes. Foi demonstrado que células Treg apresentam um papel anti-inflamatório dependente da liberação de IL-10 em modelos animais de acidente vascular encefálico (AVE) (Liesz *et al.*, 2009). Mais recentemente, foi observado que o efeito neuroprotetor das células Treg também está relacionado com a liberação de anfiregulina e supressão da neurotoxicidade atribuída à astrogliose (Ito *et al.*, 2019). Nesse sentido, o transplante autólogo de células Treg já vem sendo investigado em estudos clínicos para o tratamento de doenças neurodegenerativas, incluindo a esclerose lateral amiotrófica (ELA).

Outras células que podem potencialmente contribuir para o efeito terapêutico da fração mononuclear são os monócitos. Em mamíferos, os monócitos são células circulantes que contribuem para a homeostase, representando uma reserva sistêmica de precursores mieloides, capazes de originar macrófagos teciduais. Em camundongos, os monócitos e os macrófagos derivados de monócitos contribuem para a recuperação funcional em modelos de AVE, lesão traumática na medula espinal e doença de Alzheimer (DA), além de protegerem células ganglionares da retina após lesões excitotóxicas, em parte por meio da secreção da citocina anti-inflamatória IL-10, da promoção da angiogênese, da manutenção da barreira hematoencefálica e do remodelamento da matriz extracelular (Womble *et al.*, 2014; Darlington *et al.*, 2015).

Células estromais mesenquimais

CM residem em nichos perivasculares em diferentes tecidos, mas também podem ser encontradas, embora em menor número, no sangue periférico e no sangue de cordão umbilical. Entre as fontes de CM mais estudadas, estão a medula óssea (onde exercem papel no controle da hematopoiese), a geleia de Wharton (tecido gelatinoso que protege os vasos do cordão umbilical) e o tecido adiposo. A purificação e caracterização de CM podem ser feitas com base em critérios estabelecidos pela Sociedade Internacional de Terapia Celular. De acordo com esses critérios, as CM são aderentes ao plástico e devem expressar os marcadores CD105, CD90 e CD73. Além disso, devem ser negativas para os marcadores CD45, CD34, CD14 (ou CD11b), CD79α (ou CD19) e HLA classe II. Por fim, devem ser capazes de se diferenciar *in vitro* em osteoblastos, adipócitos e condroblastos.

Alguns estudos sugeriram que as CM poderiam ser induzidas a se diferenciar em neurônios. No entanto, as células diferenciadas, embora possuam morfologia neuronal e expressem algumas proteínas neuronais, não apresentam propriedades funcionais de neurônios, e não são capazes de gerar potenciais de ação (Barnabé *et al.*, 2009). Apesar disso, um grande número de estudos tem investigado o potencial terapêutico do transplante de CM em doenças neurodegenerativas. A maioria têm descartado a possibilidade de diferenciação de CM em neurônios *in vivo*, considerando que os benefícios terapêuticos do transplante de CM podem ser atribuídos aos efeitos tróficos, neuroprotetores e imunomoduladores relacionados com a atividade parácrina dessas células.

As propriedades imunossupressoras das CM já foram bem demonstradas tanto *in vitro* quanto *in vivo* e têm sido empregadas para o tratamento da doença do enxerto contra hospedeiro, reduzindo a mortalidade dos pacientes tratados independentemente da compatibilidade dos antígenos do sistema HLA entre o doador das CM e o receptor. De fato, os primeiros produtos comerciais baseados em CM a obterem aprovação condicional dos órgãos reguladores foram justamente para o tratamento da doença do enxerto contra hospedeiro em crianças, no Canadá e na Nova Zelândia (Galipeau & Sensebe, 2018).

Também tem sido demonstrado que as CM apresentam efeitos imunomoduladores em diversos modelos de doenças neurológicas *in vitro* e *in vivo*. As CM podem influenciar a atividade de diferentes células do sistema imunológico. Modulam o fenótipo de macrófagos e células microgliais (as principais células da imunidade inata no SNC), inibem a proliferação de células T, liberam mediadores que prejudicam a maturação das células dendríticas e expandem a população de células Treg, por exemplo. Levando em consideração que as doenças neurodegenerativas apresentam um componente inflamatório que, em geral, contribui para o agravamento das alterações clinicopatológicas, o transplante de CM tem o potencial de modificar o curso e a evolução dessas doenças, por meio da modulação de processos inflamatórios locais e sistêmicos (Rosado-de-Castro *et al.*, 2013; Mesentier-Louro *et al.*, 2016; Rosado-de-Castro *et al.*, 2016).

As ações imunomoduladoras das CM já foram evidenciadas, por exemplo, em modelos de AVE e de DA, como será discutido adiante. De forma semelhante, o transplante de CM contribuiu para a recuperação funcional em modelos experimentais da doença de Parkinson, em parte pela atenuação da ativação das células microgliais e da redução da expressão de citocinas pró-inflamatórias, como IL-1β e TNF-α (do inglês, *tumor necrosis factor alpha*), no cérebro dos animais tratados (Riecke *et al.*, 2015). Efeitos similares têm sido observados em ensaios clínicos. Em um estudo de fase I/II em pacientes com ELA ou com esclerose múltipla, houve a diminuição da resposta proliferativa de linfócitos e um aumento da população de células Treg no sangue após o transplante autólogo de CM (Karussis *et al.*, 2010). Da mesma forma, os resultados de um estudo de fase II realizado em pacientes com ELA mostraram um possível benefício clínico associado à redução dos níveis de citocinas pró-inflamatórias e ao aumento dos níveis de citocinas anti-inflamatórias no líquido cefalorraquidiano dos pacientes tratados com CM (Oh *et al.*, 2018).

Possíveis mecanismos de ação das células-tronco adultas em doenças neurodegenerativas

Existem muitas evidências de que as células-tronco adultas apresentam a capacidade de migrar para os sítios de lesão, mesmo quando transplantadas sistemicamente. Os mecanismos de migração envolvem a expressão de moléculas de adesão celular e a ação de mediadores inflamatórios, como a sinalização por meio de quimiocinas. Foi observado, por exemplo, que o recrutamento de CM para o cérebro em um modelo animal de AVE depende da sinalização da quimiocina SDF-1α (do inglês, *stromal cell-derived factor-1 alpha*) via receptor CXCR4 expresso pelas CM (Wang *et al.*, 2008).

Entretanto, atualmente, se considera que os efeitos terapêuticos das células-tronco adultas também podem ser explicados pela ação sistêmica dessas células em órgãos afastados do local lesionado. Sabe-se que nas primeiras horas após o transplante intravenoso de CM ocorre a retenção de grande quantidade de células nos pulmões (efeito de primeira passagem), impedindo ou atrasando a migração das células transplantadas para o sítio de lesão no sistema nervoso. Curiosamente, a interação entre CM e células endoteliais pulmonares aumenta a expressão de TIMP3 (do inglês, *tissue inhibitor of matrix mettaloproteinases*-3) em ambas as populações celulares, um fator que parece ser importante para o efeito terapêutico do transplante de CM na barreira hematoencefálica (Menge *et al.*, 2012).

Também já foi observado que parte das CM migram para o baço após um transplante intravenoso, onde poderiam atuar modulando a resposta inflamatória sistêmica que ocorre em resposta à lesão neurológica. Usando um modelo de lesão na medula espinal, Badner *et al.*, demonstraram que os efeitos do transplante intravenoso de CM (redução do volume da hemorragia e aumento dos níveis sistêmicos de IL-10) não eram observados em animais previamente esplenectomizados (Badner *et al.*, 2018). Da mesma forma, CTH foram encontradas primeiramente no baço, antes de migrarem para o cérebro, após o transplante intravenoso em um modelo de AVE. Como resultado, os camundongos tratados apresentaram um menor número de neurônios em apoptose no hemisfério cerebral ipsilateral à isquemia, assim como houve uma atenuação da resposta inflamatória tanto no baço como no cérebro (Schwarting *et al.*, 2008). Efeitos semelhantes foram observados após o transplante intravenoso de células mononucleares do sangue de cordão umbilical em ratos submetidos à isquemia pela oclusão da artéria cerebral média. Estudos clínicos já demonstraram que o transplante de células mononucleares da medula óssea se mostrou seguro e exequível em pacientes nas fases aguda ou subaguda/crônica da doença, tanto pela via intra-arterial como pela via intravenosa (Rosado-de-Castro *et al.*, 2013). Além disso, foi demonstrado que essas células, quando marcadas com o radionuclídeo tecnécio-99m e injetadas em pacientes com AVE, podem ser visualizadas na região do infarto e peri-infarto por até 24 horas após o transplante, embora em baixos números. Por outro lado, em todos os pacientes grande quantidade de células foram observados em órgãos como o fígado, os pulmões e o baço. Conforme esperado, o número de células nos pulmões foi maior nos pacientes que receberam as células pela via intravenosa (Rosado-de-Castro *et al.*, 2013). Da mesma forma, o transplante de CM pela via intravenosa também se mostrou seguro e exequível em pacientes com AVE. Existem, no entanto, preocupações quanto à segurança da injeção intra-arterial de CM. Em roedores, já foi demonstrado que existe o risco de que as CM, quando administradas pela via intra-arterial, possam gerar microinfartos no cérebro ao interromperem o fluxo sanguíneo na microcirculação, o que não é observado após o transplante intra-arterial de CTH (Rosado-de-Castro *et al.*, 2016).

Os efeitos diretos das células-tronco adultas em células neurais podem ser mais bem examinados em estudos *in vitro*, mediante o cocultivo com neurônios ou células gliais, ou em estudos *in vivo*, quando as células são injetadas localmente no SNC. Muitos dos efeitos descritos nesses estudos seriam suficientes para explicar os benefícios funcionais observados. A injeção intra-hipocampal de CM, por exemplo, foi capaz de reduzir a morte neuronal no hipocampo e de modular a função das células microgliais, que adquiriram um fenótipo anti-inflamatório característico de macrófagos/micróglia alternativamente ativados (M2), passando a expressar o fator trófico IGF-1 (do inglês, *insulin-like growth factor* 1), em um modelo de isquemia cerebral (Ohtaki *et al.*, 2008). Também já foi observado que, pela secreção de moléculas como IL-4 e GDF-15 (do inglês, *growth differentiation factor*-15), as CM estimulam a depuração de proteínas envolvidas em processos neurodegenerativos, como a alfa-sinucleína e a proteína beta-amiloide (Aβ), pela micróglia (Park *et al.*, 2016; Kim *et al.*, 2018). Os efeitos das CM sobre astrócitos e a unidade neurovascular também são bastante estudados, indicando um papel na recuperação da barreira hematoencefálica.

Portanto, atualmente acredita-se que o potencial terapêutico das células-tronco adultas decorre, principalmente, da secreção de moléculas, que atuariam de forma parácrina, e da liberação de vesículas extracelulares, que atuariam a distância. Fatores de crescimento secretados por células-tronco adultas, como BDNF (do inglês, *brain-derived neurotrophic factor*), GDNF (do inglês, *glial cell derived neurotrophic factor*), HGF (do inglês, *hepatocyte growth factor*), IGF-1, NGF (do inglês, *nerve growth factor*) e VEGF (do inglês, *vascular endothelial growth factor*), exercem efeitos antiapoptóticos, pró-angiogênicos e imunomoduladores. Vários desses fatores têm propriedades neuroprotetoras e estimulam o crescimento axonal, estando associados à melhora do desempenho motor e/ou ao aumento da sobrevida em modelos experimentais de doença de Huntington, doença de Parkinson e ELA. Também apresentam o potencial de estimular as células-tronco neurais presentes no cérebro adulto, induzindo processos regenerativos que envolvem a formação de novos neurônios e/ou células gliais. Além disso, alguns desses fatores são pró-angiogênicos, e promovem angiogênese e revascularização em situações de hipóxia-isquemia. Nesse sentido, nosso grupo demonstrou que CM e células da fração mononuclear da medula óssea são capazes de diminuir a morte neuronal e estimular a regeneração axonal em modelos de lesão do nervo isquiático e do nervo óptico em ratos. No modelo de lesão do nervo óptico, por exemplo, parte do efeito benéfico foi atribuído ao aumento da expressão de FGF-2 (do inglês, *fibroblast growth factor* 2) na retina dos animais tratados (Mesentier-Louro *et al.*, 2016). É possível, entretanto, que a eficácia da terapia com CM possa depender do estado de saúde do doador, tendo sido comprovado que CM provenientes de pacientes com ELA têm capacidade diminuída de secreção de fatores tróficos, incluindo BDNF, IGF-1 e VEGF (Cho *et al.*, 2010).

Entre as moléculas secretadas por CM que estão relacionadas com os efeitos imunomoduladores, destacam-se: IL-6, IL-8, IL-10, LIF (do inglês, *leukemia inhibitory factor*), prostaglandina E2, TGF-β1 (do inglês, *transforming growth factor beta* 1) e TSG-6 (do inglês, *tumor necrosis factor-inducible gene 6 protein*). A liberação de óxido nítrico por CM murinas também é um mecanismo imunomodulador já bem demonstrado, enquanto a ativação da enzima indoleamina 2,3-dioxigenase (IDO) parece ser importante para a atividade imunossupressora de CM humanas (Najar *et al.*, 2016).

É interessante mencionar que as CM são responsivas a diferentes mediadores inflamatórios, de forma que a atividade funcional das CM é possivelmente modificada por estímulos inflamatórios no sítio da lesão. A exposição à citocina TNF-α, por exemplo, aumenta a produção dos fatores tróficos VEGF, HGF e IGF-1 por CM *in vitro*. Além disso, há evidências de que o microambiente inflamatório, pela ação de alarminas ou de citocinas, pode modular a capacidade de migração, a atividade parácrina e o potencial imunossupressor das CM. Alguns autores até já sugeriram que as CM precisariam ser habilitadas (*licensed*) por estímulos inflamatórios para exercerem sua atividade imunossupressora de maneira mais eficaz. O pré-condicionamento *in vitro* de CM poderia, portanto, ser utilizado como uma estratégia para potencializar seus efeitos terapêuticos (Ferreira *et al.*, 2018).

Outros mecanismos terapêuticos descritos mais recentemente incluem a transferência de mitocôndrias ou proteínas mitocondriais e a liberação de vesículas extracelulares (exossomos e microvesículas) contendo microRNA, peptídeos e proteínas que poderiam atuar em células mais distantes.

Transplante de células-tronco adultas na doença de Alzheimer

Doença de Alzheimer (DA) é a causa de demência em idosos mais prevalente. Os principais achados neuropatológicos característicos dessa doença são a presença de placas senis, depósitos extracelulares, cujo principal constituinte é o peptídeo Aβ, derivado da clivagem proteolítica da proteína precursora amiloide (APP; do inglês, *amyloid precursor protein*), bem como a presença de emaranhados neurofibrilares formados pela agregação da proteína tau hiperfosforilada. Com a evolução da doença, esses achados se somam à perda gradual e irreversível de neurônios e à degeneração sináptica em diversas regiões cerebrais, como o sistema colinérgico do prosencéfalo basal, o hipocampo, a amígdala e o córtex cerebral, levando à perda de memória e a um conjunto de sintomas cognitivos e comportamentais. Até o momento, o tratamento da DA envolve a utilização de inibidores colinesterásicos que inibem a degradação da acetilcolina, ou da memantina, um antagonista não competitivo do receptor NMDA, cujo resultado é um efeito benéfico temporário que não retarda, porém, a progressão da doença. A utilização de terapias celulares para o tratamento da DA apresenta um potencial que tem sido pouco explorado, quando comparado a outras doenças, como a doença de Parkinson e o AVE. Em parte, isso pode ser explicado pelo grande obstáculo que se impõe à substituição de diferentes populações neuronais nas diversas regiões cerebrais afetadas por essa doença. No entanto, é possível que as terapias celulares possam apresentar outros benefícios na DA, por meio de mecanismos com o potencial de modificar a evolução natural da doença.

O transplante intracerebral de CM derivadas da medula óssea, por exemplo, foi capaz de reduzir a deposição de Aβ tanto em um modelo de injeção intra-hipocampal de Aβ (Lee *et al.*, 2009) quanto em animais transgênicos que desenvolvem a patologia amiloide (Lee *et al.*, 2010). Esse efeito foi mediado por mecanismos de regulação da resposta imune inata, pela modulação da ativação microglial. Ao mesmo tempo, houve um aumento da expressão da enzima degradante da insulina e da neprelisina, enzimas envolvidas na degradação de Aβ (Lee *et al.*, 2010). Efeitos semelhantes foram obtidos após o transplante de CM derivadas do sangue de cordão umbilical humano em roedores (Lee *et al.*, 2012). Nesses estudos, o efeito imunomodulador foi acompanhado de uma melhora da função cognitiva dos animais tratados (Lee *et al.*, 2010; Lee *et al.*, 2012).

Além de modularem a resposta imune, as CM derivadas do sangue de cordão umbilical apresentaram efeito neuroprotetor quando cocultivadas com neurônios hipocampais tratados com Aβ; também levaram a uma discreta melhora da função cognitiva em camundongos que haviam recebido uma injeção intra-hipocampal de Aβ (Lee *et al.*, 2010). Mais recentemente, foi demonstrado que CM e vesículas extracelulares obtidas de CM da medula óssea de ratos são capazes de proteger neurônios hipocampais contra o dano sináptico e o estresse oxidativo provocados por oligômeros de Aβ *in vitro*. Os autores sugeriram que a liberação de VEGF, IL-6 e IL-10 pelas CM, bem como a liberação de vesículas extracelulares contendo catalase, seriam capazes de explicar os efeitos observados. Além disso, verificaram que as CM são capazes de internalizar e degradar oligômeros de Aβ, o que poderia contribuir para a atenuação da toxicidade atribuída a estas moléculas (de Godoy *et al.*, 2018).

Células mononucleares do sangue de cordão umbilical humano também apresentaram efeito imunomodulador em modelos animais de doença de Alzheimer. O potencial terapêutico de múltiplos transplantes intravenosos de células mononucleares do sangue de cordão umbilical foi avaliado por Nikolic *et al.* (2008). Nesse estudo, os animais tratados apresentaram redução da deposição de Aβ em placas senis e na parede de vasos (angiopatia amiloide cerebral), atenuação da astrogliose associada às placas, e aumento dos níveis de citocinas anti-inflamatórias, como IL-4, IL-10 e TGF-β1, no plasma e no cérebro. Além disso, células microgliais obtidas dos animais tratados apresentaram uma maior capacidade de fagocitar Aβ *in vitro*, assim como o tratamento de células microgliais com o soro dos animais tratados aumentou a fagocitose de peptídeos Aβ *in vitro*.

Esses estudos sugerem que as células-tronco adultas apresentam um potencial terapêutico na DA, com múltiplos mecanismos de ação que ainda precisam ser mais bem explorados. Também é preciso determinar qual o tipo celular, a dose, a janela terapêutica e a via de administração que geram os melhores resultados nos modelos animais dessa doença. É curioso que, mesmo outros tipos de células-tronco com maior potencial para gerar neurônios, como células-tronco neurais, também parecem atuar por mecanismos parácrinos. Um estudo observou que o transplante intra-hipocampal de células-tronco neurais resultou em aumento da densidade sináptica no hipocampo, acompanhado de uma melhora do desempenho em dois testes que avaliam a aprendizagem e a memória, em um modelo animal de DA. As células transplantadas migraram para a camada de células granulares do giro denteado ou para tratos de substância branca, incluindo a via fímbria-fórnix e o corpo caloso, onde se diferenciaram, principalmente, em oligodendrócitos ou astrócitos, enquanto apenas 5,8% adototaram um fenótipo neuronal. Nesse estudo, os efeitos benéficos foram associados à secreção de BDNF pelas células transplantadas, ocorrendo independentemente de alterações nos níveis de peptídeos Aβ, deposição de placas senis ou fosforilação de tau (Blurton-Jones *et al.*, 2009). De forma semelhante, utilizando um modelo de injeção intra-hipocampal de Aβ em ratos, foi observado que o transplante de células-tronco neurais levou a uma atenuação da resposta inflamatória e da morte neuronal no hipocampo, mesmo na ausência de diferenciação neuronal das células transplantadas (Ryu *et al.*, 2009).

Considerações finais

Nas últimas décadas, inúmeros estudos pré-clínicos demonstraram o potencial terapêutico do transplante de células-tronco adultas em diversos modelos animais de doenças neurodegenerativas, com resultados que dependem do tipo celular empregado, da via de administração, da dose e do momento em que o transplante foi realizado. O esclarecimento dos mecanismos moleculares responsáveis pelos efeitos observados poderá contribuir para o aprimoramento dessas terapias. Por fim, algumas terapias celulares já foram testadas em um número limitado de pacientes, mostrando serem seguras e exequíveis em doenças como o AVE e a esclerose lateral amiotrófica. Desse modo, a realização de estudos clínicos multicêntricos, randomizados, recrutando um número maior de pacientes, com a inclusão de um grupo placebo, deverá ser um dos próximos passos para o estabelecimento da eficácia das terapias celulares em diferentes doenças neurodegenerativas.

Referências bibliográficas

Badner A et al. Splenic involvement in umbilical cord matrix-derived mesenchymal stromal cell-mediated effects following traumatic spinal cord injury. J Neuroinflammation. 2018; 15(1):219.

Barnabé GF et al. Chemically-Induced rat mesenchymal stem cells adopt molecular properties of neuronal-like cells but do not have basic neuronal functional properties. PLoS One. 2009; 4(4):e5222.

Blurton-Jones M et al. Neural stem cells improve cognition via bdnf in a transgenic model of alzheimer disease. Proc Natl Acad Sci USA. 2009; 106(32):13594-9.

Cho GW et al. Bone marrow-derived stromal cells from amyotrophic lateral sclerosis patients have diminished stem cell capacity. Stem Cells Dev. 2010; 19(7):1035-42.

Darlington D et al. Human umbilical cord blood-derived monocytes improve cognitive deficits and reduce amyloid-beta pathology in psapp mice. Cell Transplant. 2015; 24(11):2237-50.

de Godoy MA et al. Mesenchymal stem cells and cell-derived extracellular vesicles protect hippocampal neurons from oxidative stress and synapse damage induced by amyloid-beta oligomers. J Biol Chem. 2018; 293(6):1957-1975.

Ferreira JR et al. Mesenchymal stromal cell secretome: influencing therapeutic potential by cellular pre-conditioning. Front Immunol. 2018; 9:2837.

Galipeau J, Sensebe L. Mesenchymal stromal cells: clinical challenges and therapeutic opportunities. Cell Stem Cell. 2018; 22(6):824-833.

Ito M et al. Brain regulatory t cells suppress astrogliosis and potentiate neurological recovery. Nature. 2019; 565(7738):246-250.

Karussis D et al. Safety and immunological effects of mesenchymal stem cell transplantation in patients with multiple sclerosis and amyotrophic lateral sclerosis. Arch Neurol. 2010; 67(10):1187-94.

Kim DH et al. Effect of growth differentiation factor-15 secreted by human umbilical cord blood-derived mesenchymal stem cells on amyloid beta levels in in vitro and in vivo models of Alzheimer's disease. Biochem Biophys Res Commun. 2018; 504(4):933-940.

Lee HJ et al. Human umbilical cord blood-derived mesenchymal stem cells improve neuropathology and cognitive impairment in an Alzheimer's disease mouse model through modulation of neuroinflammation. Neurobiol Aging. 2012; 33(3):588-602.

Lee HJ et al. The therapeutic potential of human umbilical cord blood-derived mesenchymal stem cells in Alzheimer's disease. Neurosci Lett. 2010; 481(1):30-5.

Lee JK, Jin HK, Bae JS. Bone marrow-derived mesenchymal stem cells reduce brain amyloid-beta deposition and accelerate the activation of microglia in an acutely induced Alzheimer's disease mouse model. Neurosci Lett. 2009; 450(2):136-41.

Lee JK et al. Intracerebral transplantation of bone marrow-derived mesenchymal stem cells reduces amyloid -beta deposition and rescues memory deficits in Alzheimer's. Stem Cells. 2010; 28(2):329-43.

Liesz A et al. Regulatory T cells are key cerebroprotective immunomodulators in acute experimental stroke. Nat Med. 2009; 15(2):192-9.

Menge T et al. Mesenchymal stem cells regulate blood-brain barrier integrity through TIMP3 release after traumatic brain injury. Sci Transl Med. 2012; 4(161):161ra150.

Mesentier-Louro LA et al. Bone marrow-derived cells as a therapeutic approach to optic nerve diseases. Stem Cells Int. 2016; 5078619.

Najar M et al. The immunomodulatory potential of mesenchymal stromal cells: a story of a regulatory network. J Immunother. 2016; 39(2):45-59.

Nikolic WV et al. Peripherally administered human umbilical cord blood cells reduce parenchymal and vascular beta-amyloid deposits in alzheimer mice. Stem Cells Dev. 2008; 17(3):423-39.

Oh KW et al. Repeated Intrathecal mesenchymal stem cells for amyotrophic lateral sclerosis. Ann Neurol. 2018; 84(3):361-373.

Ohtaki H et al. Stem/Progenitor cells from bone marrow decrease neuronal death in global ischemia by modulation of inflammatory/immune responses. Proc Natl Acad Sci USA. 2008; 105(38):14638-43.

Park HJ et al. Mesenchymal stem cells enhance alpha-synuclein clearance via M2 microglia polarization in experimental and human parkinsonian disorder. Acta Neuropathol. 2016; 132(5):685-701.

Riecke J et al. A meta-analysis of mesenchymal stem cells in animal models of Parkinson's disease. Stem Cells Dev. 2015; 24(18):2082-90.

Rosado-de-Castro PH et al. Review of preclinical and clinical studies of bone marrow-derived cell therapies for intracerebral hemorrhage. Stem Cells Int. 2016; 2016:4617983.

Rosado-de-Castro PH et al. The rise of cell therapy trials for stroke: review of published and registered studies. Stem Cells Dev. 2013; 22(15):2095-111.

Ryu JK et al. Neural progenitor cells attenuate inflammatory reactivity and neuronal loss in an animal model of inflamed ad brain. J Neuroinflammation. 2009; 6:39.

Schwarting S et al. Hematopoietic stem cells reduce postischemic inflammation and ameliorate ischemic brain injury. Stroke. 2008; 39(10):2867-75.

Wang Y, Deng Y, Zhou GQ. SDF-1alpha/CXCR4-Mediated migration of systemically transplanted bone marrow stromal cells towards ischemic brain lesion in a rat model. Brain Res. 2008; 1195:104-12.

Womble TA et al. Monocytes are essential for the neuroprotective effect of human cord blood cells following middle cerebral artery occlusion in rat. Mol Cell Neurosci. 2014; 59:76-84.

47

Perspectivas Terapêuticas da Imunomodulação por Células-tronco Mesenquimais em Lesões no Sistema Nervoso Central

Laura N. Zamproni • Mayara T.V.V. Mundim • Layla T. Galindo • Marimélia A. Porcionatto

Mediadores da resposta inflamatória no sistema nervoso central

Por muitos anos, o sistema nervoso central (SNC) foi considerado um local imunologicamente privilegiado, por não ser suscetível nem contribuir para o processo inflamatório causado por lesões ou infecções, ou por ter uma resposta imune limitada, diferentemente dos outros sistemas. No entanto, no conceito atual, o cérebro é um órgão imunologicamente ativo, conectado diretamente com os sistemas imune e endócrino. O SNC responde a estímulos de inflamação periférica, regula muitos aspectos da resposta inflamatória de fase aguda e possui resposta inflamatória local, o que parece contribuir com a fisiopatologia das doenças cerebrais agudas e crônicas (Negi & Das, 2018).

A neuroinflamação é definida como uma resposta inflamatória no encéfalo ou na medula espinhal. Essa inflamação é mediada pela produção de citocinas, quimiocinas, espécies reativas de oxigênio e mensageiros secundários, produzidos pela glia residente do SNC (micróglia e astrócitos), células endoteliais e células imunes recrutadas perifericamente. O termo neuroinflamação, no entanto, não se refere sempre aos mesmos processos, existindo diferentes graus de neuroinflamação e diferentes vias com aspectos positivos e negativos deste processo no contexto do insulto.

Respostas inflamatórias breves e controladas são geralmente consideradas benéficas para o organismo. Por exemplo, após lesão traumática do SNC, a mudança de fenótipo da micróglia por ação de IL-4 tem se mostrado altamente eficaz na promoção da recuperação e regeneração axonal. A inflamação aguda isola o tecido neural danificado da área não afetada, proporcionando meios para eliminação de células que tenham morrido por causa do insulto inicial, e repara a matriz extracelular, resultando em uma resposta adaptativa necessária para o retorno ao estado normal (Siew & Chern, 2018).

Por outro lado, a neuroinflamação pode ser altamente destrutiva ou patológica. Após o insulto inicial por infecção, isquemia ou dano físico direto, há a ativação da glia residente do SNC. Os mediadores inflamatórios secretados levam a aumento da permeabilidade e quebra da barreira hematoencefálica (BHE), permitindo que células inflamatórias da periferia cheguem ao parênquima cerebral. A inflamação descontrolada é caracterizada pelo aumento da produção de citocinas (IL-1 e TNF) e espécies reativas de oxigênio. Esses marcadores, além de altamente evidentes após trauma cranioencefálico (TCE), são acompanhados por recrutamento e tráfico significativo de macrófagos periféricos e neutrófilos para o local da lesão. O nível de neuroinflamação, além de levar a dano direto do parênquima cerebral, pode causar processos inflamatórios crônicos que nunca se resolvem. Um tipo crônico notável de neuroinflamação está associado à doença de Alzheimer (DA). A progressão da doença de Alzheimer consiste em alteração conformacional da proteína amiloide, ativação da glia do SNC, infiltração de células imunes periféricas, dano neuronal e morte, e atrofia neuronal ao longo do tempo (Sokolova *et al.*, 2009). Esses eventos representam um exemplo de fluxo de processos neuroinflamatórios crônicos que contribuem para o dano tecidual e funcional no decorrer do tempo na DA.

Neurodegeneração

A neurodegeneração é caracterizada pela perda crônica progressiva da estrutura e funções neuronais, resultando em prejuízos funcionais e cognitivos. A neurodegeneração é característica de um grupo de doenças chamadas de "neurodegenerativas", que incluem a doença de Alzheimer (DA), a doença de Parkinson (DP) e a esclerose lateral amiotrófica (ELA); também pode estar presente de forma secundária ao TCE e às doenças cerebrovasculares. Embora as causas associadas à degeneração neuronal permaneçam pouco compreendidas, evidências crescentes apoiam a noção de que o processo neurodegenerativo envolve uma forte interação entre as células imunológicas e as células do SNC, principalmente a micróglia. Acredita-se que uma desregulação da resposta imune inata desencadeada por proteínas desdobradas e agregadas, ou por moléculas endógenas liberadas por neurônios lesionados, contribua diretamente para a patogênese e progressão da neurodegeneração. No entanto, existem particularidades importantes nos processos imunológicos que ocorrem nas diferentes patologias, de forma que uma melhor compreensão destes diferentes mecanismos poderia efetivamente contribuir para o desenvolvimento de novas estratégias preventivas e terapêuticas para essas doenças (Molteni & Rossetti, 2017).

Na última década, diversos estudos tiveram como foco o desenvolvimento de novas terapias para lesões no SNC com alvo na inflamação. Testes com anti-inflamatórios não esteroidais, como o ibuprofeno, ou com corticoesteroides não conferiram neuroproteção em lesão traumática em ratos, e o uso crônico desses medicamentos levou a perdas cognitivas e a óbito, respectivamente (Browne *et al.*, 2006). Apesar disso, o ibuprofeno teve efeito benéfico em modelo animal de DA, resultando na redução da formação das placas β-amiloides e redução na produção de mediadores inflamatórios (Townsend & Praticò, 2005).

Células da glia e mediadores inflamatórios

Antes caracterizadas como mero sistema de suporte de neurônios, as células da glia, atualmente, são reconhecidas como elementos moduladores fundamentais da resposta imune no SNC, que, em geral, é definida pela ativação da micróglia e de astrócitos.

Consideradas macrófagos residentes do SNC, são células fagocíticas que respondem rapidamente a estímulos patogênicos como forma de proteger o cérebro. A principal função da micróglia é remover células mortas, antes que haja uma liberação exacerbada de componentes neurotóxicos, sendo um processo necessário para atenuar a resposta inflamatória e promover o remodelamento tecidual. Quando ativadas, as células da micróglia possuem a capacidade de expressar MHC de classe II, podendo agir como células apresentadoras de antígenos.

As células da micróglia participam da resposta imune, secretando diversas moléculas inflamatórias, particularmente as citocinas, principais efetores da reação inflamatória. Além disso, a micróglia secreta moléculas neurotóxicas, como glutamato, ATP e espécies reativas de oxigênio e de nitrogênio, que podem exacerbar a morte neuronal. Por outro lado, tanto a micróglia quanto os astrócitos expressam transportadores de glutamato e, dessa forma, contribuem para a diminuição da excitotoxicidade (Burmeister & Marriott, 2018).

Os astrócitos presentes em regiões de lesão desempenham papéis distintos. Por um lado, inibem a regeneração pela formação de uma cicatriz glial, produzindo uma barreira física, e pela secreção de moléculas inibitórias do crescimento axonal (Galindo *et al.*, 2018). Por outro, a presença dos astrócitos em torno da lesão provê um ambiente favorável pela liberação de fatores neurotróficos que promovem o reparo do tecido e a neurogênese. Quando a glia reativa é seletivamente removida em modelo experimental animal, a degeneração secundária é exacerbada (Gu *et al.*, 2019). A cicatriz glial tem por função reparar a barreira hematoencefálica, prevenir a infiltração de leucócitos e estabelecer uma barreira entre a região da lesão e a parte do SNC não afetada pela lesão, impedindo maiores danos. Assim, a formação da cicatriz glial pode ser encarada também como um mecanismo neuroprotetor. Além disso, astrócitos reativos podem sofrer desdiferenciação tornando-se precursores neuronais pluripotentes, com capacidade de produzir novos neurônios (Sirko *et al.*, 2015).

Citocinas no SNC

As citocinas constituem um grupo diverso de proteínas que, geralmente, são associadas com inflamação, ativação imune e morte, ou diferenciação celular. A principal função das citocinas é a comunicação celular, e em condições fisiológicas, participam do desenvolvimento e da plasticidade cerebral. Esse grupo de moléculas inclui interleucinas, interferons, fatores de necrose tumoral (TNF), quimiocinas e fatores de crescimento.

A produção de citocinas é rapidamente induzida em resposta à lesão tecidual, infecção ou inflamação. Citocinas específicas como interleucinas, TNF e fatores de crescimento como NGF (do inglês, *nerve growth factor*) e TGF foram implicados na cascata inflamatória pós-traumática. Alterações nas concentrações sistêmicas e intratecais de IL-1,-6,-8,-10,-12, TNF e TGF foram relatadas em pacientes com TCE. Da mesma forma, em modelo de lesão traumática aguda em camundongos, foi observado aumento da expressão de citocinas pró-inflamatórias e anti-inflamatórias após a lesão e modulação local e sistêmica dessas citocinas logo depois da injeção de células-tronco mesenquimais (Galindo *et al.*, 2011).

Citocinas IL-1,-6 e TNF-α, definidas como mediadores pró-inflamatórios, promovem alterações nos neurônios antes da ocorrência da morte celular. Geralmente, estas citocinas são as primeiras a terem a expressão aumentada após a lesão e induzem a síntese de citocinas anti-inflamatórias, entre elas, IL-4,-10 e-13. As citocinas anti-inflamatórias mantêm a homeostase do SNC e garantem a viabilidade celular inibindo respostas inflamatórias, bem como neurotrofinas e fatores de crescimento que promovem a sobrevivência neuronal. Isto propicia um *feedback* autorregulatório, restabelecendo a resposta imunológica local. Assim, a expressão das diferentes citocinas está intimamente associada com a evolução da neuroinflamação, tornando possível seu uso como biomarcadores, de modo a fornecer informações da extensão e estágio do processo inflamatório (Woodcock & Morganti-Kossmann, 2013).

Camundongos nocaute para algumas citocinas vão a óbito após TCE experimental e camundongos nocaute para receptores de citocinas apresentam aumento da lesão tecidual após o mesmo tipo de trauma. Altos níveis de citocinas medidos após TCE foram associados com a lesão tecidual, edema, rompimento da barreira hematoencefálica, morte neuronal e déficits neurológicos (Morganti-Kossmann *et al.*, 2002). Além disso, o papel de uma citocina em particular pode mudar de acordo com o estágio da lesão, ou seja, se a expressão ocorre logo após a lesão, isto contribui com o desenvolvimento da patologia; porém, se a expressão é tardia, colabora com o reparo e recuperação do tecido. Exemplo disso é a IL-6, uma citocina pleiotrópica, envolvida em diversos processos fisiológicos e patológicos, que desempenha efeito pró-inflamatório ou anti-inflamatório, dependendo do microambiente em que se encontra (Rothaug *et al.*, 2016).

Outro aspecto interessante é a relação entre a inflamação e a morte neuronal; mesmo após a melhora do quadro neurológico em pacientes, o processo de morte celular continua por um longo período após o TCE. Estudos *in vitro* indicam que as citocinas não causam a morte neuronal diretamente, mas aumentam a expressão de moléculas envolvidas nos processos de apoptose e necrose como Fas e Fas-ligante. Essas e outras moléculas pró-apoptóticas e antiapoptóticas foram encontradas no cérebro de humanos e ratos após TCE (Lenzlinger *et al.*, 2001).

Em vista disso, pode-se dizer que a consequência final da resposta à lesão no SNC, em termos de viabilidade neuronal, dependerá tanto do tipo de citocina expressa como das outras moléculas secretadas pela glia em resposta a essas citocinas.

Neurogênese e células-tronco neurais endógenas

A neurogênese, caracterizada pela geração de novos neurônios a partir de células-tronco neurais (CTN), é evolutivamente conservada no SNC adulto de vertebrados.

No cérebro do roedor adulto, nichos neurogênicos foram descritos, sendo dois bem caracterizados, um deles situado na zona subgranular no giro denteado do hipocampo, e outro na zona subventricular das paredes dos ventrículos laterais (Álvarez *et al.*, 2014). O nicho neurogênico da zona subventricular possui maior potencial de regeneração, e está composto por diferentes tipos celulares: 1) células ependimárias; 2) células tipo astrócitos (células tipo B), verdadeiras CTN; 3) células amplificadoras transitórias (células tipo C), originadas a partir das células B; e 4) neuroblastos (células tipo A), neurônios imaturos originados das células amplificadoras transitórias, células migratórias que fisiologicamente migram para o bulbo olfatório, onde se diferenciam em interneurônios.

Lesões alteram a fisiologia cerebral causando modificações no padrão normal da neurogênese no cérebro adulto. Após lesão no SNC, ocorre aumento da proliferação das CTN da zona subventricular e migração de neuroblastos para a área lesionada. Algumas moléculas liberadas localmente atuam como sinais atrativos, auxiliando a migração dessas células para o local lesionado, contribuindo assim para o processo de regeneração do tecido. Os processos envolvidos na neurogênese no adulto, ou seja, proliferação, migração e diferenciação são alteradas pelos mediadores inflamatórios. Uma resposta imune descontrolada prejudica a sobrevivência e proliferação dos progenitores neurais e bloqueia o processo de reparo. Contudo, a ativação controlada da micróglia e a produção de algumas moléculas inflamatórias têm ação pró-neurogênica, ajudando com isso na regeneração do tecido (Das & Basu, 2008).

Um fator que limita a regeneração pós-traumática é a baixa taxa de sobrevivência dos progenitores neurais que chegam à região lesionada. Isso ocorre, principalmente, em virtude do ambiente hostil que encontram, gerado em parte pelos mediadores inflamatórios secretados pelas células da glia e pelas células infiltradas do sistema imune. Alguns estudos evidenciaram que a ativação aguda das cascatas pró-inflamatórias locais ou sistêmicas tem efeito negativo na neurogênese no adulto (Molina-Holgado & Molina-Holgado, 2010). Dados da literatura mostram que a proliferação de CTN é significativamente reduzida quando essas células são cultivadas em meio condicionado por micróglia ativada, ao contrário do que acontece em meio condicionado por micróglia não ativada (Rock *et al.*, 2004). Acredita-se que este efeito possa ser mediado por citocinas e quimiocinas pró-inflamatórias como IL-1β, -6, -18, TNF-α, MCP-1 e espécies reativas de oxigênio e de nitrogênio. Por outro lado, a micróglia ativada secreta PROK2, uma quimiocina conhecida por atrair neuroblastos para o bulbo olfatório e que, após a ocorrência da lesão, é capaz de atrair essas células para regiões lesionadas, sugerindo que a micróglia ativada nem sempre é prejudicial para a neurogênese que ocorre em resposta à lesão (Mundim *et al.*, 2019).

Células-tronco mesenquimais como possível alternativa terapêutica para tratamento de lesões no SNC

Por definição, as células-tronco são células indiferenciadas que, ao se dividir, geram células-filhas semelhantes a elas, processo denominado autorrenovação, ou geram células-filhas diferentes, caracterizando uma divisão assimétrica, propriedade importante das células-tronco, que define sua multipotencialidade e permite que sejam originados diferentes tipos celulares especializados por divisões sucessivas. A classificação das células-tronco é feita com base no potencial de diferenciação, podendo ser totipotentes, pluripotentes, multipotentes, oligopotentes e unipotentes. Células-tronco presentes em tecidos de indivíduos adultos são responsáveis pela homeostase e integridade do tecido, sendo as células-tronco adultas da medula óssea as mais bem caracterizadas. A medula óssea é composta por uma população celular heterogênea, compreendendo células-tronco hematopoiéticas, células-tronco mesenquimais (CTM), macrófagos, eritrócitos, fibroblastos, adipócitos e células endoteliais. As CTM representam 0,001% a 0,01% do total de células da medula óssea (Uccelli *et al.*, 2006).

As CTM, originalmente isoladas da medula óssea por Friedenstein *et al.* há 40 anos, foram denominadas unidades formadoras de colônias de fibroblastos (CFU-F) (Friedenstein *et al.*, 1968), e o termo mesenquimal surgiu em meados dos anos 1990 (Caplan, 1991). Estas células têm a capacidade de autorrenovação e multipotencialidade e podem diferenciar-se em células de linhagem mesodérmica como osso, cartilagem e gordura. Porém, segundo dados da literatura, as CTM também são capazes de se diferenciar em células musculares, hepáticas, renais, pulmonares, do trato gastrointestinal, pele e miocárdio.

Assim como as células-tronco hematopoiéticas, a diferenciação das CTM envolve vários estágios controlados por fatores bioativos encontrados no microambiente local ou fornecidos por cultura de células *ex vivo*. Os critérios utilizados para definir as CTM são: aderência ao plástico; expressão de CD73, CD90 e CD105; ausência de expressão de CD14, CD19, CD31, CD34, CD45 e HLA-DR; capacidade de diferenciação em osteoblastos, condrócitos e adipócitos; e funções imunoduladoras.

Além da medula óssea, as CTM são encontradas em quase todos os tecidos e órgãos, como tecido adiposo, periósteo, membrana sinovial, fluido sinovial, músculo, derme, dente de leite, cartilagem articular, sangue de cordão umbilical e tecido perivascular (pericitos). Com relação ao potencial uso terapêutico, as CTM de medula óssea possuem vantagens, como facilidade para o isolamento, manutenção do estado indiferenciado em cultura, plasticidade, propriedades imunomoduladoras, com menos problemas éticos com relação à sua obtenção e uso em comparação com as células-tronco embrionárias.

Acredita-se que as CTM possam contribuir para a regeneração tecidual, basicamente, de duas formas: 1) pela diferenciação em células tecido específicas para substituir células danificadas ou mortas, ou 2) pelo efeito parácrino, pela secreção de fatores tróficos e fatores que modificam a resposta inflamatória local, produzindo um microambiente protetor para as células do tecido lesionado. Atualmente, a segunda hipótese é a mais aceita, e os efeitos tróficos das CTM têm sido reportados em vários modelos de doenças do SNC, como DA, DP, TCE e doenças cerebrovasculares.

Crigler *et al.*, (2006) foram os primeiros a demonstrar que as CTM eram capazes de promover a sobrevivência neuronal e neuritogênese *in vitro* pela secreção de fatores neurotróficos, como BDNF e β-NGF. Estudos de caracterização dos meios condicionados de CTM demonstraram que estas células são capazes de secretar IGF-1, HGF, VEGF e TGF-β, e que o uso do meio condicionado estava relacionado com níveis mais altos de sobrevivência neuronal e glial e crescimento de neuritos *in vitro* (Teixeira *et al.*, 2013). Além desses achados, quando aplicados em modelos animais de DP e ELA, as CTM também foram capazes de liberar diversos fatores, como BDNF, FGF-2, GDNF e IGF-1, fato que poderia explicar não só o aumento da sobrevivência neuronal após a lesão, mas também a melhora do comportamento animal após transplante de células (Nicaise *et al.*, 2011). Em modelos animais de AVC, as CTM foram capazes de secretar fatores bioativos que inibiram a apoptose, e estimularam tanto a angiogênese quanto a proliferação de células progenitoras endógenas (Kode *et al.*, 2009).

As CTM fornecem citocinas e quimiocinas, como IL-6,-7,-8,-11,-12,-14,-15, CXCL9, 10 e 11, capazes de modificar a resposta inflamatória. As CTM também podem suprimir a atividade inflamatória pela inibição da proliferação de células T, B, células *natural killer* (NK) e células apresentadoras de antígeno. Além disso, as CTM seriam capazes também de modificar o fenótipo da micróglia, com diminuição do perfil pró-inflamatório (micróglia M1) e aumento do perfil pró-regenerativo (micróglia M2) (Hsuan *et al.*, 2016).

As CTM endógenas são recrutadas para o tecido lesado ou inflamado onde irão exercer seu efeito terapêutico. O aumento da concentração de quimiocinas inflamatórias na região lesada é o principal mediador do tráfego de CTM para a lesão, uma vez que essas células expressam muitos receptores para quimiocinas em sua superfície. Entretanto, quando as CTM são administradas sistemicamente, apenas poucas células atingem o cérebro, apesar do elevado número de células administradas. A administração intravenosa ou intracardíaca de CTM, em um modelo de TCE em ratos, mostrou que < 0,0005% das células injetadas foram encontradas no local da lesão após três dias (Turtzo *et al.*, 2015). Dessa forma, melhorar o endereçamento destas células e garantir sua sobrevivência no tecido-alvo ainda constitui problemas a serem futuramente resolvidos para terapia celular eficiente. Em trabalho recente, Silveira *et al.*, (2018) mostraram que a exposição de CTM a *Propionibacterium acnes* inativada pelo calor apresenta aumento de sua capacidade imunomoduladora.

Considerações finais

Lesões no SNC resultam em uma resposta inflamatória exacerbada e na secreção de diversas moléculas que causam morte neuronal. A resposta inflamatória persistente pode levar à neurodegeneração crônica, trazendo graves consequências para o paciente. A utilização de CTM tem se mostrado uma possível alternativa para a modulação desse processo. As propriedades imunomoduladoras das CTM na resposta inflamatória poderiam proporcionar um ambiente favorável à recuperação tecidual em função do seu potencial trófico, diminuindo os efeitos lesivos da inflamação intensa e contribuindo para a sobrevivência e diferenciação de células-tronco endógenas. Certamente, muitos aspectos dos mecanismos neuroprotetores desempenhados pelas CTM, assim como a via de administração dessas células, devem ser cuidadosamente investigados; contudo, ensaios clínicos vêm demonstrando o potencial dessas células como uma terapia promissora para a regeneração do tecido nervoso, com consequente recuperação funcional.

Referências bibliográficas

Browne KD et al. Chronic ibuprofen administration worsens cognitive outcome following traumatic brain injury in rats. Exp Neurol. 2006; 201(2):301-7.

Burmeister AR, Marriott I. The interleukin-10 family of cytokines and their role in the cns. Front Cell Neurosci. 2018; 12:458.

Caplan AI. Mesenchymal Stem Cells. J Orthop Res. 1991; 9(5):641-50.

Crigler L et al. Human mesenchymal stem cell subpopulations express a variety of neuro-regulatory molecules and promote neuronal cell survival and neuritogenesis. Exp Neurol. 2006; 198(1):54-64.

Das S, Basu A. Inflammation: a new candidate in modulating adult neurogenesis. J Neurosci Res. 2008; 86(6):1199-208.

Friedenstein AJ et al. Heterotopic of bone marrow. Analysis of precursor cells for osteogenic and hematopoietic tissues. Transplantation. 1968; 6(2):230-47.

Galindo LT et al. Mesenchymal stem cell therapy modulates the inflammatory response in experimental traumatic brain injury. Neurol Res Int. 2011; 2011:564089.

Galindo LT et al. Chondroitin sulfate impairs neural stem cell migration through rock activation. Mol Neurobiol. 2018; 55(4):3185-3195.

Gu Y et al. Conditional ablation of reactive astrocytes to dissect their roles in spinal cord injury and repair. Brain Behav Immun. 2019; 80:394-405.

Hsuan YC et al. Mesenchymal stem cell-based treatments for stroke, neural trauma, and heat stroke. Brain Behav. 2016; 6(10):E00526.

Kode JA et al. Mesenchymal stem cells: immunobiology and role in immunomodulation and tissue regeneration. Cytotherapy. 2009; 11(4):377-91.

Lenzlinger PM et al. The duality of the inflammatory response to traumatic brain injury. Mol Neurobiol. 2001; 24(1-3):169-81.

Molina-Holgado E, Molina-Holgado F. Mending the broken brain: neuroimmune interactions in neurogenesis. J Neurochem. 2010; 114(5):1277-90.

Molteni M, Rossetti C. Neurodegenerative diseases: the immunological perspective. J Neuroimmunol. 2017; 313:109-115.

Morganti-Kossmann MC et al. Inflammatory response in acute traumatic brain injury: a double-edged sword. Curr Opin Crit Care. 2002; 8(2):101-5.

Mundim MV et al. A new function for prokineticin 2: recruitment of SVZ-derived neuroblasts to the injured cortex in a mouse model of traumatic brain injury. Mol Cell Neurosci. 2019; 94:1-10.

Negi N, Das BK. CNS: not an immunoprivilaged site anymore but a virtual secondary lymphoid organ. Int Rev Immunol. 2018; 37(1):57-68.

Nicaise C, Mitrecic D, Pochet R. Brain and spinal cord affected by amyotrophic lateral sclerosis induce differential growth factors expression in rat mesenchymal and neural stem cells. Neuropathol Appl Neurobiol. 2011; 37(2):179-88.

Rock RB et al. Role of microglia in central nervous system infections. Clin Microbiol Rev. 2004; 17(4):942-64.

Rothaug M, Becker-Pauly C, Rose-John S. The role of interleukin-6 signaling in nervous tissue. Biochim Biophys Acta. 2016; 1863(6 Pt A):1218-27.

Siew JJ, Chern Y. Microglial lectins in health and neurological diseases. Front Mol Neurosci. 2018; 11:158.

Silveira GDP et al. Improvement of mesenchymal stem cell immunomodulatory properties by heat-killed. Front Mol Neurosci. 2018; 11:489.

Sirko S et al. Astrocyte reactivity after brain injury-: the role of galectins 1 and 3. Glia. 2015; 63(12):2340-61.

Sokolova A et al. Monocyte chemoattractant protein-1 plays a dominant role in the chronic inflammation observed in Alzheimer's disease. Brain Pathol. 2009; 19(3):392-8.

Teixeira FG et al. Mesenchymal stem cells secretome: a new paradigm for central nervous system regeneration? Cell Mol Life Sci. 2013; 70(20):3871-82.

Townsend KP, Praticò D. Novel therapeutic opportunities for alzheimer's disease: focus on nonsteroidal anti-inflammatory drugs. FASEB J. 2005; 19(12):1592-601.

Turtzo LC et al. Failure of intravenous or intracardiac delivery of mesenchymal stromal cells to improve outcomes after focal traumatic brain injury in the female rat. PLoS One. 2015; 10(5):E0126551.

Uccelli A, Moretta L, Pistoia V. Immunoregulatory Function of Mesenchymal Stem Cells. Eur J Immunol. 2006; 36(10):2566-73.

Woodcock T, Morganti-Kossmann MC. The role of markers of inflammation in traumatic brain injury. Front Neurol. 2013; 4:18.

Álvarez Z et al. Neurogenesis and vascularization of the damaged brain using a lactate-releasing biomimetic scaffold. Biomaterials. 2014; 35(17):4769-81.

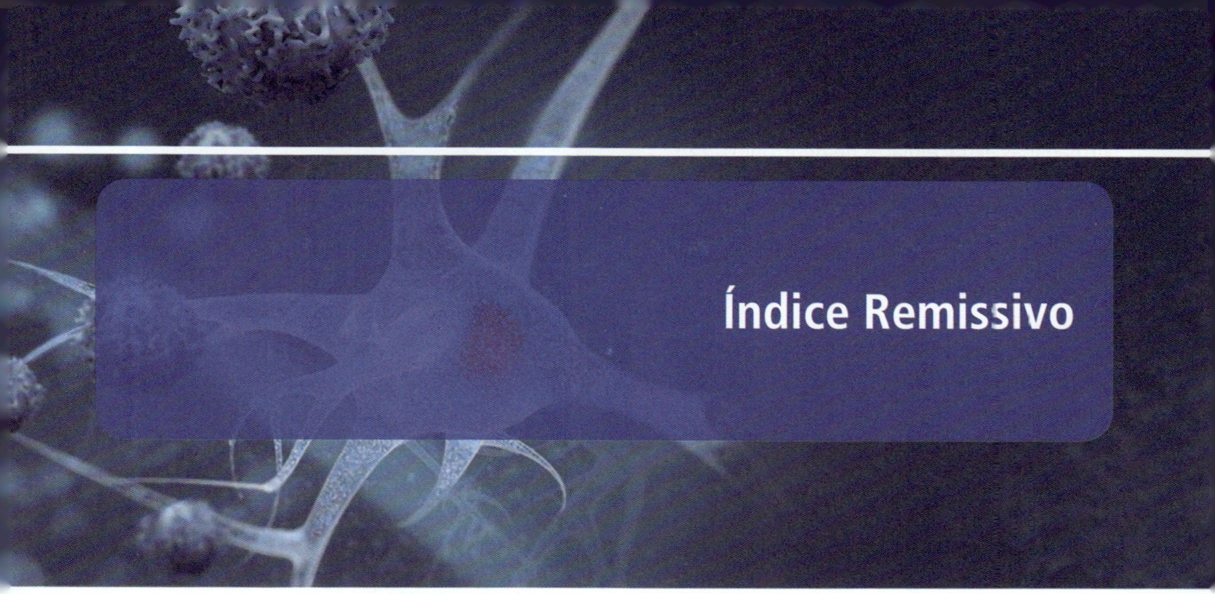

Índice Remissivo

A

B

C

E

F

L

M

N

O

P

Q

R

S

T

U

V

X

IMPRESSÃO:

PALLOTTI
GRÁFICA

Santa Maria - RS | Fone: (55) 3220.4500
www.graficapallotti.com.br